韦 加 宁
手 外 科 手 术 图 谱

郭子恒为《韦加宁手外科手术图谱》一书题词

為《不加寧手外科手術圖譜》一書題

華夏第一手
情暖萬人心

郭子恒

癸未年初春

中华人民共和国人事部
中华人民共和国卫生部

授予韦加宁同志白求恩奖章

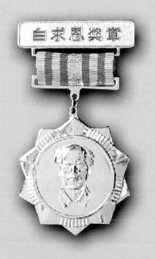

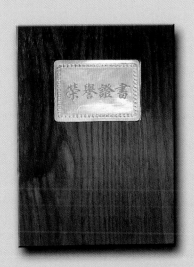

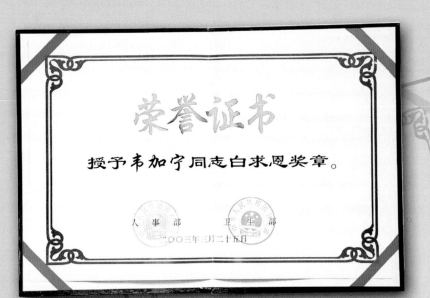

中国共产党北京市委员会
北京市人民政府

授予韦加宁同志 "人民好医生" 荣誉称号

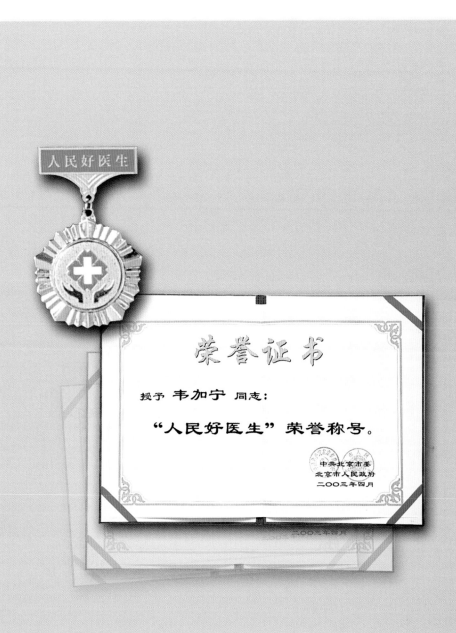

中华全国总工会授予韦加宁同志全国五一劳动奖章
北京市总工会授予韦加宁同志首都劳动奖章

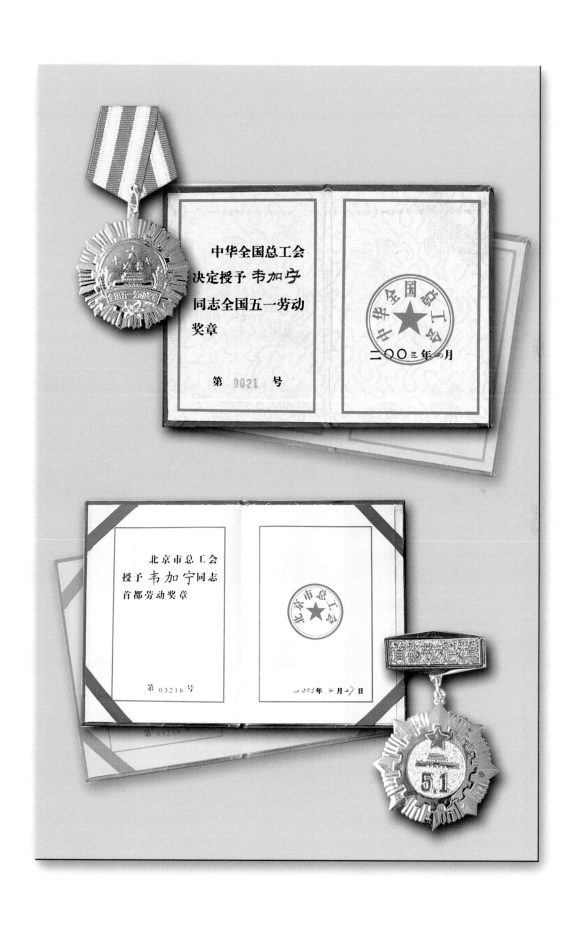

韦 加 宁
手 外 科 手 术 图 谱

韦加宁手外科手术图谱

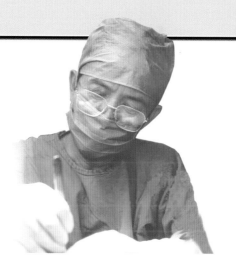

编著　韦加宁

审阅　王澍寰

助理　易传军

人民卫生出版社

韦 加 宁
手 外 科 手 术 图 谱

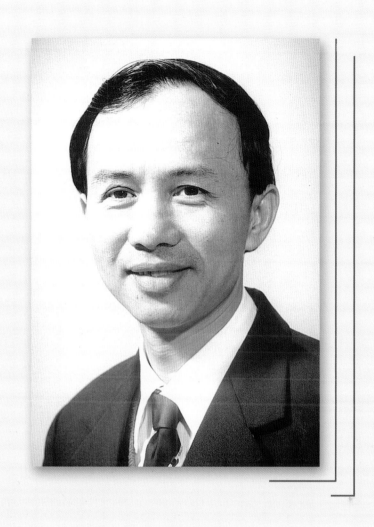

作 者 简 介

韦加宁，广西容县人，1938 年 4 月 5 日出生在广西南宁。1961 年毕业于武汉同济医学院医疗系。同年被分配到北京积水潭医院从事手外科工作。1986 年被破格晋升为主任医师；1987 年任北京医科大学副教授；1990 年任正教授；1994 年任北京医科大学研究生导师；1983 年和 1990 年在美国密执安州立大学医学院手外科研究室和肯塔基州路易斯威尔手外科中心任客座研究员；并在国内多家医学院担任技术顾问和客座教授。

作为新中国第一批手外科医生之一，韦加宁对中国手外科事业做出了杰出贡献。1972 年 1 月他与李良平大夫合作成功地完成了世界第 1 例同体断足移植手术；1975 年 12 月首创我国第 1 例同体拇指移植手术；1978 年"周围神经损伤的束间神经移植"获北京科技成果奖；"手部支具的临床研究"课题分别于 1981 和 1983 年两次获卫生部科技成果二等奖；从 1978－2000 年与同事合作获得国家级、部级及北京市局级科技成果奖共七项。

他撰写了 40 多篇论文，参加了 23 部骨科、手外科专著的编写工作。在书稿和病历中绘制了数以万计的手术图谱。

1982 年他当选为中共全国第十二次代表大会代表和中共北京市第五次党代表大会代表；1987 年当选为中共北京市第六次党代表大会代表。

从医 42 年间，他共完成 5 万多例手术，被誉为是我国手术例数最多、成功率最高、疗效最好的手外科专家。他桃李满天下，先后为全国各地代教了 400 多名手外科专业进修医生，其中多数已成为科主任及学科带头人。

他多次受到党和政府的嘉奖和表彰。先后被授予全国科技大会奖、国家级有突出贡献的专家、白求恩式医务工作者、北京市劳动模范、优秀共产党员和先进工作者等光荣称号。2002 年 2 月北京市委和北京市共青团授予他"学习雷锋志愿服务先进个人"；2002 年 4 月中国医师协会授予他"您是我们的骄傲和学习的榜样"证书；2003 年 3 月 27 日人事部、卫生部授予他医务界最高荣誉奖"白求恩奖章"；2003 年 4 月 8 日北京市委、北京市政府授予他"人民好医生"荣誉称号；2003 年 4 月 12 日中国医学基金会授予他"医德风范特别奖"；五一节前全国总工会和北京市工会又分别授予他"全国五一劳动奖章"和"首都五一劳动奖章"。

2002 年 5 月 16 日他被诊断为晚期胃癌。在重病期间，他趴在医院的小餐桌上用顽强的毅力终于绘制完成了《韦加宁手外科手术图谱》一书，把自己一生的经验、心得融入其中，并留给学生，企望通过学生去继续帮助那些更需要得到帮助的病人。

2003 年 4 月 9 日他画完了最后一幅画，圆满"交卷"。3 天后，于 4 月 13 日凌晨 4 时，他停下了疲惫的脚步，平静、快乐地走完了一生。享年 65 岁。

在 40 余年的从医生涯中，他始终把病人当亲人，把工作当乐趣，把医术当艺术，把一生献给党。他是人民的好医生。

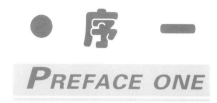

生命虽然有限　精神可以永存

常有年轻医生问我："什么是临床工作?"我笼统地回答："就是医生用医疗技术为病人诊断治疗的工作"。

又问："怎样做好临床工作?"我说："就像韦加宁医生那样，兢兢业业，一天到晚工作在病房、门诊，急病人所急，想病人所想。用自己的高超医术在为病人精心诊治的过程中，不断总结，提高技术，再更好地为病人服务"。

韦加宁不折不扣地做了40年的手外科医生，加上他良好的医学基础知识，天赋的聪敏头脑，永不满足的进取心，异常勤奋的工作态度，使他成为一名出色的手外科医生。他的医术精湛，在传统的知识与技术的基础上有不少的改进与创新。

手外科的诊疗技术，多可以用图形来示意，有时胜过文字的描述。美术工作者画手术图，虽艺术水平很高，线条很美，但关键处常不尽人意，如隔靴搔痒，医生虽知道技术的要点是什么，但苦于不会用绘画来表达。韦加宁知道这个道理后，从他做医生开始，就下功夫自学绘画，在病历上画，在手术记录上画，挤业余时间画，工夫不负有心人，他终于统一了技术与绘画表达的矛盾。自己怎么想的、做的都能用图画的形式准确无误地表现出来。这就是医生能画图的优越所在。

几十年来，他日积月累了数千幅画图。早想出版一部手术图谱，献给我国的手外科事业。但是他总觉得还不够齐全，还需要再继续画些以求完善，所以一直未能出版。

人有情，病魔无情，1年前，他因重病不得不躺在病床上接受手术、化疗和放疗。当他知道属于自己的时间不会太多的时候，他用坚强的意志克服病痛，决心完成图谱，为我国年轻的同行和手外科事业做一点有益的事。他从数千幅图画中整理出一千余幅，然后带着点滴瓶、引流管忍着病痛，伏在病床的中餐桌上补画部分缺欠的图。他靠不同凡响的人生观和坚强的意志与病魔抢时间。

2003年4月9日，他满意地完成了最后一幅图，他认为可以告一段落了，轻松而愉快地把图稿交给了他的助手。但第2天起，他的病情迅速恶化，在他意识还清醒的时候，他婉言谢绝对他的任何治疗，不愿再给别人增加麻烦。3天后，他平静地离开了他的家人，离开了和他一起工作过多年的同科好友和学生，离开了他心爱的医院，离开了国内关心热爱他的同行们。韦加宁走了，但他走得不远，他的业绩将永远铭记在中国手外科的事业中，他的精神将永存中国手外科医生的心目中。

韦加宁的一生做过很多贡献，有过很多享受。他给别人治病是贡献，培养人才是贡献，发展手外科是贡献，写书同样也是贡献。每一点一滴的贡献，他都从中得到乐趣，感受到一种享受，一种满足。他做过数不清的贡献，他也由此获得无数次的享受和满足。他唯一没有满足的是，没有给他更多的时间，让他再做更多的贡献。

王澍寰

2003年4月15日

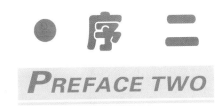

序 二
PREFACE TWO

　　韦加宁大夫是用爱心绘制了这本图谱。他爱病人，他爱专业，他更爱用图谱传播知识，传播技术，传播他对病人的爱。

　　韦加宁大夫是用他的才华绘制了这本图谱。他心灵手巧，他技术精湛，他更勤于用图表达他的勤奋，他的智慧，他的追求。

　　韦加宁大夫是用他的人生绘制了这本图谱。他忍着剧痛，他抢着时间，他贡献出生命，描绘出手的损伤，手的修复，手的华章。

　　　手因韦加宁而骄傲
　　　韦加宁因手而崇高

　　　　　　　　　　　　顾玉东
　　　　　　　　　　2003年4月15日

● 前言

FOREWORD

　　我想画一本《手外科手术图谱》已经很久了，因为手术图谱比单纯文字描述更直观、更清晰，便于初学者一步步掌握手术过程，也便于专业医生进一步提高，掌握难度更高的复杂手术。从20世纪80年代初期我已经开夜车画了不少。那时我的儿子还不到10岁，他用幼稚的笔迹给我立下了"军令状"，要求我必须在两年内完成，但人在中年的我却尚无暇坐下来著书立说。如今我的儿子已经成长为一名骨科大夫，而我也对以往已经画好的部分感到不够满意，立意退休后重新开始。

　　未曾想到，癌症突然向我袭来，并已到了晚期。我必须和时间赛跑，假如我还能坐起来，假如我的手还不抖，我必须把它完成，献给我深爱的事业，献给一直支持爱护我的家人，也献给我的学生，并通过他们献给那些需要我们帮助的病人。

　　假如我的时间不够，不能完成一部完整的、系统的手外科手术图谱的话，那么，就命名为《韦加宁手术图谱拾零》吧！好在近几年来我已为23位朋友主编的专著画了部分章节内容，把它们汇集起来，以便手术时查阅方便。

　　在我写完上面这些话以后又过去了4个月，在我的学生易传军大夫的全力帮助下已完成了90%，估计在我离世前可以脱稿了。易传军大夫是现任住院总医师，工作很忙。他日夜兼程地帮我编辑制作和整理，使我有更多的时间去画图，去写说明文字，去休息。在此，我向易传军大夫和帮我审校稿件的田光磊、田文、李淳大夫以及我们手外科全体同仁表示衷心地感谢。

　　我更要感谢我的导师王澍寰院士，是王院士把我带入手外科的殿堂并一步步引我入门，要求我并指导我画手术记录图谱，由于我遵循老师的指导并持之以恒，才有了今天这本手外科手术图谱。因此，让我再次地郑重感谢！

韦加宁

于积医综合三病房

2003年4月

目 录
CATALOGUE

1
第1章　手部开放性损伤 ·· *1*

●第一节　手部开放性损伤的急救处理 ··················· *2*
　　一、伤口包扎 ··· *2*
　　二、止血 ··· *3*
　　三、局部制动 ··· *3*
　　四、药物应用 ··· *3*
　　五、转运 ··· *3*
●第二节　手部开放性损伤中组织损伤的判断 ··········· *3*
●第三节　手部开放性损伤的治疗原则 ··················· *8*
　　一、损伤组织的全面判断 ····························· *8*
　　二、彻底清创预防感染 ······························· *8*
　　三、尽可能恢复手部解剖的连续性 ··················· *8*
　　四、妥善地闭合伤口 ································· *9*
　　五、伤手合理的包扎和制动 ··························· *9*
　　六、伤手早期进行功能锻炼 ··························· *10*
●第四节　手部开放性损伤的手术治疗 ··················· *10*
●第五节　清创术 ··· *10*
　　一、刷洗 ··· *10*
　　二、清创 ··· *11*
　　三、冲洗 ··· *11*
●第六节　闭合伤口 ······································· *11*

2
第2章　指端损伤 ·· *16*

●第一节　指甲部损伤 ····································· *16*
　　一、甲下血肿的引流术 ······························· *16*
　　二、甲床裂伤缝合术 ································· *17*
　　三、甲床中部损伤或缺损的处理 ····················· *18*
　　四、甲床撕脱的处理 ································· *19*
　　五、甲根翘出的复位缝合术 ··························· *20*
　　六、甲床移植及甲床再植术 ··························· *21*

●第二节　指端缺损 …………………………………………………………………… 23
　　一、无骨外露指端缺损的处理 ……………………………………………………… 23
　　二、有骨外露指端缺损的处理 ……………………………………………………… 26
　　　　（一）游离植皮术 ……………………………………………………………… 27
　　　　（二）离断指端直接缝合术 …………………………………………………… 28
　　　　（三）离断指端原位缝合术 …………………………………………………… 28
　　　　（四）邻指皮瓣移植术 ………………………………………………………… 29
　　　　（五）鱼际皮瓣移植术 ………………………………………………………… 33
　　　　（六）缝合神经的邻指皮瓣移植术 …………………………………………… 36
　　　　（七）V-Y推进皮瓣术 ………………………………………………………… 38
●第三节　拇指的指端缺损 …………………………………………………………… 40
　　一、邻指皮瓣移植术 ………………………………………………………………… 40
　　二、带神经的邻指皮瓣修复拇指缺损术 …………………………………………… 42
　　三、掌侧皮肤推进皮瓣术 …………………………………………………………… 44
　　四、示指背侧岛状皮瓣移植术 ……………………………………………………… 46

第3章　手部皮肤缺损 …………………………………………………………………… 50

●第一节　手指掌侧的皮肤缺损 ……………………………………………………… 51
　　一、游离植皮术 ……………………………………………………………………… 51
　　二、邻指皮瓣移植术 ………………………………………………………………… 53
　　三、交臂皮瓣移植术 ………………………………………………………………… 57
　　四、利用损伤手指的游离皮瓣移植术 ……………………………………………… 57
　　五、带神经血管束的岛状皮瓣术 …………………………………………………… 59
●第二节　手指及拇指背侧的皮肤缺损 ……………………………………………… 59
　　一、游离植皮术 ……………………………………………………………………… 59
　　二、局部皮瓣转移术 ………………………………………………………………… 59
　　三、邻指皮下组织瓣移植术 ………………………………………………………… 61
　　四、交臂皮瓣移植术 ………………………………………………………………… 62
●第三节　手部及前臂皮肤缺损 ……………………………………………………… 68
　　一、游离植皮术 ……………………………………………………………………… 68
　　二、腹部皮瓣移植术 ………………………………………………………………… 69
　　三、腹部皮管移植术 ………………………………………………………………… 74
　　　　（一）单蒂腹部皮管术 ………………………………………………………… 74
　　　　（二）双蒂腹部皮管术 ………………………………………………………… 76
　　四、带血管蒂的前臂桡侧逆行皮瓣移植术 ………………………………………… 81
　　五、足背皮瓣游离移植术 …………………………………………………………… 87
　　六、足背肌腱皮瓣游离移植术 ……………………………………………………… 96
　　七、应用残指皮瓣翻转覆盖手背或手掌缺损的剔骨皮瓣移植术 ………………… 99
●第四节　虎口指蹼缺损 ……………………………………………………………… 102
　　一、指蹼皮肤缺损的修复 …………………………………………………………… 102
　　二、虎口皮肤缺损的修复 …………………………………………………………… 102

（一）游离植皮术 ………………………………………………………… 102

（二）局部皮瓣转移术 …………………………………………………… 102

（三）交臂皮瓣移植术 …………………………………………………… 104

（四）腹部皮管移植术 …………………………………………………… 107

（五）趾蹼皮瓣游离移植术 ……………………………………………… 110

（六）带血管蒂的前臂桡侧逆行皮瓣移植术 …………………………… 113

第 4 章　皮肤套状撕脱伤 ………………………………………………… 115

●第一节　手指及拇指的皮肤套状撕脱伤 ………………………………… 116

一、上臂皮管移植术 ……………………………………………………… 116

二、肩胸部及腹部皮管移植术 …………………………………………… 118

三、蹈甲皮瓣游离移植术 ………………………………………………… 120

四、腹部袋状皮瓣术 ……………………………………………………… 126

●第二节　手背和手掌的皮肤撕脱伤 ……………………………………… 129

●第三节　全手皮肤脱套伤 ………………………………………………… 131

●第四节　肢体大面积皮肤撕脱伤 ………………………………………… 138

一、原因 …………………………………………………………………… 138

二、病理生理与损伤范围的判断 ………………………………………… 138

三、治疗 …………………………………………………………………… 140

第 5 章　其他常见开放性损伤 …………………………………………… 144

●第一节　腕部切割伤 ……………………………………………………… 144

●第二节　手部压砸损伤 …………………………………………………… 146

第 6 章　手部瘢痕 ………………………………………………………… 153

一、Z 字成形术 …………………………………………………………… 154

二、游离植皮术 …………………………………………………………… 158

三、手指瘢痕松解邻指皮瓣移植术 ……………………………………… 159

四、手部瘢痕腹部皮瓣互换术 …………………………………………… 160

五、皮肤扩张术治疗上肢瘢痕 …………………………………………… 163

第 7 章　手部肌腱损伤 …………………………………………………… 169

●第一节　常用的肌腱缝合法 ……………………………………………… 169

●第二节　屈指肌腱损伤的修复 …………………………………………… 174

一、屈指肌腱损伤的诊断 ………………………………………………… 174

二、手指屈肌腱的分区和该区指屈肌腱损伤的早期处理 ……………… 175

●第三节　伸肌腱损伤的修复 ……………………………………………… 183

一、垂状指 ·· 184

（一）伸指肌键止点切割伤 ·· 184

（二）伸指肌腱于止点处撕脱（闭合损伤） ··· 186

（三）伸指肌腱止点撕脱骨折 ··· 188

二、伸肌腱中央腱束损伤和钮孔畸形 ··· 191

三、腱帽部伸肌腱滑脱 ·· 197

四、鞘管区附近的伸肌腱损伤 ·· 200

● 第四节　游离肌腱移植与人工肌腱 ··· 203

一、游离肌腱的来源与切取方法 ·· 203

（一）掌长肌腱 ·· 203

（二）趾长伸肌腱 ·· 205

二、鞘管内屈肌腱移植术 ··· 207

（一）鞘管内屈肌腱缺损的游离肌腱移植术 ··· 207

（二）鞘管内拇长屈肌腱缺损的游离肌腱移植术 ··· 215

三、鞘管外屈、伸肌腱移植术 ·· 219

（一）鞘管外屈肌腱缺损的肌腱移植术 ·· 219

（二）鞘管外伸肌腱缺损的游离肌腱移植术 ··· 221

四、硅胶人工肌腱的应用 ··· 224

● 第五节　滑车与支持带重建 ·· 228

一、滑车重建 ··· 228

二、腕背伸肌支持带重建 ··· 230

● 第六节　肌腱松解术 ··· 232

一、屈肌腱松解术 ·· 233

二、伸肌腱松解术 ·· 240

● 第七节　肌腱移位术 ··· 241

一、自发性拇长伸肌腱断裂的肌腱移位术 ·· 242

二、拇长屈肌腱损伤的肌腱移位术 ··· 245

三、伸肌腱损伤的肌腱移位术 ·· 247

四、屈指肌腱损伤的肌腱移位术 ·· 250

● 第八节　鹅颈畸形的手术治疗 ·· 254

一、中央腱束延长、侧腱束及三角韧带松解术 ·· 255

二、指浅屈肌腱固定术 ··· 258

● 第九节　腱鞘炎的手术治疗 ·· 260

一、桡骨茎突狭窄性腱鞘炎的腱鞘切除术 ·· 260

二、拇长屈肌腱狭窄性腱鞘炎的腱鞘切除术 ··· 262

三、屈指肌腱狭窄性腱鞘炎的腱鞘切除术 ·· 262

8　第 8 章　骨与关节损伤 ·· 267

● 第一节　掌、指骨骨折的内固定材料及方法 ·· 268

一、克氏针 ··· 268

二、钢丝 ··· 271

　　三、螺丝钉及小型钢板 ································· 273
●第二节　手部常见的骨折与脱位的早期治疗 ············· 277
　　一、腕舟骨骨折 ······································· 277
　　二、月骨脱位 ··· 281
　　　　（一）月骨掌侧脱位切开复位术 ·················· 281
　　　　（二）月骨切除术 ······························· 283
　　三、经舟骨月骨周围脱位 ····························· 283
　　　　（一）经舟骨月骨周围背侧脱位切开复位术 ········ 284
　　　　（二）近排腕骨切除术 ························· 286
　　四、掌骨骨折 ··· 287
　　　　（一）第 1 掌骨骨折 ···························· 287
　　　　（二）其他掌骨骨折 ··························· 292
　　五、指骨骨折 ··· 297
　　　　（一）近节指骨骨折 ··························· 297
　　　　（二）中节指骨骨折 ··························· 299
　　　　（三）末节指骨骨折 ··························· 300
　　六、拇、示指掌指关节脱位的切开复位术 ··············· 300
　　　　（一）拇指掌指关节脱位 ····················· 300
　　　　（二）示指掌指关节脱位 ····················· 302
●第三节　手部常见的闭合性骨折与脱位的晚期治疗 ········· 304
　　一、腕舟骨骨折不愈合的手术治疗 ····················· 304
　　　　（一）植骨术 ································· 304
　　　　（二）桡骨茎突切除术 ··························· 307
　　　　（三）腕舟骨切除术 ··························· 309
　　　　（四）近排腕骨切除术 ··························· 311
　　　　（五）腕关节融合术 ··························· 311
　　二、月骨无菌性坏死的手术治疗 ······················· 317
　　　　（一）月骨切除、肌腱填塞术 ················· 317
　　　　（二）月骨切除及 Swanson 人工月骨置换术 ······· 320
　　三、掌骨和指骨骨折不连接的手术治疗 ················· 320
●第四节　掌指关节及指间关节侧副韧带损伤的处理 ········· 331
　　一、掌指关节及指间关节侧副韧带解剖 ················· 331
　　二、损伤原因、体征和检查方法 ······················· 332
　　三、掌指关节及指间关节侧副韧带损伤的处理 ··········· 333
●第五节　手部关节僵硬和强直的手术治疗 ················· 336
　　一、掌指关节侧副韧带切除术 ························· 336
　　二、近侧指间关节的掌侧关节囊挛缩的松解术 ··········· 338
　　三、掌指关节成形术 ································· 341
　　四、第 1 腕掌关节成形术 ··························· 344
　　五、掌指关节和指间关节人工关节置换术 ··············· 347
　　六、掌指和指间关节的关节移植术 ····················· 347
　　　　（一）游离跖趾关节移植重建掌指关节术 ········· 347
　　　　（二）游离趾间关节移植重建指间关节术 ··········· 354

七、关节融合术 ·· 358
   （一）近侧指间关节融合术 ······································· 359
   （二）拇指掌指关节融合术 ······································· 365
   （三）拇指腕掌关节融合术 ······································· 366
   （四）舟骨、大、小多角骨间关节融合术 ················· 368
   （五）腕关节融合术 ·· 368
● 第六节 手部人工关节置换术 ······································ 369
一、概述 ··· 369
二、适应证 ··· 369
三、并发症 ··· 369
四、近侧指间关节人工关节置换术 ···························· 370
五、掌指关节人工关节置换术 ·································· 373
六、第 1 腕掌关节人工关节置换术 ·························· 377
七、腕大多角骨人工假体置换术 ······························· 381
八、腕舟状骨人工假体置换术 ··································· 385
九、月骨人工假体置换术 ·· 390
十、人工腕关节置换术 ··· 395

9 **第9章 上肢神经损伤** ·· 401

● 第一节 神经修复的原则和时机 ································· 401
一、神经修复的基本原则 ·· 401
二、神经修复的时机 ·· 403
● 第二节 神经缝合的方法 ··· 404
一、神经外膜缝合 ··· 404
二、神经束膜缝合 ··· 405
三、应用显微外科技术缝合神经的优点 ····················· 405
● 第三节 神经移植术 ··· 406
一、游离神经移植 ··· 406
   （一）游离神经移植修复腕部正中神经缺损 ··········· 406
   （二）游离神经移植修复腕部尺神经缺损 ·············· 411
   （三）游离神经移植修复指神经、指总神经或部分神经缺损 ······ 414
二、神经束间移植 ··· 418
三、神经干移植 ·· 418
四、带蒂神经移植 ··· 419
● 第四节 神经松解术 ··· 419
一、神经外松解术 ··· 420
二、神经内松解术 ··· 420
● 第五节 臂丛神经损伤的修复 ····································· 422
一、臂丛神经的手术显露 ·· 424
   （一）锁骨上臂丛神经显露 ······································ 424
   （二）锁骨下臂丛神经显露 ······································ 424

（三）锁骨后臂丛神经显露 ……………………………………………… 424

二、臂丛神经松解术 ……………………………………………………… 428

三、游离神经移植修复臂丛神经缺损 ………………………………… 428

四、膈神经移位术 ………………………………………………………… 431

五、肋间神经移位术 ……………………………………………………… 433

●第六节　上肢神经卡压综合征 ………………………………………… 436

一、胸腔出口综合征的减压术 ………………………………………… 437

（一）锁骨上入路松解术 ………………………………………… 438

（二）腋下第1肋切除术 ………………………………………… 441

二、肱骨肌管卡压综合征的减压术 …………………………………… 442

三、肘管综合征的尺神经松解前移术 ………………………………… 444

四、骨间背侧神经卡压综合征的减压术 ……………………………… 448

五、骨间掌侧神经卡压综合征的减压术 ……………………………… 449

六、腕管综合征的减压术 ……………………………………………… 452

七、腕尺管综合征的减压术 …………………………………………… 455

●第七节　上肢神经不可逆损伤的功能重建 ………………………… 459

一、肩外展功能重建 …………………………………………………… 460

（一）斜方肌移位肩外展重建术 ……………………………… 460

（二）背阔肌移位代三角肌术 ………………………………… 466

（三）肩关节固定术 …………………………………………… 466

二、屈肘功能重建 ……………………………………………………… 472

（一）背阔肌移位重建屈肘功能术 …………………………… 472

（二）胸大肌移位重建屈肘功能术 …………………………… 478

（三）屈肌群起点上移重建屈肘功能术 ……………………… 478

（四）尺侧腕屈肌倒转重建屈肘功能术 ……………………… 483

（五）指浅屈肌移位重建屈肘功能术 ………………………… 485

三、伸腕、伸指功能重建术 …………………………………………… 487

（一）伸腕功能重建术 ………………………………………… 487

（二）伸指功能重建术 ………………………………………… 490

四、屈指功能重建 ……………………………………………………… 494

（一）正中神经损伤的屈指功能重建术 ……………………… 494

（二）正中神经和尺神经同时损伤的屈指功能重建术 ……… 494

五、拇指对掌功能重建 ………………………………………………… 495

（一）环指指浅屈肌腱移位重建拇指对掌功能术 …………… 496

（二）尺侧腕伸肌腱移位重建拇指对掌功能术 ……………… 499

（三）小指展肌移位重建拇指对掌功能术 …………………… 502

（四）拇短屈肌移位重建拇指对掌功能术 …………………… 504

（五）拇对掌位第1、第2掌骨间植骨术 …………………… 505

六、手内肌功能重建 …………………………………………………… 507

（一）指浅屈肌腱移位重建骨间肌功能术 …………………… 508

（二）桡侧腕短伸肌腱移位重建骨间肌功能术 ……………… 511

（三）掌指关节掌板固定术 …………………………………… 513

10

第 10 章　拇指和手指再造 ·· 517

●第一节　拇指再造 ··· 517
　　一、指移位术 ··· 518
　　　　（一）示指移位术 ·· 518
　　　　（二）示指残端移位术 ·· 523
　　　　（三）环指移位术 ·· 528
　　　　（四）中指或环指残端移位术 ·· 532
　　二、游离第 2 足趾移植再造拇指术 ·· 536
　　　　（一）单纯第 2 足趾游离移植再造拇指 ····································· 536
　　　　（二）带趾蹼的第 2 趾游离移植 ·· 553
　　　　（三）带足背皮瓣的第 2 趾游离移植 ······································ 557
　　　　（四）吻合趾与指动、静脉的第 2 趾游离移植 ······························ 563
　　三、踇甲皮瓣游离移植再造拇指术 ·· 566
　　　　（一）吻合足背动脉与桡动脉、大隐静脉与头静脉的踇甲皮瓣游离移植 ········ 566
　　　　（二）吻合趾与指动、静脉的踇甲皮瓣游离移植 ······························ 573
　　　　（三）带足背皮瓣的踇甲皮瓣游离移植 ······································ 579
　　四、指残端提升术 ··· 581
　　　　（一）拇指残端局部皮瓣植骨法 ··· 581
　　　　（二）残指帽状皮瓣植骨法 ··· 586
　　五、掌骨拇化术 ··· 590
　　六、皮管植骨术 ··· 593
　　七、骨延长法 ··· 602
●第二节　手指再造 ··· 603
　　一、足趾游离移植再造手指术 ··· 603
　　　　（一）单个足趾游离移植再造手指术 ······································· 603
　　　　（二）双足趾游离移植再造手指术 ·· 609
　　　　（三）部分趾游离移植再造手指术 ·· 612
　　　　（四）多足趾游离移植再造拇指和其他指术 ································· 618
　　二、手指残端翻转皮瓣植骨术 ··· 620
　　三、皮管植骨术 ··· 622

11

第 11 章　骨筋膜室综合征及肌肉挛缩 ·· 627

●第一节　前臂筋膜室综合征 ··· 627
　　一、病因 ··· 627
　　二、病理变化 ··· 628
　　三、症状和诊断 ··· 629
　　四、治疗 ··· 631
　　　　（一）前臂掌侧筋膜室切开术 ··· 631
　　　　（二）前臂挛缩肌肉松解术 ··· 634
　　　　（三）前臂屈肌起点下移术 ··· 634

（四）肌腱移位术 ·· 636

（五）肌腱延长术 ·· 640

（六）骨骼缩短术 ·· 641

（七）神经缺血性损伤的治疗 ······················ 643

●第二节　手内在肌挛缩 ···································· 647

一、病因 ·· 647

二、症状、诊断和治疗 ····································· 647

（一）骨间肌挛缩 ·· 647

（二）拇内收挛缩 ·· 651

12　**第 12 章　手部烧伤** ·· 653

●第一节　手部烧伤的整形与功能重建 ················ 653

一、手背瘢痕挛缩 ·· 654

二、近侧指间关节屈曲畸形 ······························ 658

三、指蹼瘢痕挛缩 ·· 660

四、手掌和手指掌侧的皮肤瘢痕挛缩 ·················· 662

（一）瘢痕切除邻指皮瓣术 ··························· 663

（二）瘢痕切除腹部皮管术 ··························· 663

五、拇指内收畸形 ·· 666

六、手指残缺的虎口成形术 ······························ 667

（一）第 2 掌骨残端移位虎口成形术 ·············· 667

（二）第 2 掌骨截骨虎口成形术 ···················· 670

●第二节　腕部电烧伤伴有动脉损伤的治疗 ··········· 671

●第三节　颈部和腋部放射性烧伤的手术治疗 ········ 680

一、颈部臂丛神经放射性烧伤的手术治疗 ············ 680

二、腋部臂丛神经放射性烧伤的手术治疗 ············ 683

13　**第 13 章　断指、断肢再植术与血管损伤** ········· 686

●第一节　血管缝合法 ······································· 687

一、小血管的端端缝合法 ··································· 687

（一）两定点缝合法 ····································· 687

（二）三定点缝合法 ····································· 690

（三）先缝合后壁法 ····································· 691

（四）异口径缝合法 ····································· 692

二、小血管端侧缝合法 ····································· 693

三、大血管缝合法 ·· 695

●第二节　断指再植术 ······································· 699

一、拇指撕脱离断伤的再植术 ····························· 706

二、末节断指再植术 ··· 711

三、断指再植中的异位再植术 ····························· 712

● 第三节　断臂再植术 ·· 714

● 第四节　前臂和腕部离断伤的再植术 ·· 718

● 第五节　断掌再植术 ·· 725

● 第六节　四肢大血管损伤的处理 ·· 732

　　一、血管损伤的原因 ·· 732

　　二、临床分类和病理生理 ·· 732

　　　　（一）新鲜损伤 ·· 732

　　　　（二）陈旧性损伤 ·· 733

　　三、血管损伤常见的部位 ·· 734

　　四、症状和诊断 ·· 734

　　五、早期治疗 ··· 735

　　　　（一）急救 ·· 735

　　　　（二）血管修复 ·· 735

　　六、预后 ·· 740

14　第 14 章　截肢（指）术 ·· 741

● 第一节　肩胛带离断术 ··· 742

● 第二节　肩关节离断术 ··· 745

● 第三节　上臂近端截肢术 ·· 750

● 第四节　上臂截肢术 ··· 754

● 第五节　前臂截肢术 ··· 757

● 第六节　经掌指关节截肢指后残端的处理 ···································· 759

　　一、游离植皮术 ·· 759

　　二、腹部皮瓣术 ·· 762

　　三、腹部皮管术 ·· 764

　　四、前臂逆行皮瓣移植术 ·· 767

● 第七节　截指术 ·· 769

● 第八节　手指残端整形术与残端神经瘤切除术 ······························ 771

● 第九节　前臂分叉术 ··· 779

15　第 15 章　手部化脓性感染 ·· 784

　　一、甲沟炎和甲下脓肿 ··· 784

　　二、脓性指头炎 ·· 786

　　三、虎口和手指蹼感染 ··· 787

　　四、化脓性腱鞘炎及桡、尺侧滑囊感染 ······································ 788

　　五、掌中间隙和鱼际间隙感染 ··· 789

　　六、手部骨与关节感染 ··· 790

16 第 16 章　掌腱膜挛缩症的手术治疗 ……………………………………………… 792

17 第 17 章　手部先天性畸形的手术治疗 …………………………………………… 795

●第一节　多指畸形 ………………………………………………………… 796
●第二节　并指畸形 ………………………………………………………… 804
●第三节　先天性桡骨缺损 ………………………………………………… 809
●第四节　先天性巨指畸形 ………………………………………………… 815
●第五节　先天性拇指扳机指 ……………………………………………… 821
●第六节　分裂手 …………………………………………………………… 824
　　一、合并拇指指蹼狭窄的分裂手矫正术 ………………………………… 824
　　二、无指蹼狭窄的分裂手矫正术 ………………………………………… 827
●第七节　镜影手 …………………………………………………………… 828
●第八节　先天性手指偏斜畸形 …………………………………………… 833
●第九节　先天性关节挛缩的手部畸形 …………………………………… 834
●第十节　先天性束带综合征 ……………………………………………… 836

18 第 18 章　常见的手部肿瘤和类肿瘤 ……………………………………………… 838

●第一节　表皮样囊肿 ……………………………………………………… 838
●第二节　粘液囊肿 ………………………………………………………… 839
●第三节　腱鞘囊肿 ………………………………………………………… 839
●第四节　腕背隆凸综合征 ………………………………………………… 842
●第五节　腱鞘巨细胞瘤 …………………………………………………… 842
●第六节　血管球瘤 ………………………………………………………… 843
●第七节　海绵状血管瘤 …………………………………………………… 844
●第八节　内生软骨瘤 ……………………………………………………… 848
●第九节　骨巨细胞瘤 ……………………………………………………… 852
●第十节　周围神经肿瘤 …………………………………………………… 861
　　一、神经纤维瘤 …………………………………………………………… 861
　　二、神经鞘膜瘤 …………………………………………………………… 863

19 第 19 章　手外科绘画 ……………………………………………………………… 865

　　一、重要性 ………………………………………………………………… 865
　　二、方法 …………………………………………………………………… 866
　　三、工具 …………………………………………………………………… 866
　　四、手外科绘图需注意的事项 …………………………………………… 866

五、手外科常用插图的画法 ……………………………………………………………… 867

　　（一）如何画正常的手 ………………………………………………………… 867

　　（二）手部急性损伤的画法 …………………………………………………… 871

　　（三）手部畸形的画法 ………………………………………………………… 873

　　（四）手术插图的画法 ………………………………………………………… 875

附录

索引 ……………………………………………………………………………………… 878

韦加宁技术履历 ………………………………………………………………………… 886

后记 ……………………………………………………………………………………… 893

CHAPTER 1

手部开放性损伤

第 1 章

随着我国工农业机械化的发展，机械化和半机械化在生产过程中已被广泛采用。由于生产防护设备差、机器故障、操作者技术不熟练、注意力不集中、违反操作规程，或在与他人协作时配合不好等原因，容易造成劳动者手部损伤。此外，手部损伤也多见于交通事故和生活中的意外情况。

手部损伤虽然很少威胁伤员的生命，但严重的手外伤，或一般的手外伤处理不当使手在原来损伤的基础上丧失更多的功能，均可导致患者丧失部分甚至全部生活和工作能力。手外伤处理不当常见于下列情况：如术时清创不彻底造成伤口感染，继发肌肉、肌腱和骨组织的坏死，多发关节僵硬和大范围的瘢痕化；应该一期修复的组织没有修复，不但影响伤手功能恢复的时间，也将影响伤手功能恢复的质量；在组织修复时草率从事，误将神经和肌腱缝接在一起；在处理手部骨折脱位时不恰当地包扎和固定等。因此，骨科或手外科专业医生应重视和掌握手外伤的预防和医疗工作。

要开展手外伤医疗工作的骨科或手外科专业医生，首先必须熟悉手部功能解剖知识，了解手部的结构解剖和功能解剖后，才能对手部损伤的组织进行精确的检查和判断，才能制订正确的治疗方案。此外，还必须掌握手部各种组织，如皮肤、肌肉、肌腱、神经、血管和骨关节等的修复原则和技术。在临床实践中应重视基本操作技术的严格训练和手外伤的康复治疗，不断地积累经验，才能把手外伤的医疗工作做好。

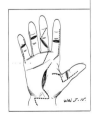

■ 第一节　手部开放性损伤的急救处理

在手部损伤中，大多数为开放性损伤，其急救处理是以减少伤口污染，止血和防止加重损伤为原则。

一、伤口包扎

伤口包扎是减少污染的有效措施。在现场，伤手应使用灭菌敷料或干净的布类包扎。如伤口沾满了泥土、木屑和谷物等，可用灭菌生理盐水、冷开水或自来水冲洗，然后擦干伤口再进行包扎。切忌用污水或其他的消毒溶液如碘酒、酒精等直接冲洗或涂擦伤口。

对于完全离断的肢体或手指，只要它们具有一定的完整性、有再植的条件，其中的某一部分组织可作供区材料，用以修复伤肢或伤指的另一部分，如皮肤、肌腱、神经、血管、骨与关节等，这种断肢或断指应及时和妥善地进行冷藏保存。为了便于运输，一般将离断的肢体或手指，用灭菌的潮湿生理盐水纱布或干净的布类包裹后，放入一塑料袋中封存，然后将塑料袋置于盛有冰块的容器内。为了达到均匀冷藏，冰块容器内可放入一些水和少量食盐，切忌将断肢或断指直接放入冰水中浸泡 (图 1-1)。

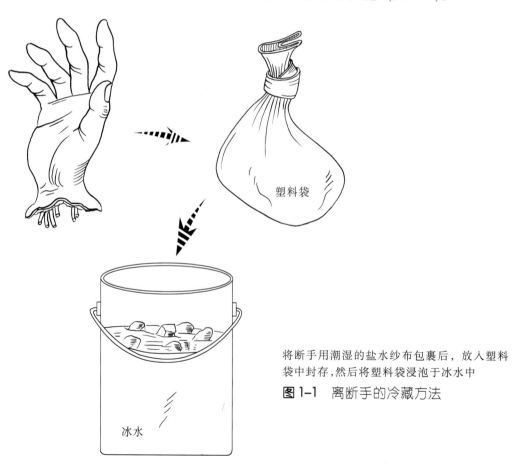

塑料袋

冰水

将断手用潮湿的盐水纱布包裹后，放入塑料袋中封存，然后将塑料袋浸泡于冰水中

图 1-1　离断手的冷藏方法

二、止　　血

局部加压包扎的方法，对于各种类型和不同程度的手外伤出血，大多数能达到止血的目的。如加压包扎止血的效果不好，可以应用止血带止血，其止血效果完全、可靠。选用的止血带不宜过窄过细，绑扎也不能过紧，以免局部皮肤受压坏死或引起止血带麻痹。对于手或前臂远端的损伤，止血带绑扎的部位应在上臂而不应绑扎于前臂，因前臂的尺、桡骨阻碍了骨间动脉的压迫止血，影响止血的效果。此外，在使用止血带时，尚应记录使用止血带的时间和每次放松止血带的时间，一般上止血带后每小时应放松止血带一次，约 5~10 分钟。如创口无活动出血，可改用加压包扎法止血，如创口仍有活动出血，可重覆应用止血带止血。对于较大的动脉断端出血，或（和）损伤位置较高，如伤及腋动脉，不易采用局部加压或止血带止血时，可用止血钳或血管夹将血管断端夹住止血，但应注意不要过多地钳夹血管，以免血管损伤过多，增加手术修复的困难。

三、局　部　制　动

用木板或硬纸板将伤手制动，可以减轻疼痛，避免在转运过程中由于震动、重力的牵拉或扭转，或锐利的骨折断端的移动等因素，造成组织进一步的损伤。

四、药　物　应　用

伤口不需局部应用抗菌药物。在严重的手外伤转运时应用止痛剂，应根据转运的条件而定，一般可用安痛定或鲁米那钠。如用救护车或其他机动车转运，患者可平卧，可用吗啡或度冷丁。如应用自行车或步行转运，上述药物会引起患者呕吐、眩晕，将增加患者痛苦和转运困难。

五、转　　运

患者的转运应尽可能做到快速、安全和减少痛苦，并尽可能在本地区进行治疗。不应盲目地跨省、市转运，以免增加患者的痛苦，延误治疗时间和影响治疗效果。

■第二节　手部开放性损伤中组织损伤的判断

手部开放性损伤在术前需对组织损伤进行准确的判断，才能制订恰当的治疗方案。组织损伤的正确判断，需建立在了解致伤物、受伤机制和损伤性质的特点，结合局部解剖知识，临床检查及 X 线片所见等方面的基础上，进行全面的分析和综合的考虑。例如手指近节掌侧的切割伤，由于在此水平的指深屈肌腱已穿越浅肌腱两腱束之间，位于浅肌腱的浅层，如伤口深达指骨表面，手指的近、远侧指间关节不能主动屈曲，说明指浅、深屈肌腱已被切断。如同时检查到指腹两侧感觉缺失，说明两侧的指神经血管束亦已被切断（图 1-2）。如果手指近节掌侧的伤口较浅，常造成单纯的指深屈肌腱断裂，由于指浅屈肌腱完整，患指近侧指间关节仍可作主动屈曲活动。在此情况下，若忽略了检查指深屈肌腱的功能，错误地单纯将伤口进行缝合，直至伤口拆线后才发现患者不能主动屈曲手指末节，失去了早期修复指深屈肌腱的机会，并给二期手术带来困难（图 1-3）。

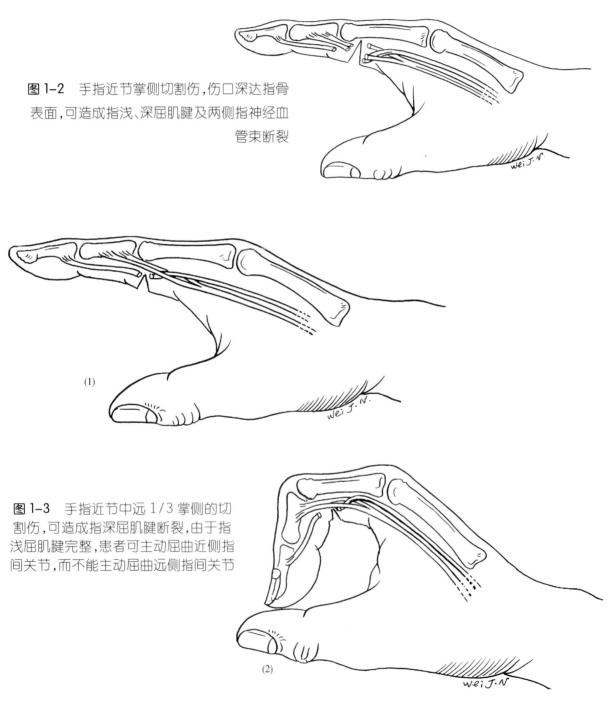

图 1-2　手指近节掌侧切割伤，伤口深达指骨
表面，可造成指浅、深屈肌腱及两侧指神经血
管束断裂

(1)

图 1-3　手指近节中远 1/3 掌侧的切
割伤，可造成指深屈肌腱断裂，由于指
浅屈肌腱完整，患者可主动屈曲近侧指
间关节，而不能主动屈曲远侧指间关节

(2)

又如玻璃或利刃造成的腕部切割伤，根据伤口的深浅程度，局部解剖知识，以及掌长肌腱，桡、尺侧腕屈肌腱，正中、尺神经，桡、尺动脉，指浅、深屈肌腱及拇长屈肌腱等组织的位置关系，并通过临床和X线片的检查，推测有可能损伤哪些组织。只有较准确的分析和判断，才能恰当地为所需要施行的手术提供依据（图1-4）。此外，损伤时手部的姿势不同，常造成皮肤伤口与深层组织损伤不在同一水平的状况，如术前没有充分估计到这一点，没有合理地设计出扩大切口或另作切口的准备，就不能做到早期对深部损伤的组织进行精确的修复（图1-5，6）。

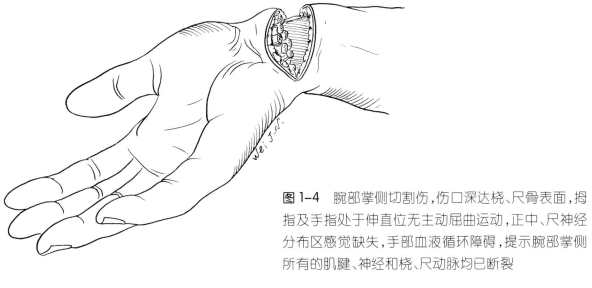

图1-4 腕部掌侧切割伤,伤口深达桡、尺骨表面,拇指及手指处于伸直位无主动屈曲运动,正中、尺神经分布区感觉缺失,手部血液循环障碍,提示腕部掌侧所有的肌腱、神经和桡、尺动脉均已断裂

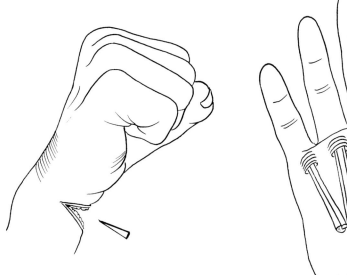

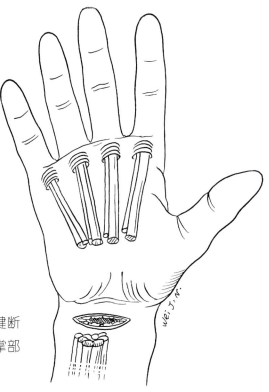

图1-5 手于握拳状态下的腕部切割伤,指浅、深肌腱断裂后,肌腱的远端可随手指的伸直而回缩至掌部

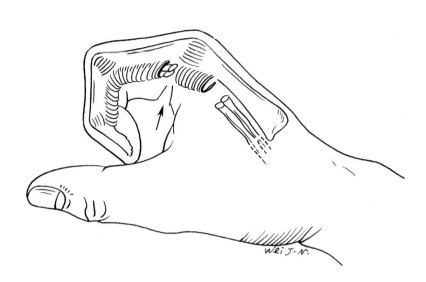

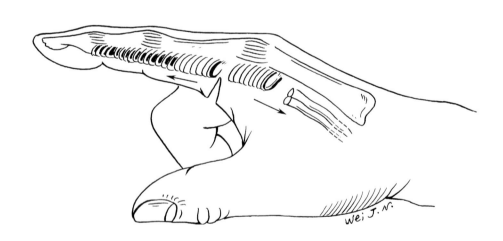

图1-6 手指于屈曲位下近节掌侧的切割伤,指屈肌腱断裂后,肌腱远端可随手指的伸直而回缩到手指的中节鞘管内

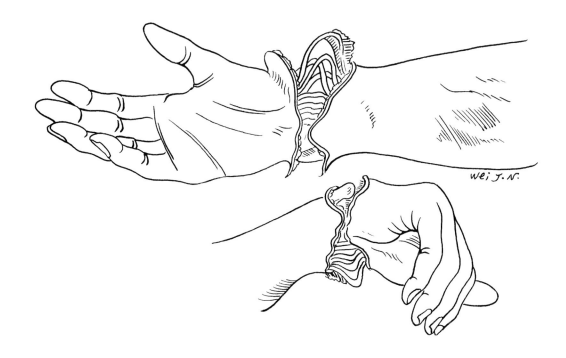

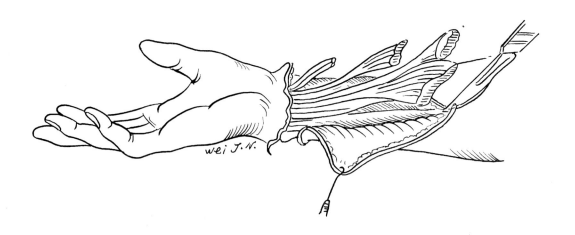

图 1-7　腕与前臂被和面机绞伤,造成腕部骨折或脱位,前臂广泛皮肤与软组织捻
　　　　挫伤。如腕部外露肌腱处于松弛状态,提示肌腹有可能被捣碎或被抽出

相同部位的损伤，致伤物及损伤机制不同，组织损伤的情况可以完全不同。例如和面机造成腕部与前臂的损伤，可以表现为腕部的开放骨折与脱位，前臂广泛皮肤捻挫伤、皮肤和皮下脂肪与前臂深筋膜间的潜行剥离，肌腱和神经虽未发生断裂，但肌肉常发生捻挫、捣碎、或被抽出。如术前没有考虑致伤物及损伤机制对组织损伤的影响程度，就不能充分地估计深部组织损伤的范围和严重程度。此时如果单纯地将腕部伤口进行清创缝合，而没有及时切除深部已被捣碎并失去活力的肌肉或其他组织，必将造成广泛的皮肤和深部组织的坏死和感染，甚至危及肢体的存活 (图 1-7)。

■第三节　手部开放性损伤的治疗原则

手部开放性损伤必须遵循下列原则处理，才能有效地保证损伤的各种组织获得早期愈合和最大限度地恢复手的功能。

一、损伤组织的全面判断

所有手部的损伤组织必须进行全面的判断，根据初步检查和判断的结果制订出恰当的治疗计划，决定手术的方式和方法。为了尽可能地修复手的功能，在手部开放损伤中，即使是一段指骨或一个关节，只要它对手的功能恢复有利，都应设法加以保留。只有当伤手遭受严重损伤，丧失血液循环，又不可能进行修复，或修复后手部将不会有任何功能恢复，甚至会形成一个有痛苦的赘生物，在此情况下，才考虑对伤手进行截除。

二、彻底清创预防感染

彻底清创是防止手部开放损伤术后感染的有效措施，如清创彻底，术后伤手局部和全身反应均小，手部肿胀也轻，感染机会也将明显减少，同时组织愈合后瘢痕量少，组织粘连轻，有利于伤手的功能恢复。

三、尽可能恢复手部解剖的连续性

手部开放损伤的处理，在技术与设备条件允许的条件下，应尽可能修复伤手正常的解剖连续性，以便使伤手的功能获得早日恢复。此外，早期修复手部损伤的组织，其解剖关系比较清楚，操作也较为简便。

争取一期修复伤手的解剖连续性，要求术者必须掌握一定的手部解剖知识和各种组织修复的基本技术，如骨骼的内固定，肌肉、肌腱、神经和血管的缝接技术以及各种伤口的闭合方法，并对术后的效果，包括不会引起感染或皮肤坏死，有较大的把握才能施行手术。否则盲目地施行手术，粗暴地进行组织的剥离和修复，将会影响手部功能恢复的效果，甚至会造成伤口感染和组织坏死的严重后果。如损伤情况不宜或不能做早期修复，估计必须做二期手术的，在早期手术时应该尽量为晚期手术准备条件，如将神经、肌腱的断端缝合固定于附近组织，避免过多地回缩，增加二期修复的困难。

四、妥善地闭合伤口

妥善地闭合伤口也是预防手部开放损伤术后发生感染的有效措施，伤口只有在彻底清创的基础上，又提供良好的皮肤覆盖，预防感染和修复深部组织结构才能得到保证。如无特殊理由，伤口应尽可能一期闭合。如伤口有严重污染，或伤口有广泛出血不易制止，或对软组织的存活及对整个肢体能否存活没有把握，在此种情况下，伤口允许开放2~5天，待创伤情况稳定后再进行伤口的闭合。

在伤口闭合时，为争取伤口能获得一期愈合，缝合伤口的张力不宜过大，张力过大不但会影响伤口周围皮肤的血液循环，使伤口边缘发生坏死、裂开；甚至有可能造成人为的骨筋膜室综合征，导致深部组织的缺血坏死。因此，不能直接缝合的创面，必须根据创面的条件和深部组织修复的要求，采用游离皮片移植或皮瓣移植进行修复。一般来说，对于较大面积的手部皮肤缺损伴有深部组织暴露的创面，腹部带蒂皮瓣均能提供良好的皮肤覆盖。只有当传统的带蒂皮瓣提供覆盖有困难时，才可考虑应用游离皮瓣移植手术。因为游离皮瓣移植的手术时间较长，手术失败率相对较高，术后伤手肿胀或伤口出血，将会影响到游离皮瓣的成活，而且对于供皮区也是一种损失。

五、伤手合理的包扎和制动

术后伤口需妥善包扎，包扎伤口的敷料应松软并有足够的厚度，以保护伤口，防止污染和吸收伤口中渗出的组织液和血液。在包扎时应轻柔地适度加压包扎，以防止或减少深部组织渗血及肢体的水肿。但压力不宜过大，压力太大会因肢体术后水肿，造成深部组织的压迫。如发生在前臂，容易引起骨-筋膜室综合征。在包扎伤手时，如指端没有损伤，应将指端暴露于敷料外，以便随时观察肢端的血液循环情况。

伤手的肌肉、肌腱、神经、血管修复和骨折复位内固定术后，为了便于组织愈合，避免缝接处断裂或骨折再移位，需将伤手用外固定物进行制动。制动物品可用石膏条带或夹板，前者塑形较好，也较夹板舒适。外固定物固定的时间不宜过短，否则过早的活动容易导致缝合肌腱、神经的再断裂和骨折再移位。制动的时间不宜过长，时间过长将会造成肌腱粘连和关节僵硬。因此，制动的时间需根据手部创伤的情况、各种损伤组织修复的方式和其愈合时间而定。一般来说，肌肉、肌腱和神经修复后需制动3~4周。骨折复位内固定后，制动的时间需根据采用内固定的种类、方式和方法的不同而定。如使用牢固的钢板和螺丝钉作骨折内固定，若无其他肌肉、肌腱、神经和血管等软组织损伤，术后数天即可开始手部主动活动。如伴有其他软组织损伤，则需等待损伤的软组织愈合后，才能进行手部功能的主动锻炼。如使用克氏针进行骨折内固定，一般外固定制动 6 周后即可拆除外固定物，保留克氏针，并适当地进行伤手非骨折部位的主动活动，直至骨折经拍摄 X 线片证实愈合后再拔除克氏针。这样可以避免由于长时间制动，引起严重的肌腱粘连和关节僵硬。

六、伤手早期进行功能锻炼

伤手的各种损伤组织经修复并获得一期愈合后，这只是使伤手恢复功能具备了可能性和基本条件，良好的功能恢复还需要一段时间的锻炼。医生或专业护士需要对患者伤手的功能锻炼进行指导，并辅助物理治疗，伤手才有可能获得预期的功能恢复。

第四节　手部开放性损伤的手术治疗

前章已阐述了手部开放性损伤的治疗原则，从施行手术本身来说，最主要的原则是彻底清创，一期修复手部解剖的连续性和妥善地闭合伤口。临床实践证明，许多手外伤术后出现不应有的问题，均可从上述三个原则中找到答案。例如手外伤术后发生感染，不是由于清创不彻底，未能充分清除被污染和失去生机的软组织或异物，就是由于在有张力的情况下闭合伤口，导致伤口坏死、裂开，发生感染。或在有较大面积深部组织裸露的创面上，采用游离皮片移植覆盖创面，造成移植皮片坏死，甚至导致感染的发生。又如患者在握拳状态被玻璃或利刃切伤腕部，屈指肌腱发生断裂，伤后由于手指伸直，被切断的屈指肌腱远端回缩至掌部，如术前没有充分估计到这一致伤特点，术中未能于腕部伤口找到断裂的屈指肌腱，未作肌腱修复，失去了早期修复断裂肌腱的机会，使伤手丧失屈指功能。在二期手术修复时，则需施行游离肌腱移植手术；又如术后又发生肌腱粘连，还需要再一次施行肌腱粘连松解手术才能恢复手指的主动屈指功能，这将给患者带来更多的困难和痛苦。

第五节　清创术

彻底清创是预防术后感染绝对必要的措施，因此，清创术是治疗手部开放性损伤的基础和关键性步骤。清创的目的是将伤口内被污染和失去活力的组织、异物等清除干净，尽可能减少组织反应和诱发感染的各种因素。清创的步骤包括刷洗、清创和冲洗三个步骤。

一、刷　洗

手部开放损伤的刷洗目的，是用软毛刷通过机械的方法将伤口周围皮肤上粘附的异物，如泥土、木屑、金属末、机油和部分细菌除掉。刷洗时，伤手应在良好的麻醉和使用止血带下进行，即使是指部较小的损伤，也需在指根麻醉下刷洗，因为严重的伤口疼痛和伤口有活动性出血的情况下刷洗伤口，均不可能达到充分刷洗的要求。

刷洗时，术者需戴消毒手套，使用软毛刷子蘸以消毒的肥皂溶液，轻柔地刷洗伤口周围的皮肤。一般不允许直接用刷子刷洗伤口，如果伤口中粘附的异物很多，可以适当轻柔地刷洗伤口表面，但异物的彻底清除，需待清创时才能完成。如伤口周围的皮肤粘附的油污不易刷洗干净，可用纱布或棉花蘸少量汽油擦洗。一般规定刷洗三遍，每遍需更换刷子并用自来水或生理盐水冲净刷洗的部分。如手部创伤较重，在刷洗第 2 遍后应更换手套再刷洗第 3 遍。当第 3 遍刷洗完毕，用自来水冲净伤口及其周围的肥皂水后，再用灭菌生理盐水冲洗伤口，然后用消毒巾将伤口及伤肢擦干，继而进行皮肤消毒及清创。

二、清　创

伤肢皮肤用碘酒和酒精消毒，清创时需注意勿将消毒溶液直接涂抹伤口，伤肢铺单后即可进行清创。

清创时需用手术刀或剪刀将伤口内被污染和失去活力的组织，异物等清除干净。因此，术者应熟悉清创的目的和方法，并熟练地运用局部解剖知识，通过观察损伤组织的外形、色泽以及有无血液供应等方面去判断损伤组织是否能存活。然后决定哪些组织应该保留或切除。特别是对于损伤的皮肤和肌肉，应毫不犹豫地切除干净，否则术后感染的机会将明显增加，决不能因为可能影响伤口的闭合而牵强保留。但对那些仍然存活、尚有血液供应的损伤组织，应设法保留。如粉碎骨折，骨折片仍有较多的软组织相连，一般都能存活，不应切除，以免造成骨骼缺损，影响手部功能的恢复。

为了做到有条理的清创，必须按照一定的顺序，按组织层次从浅层开始，逐层向深部清创，即从皮肤、皮下、筋膜、肌肉、肌腱、血管、神经到骨关节，并按照一定的方向进行，这样就不会遗漏对损伤组织的清创。

三、冲　洗

清创后，创面先后用灭菌生理盐水冲洗，如伤手受伤时间较长，怀疑有厌氧菌污染的可能，尚应使用 3% 过氧化氢溶液和碘伏浸泡，最后再用灭菌生理盐水洗涤创面 1~2 次。

■ 第六节　闭合伤口

在手部开放性损伤中，彻底清创和妥善地闭合伤口都是防止术后发生感染的有效措施。有关闭合伤口的原则，已于第三节作了叙述，在临床实践中，由于手部解剖的特殊性，在闭合伤口时需要注意以下两点：

1、缝合与皮纹垂直并跨越关节掌、背侧的伤口，或平行指蹼与肌腱的伤口，只要受伤时间短，伤口污染不重，清创彻底，伤口周围皮肤的血液循环条件良好，可作 Z 字成形，改变创缘的方向，以避免术后发生瘢痕挛缩和减少伤口深层肌腱粘连的机会（图1-8，9）。

2、避免在张力过大的情况下直接缝合伤口，如在有张力的情况下勉强缝合伤口，术后由于手部肿胀，将引起伤口皮肤的血液循环障碍，造成伤口坏死、崩裂，继而导致深部组织暴露和感染的严重后果。因此，当遇到伤口直接缝合有困难时，应毫不犹豫地根据局部和整个手部条件，采用游离皮片移植、局部转移皮瓣、带蒂皮瓣或游离皮瓣移植等方法闭合创面。

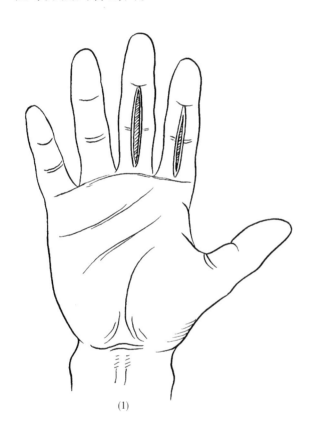

(1)

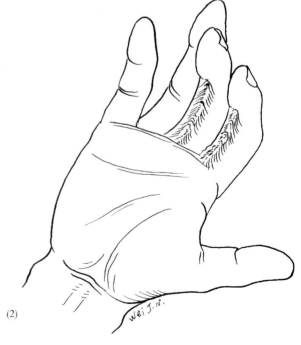

(2)

(1)、(2)直接缝合指掌侧与皮纹垂直的伤口，术后将发生
瘢痕挛缩影响手指伸直

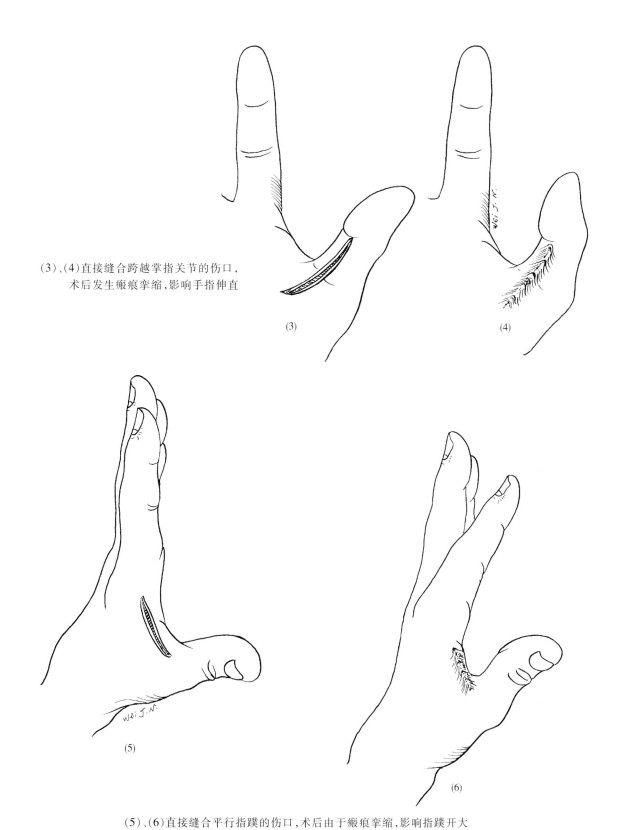

(3)、(4)直接缝合跨越掌指关节的伤口，
术后发生瘢痕挛缩，影响手指伸直

(3)

(4)

(5)

(6)

(5)、(6)直接缝合平行指蹼的伤口，术后由于瘢痕挛缩，影响指蹼开大

图 1-8 直接缝合与皮纹垂直并跨越关节掌、背侧的伤口或平行指蹼的伤口，均可
造成瘢痕挛缩，影响手的功能

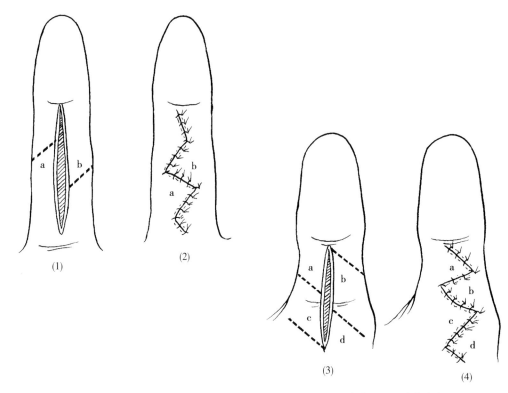

(1)手指掌侧纵向裂伤垂直通过关节;(2)采用 Z 字成形闭合伤口;(3)手指掌侧
长纵裂伤垂直通过关节;(4)采用多个 Z 字成形闭合伤口

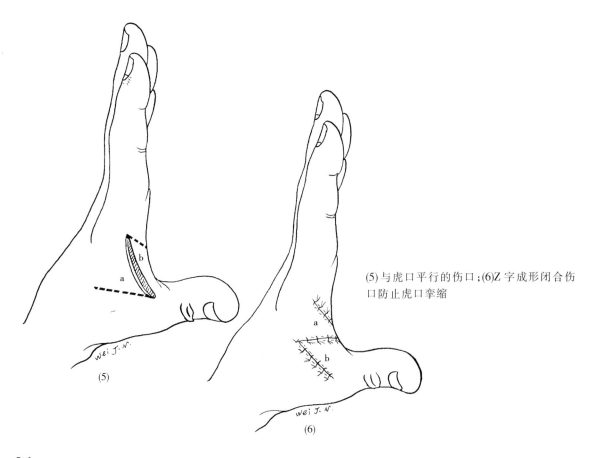

(5) 与虎口平行的伤口;(6)Z 字成形闭合伤
口防止虎口挛缩

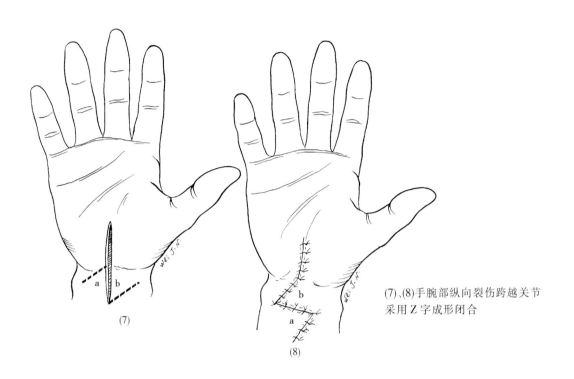

(7)、(8)手腕部纵向裂伤跨越关节采用 Z 字成形闭合

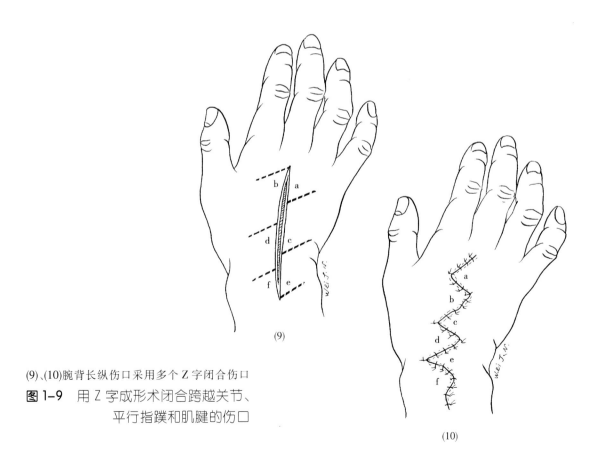

(9)、(10)腕背长纵伤口采用多个 Z 字闭合伤口

图 1-9 用 Z 字成形术闭合跨越关节、平行指蹼和肌腱的伤口

CHAPTER 2

第 2 章

指 端 损 伤

指端部，包括末节手指，具有精细的解剖结构和灵敏的感觉功能，而且是手部易受创伤的部位。指端损伤后的伤口闭合，骨外露的覆盖，感觉能力的修复均应根据指端的创伤情况来决定。正确的处理不仅能恢复指端及手指的功能，而且外形令人满意。不正确的处理则会引起晚期指端严重畸形和功能障碍。治疗的目的以达到有效手指长度、良好的外形和良好的感觉为宜。本章所提及的指端缺损是指离断的指端无法再植的情况。

■ 第一节　指甲部损伤

一、甲下血肿的引流术

甲下血肿多因指端被重物砸伤或挤压伤所致，如甲下血肿较多，张力较大，疼痛较剧烈，可在甲后皱襞侧作穿刺，将积血抽出以达到减张。也可以用小型电钻在指甲上钻孔引流积血。或用烧红的钝针（如缝衣针尾端或回形针）在指甲上烧灼烙孔，使积血流出（图 2-1）。如甲下血肿已感染，形成甲下脓肿，则应施行拔甲术。

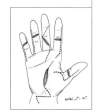

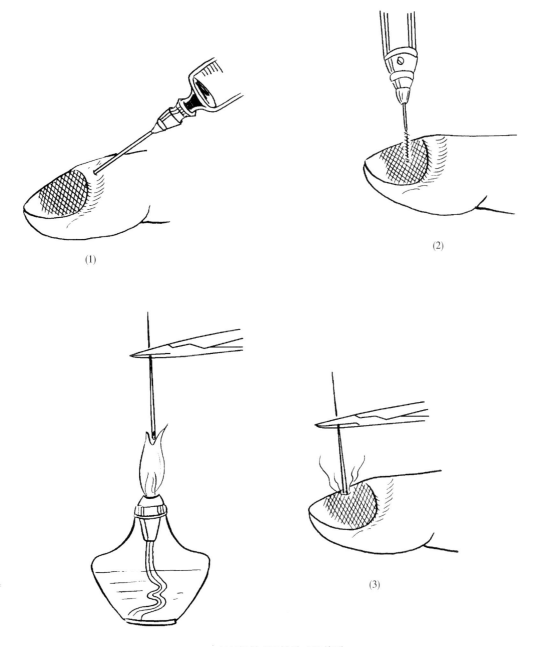

(1)穿刺;(2)钻孔;(3)烙孔

图 2-1　甲下血肿的引流方法

二、甲床裂伤缝合术

　　单纯的甲床裂伤或星状裂伤，清创时可将甲板取下，用7-0无创缝线缝合裂伤的甲床。由于甲床组织很脆，缝合时应力求轻柔，以免在缝合过程中再造成裂伤。裂伤的甲床缝合后，仔细地将甲板缝回原处，并钻孔引流（图2-2）。

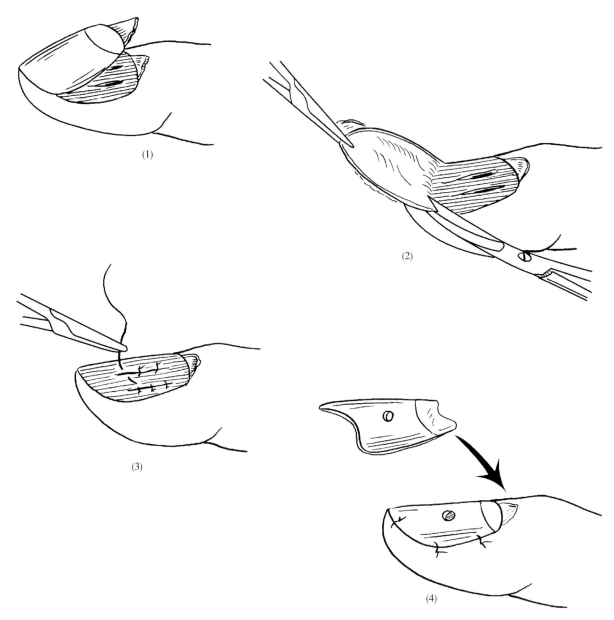

(1)甲床裂伤;(2)清创时将甲板取下;(3)用 7-0 无创线缝合裂伤的甲床;(4)将甲板钻孔并缝回原处

图 2-2　甲床裂伤缝合方法

三、甲床中部损伤或缺损的处理

甲床中部损伤,通常伴远节指骨骨折,由于损伤较重或同时伴有缺损,甲床多无法直接缝合。清创后将软组织做 V 形切除,截除近端及远端部分指骨后固定骨折端,然后用无创线缝合甲床、甲板以及皮肤 (图 2-3)。

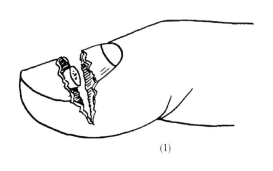

(1)

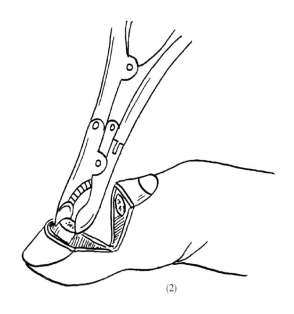

(2)

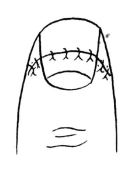

(3)

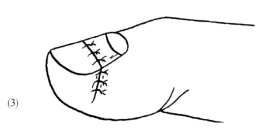

(1)甲床中部损伤;(2)软组织作 V 形切除,截除近端及远端部分指骨;(3)缝合甲床、甲板及皮肤

图 2-3　甲床中部损伤或缺损的处理

四、甲床撕脱的处理

甲床撕脱常见于手指挤压伤,甲板撕脱伴部分甲床撕脱。手术时将撕脱的甲床自甲板上取下,然后用 7-0 无创线缝回原处,然后将甲板钻孔后缝回原处 (图 2-4)。

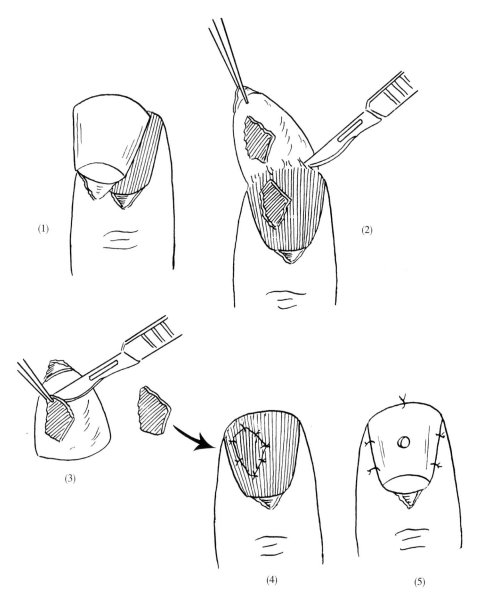

(1)、(2)将剥脱的甲板取下;(3)将附着于甲板上的甲床切下;(4)用 7-0 无创线将甲床缝回
原处;(5)缝合甲板并钻孔引流

图 2-4 甲床撕脱伤的处理

五、甲根翘出的复位缝合术

单纯的指甲后部翘出较少见,常伴有末节指骨骨折、骨折端移位、甲床裂伤。如伴
有甲床裂伤,甲板常与甲床分离,此时应在清创后,先缝合裂伤甲床,然后缝合翘出的
甲根,最后将甲板缝回原处并钻孔引流。如伴有移位的指骨骨折,在甲根翘出复位缝合
的同时,应将骨折复位。如骨折复位后不稳定,可用细克氏针自指端贯穿固定。甲根翘
出的缝合可采用褥式缝合法 (图 2-5)。

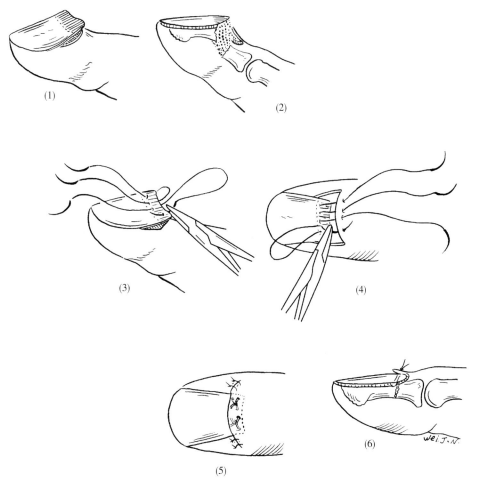

(1)单纯的甲根翘出;(2)伴有指骨骨折的甲根翘出;(3)、(4)甲根部的褥式缝合,缝针自
甲根下进针,从上甲皮穿出;(5)、(6)缝合结扎及整复骨折

图 2-5　甲根翘出复位缝合术

六、甲床移植及甲床再植术

【适应证】

对于损伤后甲床缺损或甲床碎裂又无法直接缝合,并且甲根部完整的情况可行甲床移植或是废弃手指的甲床再植术。

【手术步骤】

1、彻底清创后,完整的甲板可予以保留。

2、对伴发的骨折进行复位固定,7-0 无创缝合线缝合裂开的甲床。

3、掀起足趾(通常是踇趾)甲板,于甲床部取相应大小的断层甲片。然后将足趾甲板缝回原处并钻孔引流。或者自废弃手指的完整甲床上切取相应大小断层或全层甲片。

4、将断层甲片用 7-0 无创缝合线缝合,然后将甲板缝回原处并钻孔引流(图 2-6,7)。

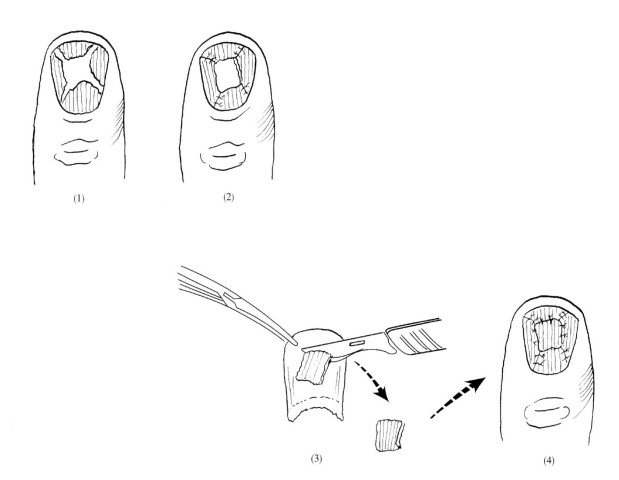

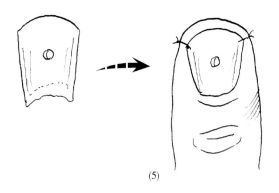

(1)甲床裂伤合并甲床缺损;(2)缝合甲床裂伤;(3)切取断层甲片;(4)断层甲片覆盖缺损并用无创线缝合;
(5)用原指甲或塑料片钻孔后覆盖甲床

图 2-6 甲床游离移植修复手指甲床缺损术

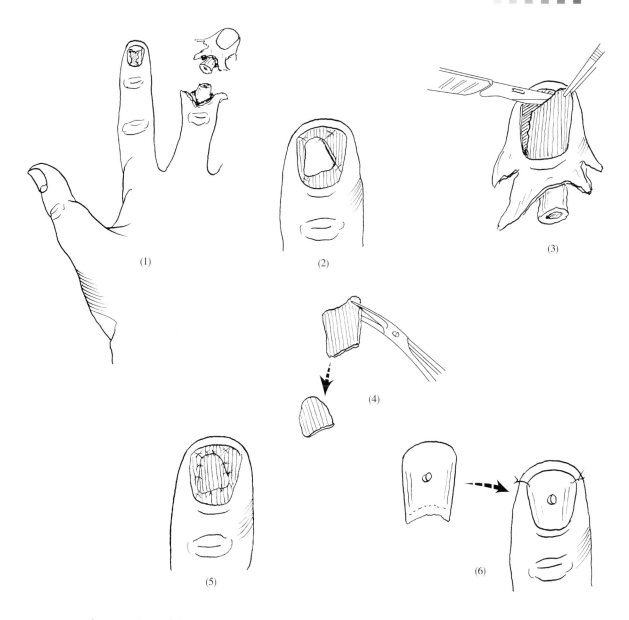

(1)、(2)手指甲床缺损，另一手指离断无法再植。手指甲床完整；(3)、(4)、(5)切取废弃手指甲床覆
盖缺损；(6)用原指甲或塑料片钻孔后覆盖甲床

图 2-7　利用废弃手指的甲床修复手指甲床缺损

■ 第二节　指端缺损

一、无骨外露指端缺损的处理

　　单纯的指端皮肤缺损，无论在指腹部还是在手指的侧方，只要其皮肤缺损区的基底
部仍保留有健康的、有血液循环的软组织基床，且无肌腱或骨质外露，均可行游离植皮

术。移植皮片可切取断层皮片或全层皮片。断层皮片有较高的成活率，但成活后会发生一定程度的收缩，由于它的收缩和牵引作用，常可造成指甲变形成"钩甲"(图 2-8)。全层皮片较厚，较少收缩，因而不会过分地牵拉造成指甲的畸形，但若皮片过大，其成活将受到影响。不论是断层皮片或全层皮片移植，在数月后都可以获得一定程度的神经支配及获得交感神经的生长。开始时两点辨别力恢复很差，待皮片成活稳定后，通过病人的自我训练和适应，其感觉功能将获得进一步的恢复。

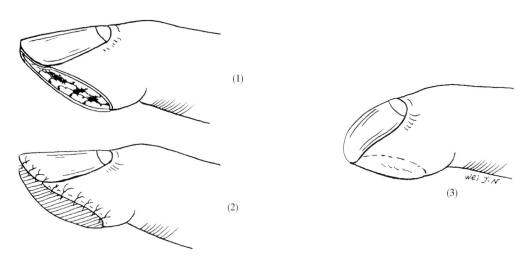

(1)指腹皮肤缺损;(2)薄层皮片移植;(3)术后皮片收缩造成"钩甲"畸形

图 2-8　薄层皮片移植修复指端缺损可形成"钩甲"

无骨外露指端缺损的创面经清创后需彻底止血，然后根据缺损面积的大小，可于腕横纹上方、前臂上端尺侧、肘窝、腋部以及腹股沟部等处切取断层皮片或全层皮片。上述供皮区可作直接缝合，遗留的切口瘢痕不过多地影响美观。

▶游离植皮术

【适应证】

适用于单纯的指端皮肤缺损，其基底部仍保留有健康的、有血液循环的软组织基床，无肌腱或骨质外露。

【手术步骤】

指端皮肤缺损的创面，经彻底清创和止血后，根据皮肤缺损区的形状和面积大小，于上述部位切取断层皮片或全层皮片，将皮片移植于创面上。缝合皮片的缝线留长，皮片上放置一层凡士林纱布和松软的盐水纱布后，打包包扎。

【术后处理】

伤指经包扎后用铝制指托或石膏制动，术后 2 周伤口拆线 (图 2-9)。

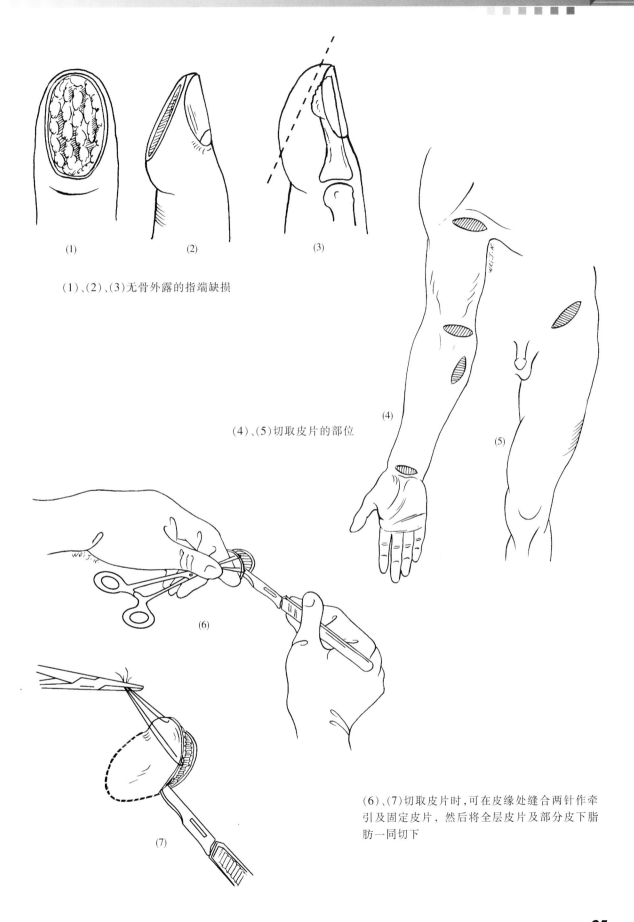

(1)、(2)、(3)无骨外露的指端缺损

(4)、(5)切取皮片的部位

(6)、(7)切取皮片时,可在皮缘处缝合两针作牵引及固定皮片,然后将全层皮片及部分皮下脂肪一同切下

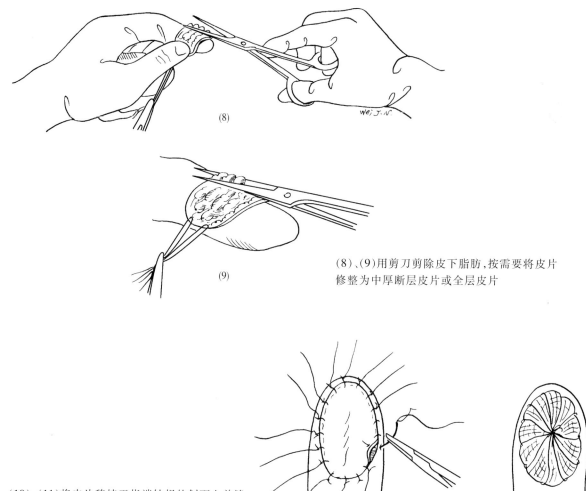

(8)

(9)

(8)、(9)用剪刀剪除皮下脂肪,按需要将皮片修整为中厚断层皮片或全层皮片

(10)、(11)将皮片移植于指端缺损的创面上并缝合,皮片缝线留长,然后用凡士林纱布及松软的大眼纱布或海绵覆盖,加压打包

图 2-9 无骨外露指端缺损的游离植皮术

(10)

(11)

二、有骨外露指端缺损的处理

骨外露是游离皮片移植不满意的基床,但如骨外露≤5mm,在某些情况下可采用游离局部软组织、组织瓣转移等方法来覆盖外露骨质,再进行游离植皮覆盖创面。如指端缺损伴有大面积肌腱或骨质外露,而又无法用局部软组织覆盖的,须采取缩短手指长度或皮瓣移植等方法来闭合伤口。至于选用截指术还是皮瓣移植术,应根据下列因素综合考虑:

1、指甲长度 如指甲完整,或指甲部分缺损,其残存的指甲尚保留原长度的 1/3~1/4,不论指端软组织损伤的部位如何,应考虑行皮瓣转移术。

2、关节的去留 如指端缺损尚保留有末节指骨基底和完整的远侧指间关节,不应短缩手指的长度进行直接缝合,而应考虑行皮瓣移植手术。

3、不同的手指 一般来说,右手较左手,示指、中指较环指和小指更应偏重行皮

瓣移植，以争取保存伤指更多的长度。拇指的功能更为重要，应尽可能保留其长度，在通常的情况下，应该用有感觉的组织进行覆盖，施行皮瓣移植术的适应证较其他手指更强。

4、年龄 病人的年龄过大，做皮瓣移植后，肢体或手指需制动数周，关节容易僵硬，引起功能障碍。而年龄过小，则又因制动不合作容易造成皮瓣撕脱。上述年龄情况应多考虑采用缩短残端直接缝合的方法。有些病例可做局部转移皮瓣或岛状皮瓣修复，以免制动关节。

5、工作性质 除了应用带神经支配的皮瓣移植以外，通常的皮瓣移植后，指端会有不耐磨、不耐寒、感觉不好等缺陷。因此，如工作条件寒冷，或从事粗重的体力工作，应少采用皮瓣移植，多考虑缩短残端直接缝合为宜。

指端缺损行皮瓣移植术，皮瓣的来源应尽可能取自手部，只有当手部皮瓣（邻指、鱼际等皮瓣）移植不适宜时，才考虑用其他部位，如前臂、上臂、胸部和腹部的皮瓣移植。

（一）游离植皮术

适于骨外露≤5mm 的指端缺损。清创后，可游离局部软组织，或作一软组织瓣转移覆盖外露的骨质，彻底止血后于创面上做断层皮片或全层皮片移植 (图 2-10)。

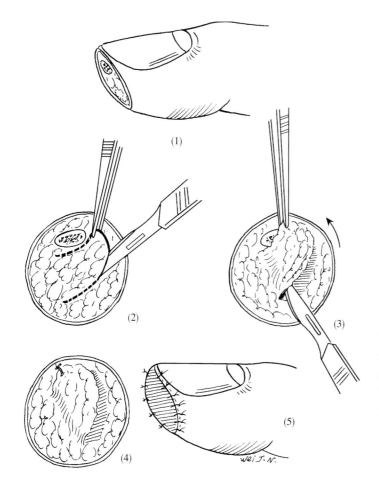

(1)小面积骨外露的指端缺损；(2)、(3)于骨外露区附近作一旋转组织瓣；(4)将旋转组织瓣覆盖外露骨质并缝合一针作固定；(5)于指端创面上行皮片移植，压力敷料打包

图 2-10 小面积骨外露指端缺损的游离植皮术

（二）离断指端直接缝合术

【适应证】

适于指端的斜形缺损、指甲全部缺损的病例。

【手术步骤】

手术清创后，将残余甲床及甲根彻底切除，用咬骨钳咬除部分末节指骨，彻底止血后将掌侧皮肤翻向背侧并作直接缝合（图2-11）。

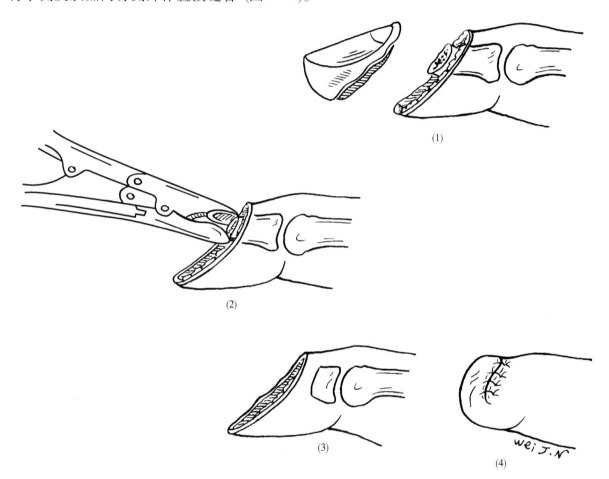

(1)

(2)

(3)

(4)

(1)指端斜形损伤,指甲全部缺损;(2)、(3)彻底切除残余甲床及甲根,用咬骨钳缩短指骨;(4)将掌侧皮肤翻向背侧作直接缝合

图 2-11 指端缺损直接缝合术

（三）离断指端原位缝合术

【适应证】

适于指端甲半月以远的横断或短斜形离断伤，属于切割性离断、远端无任何挤压或捻挫的病例。

【手术步骤】

清创时，只需清除近、远端创面上的异物及少许创缘皮肤即可，注意避免过多清除创面的软组织，以免影响近、远端创面的对合。用3%双氧水和碘伏洗涤伤口后，根据指甲、甲沟、指骨髓腔和小血管截面的位置，将近、远端截面作精密的对合缝合。缝合时不应过紧及过密，以便积血可以从缝合口处溢出；骨折不需内固定 (图 2-12)。

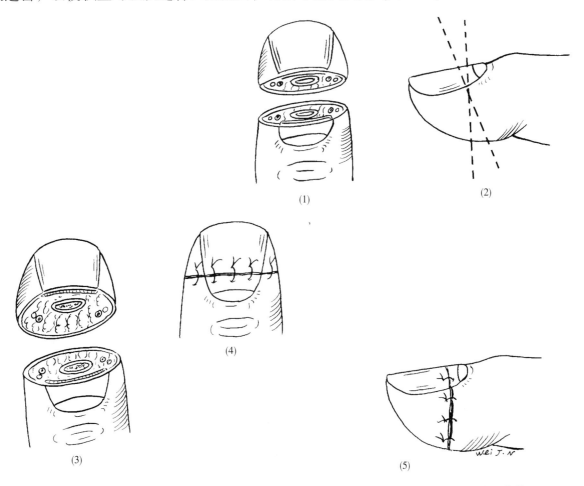

(1)、(2)指端甲半月以远的横断或短斜形离断伤；(3)、(4)清创后根据指甲、甲沟、指骨髓腔和小血管截面位置，将近、远断端作精确的对合；(5)缝合伤口

图 2-12　离断指端原位缝合术

【术后处理】

　　术后疏松地包扎敷料，服用阿司匹林及蒎酸，避免吸烟或被动吸烟。成活者术后次日指端呈现粉红色，并逐渐于数天内转为红色。术后两周伤口拆线。此种手术方法如适应证选择恰当，手术技巧稳妥，一般成活率达 60%~70%。对于失败的病例，干黑的指端可考虑早期切除，经扩创后改用鱼际皮瓣移植覆盖创面。或等待干性坏死的指端自行脱落，达到痂下愈合，但此种方法耗费时间较长，常需 2~3 个月。若坏死的指端脱落后，近端尚残留少许指骨外露，影响创面愈合，此时可用咬骨钳咬除外露指骨，创面换药直至愈合。

　　(四) 邻指皮瓣移植术

　　Gurdin 和 Pangman 于 1950 年首先采用相邻手指的背侧皮肤形成皮瓣，覆盖相邻手指的掌侧缺损。因其有操作简单、皮瓣薄、质地好、术后外形好及仅需简单的局部固定等优点，被广泛应用于手外科。但该皮瓣术后感觉差，局部制动在老年人可能导致关节僵直，在设计不合理时还可能因瘢痕挛缩导致关节挛缩。一般而言，皮瓣只能从手指背侧切取，不宜用手指掌侧皮肤做皮瓣。

【适应证】

指端或是指腹的皮肤缺损，伴有骨或肌腱外露，不宜做皮片移植时，可采用邻指皮瓣修复。

【手术步骤】

1、指端或指腹彻底清创和止血。

2、用逆转计划法设计皮瓣。因手指末梢血液循环较好，皮瓣蒂选择在手指的近端、远端或侧方均可（图2-13），皮瓣的长与宽的比例可达2:1。皮瓣越小，设计越要求精确，因为小皮瓣没有调节的余地。皮瓣边缘的切口线不能垂直跨过指间关节背侧，也不能超过手指侧方中线，以免形成瘢痕挛缩，影响功能。皮瓣不宜超过远侧指间关节，否则会暴露和损伤甲根（图2-14）。

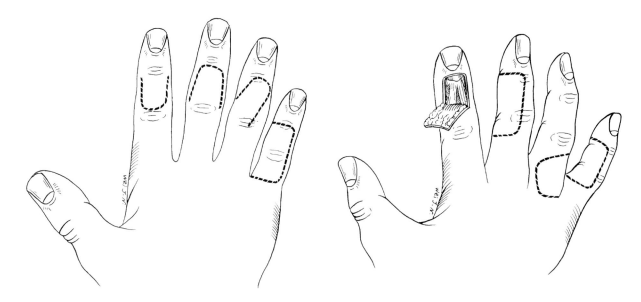

图 2-13 常用的几种邻指皮瓣设计　　　　图 2-14 不正确的邻指皮瓣设计

3、皮瓣蒂要长一些，以便使转移比较容易，而且断蒂时供皮区与受皮区都容易闭合。否则，皮瓣蒂过短，转移后容易有张力，且经收缩后，在断蒂时常因供皮区皮肤缺损不能直接缝合，需再行游离植皮。

4、剥离皮瓣时，指背静脉应保留在皮瓣内，伸肌腱上注意保留一层疏松的腱周组织，否则，创面内如有关节或肌腱裸露，游离植皮难以成活。

5、将邻指皮瓣翻转，覆盖受区创面，用断层皮片修复邻指供皮区的创面，留置长线，常规缝合皮瓣蒂部及受区的皮瓣。

6、皮瓣转移后，两指之间用纱布隔开，以免出汗沤烂皮肤。悬空的手指指缝应使用纱布填充垫好，用粘膏妥善固定（勿直接粘贴皮瓣），外用敷料包扎。

7、皮瓣移植后 12~14 天，如生长良好可以拆除缝线，以后可根据情况，允许手指关节适当地进行功能锻炼。并可给皮瓣蒂以适当地牵拉锻炼，如分指练习，以防蒂部短缩，便于断蒂后闭合伤口。

8、皮瓣生长良好，一般 3~4 周后断蒂，术后 2 周过早地断蒂，皮瓣虽能成活，但皮瓣内的血液循环并不完善，断蒂后皮瓣将发生不同程度的水肿，影响皮瓣的质量 (图 2-15)。

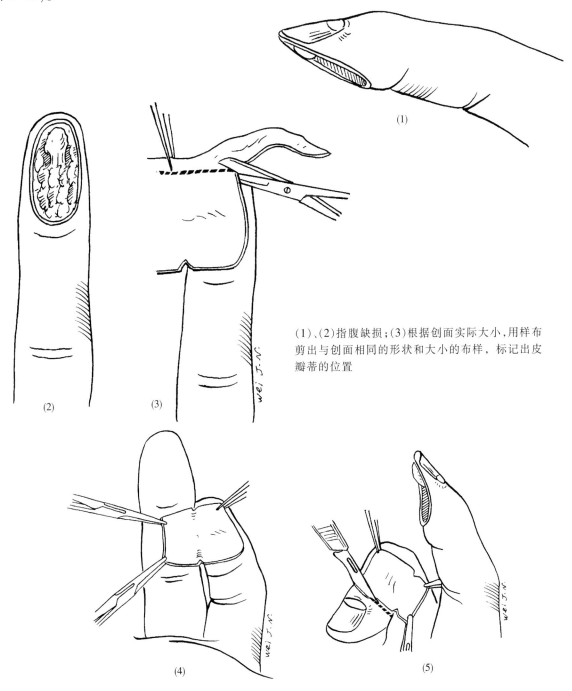

(1)、(2)指腹缺损；(3)根据创面实际大小，用样布剪出与创面相同的形状和大小的布样，标记出皮瓣蒂的位置

(4)、(5)用逆转计划法于邻指上设计皮瓣，根据布样的大小、位置切取邻指皮瓣。由于皮瓣切取后会发生轻微的收缩，为保证皮瓣缝合时无张力，在切取皮瓣时，切口应较布样宽 1~1.5mm，皮瓣蒂应长些

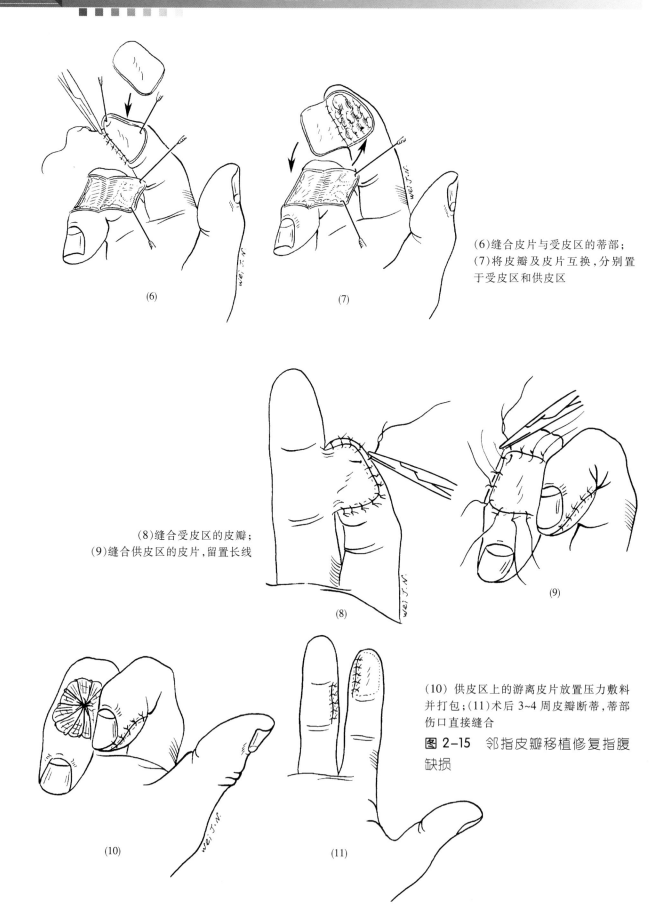

（6）缝合皮片与受皮区的蒂部；
（7）将皮瓣及皮片互换，分别置于受皮区和供皮区

（6）

（7）

（8）缝合受皮区的皮瓣；
（9）缝合供皮区的皮片，留置长线

（8）

（9）

（10）供皮区上的游离皮片放置压力敷料并打包；（11）术后 3~4 周皮瓣断蒂，蒂部伤口直接缝合

图 2-15 邻指皮瓣移植修复指腹缺损

（10）

（11）

（五）鱼际皮瓣移植术

【适应证】

从大鱼际部切取皮瓣修复指端缺损，只适用于修复示指、中指和环指末节少量的横形或侧方斜形缺损。如指端缺损较多，或患指关节屈曲有障碍，则不宜用此种皮瓣。

【手术步骤】

1、设计皮瓣可直接将伤指指端创面按压在大鱼际处，移开伤指，大鱼际部皮肤上留下指压血痕，即为所需皮瓣的大小。由于皮瓣切取后尚会发生轻微收缩，为避免缝合时皮瓣有张力，影响皮瓣血液循环，所以在切取皮瓣时应较指压血痕或样布略宽1~1.5mm，皮瓣蒂要长一些。

2、皮瓣的方向于近端、远端、尺侧或桡侧均可，需根据指端缺损的情况和便于皮瓣转移而定。

3、由于手掌皮肤比较粗厚硬韧，且拇指活动较大，大鱼际部供皮创面最好取全层皮片进行移植，以免影响拇指功能。

4、皮瓣转移后，以纱布填充患指与手掌间空隙，再甩粘膏条沿手指纵轴，将患指固定在手掌上。由于手指的肌肉在起点处有关联，一个手指活动常影响另一个手指的位置，所以在固定时，常需将相邻的健指同伤指一起固定，方能稳定、舒适。如中指或环指作鱼际皮瓣后需将示指、中指和环指一同固定。

5、皮瓣转移后2周拆线，可将陪同固定的健指放开，允许它们有适当的活动。

6、皮瓣转移后3~4周断蒂 (图2-16)。

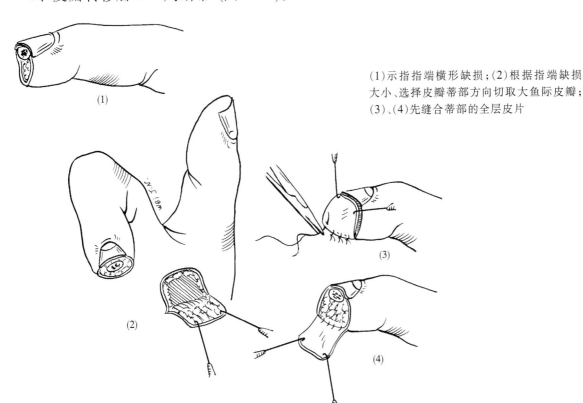

(1)示指指端横形缺损；(2)根据指端缺损大小、选择皮瓣蒂部方向切取大鱼际皮瓣；(3)、(4)先缝合蒂部的全层皮片

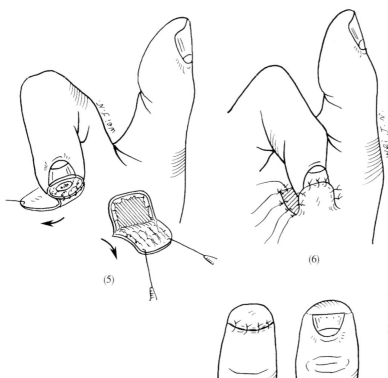

(5)

(6)

(7)

(5)、(6) 缝合大鱼际皮瓣及缝合覆盖供皮区创面的全层皮片,留置长线,全层皮片上应用压力敷料打包;(7)术后3~4周断蒂,缺损的指端得到修复

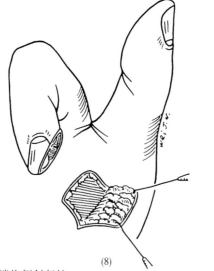

(8)

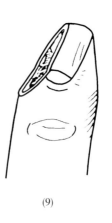

(9)

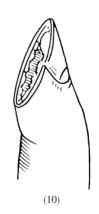

(10)

(8)、(9)、(10)示指指端桡侧斜行缺损,根据指端缺损大小及选择皮瓣蒂部方向切取鱼际皮瓣

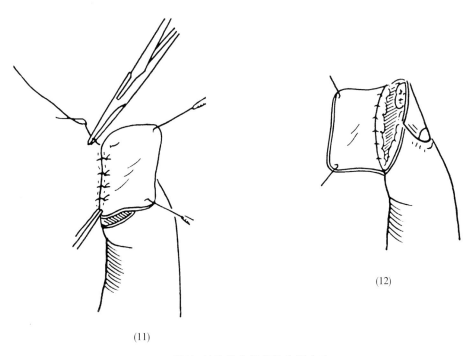

(11)

(12)

(11)、(12)缝合蒂部的全厚皮片

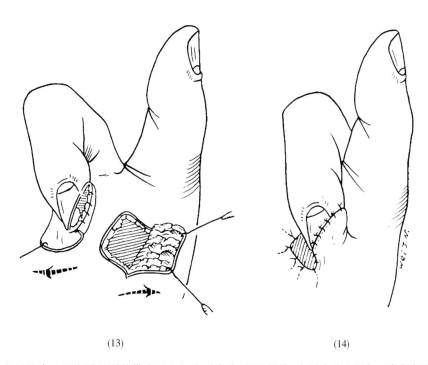

(13)

(14)

(13)、(14)缝合鱼际皮瓣及覆盖供皮区上的全厚皮片,留置长线,全厚皮片上用加压敷料打包包扎

图 2-16 大鱼际皮瓣修复指端缺损

（六）缝合神经的邻指皮瓣移植术

示指、中指和环指中、末节背侧的感觉是由指掌侧固有神经的背支支配（拇指和小指指掌侧固有神经没有背支）。该神经背支于近节基底从指掌侧固有神经发出，然后向背侧斜行至中、末节手指的背侧，支配该区的感觉。当示指、中指或环指指腹缺损需行邻指皮瓣修复时，可在切取邻指皮瓣时，将支配该区的指掌侧固有神经的背支同时切下。在缝合邻指皮瓣时，将该神经背支与受皮区一侧的指掌侧固有神经缝合。这种缝合神经的邻指皮瓣，可以使指腹恢复良好的感觉功能。由于示指和中指指腹桡侧的感觉恢复对捏物功能的影响较尺侧更为重要。因此，在设计邻指皮瓣时，应尽可能缝接支配该皮瓣桡侧的神经。

【适应证】

适用于修复示指或中指的指腹或指端缺损。

【手术步骤】

1、损伤的指腹清创后，通过创面的桡侧缘作一纵切口，分离并找出手指的桡侧指神经残端，结扎指动脉残端。

2、用逆转计划法设计邻指皮瓣，用龙胆紫勾画出皮瓣的形状和大小。通过皮瓣的游离缘（通常为尺侧）向近端作一侧方纵切口，分离并找出指掌侧固有神经的背支，根据缝合神经所需的长度切断该神经背支。分离及切取包含该神经背支的邻指皮瓣。

3、将邻指皮瓣翻转，覆盖受区创面，用断层皮片修复邻指供皮区的创面，留置长线，常规缝合皮瓣蒂部及受区的皮瓣。

4、于受区皮瓣桡侧缘的切口内，修整伤指桡侧指神经残端与皮瓣上的指掌侧固有神经背支，用8-0无创缝线作端对端缝合，缝合伤口。

5、供皮区断层皮片上放置压力敷料打包，手部包扎后用背侧石膏托制动。

6、术后2周伤口拆线，术后4周断蒂并去除石膏托。皮瓣成活后将逐渐于数月后获得神经支配，通过1~2年的感觉再训练，指腹的感觉功能将逐渐恢复至接近正常（图2-17)。

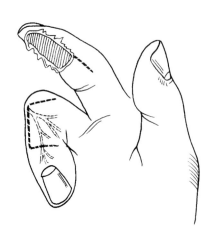

（1）示指指腹缺损，带神经的邻指皮瓣切口

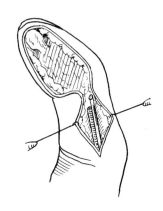

（2）于示指桡侧切口内找出桡侧指神经残端

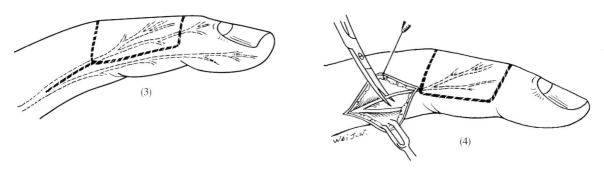

(3)、(4)切取包含指神经背支的邻指皮瓣

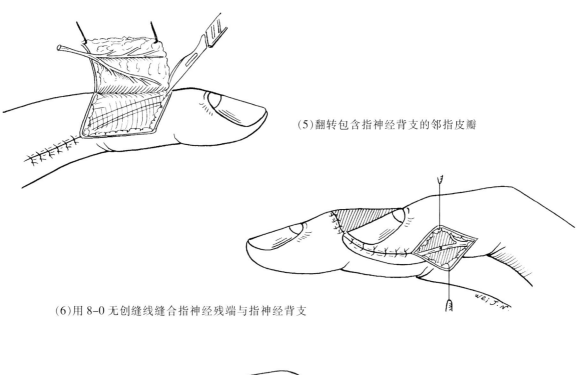

(5)翻转包含指神经背支的邻指皮瓣

(6)用 8-0 无创缝线缝合指神经残端与指神经背支

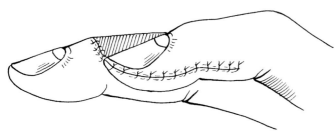

(7)缝合供皮区中厚断层皮片及受皮区的皮瓣,缝合其余切口,皮片上应用压力敷料并打包

图 2-17 缝合神经的邻指皮瓣移植术

（七）V-Y 推进皮瓣术

【适应证】

V-Y 成形术适用于指端小量（面积<1cm²）、横形的指端缺损的修复，其原理是利用皮下组织的可移动性，将 V 形皮瓣向指端推移，覆盖指端缺损的创面，然后作 Y 形缝合。

【体位】

仰卧位，将患肢外展放置于手术桌。使用气囊止血带。

【麻醉】

臂丛神经阻滞麻醉或指根麻醉。

【手术步骤】

1、于指端创面的两侧和远端指横纹中点作 V 形切口，切开皮肤全层直达皮下，但不切开皮下组织。

2、用剥离器或手术刀沿末节指骨掌面剥离末节指骨与指腹之间软组织的联系，保留两侧软组织与 V 形皮瓣相连。

3、将掌侧的 V 形皮瓣向指端推进，覆盖指端缺损创面。

4、先缝合 V 形皮瓣远端和甲缘，然后将 V 形皮瓣的近端作 Y 形缝合（图 2-18）。

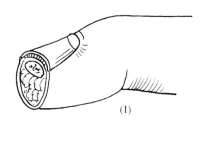

(1)

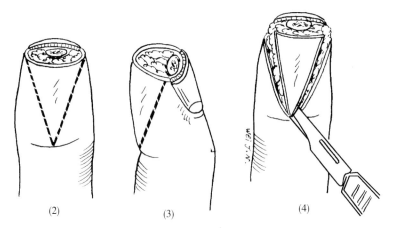

(2)　　　　　　　(3)　　　　　　　(4)

（1）指端小量的横形缺损；（2）、（3）、（4）于指端创面的两侧和远侧指横纹中点作 V 形切口，切开皮肤全层直至皮下

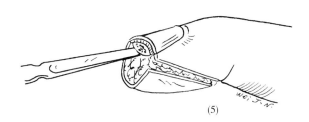

(5)

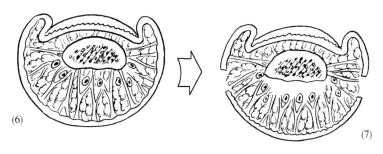

(6)　　　(7)

（5）、（6）、（7）用剥离器或手术刀剥离末节指骨与指腹软组织的联系,保留两侧软组织与 V 形皮瓣相连

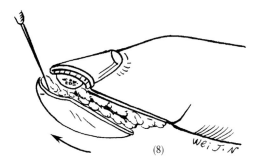

(8)

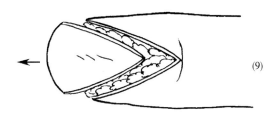

(9)

（8）、（9）将掌侧的 V 形皮瓣向指端推进、覆盖指端创面

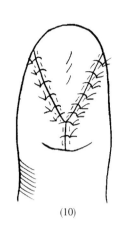
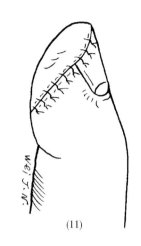

(10)

(11)

(10)、(11)先缝合 V 形皮瓣远端和甲缘,然后将 V 形
皮瓣作 Y 形缝合

图 2-18 掌侧 V-Y 推进皮瓣修复指端缺损

【术后处理】

术后 2 周伤口拆线,然后逐渐开始试用。皮瓣区的感觉可部分恢复,但有人遗留有
指端敏感,感觉减退,以及畏寒等症状。

第三节 拇指的指端缺损

拇指缺损也是一种常见的损伤,由于拇指功能的重要性,拇指指端缺损的修复就极
为重要。除保持拇指的长度外,还要求恢复拇指指腹的感觉。处理拇指指端缺损,手外
科医生有多种选择,包括各种局部带蒂或岛状皮瓣、游离皮瓣等。每一种方法的适应证
都不是绝对的,应在具体情况下,根据同时存在的供区损伤、患者的具体情况(年龄、
职业、对于美观的要求)和术者本身的技术水平来决定一种相对的适应证。本书主要介
绍几种简单常用、有效、方便的方法。

一、邻指皮瓣移植术

【适应证】

用邻指皮瓣来修复拇指指端缺损并非理想的选择。除了皮瓣本身具有的感觉差的缺
点外,手术对供区的损伤也是值得考虑的问题。但是,在其他术式不适合或是术者技术
无法完成的情况下,该术式也不失为一种选择,尤其是拇指末节尺侧的小缺损。

【手术步骤】

手术方法与一般的邻指皮瓣的方法基本一致。用逆向计划法于示指近节基底桡侧设
计皮瓣,皮瓣的蒂部位于手指尺侧,皮瓣的长轴与手指的纵轴稍偏斜。供区彻底止血后
将断层皮片缝合,然后将拇指的掌侧缘与皮片的游离缘缝合,最后将皮瓣与拇指背侧缘
缝合。由于术后拇指向掌侧滑动的倾向对游离皮片产生一种自然加压作用,因此皮片不
需加压敷料打包固定(图 2-19)。

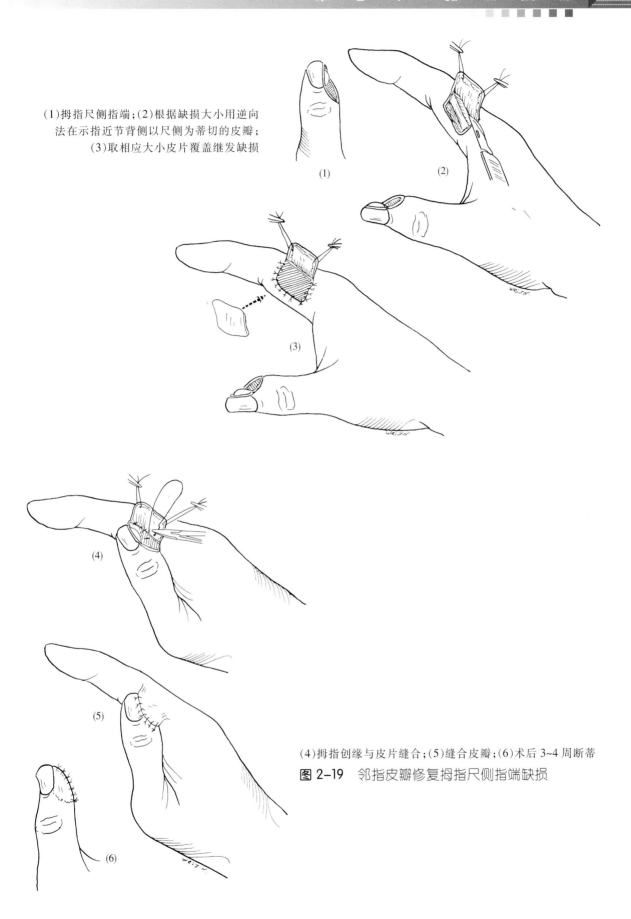

(1)拇指尺侧指端;(2)根据缺损大小用逆向法在示指近节背侧以尺侧为蒂切的皮瓣;(3)取相应大小皮片覆盖继发缺损

(1)

(2)

(3)

(4)

(5)

(6)

(4)拇指创缘与皮片缝合;(5)缝合皮瓣;(6)术后3~4周断蒂

图 2-19 邻指皮瓣修复拇指尺侧指端缺损

【术后处理】

术后应注意皮瓣与游离植皮区放置纱布，以免皮肤被沤烂。术后 12~14 天拆线。术后 3~4 周断蒂。

二、带神经的邻指皮瓣修复拇指缺损术

【适应证】

适用于拇指指端和指腹缺损。该皮瓣是利用示指背侧皮肤覆盖缺损，同时应用桡神经浅支至示指桡背侧的神经修复手指感觉。

【手术步骤】

1、残端彻底清创和止血。

2、根据皮瓣的大小和位置于示指背侧以桡侧为蒂设计皮瓣，同时分别于拇指尺侧正中线和示指近节和第 2 掌骨向近端行切口并相互交汇。

3、按上述切口切取皮瓣，暴露并分离桡神经浅支至示指桡背侧的分支，将皮瓣移植至拇指缺损处，并将神经经上述附加切口由示指桡背侧转移至拇指尺侧切口皮下。

4、彻底止血后缝合皮瓣和附加切口。示指背侧皮缺损区取断层皮片覆盖并打包固定（图 2-20）。

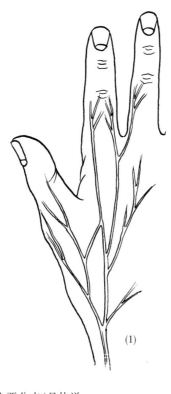

(1)

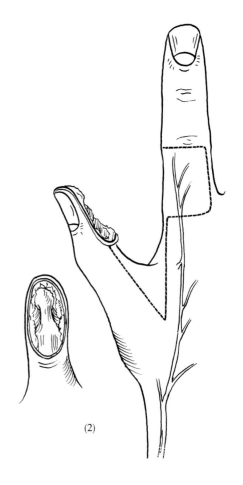

(2)

(1)桡神经浅支的主要分支(具体说明见 46 页)；(2)拇指指腹缺损及切口的设计

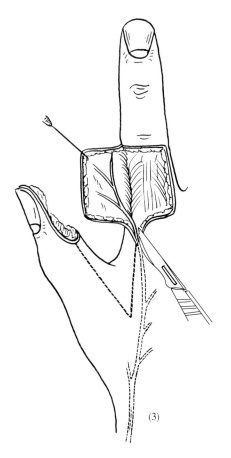

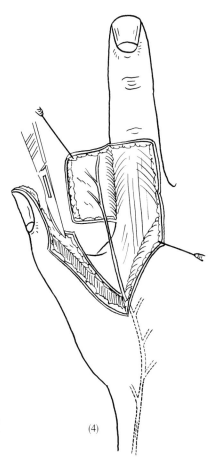

(3)

(3)、(4)按切口切取皮瓣和桡神经浅支至桡背侧的分支,将该神经
移位至拇指尺侧切口皮下

(4)

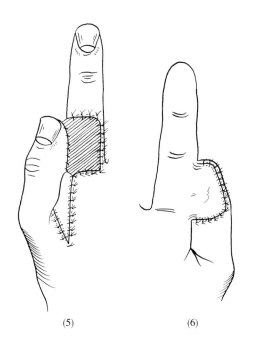

(5)、(6)游离植皮覆盖继发缺损,缝合皮瓣及附加切口

图 2-20　带神经的邻指皮瓣修复拇指缺损术

(5)　　　　　(6)

【术后处理】

术后注意观察血运，3~4 周断蒂。

三、掌侧皮肤推进皮瓣术

【适应证】

该手术方法适用于拇指指端小量、横形的缺损。由于皮瓣内包含有双侧正常的血管神经束，所以修复后的指端不仅具有良好的血液循环，而且具有正常的感觉功能。

【体位】

仰卧位，将患肢外展放置于手术桌。使用气囊止血带。

【操作步骤】

1、从指端缺损创面两侧开始，沿拇指两侧正中线作纵切口，切口延伸至掌指关节水平，拇指双侧的指血管神经束均位于掌侧的皮瓣内。

2、仔细将拇指掌侧的皮瓣从拇长屈肌腱鞘的表面进行剥离，注意避免损伤腱鞘及拇指两侧的血管神经束，彻底止血。

3、将掀起的掌侧皮瓣向远端轻柔地推进，在拇指末节屈曲位下，将皮瓣的远端覆盖指端缺损的创面并进行缝合（图 2-21）。

【术后处理】

术后 2 周伤口拆线，并逐渐进行拇指末节的屈、伸功能锻炼。开始时，由于拇指掌侧皮肤较紧，影响末节伸直功能，随着加强屈、伸功能锻炼和辅助物理治疗后，拇指末节的伸直功能将随之恢复。

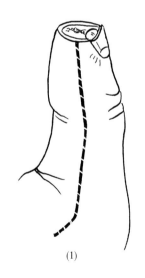
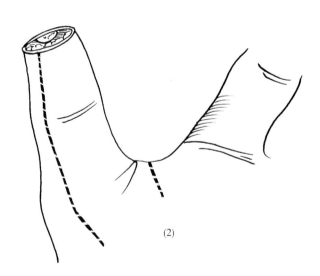

(1)

(2)

(1)、(2)拇指两侧纵切口

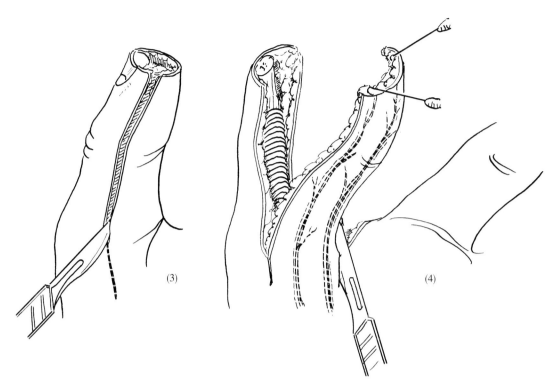

(3)

(4)

(3)、(4)于拇长屈肌腱鞘表面将皮瓣剥离和掀起,避免损伤拇指两侧的血管神经束

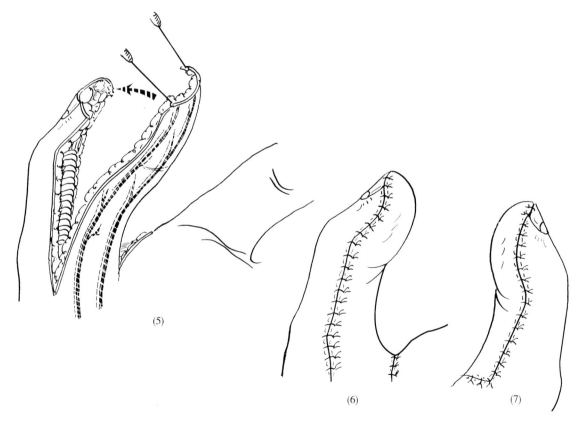

(5)

(6)

(7)

(5)将掀起来的掌侧皮瓣前移,覆盖拇指指端缺损的创面;(6)、(7)在拇指末节屈曲位下缝合皮瓣

图 2-21 拇指掌侧推进皮瓣术

四、示指背侧岛状皮瓣移植术

用带神经血管束的岛状皮瓣移植修复邻近手指有肌腱或（和）骨外露的创面，不仅皮瓣具有良好的血液循环和正常的感觉神经支配，而且手术可以一次完成。在手部损伤中，常用带第1掌背动、静脉和指背神经的示指近节背侧岛状皮瓣修复拇指背侧、掌侧或中指掌指关节背侧的皮肤缺损。

【应用解剖】

桡动脉在1、2掌骨间隙近端的第1背侧骨间肌两头之间进入手掌之前，发出第1掌背动脉，该动脉沿第1背侧骨间肌远行，分两支，一支分布于拇指尺侧，另一支分布于示指近节背侧的桡侧部分。第1掌背动脉有其伴行静脉。桡神经浅支于腕部穿出深筋膜，分成4~5支指背神经；第1支指背神经分布于拇指桡侧和鱼际桡侧皮肤，第2支分布于拇指尺侧，第3支分布于示指桡侧，第4支分布于示指、中指毗邻侧，第5支与尺神经手背支的小支吻合。虽然第1掌背动脉的终末支仅分布于示指近节背侧的桡侧部分，其尺侧部分则由第2掌背动脉供血。但由于它们之间存在交通支结构，所以切取由第1掌背动脉支配的示指近节整个背侧的岛状皮瓣，只要血管蒂没有损伤或扭曲，一般不会影响皮瓣的血液循环。该岛状皮瓣的远端不能越过示指近侧指间关节。

【适应证】

带第1掌背动、静脉和桡神经浅支的示指近节背侧的岛状皮瓣移植，适用于修复拇指背侧、掌侧或中指掌指关节背侧的皮肤缺损。

【手术步骤】

1、于示指近节背侧用龙胆紫勾画出与受区创面大小和形状相同的岛状皮瓣，一般较实际缺损大1.5~2mm。以第1、2掌骨间隙近端桡动脉进入手掌处为轴，用样布或软尺测量岛状皮瓣的神经血管蒂的长度是否充分。

2、于岛状皮瓣与第1、2掌骨间隙近端之间作一S形切口。根据上述应用解剖位置，找出和分离第1掌背动脉及其伴行静脉，以及示指桡侧的指背神经。将神经血管蒂用细橡皮条圈起并向远端继续分离，结扎和切断影响神经血管蒂转移的血管分支及神经的小分支，仅保留其主干。为避免损伤神经血管蒂，在分离时，可多保留一些血管神经周围组织，结扎血管的分支应远离主干。

3、当神经血管蒂分离至示指背侧岛状皮瓣的近端时，切取包含该神经血管蒂终末部分的岛状皮瓣。切取皮瓣时，应保留指伸肌腱上疏松的腱周组织，以便接受断层皮片移植。

4、当岛状皮瓣及其神经血管蒂充分分离后，从受皮区处向神经血管蒂的近端用血管钳行钝性分离，作一皮下隧道，此隧道应有足够的宽度，以防岛状皮瓣转移后蒂部受压。

5、将岛状皮瓣轻柔地从皮下隧道拉出至受区创面，此时应注意避免神经血管蒂扭转或过度弯曲，影响皮瓣的血液循环。

6、缝合岛状皮瓣，供皮区用断层皮片修复，皮片上应用压力敷料打包包扎。于1、2掌骨间隙处（蒂部）放置橡皮引流条，术后石膏托制动。

【术后处理】

术后2天拔除引流条，每天检查岛状皮瓣的血液循环情况。术后2周拆除缝线及去除石膏托，逐渐开始手部功能锻炼（图2-22）。

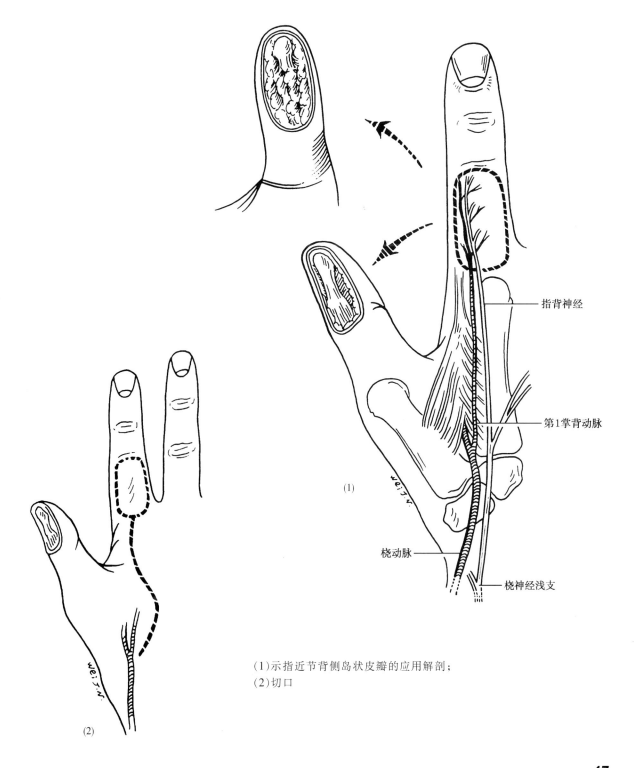

指背神经

第1掌背动脉

桡动脉

桡神经浅支

(1)

(2)

(1)示指近节背侧岛状皮瓣的应用解剖；
(2)切口

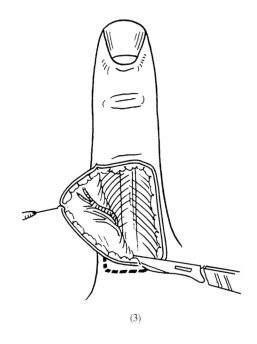

(3)

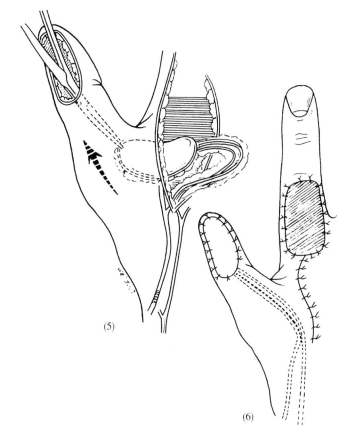

(5)

(6)

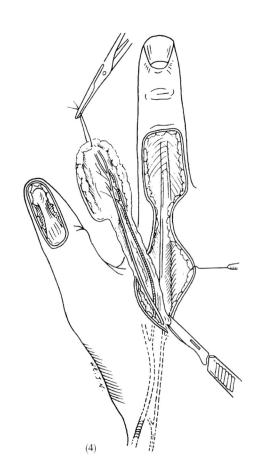

(4)

(3)岛状皮瓣的切取,可从神经血管蒂近端开始剥离,也可从皮瓣远端开始进行逆行剥离;(4)剥离皮瓣的神经血管蒂;(5)通过皮下隧道,将岛状皮瓣拉出至受皮区创面;(6)缝合岛状皮瓣,供皮区创面用断层皮片移植修复,皮片上应用压力敷料打包包扎

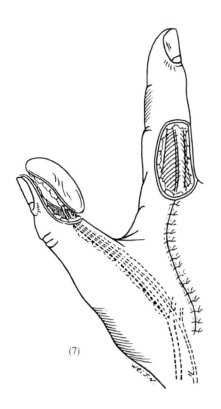
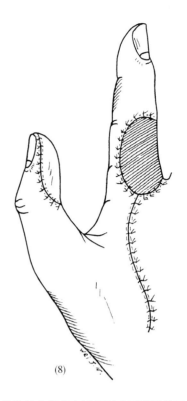

(7)示指近节背侧带神经血管蒂的岛状皮瓣修复拇指指腹缺损,带神经血管蒂皮瓣通过皮下隧道拉至指腹创面;(8)由于受神经血管蒂长度的限制,缝合岛状皮瓣时,可以将拇指末节做轻度屈曲后缝合,供皮区行断层皮片移植修复

图 2-22　示指背侧带神经血蒂的岛状皮瓣移植修复拇指末节掌侧或背侧的皮肤缺损

CHAPTER 3

第 3 章

手部皮肤缺损

皮肤是人体的重要器官之一，它不仅具有感觉、体温调节以及分泌排泄等功能，而且还能阻止病菌或其他有害物体的侵入，防止体液、电解质和蛋白质的损失，因此是保卫生命和维持身体稳态的重要结构。此外，要保持体表器官的正常外形与肢体的功能活动，也必须有赖于完整的皮肤。手功能的正常发挥要求皮肤包裹必须富有弹性而且不存在粘连，要求有尽可能多的皮肤附属结构，要求有足够的皮肤以满足手的自由活动，此外，手掌和手指掌侧的皮肤还必须足够厚以耐受捏握动作中的摩擦和挤压。

皮肤缺损是手外科工作中最常见的损伤之一。王澍寰院士于 1978 年就强调"手外科手术中大约有 1/3 的病例需要做皮肤移植，特别是新鲜的手外伤中，绝大多数病例都有皮肤缺损的问题"。因此作为手外科医生，甚至其他骨科医生，必须在掌握骨科技术的基础上，同时掌握应用皮片或皮瓣修复创面的技术。

手部皮肤缺损多数是由于外伤，如压砸、切割或是撕脱伤所造成的，也可是以下原因造成的：①手部皮肤或是皮下组织肿瘤切除术后的缺损；②手部深度烧伤作早期切痂后的缺损；③外伤性肉芽创面，合并肌肉肌腱或（和）骨与关节感染的创面；④手部瘢痕切除后的创面。

常将皮肤缺损分为背侧皮肤缺损和掌侧皮肤缺损。手背和手指背侧皮肤薄而柔软并富于弹性，其皮下组织薄，仅有

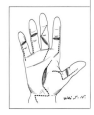

一层疏松的蜂窝组织，使手背皮肤具有较大的滑动性，以利在握拳时背侧皮肤不致过紧。手掌和手指掌侧皮肤厚韧，无毛发并有较厚的角质层，有较厚的皮下组织，与深层组织连接紧密但也有一定的滑动性以完成手的自由活动，同时还必须有良好的感觉。因此在治疗中应充分考虑二者的不同特点，分别对待。

皮肤缺损的覆盖可分为皮片移植术（包括表层皮片、断层皮片和全厚皮片）和皮瓣移植术。选择何种方式覆盖可结合下列因素进行考虑：缺损的原因、部位、大小，创面基底的情况，合并损伤情况，是否需要进行二期修复，患者的一般情况、外观和特殊需要，以及术者本身的技术水平。

本书主要介绍手指掌侧、手指背侧以及手背皮肤缺损的手术治疗。对于手掌、前臂掌侧和背侧缺损的治疗请参照手背皮肤缺损的治疗，在此不再赘述。

■ 第一节　手指掌侧的皮肤缺损

一、游离植皮术

【适应证】

拇指及其余手指掌侧的皮肤缺损，其基底部仍保留有血液循环的软组织基床，无肌腱或骨质外露。均可考虑行游离植皮术。

【手术步骤】

单纯的皮肤缺损发生于拇指或手指的掌侧，经清创后，如创缘呈纵形并超越指横纹

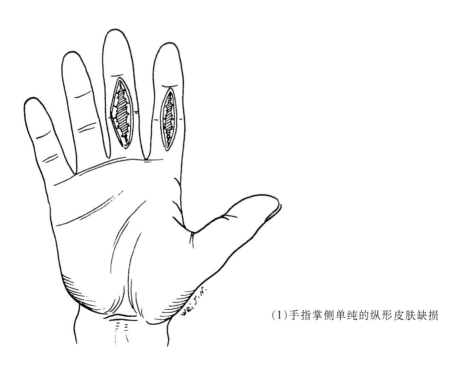

(1)手指掌侧单纯的纵形皮肤缺损

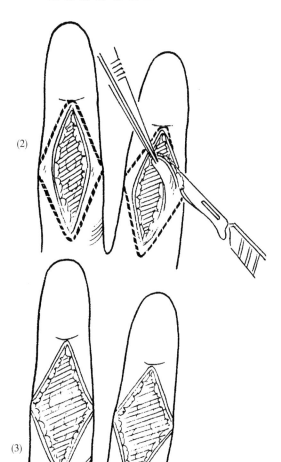

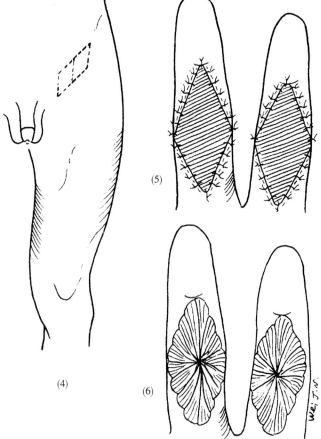

(2)、(3)清创后将创面修整成菱形,其侧方达近侧指横纹两端或手指的侧缘

(4)于腹股沟部切取断层皮片或全层皮片,取皮后供皮区可直接缝合;(5)、(6)将皮片移植到指部创面,应用压力敷料打包包扎

图 3-1　手指掌侧单纯皮肤缺损的游离植皮术

时，为避免游离植皮的收缩及皮缘形成纵行的瘢痕发生挛缩，导致手指屈曲畸形，应将创面修整成菱形，然后进行中厚断层皮片或全厚皮片移植，并应用压力敷料打包包扎，术后需应用石膏托制动，2 周后拆线 (图 3-1)。

二、邻指皮瓣移植术

【适应证】

邻指皮瓣移植术除适用于手指指端掌侧斜形或整个指腹皮肤缺损，伴有骨或肌腱外露的创面外；还适用于手指中末节掌侧或近中节掌侧的皮肤缺损，伴有骨或肌腱外露的创面修复。与此类似，缝合神经的邻指皮瓣也可应用于修复示指和中指的掌侧皮肤缺损 (参见第 2 章 "指端缺损" 相应部分)。

【手术步骤】

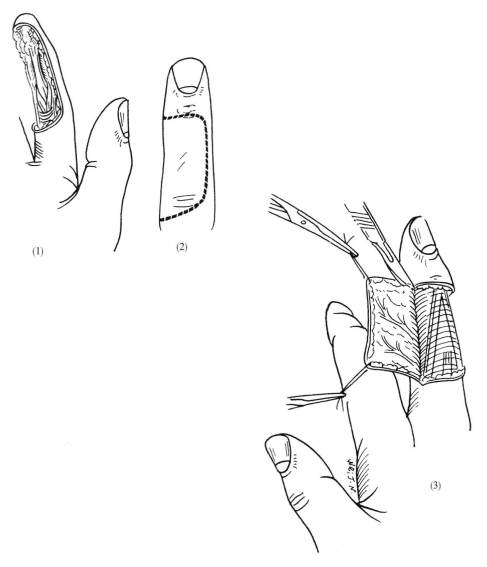

(1)示指中末节掌侧皮肤缺损；(2)中指背侧的皮瓣切口；(3)切取中指背侧皮瓣

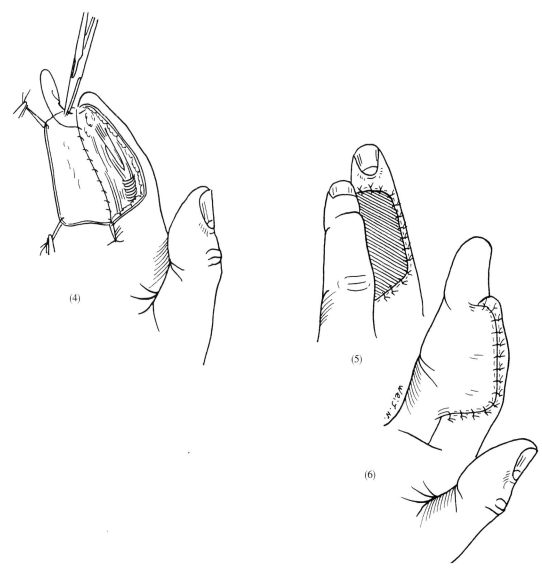

(4)

(5)

(6)

(4)缝合游离皮片与受区的蒂部;(5)、(6)缝合供皮区的游离皮片和受皮区的皮瓣,游离皮片上留置长线,
用压力敷料打包包扎

图 3-2 邻指皮瓣修复手指掌侧的皮肤缺损

用邻指皮瓣移植术修复手指掌侧较大范围的皮肤缺损时,其遵守的原则与修复指端损伤的原则相同。由于所需修复的创面较大,从邻指上切取的皮瓣宽度较大,皮瓣移植时,其血液循环多无问题。但邻指上的供皮创面的修复要求更高,一旦植皮皮片感染或坏死,将会严重影响邻指的功能。因此,在切取邻指皮瓣时,应注意保留指背伸指肌腱的腱周组织,彻底止血。采用中厚断层皮片修复创面时,应使用压力敷料,稳妥地打包包扎,并注意术后应用石膏托制动 (图 3-2)。

邻指皮瓣也可用于修复拇指末节缺损,由于缺乏感觉,条件允许的情况下最好采用带神经的皮瓣修复 (图 3-3),如带神经的邻指皮瓣或示指背侧岛状皮瓣。对于多个手指指端及指腹皮缺损可采用多邻指皮瓣或与鱼际皮瓣联合应用 (图 3-4)。

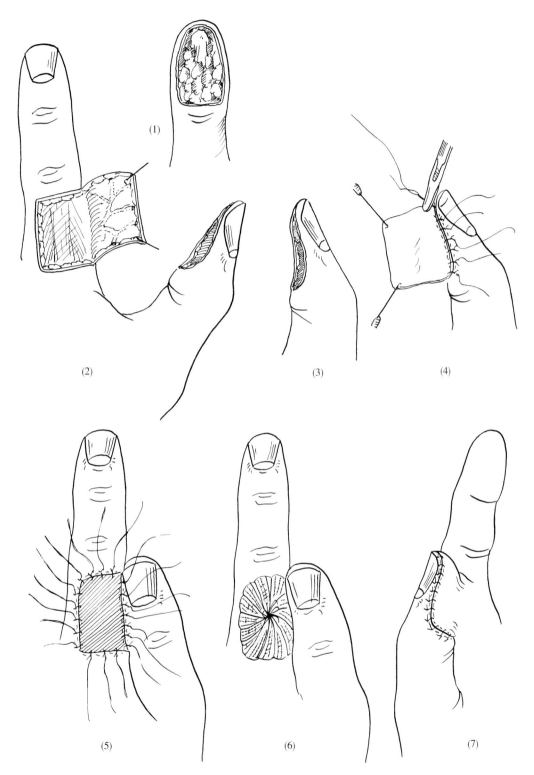

(1)拇指末节指腹缺损;(2)示指背侧皮瓣;(3)、(4)缝合游离皮片与受皮区的蒂部;(5)缝合供皮区的游离皮片,留置长线;(6)、(7)缝合受皮区的皮瓣、供皮区上的游离皮片使用压力敷料并打包

图 3-3 邻指皮瓣修复拇指指腹缺损

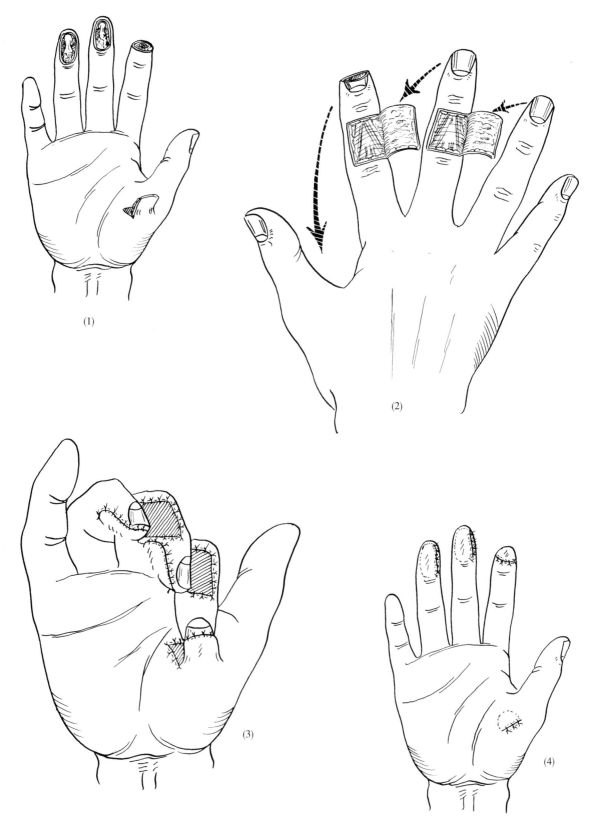

(1)

(2)

(3)

(4)

(1)示指指端横形缺损,中指及环指指腹缺损;(2)、(3)用大鱼际皮瓣修复示指指端缺损,用示指背侧皮瓣修复中指指腹缺损,用中指背侧皮瓣修复环指指腹缺损;(4)皮瓣断蒂后

图 3-4 多个手指指端及指腹缺损的修复方法

三、交臂皮瓣移植术

在局部皮瓣不适合的情况下，可以考虑采用交臂皮瓣术，但对于儿童和老人应慎重考虑。儿童是因为年龄小不易配合治疗，容易导致术后皮瓣撕脱。老人则因为需要较长时间的制动，容易导致关节僵硬。皮瓣的设计和手术操作请参见第二节"交臂皮瓣术"部分。

四、利用损伤手指的游离皮瓣移植术

【适应证】

在手部多个手指的损伤中，一个手指为皮肤和软组织缺损，而另一手指为离断伤，且因创伤严重不能再植。在此情况下，有时可在废弃的手指上切取包含指动脉、指背静脉和指神经的皮瓣，作为游离皮瓣移植到有皮肤和软组织缺损的手指上。

从事这一修复手术的外科医生，需要有一定的手外科和显微外科专业技术水平，从皮瓣的设计和取材，到缝接皮瓣上的指动、静脉和神经等方面，都应具有较熟练的操作经验。术后还应注意皮瓣的护理，应用抗血管痉挛和抗凝血药物。如游离皮瓣移植失败，应尽早解脱坏死皮瓣，再次扩创后改用其他皮瓣修复受皮区创面。

【手术步骤】

1、受皮区创面彻底清创和止血，显露所需与游离皮瓣血管神经缝接的指动、静脉和指神经。

2、根据受皮区创面的形状和大小，于废弃的手指上切取游离皮瓣。该皮瓣应包含一侧或两侧的指动、静脉和指神经，指静脉以皮下静脉和指背静脉为主。设计的游离皮瓣应较受皮区创面大 1.5~2mm，游离皮瓣的血管神经蒂应尽可能切取足够的长度，以避免在缝合时有张力。

3、将游离皮瓣置于受皮区，缝合数针以作固定。应用显微外科技术，用 11-0 无创缝线吻合游离皮瓣与受皮区的指静脉和指动脉，用 9-0 无创缝线缝接指神经。放松动、静脉上的小血管夹后，用 2% 利多卡因及温热盐水湿敷血管蒂部，游离皮瓣迅即重建血液循环。

4、缝合整块皮瓣伤口，放置橡皮引流条，松松地包扎，露出部分皮瓣于敷料外，以供观察皮瓣血液循环，石膏托制动。

【术后处理】

术后肢体抬高，应用烤灯增高周围环境温度，使用抗生素、抗血管痉挛和抗凝血的药物 (图 3-5)。

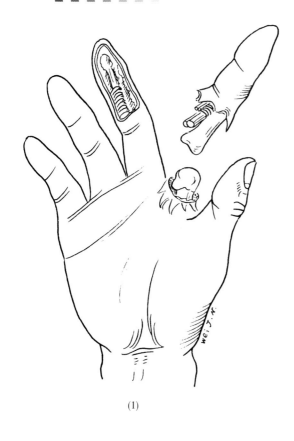

(1)

（1）示指完全离断伤，由于损伤严重，软组织缺损过多，不宜再植。中指中、末节掌侧皮肤缺损，肌腱外露；
（2）、（3）于示指中、末节无创伤部位设计游离皮瓣

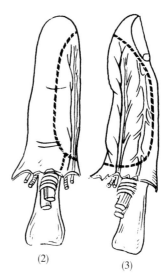

(2)　　　　(3)

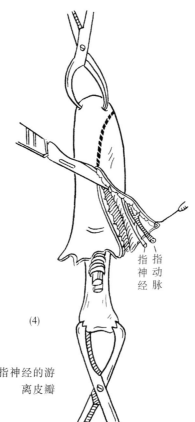

指动脉

指神经

(4)

（4）、（5）切取包含指动、静脉和指神经的游离皮瓣

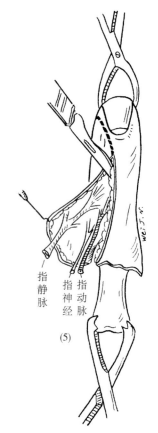

指静脉

指动脉

指神经

(5)

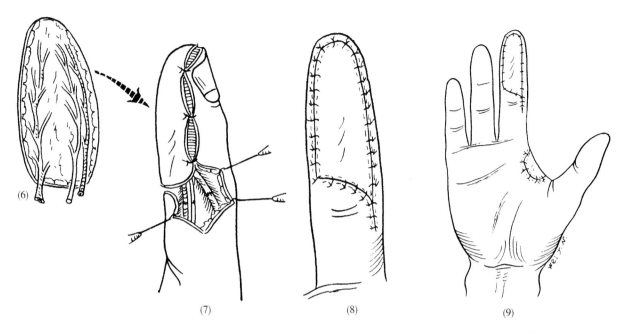

(6)从废弃手指切取的游离皮瓣;(7)吻合皮瓣的静脉、动脉和神经;(8)、(9)缝合皮瓣和手部伤口

图 3-5　利用废弃手指的游离皮瓣移植术

五、带神经血管束的岛状皮瓣术

带神经血管束的岛状皮瓣有时可用于修复手指背侧和掌侧的皮肤缺损，尤其是拇指。具体操作参见第 1 章第三节"带神经血管束的岛状皮瓣术"部分。

第二节　手指及拇指背侧的皮肤缺损

一、游离植皮术

与手指掌侧皮肤缺损相类似，背侧皮肤缺损在其基底部仍保留有血液循环的软组织基床，无肌腱或骨质外露的情况下可采用游离植皮术。具体手术操作参见第一节中"游离植皮术"部分。

二、局部皮瓣转移术

【适应证】

多适用于手指背侧小量皮肤及软组织缺损，伴有肌腱或骨质外露，不宜施行游离植皮修复的创面。

【手术步骤】

1、局部转移皮瓣是利用缺损创面附近的皮肤做成皮瓣，经过旋转移位覆盖缺损处。因此，创面经彻底清创和止血后用逆转计划法设计皮瓣，并注意皮瓣蒂的方向和皮瓣的长宽比例。

2、继发的创面，可松动周围皮肤作直接缝合，或用皮片覆盖。

3、皮瓣转移后，在蒂部的一侧常有一三角形皮肤皱摺隆起，此隆起皮肤在手术当时多不宜切除，以免影响蒂部的血液循环。经过一段时间后，隆起多能自行消失（图 3-6，7）。

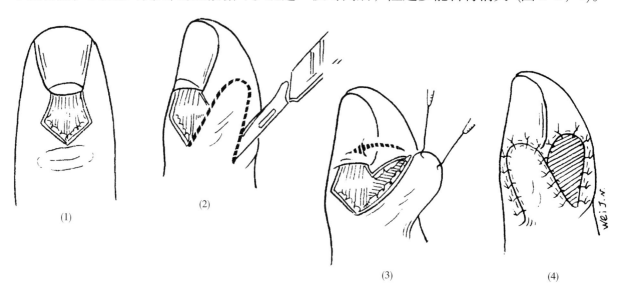

(1)上甲皮处有伸肌腱止点外露的创面；(2)于创面附近作一舌形皮瓣；(3)将舌形皮瓣旋转覆盖创面；(4)继发创面用断层或全层皮片移植，植皮皮片处用压力敷料打包包扎

图 3-6　局部转移皮瓣修复上甲皮处有伸肌腱外露的创面

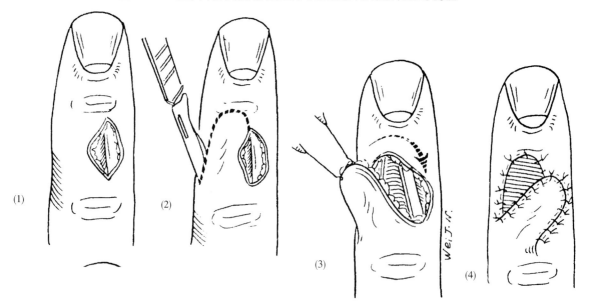

(1)指背小面积有肌腱外露的创面；(2)于创面附近作一舌形皮瓣；(3)将舌形皮瓣转移覆盖创面；(4)继发创面用断层或全层皮片移植修复

图 3-7　局部转移皮瓣修复指背有肌腱外露的创面

三、邻指皮下组织瓣移植术

【适应证】

邻指皮下组织瓣移植术适用于手指背侧中等面积的，伴有肌腱、关节囊或骨质外露的皮肤缺损。

【手术步骤】

1、伤指彻底清创和止血后，根据其皮肤缺损创面的大小，用逆转计划法设计邻指皮下组织瓣。

2、在切取皮下组织瓣之前，先在其表层作一个深至真皮层下的皮瓣，将此皮瓣向一侧掀起，然后再作皮下组织瓣。

3、注意保留伸肌腱上疏松的腱周组织，将包含皮下静脉的皮下组织瓣翻转覆盖受区创面。邻指上的皮瓣仍做原位缝合，受皮区上的皮下组织瓣表面，用薄层皮片游离移植。

4、缝合两个皮瓣时，均需留置长线，覆盖压力敷料后，松松地打包包扎固定。

5、术后应用石膏托制动，2周后拆线，术后4周断蒂（图3-8）。

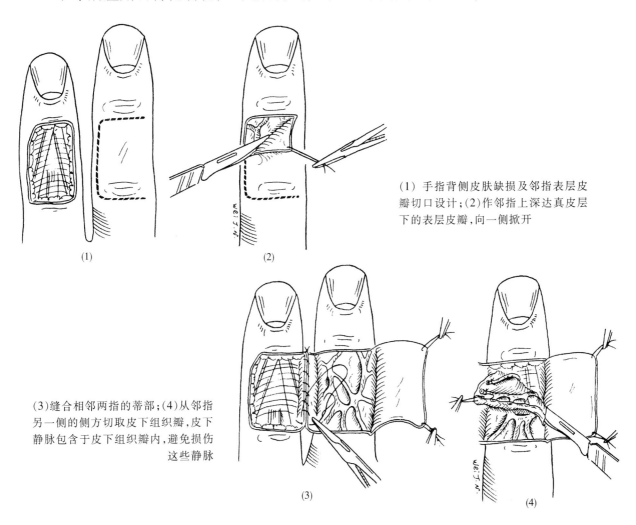

(1)

(2)

（1）手指背侧皮肤缺损及邻指表层皮瓣切口设计；（2）作邻指上深达真皮层下的表层皮瓣，向一侧掀开

(3)缝合相邻两指的蒂部；(4)从邻指另一侧的侧方切取皮下组织瓣，皮下静脉包含于皮下组织瓣内，避免损伤这些静脉

(3)

(4)

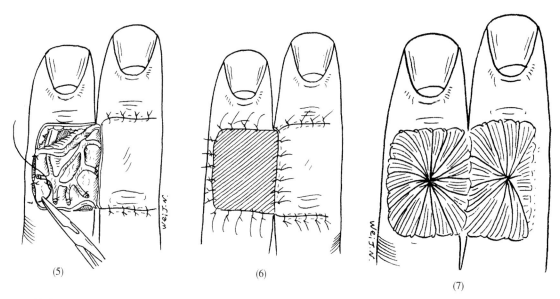

(5)　　　　　　　　　　　　(6)　　　　　　　　　　　　(7)

　　(5)将皮下组织瓣翻转覆盖受皮区创面并缝合固定,将邻指上的原表层皮瓣缝回原处,留置长线;(6)于皮下组织瓣表面作断层皮片移植,留置长线;(7)于两皮瓣上放置压力敷料并松松地打包包扎

图 3-8　邻指皮下组织瓣移植修复手指背侧皮肤缺损

四、交臂皮瓣移植术

【适应证】

　　交臂皮瓣移植术适用于修复手部较大的皮肤缺损、手指的套状皮肤撕脱伤,还可用于手指缺损的再造等。

【手术步骤】

　　1、用逆转计划法设计皮瓣,皮瓣的位置视受皮区创面的部位而定。一般来说,修复手指背侧皮肤缺损,多从对侧前臂或上臂的后外方采取皮瓣,修复手指掌侧的创面。多用对侧前臂或上臂前内侧的皮瓣;修复拇指的掌、背侧创面,正好与此相反(图 3-9)。

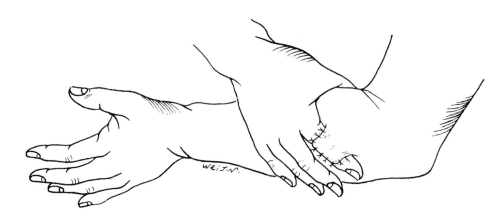

(1)修复手指背侧的皮肤缺损,从前臂外侧取皮瓣

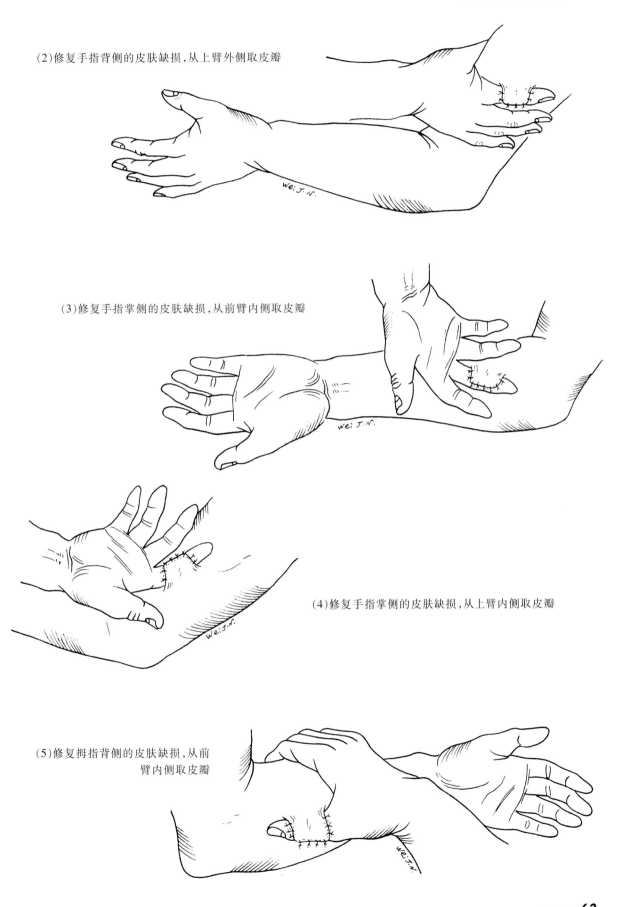

（2）修复手指背侧的皮肤缺损，从上臂外侧取皮瓣

（3）修复手指掌侧的皮肤缺损，从前臂内侧取皮瓣

（4）修复手指掌侧的皮肤缺损，从上臂内侧取皮瓣

（5）修复拇指背侧的皮肤缺损，从前
臂内侧取皮瓣

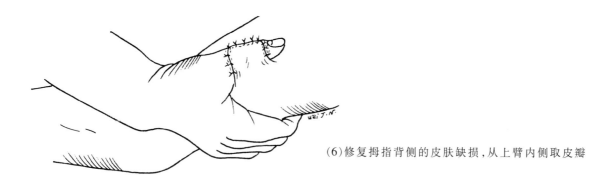

(6)修复拇指背侧的皮肤缺损,从上臂内侧取皮瓣

(7)修复拇指掌侧的皮肤缺损,从前
臂外侧取皮瓣

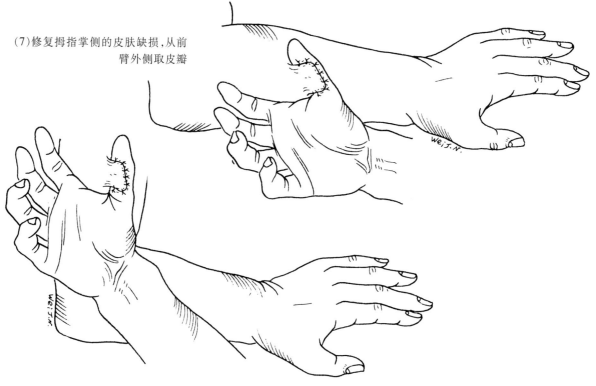

(8)修复拇指掌侧的皮肤缺损,从上臂外侧取皮瓣

图 3-9 不同部位的指部皮肤缺损所需交臂皮瓣的位置

2、因为上肢特别是前臂经常外露,所以皮瓣的供皮区创面,应使用断层皮片精心修复,以免影响外观。

3、皮瓣转移后,用数层纱布隔开两臂相叠处的皮肤面,用宽粘膏粘皮做环形缠绕,将两臂固定在一起,外包棉垫用绷带包扎。留出皮瓣部分另行包扎,以便于术后检查。用粘膏固定双臂时,松紧要适当,缠绕过松,起不到固定作用;过紧则容易影响双手的血液循环。如无粘膏做粘皮固定,单靠绷带包扎,容易松脱。

4、术后,在床上平卧时,胸两侧各放一枕头,将两臂垫起。这样,可减少两臂对胸部的压力。防止交叉的两臂因重量关系彼此逐渐拔脱。

5、皮瓣转移两周后,可以去除粘膏固定。逐渐减少包扎范围,允许健侧手恢复适当的活动,以料理生活。术后 3~4 周断蒂 (图 3-10)。

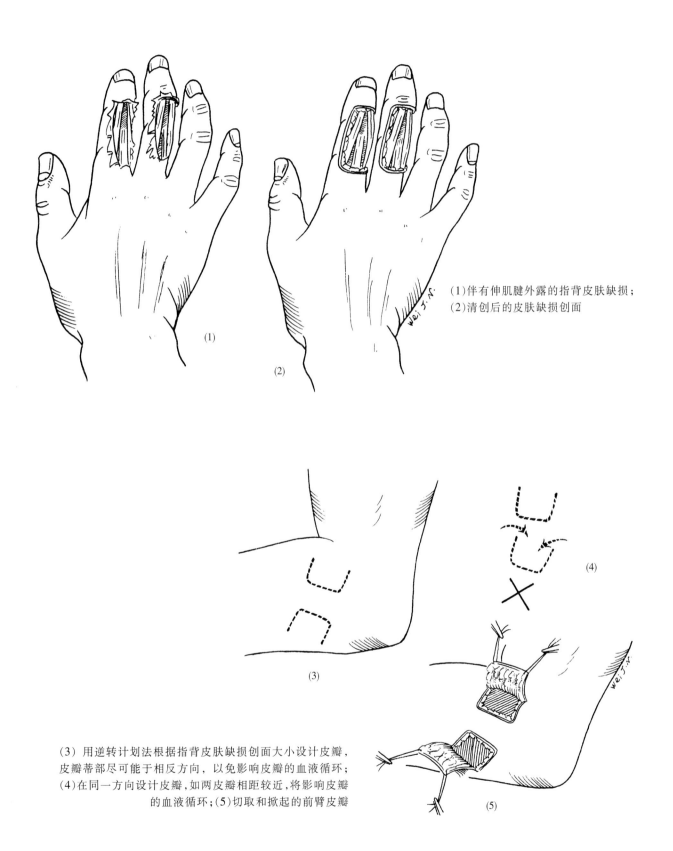

(1)伴有伸肌腱外露的指背皮肤缺损；
(2)清创后的皮肤缺损创面

(1)

(2)

(3)

(4)

(3) 用逆转计划法根据指背皮肤缺损创面大小设计皮瓣,
皮瓣蒂部尽可能于相反方向,以免影响皮瓣的血液循环;
(4)在同一方向设计皮瓣,如两皮瓣相距较近,将影响皮瓣
的血液循环;(5)切取和掀起的前臂皮瓣

(5)

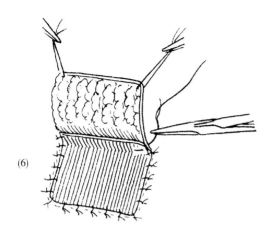

(6)

(6)、(7)先缝合供皮区创面上的游离断层皮片,留置
长线,以便在缝合皮瓣后应用压力敷料打包包扎

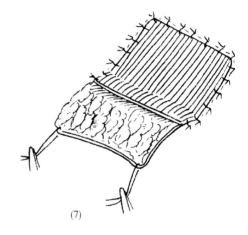

(7)

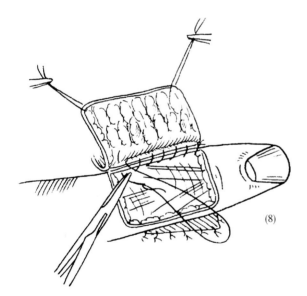

(8)

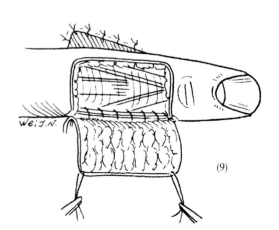

(9)

(8)、(9)缝合皮瓣的蒂部

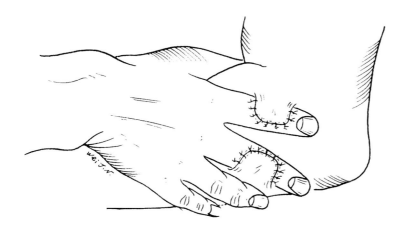

(10)缝合受皮区上的皮瓣

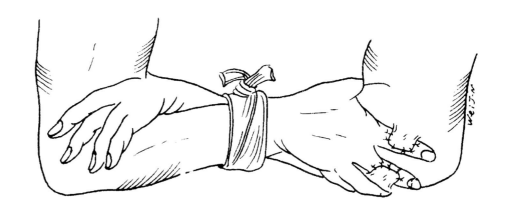

(11)交臂皮瓣术后用粘膏粘皮固定和用绷带固定

图 3-10 交臂皮瓣移植术修复指背皮肤缺损

第三节　手部及前臂皮肤缺损

一、游离植皮术

【适应证】

游离植皮术适用于手背单纯的皮肤缺损，清创后没有伸肌腱裸露的创面。对于较大面积的手背皮肤缺损的创面，在考虑应用游离植皮修复时应特别慎重，除非有正常的腱周组织作为基床可供游离植皮和不影响伸肌腱的滑动功能，一般应多考虑施行皮瓣移植。

【手术步骤】

1、手背损伤的创面进行彻底的清创和止血。

2、清创后如发现有小量伸肌腱裸露，可松动周围的腱周组织，缝合覆盖裸露的肌腱，创造良好的软组织基床，以便接受游离植皮。

3、创面的边缘应修整成锯齿状，避免创缘与伸肌腱平行重叠，导致肌腱粘连。如创缘接近虎口指蹼或其他指蹼，应将指蹼向掌侧稍作切开，防止植皮后发生指蹼瘢痕挛缩，影响手的功能。

小创面采用中厚断层皮片或全层皮片移植，需根据创面的条件而定，植皮后需留置长缝线，用压力敷料加压打包包扎。术后应用石膏托制动（图 3-11）。

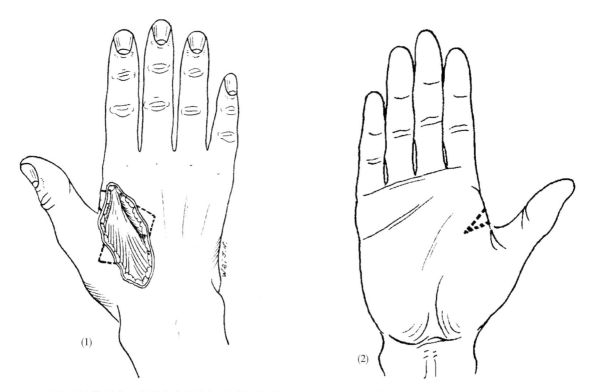

(1) (2)

（1）、（2）靠近虎口的手背皮肤缺损，清创后与伸肌腱平行的创缘需作成锯齿状，同时将虎口指蹼切开

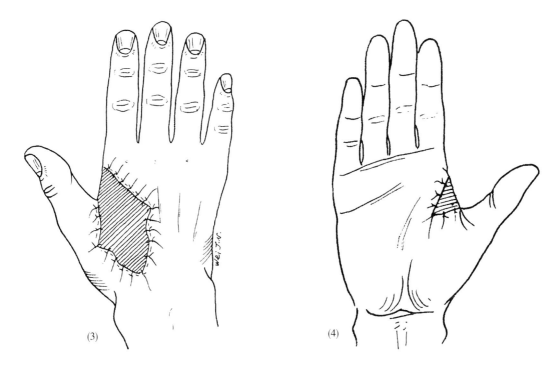

(3)、(4)皮肤缺损创面应用中厚断层皮片或全层皮片游离移植修复

图 3-11 游离植皮修复手背皮肤缺损

二、腹部皮瓣移植术

【适应证】

适用于修复手或前臂新鲜的，或陈旧性的大面积皮肤缺损，伴有深部组织裸露的创面。

【麻醉和体位】

臂丛和腰麻，或臂丛和硬膜外麻醉，亦可用全麻。仰卧体位。

【手术步骤】

1、用逆转计划法设计皮瓣，皮瓣的位置和蒂的方向，可根据受皮创面的情况及腹壁结构的特点加以选择。一般来说，下腹部比上腹部皮肤薄、质软。如在下腹部切取皮瓣需注意避开阴毛。沿肋间动脉走行方向，即从腹壁后上方向前下方做皮瓣，或沿腹壁浅动、静脉方向设计皮瓣，一次形成单蒂皮瓣的长宽比例可达2:1。而在不论血管走行如何，任意设计皮瓣时，其长宽比例则限制于1.5:1，即长不能超过宽的1.5倍，否则将会发生坏死。由于腹壁两侧血管均不超过白线，所以设计腹壁一侧的单蒂皮瓣时，不能跨越腹中线。但蒂在两侧的双蒂皮瓣，或蒂在腹部近端或远端的横位单蒂皮瓣，均可横跨越中线（图3-12）。

2、腹部皮下脂肪较多，尤其是女性，需进行修薄，以免皮瓣显得肥厚，有碍美观。但应注意不能过分追求皮瓣美观，有时在需要皮下脂肪填充时，例如腕部在需要肌腱移

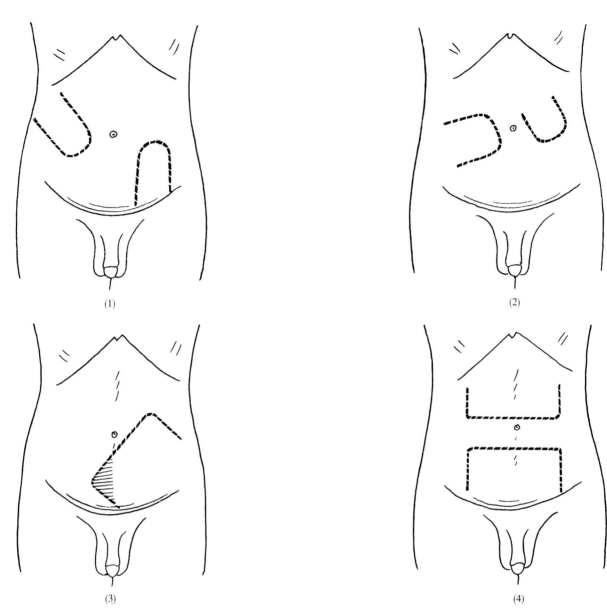

（1）沿肋间动脉或腹壁浅动脉走行方向设计皮瓣，其长宽比例可达 2:1；（2）在非血管
走行方向设计的任意皮瓣，其长宽比例限制于 1.5:1；（3）跨越腹中线的单蒂皮瓣，跨
越部分将会发生坏死；（4）上、下腹部横位的单蒂皮瓣，可以横越中线

图 3-12 腹部皮瓣的位置和方向

植时如果皮下组织过少，将增加粘连的机会。

3、皮瓣、供皮区创面和受皮区创面，均需充分止血。否则，术后容易形成腹部血
肿需再次处理。

4、用中厚皮片游离移植修复供皮区创面，游离皮片于蒂部留长，皮片缝线留长，
以便加压包扎压力敷料，连续或间断缝合游离皮片的蒂部游离缘与受区皮缘，然后缝合
皮瓣。

5、皮瓣转移到手部后，需用棉垫将患肢与胸、腹隔开，并用粘膏粘贴固定肢体。

其外再用胸、腹多头带包扎。

6、术后应经常检查皮瓣的位置和血运，注意有无蒂部受压、牵拉的情况。此外应注意皮瓣的护理，保持皮瓣干燥，尤其在术后两周拆线后应注意汗液和分泌物是否浸渍游离植皮和创缘缝合处，有无愈合缘破溃的情况。

7、术后两周拆线。一般于术后 4~6 周断蒂 (图 3-13)。

腹部皮瓣可用于修复较大面积的手部皮肤缺损，如前臂下端背侧及手背皮肤缺损、手背及指背皮肤缺损等（图 3-14、15）。

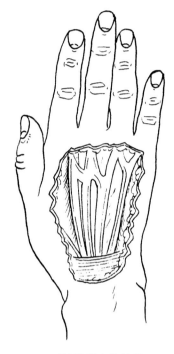

(1)手背皮肤缺损

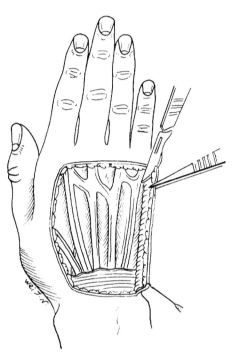

(2)清创后将皮瓣蒂设计在手的尺侧

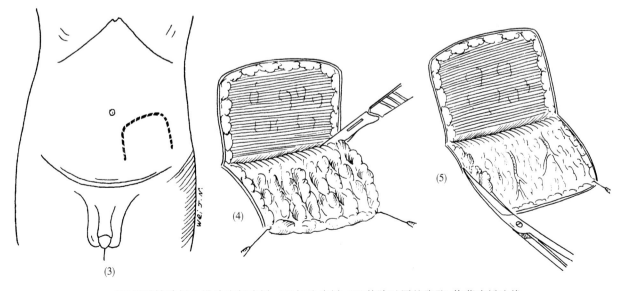

(3)用逆转计划法设计腹部皮瓣；(4)切取皮瓣；(5)剪除过厚的脂肪，修薄皮瓣边缘

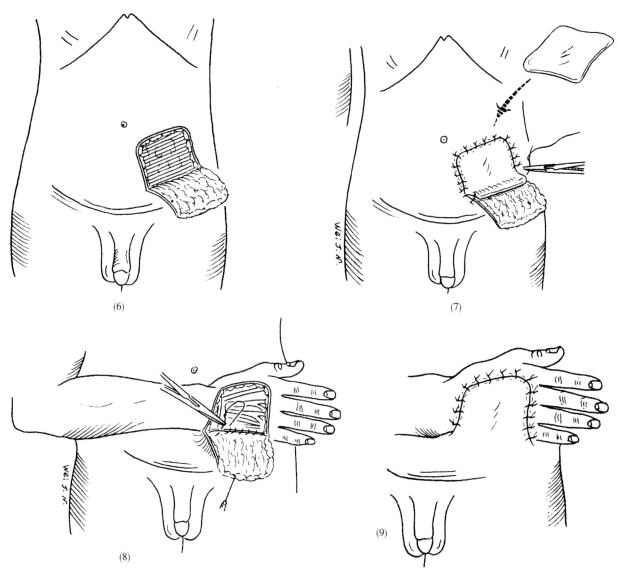

(6)   (7)

(8)   (9)

(6)、(7)用中厚断层皮片游离移植修复供皮区创面,游离皮片于蒂部留长,皮片缝线留长,以便加压包扎压力敷料;
(8)游离植皮皮片的蒂部游离缘与受皮区创缘缝合,可采用连续缝合较方便;(9)缝合皮瓣

图 3-13 腹部皮瓣移植修复手背皮肤缺损

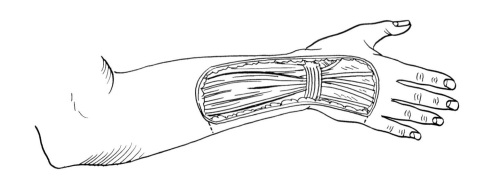

(1)前臂下端背侧、腕背及手背皮肤缺损

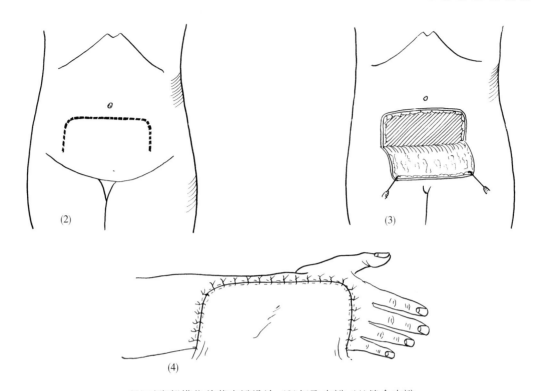

(2)下腹部横位单蒂皮瓣设计;(3)切取皮瓣;(4)缝合皮瓣

图 3-14 腹部皮瓣移植修复前臂下端背侧及手背皮肤缺损

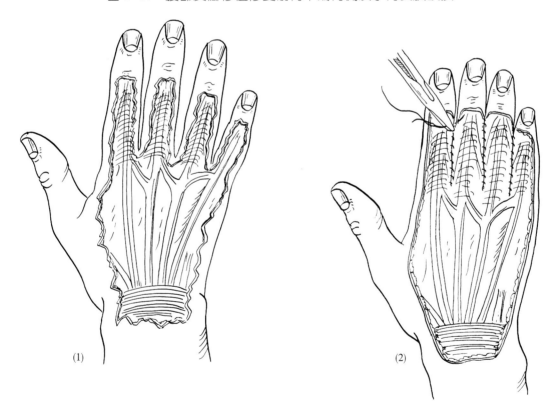

(1)手背及指背皮肤缺损;(2)将相邻的手指创缘缝合,然后用腹部皮瓣修复创面。术后 3~4 周断蒂,3~4 个月后施行分指术

图 3-15 腹部皮瓣修复手背及指背皮肤缺损

三、腹部皮管移植术

（一）单蒂腹部皮管术

【适应证】

腹部皮管移植术适于修复手部面积不大的皮肤缺损，如适应证选择得当，供皮腹壁薄，设计合理，用此种修复方法较简便，供皮区可作直接缝合闭合伤口。皮瓣形成管状的部分作蒂，其远端扁平部分则直接移植到受皮区创面。皮管转移一期完成。

【手术步骤】

基本方法与腹部皮瓣类似。用逆行计划法于腹壁设计一扁平皮瓣，如于腹部任何部位，其长宽比例不超过 1.5:1；如皮瓣内含有知名的血管（如下腹部的腹壁浅动、静脉），其长宽比例可达 2:1。然后将皮瓣的蒂端缝合成管状。其远端扁平部分直接覆盖手部创面并作缝合。腹壁供皮区作直接缝合闭合伤口。术后用粘膏粘贴固定肢体。术后 2 周伤口拆线，6 周断蒂（图 3-16）。

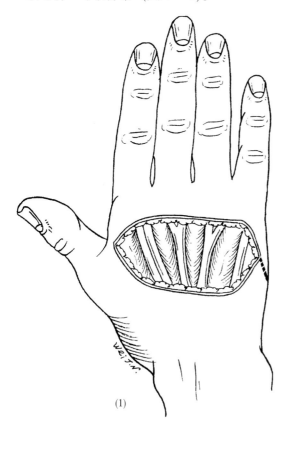

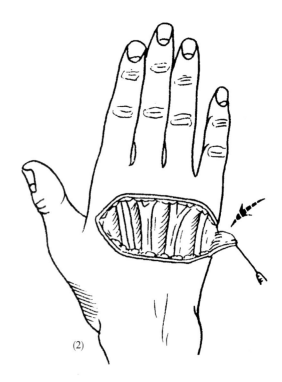

(1)、(2)手背皮肤缺损，清创后于计划作蒂的部位切取一小的三角形皮瓣，以便与腹部皮管蒂缝接

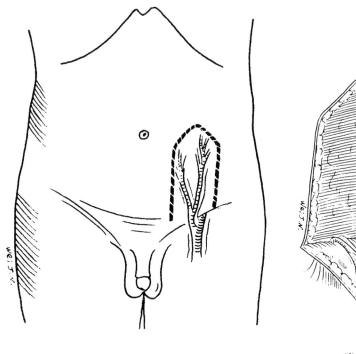

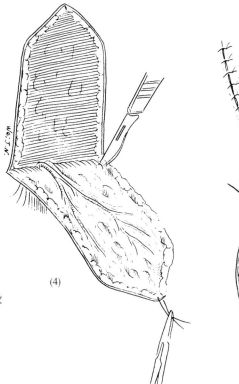

(4)

(5)

(3)于同侧或对侧下腹部,以腹壁下动、静脉方向为轴设
计一扁平皮瓣,蒂部留长

(4)切取扁平皮瓣;(5)将扁平皮瓣的
蒂部卷成管状并作缝合,腹壁供皮区
直接缝合,蒂部最后的四边形创口作
褥式荷包缝合

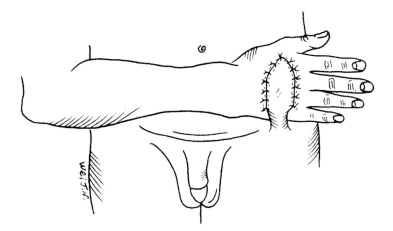

(6)将皮管远端的扁平皮瓣部分移植至手背受皮区并作缝合

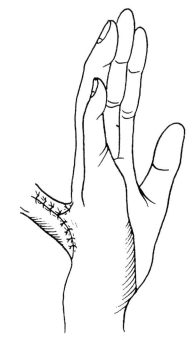

(7)皮管蒂部缝合的方法,术后 3 周皮
管作钳夹训练,术后 6 周断蒂

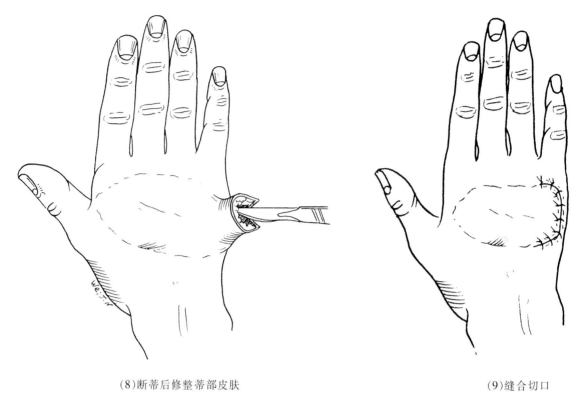

(8)断蒂后修整蒂部皮肤 　　　　　　　　　　　　　　(9)缝合切口

图 3-16　单蒂腹部皮管移植修复手背皮肤缺损

(二)双蒂腹部皮管术

【适应证】

对于手掌部严重的皮肤瘢痕挛缩、估计切除瘢痕有大面积皮肤缺损或者需进一步处理神经或肌腱的情况可采用腹部皮管覆盖缺损。皮管转移分开二期完成。

【手术步骤】

1、根据手掌皮肤缺损的大小于对侧上腹部设计平行的双蒂皮瓣,长与宽的比例可达 3:1。

2、切开皮肤、皮下,在深筋膜浅层剥离皮瓣,修去过多的脂肪后彻底止血。然后将皮瓣卷拢相互对合后缝合皮管,注意两端蒂部的缝合方法。将腹部切口两端皮下稍作游离后直接缝合。

3、术后放置引流条,然后用纱布和凡士林纱布作成卷样,用粘膏粘贴以保护皮管。如果腹部切口缝合张力较大可暂时用腹带固定。

4、术后 3~4 周开始用皮管钳钳夹准备离断的蒂部进行训练,加速皮管内血管的再生和纵向排列的速度。钳夹至少 1 小时皮管血运无改变方可断蒂。

5、术后 5~6 周彻底切除手掌瘢痕,切开挛缩的虎口区,并于手掌的尺侧形成一舌瓣。然后断开双蒂皮管的一端(钳夹侧)。根据皮缺损的长度对皮管沿原缝合处作纵向剖开一定距离,修去多余皮下组织。

6、彻底止血,将皮管移植于手掌创面并进行缝合,手掌的尺侧瓣与皮管近端的三角形裂隙缝合。

7、术后 5~6 周断蒂。如果需要的话，还可多保留一段腹部皮肤以覆盖其他缺损（如手背）（图 3-17）。

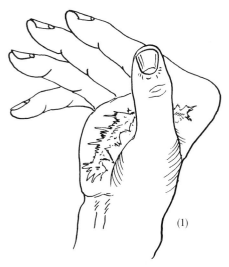

(1)

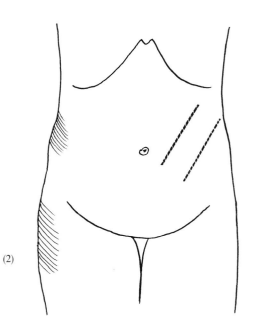

(2)

(1)手掌部皮肤瘢痕挛缩;(2)先于上中腹部作一双蒂皮管,长与宽的比例可达 3:1

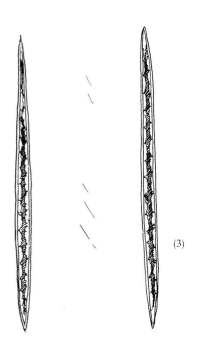

(3)

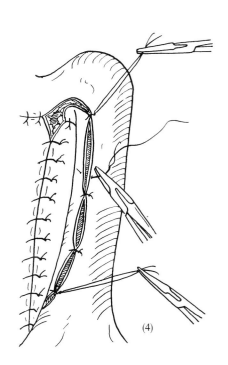

(4)

(3)切开腹部皮肤、皮下,在深筋膜上剥离皮瓣,彻底止血;(4)将皮瓣向内卷拢,缝合皮管及腹部供皮区

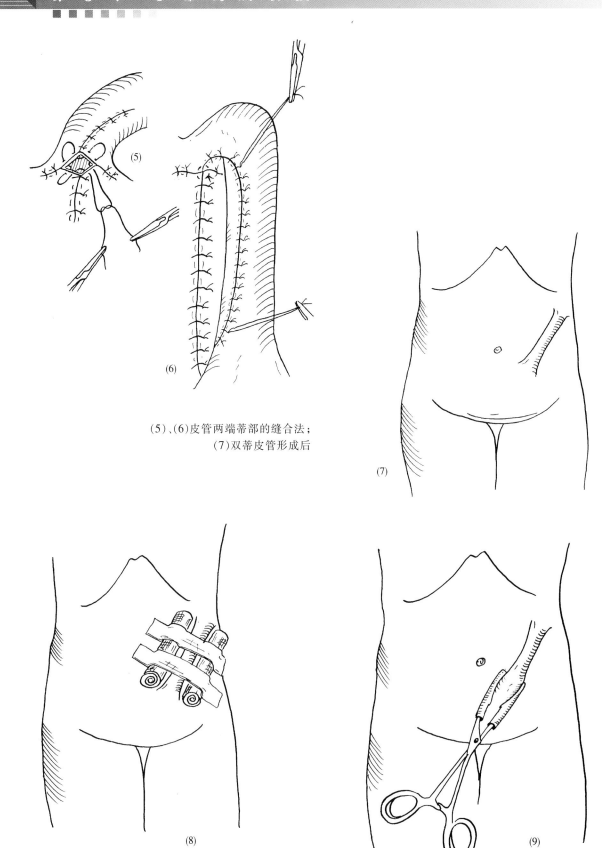

(5)、(6)皮管两端蒂部的缝合法；
(7)双蒂皮管形成后

(8)于皮管的两侧用纱布卷保护皮管，用粘膏粘贴后，外用腹带包扎固定；(9)术后3~4周，用皮管钳钳夹准备断离的蒂部进行训练，加速皮管内血管的再生和纵向排列的速度

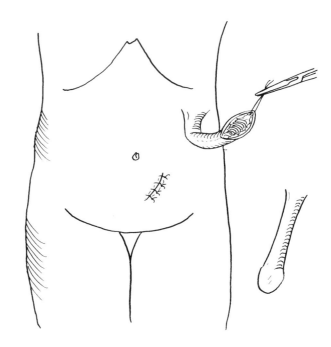

（10）术后 5~6 周断开双蒂皮管的一端

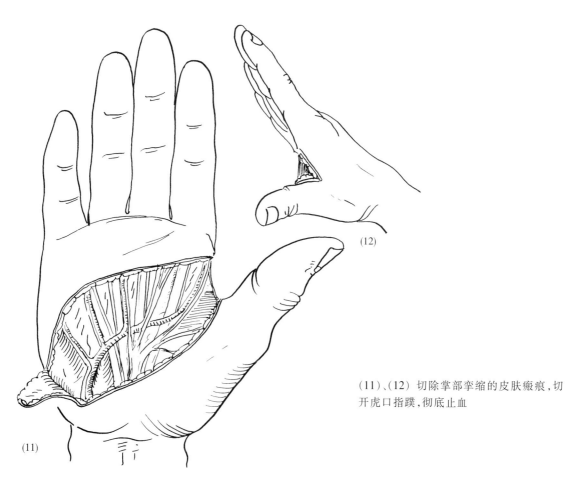

（11）、（12）切除掌部挛缩的皮肤瘢痕，切开虎口指蹼，彻底止血

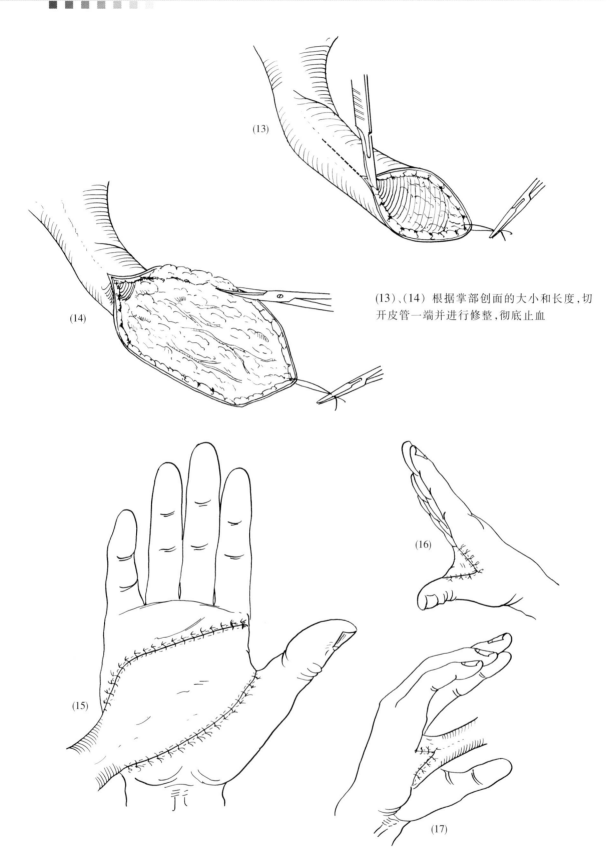

(13)、(14) 根据掌部创面的大小和长度,切开皮管一端并进行修整,彻底止血

(15)、(16)、(17)将皮管的一端移植于手掌的创面上,并进行缝合,术后 5~6 周断蒂

图 3-17　双蒂腹部皮管移植修复手掌皮肤缺损

四、带血管蒂的前臂桡侧逆行皮瓣移植术

【适应证】

用桡动、静脉干为主要供血系统的前臂桡侧逆行皮瓣，可以修复手部较大面积的皮肤缺损，供皮皮瓣具有质量好、血管口径大、解剖变异少、位置表浅和易于切取等优点。但皮瓣切取后，供皮区创面需用断层皮片移植修复，遗留植皮痕迹，有碍美观。同时，手部牺牲一条主要的供血动脉，术后手部温度将受到一定的影响。由于上述缺点，在临床应用时要严格掌握适应证，特别在青、少年患者中，更应慎重考虑。此外，术前需做 Allen 试验，以确定桡动脉、尺动脉和掌浅、深弓的供血系统是否完整无损，如血液供应不良，不能切取皮瓣。

【应用解剖】

桡动脉自肘窝处，相当于桡骨颈水平自肱动脉分出后，在前臂上 1/3 行于旋前圆肌与肱桡肌之间，在前臂中 1/3 则为肱桡肌内缘所掩盖，在前臂下 1/3 行于肱桡肌腱与桡侧腕屈肌腱之间，这一段动脉位置表浅。仅为皮肤和筋膜覆盖。桡动脉干向两侧分别发出若干皮支和肌支，在掩盖部皮支较少，约为 2~3 支，在前臂下 1/3 的显露部皮支较多，约有 4~10 支。这些皮支在皮下组织中具有丰富的吻合支形成血管网，并与来自尺动脉，骨间掌、背侧动脉皮支所形成的血管网互相沟通，供应整个前臂皮肤。前臂桡侧逆行皮瓣的血液供应系统，是以桡动脉下段及其皮支为基础的，当皮瓣以桡动脉远端为蒂逆行移植修复手部创面时，皮瓣的血液供应来源于尺动脉，流经掌浅、深动脉弓，进入皮瓣内。其静脉回流则依赖于动脉两侧的伴行静脉逆流来完成（图3-18）。

【手术步骤】

1、皮瓣设计　手背创面经彻底清创止血后，于肘窝中点与腕部桡动脉搏动点之间用龙胆紫作直线，此轴线为桡动脉的走行方向和需要切取的前臂桡侧皮瓣的轴线。根据手背皮肤缺损面积的大小和形状，以腕部桡动脉作为皮瓣的旋转轴，用逆转计划法设计皮瓣，并用龙胆紫画出皮瓣的位置和形状。

2、皮瓣切取与移植　气囊止血带下（不一定需要驱血），于设计的皮瓣两侧开始切开皮肤、皮下，直达深筋膜，结扎通向皮瓣以外的血管分支，并逐渐向皮瓣中心作锐性分离，根据桡动脉及其伴行静脉的解剖关系，在分离桡动、静脉时，应注意保护主干及其分支。在桡动、静脉通过肱桡肌及桡侧腕屈肌间隙处，应作肌膜下分离，以避免损伤桡动、静脉及其分支。当整个前臂桡侧皮瓣游离后，用小血管夹夹住桡动脉的近端，放松止血带，观察手部及皮瓣的血液循环是否良好。如皮瓣的血液循环良好，即可切断、结扎或缝扎桡动、静脉的近端。也可以从腕部桡动、静脉开始，向皮瓣方向分离血管及皮瓣。当完成以桡动、静脉远端为蒂的岛状皮瓣后，将皮瓣通过腕部的皮下隧道拉到手背，覆盖手背皮肤缺损的创面并加以缝合。伤口放置橡皮引流

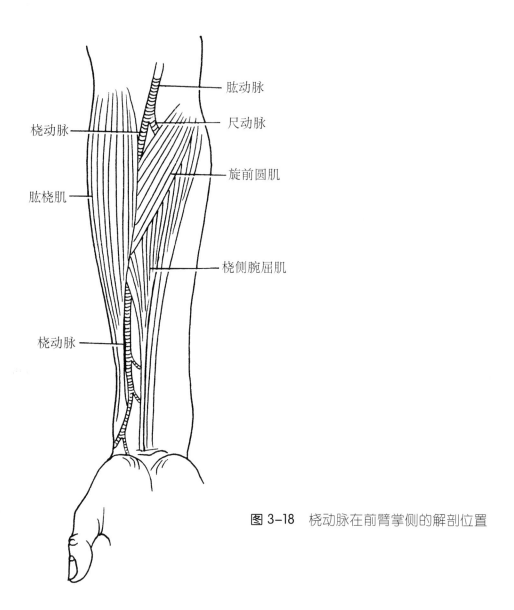

肱动脉

尺动脉

桡动脉

旋前圆肌

肱桡肌

桡侧腕屈肌

桡动脉

图 3-18 桡动脉在前臂掌侧的解剖位置

条。在腕部作为旋转轴的桡动、静脉蒂应保持呈弧形，避免成角或摺叠，以免影响皮瓣的血液循环。

3、供皮区皮肤缺损的创面，采用断层皮片移植，并应用压力敷料轻轻打包包扎。

【术后处理】

术后应用前臂至手部的掌侧石膏托制动，手背皮瓣移植处敷料开窗，以便随时观察皮瓣的血液循环，术后两周伤口拆线，如无骨关节或肌腱等组织的合并损伤，可早期进行手部功能锻炼 (图 3-19)。

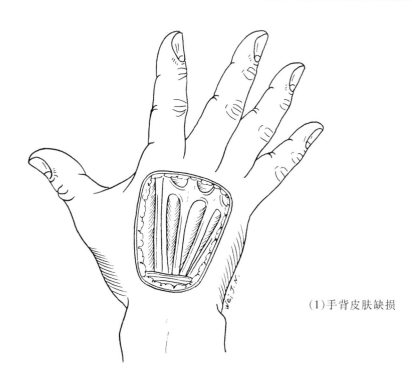

（1）手背皮肤缺损

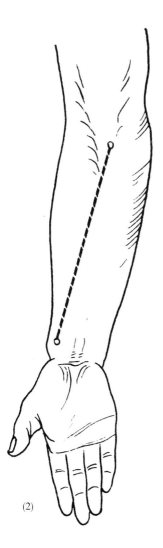

（2）、（3）从肘窝中点与腕部桡动
脉搏动点之间用龙胆紫作一直
线，此轴线为桡动脉的走行方向

（2）

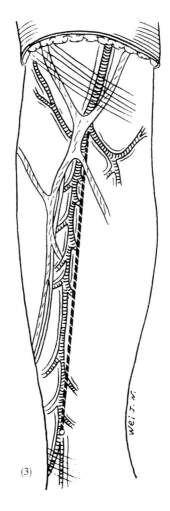

（3）

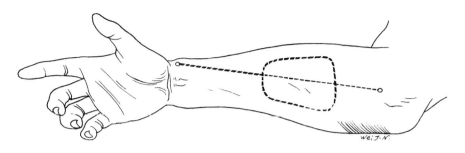

(4)根据手背皮肤缺损的面积大小和形状,以桡动脉为轴,用逆转计划法于前臂桡、掌侧设计皮瓣

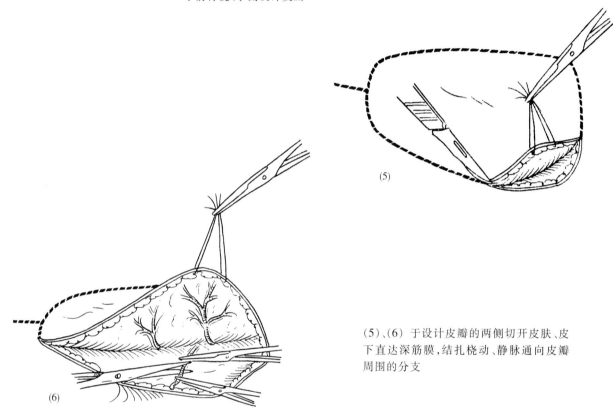

(5)

(5)、(6) 于设计皮瓣的两侧切开皮肤、皮下直达深筋膜,结扎桡动、静脉通向皮瓣周围的分支

(6)

(7)将皮瓣从两侧向中央分离

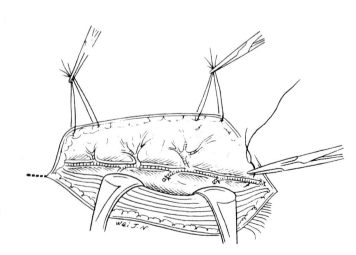

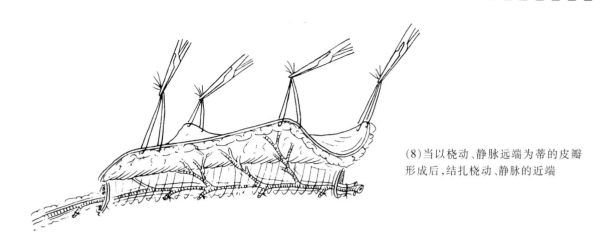

(8)当以桡动、静脉远端为蒂的皮瓣
形成后,结扎桡动、静脉的近端

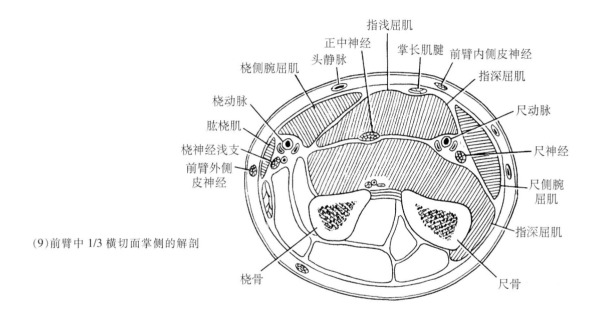

(9)前臂中 1/3 横切面掌侧的解剖

指浅屈肌
正中神经　头静脉　掌长肌腱　前臂内侧皮神经
桡侧腕屈肌　　　　　　　　　　　指深屈肌
桡动脉　　　　　　　　　　　　　尺动脉
肱桡肌
桡神经浅支　　　　　　　　　　　尺神经
前臂外侧　　　　　　　　　　　　尺侧腕
皮神经　　　　　　　　　　　　　屈肌
　　　　　　　　　　　　　　　　指深屈肌
桡骨　　　　　　　　　　　　　　尺骨

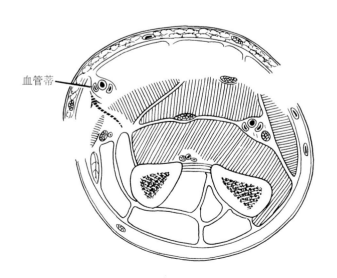

血管蒂

(10)以桡动、静脉远端为蒂的前臂桡侧皮瓣的前臂
横切面解剖示意图,皮瓣连同肌膜一起分离,以便
最大限度保证皮瓣的血液循环

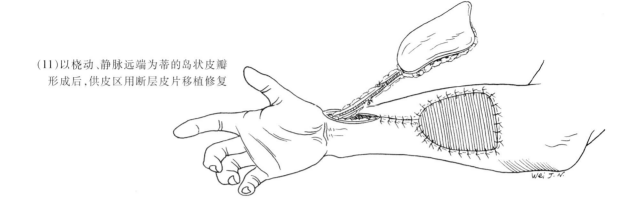

(11)以桡动、静脉远端为蒂的岛状皮瓣
形成后,供皮区用断层皮片移植修复

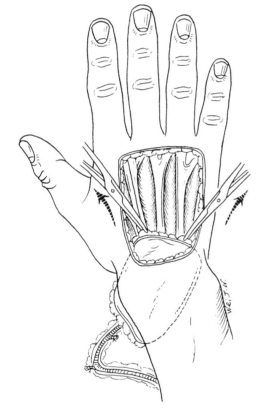

(12)皮瓣通过腕部宽阔的皮下隧道拉到手背,覆盖手
背创面

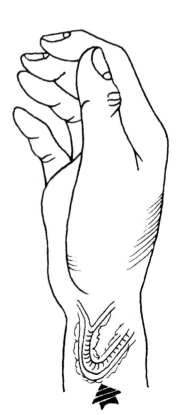

(13)桡动、静脉蒂于腕部应放在弧形的位置,以免影响血液循环

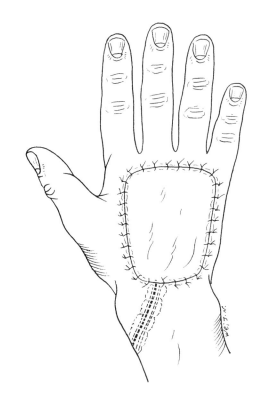

(14)缝合皮瓣,术后伤口放置橡皮引流条

图3-19 带血管蒂的前臂桡侧逆行皮瓣移植术修复手背皮肤缺损

五、足背皮瓣游离移植术

足背皮瓣是以足背动脉干为蒂的皮瓣,该皮瓣具有色泽好、血管管径较粗、蒂较长、位置表浅和易于切取等优点。皮瓣内含有可供缝接的腓浅神经,术后可获得良好的感觉功能恢复。如手部皮肤缺损伴有肌腱缺损时,可同时切取趾伸肌腱作为复合的肌腱皮瓣,直接移植于创面上。

【适应证】

足背皮瓣游离移植术适用于手背、手掌、腕部及虎口指蹼中等面积皮肤缺损,伴有深部组织裸露的创面修复。从事这一修复手术的外科医生,需要有一定的手外科和显微外科专业技术水平和临床经验。如游离皮瓣移植失败,应尽早解脱坏死皮瓣,再次扩创后改用普通的带蒂皮瓣修复受皮区创面。

【应用解剖】

足背皮肤的血液供应主要来源于足背动脉。足背动脉是胫前动脉的终末支,起自内、外踝连线中点下方,行向前下。经踇长伸肌腱和趾长伸肌腱之间,越过距骨、舟骨和第2楔状骨的背面、踇短伸肌深面达第1、2跖骨间隙近端,分为足底深支和第1跖骨背动脉两终支。在距骨头平面,从血管内侧发出2~3条跗内侧动脉,经过踇长伸肌腱之下,到达足内侧缘;从血管外侧发出跗外侧动脉,经过趾短伸肌之下,到达足背外侧缘。足背动脉在跖趾关节附近向外侧作弓形发出分支，与跗外侧动脉的分支吻合形成弓形动脉。弓形动脉的近侧缘发出多数小分支，与足背动脉和跗外侧动脉的分支结合成网，形成足背动脉网。足背皮瓣的血液供应，主要来自足背动脉起点至足底深支之间一段的足背动脉所发出的皮支。这些皮支在深筋膜下，向内侧和向外侧行走一段距离后即穿出深筋膜到达皮下。因此，手术中只需保存踝关节以下至第 1 跖间隙之间的足背动脉与皮肤之间的组织相连，皮瓣就能获得足够的血液供应。

足背皮瓣的静脉回流，除足背动脉伴行的两条静脉外，尚有大隐静脉和小隐静脉。

足背皮瓣的感觉神经主要为腓浅神经的分支——足背内侧皮神经和足背中间皮神经（图 3-20）。

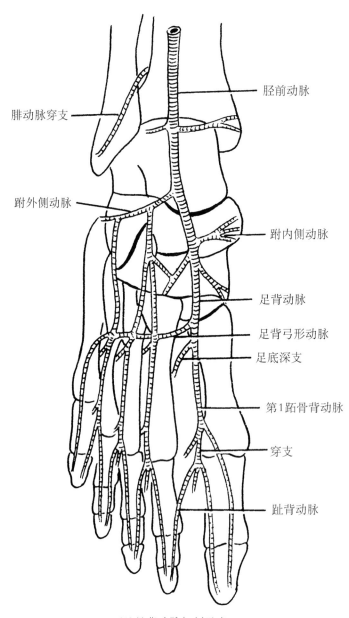

（1）足背动脉解剖示意

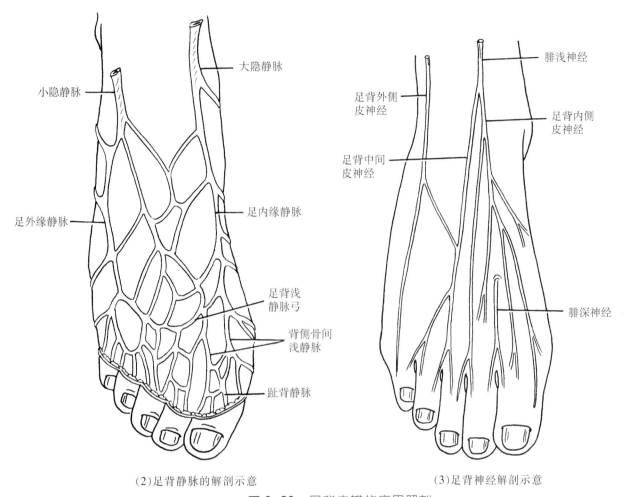

(2)足背静脉的解剖示意   (3)足背神经解剖示意

图 3-20 足背皮瓣的应用解剖

【麻醉和体位】

臂丛和连续硬膜外麻醉。仰卧体位。

【手术步骤】

1、皮瓣设计 用龙胆紫在供区足背标出足背动脉，大、小隐静脉和腓浅神经的位置。根据受区皮肤缺损的面积和形状，以足背动脉为轴，标出需要切取皮瓣的范围。由于足背皮瓣切取后，较一般胸、腹皮瓣有较多的收缩，因此，在设计皮瓣时，足背皮瓣的周边大小，应较受区皮肤缺损的面积大 1cm。皮瓣的长度不应超越伸肌支持带下缘至足趾趾蹼连线，皮瓣的宽度不应越过足背的内、外侧缘。

2、皮瓣切取 按龙胆紫标记的皮瓣切口，切开皮肤及皮下组织，达趾伸肌腱腱周组织的表面。从切口的内侧分离出大隐静脉，切断及结扎来自皮瓣范围外的静脉分支，保留足背皮瓣内的静脉网完整。为防止在剥离皮瓣时足背血管与皮瓣分离，可将游离的软组织与皮肤作间断缝合固定。固定缝合的缝线留长，可用作牵引，有利于术中分离和掀起皮瓣。为达到充分保留供应整个皮瓣的动脉及其皮支的完整性，在分离皮瓣远端时，于第 1 跖间隙前内侧找到踇短伸肌腱，将肌腱切断后，其近端与皮瓣远侧缘缝合固定，肌腱及其肌腹下面即为第 1 跖骨背动脉和足底深支的位置。如第 1 跖骨背动脉位置表浅，可将其及趾短伸肌腱一起保留在皮瓣内，趾短伸肌腱于肌腹连接处切断，肌腹保留在足背。如第 1 跖骨背动脉位置深，可将其切断结扎，对皮瓣的血液循环影响不大。在皮瓣的近端、踇长伸肌腱与趾长伸肌腱间找到足背动脉及其伴行静脉，在踝前外侧找到腓浅神经。在分离足背动脉及其伴行静脉时，应紧贴骨膜及关节囊。若足背动脉及其伴行静脉位于踇长伸肌腱深面内侧，需切开腱周组织将踇长伸肌腱拉向内侧。在应用解剖中已提到，皮瓣的血液供应，集中于伸肌支持带下至足底深支分出处一段的足背动脉及其分支，因此，保持足背动脉、静脉与皮下组织相连，足背皮瓣将能获得足够的血液供应。用近、远端会合的分离方法，在第 1 跖间隙的近端，找到足背动脉的足底深支，予以结扎切断。此时整个足背皮瓣只留下足背血管蒂、腓浅神经及大隐静脉与近端相连。放松止血带，观察皮瓣的血液循环是否良好。

3、皮瓣移植 于受区附近，原先设计供吻合皮瓣的血管神经处显露受区的动、静脉和皮神经。如果受区创面在手背，可于腕部桡侧作斜切口。显露桡动脉及其伴行静脉，头静脉及桡神经浅支。于此创口作一宽松的皮下隧道通至手背创面，测量受区创面近侧缘至需要吻合皮瓣蒂部动脉、静脉和皮神经处的距离。根据测量的皮瓣蒂所需长度，于供区足部切断足背动脉及其伴行静脉、大隐静脉和腓浅神经，此时整块带血管神经蒂的足背皮瓣与足背完全分离。迅即将足背皮瓣移植于受区创面，将血管神经蒂通过皮下隧道拉至受区血管神经吻合的部位，皮瓣与受区创缘缝合数针以作固定。用 8-0 或 9-0 无创缝线对皮瓣蒂的大隐静脉与腕部头静脉作端对端吻合，皮瓣蒂上的腓浅神经与腕部桡神经浅支近端用 8-0 无创缝线缝合，皮瓣蒂上的足背动脉与腕部的桡动脉用 9-0 无创缝线作端对端吻合。放松止血夹，将看到受区上的移植皮瓣恢复良好的血液循环。如皮瓣颜色暗红，大隐静脉回流的血量少，说明皮瓣的血液回流障碍，可用 10-0 或 11-0 无创缝线将桡动脉的伴行静脉与足背动脉的伴行静脉作端对端吻合，或于皮瓣边缘找出另一条静脉与受区创面边缘的静脉作静脉吻合，以改善皮瓣的血液回流。皮瓣恢复血液循环后，缝合伤口并放置橡皮引流条。伤口及皮瓣松松地包扎，皮瓣处的敷料开窗以便观察皮瓣的血液循环情况，并使用石膏托制动。

4、供区处理 足背皮瓣切取后，足背创面彻底止血后用中厚断层皮片移植修复，缝合皮片的缝线留长，压力敷料打包包扎后采用短腿石膏托制动。

【术后处理】

术后患者卧床 10~14 天，患肢抬高，应用烤灯提高周围环境温度，在术后 3~4 天内每 1~2 小时测量一次皮瓣温度。全身应用抗感染、抗凝血及抗血管痉挛药物 7~10 天。手部皮瓣术后 2 周拆线，足背植皮区创缘术后 3 周拆线 (图 3-21)。

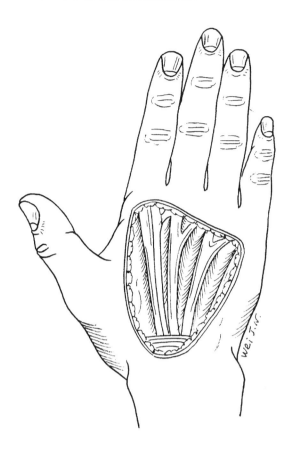

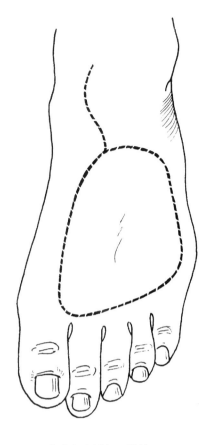

(1)手背皮肤缺损

(2)足背游离皮瓣切口设计

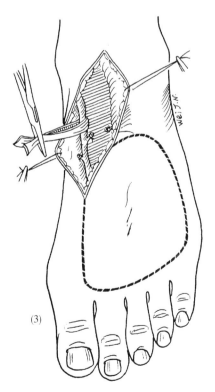

(3)

(4)

(3)、(4)于足背皮瓣近端及内侧缘切口处分离大隐静脉,切断结扎皮瓣边缘的静脉分支

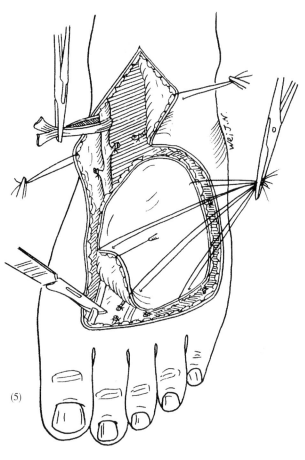

(5)

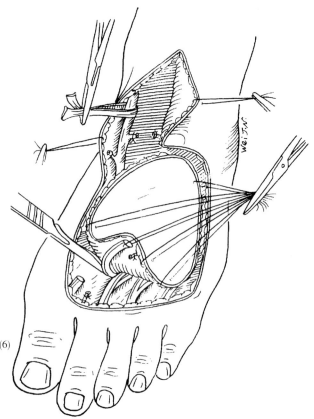

(5)、(6)于皮瓣远端创缘显露踇短伸肌腱,
切断该腱后,肌腱的近端缝于皮瓣边缘

(6)

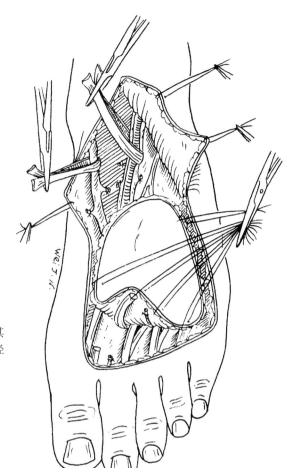

(7)于皮瓣近端显露及分离足背动脉及其
伴行静脉和腓浅神经

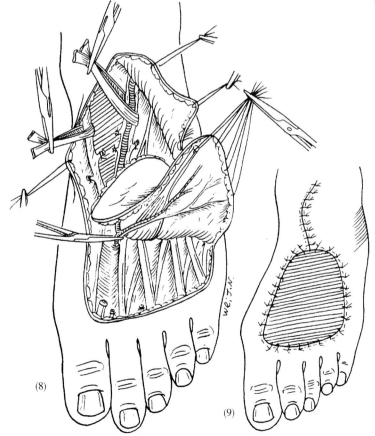

(8)

(9)

(8)于第 1 跖间隙近端显露足背动脉的足底
深支,予以结扎切断,整块足背皮瓣除血管神
经蒂与近端相连外已完全游离;(9)足背供皮
区当皮瓣切取后,用中厚断层皮片移植修复

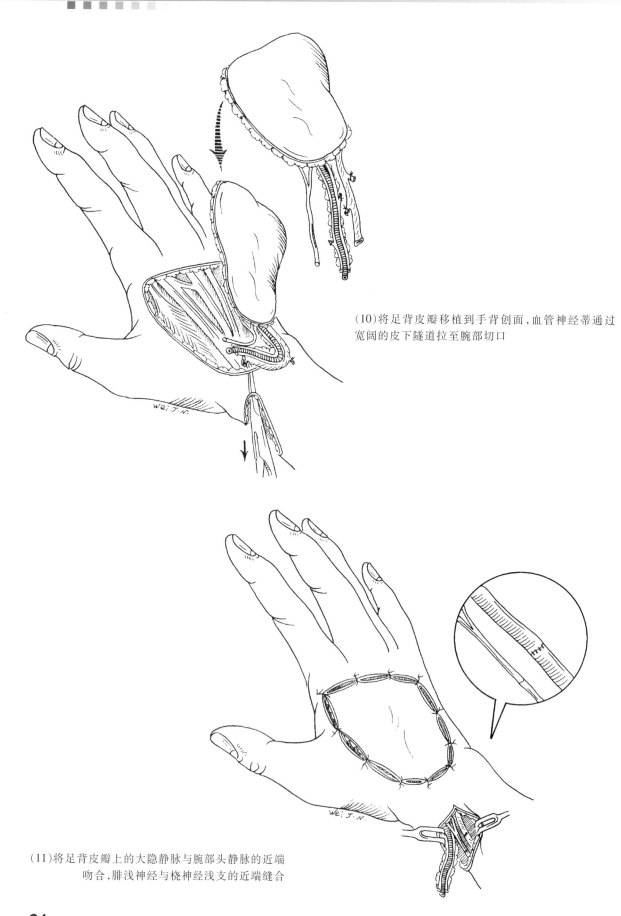

(10)将足背皮瓣移植到手背创面,血管神经蒂通过
宽阔的皮下隧道拉至腕部切口

(11)将足背皮瓣上的大隐静脉与腕部头静脉的近端
吻合,腓浅神经与桡神经浅支的近端缝合

(12)足背动脉及其伴行静脉与腕部的桡动脉
及其伴行静脉近端作端对端吻合

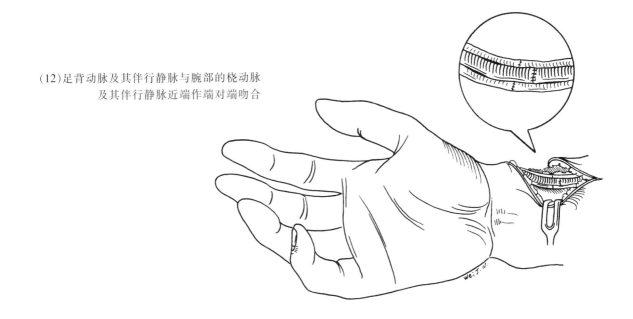

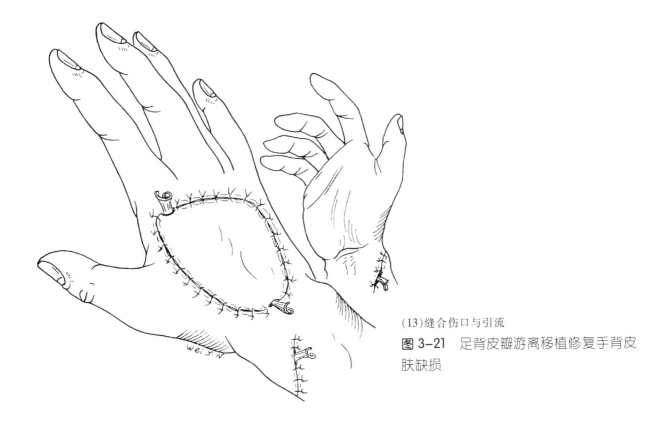

(13)缝合伤口与引流

图 3-21 足背皮瓣游离移植修复手背皮
肤缺损

六、足背肌腱皮瓣游离移植术

【适应证】

适用于手部或腕部中等面积的皮肤缺损并伴有肌腱缺损的创面。足背皮肤连同其下面的趾长伸肌腱同时切取，形成一个复合的皮瓣移植到受区上，这种皮瓣不仅切取简便，而且由于肌腱与皮瓣结合在一起取材，有效地保护皮瓣上的血液循环和肌腱的血液循环，有利于肌腱的存活和愈合。通常手部皮肤与肌腱同时缺损的创面，一般先行皮瓣修复创面，二期再行游离肌腱移植，在这种情况下，施行足背肌腱皮瓣游离移植，皮瓣覆盖和肌腱修复手术一次完成，可以缩短分次手术的时间和减轻患者的痛苦。

【麻醉和体位】

臂丛和连续硬膜外麻醉。仰卧体位。患肢外展放于手术桌上。

【手术步骤】

足背肌腱皮瓣的应用解剖、皮瓣切取的方法与足背皮瓣游离移植术相似。此外，尚应注意下列事项：

1、切取肌腱皮瓣时，应在趾长伸肌腱下进行分离。

2、切取第 2、3、4 趾趾长伸肌腱的长度，可根据受区肌腱缺损的长度而定，如肌腱缺损较多，需要切开小腿横韧带及十字韧带取材时，肌腱切取后需将切开的韧带重新缝合。

3、肌腱切取后，趾长伸肌腱远端需缝在趾短伸肌腱上，以免术后足趾末节下垂。

4、移植肌腱缝合时的张力，与传统的肌腱移植的原则相同。

【术后处理】

术后患肢需用石膏托制动 4 周，去制动后早期进行手部功能锻炼并辅助物理康复治疗 (图 3-22)。

(1)手背皮肤和指伸肌腱缺损；
　(2)足背肌腱皮瓣的切口设计

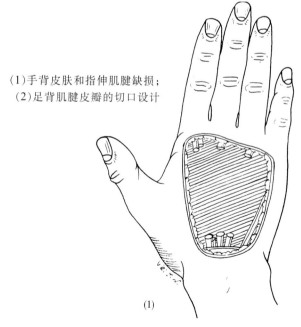

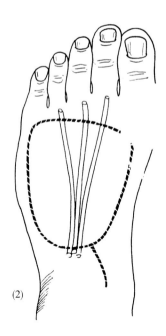

(1)

(2)

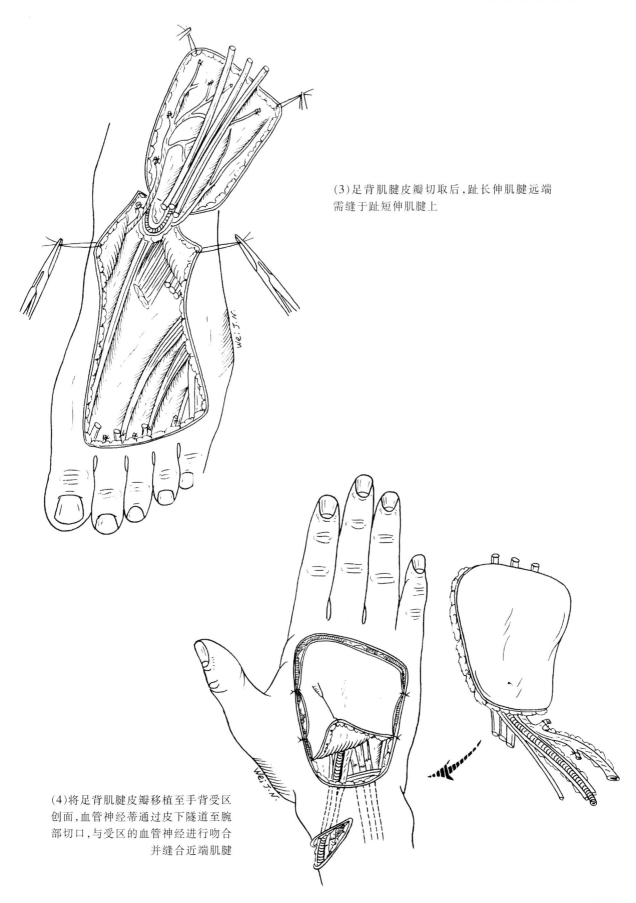

(3)足背肌腱皮瓣切取后,趾长伸肌腱远端
需缝于趾短伸肌腱上

(4)将足背肌腱皮瓣移植至手背受区
创面,血管神经蒂通过皮下隧道至腕
部切口,与受区的血管神经进行吻合
并缝合近端肌腱

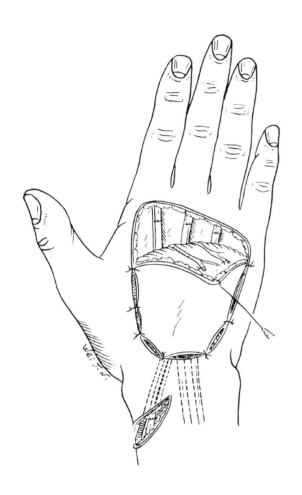

（5）于手指的掌指关节和指间关节
伸直位的张力下缝合肌腱远端

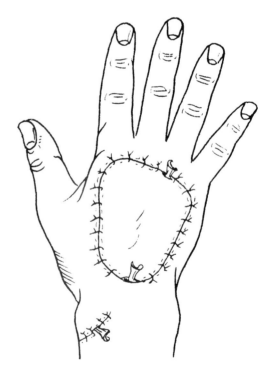

（6）缝合伤口并放置橡皮引流条

图 3-22 足背肌腱皮瓣游离移
植术修复手背皮肤和伸肌腱缺损

七、应用残指皮瓣翻转覆盖手背或手掌缺损的剔骨皮瓣移植术

【适应证】

剔骨皮瓣移植是利用损伤严重、不能修复，或虽经修复而无功能的手指，切除它的掌骨、指骨和屈、伸肌腱，将其有血液循环的皮肤修整成带蒂的扁平皮瓣，用以修复邻近手指、手背或手掌部的皮肤缺损。如被剔骨手指两侧的指动脉及其静脉完整，可用它来修复手背或手掌的皮肤缺损，其长宽比例可以不受限制。这种方法简单易行，可减省需要施行远距离带蒂皮瓣给患者造成的不便和痛苦，因而更适用于年老病人。

【手术步骤】

1、手部创面，包括损伤严重准备作剔骨皮瓣的手指，均需进行彻底的清创和止血。

2、切除损伤手指的掌骨、指骨和屈、伸肌腱，如其血管神经束仍保持完整，需设法保留，以便保存皮瓣良好的血液循环。

3、将损伤手指切取的剔骨皮瓣修整成扁平皮瓣，然后将皮瓣转移覆盖到受区创面上，伤口缝合后放置橡皮引流条 (图 3-23)。

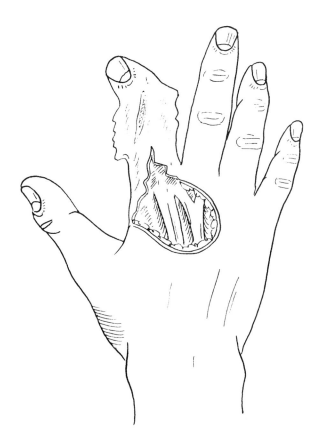

(1)示指严重损伤伴有手背皮肤缺损

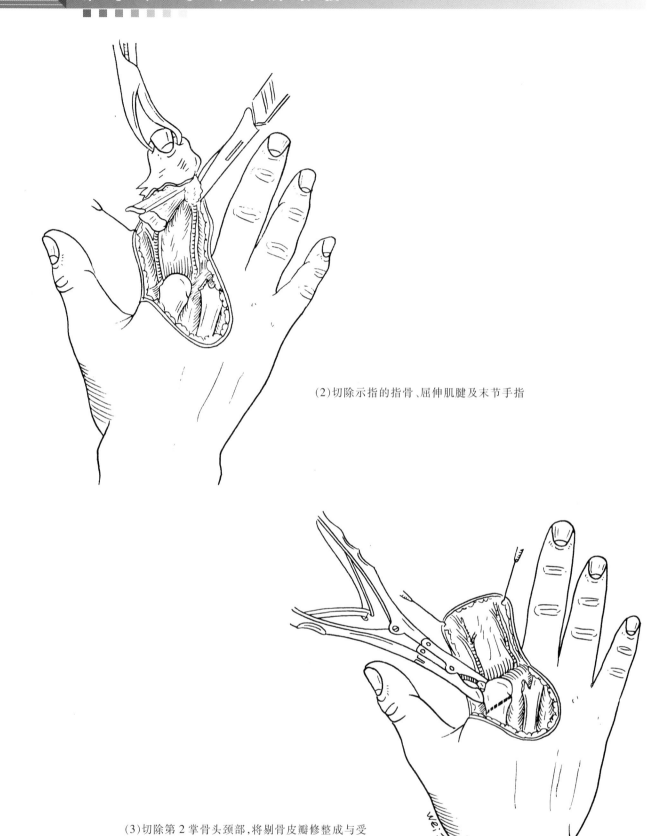

（2）切除示指的指骨、屈伸肌腱及末节手指

（3）切除第 2 掌骨头颈部，将剥骨皮瓣修整成与受
皮区等大的扁平皮瓣

（4）缝合皮瓣

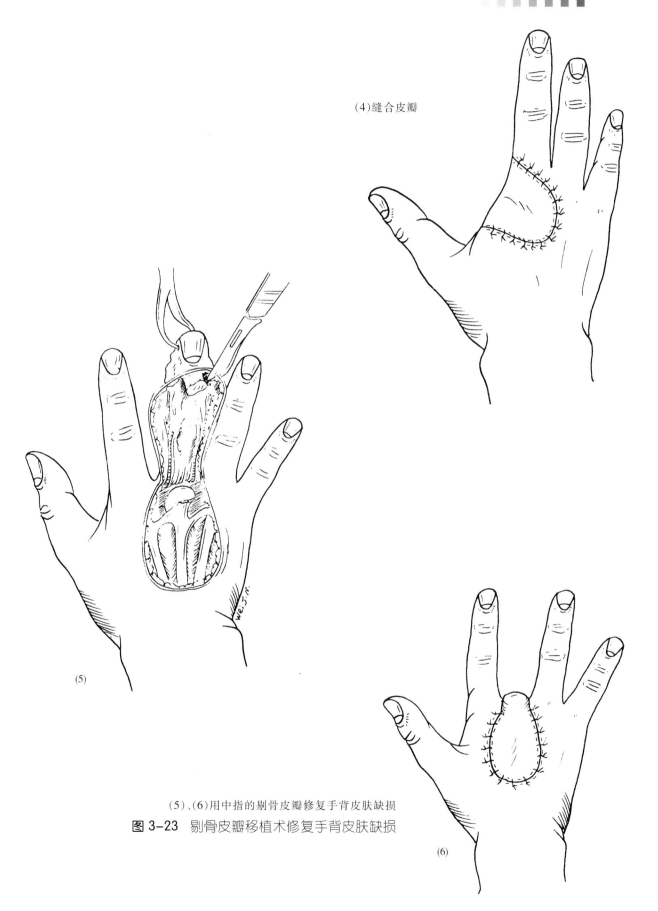

（5）

（5）、（6）用中指的剔骨皮瓣修复手背皮肤缺损

图 3-23 剔骨皮瓣移植术修复手背皮肤缺损

（6）

■ 第四节 虎口指蹼缺损

指蹼（包括虎口区）的皮肤缺损并不常见，既可见于原发损伤缺损，也可见于指蹼区瘢痕切除后的缺损。足够的指蹼区是手指和拇指收、展活动的基础。因此，对于指蹼缺损的处理应足够重视。单纯的指蹼和虎口区的皮肤缺损并不常见，多合并其余部位的皮肤缺损，本节主要介绍单纯的指蹼缺损，合并损伤者请参见相关章节。

一、指蹼皮肤缺损的修复

指蹼单纯皮肤缺损多数时候可采用中厚皮片修复。小面积的皮肤缺损也不应勉强直接缝合，以免造成术后指蹼挛缩。对于与指蹼缘平行的损伤，即使无皮肤缺损，也应注意通过 Z 字成形使瘢痕伤口不平行指蹼皮缘或通过修整使其边缘呈三角形裂口，再将皮片嵌入缝合。具体操作请参见本章第一节和第 12 章相关内容。

二、虎口皮肤缺损的修复

足够大小的虎口区活动范围是拇指充分活动的基础，虎口区的软组织缺损如果处理不当将导致虎口处瘢痕挛缩，影响拇指的外展、对掌功能。

（一）游离植皮术

适用于有良好基床的小面积皮肤缺损。注意缝合的伤缘不能与虎口的远侧缘平行，以免形成线状瘢痕挛缩。此时可将缺损区修整以形成三角形裂口再植皮。术后应将拇指固定在外展、对掌位。注意对于较大面积的缺损应慎重选择直接植皮，以免日后由于皮片本身的挛缩影响虎口的正常开大（请参见本章第一节相关内容）。

（二）局部皮瓣转移术

【适应证】

适用于较大面积的虎口皮肤缺损，或缺损区有深部组织暴露，而且局部软组织条件好的情况。

【手术步骤】

1、缺损区彻底清创、止血，如果缺损区的远端在虎口区远侧缘，可切开或切除部分虎口掌侧皮肤形成三角形裂口。

2、用逆行设计法于示指近节和掌指关节背侧设计带有第一掌背动脉的舌形皮瓣，皮瓣的宽度为拇指充分外展对掌后虎口皮肤缺损的宽度再扩大 1~1.5mm，根据缺损的位置和大小，皮瓣的基底可至第二掌骨基底。

3、将皮瓣彻底止血后转移至虎口掌侧，供皮区用中厚皮片覆盖并打包固定。缝合转移皮瓣。

【术后处理】

术后石膏托将拇指制动于外展对掌位，注意观察皮瓣血运。术后 10~14 天拆线。应注意虎口区锻炼，防止虎口区挛缩（图 3-24）。

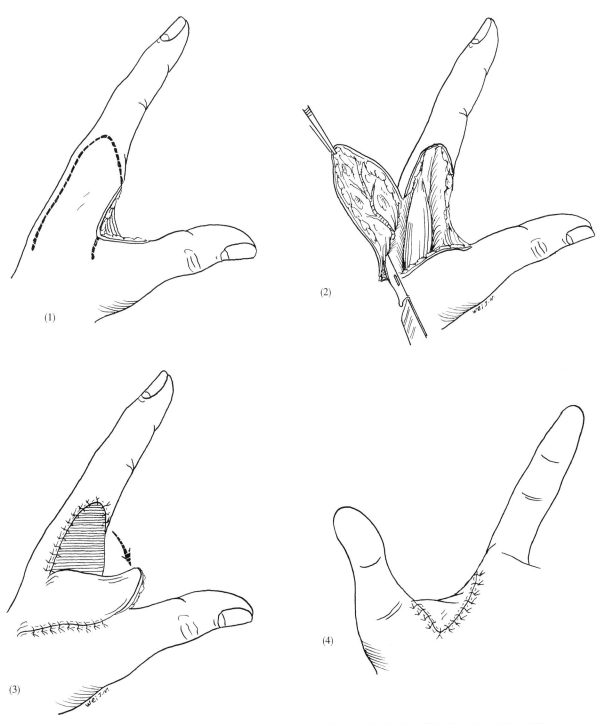

(1) 皮瓣切口，用逆行设计法于示指背侧切取皮瓣；(2) 掀起皮瓣；(3) 将皮瓣转移至虎口掌侧，示指供皮区创面用游离植皮覆盖；(4) 缝合虎口处的转移皮瓣

图 3-24 局部皮瓣转移修复虎口缺损

（三）交臂皮瓣移植术

【适应证】

适用于较大面积的虎口区皮肤缺损，或局部条件差不适于局部皮瓣转移，尤其是掌侧缺损较大者。

【手术步骤】

1、虎口缺损区彻底清创止血。

2、根据虎口缺损的创面大小于对侧上臂前外侧切取两个逆向的三角形皮瓣，将皮瓣掀起。

3、将伤手置于对侧上臂，将皮瓣彻底止血后分别缝合于虎口的背侧和掌侧面。

4、双前臂用粘膏条带或绷带绑扎固定。

5、皮瓣移植后4~5周断蒂，断蒂时需自连于虎口背侧皮瓣的基部多切取一个小三角形皮瓣，切开虎口掌侧皮瓣的基部，将小三角形皮瓣嵌入其间并予缝合。上臂供皮区创面用游离植皮覆盖（图3-25）。交臂皮瓣也可从前臂切取，手术方法与上述步骤类似（图3-26）。

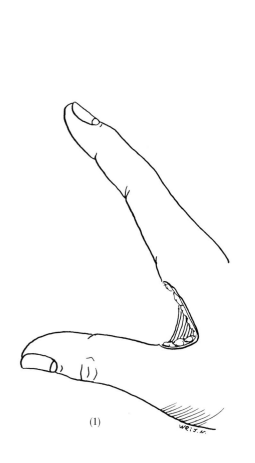

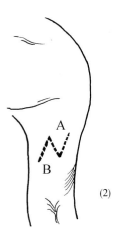

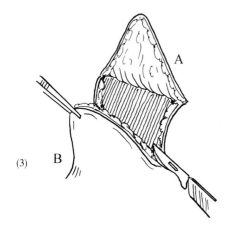

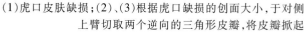

(1)虎口皮肤缺损；(2)、(3)根据虎口缺损的创面大小，于对侧上臂切取两个逆向的三角形皮瓣，将皮瓣掀起

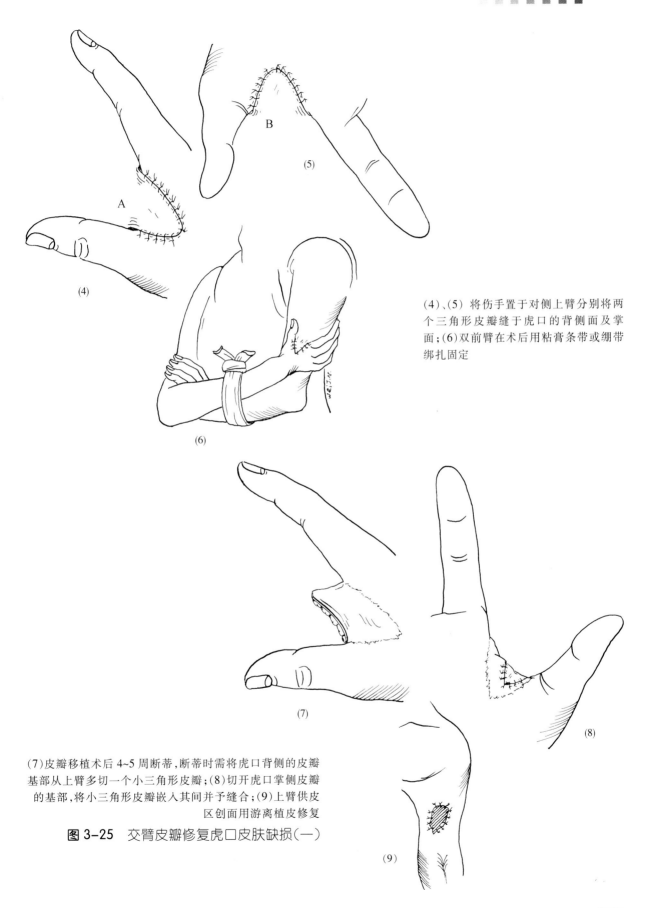

(4)、(5) 将伤手置于对侧上臂分别将两个三角形皮瓣缝于虎口的背侧面及掌面;(6)双前臂在术后用粘膏条带或绷带绑扎固定

(7)皮瓣移植术后 4~5 周断蒂,断蒂时需将虎口背侧的皮瓣基部从上臂多切一个小三角形皮瓣;(8)切开虎口掌侧皮瓣的基部,将小三角形皮瓣嵌入其间并予缝合;(9)上臂供皮区创面用游离植皮修复

图 3-25 交臂皮瓣修复虎口皮肤缺损(一)

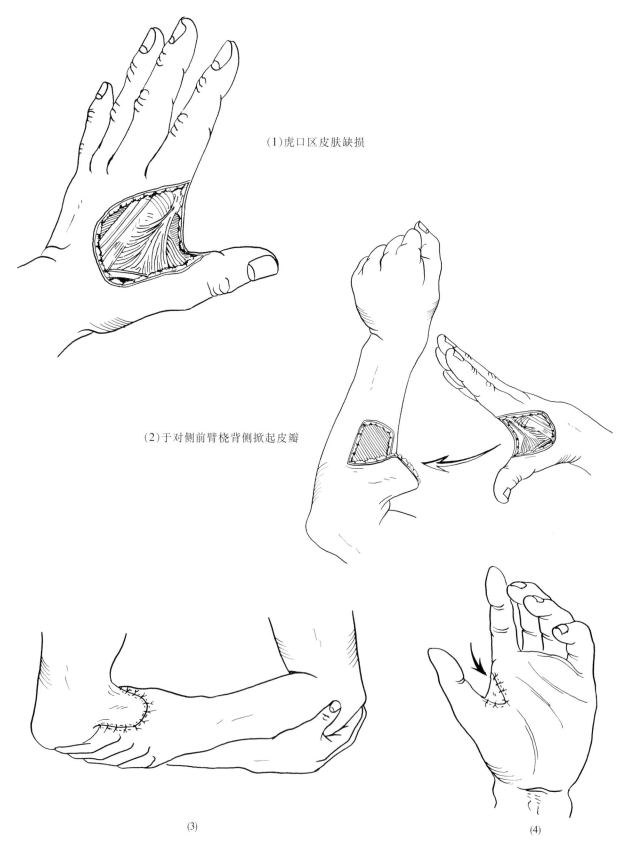

(1)虎口区皮肤缺损

(2)于对侧前臂桡背侧掀起皮瓣

(3)

(4)

(3)将皮瓣与虎口皮缺损区缝合;(4)术后 4~5 周断蒂,断蒂时带下一三角形皮瓣以覆盖掌侧皮缺损

图 3-26 交臂皮瓣修复虎口皮肤缺损(二)

（四）腹部皮管移植术

【适应证】

适用于较大面积的虎口皮肤缺损，尤其是有深部组织外露的情况。

【手术步骤】

1、虎口区彻底清创后，于虎口区掌侧创面的边缘作一三角形皮瓣，以便与皮管蒂部缝合，彻底止血。

2、在拇指充分外展、对掌位确定皮肤缺损的大小，根据该大小于对侧上腹部作皮瓣切口，皮瓣的宽度比虎口区缺损的宽度稍大 1.5~2.0mm，皮瓣的长度为虎口区缺损的长度加上基底管部的长度，管部的长短以利于摆放体位为宜。将皮瓣的基底卷成管状并作缝合。

3、用一根克氏针贯穿第 1、2 掌骨将拇指固定于最大的外展、对掌位。

4、将腹部皮管移植于虎口创面并作缝合，注意将皮管的三角裂隙与虎口区的三角形皮瓣相对并作缝合。伤口置引流条。

5、术后患肢用粘膏条带及腹带固定。

6、术后应经常检查并调整固定位置，防止蒂部扭转影响皮管血运，并注意蒂部护理，防止渗出液浸渍。术后 2~3 日拔除引流条。术后 12~14 天拆线。

7、术后 6 周断蒂，将蒂部皮管在虎口区掌侧完全剖开变成一个扁平的皮瓣。去除掌侧瘢痕后切取相应大小的皮瓣经修薄后缝合于创面（图 3-27）。

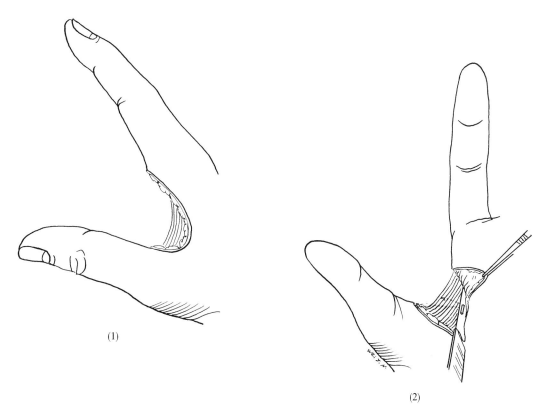

(1)

(2)

(1)虎口缺损；(2)于虎口掌侧创面边缘作一个三角形皮瓣，以便与皮管蒂部缝合

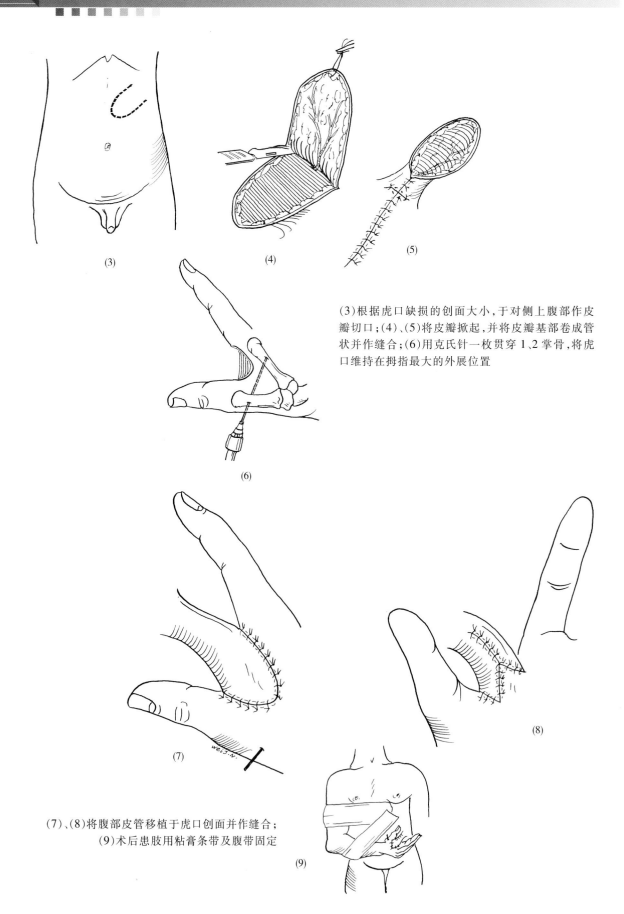

(3)

(4)

(5)

(6)

(3)根据虎口缺损的创面大小,于对侧上腹部作皮瓣切口;(4)、(5)将皮瓣掀起,并将皮瓣基部卷成管状并作缝合;(6)用克氏针一枚贯穿1、2掌骨,将虎口维持在拇指最大的外展位置

(7)

(8)

(9)

(7)、(8)将腹部皮管移植于虎口创面并作缝合;
(9)术后患肢用粘膏条带及腹带固定

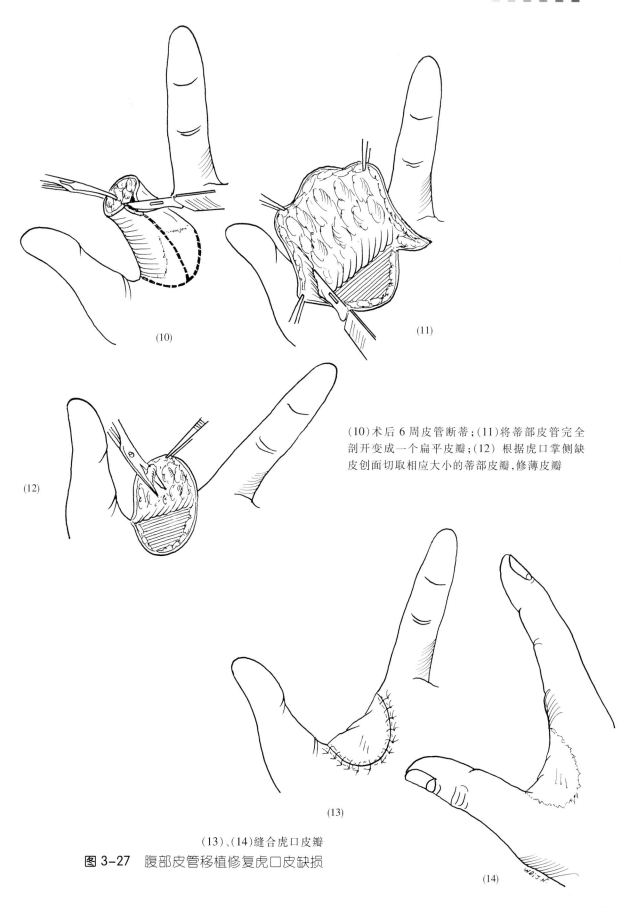

(10)

(11)

(12)

(10)术后 6 周皮管断蒂；(11)将蒂部皮管完全剖开变成一个扁平皮瓣；(12) 根据虎口掌侧缺皮创面切取相应大小的蒂部皮瓣,修薄皮瓣

(13)

(14)

(13)、(14)缝合虎口皮瓣

图 3-27 腹部皮管移植修复虎口皮缺损

(五) 趾蹼皮瓣游离移植术

【适应证】

适用于中等大小的虎口区缺损，具有一期完成手术的优点，但需要术者具有一定的显微外科技术。应用解剖请参见第 4 章第一节"踇甲瓣游离移植术"部分。

【手术步骤】

1、虎口区缺损彻底清创、止血。在拇指最大外展对掌位确定缺损的大小。

2、根据皮肤缺损的大小，于踇趾和第 2 趾间设计皮瓣，皮瓣应比缺损大 1.5~2mm。游离带有足背动脉、大隐静脉和腓深神经在内的趾蹼皮瓣，松止血带观察皮瓣血运。

3、用克氏针一根贯穿第 1、2 掌骨，将拇指固定于最大外展对掌位。

4、于腕部行切口，找出桡动脉、头静脉和桡神经浅支，自该切口至虎口间作一宽松的皮下隧道。

5、根据血管吻合的位置切断大隐静脉、足背动脉和伴行的腓深神经皮支。供皮区彻底止血后中厚皮片覆盖并打包固定，足部石膏托固定。将趾蹼皮瓣的血管神经蒂通过皮下隧道拉至腕部切口内，简单缝合皮瓣。根据具体情况，将桡动脉或桡动脉腕背支与足背动脉吻合，头静脉主干或较大的属支与大隐静脉吻合，腓深神经皮支与桡神经浅支分支缝合。确定皮瓣血运无疑后将皮瓣完全缝合。放置引流条。

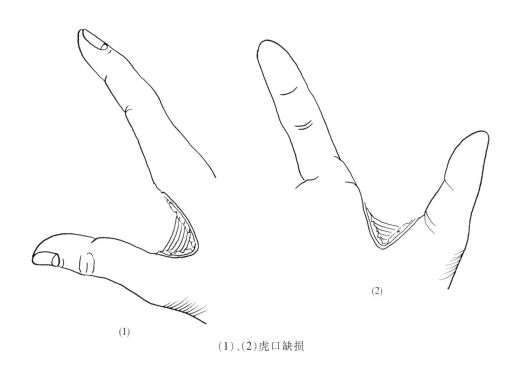

(1)

(2)

(1)、(2)虎口缺损

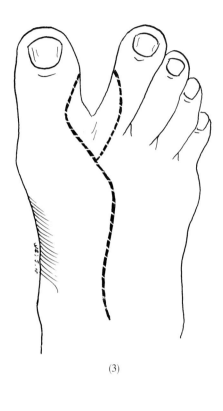

(3)

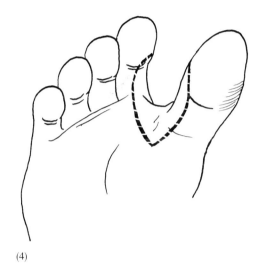

(4)

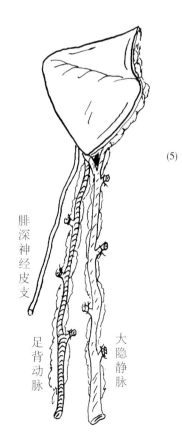

(5)

腓深神经皮支

足背动脉

大隐静脉

(3)、(4)、(5)根据虎口缺损创面的大小形状,于足踇趾与第
2趾间切取带有足背动脉、大隐静脉和腓深神经皮支的趾
蹼皮瓣

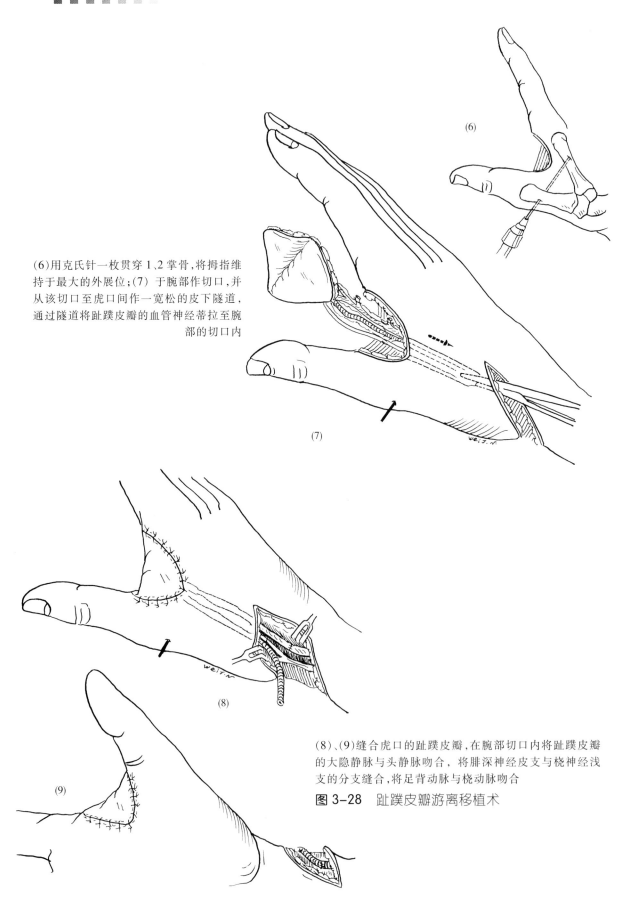

(6)用克氏针一枚贯穿 1、2 掌骨,将拇指维持于最大的外展位;(7) 于腕部作切口,并从该切口至虎口间作一宽松的皮下隧道,通过隧道将趾蹼皮瓣的血管神经蒂拉至腕部的切口内

(7)

(6)

(8)

(9)

(8)、(9)缝合虎口的趾蹼皮瓣,在腕部切口内将趾蹼皮瓣的大隐静脉与头静脉吻合,将腓深神经皮支与桡神经浅支的分支缝合,将足背动脉与桡动脉吻合

图 3-28 趾蹼皮瓣游离移植术

6、包扎患手，留一小窗口观察皮瓣血运。术后 2~3 天拔除引流条。术后 12~14 天拆线（图 3-28）。

（六）带血管蒂的前臂桡侧逆行皮瓣移植术

适用于修复虎口区面积较大的皮肤缺损。具体适应证、应用解剖以及手术步骤请参见本章第三节相关内容（图 3-29）。

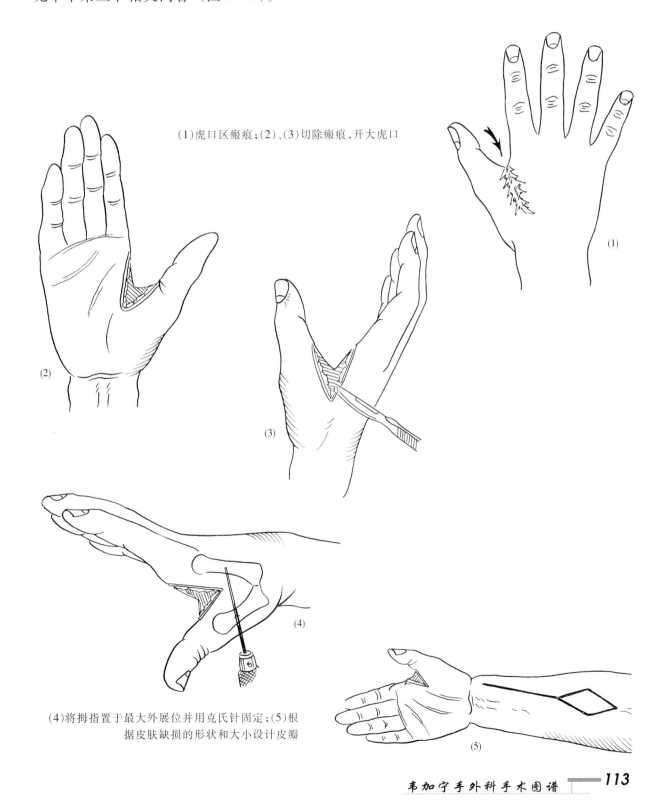

（1）虎口区瘢痕；（2）、（3）切除瘢痕，开大虎口

（4）将拇指置于最大外展位并用克氏针固定；（5）根据皮肤缺损的形状和大小设计皮瓣

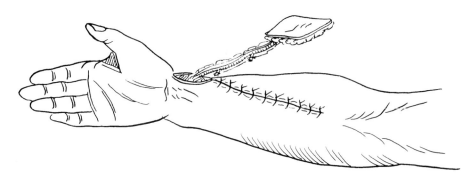

（6）切取皮瓣，注意保证血管蒂的完整性。直接缝合供皮区

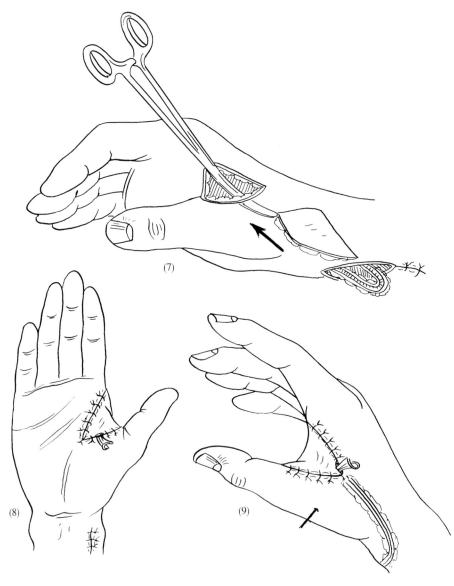

（7）将皮瓣经皮下拉至虎口皮缺损区，注意血管蒂勿成角或折叠；（8）、（9）缝合皮瓣

图 3-29　带血管蒂的前臂桡侧逆行皮瓣移植修复虎口皮肤缺损

CHAPTER 4

第 **4** 章

皮肤套状撕脱伤

皮肤套状撕脱伤，简称皮肤脱套伤，是手部的一种严重损伤，可造成手部皮肤完全缺失、手部血运障碍，即使治疗及时，经过顺利，最终伤手（指）也遗留严重的畸形和功能障碍。患者和家属对这类损伤的严重性多不了解，容易误认为只要植皮或是将撕脱皮肤缝回原处就可获得满意结果。因此，如果对病情了解不清楚或是交待不彻底，治疗的最终结果总不为患者和家属所接受。

皮肤脱套伤治疗的关键在于对损伤严重性的判断，早期处理。有的医生对这类创伤的特点不了解，将撕脱的皮肤缝回原处，或用游离植皮的方法闭合伤口，其结果必导致大片皮肤坏死、创面感染、瘢痕挛缩等并发症和严重的功能障碍，最后有时不得不截指或截肢。

组织损伤的特点：脱套伤时手的深部组织如骨骼、肌腱关节等一般都捻挫不严重。但皮肤可以是完全性撕脱，从腕部开始撕脱到手指。也有将末节指骨经远侧指间关节处连同皮肤一同撕脱。

皮肤撕脱的层次，在前臂、腕部和手背多在深筋膜浅层撕脱，手掌部多从掌腱膜的浅层撕脱；而手指部的撕脱则在屈指肌腱腱鞘和伸指肌腱的浅层撕脱。这一损伤特点决定了手部神经血管损伤的特点。在手掌部由于有坚韧的掌腱膜的保护，位于掌腱膜深层的神经血管经常不被损伤。而位于手指部的血管神经束则多随皮肤一起撕脱。因此，在手掌和手

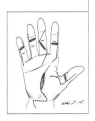

背部的软组织多仍有血液循环存在，可以接受游离植皮。而手指虽仍有少量的皮下组织、腱鞘、腱周等组织存在，这些组织原本能接受游离植皮，但由于供应这些组织的血管随同皮肤撕脱，因此游离植皮必然坏死。

第一节　手指及拇指的皮肤套状撕脱伤

单纯手指的脱套伤较少见。单个甚或两个、3 个手指的脱套伤，一般来说，从功能方面考虑，以截除伤指为宜。因为无论采取袋状皮瓣或用管状皮瓣修复脱套指的方法来保存伤指，不但代价大，外形难看，功能不好，而且常常影响健全手指的功能。尤其是管状皮瓣移植，如设计不当，由于粗大的外形和功能缺陷，病人每有要求再截除的。即使是三个手指的皮肤套状撕脱，截指术后，拇指和仅存的另一手指仍能做对指动作，在工作和生活上可以从事很多的操作，比勉强保留形状难看且动作笨拙的手指要好得多。

如果第 2~5 指全部皮肤呈套状撕脱，若截除所有的伤指，将使拇指因不能对指捏持而无法发挥作用，这样就进一步破坏了手的功能。在这种情况下，将伤指近侧一节半或两节植于腹部袋状皮瓣内保存伤指，二期再行游离植皮，或作皮瓣移植，保存一个或数个伤指，以利拇指对掌功能的发挥。

拇指脱套伤，常发生在操纵高速转动钻床的工人。因工作时戴手套，手套被钻头钩住而卷入，在旋转和牵拉力量的作用下，将拇指皮肤呈套状撕脱。组织损伤特点是，拇指的全部皮肤、指神经、血管束，甚至将末节指骨经指间关带撕脱。拇长屈肌腱和拇长伸肌腱从前臂肌肉肌腱联结处被拉断，并随撕脱的拇指皮肤、指骨一起抽出。因此，损伤的特点决定了裸露的拇指不能行游离植皮。

另外，拇指的指动脉及指静脉在较大的范围内被牵拉，血管内膜受到广泛的损伤，因此也不易用吻合血管的方法将撕脱的皮肤套再移植回原位。

一、上臂皮管移植术

【适应证】

上臂皮管移植术适用于单个手指的皮肤套状撕脱伤。如单个手指的皮肤套状撕脱伤，发生于示指或中指的中、末节，病人又是年轻患者，强烈要求保存伤指，在这种情况下，管状皮瓣可以设计在皮肤较薄和便于固定的部位，如上臂内侧。手指末节的甲粗隆应作适当截短，以免皮管断蒂后，手指显得过长。

【手术步骤】

1、伤指经清创和止血后，将末节指骨甲粗隆作适当截短。

2、根据手指皮肤缺损的长度和周径，于对侧上臂内侧设计单蒂的管状皮瓣。

3、将成形的上臂管状皮瓣直接转移到皮肤缺损的手指上并作缝合。

4、术毕用粘膏粘贴和用绷带固定双上肢。

【术后处理】

术后 2 周伤口拆线，并逐渐开始对皮管进行钳夹训练，术后 5~6 周断蒂（图 4-1）。

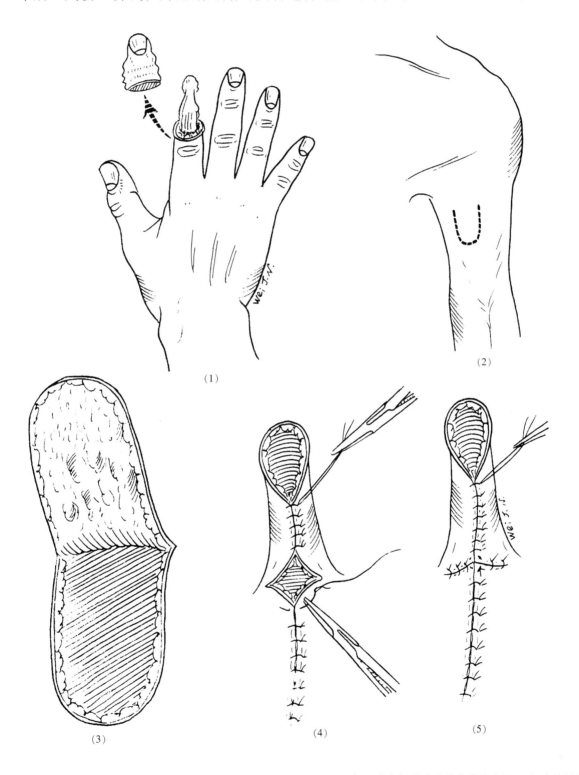

(1)

(2)

(3)　　　　　　　　(4)　　　　　　　　(5)

(1)示指中末节皮肤套状撕脱伤;(2)根据手指皮肤缺损的长度和周径,于对侧上臂内侧设计单蒂的管状皮瓣;(3)切取并掀起扁平皮瓣;(4)将扁平皮瓣卷成单蒂的皮管,缝合皮下、皮肤,供皮区可作直接缝合;(5)菱形的蒂部作荷包缝合

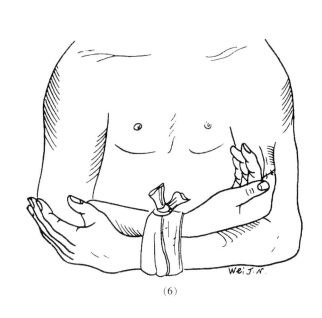
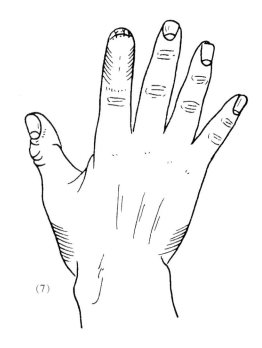

(6)将皮肤撕脱的手指插入皮管内并作缝合，术毕，腕部用粘膏粘贴后用绷带捆绑
固定；(7)术后 5~6 周皮管断蒂

图 4-1　上臂皮管移植术修复手指皮肤套状撕脱伤

二、肩胸部及腹部皮管移植术

【适应证】

适用于单纯的拇指皮肤撕脱伤。

【麻醉和体位】

肩胸部皮管移植术修复拇指皮肤撕脱伤，通常采用臂丛麻醉和局部麻醉。腹部皮管移植术修复拇指皮肤撕脱伤，常用臂丛麻醉和腰麻或硬膜外麻醉。仰卧体位。

【手术步骤】

1、损伤的拇指经彻底清创和止血后，将拇指末节指骨甲粗隆截除，以免断蒂后拇指过长。

2、根据拇指皮肤缺损的长度和周径，于对侧肩胸部或腹部设计单蒂的管状皮瓣。

3、将成形的肩胸部或腹部的管状皮瓣直接转移到缺损皮肤的拇指上并作缝合。

4、术毕用粘膏及胸、腹带固定伤肢。

【术后处理】

术后 2 周伤口拆线后即可进行皮管的钳夹训练，术后 5~6 周断蒂 (图 4-2，3)。

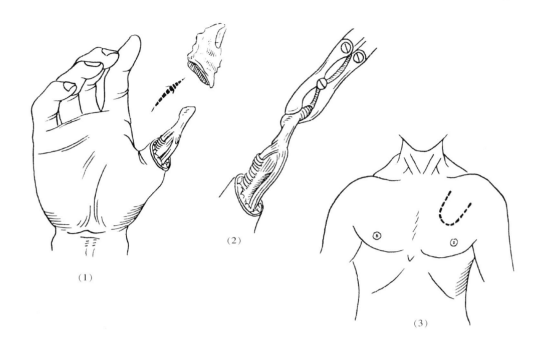

(1) 拇指皮肤套状撕脱伤；(2) 清创时需将末节指骨甲粗隆截除，以免皮管断蒂后拇指过长；
(3) 根据拇指皮肤缺损的长度和周径，于对侧肩胸部设计单蒂的管状皮瓣

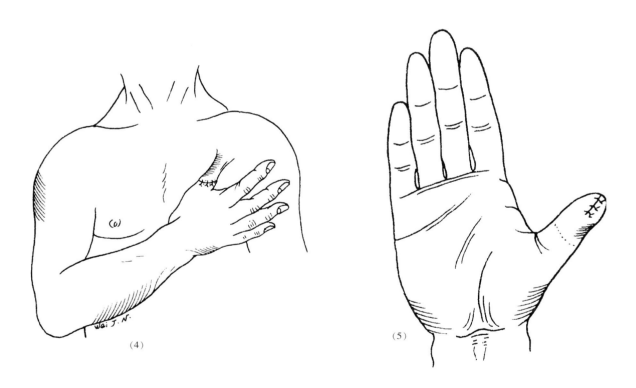

(4)将皮肤撕脱的拇指插入管状皮瓣内并缝合皮肤；(5)术后5~6周皮管断蒂

图 4-2 肩胸部管状皮瓣移植术修复拇指皮肤套状撕脱伤

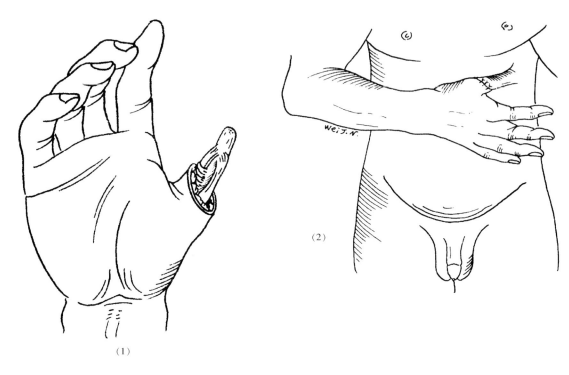

（1）拇指皮肤套状撕脱伤，清创时需截除末节指骨甲粗隆；（2）根据拇指皮肤缺损的长度和周径，于对侧上腹部设计单蒂的管状皮瓣移植到拇指上

图4-3 腹部管状皮瓣移植术修复拇指皮肤撕脱伤

三、踇甲皮瓣游离移植术

【适应证】

适用于拇指皮肤套状撕脱伤或拇指再造。用足部踇甲皮瓣游离移植修复拇指皮肤套状撕脱伤，可以认为是最理想的方法，术后的拇指不但具有良好的运动和感觉功能，而且具有美观的外形。

【应用解剖】

踇甲皮瓣的基本范围是踇趾除胫侧1.5~2cm宽的皮肤组织外（内含支配该窄条皮肤、趾骨及关节胫侧的血管和神经），踇趾跖趾关节以远背侧、胫侧及跖侧全层皮肤，连同趾甲、甲床，以及支配踇趾腓侧的趾底神经和支配踇趾背侧的腓深神经皮支，均属该皮瓣范围内。踇趾的供血系统是：足背动脉-第1跖背动脉及足底深支（或足底弓）-第1跖底动脉系统。在分离解剖踇甲皮瓣时，只保留到踇甲皮瓣腓侧的趾背、趾底动脉，结扎到第2足趾胫侧的趾背、趾底动脉。踇甲皮瓣的静脉回流系统分浅、深两组，浅静脉由踇趾趾背静脉回流入跖骨背静脉、足背静脉弓，最后汇集于大隐静脉。足背外侧为小隐静脉，与足背静脉沟通。大隐静脉是踇甲皮瓣主要的回流静脉。深静脉由第1

跖背动脉或跖底动脉的伴行静脉组成，汇集于足背静脉或足底静脉弓（请参见第 10 章相关内容）。

【麻醉和体位】

通常采用臂丛和连续硬膜外麻醉，也可应用全麻。仰卧体位，患肢处展置于手术桌上。

【手术步骤】

1、撕脱损伤的拇指彻底清创及止血。

2、根据拇指皮肤缺损的长度和范围，切取同侧或对侧足部的踇甲皮瓣，如无特殊原因，以切取同侧踇甲皮瓣更为适宜。

3、于受区拇指背侧创缘处作一纵切口，分离切口两侧的皮肤，以便容纳神经血管蒂进入踇甲皮瓣处的三角形皮肤。另于腕部作一斜切口，解剖分离出桡动脉、头静脉和桡神经浅支。于拇指掌侧创缘处解剖分离出拇指两侧的指神经残端。

4、于拇指背侧创缘至腕部的斜切口之间作一宽阔的皮下隧道，以便容纳并使通过该隧道的踇甲皮瓣的血管神经蒂不致受压。

5、将切取的踇甲皮瓣连同其血管神经蒂一起移植到拇指的创面上，先将踇甲皮瓣的位置放好，并将其血管神经蒂通过皮下隧道拉至腕部切口。在隧道内的血管神经蒂应避免扭转和摺叠，以免影响血液流通。将踇甲皮瓣大致缝合数针以作固定。

6、将踇甲皮瓣的大隐静脉与腕部的头静脉用 8-0 或 9-0 无创缝线作端对端吻合，再将踇甲皮瓣的足背动脉与腕部桡动脉用 8-0 或 9-0 无创线作端对端吻合。放开止血夹，血管吻合口处用 2% 利多卡因及温热盐水湿敷片刻，即可看到踇甲皮瓣逐渐重建血液循环，由苍白变为粉红色。

7、将踇甲皮瓣的腓深神经皮支与腕部桡神经浅支的任何一条分支用 8-0 无创缝线行端对端缝合。踇甲皮瓣上的趾底神经与拇指掌侧的指神经行端对端缝合。

8、缝合所有伤口，于踇甲皮瓣及腕部伤口分别放置橡皮引流条。伤口包扎后用石膏托制动。踇甲皮瓣的趾甲及部分趾背皮肤应开窗外露于敷料之外，以便观察皮瓣的血液循环和测量其皮肤温度。

【术后处理】

1、术后患肢通常平于心脏或约高 10cm 的水平。采用局部和全身保暖（25℃）。

2、注意定时观察踇甲瓣的血液循环，通常通过观察皮肤温度、皮肤颜色、肿胀程度和毛细血管充盈时间四项指标来完成，观察需要全面、系统、连续和对比（与健侧）。术后前 3 天，每小时观察和测试 1 次，3 天后改为每 3~6 小时观察和测试 1 次。一般而言，如果同时有两个以上指标同时出现危象，则应积极处理，及早探查。

3、术后应常规应用抗凝解痉药物，如罂粟碱、低分子右旋糖酐；应用扩血管药，如硝苯啶或潘生丁等；常规应用抗生素。一般应用 7 天，如果剂量较大，可减量 1 次。

4、术后 2 天拔除引流条，术后 2 周拆线，术后 4 周去除石膏开始功能锻炼（图 4-4）。

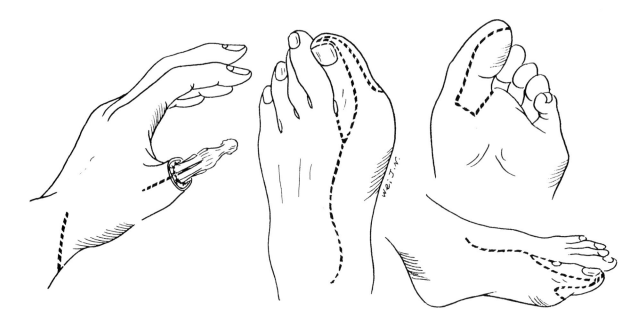

（1）拇指皮肤套状撕脱伤及受区切口设计　　　　　（2）踇甲皮瓣的足部供区切口设计

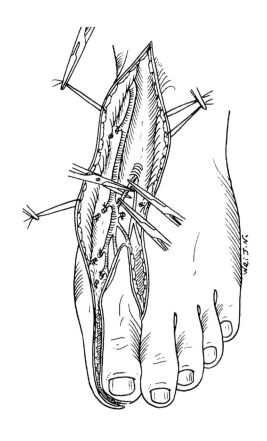

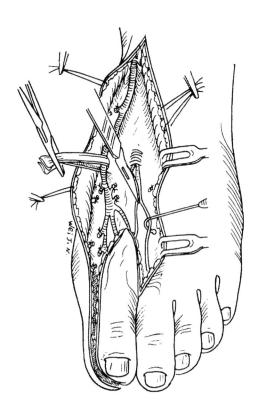

（3）分离踇甲皮瓣背侧静脉及大隐静脉　　　　　（4）分离到踇趾背侧的腓深神经皮支

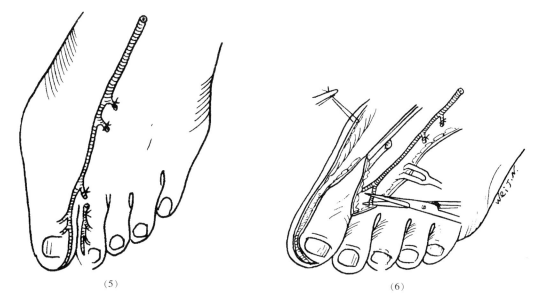

(5) (6)

(5)、(6)分离结扎至第 2 足趾胫侧的趾背动脉

(7) 用小平凿从末节趾骨背面削下踇甲皮瓣上的趾甲和甲床

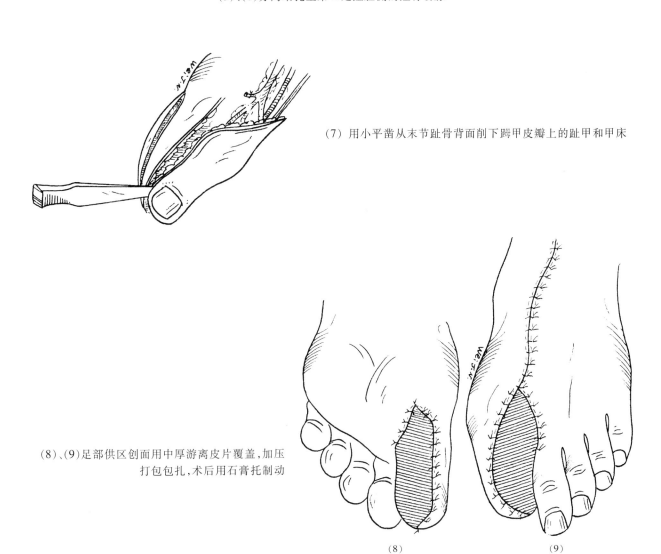

(8)、(9)足部供区创面用中厚游离皮片覆盖,加压
打包包扎,术后用石膏托制动

(8) (9)

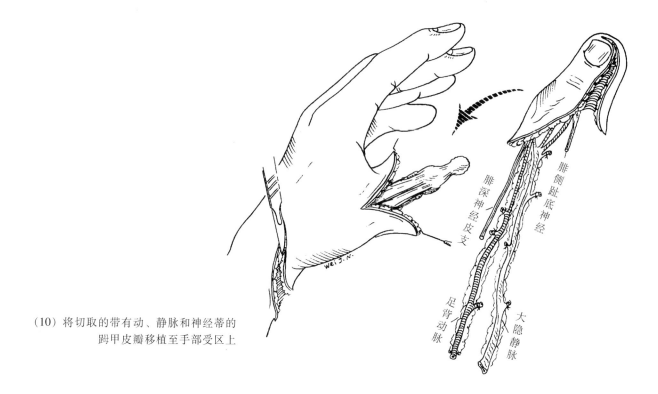

（10）将切取的带有动、静脉和神经蒂的
　　　 <ruby>踇<rt></rt></ruby>甲皮瓣移植至手部受区上

腓侧趾底神经

腓深神经皮支

足背动脉

大隐静脉

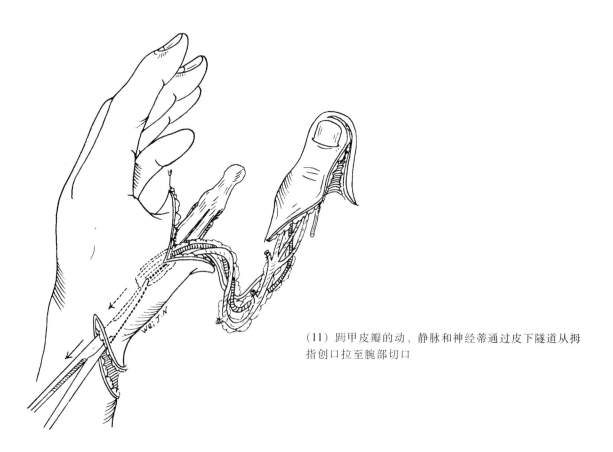

（11）<ruby>踇<rt></rt></ruby>甲皮瓣的动、静脉和神经蒂通过皮下隧道从拇
　　　 指创口拉至腕部切口

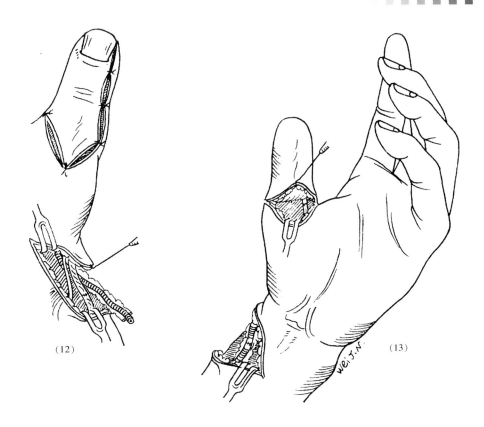

(12)

(13)

(12)踇甲皮瓣包裹皮肤撕脱的拇指并缝合数针固定,于腕部将腓深神经皮支与桡神经浅支缝合,大隐静脉
与头静脉吻合;(13)于腕部吻合足背动脉与桡动脉,于拇指掌侧吻合尺侧指神经

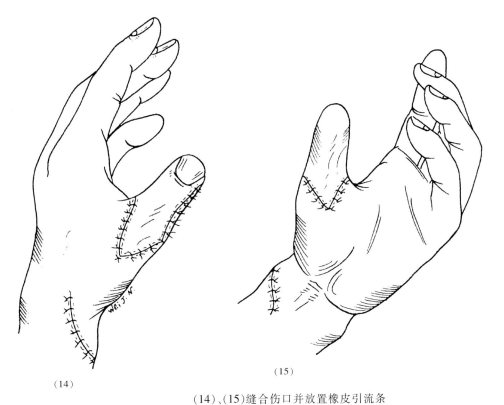

(14)

(15)

(14)、(15)缝合伤口并放置橡皮引流条

图 4-4　踇甲皮瓣游离移植术修复拇指皮肤撕脱伤

四、腹部袋状皮瓣术

【适应证】

如果 2~5 指全部皮肤呈套状撕脱，若截除所有的伤指，将使健存的拇指无法发挥作用，在这种情况下，则需将清创后的伤指埋入腹壁皮下以保存伤指，待伤指表面粘附有血液循环的纤维组织，能接受游离植皮后，再从腹壁取出进行游离植皮术。伤指于腹壁皮下埋藏的时间一般需要 6 周，时间过短，伤指表面组织的血液循环不完善，游离植皮常因此失败。

【麻醉和体位】

通常用臂丛和腰麻，或臂丛和硬膜外麻醉。仰卧体位。

【操作步骤】

1、伤指彻底清创和止血。

2、将受伤的 2~5 指尽可能分开，放于腹壁上；对侧下腹部或同侧下腹部均可。根据伤指损伤的位置，在腹壁的适当位置上作切口，各指切口的长度是该指皮肤创缘周径的一半。切口过小，不仅影响缝合，同时由于局部狭窄，影响手指埋入部分血液循环的建立。

3、各指创缘与腹壁切口作环形间断缝合。术毕，各指之间，手掌、腕部与腹壁之间应使用纱布隔开，并使用粘膏粘贴和使用腹带固定肢体。

4、术后 6 周将伤指分别从腹壁取出。在取出伤指时，应尽可能保存伤指表面上有较多的血液循环的组织，以便接受游离植皮。伤指取出后，用剪刀修平伤指表面高低不平的软组织，经压迫止血后，用中厚断层皮片移植修复各指的创面。腹壁切口作直接缝合(图 4-5)。

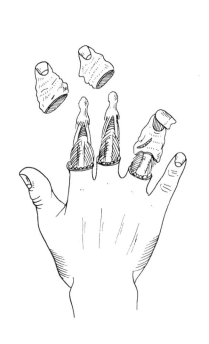 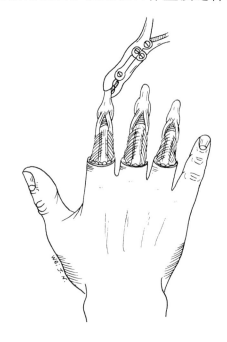

(1)多个手指皮肤套状撕脱伤　　　　(2)清创时截除末节指骨甲粗隆

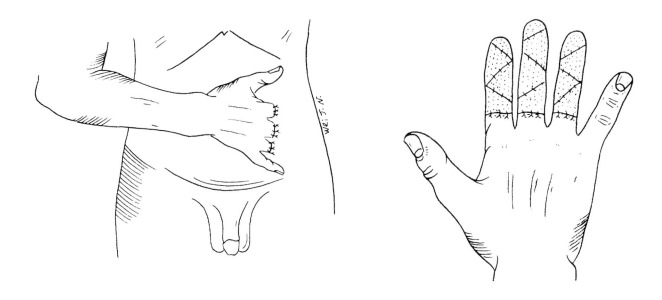

（3）将皮肤撕脱的手指埋入腹壁皮下，
　　并环形缝合伤口

（4）术后 6 周将手指从腹壁剥离取出后，创面采
　　用中厚断层皮片移植

图 4-5　腹部袋状皮瓣术修复多个手指皮肤套状撕脱伤

　　5、如果拇指和多个手指同时发生皮肤套状撕脱，可以将拇指与其他手指同时埋入腹壁皮下，或用腹部皮管移植修复拇指，其他手指作腹壁皮下埋藏（图 4-6）。

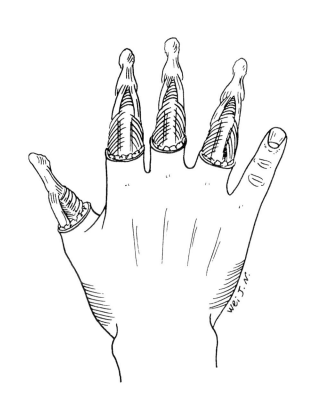

（1）拇指与多个手指的皮肤套状撕脱伤

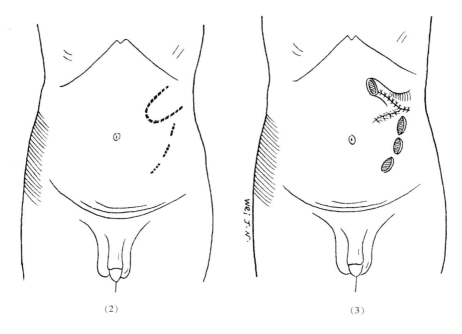

（2）

（3）

（2）、（3）根据拇指与其他手指皮肤缺损的长度、周径和位置关系，设计腹部皮管和埋藏皮瓣的切口

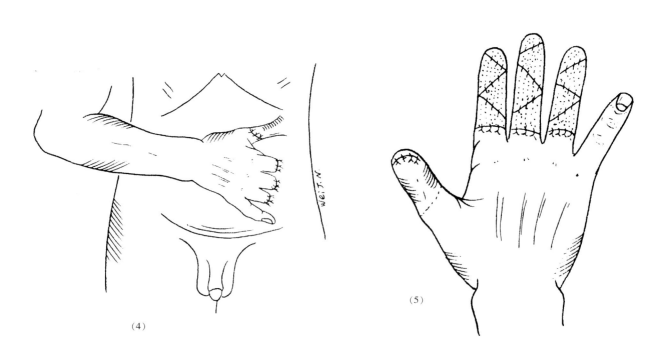

（4）

（5）

（4）将皮肤撕脱的拇指插入腹部皮管内，其他手指插入腹壁切口内并作缝合；（5）术后6周皮管断蒂，其他手指创面作游离植皮

图 4-6　腹部皮管移植和腹部袋状皮瓣术修复拇指和其他多个手指的皮肤套状撕脱伤

第二节　手背和手掌的皮肤撕脱伤

　　手部的皮肤撕脱伤是一种常见损伤，可多于碾压和摩擦伤所致，在面对其治疗时各有其特点。

　　在决定手背撕脱伤造成皮肤缺损的创面采用游离皮片移植或皮瓣移植修复时，除考虑创面的基底是否保存有生机的软组织基床外，还应根据其深部组织，如肌腱、骨与关节等组织将来的功能恢复来决定。手背皮肤薄而柔软、富于弹性，其皮下组织有一层疏松的蜂窝组织，使手背皮肤具有较大的滑动性，以利在握拳时背侧皮肤不致过紧。手背皮肤缺损的创面，虽然有时勉强可用游离植皮修复，并能达到一期愈合。但会造成严重的肌腱粘连，不但影响手部功能的早期恢复，而且给二期的肌腱松解手术造成很大困难。此外，如果将来还准备在植皮下面修复肌腱和骨关节等深部组织，应多考虑早期应用皮瓣移植修复创面（具体治疗方法请参照第三节"手背及前臂皮肤缺损"）。

　　手掌皮肤撕脱伤，多从手掌近侧向远侧逆行撕脱，外露掌腱膜，此逆行撕脱的皮肤血液循环很差，如将撕脱的皮肤缝回原处，将会造成皮肤坏死。因此，在这种损伤中，应将手掌部逆行撕脱的皮肤远端血循环不良部分彻底切除。在清创的同时，将外露的掌腱膜切除，创造接受游离植皮良好的软组织基床，如有小面积的神经或屈肌膜裸露，可松动周围的软组织，缝合覆盖外露的深部组织。剩余创面用中厚断层皮片或全层皮片游离移植覆盖。如有大面积深部组织裸露，不能接受游离植皮，可施行皮瓣移植修复，移植皮瓣的种类和方法，与手背皮肤撕脱伤相同（图4-7）。

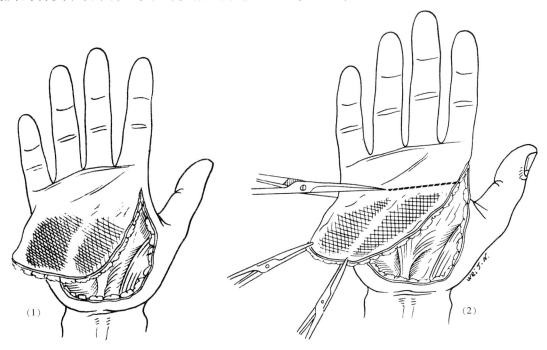

(1)手掌逆行皮肤撕脱伤;(2)根据撕裂皮肤的血液循环情况,切除无生机的皮肤

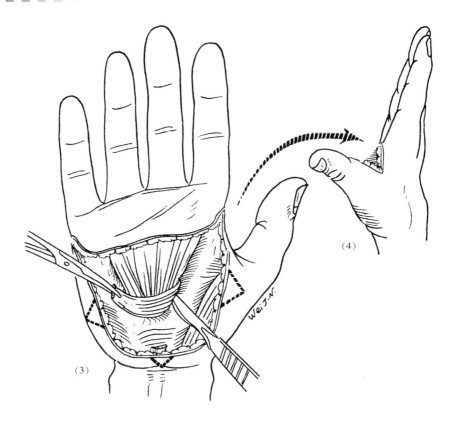

(3)

(4)

(3)、(4)切除掌腱膜,创造良好的游离植皮软组织基床,避免植皮后掌腱膜继发挛缩,同时将创缘修整
成锯齿状,并切开虎口指蹼、防止植皮后瘢痕挛缩

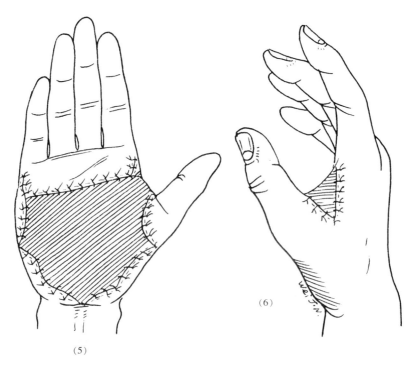

(5)

(6)

(5)、(6)手掌及虎口指蹼创面用厚断层皮片移植,留置长线,植皮后用压力敷料打包包扎,并用石膏托制动

图 4-7 手掌皮肤撕脱伤用游离植皮修复

第三节 全手皮肤脱套伤

全手皮肤套状撕脱伤是手部最严重的创伤之一，多见于造纸机、染布机和压胶机损伤，手部被卷入两个有一定间隙的滚轴间。患者猛力将手抽出时致伤。全手皮肤套状撕脱伤虽然大多数情况下不伴有骨关节和肌肉、肌腱的损伤，但却不能将原来撕脱的皮肤缝回原处，即使创面采用游离植皮修复，也很难全部成活。皮肤一旦发生坏死，将会造成严重的感染，甚至导致截肢。对此种损伤的治疗，采用腹壁埋藏 (袋状皮瓣)，则是较安全、并有一定疗效的方法。其目的是将伤手埋于腹壁皮下，待数周后伤手表面粘附有血液供应的纤维组织后，再从腹壁取出伤手，施行游离植皮术，术后手部虽有明显的畸形和功能障碍，但较截肢和装配假肢的功能好，并易为患者所接受。

全手皮肤套状撕脱常合并有骨关节损伤。其修复较单纯全手皮肤套状撕脱伤更为困难。由于严重的骨折和广泛的软组织损伤，往往只能考虑保留一定长度的拇指和手指，保存患手有一定的夹物功能。如骨折不严重，并有多量的、有血供的软组织相连，骨折应施行牢固的内固定。

【全手皮肤套状撕脱伤袋状皮瓣术的手术操作要点】

1、手部撕脱的皮肤及一切损伤组织必须彻底清创，创面充分止血。在合并严重骨折的情况下，清创时对那些没有软组织附着的碎骨片必须彻底清除。清创和止血不彻底，一旦发生感染，已作腹壁埋藏的伤手很难引流脓液。

2、根据手指远端的血液循环情况决定手指保留的长度,如手指远端完整,并有良好的血液循环,应设法保留手指的全长。在做腹壁埋藏时,可将有血液供应的手指远端从腹壁的适当位置开孔穿出,并作环形缝合伤口。如手指远端已无血液循环,则只保留近端一节至一节半。过长的手指,其远端的血液循环不易重建,游离植皮也不易成活,同时过长的手指由于术后指关节僵硬,反而影响手指与拇指的相捏或相夹的功能。此时需将全手埋藏于腹壁皮下。

3、如伤手需完全埋藏于腹壁皮下时，需注意将伤指分开，以避免伤手在腹壁皮下呈握拳状或并指状，影响伤手从腹壁取出时施行分指植皮手术，并影响伤手的外形和功能。为此，在设计腹壁埋藏伤手时，根据患者伤手手指的位置和方向，术者可用手指或大血管钳分别作皮下隧道，以便于脱套的手指插入其间并维持其位置。

4、如伤手合并有肌腱或骨关节损伤，可同时施行修复，然后将伤手埋入腹壁皮下。

5、缝合伤手插入腹壁和手指穿出腹壁的伤口后缘时，需注意皮肤边缘的对合，否则创缘在伤口拆线后将会裂开。

6、术后伤口放置橡皮引流条，肢体用粘膏条带粘贴固定，2 周后伤口拆线。术后 6 周待伤手表面粘附有血液循环良好的纤维组织后，可施行将伤手从腹壁取出术。

7、如患者较消瘦，腹壁皮肤较薄，可将腹壁皮肤保留于手的背侧，手的掌侧创面及腹壁创面用中厚断层皮片移植修复。如患者较肥胖，腹壁皮肤很厚，伤手自腹壁取出后。全手采用中厚断层皮片移植修复其创面，尽可能同时作分指术(图 4-8)。

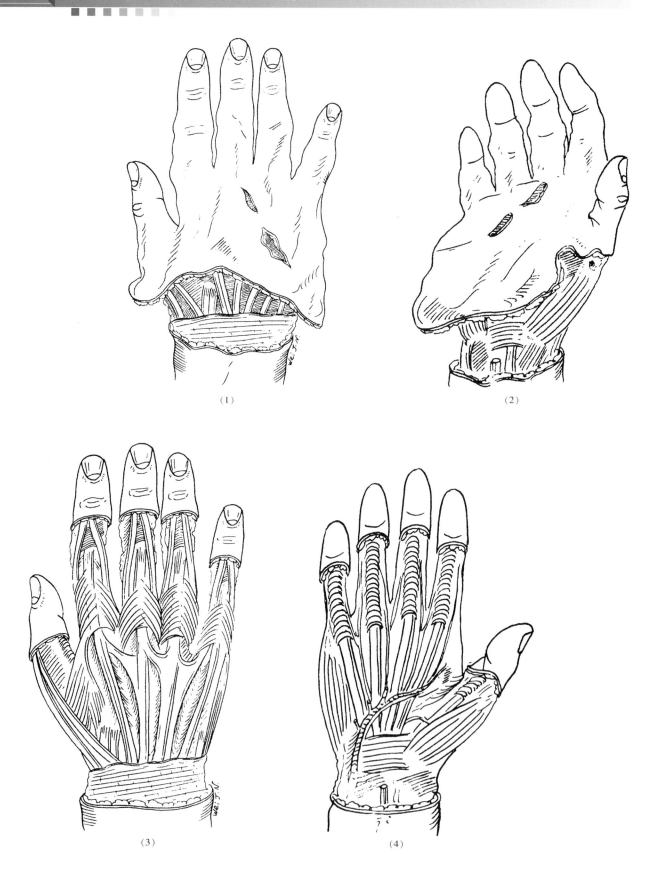

(1)

(2)

(3)

(4)

（1）、（2）手部皮肤套状撕脱伤；（3）、（4）清创后如手指远端仍保留完整并具有良好的血液循环

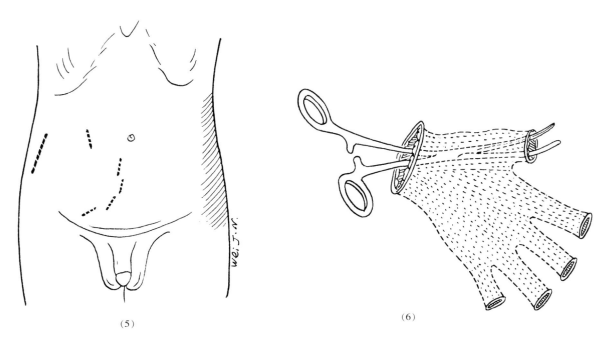

(5)   (6)

（5）根据伤手的皮肤缺损情况，于腹部设计袋状皮瓣的入口和各手指的出口；

（6）用大血管钳分离袋状皮瓣和各手指的皮下隧道

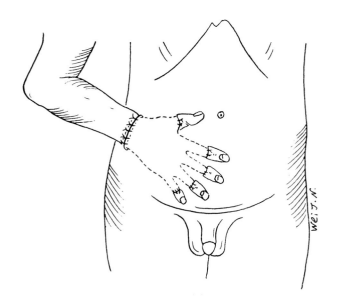

（7）将伤手插入腹部袋状皮瓣内，有血液供应的完整
手指远端自腹部切口穿出，缝合各伤口

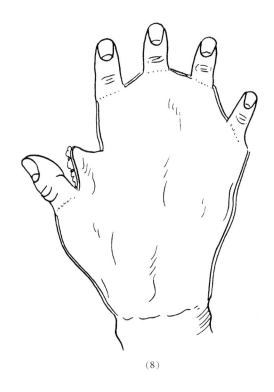

(8)

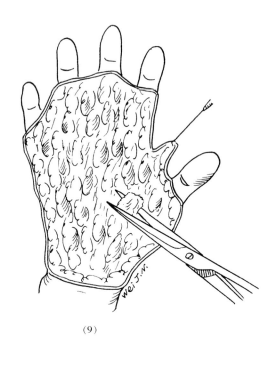

(9)

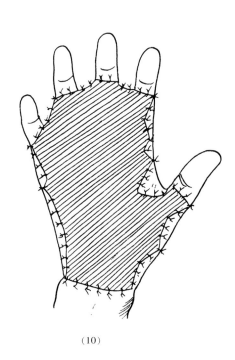

(10)

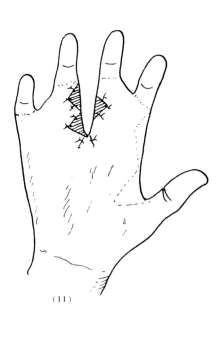

(11)

　　(8)、(9)术后 6 周将伤手自腹壁袋状皮瓣内取出,如腹壁皮肤较薄,尽可能将腹壁皮肤保留在手的背侧,掌侧粘附的组织适当修平并彻底止血;(10)手掌及腹部创面用中厚断层皮片移植修复;(11)2~3 个月后于中指和环指之间作分指植皮

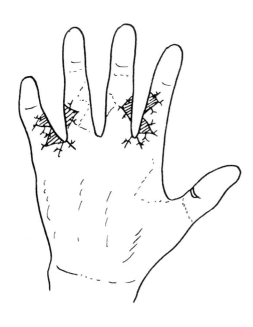

(12) 再过 2~3 个月，分别于示指和中指
之间，环指和小指之间作分指植皮

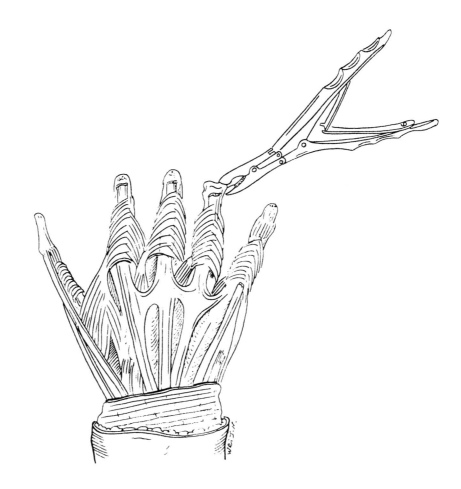

(13) 如手部皮肤套状撕脱伤清创后手指远端无血液循环，
则只保留近端一节或一节半手指的长度

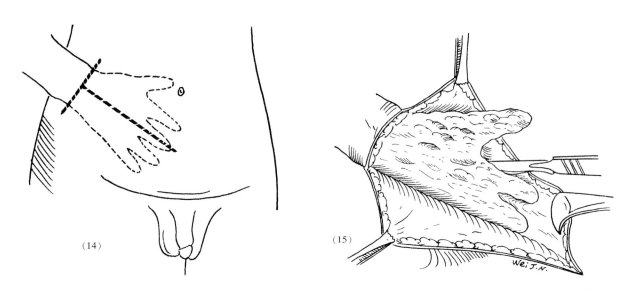

（14）　　　　　　　　　　（15）

（14）、（15）伤手经腹部袋状皮瓣埋藏 6 周后，于腹壁作 T 形切口将伤手取出，术中注意尽可能保留
较多的、粘附于手的组织，以便取出后接受游离植皮

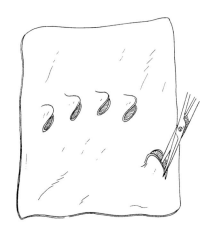

（16）于大腿部用鼓式取皮机或电动
取皮机切取中厚断层皮片，并在相应
的部位剪出手指穿出的裂口

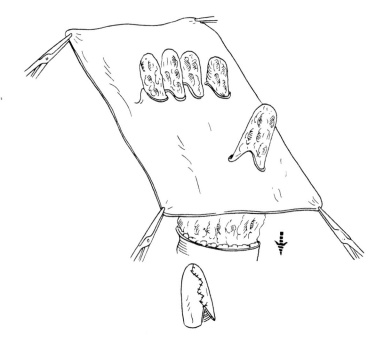

（17）将整块中厚断层皮片移植于伤手创面，手指部
分从皮片的裂口穿出

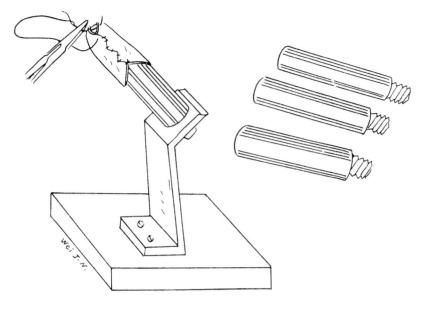

（18）选用与手指粗细相仿的模具，并在模具上缝制指部皮套

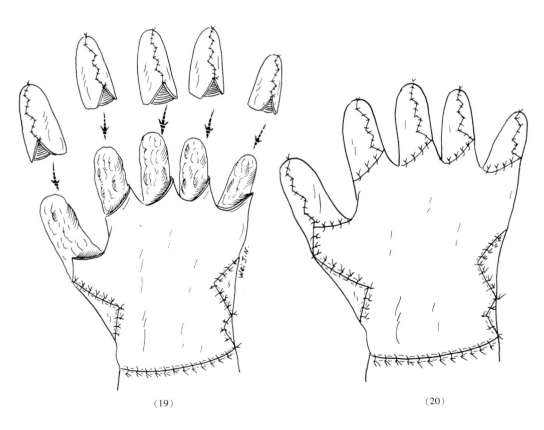

(19) (20)

(19)缝合手部皮片,并将制作好的指皮套套入各手指的残端;(20)缝合指部皮套与手掌手
背植皮皮片的接合部,术后加压包扎,并应用石膏托制动

图 4-8 腹部袋状皮瓣治疗全手皮肤套状撕脱伤

第四节　肢体大面积皮肤撕脱伤

一、原　因

肢体大面积皮肤撕脱伤多见于车祸和机器的意外事故损伤。在车祸中，常因患者被撞倒时，肢体被压于车轮下，在机动车急刹车的瞬间，被压的肢体随车轮向前推移辗挫、或在车轮倒退时被向后辗挫，致成肢体大面积的皮肤撕脱伤。上肢大面积皮肤撕脱伤则多由于上肢被卷入大型机器的传送带、滚轴或搅拌器内，肢体皮肤除被机器辗挫、撕裂外，也常由于伤员猛力将肢体从机器内抽出时造成大面积皮肤撕脱伤。

二、病理生理与损伤范围的判断

肢体的皮下组织比较疏松，并有一定的移动性。因此，当肢体皮肤受到强烈的辗挫和撕裂时，容易发生皮肤撕脱损伤。肢体皮肤撕脱损伤波及的范围和程度，与致伤物、致伤机制、与致伤物接触的面积大小、暴力大小等因素有关。其表现的形式也各有不同，有的表现为单纯的皮肤撕脱，有的表现为肢体皮肤连同其下的皮下组织呈套状沿肢体的长轴顺行或逆行被撕脱。有的则表现为肢体皮肤上只有散在的挫裂伤伤口或淤血斑，肢体表面苍白、冰冷、松软和感觉丧失，但皮下组织与深筋膜间发生广泛的潜行剥离。有的除皮肤撕脱伤外尚合并有深部组织，如肌肉、神经、血管与骨关节的损伤或合并有其他重要器官，如颅脑、胸、腹等部位的损伤（图 4-9）。

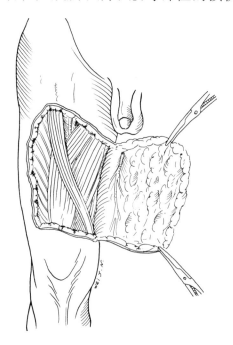

（1）单纯的皮肤撕脱伤

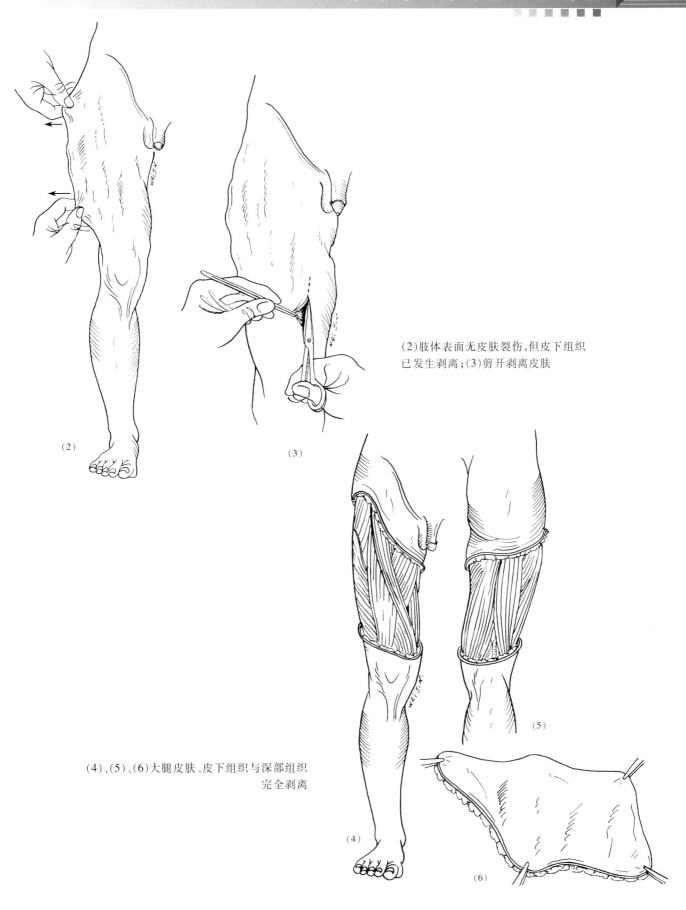

(2)肢体表面无皮肤裂伤,但皮下组织已发生剥离;(3)剪开剥离皮肤

(2)

(3)

(4)、(5)、(6)大腿皮肤、皮下组织与深部组织完全剥离

(4)

(5)

(6)

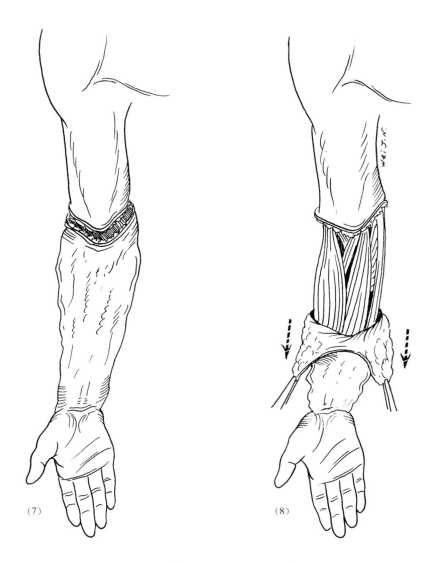

(7)

(8)

(7)、(8)肘部有挫裂伤伤口,实际上前臂皮肤呈套状撕脱

图 4-9 常见的肢体大面积皮肤撕脱伤

三、治 疗

肢体大面积皮肤撕脱伤的治疗,关键问题是对撕脱皮肤血液循环的判断和肢体创面的皮肤覆盖。在一些顺行性皮肤撕脱伤中,撕脱皮肤远端供血不足,苍白无血,在决定这部分皮肤的去留多无困难。但对于一些逆行撕脱的皮肤,撕脱皮肤的远端既存在动脉的供血不足,也还存在静脉回流受阻。在检查时,由于逆行撕脱皮肤内的静脉回流受阻、血液淤滞,在按压时,皮肤由苍白变为紫红色,容易错误地认为这部分皮肤的血液循环良好,清创后,只将肢体上的皮肤裂口作简单缝合,术后将不可避免地导致广泛的皮肤坏死 (图 4-10)。这些撕脱的皮肤在大多数情况下可以被用来修整成断层皮片的形式,重新植回于原创面上。而皮肤坏死后,将丧失这种修复方式的机会,不仅给二期修

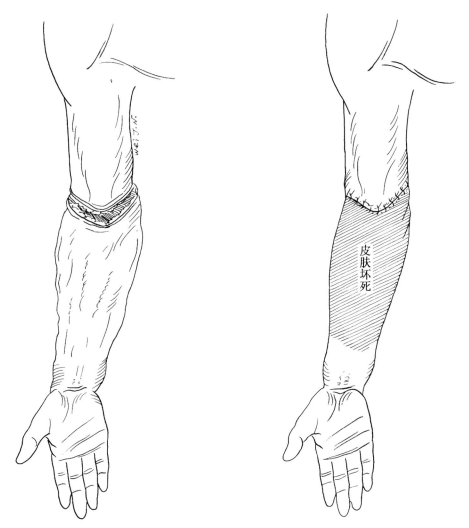

图 4-10　前臂皮肤套状撕脱伤,如对其创伤病理了解及检查不够,
错误地作皮肤裂伤伤口单纯缝合,将导致大面积皮肤坏死

复和供皮来源造成困难,同时也给伤员带来更多的痛苦。

　　肢体大面积皮肤撕脱伤的治疗,强调清创必须彻底。如清创不彻底,一旦发生严重感染,植皮区下积脓,将出现植皮片大面积坏死,影响肢体的功能恢复。清创前,术者需戴灭菌手套,用灭菌软毛刷和肥皂水洗刷伤肢,将伤肢及撕脱皮肤上粘附的泥沙、机油、草叶、铁屑或木屑等污垢及部分致病菌清除干净。机油和沥青的污染不易刷净,可用汽油等溶剂刷洗。如有条件,最好洗刷 3 遍,更换两次手套和 3 把刷子。然后用大量自来水和灭菌生理食盐水冲洗伤肢,用消毒巾将伤肢擦干后进行皮肤常规消毒和铺单。

　　清创时,应根据撕脱皮肤的血液供应情况将其大部或全部切下,如果波及的关节或有深部组织裸露的区域,处于撕脱皮肤的蒂部,有着良好的血液供应,此部分皮肤在彻底清创的基础上可适当保留,用以覆盖关节及裸露的深部组织,以减少术后对肢体功能的影响。撕脱皮肤深部破碎的脂肪组织、破碎的筋膜和捻挫失去活力的肌肉,应作彻底切除。清创后创面可用灭菌生理盐水、3%过氧化氢溶液和碘状溶液分别洗涤 1~2 遍，彻底止血。被剪切下来的撕脱皮肤，若本身没有捻挫和失去活力，经适当清洗后，可用鼓式取皮机将其切削成中厚断层皮片，皮片经过上述灭菌溶液洗涤后，即可将其以游离植皮的形式，重新植回肢体的创面上。在缝合皮片时，应避免皮片与皮片缝合处呈线状垂直跨越关节的伸侧或屈侧，否则皮片成活后，此处形成线状瘢痕挛缩，影响关节活动。如果撕脱皮肤部分因失去活力被切除，或在切削成断层皮片时部分被损毁，造成植皮皮片不足覆盖原创面。在此种情况下，可根据缺皮创面的大小，从其他供皮区上切取等量皮片，游离移植于剩余的创面上。如果肢体皮肤呈环形撕脱，则不易留置长线作加压打包，否则仍应留置长线在植皮后作加压打包之用，以提高植皮的成活率。最后植皮皮片上用一层凡士林纱布及多层纱布覆盖，并适当加压包扎，再用棉垫包扎肢体和应用石膏托制动(图 4-11)。

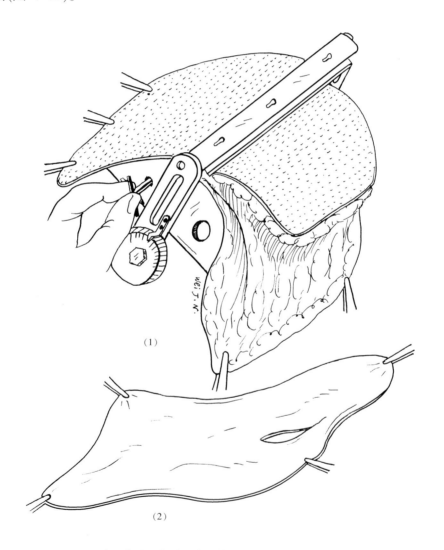

(1)

(2)

(1)、(2)将无捻挫的撕脱皮肤用鼓式取皮机切削成中厚断层皮片

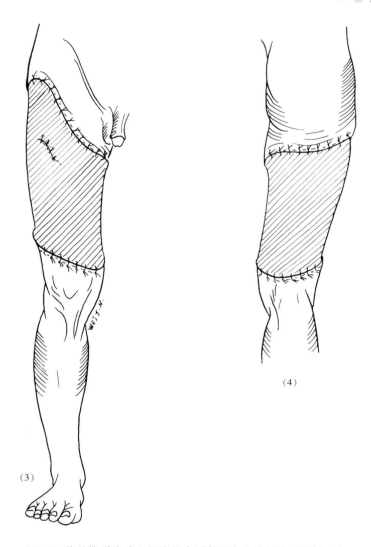

（3）、（4）将从撕脱皮肤上切取的中厚断层皮片重新植回原创面上

图 4-11 撕脱皮肤反取皮植皮术

如果肢体大面积皮肤撕脱伤合并有深部组织，如肌肉、神经等损伤，可同时修复。如有骨折，可于肌间隙中分离进入，显露骨折处，进行骨折牢固的内固定（钢板螺丝钉或髓内钉）。如肢体大面积皮肤撕脱伤，清创后某些部位有深部组织裸露，如腕部的肌腱、血管和神经，不能接受游离植皮或植皮后将会引起严重的肌腱粘连影响手部功能恢复者，则应采用游离植皮和皮瓣移植相结合的方式覆盖创面，在上臂和前臂肌腹处采用游离植皮，腕部创面采用皮瓣移植。如损伤波及足部，只要足跟部皮肤与周围仍有相连的部分，多能存活，应设法保留、不应随便切除。否则在足跟上进行游离植皮，皮片不易成活，或成活后在晚期将由于负重步行容易破溃，形成溃疡经久不愈，并可引起严重的足跟疼痛。

术后应注意肢体远端的血液循环，使用广谱抗生素预防感染。术后两周拆线，待皮片成活后应尽早进行伤肢的功能锻炼，并辅助物理治疗，伤肢的功能才可获得满意的恢复。

CHAPTER **5**

第 **5** 章

其他常见开放性损伤

■ 第一节　腕部切割伤

腕部切割伤常由于玻璃、刀片、镰刀、瓷器碎片等利刃致伤，但以玻璃切割伤最为常见。

在腕部切割伤中，应根据伤口的位置、范围、深浅程度、局部解剖知识和精确的临床检查，其中包括手部姿势改变以及运动和感觉障碍等方面，才能准确地判断损伤了哪些组织，并为治疗提供依据。腕部切割伤中组织损伤的判断，已于第 1 章第二节作了叙述。

腕部掌侧的解剖结构主要有桡动脉、尺动脉、正中神经、尺神经和屈侧的 12 条肌腱。位于腕中央皮下并与鱼际皮纹相延续的是掌长肌腱，位于其桡侧前臂筋膜深层的是桡侧腕屈肌腱，位于掌长肌腱尺侧前臂筋膜深层的是 4 条指浅屈肌腱，指浅屈肌腱尺侧为尺侧腕屈肌腱，指浅屈肌腱的深层为 4 条指深屈肌腱。尺神经和尺动脉位于指浅屈肌腱与尺侧腕屈肌腱之间，正中神经位于指浅屈肌腱与桡侧腕屈肌腱之间，桡侧腕屈肌腱的桡侧为拇长屈肌腱与桡动脉 (图 5-1)。

从上述腕部的解剖结构来看，腕部的切割伤，如发生指浅、深肌腱断裂，多合并有正中神经断裂。如发生指浅、深屈肌腱，尺侧腕屈肌腱断裂，多合并有正中神经、尺神经和尺动脉断裂。但在刀尖或玻璃碎片刺伤的情况下，可以表现为伤口

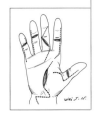

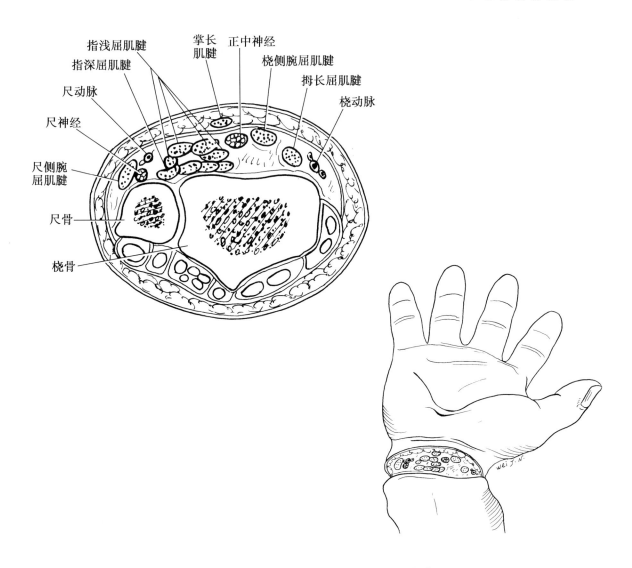

指浅屈肌腱
指深屈肌腱
尺动脉
尺神经
尺侧腕
屈肌腱
尺骨
桡骨

掌长
肌腱
正中神经
桡侧腕屈肌腱
拇长屈肌腱
桡动脉

图 5-1　腕部掌侧解剖结构及腕部切割伤

很小，而造成正中神经或尺神经单独损伤的情况。早期修复损伤的神经和肌腱，可使伤手的功能获得早日恢复，且可获得更好的功能。当指浅、深屈肌腱在同一水平损伤时，可以分别将远端的指深屈肌腱与近端的指浅屈肌腱或指深屈肌腱缝合，同时切除一段远端的指浅屈肌腱，这种修复方式可以减轻肌腱粘连的程度。对于合并有桡、尺动脉损伤的病例，如有条件，均应进行血管的吻合，以便使伤手恢复正常的供血。

在修复腕部断裂的神经、肌腱时，对缺乏临床经验的医生，最容易出现的错误是将断裂的神经错接到断裂的肌腱上。如错将断裂的正中神经近端缝接到指屈肌腱的远端上，则术后不但无屈指功能恢复，同时当手指伸直时由于近端正中神经受牵拉，会引起剧烈的疼痛。因此，在缝接断裂的肌腱和神经前，必须精确辨认它们，避免发生错接。可以通过神经和肌腱以下的不同特征来辨别：

1、神经外观色泽淡黄，表面光滑而无闪光，肌腱则呈白色，表面有亮光。

2、神经质软，断端截面上有多数神经束残端所形成的乳头状突出。肌腱断端截面为均匀成片的腱纤维组织。

3、神经外膜可见营养神经的血管及其分支，肌腱表面则无这种血管结构 (图 5-2)。

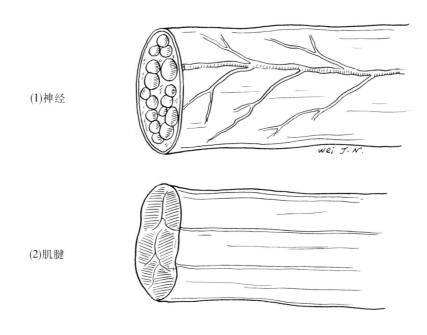

(1)神经

(2)肌腱

图 5-2 神经和肌腱的外观

■第二节 手部压砸损伤

手部压砸损伤是手部常见的、最严重的损伤之一，常由于手部被机器或硬件挤压，或被重物砸伤所致。在这类损伤中，多发掌骨或指骨骨折，且多为粉碎性，或有明显的骨折移位。皮肤表现广泛性捻挫、撕脱和缺损。深部软组织如肌肉、肌腱、神经和血管也常同时遭受严重的捻挫，或被压砸损毁。同时大范围的创面发生广泛性出血及血肿形成。虽然这类损伤的早期处理与一般手部开放性损伤的处理原则上相同，但在急诊手术中常会遇到许多困难，因为手术时需要同时对骨折及其他损伤的软组织作妥善的修复。而这类损伤的软组织大多因压砸严重失去活力，必须在清创时做彻底的切除。如果清创不彻底，过多地保留失去活力的组织，将会发生组织坏死、液化，导致感染，即使保留少量的、失去活力的组织，如筋膜和手的内在肌，也会引起明显的瘢痕形成和发生挛缩，严重地影响手的功能恢复。

严重的手部压砸伤,常需要截除一个到数个损伤严重又不能再植的手指,在决定手术时,只要条件允许,尽可能为伤手保留更多的功能和良好的外形,即使保留一个只有一节拇指和一节示指的手,就能保存手部一定的捏握和夹持功能。甚至只能保留掌骨的手,也能在晚期进行游离足趾移植或作第一指蹼间隙加深手术,使伤手恢复一定的功能。只有当全手严重地遭到挫灭而无法修复时,才考虑作前臂截肢术(图 5-3,4,5,6)。

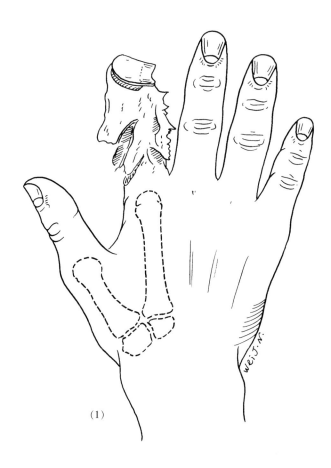

(1)

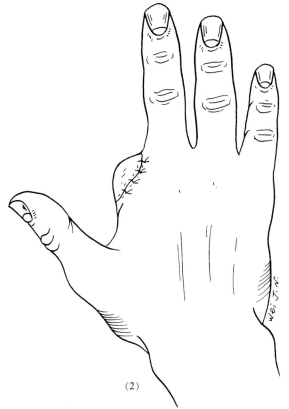

(2)

(1)、(2)如保留掌骨头,伤口缝合后局部膨隆,外形
不好,局部常有触痛

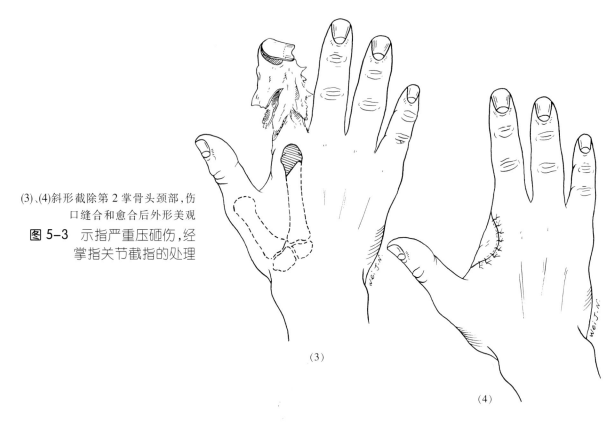

(3)、(4)斜形截除第 2 掌骨头颈部,伤
　　口缝合和愈合后外形美观

图 5-3 示指严重压砸伤,经
　　掌指关节截指的处理

(3)

(4)

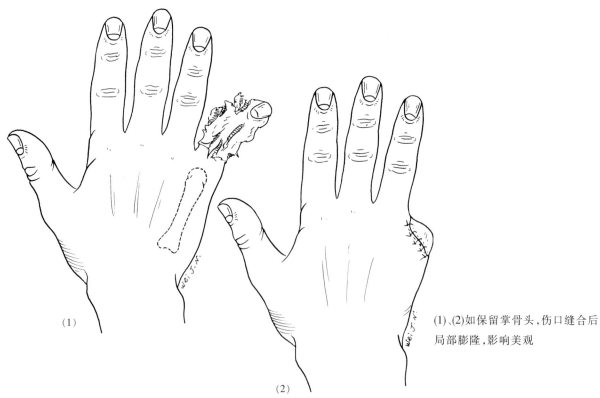

(1)

(2)

(1)、(2)如保留掌骨头,伤口缝合后
　　局部膨隆,影响美观

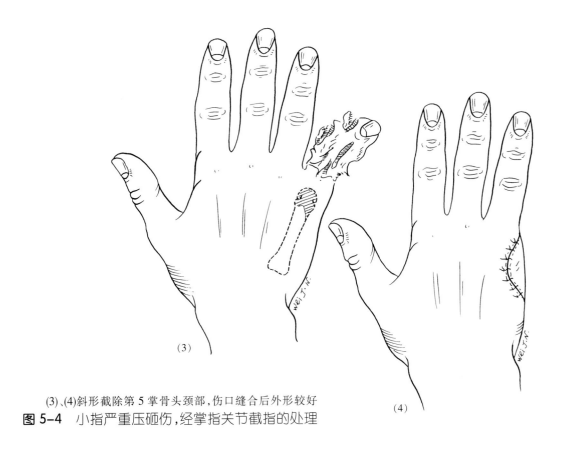

(3)、(4)斜形截除第 5 掌骨头颈部,伤口缝合后外形较好

图 5-4 小指严重压砸伤,经掌指关节截指的处理

(4)

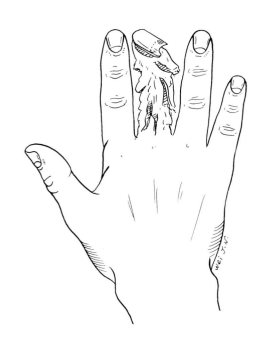

(1)中指严重压砸伤

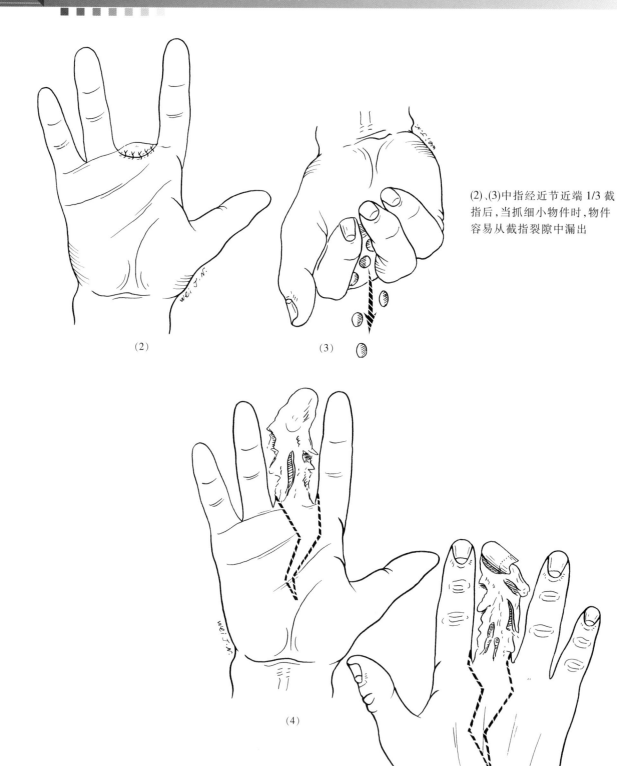

(2)

(3)

(2)、(3)中指经近节近端 1/3 截指后，当抓细小物件时，物件容易从截指裂隙中漏出

(4)

(5)

(4)、(5)经掌腕部截指的切口设计，手指于第 3 掌骨基底截除

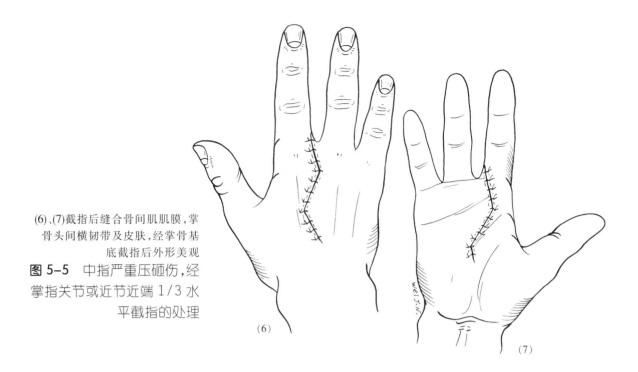

(6)、(7)截指后缝合骨间肌肌膜,掌
骨头间横韧带及皮肤,经掌骨基
底截指后外形美观

图 5-5   中指严重压砸伤,经
掌指关节或近节近端 1/3 水
平截指的处理

(6)

(7)

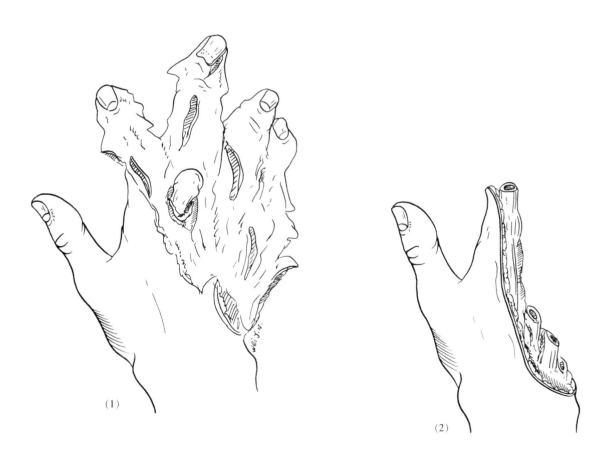

(1)

(2)

(1)手部示、中、环和小指经掌部严重压砸损毁;(2)清创后尽可能
保留示指一段指骨,以便重建与拇指相夹的功能

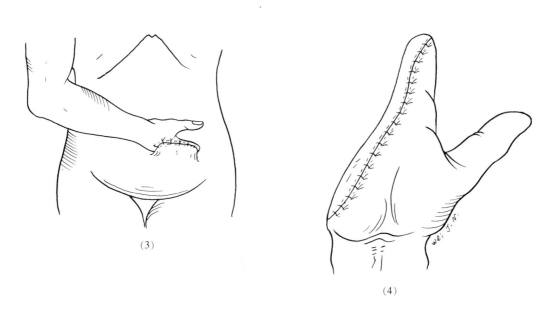

(3)

(4)

(3)示指残端及手掌尺侧的创面用腹部皮瓣修复;(4)断蒂后

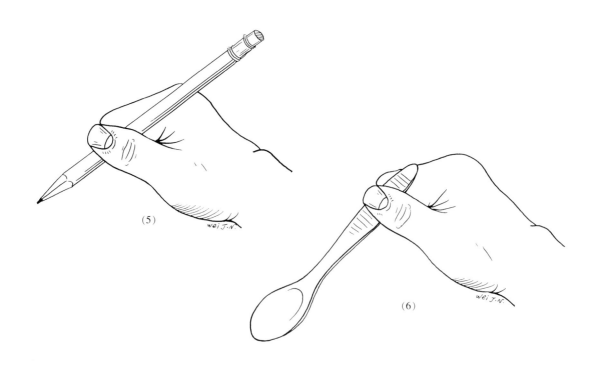

(5)

(6)

(5)、(6)伤手术后保存拇指与示指残端相夹的功能,可执笔写字和夹持食具

图 5-6　手部经掌部多个手指严重压砸伤的处理

CHAPTER 6

第 6 章

手 部 瘢 痕

瘢痕是身体组织修复过程中的必然产物，是机体组织遭受破坏后的一种保护性生物学反应。但瘢痕的发生也给人体带来很多问题。组织一经创伤、感染或手术后，由于瘢痕的生长，可发生肌腱粘连、关节僵直、皮肤瘢痕挛缩等一系列功能障碍。因此，在处理创伤、感染和一切手术的过程中，应采取有效措施以控制瘢痕的生长，使组织在愈合过程中瘢痕的形成减少到最小程度。而手部瘢痕对手功能的影响常较身体其他部位更为明显。

手部开放性创伤、烧伤、化脓性感染、不正确的手术切口和粗暴的手术操作等，均可造成影响手功能的瘢痕形成。特殊的体质也会使瘢痕组织过度生长，目前尚没有理想的解决办法。一期或尽早闭合伤口、消灭深部死腔、防止血肿形成、及早预防感染、正确的手术切口和无创手术操作是预防和减少瘢痕的有效措施。

按对手功能的影响，可将瘢痕分为两大类：无功能障碍的瘢痕和有功能障碍的瘢痕。后者包括不稳定性瘢痕、疼痛性瘢痕、增生性瘢痕或瘢痕疙瘩以及挛缩性瘢痕。由于存在的范围、深度、部位不同，瘢痕可对深部的神经和血管、肌肉和肌腱、关节和关节囊产生不同程度的影响。

凡是有功能障碍的瘢痕，包括不稳定性瘢痕、疼痛性瘢痕、增生性瘢痕或瘢痕疙瘩以及挛缩性瘢痕等均适用于手术治疗。有时瘢痕本身没有功能障碍，但需通过瘢痕作深部组

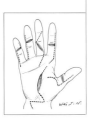

织手术，如神经、肌腱、骨和关节等修复手术时，也需先将瘢痕切除，更换良好的皮肤，再进行深部修复手术。此外，由于外观的需要，对手部瘢痕进行手术也是常见的。

一、Z 字成形术

Z 字成形术又称对偶三角皮瓣，由 Fricke（1829）首先使用。Bergor（1904）用于腋部瘢痕松解，Morstin（1914）用于手的瘢痕松解。Z 字成形术是以瘢痕挛缩线为轴线，在轴线两端各形成与轴线呈 30°~60°角的两个三角形皮瓣。瘢痕松解后通过三角形皮瓣的位置更换，既延长了挛缩线，又使原来的跨越关节或指蹼的挛缩线改变了方向。

【适应证】

该方法适用于松解线状的皮肤挛缩，周围组织质地好，有足够的活动性且不会因操作而出现坏死。Z 字成形术不可用于松解片状瘢痕，不可试图用于关闭棱形皮肤缺损，也不可用于伤口的一期闭合，除非伤口类似正常的手术切口。手术的最好时机应在瘢痕成熟以后，否则容易导致三角瓣血循环障碍。

【手术步骤】

1、以瘢痕挛缩线为轴，切开挛缩线或是直接切除线状瘢痕。

2、于轴线的两侧以适当的角度形成三角皮瓣，角度的大小决定于轴线需延长的距离。在附加切口长度相等的情况下，三角瓣的角度为 30°时，挛缩线可延长 25%，45°时延长 50%，60°时延长 75%。三角瓣小于 30°时，容易引起皮瓣的顶点坏死，且延长的长度小；三角瓣大于 60°时，不易交叉换位；因此，45°~60°为最佳角度（图 6-1）。

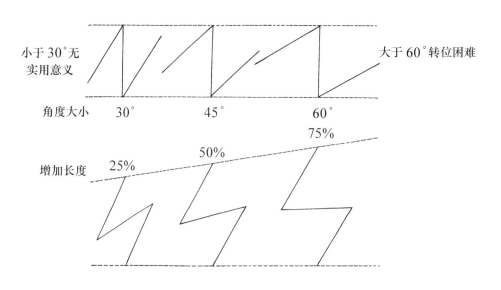

图 6-1　不同角度的 Z 字成形术与增加长度的
比例关系示意图

3、掀起三角瓣，切除挛缩的瘢痕线后相互换位缝合。缝合三角形的尖端时应先从一侧皮瓣进针，然后穿过三角瓣的皮下，再从另一侧皮瓣出针（图 6-2）。

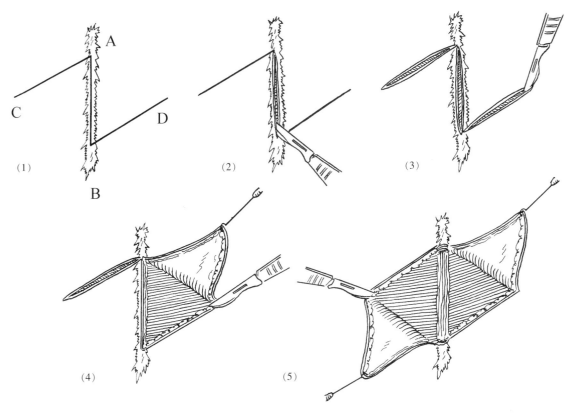

(1)~(5)以瘢痕挛缩线 AB 为轴，设计两个三角形皮瓣 CAB 和 DBA

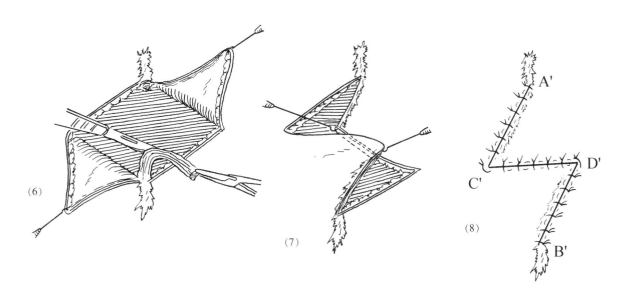

(6)切除线状瘢痕;(7)、(8)两个三角形皮瓣交叉换位后 A'B'=CD,C'D'=AB,
原挛缩线得以延长

图 6-2　线状瘢痕 Z 字成形术原理示意图

当瘢痕挛缩线过长，应用一个 Z 字松解不能达到松解的目的时，可用多个 Z 字成形术（图 6-3）。当瘢痕线位于易摩擦的部位时，为改善瘢痕线的位置，可采用两个角度和长度不等的三角瓣把瘢痕线转移到不易摩擦的位置。

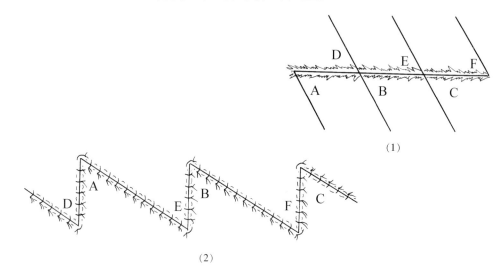

（1）以瘢痕挛缩线为长轴设计多个 Z 形切口；（2）皮瓣形成后，各组三角瓣互换（A 与 D，B 与 E，C 与 F）以延长原挛缩线

图 6-3　多 Z 字成形术原理示意图

Z 字成形术可用于腋部、肘前、腕部、虎口区和其余指蹼以及手指的线性瘢痕挛缩的松解。虎口区 Z 成形时常设计顶为 90°~120° 的两个三角形皮瓣，然后将每个三角形皮瓣一分为二，形成 4 个三角形皮瓣，4 个皮瓣顶角相同，切开皮瓣后相互交叉后缝合。在该手术的同时常需切断拇内收肌止点以充分松解虎口（图 6-4，5，6，7）。

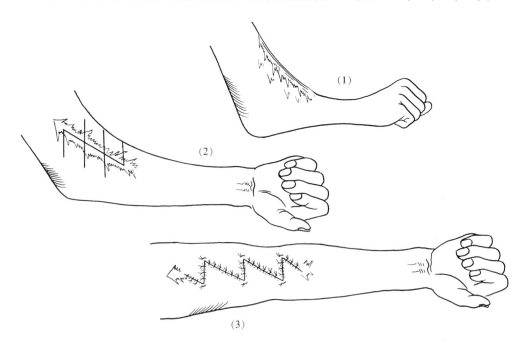

图 6-4　肘前线状瘢痕可用多 Z 字成形术松解

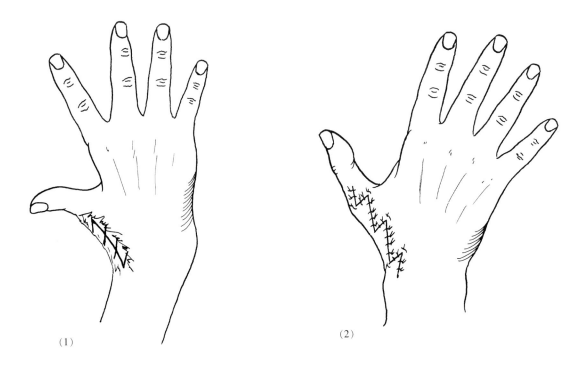

(1)　　　　　　　　　　　　(2)

图 6-5　腕部线状瘢痕，用多 Z 字成形术修复

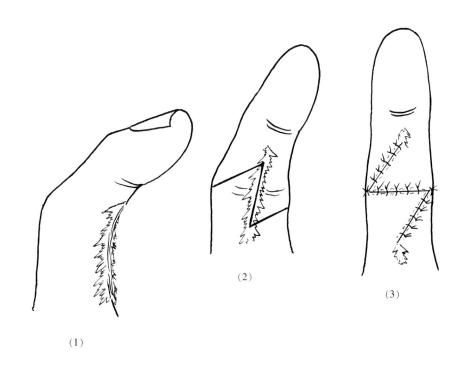

(2)　　　　　(3)

(1)

图 6-6　指部线状瘢痕 Z 字成形术

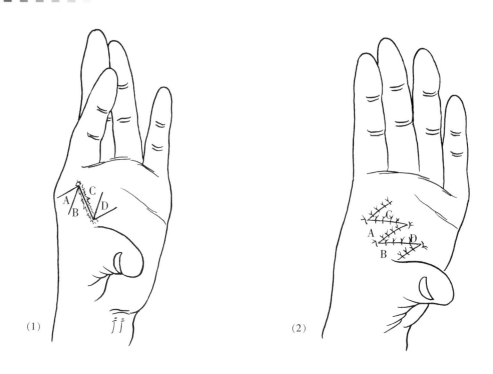

(1)切口设计;(2)皮瓣换位后缝合以松解虎口挛缩

图 6-7 用附加切口的 Z 字成形术修复虎口线状瘢痕

二、游离植皮术

与普通游离植皮相似,游离植皮适用于瘢痕切除或松解后创面皮下组织存在,深部组织未外露的情况。在手部,尤其是手指掌侧,片状瘢痕切除后如深部组织未外露,则直接游离植皮。对于较大的线状瘢痕,如果导致关节挛缩,在 Z 字成形术松解瘢痕并松解深部组织挛缩后如果有皮肤缺损,可在 Z 字成形术后对皮缺损处游离植皮(图 6-8)。

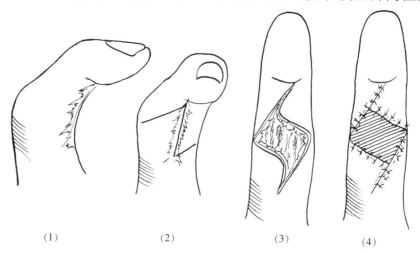

(1)~(3)松解瘢痕后无深部组织外露;(4)游离皮片覆盖缺损

图 6-8 指部瘢痕松解游离植皮术

三、手指瘢痕松解邻指皮瓣移植术

对于单个手指瘢痕切除后有深部组织外露的情况，可采用邻指皮瓣或交臂皮瓣覆盖缺损（图 6-9）。对于多个手指严重的缺损可采用腹部皮瓣或皮管覆盖（参见第 12 章相关内容）。

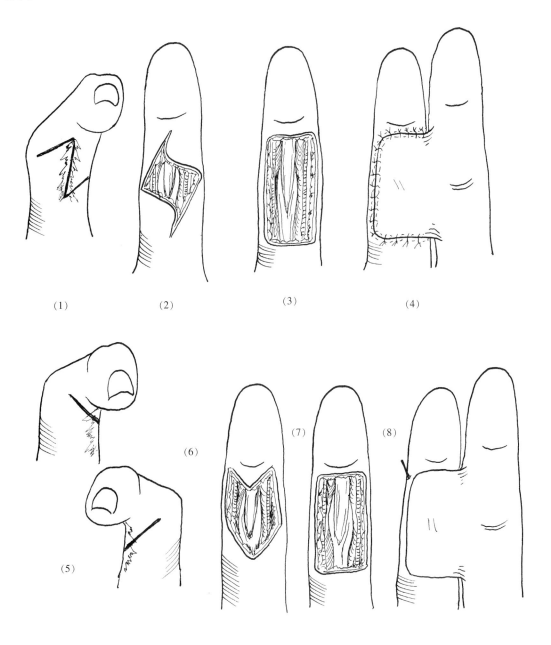

(1)　　　　　(2)　　　　　(3)　　　　　(4)

(5)　(6)　(7)　(8)

指部瘢痕松解后如有深部组织外露可采用邻指皮瓣或交臂皮瓣覆盖

图 6-9　指部瘢痕松解邻指皮瓣移植术

四、手部瘢痕腹部皮瓣互换术

手背和手掌部的瘢痕很多情况下都可采用瘢痕切除后游离植皮的方法完成皮肤的覆盖。如伴有肌腱粘连或缺损，骨、关节损伤、关节囊挛缩等，则需采用皮瓣覆盖瘢痕切除后的皮肤缺损区。第 3 章第三节介绍的所有皮瓣以及其他一些游离皮瓣均可适用于这种情况。本章仅介绍腹部皮瓣互换术。腹部皮瓣互换术是将手部瘢痕切除时形成一瘢痕瓣，在腹部形成皮瓣后两个皮瓣的蒂部均位于创面的同一侧，供区用瘢痕瓣覆盖，受区用新形成的皮瓣覆盖。以手背瘢痕为例。

【适应证】

腹部瘢痕皮瓣互换术适用于患者全身已有较多瘢痕，缺少供皮区；或不愿再取皮植皮的情况。

【手术步骤】

1、以手背的一侧为蒂（通常是尺侧）切取瘢痕皮瓣，皮瓣应明显大于瘢痕的范围。

2、将手背瘢痕皮瓣掀起，注意应尽可能保留更多的皮下组织或瘢痕组织于皮瓣上，以尽可能多保留皮瓣的血循环。

3、如果存在肌腱粘连或关节囊和侧副韧带挛缩的情况，可直视下彻底松解关节囊和粘连的肌腱。

4、于同侧下腹部根据手部创面的大小切取皮瓣，皮瓣应较缺损稍大。

5、将皮瓣掀起并适当修薄，注意不应过于修薄皮瓣，尤其是在需要再次肌腱松解或移植等情况下，如果皮瓣过薄，皮下组织少瘢痕多，可使肌腱粘连加重。

6、将腹部供区创面拉紧，尽可能缩小。

7、对两皮瓣彻底止血后，先将手背的瘢痕皮瓣缝于腹部皮瓣的供皮区，再缝合手背的腹部皮瓣。

8、术后需用胶带和腹带固定，固定时需兼顾两个皮瓣蒂部，以免影响皮瓣的血供。

【术后处理】

术后 2~3 天拔除引流条，术后 2 周拆线。特别注意的是观察固定的位置和皮瓣的血循环，对不适当的位置及时调整。术后如果出现瘢痕皮瓣坏死的情况，应视情况及时处理。对于小面积的皮瓣坏死，可通过换药待其愈合；坏死区域较大，应及早切除坏死皮瓣，再行游离植皮术（图 6-10）。

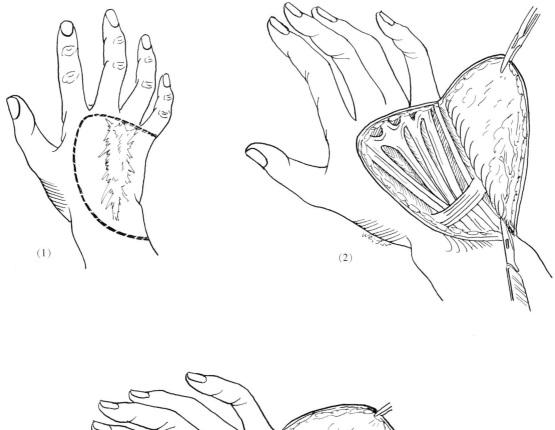

(1)

(2)

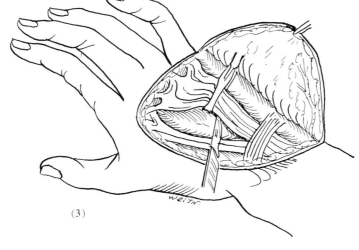

(3)

(1)手背皮肤瘢痕及瘢痕皮瓣的切口;(2)将手背瘢痕皮瓣掀起,尽可能保留更多的
皮下组织或瘢痕组织;(3)术中可直视下彻底松解粘连的肌腱

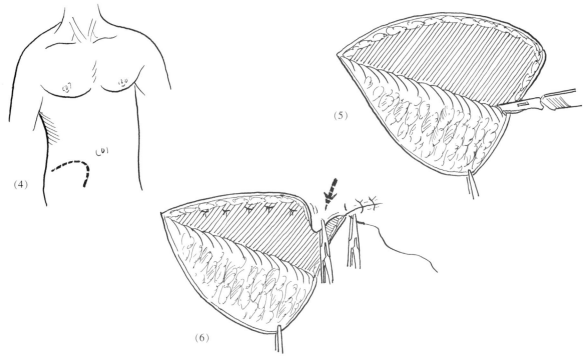

(5)

(4)

(6)

(4)于同侧下腹部根据手部创面大小、形状切取皮瓣;(5)将皮瓣掀起,适当修薄;
(6)尽可能将腹部皮瓣供皮创面缝缩,使创面缩小

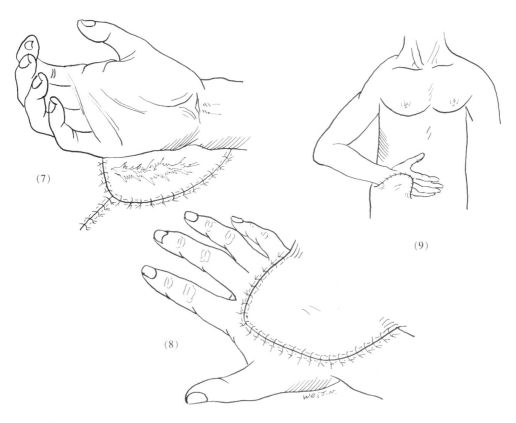

(7)

(8)

(9)

(7)将手背的瘢痕皮瓣缝于腹部皮瓣的供皮创面;(8)缝合手背的腹部皮瓣;(9)术后需用粘膏条带及腹带固
定患肢,注意照顾到两个皮瓣的血供

图 6-10 手背瘢痕腹部皮瓣互换术

五、皮肤扩张术治疗上肢瘢痕

皮肤软组织扩张器置入术（简称皮肤扩张术）是指将硅胶制成的组织扩张器（扩张器）经手术埋植于瘢痕区外围的皮下层内，并定期进行生理盐水注入，使其表面皮肤逐渐被牵伸扩张，提供"额外"的皮肤软组织用以修复邻近瘢痕切除后的皮肤缺损或产生一定的腔隙以适应植入骨或其他赝复体的需要。皮肤扩张术能提供组织色泽、质地、厚度相似的皮肤组织，既可修复皮肤组织缺损，又可同时修复深部组织损伤，还可达到美观的效果。

【适应证】

上肢皮肤瘢痕影响外观，瘢痕位于关节周围影响功能或瘢痕深部组织损伤需修复等可选用皮肤扩张术。不能合作或智力上有缺陷的病人，扩张部位作过放射治疗血循环不良，污染或有炎症等情况存在者则不宜应用。

【手术步骤】

手术分两期进行。第一期为埋植扩张器，切口愈合稳定后定期注入生理盐水；当皮肤扩张达到要求时进行第二期手术，即经原切口取出扩张器，切除瘢痕组织，利用扩张的皮肤形成局部推进或旋转皮瓣，修复缺损区。

1、皮肤扩张术修复手背瘢痕

（1）在瘢痕旁正常皮肤上行切口，一般位于日后将形成皮瓣的游离缘或原有瘢痕缘，可能时应与扩张囊的方向垂直以减少切口缝合后的张力。

（2）用大血管钳分离皮下组织形成腔隙，其范围应大于扩张囊的基底，在切口的另一侧或任何与扩张囊相距 4~6cm 的适宜部位作一小的腔隙以放置注水囊。

（3）根据需修复瘢痕切除后创面的大小的需要埋入 80~120ml 硅胶扩张器，将注水壶放入小腔隙内，可将注水壶与周围组织缝合一针制动。扩张囊植入时可排空或注入壶体积的 10%~20%的生理盐水。

（4）缝合切口。

（5）术后 2 周拆线，术后 3 周开始向注水壶内注入无菌生理盐水。注射的方法是先用手指触及注水壶并固定之，然后将 4½ 的皮试针头刺入注水壶，当针尖触及壶底时稍回缩后注入生理盐水。在患者能耐受的情况下，开始时可先注入 10%~20%的量，以后每周注射 1 次，约 15~20ml，用量以皮肤呈苍白为度。根据 Radovan 的经验，平均所需扩张时间为 3~8 周；所需扩张皮肤的面积应该是缺损的 3 倍以上，因为其中 1/3 在扩张器术后因扩张皮肤的近期回缩而消失，另 2/3 一半用于修复缺损，另一半则闭合供区。

（6）取出皮肤扩张器。切除手部瘢痕。松解粘连的肌腱后，用扩张的皮肤形成局部推进或旋转皮瓣修复缺损区并作缝合（图 6-11）。

2、皮肤扩张术修复前臂瘢痕　前臂瘢痕合并屈肌腱及肌腹粘连可采用同样的方法

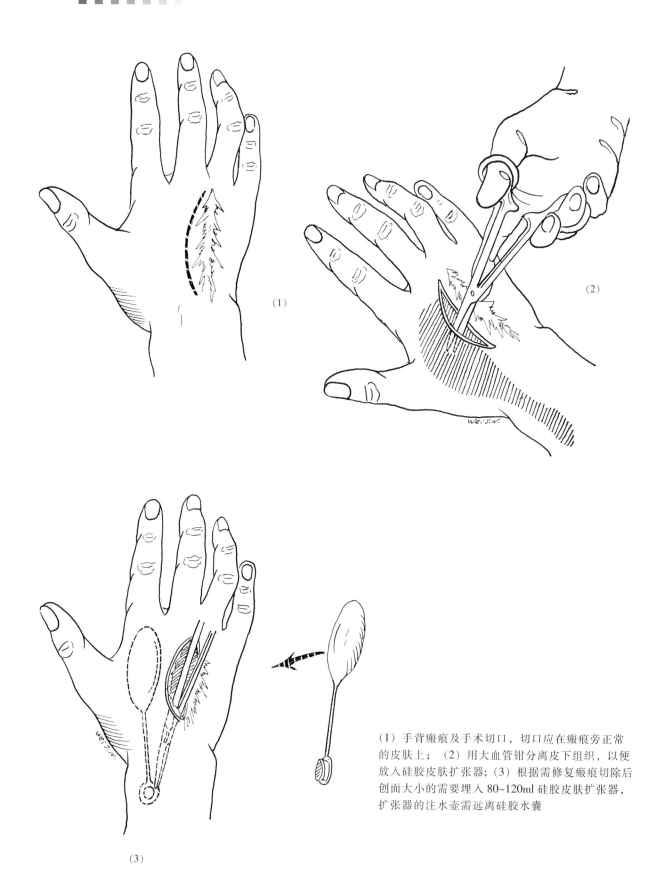

(1)

(2)

(3)

（1）手背瘢痕及手术切口，切口应在瘢痕旁正常的皮肤上；（2）用大血管钳分离皮下组织，以便放入硅胶皮肤扩张器；（3）根据需修复瘢痕切除后创面大小的需要埋入 80~120ml 硅胶皮肤扩张器，扩张器的注水壶需远离硅胶水囊

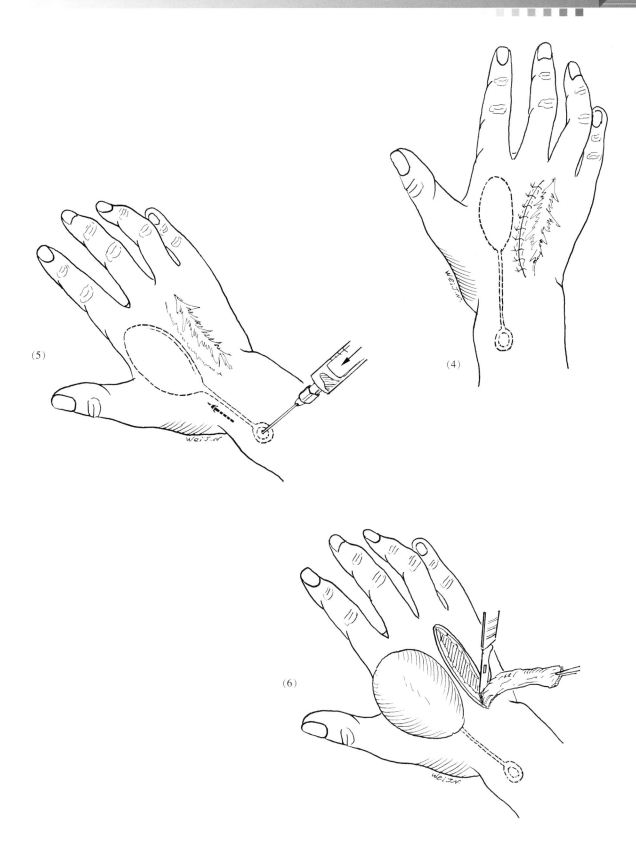

（5）

（4）

（6）

（4）缝合皮肤切口；（5）术后 2 周拆线，术后 3 周于皮肤扩张器的水壶内注入灭菌生理盐水，

（6）切除手部瘢痕

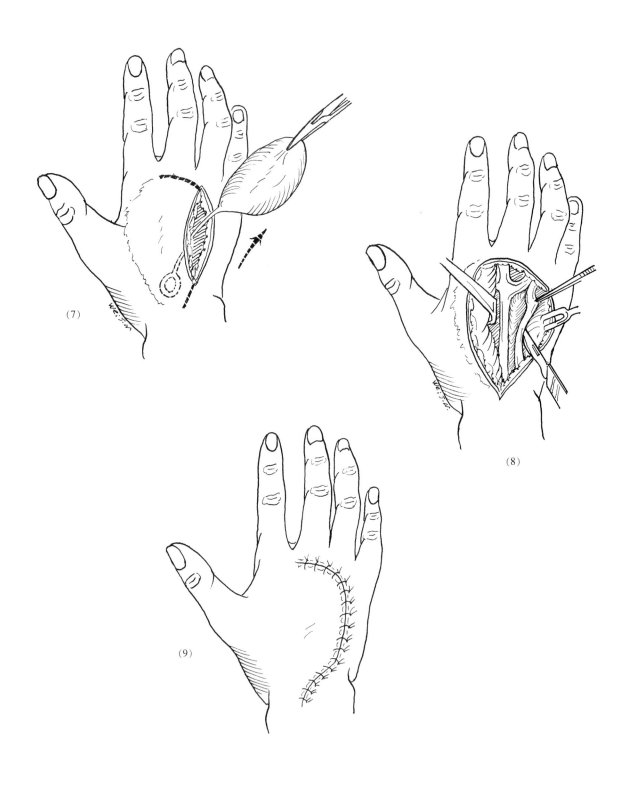

(7)取出硅胶皮肤扩张器;(8)松解粘连的肌腱;(9)用扩张的正常手背皮肤修复瘢痕切除后创面并予缝合

图 6-11 皮肤扩张术修复手背瘢痕

覆盖缺损并同时作肌腱和肌腹的松解（图 6-12）。

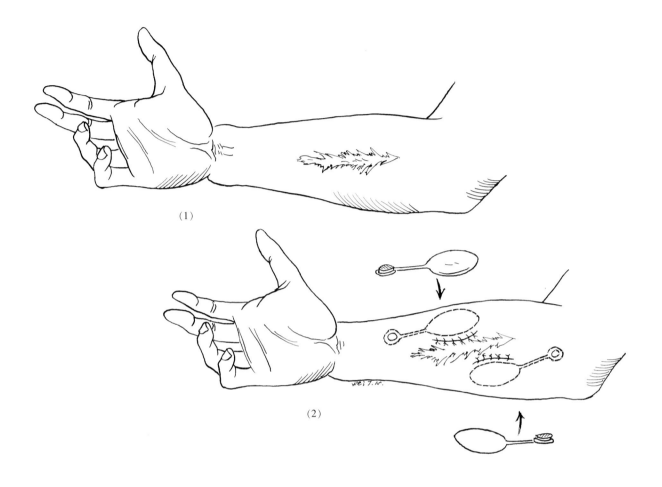

(1)前臂瘢痕合并屈肌腱及其肌腹粘连;(2)埋入硅胶皮肤扩张器

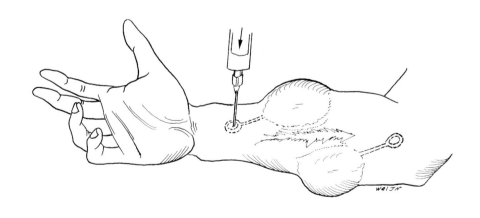

(3)向皮肤扩张器水壶注入灭菌生理盐水

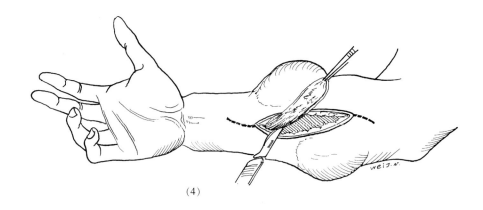

(4)

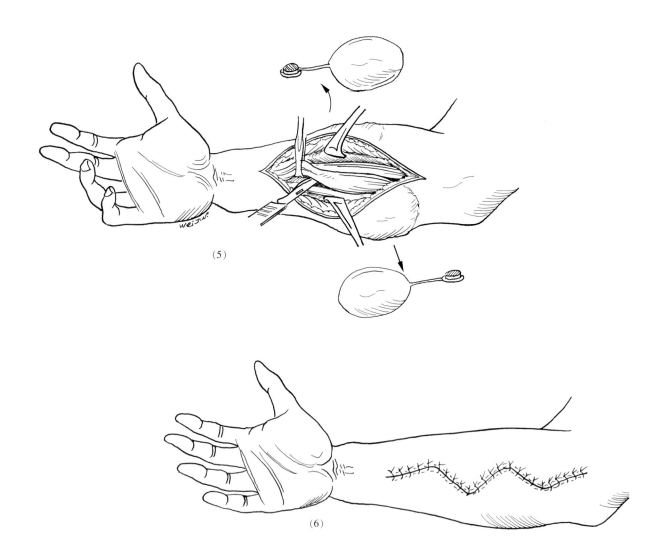

(5)

(6)

(4)皮肤经充分扩张后切除前臂瘢痕皮肤;(5)取出皮肤扩张器,松解粘连屈肌腱及其肌腹;
(6)用扩张后的正常皮肤修复瘢痕皮肤切除后的创面

图 6-12　皮肤扩张术修复前臂瘢痕

第 7 章

手部肌腱损伤

在手外科领域中，有关肌腱损伤的问题占很大比重，肌腱损伤的修复也是一项复杂而细致的工作，肌腱修复的质量直接关系到手功能恢复的程度。时至今日，有关肌腱的修复尚存在许多仍未解决的问题。在肌腱的修复过程中，熟悉肌腱的功能解剖，了解肌腱损伤的创伤病理，熟练地掌握肌腱损伤的处理原则与操作技术，是肌腱修复术后获得理想疗效的基本条件。

■ 第一节　常用的肌腱缝合法

要达到肌腱断端缝合牢固的同时，减少肌腱粘连，手术除了必须在良好的麻醉和照明的条件下进行以外，还必须在止血带下进行。理想的缝合材料必须是对组织反应小，柔韧性好，直径细和便于打结的缝线，一般常用 3-0 丝线或 4-0 聚丙烯缝线。肌腱缝合的方法较多，由于肌腱主要为纵行的腱纤维组成，因此，无论哪一种肌腱缝合法，都应尽可能使肌腱的缝合口能承受较大的张力，缝合材料外露尽可能少，又不致使肌腱发生劈裂为原则。目前较常用而公认比较稳固和达到肌腱断端对合良好的缝合方法有：单线或双线改良的 Kessler 缝合法和改良的 Bunnell 缝合法 (图 7-1，7-2)。对于需应用一条肌腱带动多条肌腱或者需将两条直径不等的肌腱进行缝合时，可采用肌腱编织缝合法 (图 7-3)。

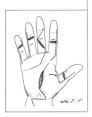

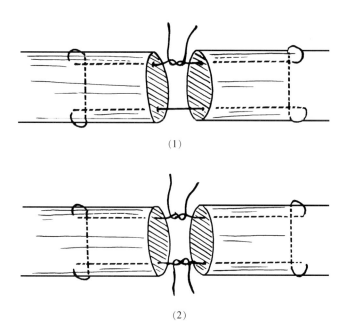

(1)

(2)

图 7-1 改良的 Kessler 肌腱缝合法

(1)单线缝合法;(2)双线缝合法;(3)肌腱缝合后

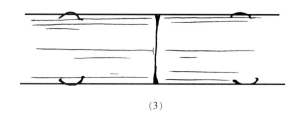

(3)

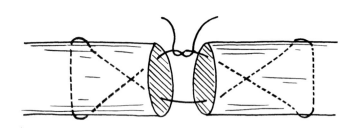

图 7-2 改良的 Bunnell 肌腱
          缝合法

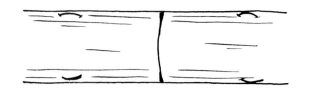

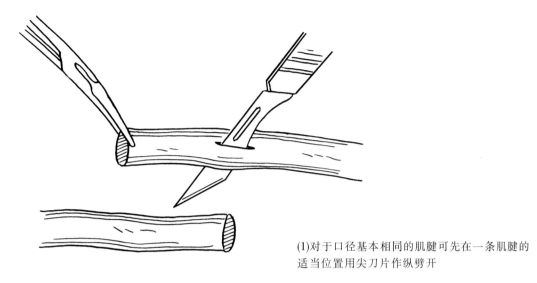

(1)对于口径基本相同的肌腱可先在一条肌腱的
适当位置用尖刀片作纵劈开

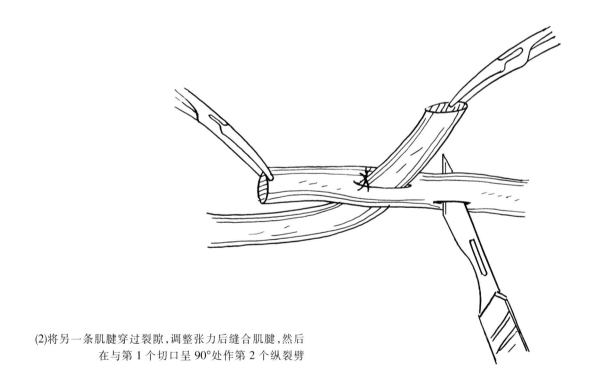

(2)将另一条肌腱穿过裂隙,调整张力后缝合肌腱,然后
在与第 1 个切口呈 90°处作第 2 个纵裂劈

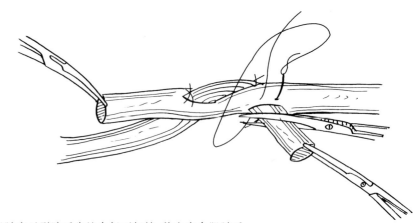

(3)将肌腱穿过裂隙后先缝合但不打结,剪去多余肌腱后,
　　然后拉紧缝线打结,并将断端埋于肌腱内

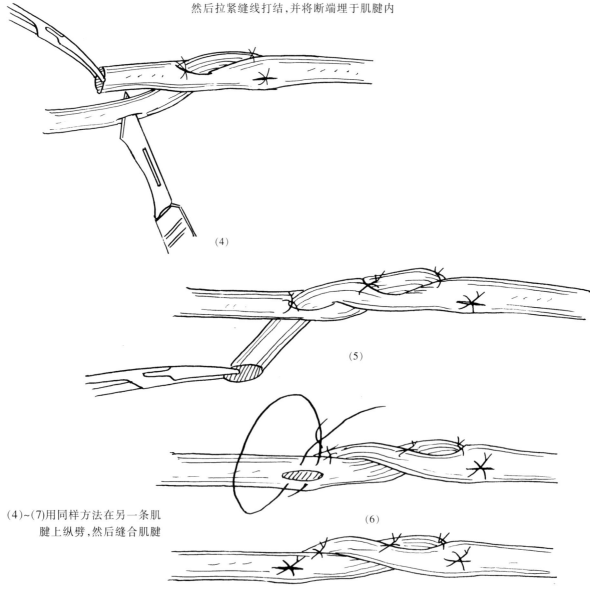

(4)

(5)

(6)

(4)~(7)用同样方法在另一条肌
　　腱上纵劈,然后缝合肌腱

(7)

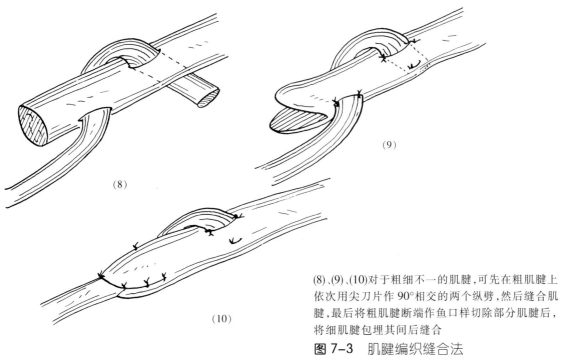

(8)

(9)

(10)

(8)、(9)、(10)对于粗细不一的肌腱,可先在粗肌腱上依次用尖刀片作90°相交的两个纵劈,然后缝合肌腱,最后将粗肌腱断端作鱼口样切除部分肌腱后,将细肌腱包埋其间后缝合

图 7-3　肌腱编织缝合法

应避免用粗针大线作肌腱断端的间断缝合,这种低劣的缝合技术不但使肌腱断端不易对合良好、缝线外露多、组织反应较大,同时容易造成肌腱断端劈裂,使肌腱缝合处变得粗糙,引起肌腱的严重粘连,影响手的功能恢复 (图 7-4)。

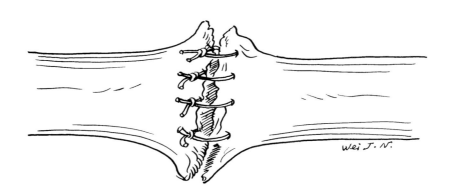

用粗针大线作肌腱断端的间断缝合,肌腱断端对合不好,被劈裂,缝线外露太多

图 7-4　低劣的肌腱缝合

■第二节 屈指肌腱损伤的修复

一、屈指肌腱损伤的诊断

屈指肌腱损伤的诊断，只要创伤外科医生熟悉手部功能解剖知识，通过主动屈指功能的检查和手部姿势改变的观察，诊断不会发生困难。但有时遇到不合作的患者或儿童，要达到明确的诊断并不容易，尤其是在手部损伤严重的情况下，伤口剧烈的疼痛会影响检查的效果。在检查当时，如屈肌腱部分断裂，患指可作主动的屈指动作，若不及时发现并加以修复，在伤后数天内肌腱仍有断裂的可能。因此，在手部开放损伤中，清创时需探查伤口深面的各组织，以确定有无肌腱、血管和神经等重要组织的损伤。如果手部原始损伤的伤口很小，影响术中探查和修复损伤的肌腱时，可将伤口适当延长 (图7-5)。应注意延长或另作切口时，如切口设计不当，例如切口垂直跨越手掌或手指横纹的切口，将会造成皮肤瘢痕挛缩及严重的肌腱粘连，影响手术的效果，甚至导致手术失败 (图7-6)。

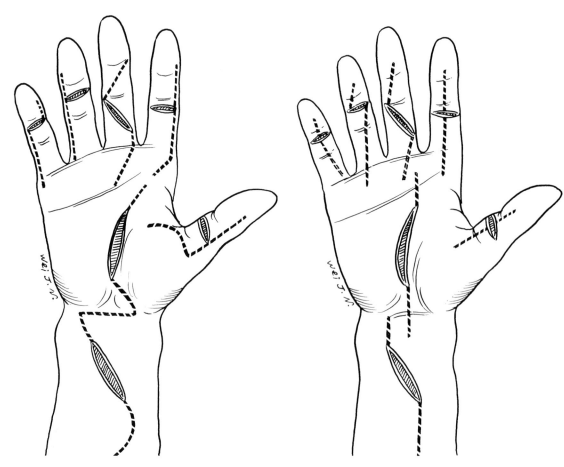

图 7-5 正确的伤口延长切口设计　　　　图 7-6 错误的伤口延长切口设计

二、手指屈肌腱的分区和该区指屈肌腱损伤的早期处理

指浅、深屈肌腱位于手及前臂远端的掌侧，受伤机会较多，手掌侧的解剖结构复杂，不仅与手部的血管和神经毗邻，同时，位于指部鞘管内、腕管内的肌腱损伤，肌腱修复术后，其周围组织极容易发生粘连。因此，在手指的屈肌腱损伤中，在不同的部位有不同的损伤特点和修复要求。手指和拇指的屈肌腱根据其构造特点及处理原则，分为五区 (图 7-7)。

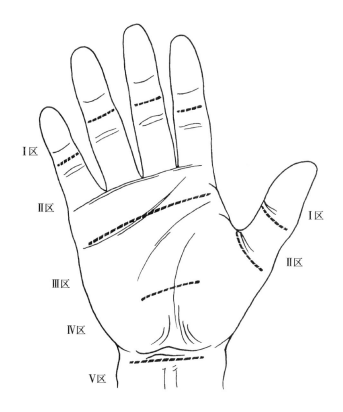

图 7-7　手指和拇指屈肌腱的分区

➤Ⅰ区 (在接近指深屈肌腱的止点处)

从末节指骨基底到中节指骨中部、指浅屈肌腱附着点以远，此区肌腱虽然也包在鞘管内，但只有一条指深屈肌腱或拇长屈肌腱。断裂后应争取早期修复。修复的方法有两种：如肌腱断裂处距止点在 lcm 以内，可将断腱远段切除，采用近断端前移，将肌腱固定到止点处，避免肌腱缝合处发生粘连 (图 7-8)。如肌腱断裂发生在距止点 lcm 以上，则不宜采用近段肌腱前移、固定到止点的方法，应行肌腱直接缝合的方法。否则因肌腱缺损较多，肌腹不能代偿，影响手指伸直的功能。在这种情况下应切开腱鞘，缝合断裂的指深屈肌腱后，再缝合切开的腱鞘。详细的修复方法如Ⅱ区。

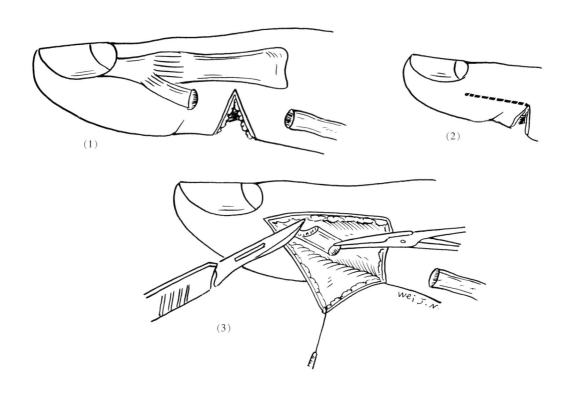

(1)指深屈肌腱于止点附近 1cm 以内断裂;(2)附加侧方切口显露;(3)将断腱远段切除

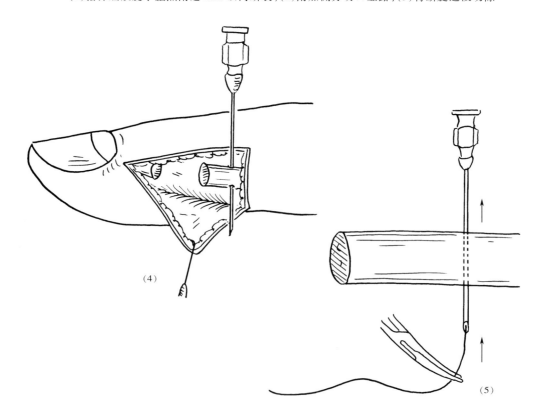

(4)自鞘管内夹出指深屈肌腱近端用注射针头贯穿固定,防止肌腱回缩;(5)用细软不锈钢
丝作指深屈肌腱 8 字缝合

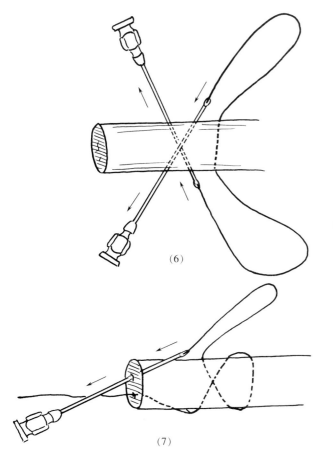

(6)、(7)用细软不锈钢丝作指深屈肌腱 8 字缝合

(8)用注射针头从甲旁穿入,并从指深屈肌腱止点残端截面穿出,将钢丝两端从注射针管穿出至两侧甲旁;(9)指甲背侧放一胶皮垫,然后将钢丝拧紧,用 5-0 无创线将肌腱接合部作连续缝合(10)缝合伤口,石膏托制动 4 周后拔除钢丝,早期功能锻炼

图 7-8 指深屈肌腱前移固定术

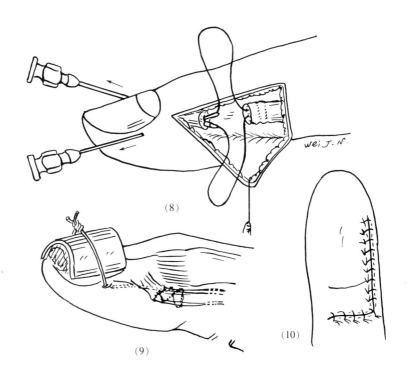

▶Ⅱ区 (在手指的纤维鞘管内)

从中节指骨中部指浅屈肌腱止点至掌骨颈、相当于远侧掌横纹腱鞘管入口处。在此区内，指浅、深屈肌腱上、下重叠地通过硬韧而狭长的纤维鞘管，无论在早期或二期修复损伤的肌腱，都是手外科最困难的问题。同时，当断裂肌腱经缝合后，或发生感染后瘢痕形成，使肌腱之间和（或）肌腱与鞘管壁发生粘连。鉴于Ⅱ区内屈肌腱损伤最难处理，效果也最差，所以对此区屈肌腱损伤的早期或二期修复常有争议。过去 Bunnell 曾称此区为"无人区"；意思是危险区，并主张当鞘管内两条屈肌腱均断裂时，需留待二期进行游离肌腱移植手术，或只缝接指深屈肌腱，同时将指浅屈肌腱切除。随着手外科的发展，清创技术和无创技术的改进，近年来绝大多数学者均主张早期修复此区内损伤的肌腱，这样可以避免断端回缩，肌肉废用，并可使手指早日恢复功能。若早期缝合肌腱失败，二期还可以进行肌腱松解或肌腱移植等手术。

手指的纤维鞘管起自掌骨颈，止于远侧指间关节，它可以控制屈肌腱使其紧靠指骨，起滑车的作用，以增强屈指的力量。该纤维鞘管由 5 个厚的环状束带（$A_1 \sim A_5$）和 3 个薄的交叉韧带（$C_1 \sim C_3$）组成（图 7-9）。其中以 A_2 和 A_4 为最基本和最重要的滑车，纤维鞘管一旦损毁，当手指屈曲时，屈肌腱将离开指骨并呈弓弦状隆起，影响屈指的力量（图 7-10）。鞘管内肌腱的血液供应主要来源于指动脉，指动脉通过进入腱钮的侧支供给肌腱，其次是由肌肉肌腱的连接部和肌腱远端止点处的血管供应。鞘管内的少量滑液由腱鞘提供，滑液有增加肌腱滑动和营养肌腱的作用。因此，在肌腱手术中，应尽可能保留或修补腱鞘，这不仅有助于加强屈指作用，而且有助于肌腱的愈合和减少肌腱粘连的机会。

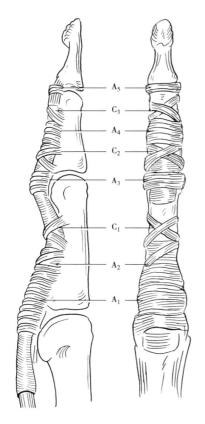

$A_1 \sim A_5$ 为环状束　　$C_1 \sim C_3$ 为交叉韧带

图 7-9　手指的滑车系统

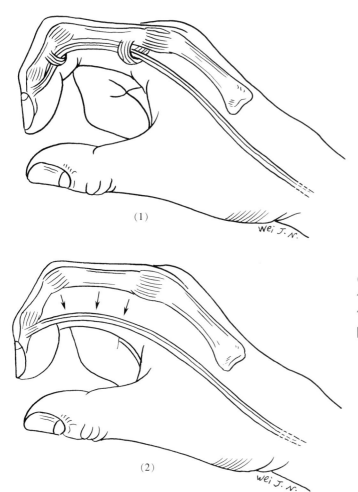

(1)

(2)

（1）屈肌腱鞘可起滑车作用，使屈肌腱紧靠指骨；（2）屈肌腱鞘损毁，屈肌腱在屈指时离开指骨并呈弓弦状隆起，影响屈指力量

图 7-10　屈肌腱鞘的作用

在Ⅱ区内的肌腱损伤有三种情况：①在鞘管的近端，浅肌腱位于浅层，单纯的浅肌腱断裂，对屈指功能影响不大，可以不作修复。②在鞘管远端，深肌腱位于浅层，单纯的深肌腱断裂，在条件允许时，应进行缝合并修复鞘管。③如指浅、深肌腱均断裂，近年来不少学者主张浅、深肌腱均进行修复，并尽可能修复损伤的腱鞘。改变了过去只缝合深肌腱，并将浅肌腱近远端各切除一段，同时切除部分腱鞘的传统修复方法。

肌腱缝合的方法：首先用保险刀片将肌腱粗糙的断端截面切齐，并用 4-0 聚丙烯缝线作改良的 Kessler 缝合法缝合肌腱，其横形缝线至少距肌腱残端边缘 lcm，缝线打结时力量要平稳，线结埋入缝合点内。然后用 6-0 或 7-0 尼龙线将肌腱的缝合处作环形连续缝合，缝针穿入肌腱内约 lmm。用这种方法缝合肌腱，不仅可使肌腱缝合牢固，而且肌腱缝合处平整光滑，减少肌腱与鞘管粘连的机会。损伤的纤维鞘管可用 5-0 或 6-0 聚丙烯缝线或尼龙线进行间断缝合，尽可能修复一个完整的腱鞘（图 7-11）。经上述肌腱缝合方法修复浅、深肌腱后，可采用 Kleinert 弹性牵引支具，进行早期功能锻炼。其方法是用 2-0 尼龙线穿过指甲甲缘，结扎成一个圆圈，指部伤口处只包裹一薄层的敷料，用一个前臂到指部的背侧石膏托将腕关节置于屈曲 35°，掌指关节屈曲 60°~70°，近、远侧指关节伸直位0°位。用一条弹性橡皮筋作牵引，将橡皮筋的一端固定于甲缘的尼龙线圈上，另一端用别针及胶布牢固地固定于腕部近端，将手指保持于屈曲位置，但允许手指作主动伸直至0°位，在手指伸直期间，屈肌通过协同动作反射性放松。屈曲时，利用弹性牵引使手指被动屈曲，因而消除了在肌腱连接处的张力，减少当屈肌收缩时肌腱发生撕脱的可能性。术后2~3天即可开始在石膏夹板控制下进行手指的主动伸直和被动屈曲功能锻炼，每日数次即可。术后4周去夹板，并开始主动屈伸指功能锻炼，但不允许作被动伸直手指，以免撕断未牢固愈合的肌腱。在锻炼期间需加强随诊和运动指导（图7-12）。

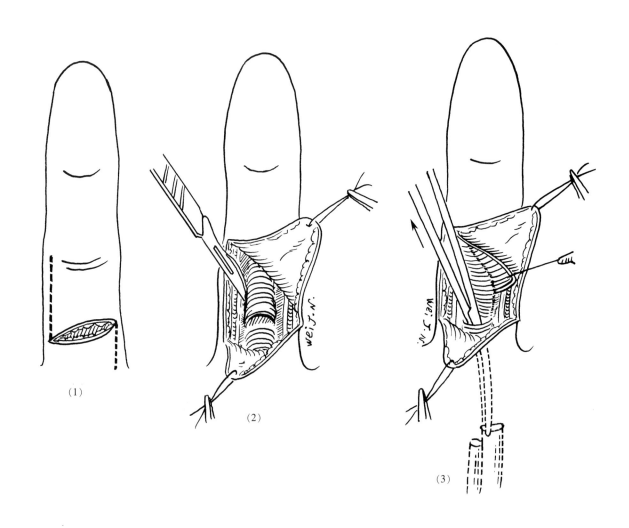

(1)伤口延长；(2)于侧方切开部分腱鞘；(3)用弯血管钳插入近端腱鞘内将指浅、深屈肌腱轻柔地抽出

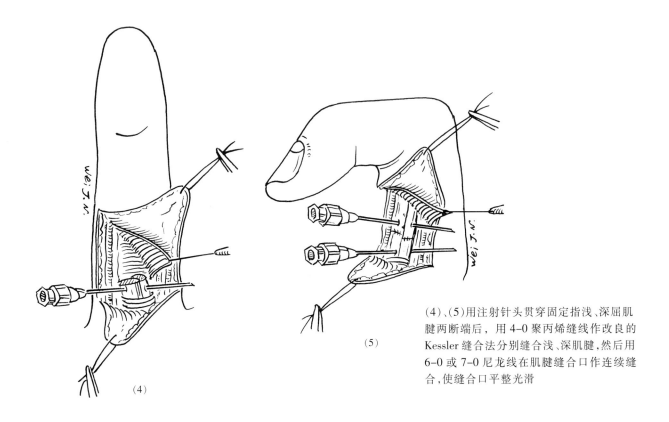

(4)

(5)

(4)、(5)用注射针头贯穿固定指浅、深屈肌
腱两断端后，用 4-0 聚丙烯缝线作改良的
Kessler 缝合法分别缝合浅、深肌腱,然后用
6-0 或 7-0 尼龙线在肌腱缝合口作连续缝
合,使缝合口平整光滑

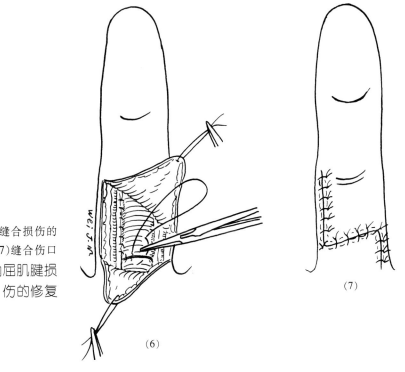

(6)用 5-0 或 6-0 聚丙烯缝线缝合损伤的
腱鞘;(7)缝合伤口

图 7-11 Ⅱ区手指腱鞘内屈肌腱损
伤的修复

(6)

(7)

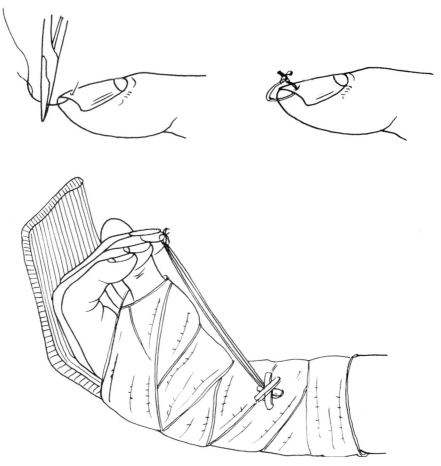

图 7-12 术后使用 Kleinert 弹性橡皮筋牵引装置进行
手指主动屈伸功能锻炼

鞘管内屈肌腱损伤修复的效果，除取决于手指损伤的情况外，还取决于术者的临床经验和修复技巧，术中是否严格执行无创操作，患者的合作程度以及术后的康复治疗是否有效、及时等因素。

➤Ⅲ区 (在手掌内)

从掌骨颈至腕横韧带远侧缘。此区损伤可伤及指浅、深屈肌腱，蚓状肌、指总动脉和指总神经。在此区内，单纯的指浅屈肌腱断裂，对屈指功能影响不大，可以不做缝合。如指浅、深屈肌腱均断裂，可以缝合指深屈肌腱，同时切除指浅屈肌腱近、远断端各一段长度，指深屈肌腱缝合处用蚓状肌包绕缝合，以减少粘连发生的机会。如合并指总神经断裂，应同时修复。

➤Ⅳ区 (在腕管内)

腕管掌侧为硬韧的腕横韧带，桡、尺侧和背侧为腕骨，在此狭窄的管道内有拇长屈肌腱，示指、中指、环指和小指的指浅、深屈肌腱和正中神经通过，肌腱外面被有滑膜鞘，在正常情况下肌腱滑动无阻。但在损伤后，由于肌腱肿胀，狭窄而又硬韧的腕管内无缓冲的余地，如果损伤的肌腱均进行修复，将会引起严重的粘连。所以于腕管内的指浅、深屈肌腱及正中神经，拇长屈肌腱断裂，只缝接正中神经，指深屈肌腱和拇长屈肌腱。而指浅屈肌腱需将其近、远端各切除一段，以便减少肌腱粘连的机会。切开的腕横韧带不需缝合，术后不会出现弓弦状改变。

➤V区（在前臂部）

从腕横韧带近侧缘至指屈肌腱与肌腹移行部。该区的屈肌腱被有丰富的腱周组织，有松软的皮肤和皮下组织。在此区内的所有肌腱损伤，包括掌长肌腱和正中、尺神经，桡、尺动脉的损伤，均应进行早期的修复。此区肌腱修复的效果相比其他区域是最理想的，不应放弃早期修复的机会，以免影响手部功能的早日恢复。

拇长屈肌腱在 I~V 区内损伤的修复原则和要求，与手指在各区损伤的修复相同。所有屈指或屈拇的肌腱修复后，使用前臂至手指末端的背侧石膏托制动，应注意将手置于屈腕、屈掌指关节、伸直近远侧指关节的良好位置，术后 3~4 周去制动后，需尽早进行手部功能锻炼，并辅助物理治疗。

■第三节 伸肌腱损伤的修复

手部伸肌腱位置表浅，仅位于皮肤和筋膜下，伸肌腱损伤的早期修复多不困难。正常情况下，手指伸指肌腱滑动范围小于屈指肌腱，而且大部分的肌腱位于皮下组织内，损伤修复后即使有些粘连，对于手指屈伸活动影响也较少。因此，伸肌腱断裂缝合，术后效果多较理想。

指伸肌腱自前臂背侧肌肉-肌腱交界处至手指末节指骨基底背侧抵止处，根据其结构特点及位置不同可分为五区。

I区：由中央束在中节指骨基底背侧抵止处至两侧束、中央束延续的终腱止点。末节指骨背侧基底背侧，接近止点的一段肌腱菲薄呈膜状，部分与远侧指间关节背侧关节囊融合。

II区：近节指骨近端至中节指骨基底背侧的指伸肌腱。此段肌腱分三束，即中央束和两侧侧束，在近侧指间关节背侧三束纤维融合构成薄而复杂的膜状结构——腱帽。腱帽中央部分纤维与近侧指间关节背侧关节囊融合。

III区：腕背横韧带远端至掌指关节背侧伸肌腱帽处。在掌指关节背侧近腱帽处，肌腱间多有联合腱。

IV区：伸指肌腱位于腕背纤维鞘管内，有滑膜包裹，肌腱走行于不同的纤维鞘管内。

V区：从腕背鞘管近端至前臂肌肉-肌腱交界处。

除IV区肌腱外，伸指肌腱位置表浅，手术操作方便，术后效果较好。无论何区肌腱，在条件允许的情况下，均应一期缝合。由于伸肌腱在 I 区、II 区和IV区的肌腱损伤较为特殊，下面将分别叙述。

<h1 style="text-align:center">一、垂 状 指</h1>

伸指肌腱在末节指骨止点附近与菲薄的关节囊结合在一起，远侧指间关节背侧的切割伤或手指戳伤，伸肌腱容易在止点处断裂，使手指末节不能主动伸直，而指深屈肌腱牵拉末节屈曲，形成锤状指，也称棒球指。有时末节指骨基底常发生一小块骨片被撕脱。该损伤可表现为远侧指间关节不同程度的屈曲畸形，末节不能主动伸直，但被动伸直范围正常。有时还可有近侧指间关节过度背伸的表现。

(一) 伸指肌腱止点切割伤

由锐器造成伸指肌腱止点附近的整齐切割伤，断裂的肌腱应进行早期修复。创口清创后，断裂的肌腱采用褥式缝合。术后用铝制夹板将近侧指间关节固定于屈曲位、远侧指关节固定于过伸位 (图 7-13)；也可以用细克氏针，自末节指骨基底侧方斜行穿过远侧指间关节，至中节指骨头颈部，将末节指骨制动于过伸位，术后仍需应用铝夹板将近侧指关节固定于屈曲位、远侧指关节于过伸位 6 周 (图 7-14)。

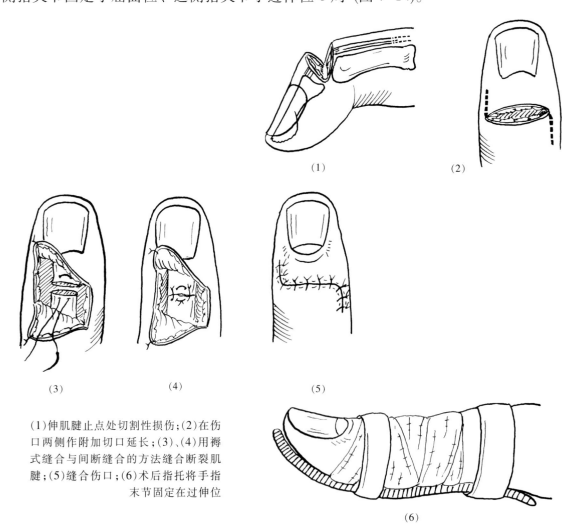

(1)
(2)
(3)
(4)
(5)

(1)伸肌腱止点处切割性损伤；(2)在伤口两侧作附加切口延长；(3)、(4)用褥式缝合与间断缝合的方法缝合断裂肌腱；(5)缝合伤口；(6)术后指托将手指末节固定在过伸位

(6)

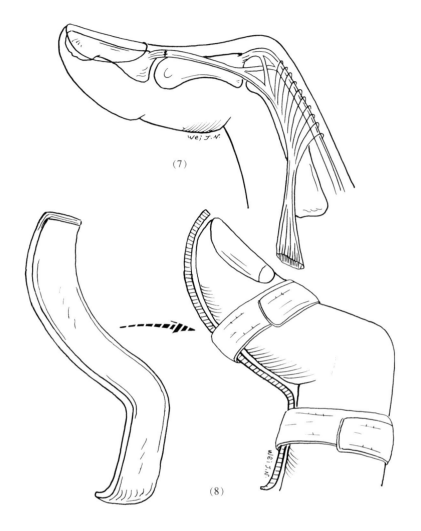

(7)

(8)

(7)、(8)伸肌腱修复后用铝夹板将近侧指关节固定于屈曲位,远侧指关节固定于过伸位

图 7-13 伸肌腱止点切割性损伤的缝合术

图 7-14 伸肌腱止点断裂,手术修复后用克氏针斜穿固定

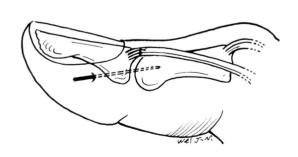

(二) 伸指肌腱于止点处撕脱 (闭合损伤)

常由戳伤引起，即伸直的末节被动突然、强力屈曲。部分老年患者远侧指间关节患有骨性关节炎，关节周围骨质增生，背侧关节囊更为薄弱，轻微外伤或戳伤，即可造成伸指肌腱止点撕脱。此种损伤因肌腱撕脱处不整齐，早期缝合很困难，应争取于伤后48 小时内用铝夹板或石膏管型将近侧指关节固定于屈曲位、远侧指关节固定于过伸位 6 周 (图 7-15)。伤后数天就医者，由于肌腱与止点之间被生长的纤维结缔组织填充，伸肌腱处于松弛状态，此时虽做末节手指过伸位固定，但成功率很低。若外固定 6 周后末节手指仍呈下垂状，可先行关节被动伸直及过伸锻炼，待关节被动活动满意后再作晚期手术修复。

在制作石膏管型固定锤状指时，术者不应使用手指按压远侧指间关节背侧的石膏，用拇指推压患指指腹的石膏，以图末节手指过伸。此种方法待石膏干固后，常会引起远侧指间关节背部皮肤受石膏压迫，引起皮肤坏死。正确的方法是让患者用其拇指推压患指指腹，令其末节保持过伸位直至石膏管型干固为止 (图 7-16)。

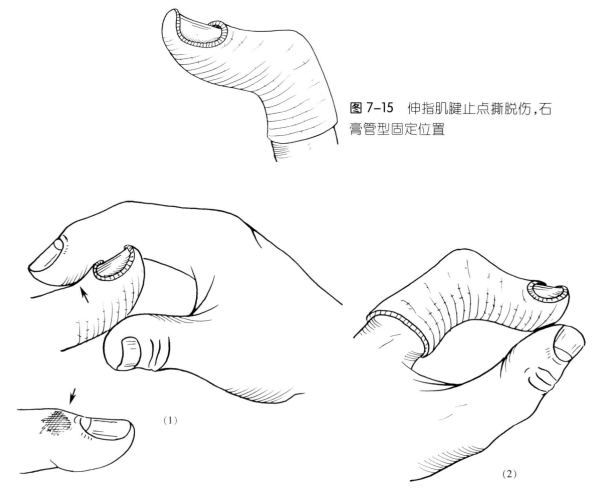

图 7-15　伸指肌腱止点撕脱伤,石膏管型固定位置

(1)

(2)

(1)用术者手指按压石膏管形,可造成背侧皮肤压迫性坏死;(2)正确的方法是令患者用拇指与伤指石膏管型对指按压使末节过伸

图 7-16　石膏管型治疗锤状指(伸肌腱止点撕脱)末节过伸位的制作方法

伸肌腱止点撕脱伤的晚期修复适用于夹板或石膏管型固定失败的情况，该手术应待其远近端之间的腱痂或瘢痕组织致密、创伤反应消失后，而且远指间关节被动背伸良好的情况。其方法是在伸肌腱和其腱痂两侧平行切口并松解伸肌腱，牵拉伸肌腱时末节可充分伸直说明松解彻底。剪断并切除多余的伸肌腱瘢痕部，一般为 2~3mm 即可。缝合肌腱两端并用克氏针固定远侧指间关节。术后需应用铝夹板将近侧指关节固定于屈曲位、远侧指关节于过伸位 6 周（图 7-17）。

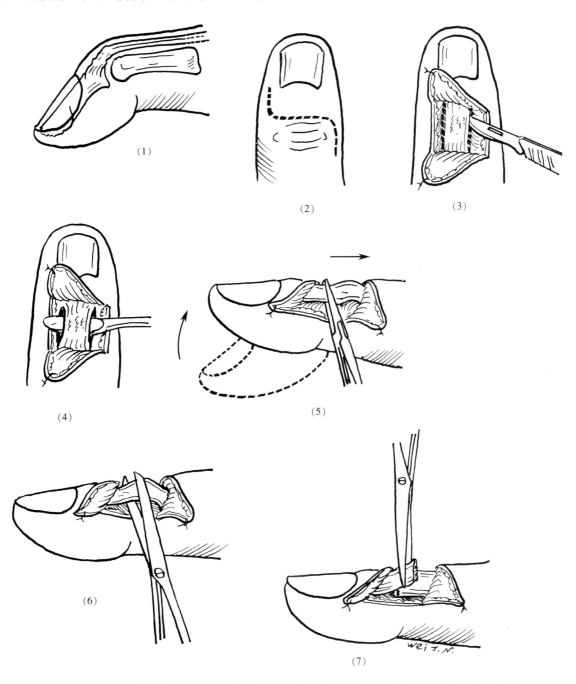

(1)伸肌止点撕脱伤；(2)切口；(3)于伸肌腱两侧作平行切口；(4)钝性松解伸肌腱；(5)牵拉伸肌腱末节可以伸直,说明肌腱松解彻底；(6)、(7)剪断及切除松弛多余的伸肌腱瘢痕部

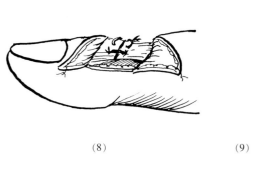

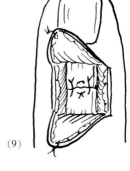

(8)   (9)

(8)、(9)缝合伸肌腱;(10)用细克氏针固定远侧指关节于伸直位6周;(11)缝合切口

图7-17 伸肌腱止点撕脱伤的晚期修复

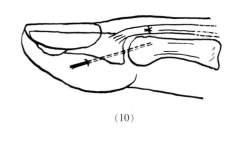

(10)

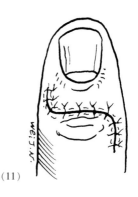

(11)

（三）伸指肌腱止点撕脱骨折

如骨折片占末节指骨基底关节面 1/3 以下，且有移位。骨折应尽可能手法整复，整复后用铝夹板或石膏管型将手指固定于近侧指间关节屈曲、远侧指间关节过伸位。儿童垂状指止点撕脱骨折多表现为骺部损伤，该损伤多能通过闭合复位，石膏或夹板固定 3~4 周获得骺部愈合。如骨折片超过关节面的 1/3，且有明显移位，可行切开复位克氏针或钢丝固定，术后仍需用铝夹板固定于上述位置 (图 7-18，19)。

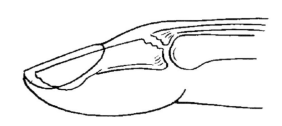

(1)伸肌腱止点撕脱骨折

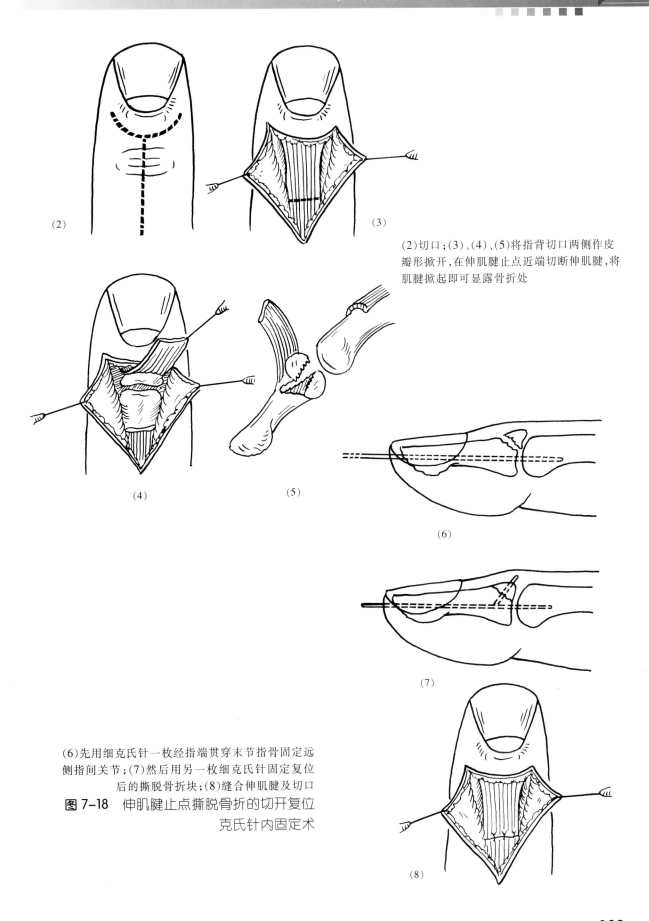

(2)

(3)

(2)切口;(3)、(4)、(5)将指背切口两侧作皮
瓣形掀开,在伸肌腱止点近端切断伸肌腱,将
肌腱掀起即可显露骨折处

(4)

(5)

(6)

(7)

(6)先用细克氏针一枚经指端贯穿末节指骨固定远
侧指间关节;(7)然后用另一枚细克氏针固定复位
后的撕脱骨折块;(8)缝合伸肌腱及切口

图 7-18 伸肌腱止点撕脱骨折的切开复位
克氏针内固定术

(8)

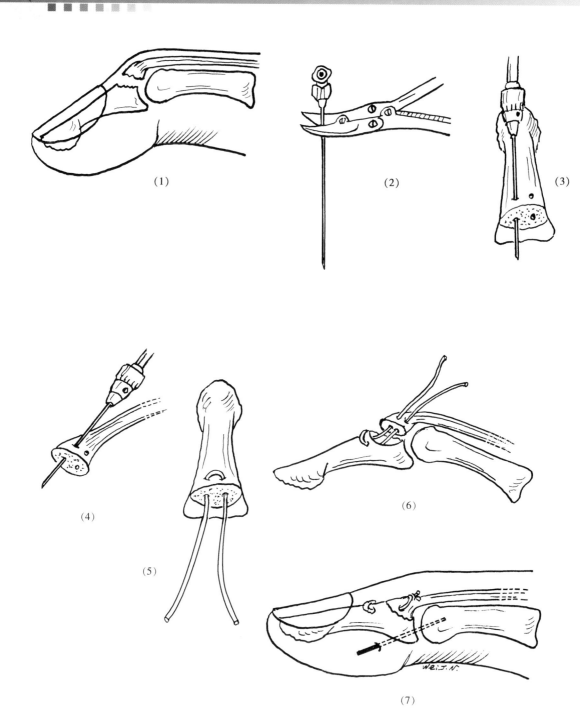

(1)伸肌腱止点撕脱骨折;(2)、(3)用 7 号注射器针头代替克氏针在末节指骨骨折处背侧向骨折面钻两个小孔;(4)于撕脱骨折块经骨折面钻两个相应的小孔;(5)、(6)、(7)用细软钢丝按图方式作固定,另用克氏针一枚固定指关节 6~8 周

图 7-19 伸肌腱止点撕脱骨折的切开复位钢丝内固定术

二、伸肌腱中央腱束损伤和钮孔畸形

伸肌腱中央腱束损伤不是一种常见损伤。可见于开放切割伤或辗压伤，也可见于闭合撕脱性损伤。如近侧指间关节伸直位强力被动快速屈曲或近侧指间关节掌侧脱位所致的中央腱束撕脱伤，可伴或不伴有中节指骨基底背侧撕脱骨折。单纯中央腱束或只合并一侧侧腱束损伤时，一侧侧腱束仍可伸近侧指间关节，虽然其力弱且伸直范围减少，因此常常容易漏诊。特征性的钮孔畸形常出现于损伤后 10~20 天。

伸肌腱中央腱束的损伤或中央腱束止点的撕脱，如果失去早期修复的机会，随伤指不断地屈伸活动，中央腱束近端逐渐回缩，同时两侧腱束失去与中央腱束间的联系，从近侧指间关节背侧逐渐滑向侧方，一旦滑到指关节运动轴的掌侧，侧束不再起伸指作用，相反，每当用力伸指时，滑脱的侧腱束会使近侧指间关节屈曲，远侧指间关节过伸。此时近节指骨头从断裂的中央腱束中突出，如同从钮孔中突出一样，故称为钮孔畸形 (图 7-20)。损伤时间短，近侧指间关节早期尚可被动伸直，同时两侧腱束也可以从侧方滑回原位。时间较长，滑向侧方的腱束逐渐挛缩，则不能复位，进而继发近侧指间关节掌侧关节囊、远侧指间关节的背侧关节囊挛缩，治疗困难。

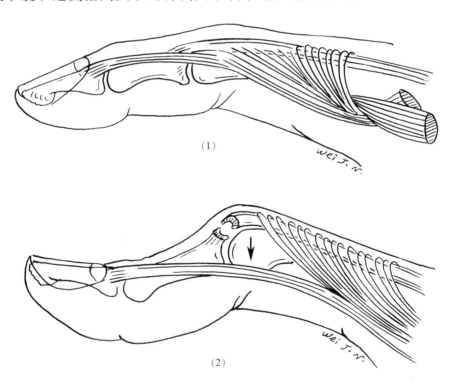

(1)

(2)

(1)正常的中央腱束及侧腱束的位置关系；(2)中央腱束断裂后，近端回缩，指
背腱膜向两侧劈裂，两侧腱束向掌侧滑脱造成钮孔畸形

图 7-20 指伸肌腱中央腱束断裂后钮孔畸形发生的机制

　　当遇到手指近侧指关节背面有皮肤裂伤的情况，不管伤口的大小和深浅如何，均需在清创时探查指伸肌腱中央腱束及指背腱膜，如有断裂和破损，应作早期缝合，术后手指伸直位石膏托固定 5~6 周（图 7-21）。闭合性损伤中如果怀疑中央腱束有损伤，应将近侧指间关节固定于伸直位或用克氏针固定 6 周，然后开始功能锻炼。中央腱束功能仍未恢复者，应早期行修复术。

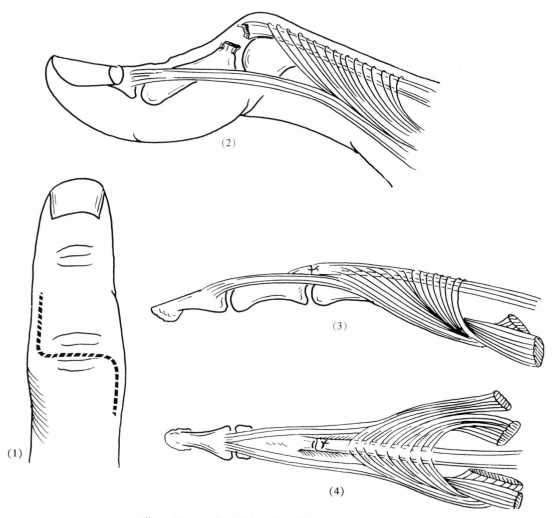

（1）伤口延长；（2）常见的中央束损伤情况；（3）、（4）缝合伸
肌腱中央束及指背腱膜

图 7-21　指伸肌腱中央束断裂的修复

　　中央腱束或其止点损伤的晚期治疗，即钮孔畸形的治疗方法很多，但关键问题是治疗效果。它取决于指背良好的皮肤条件，指间关节有良好的被动活动范围，以及手术能重建中央腱束止点、并将下移的两侧腱束松解并重新置于指背，恢复其正常的解剖关系。

　　中央腱束的修复可分为三种情况：

　　1、中央腱束呈瘢痕连接在松弛位置。这种情况可充分松解伸肌腱中央束和两侧腱束，然后切除多余的中央腱束瘢痕，直接缝合两端，然后将两侧松解拉向指背，重叠缝合两侧的伸肌腱腱膜（图7-22）。

2、止点存在，但近端有缺损不能直接缝合。可切取掌长肌腱或其他游离肌腱桥接于缺损并同时与侧腱束编织缝合，将侧腱束置于指背。

3、中央腱束止点缺损，近端肌腱缺损。可于中节指骨基底钻孔并用游离肌腱与指骨缝合固定重建止点，并桥接于肌腱缺损处并与侧腱束编织缝合（图7-23）。也可将侧腱束纵向切开，将其中的一半与中央束的止点残端缝合，另一半与屈指肌腱腱鞘缝合（图7-24）；或将双侧侧腱束各切取一半交叉缝合（图7-25）。

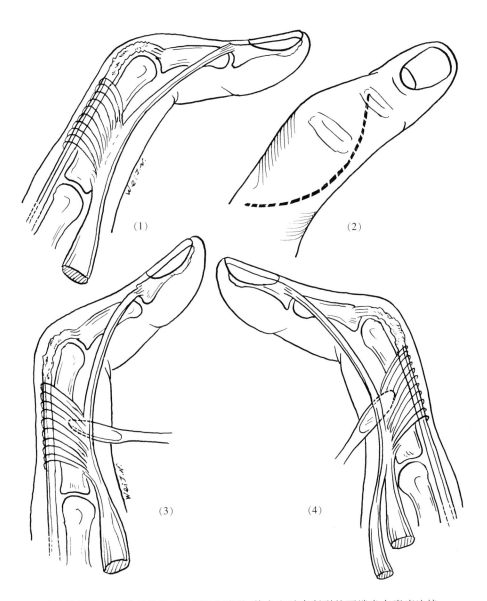

(1)伸肌腱中央腱束损伤,出现钮孔畸形,其中央腱束断裂的两端尚有瘢痕连接
在松弛位置;(2)切口,作手指近中节背侧大弧形切口;(3)、(4)钝性分离,松解
伸肌腱膜及两侧的伸肌腱侧腱束

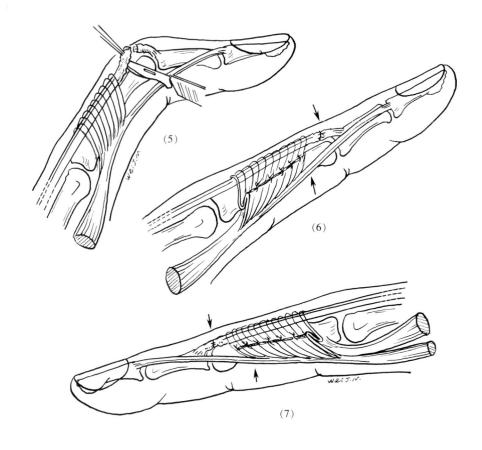

(5)

(6)

(7)

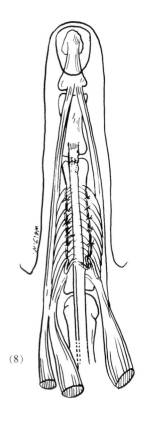

(8)

(5)切断松弛的伸肌腱中央腱束;(6)、(7)、(8)在手指伸直位下,将松弛的中央腱束多余部分切除,重新缝合中央腱束,同时将两侧腱束拉向指背,重叠缝合两侧的伸肌腱腱膜,术后伸指位前臂掌侧石膏托固定6周

图 7-22 伸肌腱中央腱束损伤的晚期修复(一)

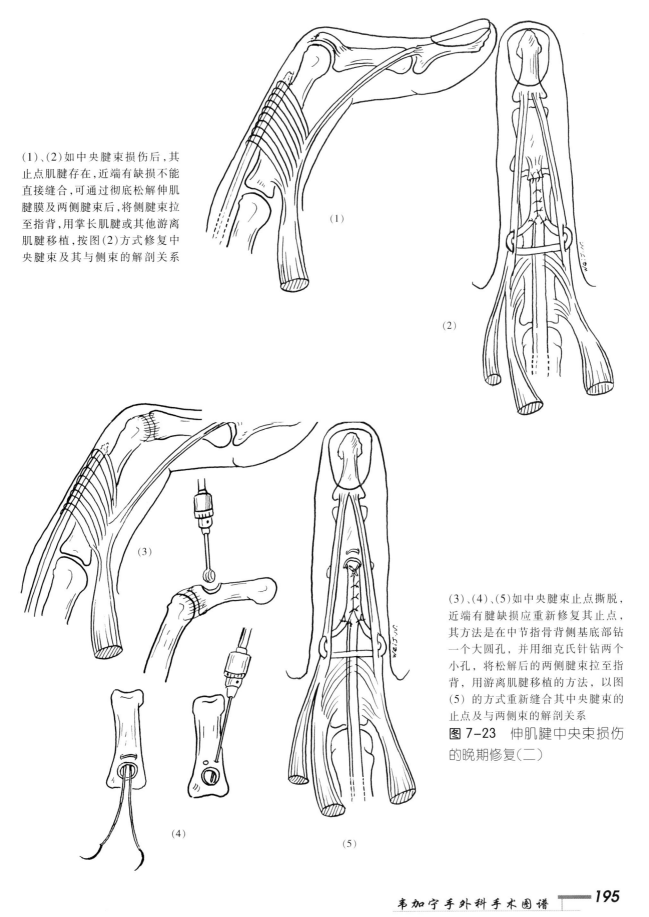

(1)、(2)如中央腱束损伤后,其止点肌腱存在,近端有缺损不能直接缝合,可通过彻底松解伸肌腱膜及两侧腱束后,将侧腱束拉至指背,用掌长肌腱或其他游离肌腱移植,按图(2)方式修复中央腱束及其与侧束的解剖关系

(1)

(2)

(3)

(4)

(5)

(3)、(4)、(5)如中央腱束止点撕脱,近端有腱缺损应重新修复其止点,其方法是在中节指骨背侧基底部钻一个大圆孔,并用细克氏针钻两个小孔,将松解后的两侧腱束拉至指背,用游离肌腱移植的方法,以图(5)的方式重新缝合其中央腱束的止点及与两侧束的解剖关系

图 7-23 伸肌腱中央束损伤的晚期修复(二)

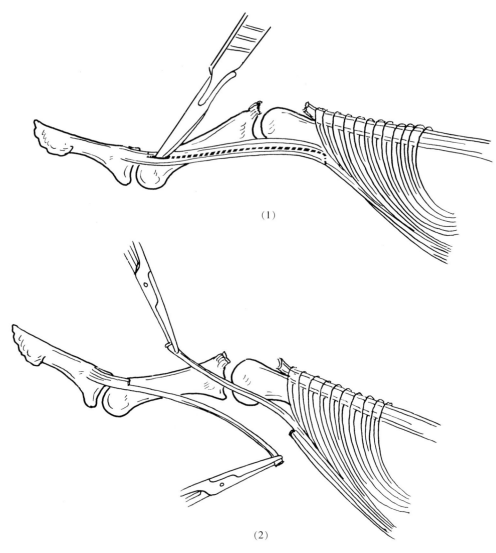

(1)

(2)

(1)、(2)中央腱束损伤后止点残留将侧腱束纵行劈开,分别于远近端切断
内外侧部分

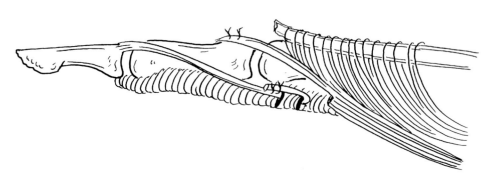

(3)将侧腱束近端一半与中央腱束止点缝合,远端一半
穿近侧指关节处横支持带隧道后与自身缝合

图 7-24 伸肌腱中央束的晚期修复(三)

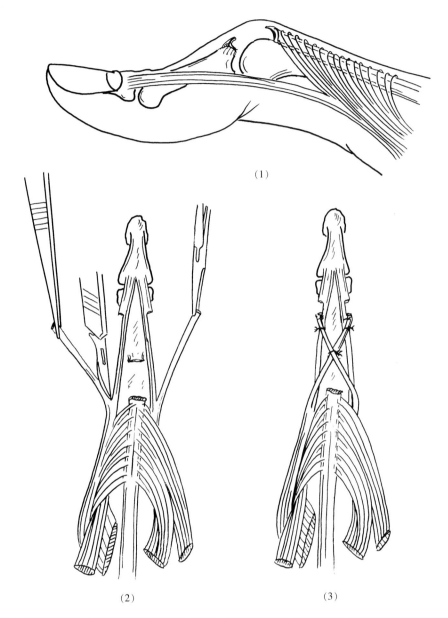

(1)

(2)   (3)

(1)中央腱束损伤;(2)侧腱束纵行劈开,边缘一侧远端切断;(3)两腱条在近侧指间关节背侧交
叉后远端与对侧腱束缝合,并缝合交叉点

图 7-25 侧腱束交叉缝合法(Carroll 法)

三、腱帽部伸肌腱滑脱

　　正常掌指关节屈曲时,在掌指关节背侧中环小指伸肌腱略向尺侧偏斜,示指伸肌腱
微向桡侧偏斜。掌指关节处的伸指肌腱腱帽,桡侧较尺侧松弛。外伤或类风湿性关节
炎,可造成伸指肌腱腱帽桡侧结构的破坏,发生肌腱向尺侧滑脱。有时无明显的原因,
由于腱帽解剖结构特点及掌指关节屈曲时向尺侧偏斜的作用,也可发生伸肌腱滑脱。此
时,可出现屈指时伸肌腱向尺侧滑脱进入掌骨头沟,严重时可出现局部疼痛、肿胀,掌

指关节屈伸动作不协调。

一旦发生伸肌腱滑脱，均应进行手术治疗。手术应修补撕裂的桡侧腱帽并用一束指总伸肌腱加强桡侧腱帽。

【手术步骤】

1、于掌指关节背侧行弧形切口（以桡侧为顶点）。

2、缝合撕裂的伸肌腱腱帽。

3、逆行切取该手指指总伸肌腱的桡侧 1/2 腱束，长约 3~4cm，分离同侧的掌指关节侧副韧带，将切取的肌腱束绕经该侧副韧带和侧腱束的深面，返折后缝合于伸肌腱上。

4、术后石膏将患手固定于伸腕 20°，掌指关节和指间关节伸直位。6 周后去除石膏开始功能锻炼（图 7-26）。

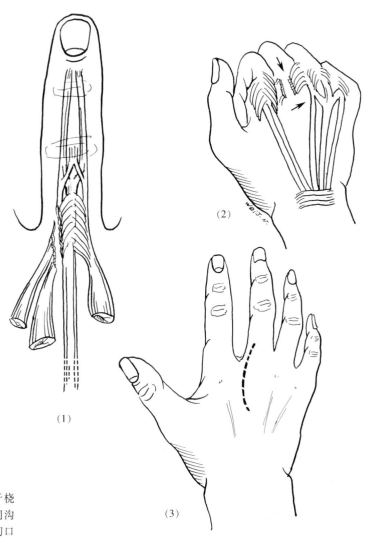

(1)、(2) 腱帽部伸肌腱腱膜撕裂通常发生于桡侧，当屈指时伸肌腱向尺侧滑脱进入掌骨头间沟内；(3)手术切口

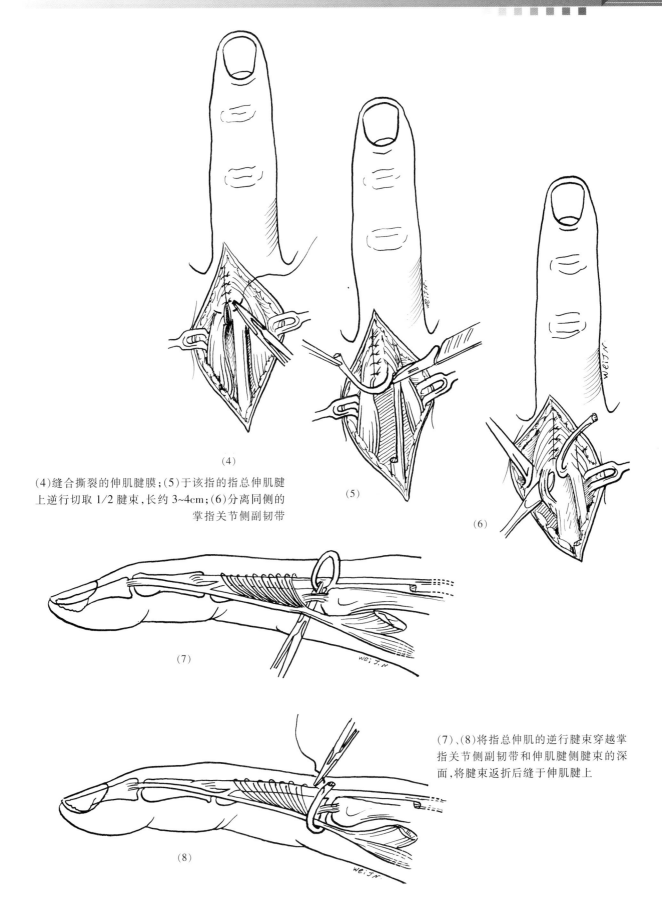

(4)缝合撕裂的伸肌腱膜;(5)于该指的指总伸肌腱上逆行切取 1/2 腱束,长约 3~4cm;(6)分离同侧的掌指关节侧副韧带

(4)

(5)

(6)

(7)

(7)、(8)将指总伸肌的逆行腱束穿越掌指关节侧副韧带和伸肌腱侧腱束的深面,将腱束返折后缝于伸肌腱上

(8)

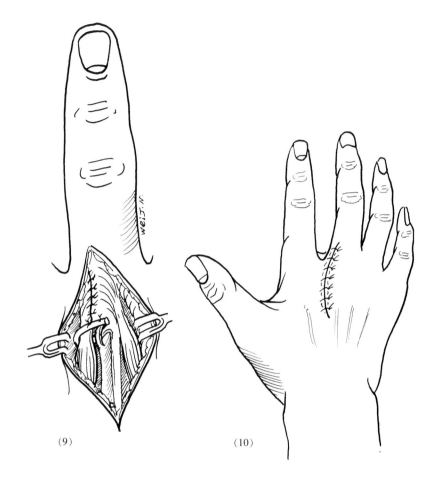

(9)   (10)

(9)将指总伸肌的逆行腱束穿越掌指关节侧副韧带和伸肌腱侧腱束的深面,将腱束
返折后缝于伸肌腱上;(10)缝合切口,术后前臂掌侧石膏托固定患手于伸腕20°,掌
指关节,手指伸直位6周

图 7-26　腱帽部伸指肌腱滑脱的修复

四、鞘管区附近的伸肌腱损伤

　　如伸肌腱在手背接近伸肌支持带下的鞘管处发生断裂。近端常回缩至伸肌支持带下
的鞘管内,甚至回缩至前臂远端,不易寻找。在清创时寻找伸肌腱近端,应根据伸肌腱
的解剖位置关系,在相应的鞘管内用血管钳或肌腱夹持钳轻柔地将断裂的肌腱近端拉
出,用注射针头暂时贯穿固定近端的肌腱,以免再度回缩入鞘管内,同时也便于缝合
(图7-27,28)。如果肌腱不能牵出,可于支持带近端弧形切口,在支持带近端找出肌腱
后经鞘管牵拉至鞘管的远端后缝合。术中尽可能不切开伸肌支持带,否则容易发生伸肌
腱与支持带粘连。如需切开支持带修复断裂的指总伸肌腱,肌腱修复后需用5-0尼龙线
或聚丙烯缝线将切开的伸肌支持带重新缝合,以免术后当腕关节背伸位伸直手指时,指
总伸肌腱会呈弓弦状隆起 (图7-29)。其他肌腱修复后不必缝合腕背侧伸肌支持带,以
减少肌腱粘连的机会。

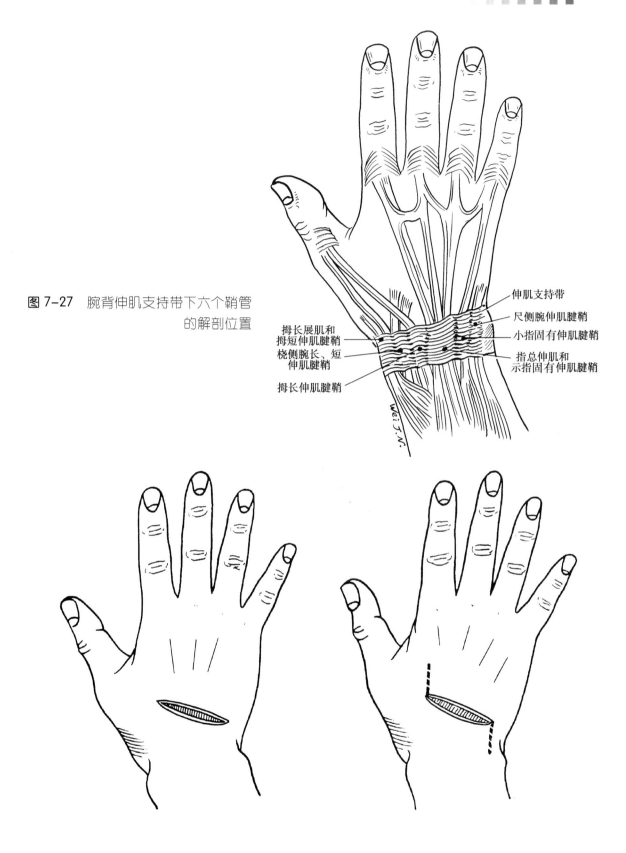

图 7-27　腕背伸肌支持带下六个鞘管
　　　　　的解剖位置

伸肌支持带

尺侧腕伸肌腱鞘

拇长展肌和
拇短伸肌腱鞘

小指固有伸肌腱鞘

桡侧腕长、短
伸肌腱鞘

指总伸肌和
示指固有伸肌腱鞘

拇长伸肌腱鞘

（1）伤口

（2）经伤口作延长切口

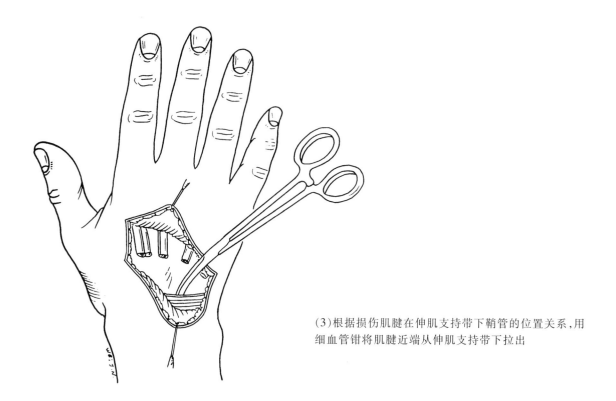

(3)根据损伤肌腱在伸肌支持带下鞘管的位置关系,用细血管钳将肌腱近端从伸肌支持带下拉出

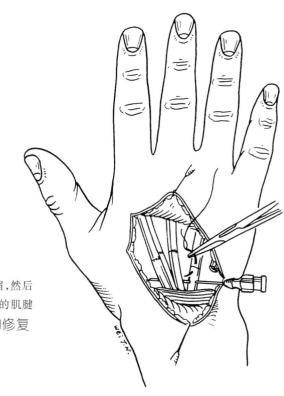

(4)用注射器针头横穿断裂的伸肌腱近端,避免肌腱回缩,然后缝合损伤的肌腱

图 7-28 手背靠近伸肌支持带的伸肌腱损伤的修复

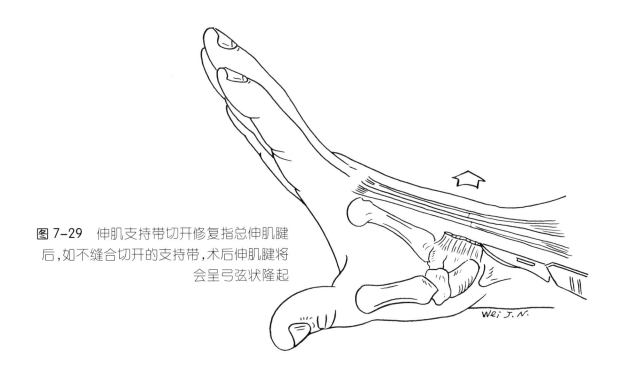

图7-29 伸肌支持带切开修复指总伸肌腱后,如不缝合切开的支持带,术后伸肌腱将会呈弓弦状隆起

伸肌腱损伤修复后,应使用前臂到手指的掌侧石膏托固定患手于腕关节背伸30°~40°、手指伸直位3~4周,去石膏制动后早期开始进行手部功能锻炼。

第四节 游离肌腱移植与人工肌腱

游离肌腱移植适用于手部各区域内肌腱缺损的修复,在肌腱断裂未能一期缝合造成肌腱回缩不能直接缝合的情况也需要肌腱移植。肌腱移植要求肌腱缺损的部位无明显瘢痕,手指关节被动屈伸良好。如局部皮肤有瘢痕,则应先采用局部或远位皮瓣修复;有骨关节畸形应先矫正以获得良好的骨质基础和关节功能;合并神经损伤者,应在肌腱手术的同时加以修复。

一、游离肌腱的来源与切取方法

可用于移植的肌腱有掌长肌腱、趾长伸肌腱、跖肌腱、示指固有伸肌腱和指浅屈肌腱。其中以前二者最为常用。

(一)掌长肌腱

掌长肌腱扁平,有丰富的腱周组织,周径较小,最长可切取15cm,切取方便,切取后不会出现手部功能障碍,是游离肌腱移植中最理想的肌腱。但掌长肌腱正常人单侧存在率为85%,双侧均存在者占70%,约有15%单侧或双侧缺如,此外尚有该肌腱长度不够或较细不宜作移植肌腱的情况。因此，术前应该判断该肌腱是否存在，并通过检查判断掌长肌腱长度、粗细是否能够用于肌腱移植。掌长肌腱可通过握拳、屈腕，并在手部增加阻力进行检查。或令手指充分伸展，同时屈腕及作拇小指对掌动作进行检查。

　　掌长肌腱的切取方法是在腕横纹处行小横切口，在大、小鱼际纹中央的皮下显露分离掌长肌腱，并在此处将其切断，在腕部掌长肌腱有较紧密的纤维相连，需用小剪刀分离切断。在切口内潜行剥离，然后依次从前臂的横行小切口内将肌腱抽出，根据需要切取相应长度，最高可至靠近肌腹处切断。术中应仔细辨认，注意勿误切正中神经；在剥离与切取时要保留其腱周组织（图7-30）。

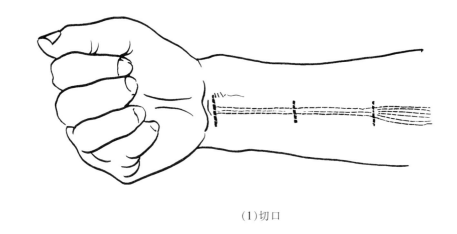

(1)切口

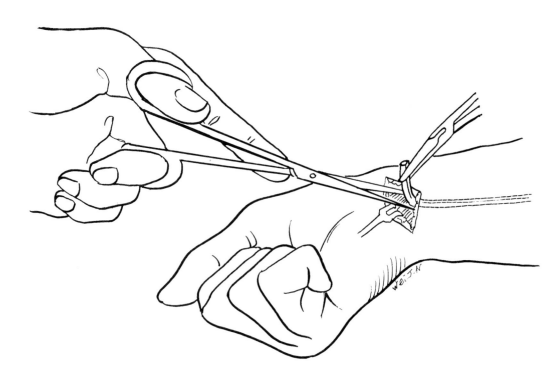

(2)于腕部切断掌长肌腱并剪断肌腱与周围筋膜的纤维连接

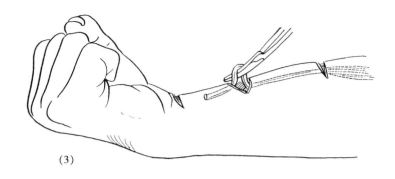

(3)

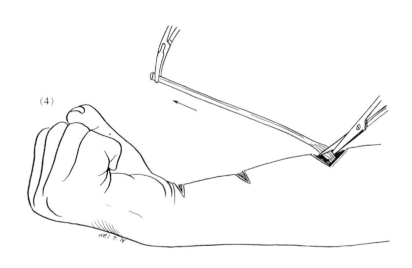

(4)

(3)、(4)依次于近端切口内找出掌长肌腱并于腱腹交界
处切断

图 7-30 掌长肌腱切取术

（二）趾长伸肌腱

因掌长肌腱缺如或需要两条以上的游离肌腱移植时，可切取趾长伸肌腱移植。该肌腱长而扁平，但腱周组织较少，腱与腱之间联合较多，因此不应从小切口切取肌腱，以保护腱周组织和肌腱本身的完整，所以足背皮肤切口必须和所需切取肌腱长度相等。趾长肌腱切取后需将肌腱远断端编织到趾短伸肌腱上以避免垂趾。即便如此，有时仍会遗留伸趾无力甚至趾下垂等。由于小趾仅有趾长肌腱，而踇趾伸趾功能重要，故该两趾的肌腱不宜切取。

趾长伸肌腱的切取方法是沿趾长伸肌腱的纵轴在足背作 S 形切口，注意不可过多地作皮下剥离以免引起切口皮缘坏死。然后在自然张力下先将趾长肌腱的远端与趾短伸肌腱缝合以避免趾下垂。切断肌腱的远端并向近端分离，注意保护腱周组织。如需切取 15~20cm 长的趾长肌腱，可用肌腱剥离器切取近端（图 7-31）。

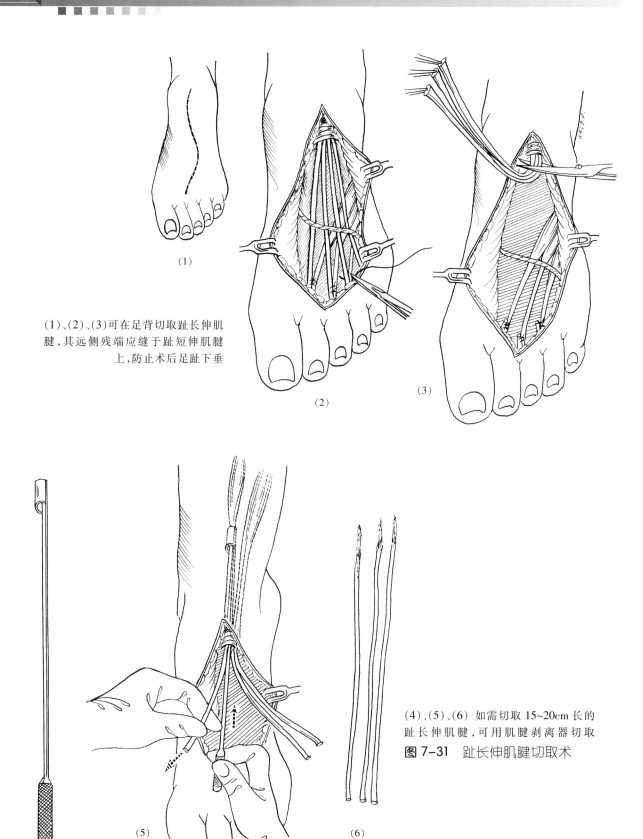

(1)

(1)、(2)、(3)可在足背切取趾长伸肌腱,其远侧残端应缝于趾短伸肌腱上,防止术后足趾下垂

(2)

(3)

(4)、(5)、(6) 如需切取 15~20cm 长的趾长伸肌腱,可用肌腱剥离器切取

图 7-31 趾长伸肌腱切取术

(4)

(5)

(6)

二、鞘管内屈肌腱移植术

（一）鞘管内屈肌腱缺损的游离肌腱移植术

鞘管内屈肌腱缺损应注意以下问题。

1、缝合点的选择　在远端，如果指深屈肌腱止点残端有 1cm 以上，可将移植肌腱直接端-端缝合或将移植肌腱缝合于劈开的肌腱之间；如果短于 1cm，则行止点重建。移植肌腱的近端缝合置于手掌内，并使缝合点在手指充分伸直时不嵌入近端的滑车内，影响手指的伸直。

2、鞘管的处理　尽量保持完整的鞘管，尤其是位于近节指骨基底部的 A_2 和位于中节指骨中部的 A_4 滑车，必要时重建滑车。

3、缝合张力的调整　张力的调整以相邻手指的休息位为参照，并根据实际情况进行调整。

（1）如肌腱近端在原切口附近粘连或受伤时间短且肌腹无明显损伤，肌肉本身张力尚无明显改变，应使患指的屈曲度与其他处于休息位手指的角度相对应。

（2）若受伤时间较长或肌肉本身有损伤，肌肉有继发挛缩，牵拉近断端感到肌肉张力较大，移植肌腱应适当减少张力。即肌腱缝合后患指的位置较处于休息位的邻指稍伸直一些，以避免术后手指伸直受影响。

（3）如肌肉有废用性萎缩，牵拉近断端时感到肌肉松弛，移植肌腱的张力可适当加大，以免术后手指屈曲无力。

【手术步骤】

以示指为例：

1、取示指桡侧侧正中线切口，并沿掌横纹和鱼际纹向手掌部延长。

2、显露、分离桡侧指神经血管束，并用橡皮条将其牵开。

3、将手掌掌侧整个鞘管及屈肌腱显露，尽量保留 A_2 和 A_4 滑车。

4、分别将远、近侧断裂肌腱从滑车内抽出，将肌腱远端呈冠状面劈开（在止点部肌腱大于 1cm 时）。

5、用细软钢丝在注射器针头引导下在游离肌腱的一端作交叉固定。

6、用两个注射器针头于指甲中部两旁，经皮下穿至屈肌腱止点处劈裂开的两腱片之间，并将游离移植肌腱的固定钢丝经针头引至甲旁固定。抽紧钢丝，使移植肌腱牢固地插入两腱片之间。再用半片橡皮管及纱布团做一甲垫，将钢丝牢固固定于指甲背面，并将屈肌腱远端两腱片剪短，并将其残端缝于移植肌腱上。

7、将游离肌腱依次穿过两个滑车。选择屈指浅、深肌腱中的一条作为动力腱，将另一条剪除。牵引移植肌腱，观察手指是否能充分屈曲。

8、松解近端的动力肌腱，并将其用注射器针头固定，防止回缩并便于操作。将移植肌腱穿入近端肌腱内，调整张力后先缝合一针，拔除针头观察肌腱张力。在确认肌腱张力合适后重新插入注射器针头至近端的动力肌腱内，完成移植肌腱与动力肌腱的编织缝合。然后将手指被动伸直，观察缝合处是否嵌入近端的滑车内从而影响手指伸直。

【术后处理】

术后用前臂石膏托固定患手于屈腕、伸掌指关节及伸指位4周。术后2日拔除引流条。术后2周拆线，术后4周去除石膏托后主动活动手指屈伸功能，辅助物理康复治疗。术后6周拔除手指远端的钢丝（图7-32）。

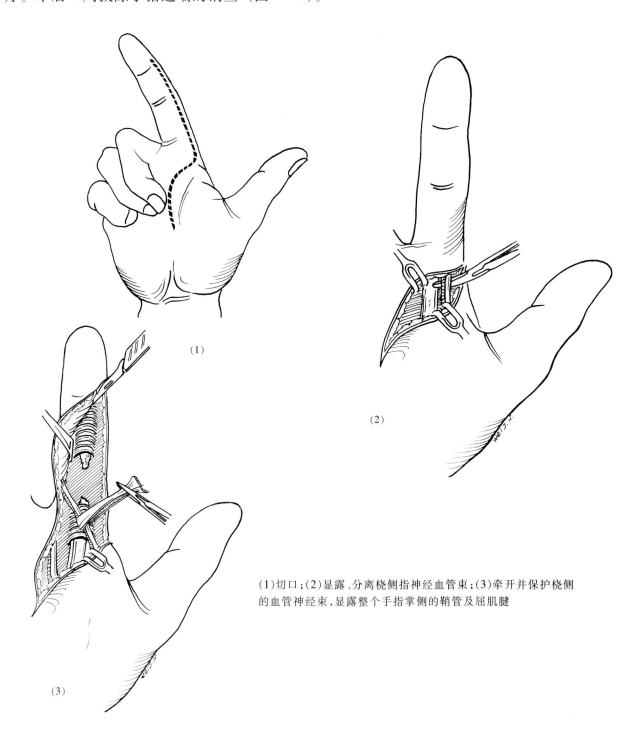

(1)切口；(2)显露、分离桡侧指神经血管束；(3)牵开并保护桡侧的血管神经束，显露整个手指掌侧的鞘管及屈肌腱

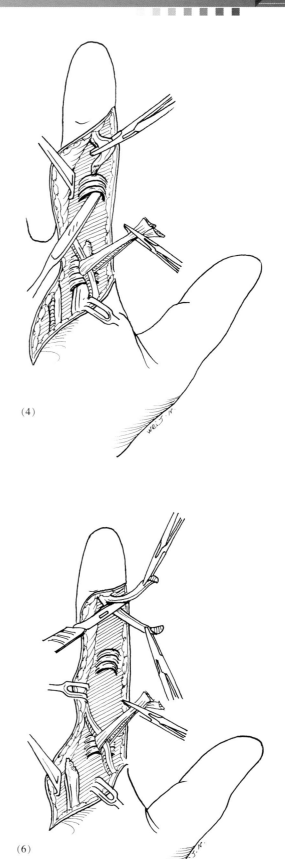

(4)

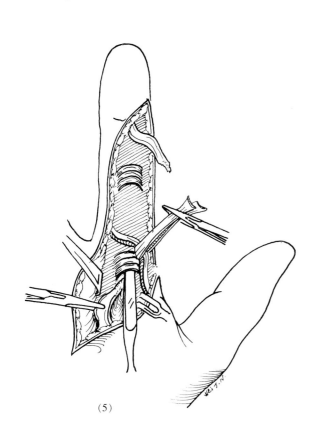

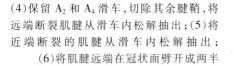

(5)

(4)保留 A₂ 和 A₄ 滑车,切除其余腱鞘,将
远端断裂肌腱从滑车内松解抽出;(5)将
近端断裂的肌腱从滑车内松解抽出;
(6)将肌腱远端在冠状面劈开成两半

(6)

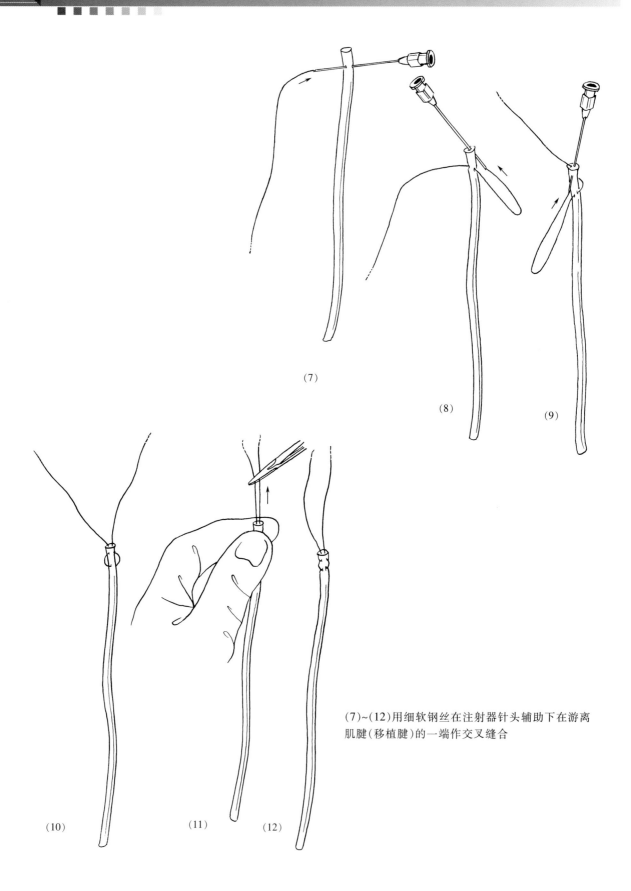

(7)

(8)   (9)

(7)~(12)用细软钢丝在注射器针头辅助下在游离
肌腱(移植腱)的一端作交叉缝合

(10)   (11)   (12)

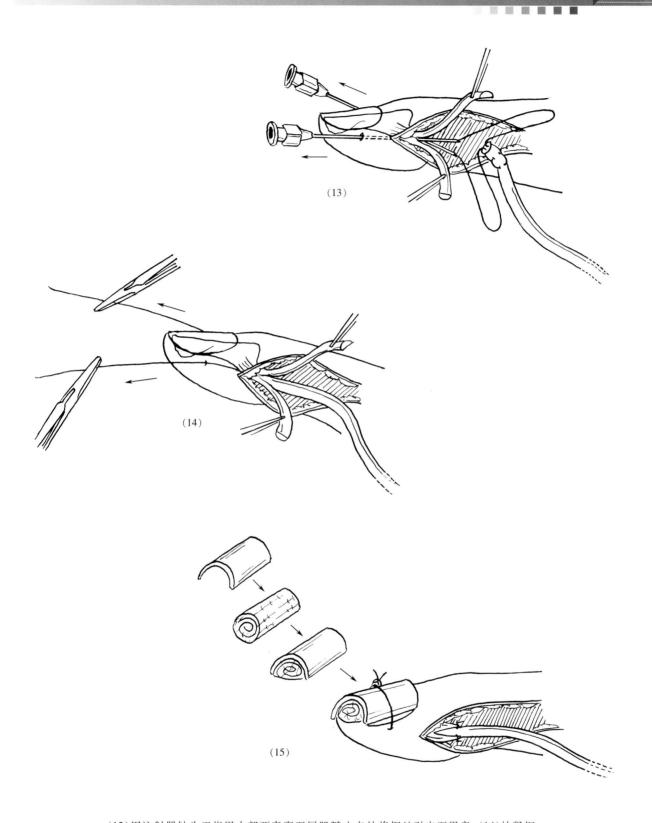

(13)

(14)

(15)

(13)用注射器针头于指甲中部两旁穿至屈肌腱止点处将钢丝引出至甲旁;(14)抽紧钢丝使移植肌腱牢固地插入两腱片之间;(15)将橡皮管和纱布团做成甲垫,固定钢丝。修整屈肌腱远端并将其缝合于移植肌腱上

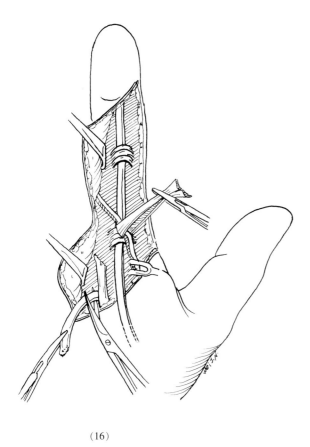

（16）

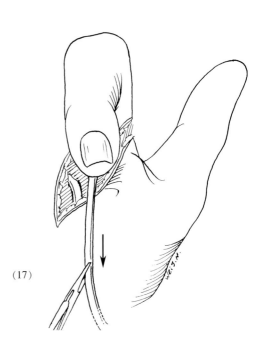

（17）

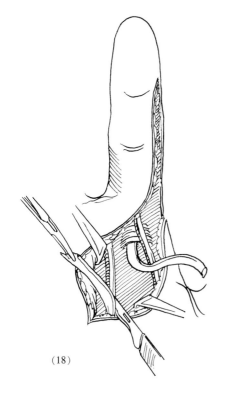

（18）

（16）将游离肌腱依次穿过两个滑车。选择屈指浅、深肌腱
中的一条作为动力腱,将另一条剪除;（17）牵引移植肌腱,
观察手指是否充分屈曲;（18）松解近端的动力肌腱

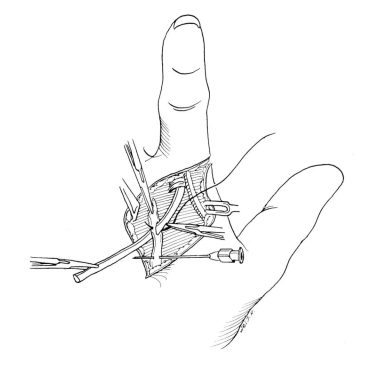

(19)用注射器针头穿入近端肌腱,防止其回缩,
　　将移植肌腱穿入近端肌腱内,调整张力后先缝
　　一针,拔除针头后观察张力是否标准

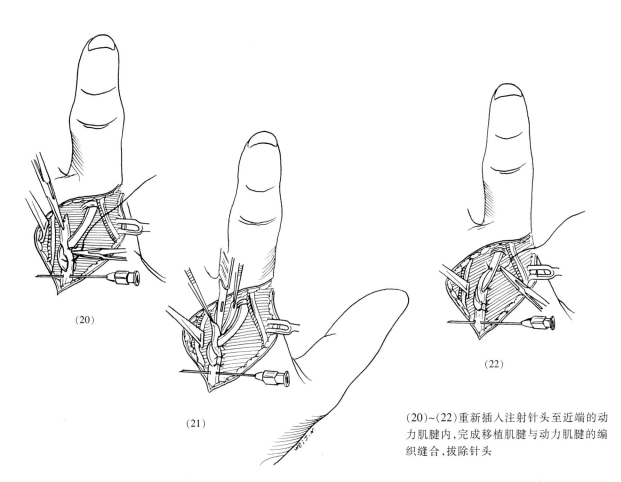

(20)

(21)

(22)

(20)~(22)重新插入注射针头至近端的动
　　力肌腱内,完成移植肌腱与动力肌腱的编
　　织缝合,拔除针头

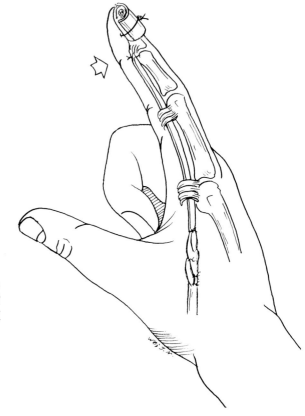

(23)完成游离肌腱移植的缝合后,将手指被动伸直,观察近端的缝合处是否太靠近远端,嵌入近端的滑车内,影响手指伸直

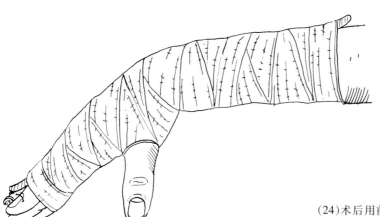

(24)术后用前臂背侧石膏托固定患手于屈腕、屈掌指关节及伸指位

图 7-32 鞘管内屈指肌腱损伤的游离肌腱移植术

多个手指的鞘管内屈肌腱游离移植基本方法与上述类似，切口在指部采用侧正中切口，在手掌则于掌指关节附近切口并向近端延长。注意张力的调整，以免术后影响功能（图7-33）。

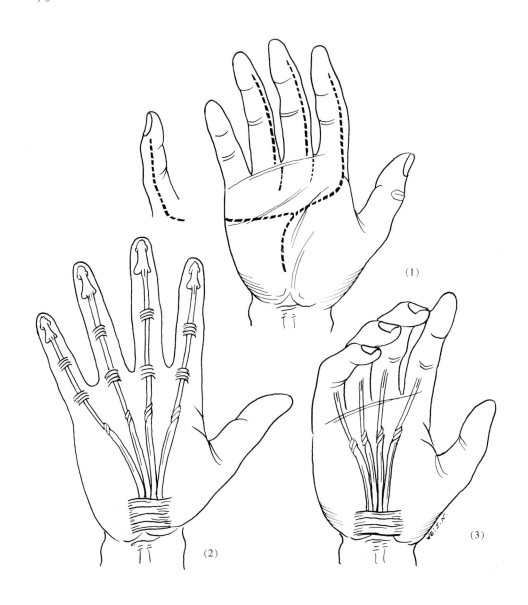

（1）切口；（2）每个手指的游离肌腱移植的方式方法与前面描述的方法相同；（3）术中移植肌腱缝合的张力应在每个手指的休息位置

图7-33 多个手指鞘管内屈肌腱损伤游离肌腱移植术

（二）鞘管内拇长屈肌腱缺损的游离肌腱移植术

【手术步骤】

1、采用拇指桡侧侧正中切口并经掌指关节掌侧和大鱼际向近端延长，然后于腕横纹近端行弧形切口。

2、切开皮肤、皮下组织显露分离拇指桡侧血管神经束并予以牵开保护，将拇长屈肌腱从鞘管内游离出来。

3、松解并游离拇长屈肌腱近端，然后用一条长细线缝合于近侧断端。

4、从前臂的切口内将肌腱的近端及其残端上的缝线抽出，然后将缝线的近端缝合于游离肌腱的一端，牵引缝线的远端将移植肌腱经腕管抽出至指部切口内。

5、将移植肌腱的远端于拇长屈肌腱远端缝合并用细软钢丝固定于指甲部（详见"鞘管内屈肌腱缺损的游离肌腱移植术"的相关内容）。

6、将移植肌腱的近端与拇长屈肌腱近端在腕关节中立位，拇指末节轻度屈曲位下行编织缝合。

【术后处理】

术后固定于屈腕 30°~40°，拇指伸直位 4 周。4 周后拆除石膏进行拇指主动屈伸功能锻炼，辅助物理康复治疗，术后 6 周拔除钢丝（图 7-34）。

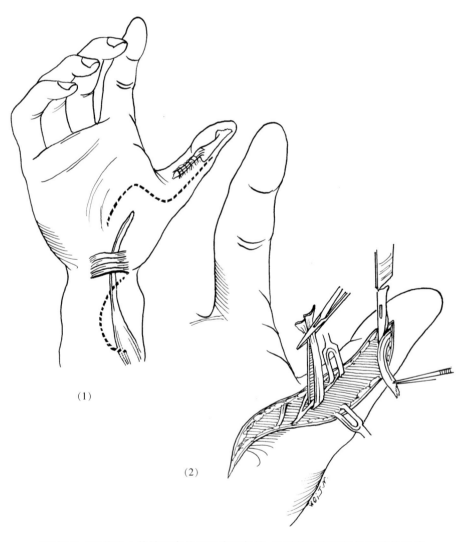

(1)

(2)

(1)切口;(2)找出血管神经束并予以牵开保护,显露并游离屈拇长肌腱的远端

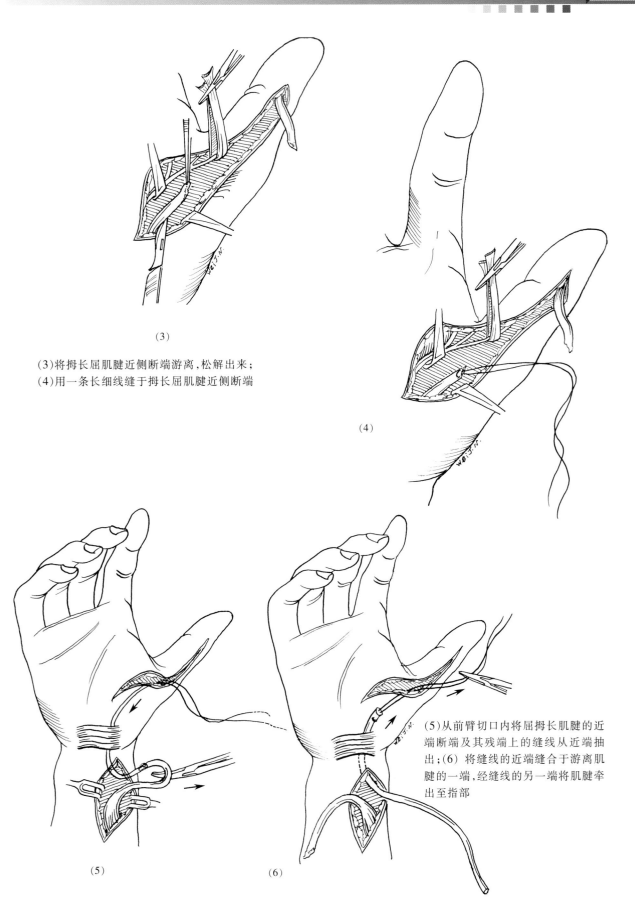

(3)

(3)将拇长屈肌腱近侧断端游离,松解出来;
(4)用一条长细线缝于拇长屈肌腱近侧断端

(4)

(5)从前臂切口内将屈拇长肌腱的近
端断端及其残端上的缝线从近端抽
出;(6) 将缝线的近端缝合于游离肌
腱的一端,经缝线的另一端将肌腱牵
出至指部

(5)　　　　　　　　(6)

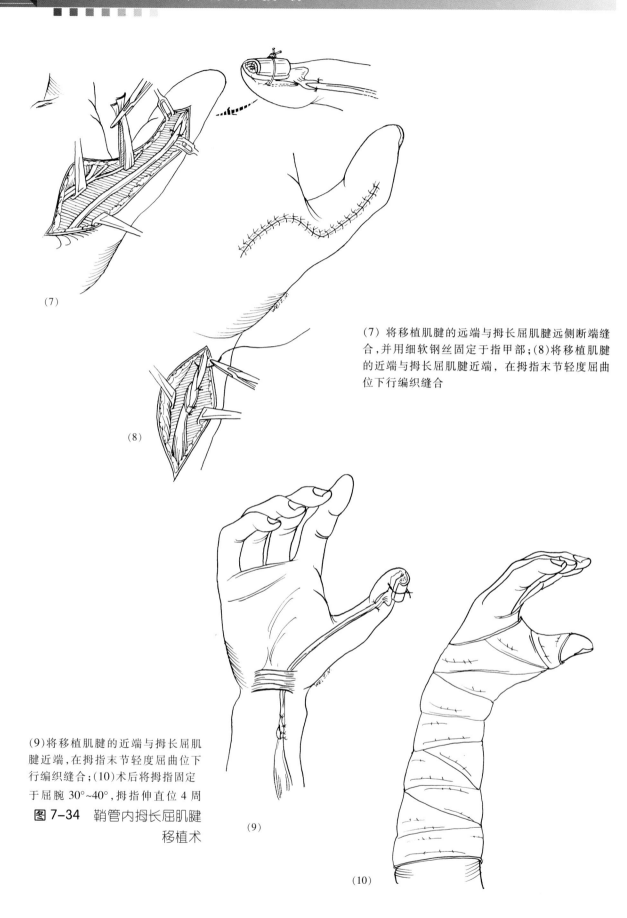

(7)

(8)

(7)将移植肌腱的远端与拇长屈肌腱远侧断端缝
合,并用细软钢丝固定于指甲部;(8)将移植肌腱
的近端与拇长屈肌腱近端,在拇指末节轻度屈曲
位下行编织缝合

(9)将移植肌腱的近端与拇长屈肌
腱近端,在拇指末节轻度屈曲位下
行编织缝合;(10)术后将拇指固定
于屈腕 30°~40°,拇指伸直位 4 周

图 7-34 鞘管内拇长屈肌腱
移植术

(9)

(10)

三、鞘管外屈、伸肌腱移植术

（一）鞘管外屈肌腱缺损的肌腱移植术

鞘管外屈肌腱缺损可根据缺损的不同部位进行肌腱移植修复缺损。如手掌部指深、浅屈肌腱损伤，且肌腱缺损不多，可用其近端或远端的指浅屈肌腱作为移植肌腱，修复其指深屈肌腱，肌腱张力的调整原则与"鞘管内屈肌腱缺损的游离肌腱移植术"相同。如果屈肌腱缺损较多，可采用游离肌腱移植，重建指深屈肌腱。

如果屈肌腱缺损位于腕掌部，肌腱缝合处应避开在腕管内，此时应切除近、远端指浅屈肌腱残端，用游离肌腱移植的方法重建指深屈肌腱功能。

如指浅、深屈肌腱损伤发生于前臂远端，可切除手指远端的部分指浅屈肌腱，用游离肌腱移植的方法修复指深屈肌腱功能，近端动力肌腱根据具体情况，用浅肌或深肌均可（图7-35）。

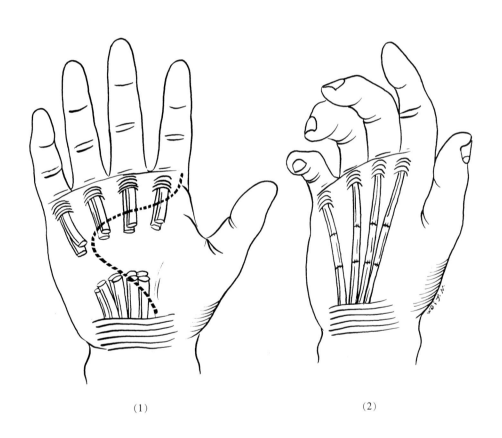

(1)　　　　　　　　　　　　(2)

(1)、(2)如指浅、深屈肌腱损伤发生于掌部，且肌腱缺损不多，可用其
近、远端的指浅屈肌腱作为移植肌腱，修复其指深屈肌腱，肌腱缝合
的张力应在手指的休息位

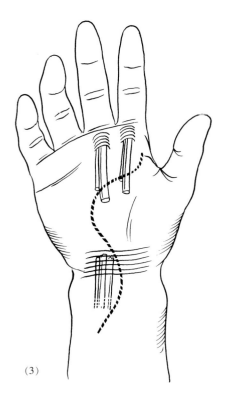

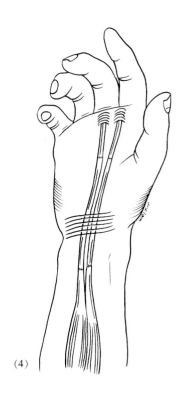

（3）

（4）

（3）、（4）如指浅、深屈肌腱损伤发生于腕、掌部，肌腱缝合处应避开在腕管内，此时应切除近、远端指浅屈肌腱，用游离肌腱移植的方法修复指深屈肌腱的功能，肌腱缝合的张力应在手指的休息位

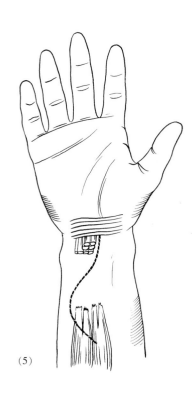

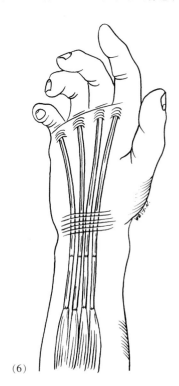

（5）

（6）

（5）、（6）如指浅、深屈肌腱损伤发生于前臂远端，可切除手指远端的部分指浅屈肌腱，用游离肌腱移植的方法修复指深屈肌腱的功能，其近端的动力肌腱，用浅肌腱或深肌腱均可

图 7-35 鞘管外屈肌腱缺损的肌腱移植术

（二）鞘管外伸肌腱缺损的游离肌腱移植术

手背部的伸肌腱缺损可用游离肌腱移植，直接端-端缝合，修复缺损。应在腕关节中立位，掌指关节及手指伸直位调整张力。

如果伸肌腱缺损发生于腕背伸肌支持带附近，肌腱缝合处应避开在伸肌支持带下方。将伸肌腱的远、近端切除，然后将游离肌腱穿过相应的鞘管，分别在支持带的远、近端缝合伸肌腱。注意应保证在手指屈伸时，肌腱的缝合处不进入鞘管的近、远端。肌腱缝合的张力应在伸腕 20°，掌指关节及手指伸直位。术后用石膏托固定在上述位置 4 周。

如伸肌腱缺损发生于手背及腕部，且手背及腕部已用皮瓣移植修复皮肤。如果皮瓣不过厚，游离肌腱移植可以通过掌指关节背侧切口与前臂远端切口完成肌腱移植。可用血管钳开通皮下隧道，将移植肌腱置于皮下脂肪层内，以减少肌腱粘连的机会。如果皮瓣过厚则可修整皮瓣，同时进行肌腱移植（图 7-36）。

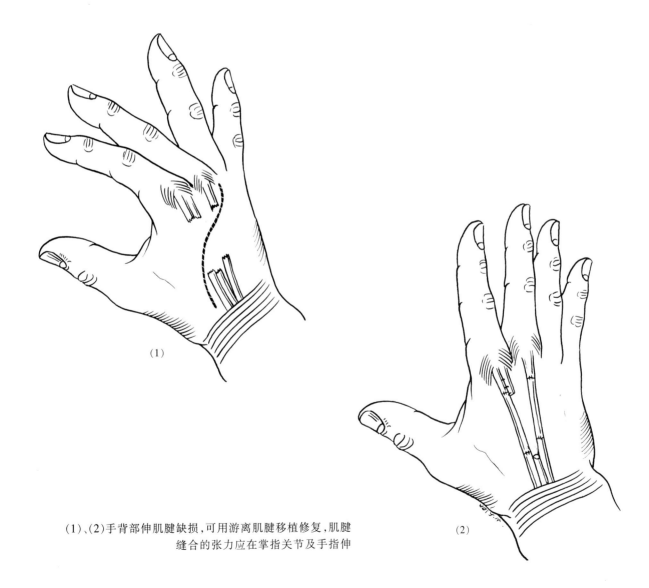

(1)

(2)

(1)、(2)手背部伸肌腱缺损,可用游离肌腱移植修复,肌腱
缝合的张力应在掌指关节及手指伸

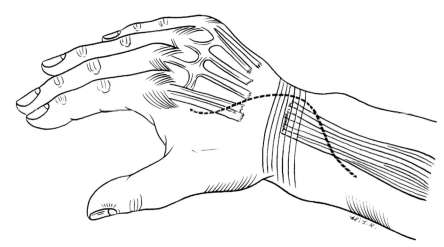

(3)采用腕背弧形切口,找出肌腱的远残端,然后将肌腱的近端
残端拉出于腕背支持带近端并在适当位置切断残端

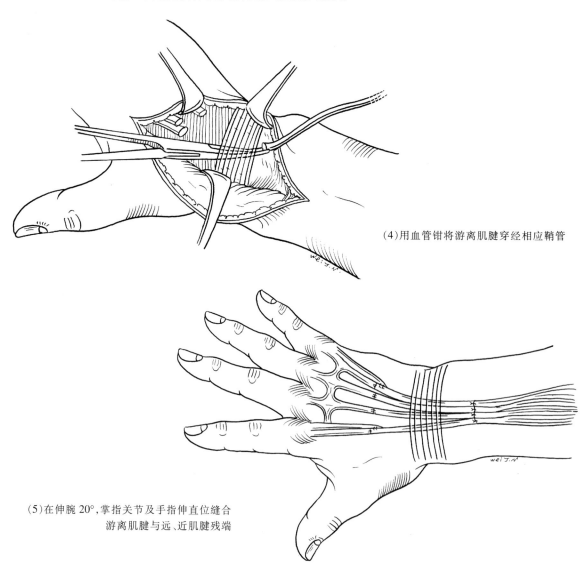

(4)用血管钳将游离肌腱穿经相应鞘管

(5)在伸腕 20°,掌指关节及手指伸直位缝合
游离肌腱与远、近肌腱残端

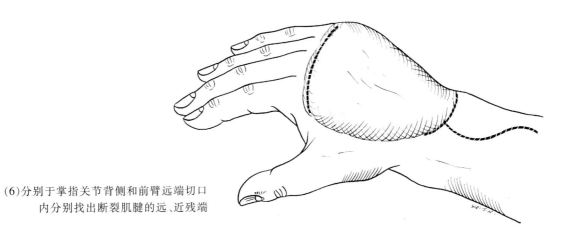

(6)分别于掌指关节背侧和前臂远端切口
　　内分别找出断裂肌腱的远、近残端

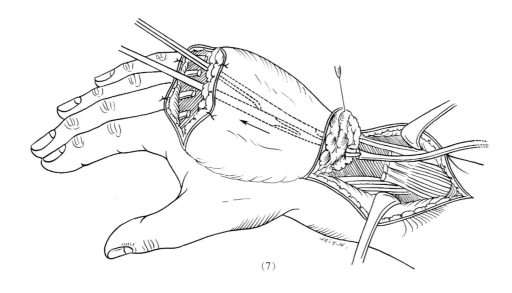

(7)

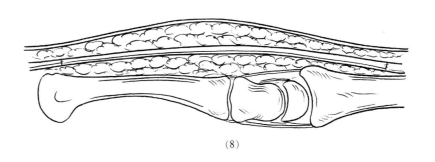

(8)

(7)、(8)用血管钳开通皮下隧道,将移植肌腱置
　　　　　于皮下脂肪层内

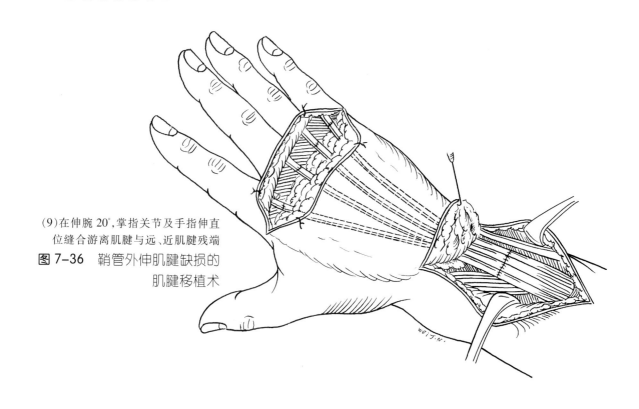

(9)在伸腕 20°,掌指关节及手指伸直
位缝合游离肌腱与远、近肌腱残端

图 7-36 鞘管外伸肌腱缺损的
肌腱移植术

四、硅胶人工肌腱的应用

当手指腱鞘内的指浅、深肌腱损伤,需实行游离肌腱移植术时,但手指伴有掌侧皮肤瘢痕（无挛缩）,缺乏皮下组织,影响术后肌腱的滑动。在这种情况下,宜先植入硅胶人工肌腱,当取出人工肌腱后,指部便形成一个与人工肌腱大小相仿的滑膜鞘,然后施行游离肌腱移植,可以改善移植肌腱的滑动能力,避免和减轻肌腱粘连。

【手术步骤】

1、在术前估计的肌腱残端分别行切口,一般远端为中节侧正中切口,近端为掌指关节水平弧形切口。

2、分别找出指深屈肌腱的远、近残端,用血管钳在两切口间作皮下隧道。

3、将硅胶人工肌腱自手掌部切口拉至手指部切口内。在手指伸直位将硅胶人工肌腱的两端分别与指深屈肌腱两残端缝合。

4、术后 6~8 周在指部和手掌作相同的切口,于手掌部切口处显露硅胶人工肌腱,将其与指深屈肌腱切开,然后与游离肌腱缝合。于指部将硅胶人工肌腱的另一端切下,将人工肌腱与游离肌腱自滑膜鞘内抽出,保留游离肌腱在滑膜鞘,将硅胶人工肌腱去除。然后按常规方法施行手指鞘管内游离肌腱移植术（图 7-37）。

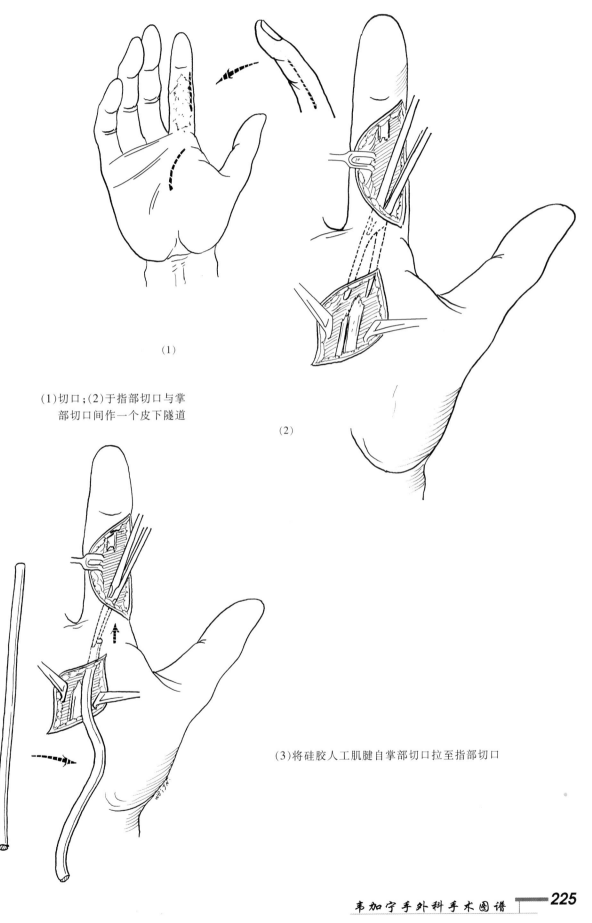

(1)

(1)切口;(2)于指部切口与掌
　　部切口间作一个皮下隧道

(2)

(3)将硅胶人工肌腱自掌部切口拉至指部切口

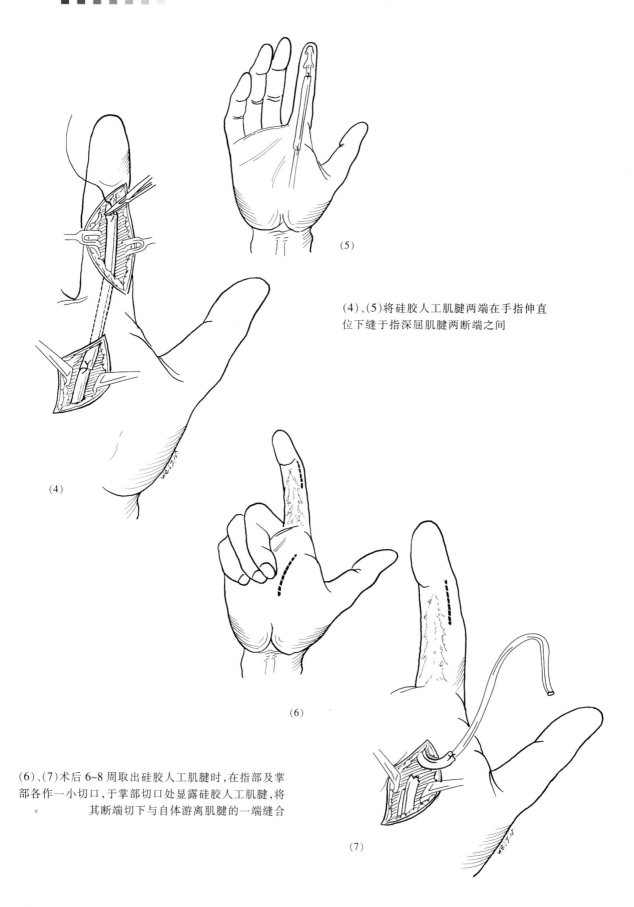

(5)

(4)

(4)、(5)将硅胶人工肌腱两端在手指伸直
位下缝于指深屈肌腱两断端之间

(6)

(6)、(7)术后 6~8 周取出硅胶人工肌腱时,在指部及掌
部各作一小切口,于掌部切口处显露硅胶人工肌腱,将
其断端切下与自体游离肌腱的一端缝合

(7)

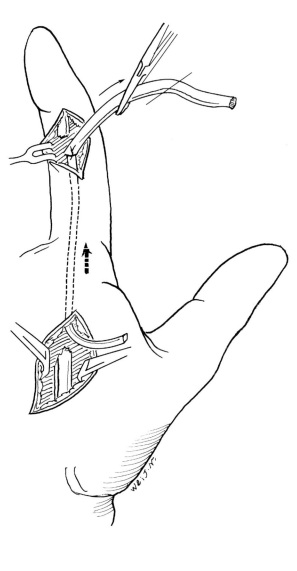

(8)于指部切口将硅胶人工肌腱的另一端切下，将人工肌腱与游离肌腱自滑膜鞘内抽出，保留游离肌腱在滑膜鞘内

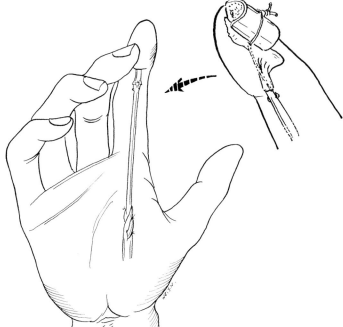

(9)按常规施行手指的游离肌腱移植术

图 7-37 硅胶人工肌腱的应用

第五节 滑车与支持带重建

一、滑车重建

指纤维鞘管能有效地发挥屈指肌腱滑车作用，并加强屈指的力量。如果缺乏屈指腱鞘滑车，在屈指时，屈肌腱将向掌侧移位并成弓弦样隆起，可造成屈肌腱有效滑动幅度减少，致使手指出现屈曲功能障碍（图7-38）。在所有滑车结构中，A_2、A_4 和 PA 起较重要的滑车作用，尤其是 A_2 作用最为明显。因此，鞘管缺损需行滑车重建时，其部位应选择在 A_2 和 A_4 区域。

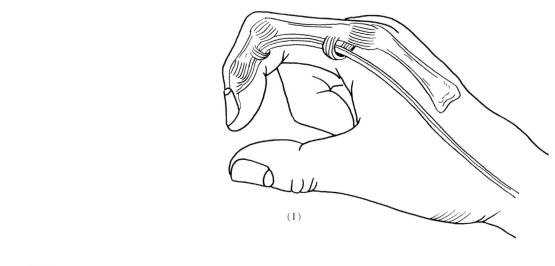

(1)

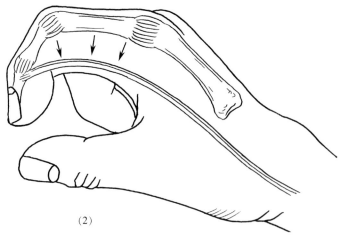

(2)

(1)保留屈指腱鞘滑车,可使指屈肌腱在屈指时紧贴指骨,
更好地发挥屈指的作用和力量;(2)缺乏屈指腱鞘滑车,屈
指时,屈肌腱将向掌侧移位呈弓弦状隆起

图7-38 屈指腱鞘滑车的作用

【手术步骤】

1、于手指近节行手指侧正中切口，暴露屈伸肌腱，注意保护血管神经束。

2、将用做滑车材料的移植肌腱劈成两半。

3、用滑车钳经指背皮下与伸肌腱之间，绕过指骨及屈肌腱的掌侧，将移植肌腱呈环状包绕指伸屈肌腱（移植肌腱光面向肌腱侧）。

4、调整移植滑车张力。以牵引屈肌腱近端时肌腱滑动无阻力，肌腱又不致弓弦样隆起为宜。去除多余肌腱，缝合移植腱两端。

【术后处理】

术后于手指功能位用石膏固定。术后 2 周拆线，3~4 周去除石膏开始有保护的功能锻炼，术后 6 周加大活动力度。也可在滑车重建的部位用戒指样物固定，术后 3 天即可开始活动，这样可减轻肌腱粘连的机会（图 7-39）。

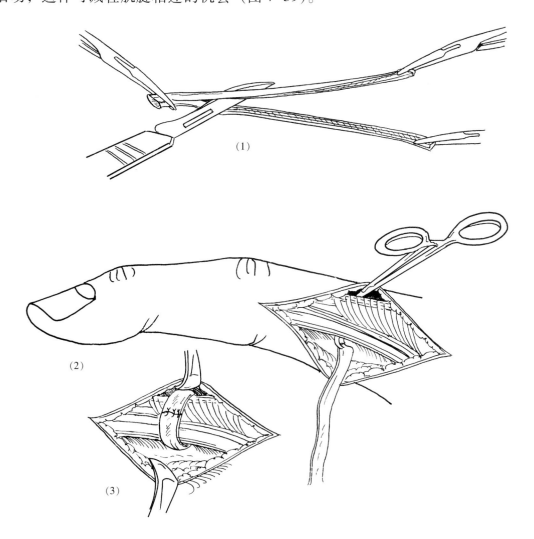

(1)将做滑车材料的移植肌腱劈成两半;(2)用滑车钳经指背皮下,绕过指骨及指屈肌腱的掌侧,将移植腱呈环状包绕指伸、屈肌腱(移植腱光面向肌腱侧);(3)将移植腱两端缝合

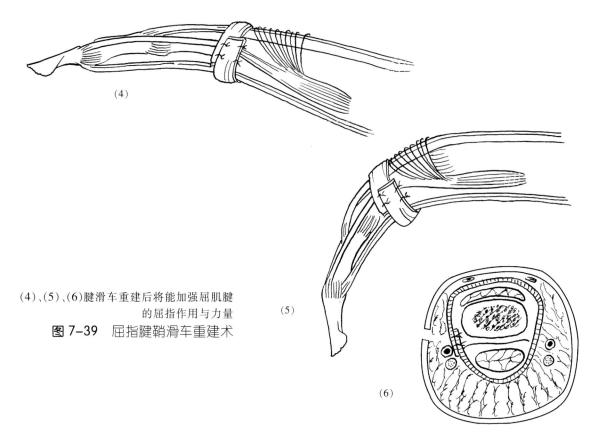

(4)

(5)

(6)

(4)、(5)、(6)腱滑车重建后将能加强屈肌腱
的屈指作用与力量

图 7-39　屈指腱鞘滑车重建术

二、腕背伸肌支持带重建

　　腕背伸肌支持带（腕背横韧带）是由前臂深筋膜在腕背增厚而形成。支持带与尺、桡骨远端间形成 6 个纤维鞘管，每个鞘管内有不同肌腱通过。伸肌支持带在腕关节背伸时能有效地控制各组伸肌腱，特别是指总伸肌腱紧贴腕关节，使其更好的发挥伸指作用。当腕背伸肌支持带损伤时，指总伸肌腱及示指、小指固有伸肌腱将向背侧移位呈弓弦样隆起，造成伸指肌腱的有效滑动幅度减少，而且还明显影响腕部外观（图 7-40）。

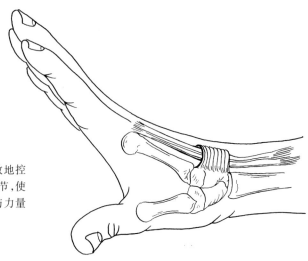

(1)伸肌支持带在腕关节背伸时,能有效地控
制伸肌腱,特别是指总伸肌腱紧贴腕关节,使
指伸肌腱更好地发挥伸指作用与力量

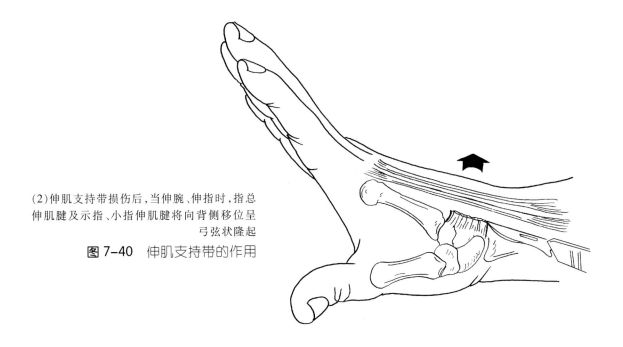

（2）伸肌支持带损伤后，当伸腕、伸指时，指总伸肌腱及示指、小指伸肌腱将向背侧移位呈弓弦状隆起

图 7-40 伸肌支持带的作用

伸肌支持带的重建可采用尺侧腕伸肌腱或桡侧腕短伸肌腱的 1/2 腱束作为移植材料。切取尺侧伸腕肌腱（或桡侧伸腕短肌腱）的 1/2 腱束，游离至其止点，然后绕经桡侧伸腕短肌腱（或尺侧伸腕肌腱）间后与其自身缝合作成滑车（图 7-41）。术后石膏固定 3 周然后开始活动。也有人建议术后将腕关节制动于屈曲 10°~15°，术后拔除引流条后即可开始活动。

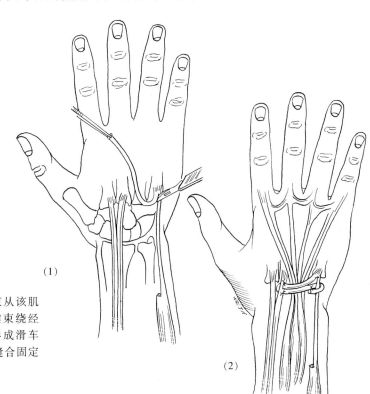

（1）

（1）、（2）可用尺侧腕伸肌腱的 1/2 腱束从该肌腱切取，游离至其止点附近，然后将腱束绕经桡侧腕短伸肌腱与尺侧腕伸肌腱间形成滑车并予缝合固定

（2）

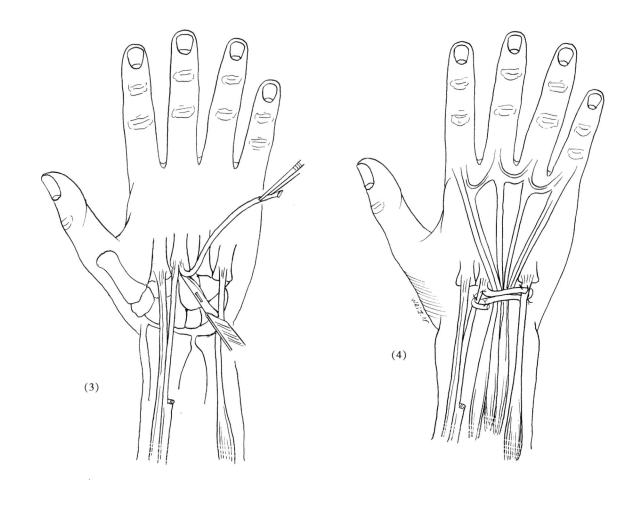

(3)

(4)

(3)、(4)也可以用桡侧腕短伸肌腱的 1/2 腱束从该肌腱切取游离至其止点附近,然后将腱束绕经尺侧腕伸肌腱与桡侧腕短伸肌腱间作成滑车并予缝合固定

图 7-41 伸肌支持带重建术

第六节 肌腱松解术

肌腱粘连是肌腱吻合术后最常见的合并症之一,也是手外科多年来尚未解决的难题之一。采用合理的手术切口、注意修复肌腱的无创操作、采用合理的肌腱缝合方法和相应的缝线、将修复肌腱置于血液循环良好的组织中、避免血肿形成以及术后早期有效的功能锻炼是减少和避免肌腱粘连的有效预防方法。但即便如此,肌腱粘连仍很难避免。因此,有效的肌腱松解是恢复手功能的重要措施。

【适应证】

肌腱损伤修复后 6 个月以上,肌腱仍有明显的粘连及功能障碍,关节被动活动良好,覆盖肌腱的皮肤软组织条件良好者适于松解术。如粘连的肌腱周围皮肤条件很差,仅以薄层的瘢痕皮肤覆盖,皮下缺少脂肪组织,此时应在肌腱松解前,先将该区条件差的瘢痕皮肤切除,采用皮瓣移植,待局部皮肤条件改善后再施行肌腱粘连松解术。否则在肌腱粘连松解后还会发生更严重的肌腱粘连。如果肌腱粘连合并有手部关节僵硬，应在肌腱松解术前，进行关节功能锻炼，待关节活动范围获得改善并稳定后再施行手术。如手外伤曾有严重感染，需在感染伤口愈合 7~8 个月后再施行肌腱粘连松解术，否则术后仍有激发感染的可能。如手部屈、伸肌腱同时发生，一般应先行伸肌腱粘连松解，待患手获得良好的主动伸指和被动屈指活动范围后，二期再施行屈指肌腱粘连松解术。

由于婴幼儿年龄小不易配合，对疼痛的耐受性差，因此肌腱松解术应于 6 岁后进行。对于疼痛耐受差，心理素质差的成年人松解术也应慎行。

一、屈肌腱松解术

最好采用臂丛神经阻滞麻醉或全身麻醉，以保证充分和足够范围的麻醉，而且便于使用腋部止血带，有利于肌腱松解术的顺利完成。

肌腱粘连的范围一般比原损伤范围或原修复手术范围大，因此切口应有足够长度以充分暴露整段需松解的肌腱。

对于指部鞘管内屈肌腱粘连松解，宜采用侧正中切口，并可向手掌部延长，有时也可采用掌侧锯齿样切口。

指部鞘管内屈肌腱粘连的松解术应尽量保留 2~3 个腱鞘滑车（环状束），以避免屈指时屈肌腱呈弓弦样隆起，影响屈指的力量（图 7-42）。

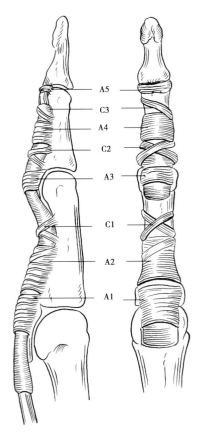

A5
C3
A4
C2
A3
C1
A2
A1

(1) 手指的屈侧支持带 A_1~A_5 为环状束
C_1~C_3 为交叉韧带

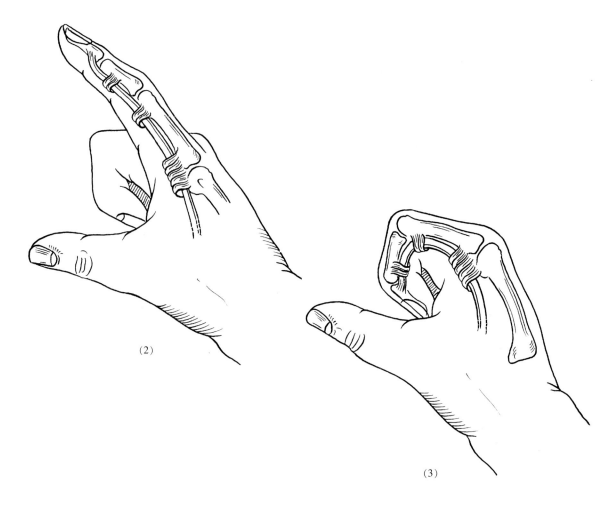

(2)

(3)

(2)、(3)指部屈肌鞘管内肌腱粘连松解术应保留 2~3 个腱鞘滑车(环状束),以避
免屈指时屈肌腱呈弓弦状隆起,影响屈指的力量

图 7-42　鞘管内屈肌腱粘连应保留的滑车

　　指骨骨折时,屈指肌腱常在骨折与骨痂处发生粘连,松解时在骨折的部位,从一侧切开一段腱鞘,在彻底松解粘连后,将切下的屈指腱鞘瓣覆盖指骨骨折处不光滑的骨面,如果骨折和骨痂外露面积过大或腱鞘无法保留用做腱鞘瓣覆盖骨面时,可于前臂取一块大小相仿的皮下筋膜片移植覆盖不光滑的骨折面。

　　松解后如果近侧指间关节不能充分伸直说明指浅屈肌腱挛缩或粘连影响关节伸直,此时应进一步松解肌腱或将指浅屈肌腱切断。

　　在肌腱松解后,应牵拉肌腱检查粘连松解是否彻底。牵拉肌腱近端,如果手指充分屈曲,与被动屈曲范围幅度相同,说明松解彻底;近侧指间关节屈曲充分,而远侧指间关节主被动活动不一致,说明鞘管内屈指深、浅肌腱间仍有粘连,此时需进一步作松解。再向近端牵拉肌腱和肌腹,如果肌腹可拉长,弹性良好,说明近侧粘连也已松解彻底(图 7-43)。

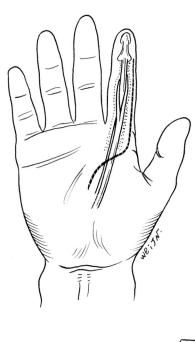

(1)切口

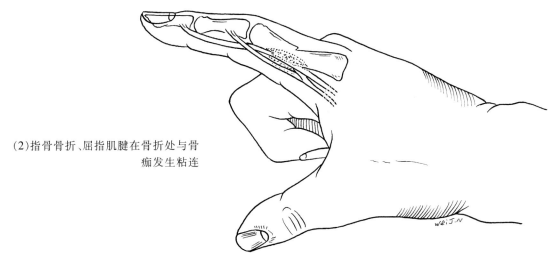

(2)指骨骨折、屈指肌腱在骨折处与骨痂发生粘连

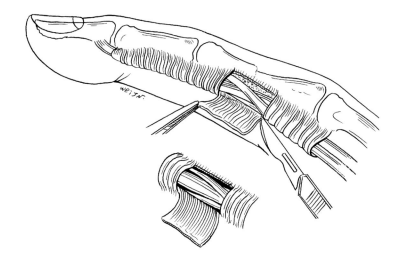

(3)在指骨骨折的部位,从一侧切开一段腱鞘进入

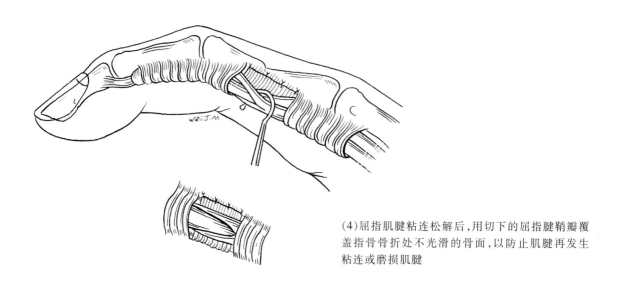

(4)屈指肌腱粘连松解后,用切下的屈指腱鞘瓣覆盖指骨骨折处不光滑的骨面,以防止肌腱再发生粘连或磨损肌腱

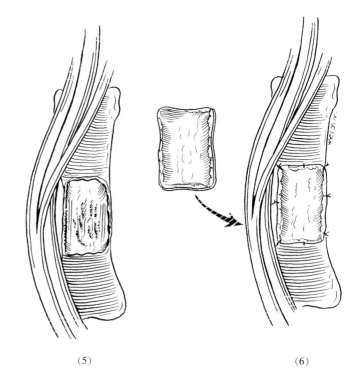

(5)、(6) 如指骨骨折处外露的骨面较大,或腱鞘无法保留用于作腱鞘瓣覆盖骨面,可于前臂取一块大小相仿的皮下筋膜片移植覆盖不光滑的骨折面

图 7-43 指部鞘管内屈肌腱粘连的肌腱松解术

(5)   (6)

对于屈肌腱广泛的粘连，可采用手掌、腕部和前臂的弧形切口，充分暴露需松解结构。术中应注意保护正中神经、尺神经、桡动脉和尺动脉等重要结构。对于尺神经和正中神经功能不良者可同时松解。

在松解后牵拉肌腱时，如果个别手指屈曲不全，但分别牵拉相应屈肌腱时手指可充分屈曲，提示原来修复肌腱时肌腱张力调节不恰当，过于松弛，此时应对相应肌腱施行肌腱缝合或肌腱重叠缝合术。

前臂、腕部掌部的屈肌腱粘连，经手术松解后，牵拉肌腱近端时如果近侧指间关节屈曲充分，远侧指间关节无屈曲或主动、被动活动范围不一致，说明远端指浅屈肌腱残端与指深屈肌腱有粘连。此时应切除指浅屈肌腱的远残端（图 7-44）。

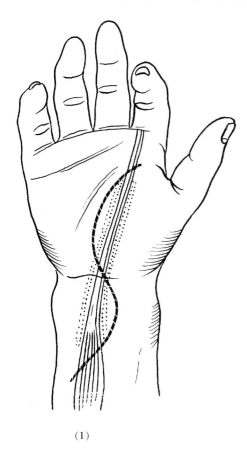

(1)

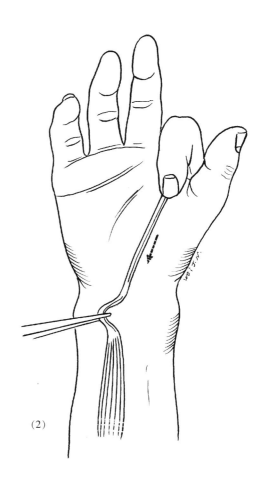

(2)

(1)切口；(2)牵拉肌腱近端,观察手指各
关节屈曲是否充分

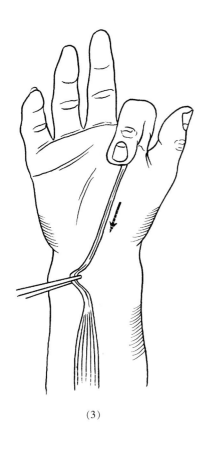

（3）

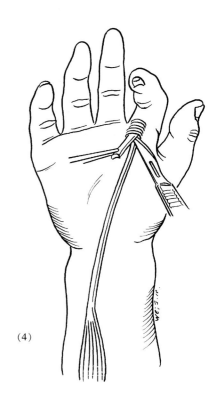

（4）

（3）、（4）如近侧指间关节屈曲充分远侧指间关
节无屈曲，说明远端指浅肌腱（或残端）与指深
屈肌腱有粘连，应切除指浅屈肌腱远端

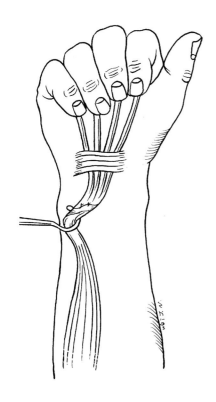

（5）屈肌腱粘连经手术松解后，应牵拉其近
端总腱，观察手指屈曲是否充分

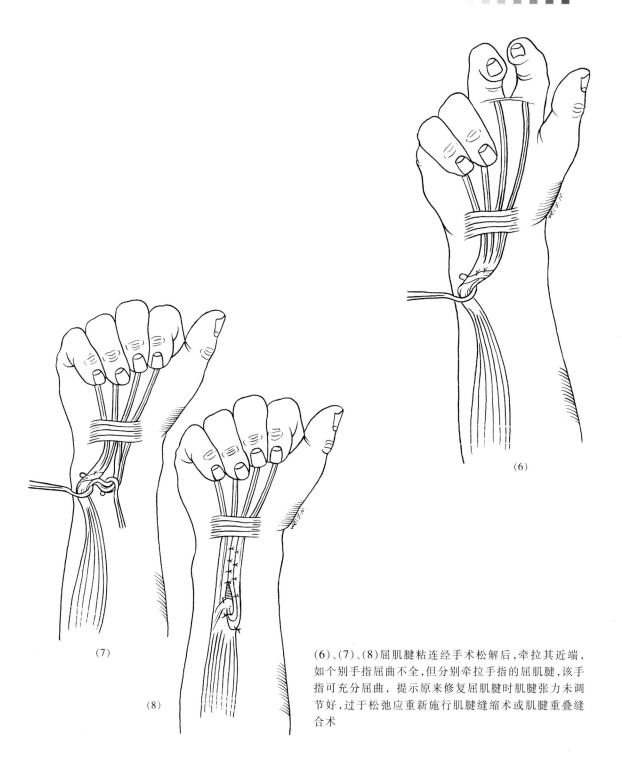

(6)

(7)

(8)

(6)、(7)、(8)屈肌腱粘连经手术松解后,牵拉其近端,如个别手指屈曲不全,但分别牵拉手指的屈肌腱,该手指可充分屈曲, 提示原来修复屈肌腱时肌腱张力未调节好,过于松弛应重新施行肌腱缝缩术或肌腱重叠缝合术

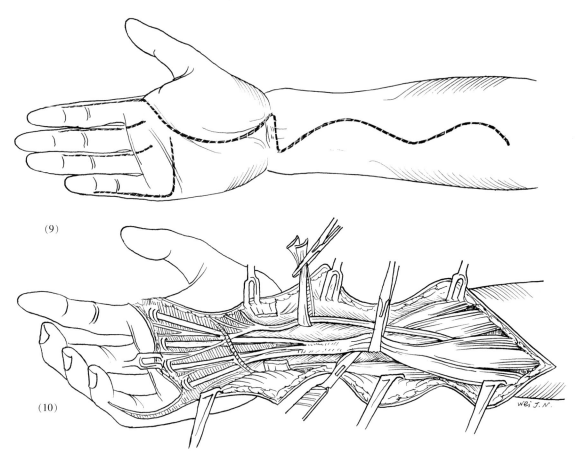

(9)

(10)

(9)、(10)屈肌腱粘连松解术,可采用此切口显露肌腹至指部全程,术中应注意保护正中、尺神经及其分支,以及桡尺动脉,由于切口显露的范围大,术中应注意彻底止血,术后伤口放置引流条引流积血

图 7-44　前臂远端、腕部和手掌屈肌腱粘连松解术

由于既往的创伤和瘢痕的形成,往往破坏了血管神经束正常的走行,包绕于瘢痕内,因此手术中应注意保护血管神经束。术后应注意彻底止血并放置引流条。

二、伸肌腱松解术

伸肌腱粘连的发生率明显小于屈肌腱,松解的手术效果也好于屈肌腱。手术根据粘连的位置,手指部可采用指背弧形或侧方切口,在手背、腕背和前臂采用弧形切口。在指背和手背,主要松解伸肌腱与掌指骨间的粘连。

在松解腕背伸肌支持带深面或其附近的伸肌腱粘连时,应注意保持伸肌支持带的完整性,否则会引起伸肌腱的弓弦样隆起。

当伸肌腱粘连松解后掌指关节被动屈曲仍不充分,可考虑伸肌腱帽深层有粘连以及掌指关节侧副韧带挛缩所致,可通过掌骨间的小切口进行腱帽松解和掌指关节侧副韧带切除。如经上述处理仍不能被动屈曲,多因掌指关节背侧关节囊瘢痕化,应作切开;或因关节掌侧的掌板有粘连，可用小骨膜起子予以分离。

由于手术范围较大，术中应彻底止血并放置引流条（图 7-45）。

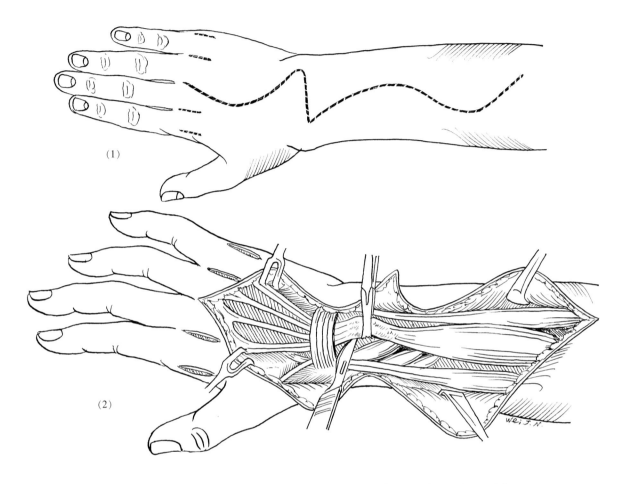

(1)、(2) 如需显露肌腹至指部全程，可采用此切口，当伸指肌腱粘连松解后，手指
被动屈曲仍不充分，主要由于腱帽下有粘连以及掌指关节侧副韧带挛缩，可通过
掌骨间的小切口进行腱帽松解和掌指关节侧副韧带切除，由于切口范围大，术
中彻底止血与术后伤口引流需加注意

图 7-45 伸肌腱粘连松解术

【术后处理】

术后 24~48 小时开始手指和腕部的主动屈伸功能锻炼，锻炼时应去除外敷料以保证
充分屈伸活动。术后 3~4 天内，每天练习 2~3 次即可。注意每次活动都应保证尽可能充
分，并减少无效活动的次数，以免加重肿胀和出血。4 天后，可加大主动和被动活动的
范围和强度，并配合物理治疗，必要时还可辅以支具练习。

■ 第七节　肌腱移位术

适用于肌腱缺损过多，或断腱的肌腹已丧失功能。

一、自发性拇长伸肌腱断裂的肌腱移位术

拇长伸肌腱经前臂远端绕经桡骨 Lister 结节，此处呈一定角度走行至拇指。当局部有病变或骨折畸形愈合，慢性磨损可使肌腱发生断裂，患者常有 Colles 骨折病史。也可见于类风湿性关节炎、滑膜炎以及肌腱滑膜结核等。但无论病因如何，自发性拇长伸肌腱断裂常发生于 Lister 结节处。其治疗常采用示指固有伸肌腱移位的方法，也可采用肌腱游离移植；在肌腱缺损不多时，还可将肌腱从 Lister 结节处的鞘管内游离出来，在腕背伸肌支持带的浅层缝合。

【手术步骤】

1、分别在拇指掌指关节、Lister 结节以及示指掌指关节尺侧处行弧形切口。

2、于示指掌指关节尺侧切口内显露并切断示指固有伸肌，示指固有伸肌位于指总伸肌的尺侧。

3、将示指固有伸肌自腕背切口内抽出，止血后缝合示指背侧切口。

4、在拇指掌指关节背侧的切口内找出伸拇长肌腱，并由该切口向腕背切口作皮下隧道，将示指固有伸肌腱经隧道拉至该切口内，缝合腕背切口。

5、将示指固有伸肌与拇长伸肌腱在腕关节稍背伸、拇指桡侧外展、掌指关节和指间关节伸直位编织缝合。缝合切口。

【术后处理】

术后用前臂石膏托或虎口 U 形石膏托固定拇指于腕关节稍背伸、桡侧外展、掌指关节和指间关节伸直位 4 周。然后去石膏开始功能锻炼，并可辅以物理治疗（图 7-46）。

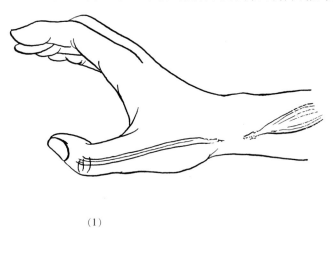

(1)

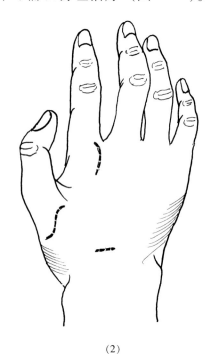

(2)

(1)自发性伸拇长肌腱断裂常发生于桡骨茎突部；(2)切口

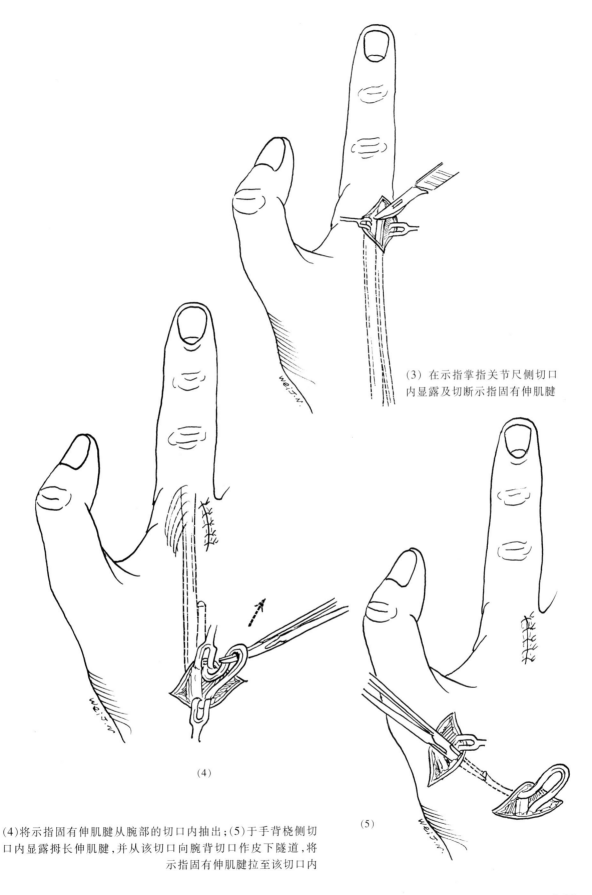

(3) 在示指掌指关节尺侧切口
内显露及切断示指固有伸肌腱

(4)

(5)

(4)将示指固有伸肌腱从腕部的切口内抽出;(5)于手背桡侧切
口内显露拇长伸肌腱,并从该切口向腕背切口作皮下隧道,将
示指固有伸肌腱拉至该切口内

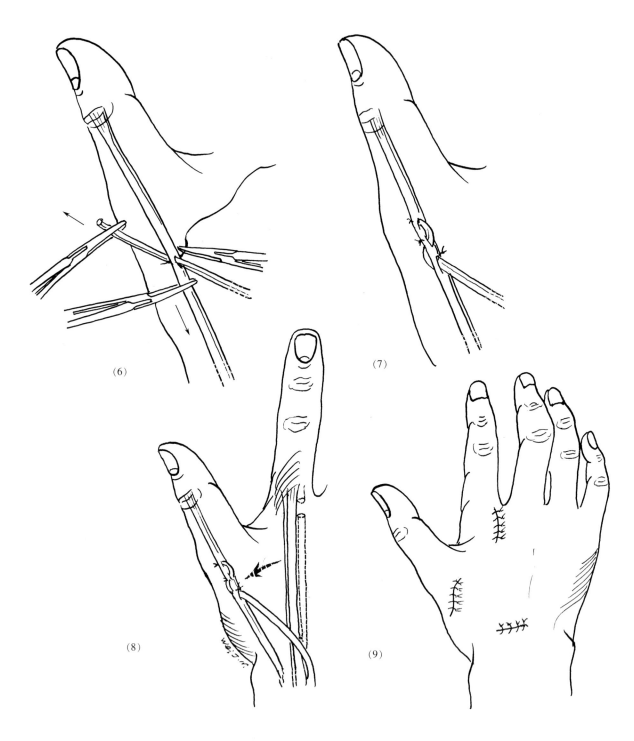

(6)

(7)

(8)

(9)

(6)、(7)、(8)将示指固有伸肌腱与拇长伸肌腱在拇指伸直的位置下作编织缝合;(9)缝合切口,术后用前臂石膏托或虎口U形石膏托固定拇指在桡侧外展,伸拇位4周

图 7-46 自发性伸拇长肌腱断裂的肌腱移位术

二、拇长屈肌腱损伤的肌腱移位术

适用于拇长屈肌腱肌腱缺损，或近端肌腱和（或）肌腹条件欠佳的情况。

如拇长屈肌腱损伤发生于手掌部，且有肌腱缺损，可用手指的指浅屈肌腱移位修复。手术经大鱼际纹弧形切口找出拇长屈肌腱残端并作松解，然后将示指指浅屈肌腱于适当位置切断，将其与拇长屈肌腱做端-端缝合或编织缝合，张力调整应在拇指末节轻度屈曲位。缝合后被动伸直拇指检查缝合处是否进入鞘管内。也可采用环指的指浅屈肌腱移位修复其功能。方法是在环指掌指关节行横行切口并在拇指以掌指关节为中心行弧形切口。找出并切断浅肌腱，然后在大鱼际切口内将其抽出，并与拇长屈肌腱在拇指末节轻度屈曲位编织缝合。注意不论采用何种指浅屈肌腱移位，均应在术前检查相应手指的指深屈肌腱功能，在其功能正常的情况下才可采用指浅屈肌腱移位。

如屈拇长肌腱损伤发生在前臂远端，有肌腱缺损或肌腹处损伤不宜修复，可用掌长肌腱移位重建屈拇长肌腱功能，肌腱缝合的张力应在拇指末节轻度屈曲位（图7-47）。

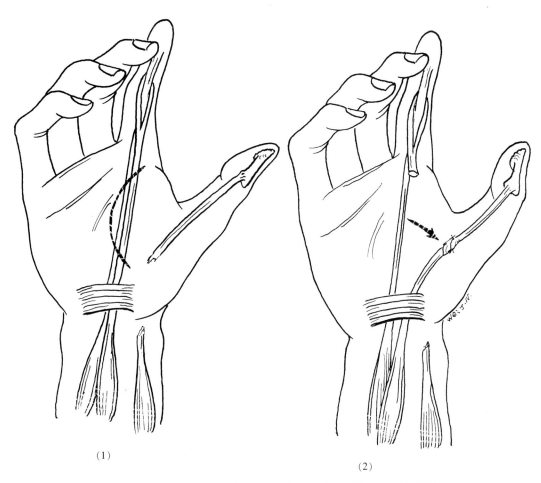

（1）

（2）

（1）、（2）如拇长屈肌腱损伤发生于掌部并伴有肌腱缺损，可用示指的
指浅屈肌腱移位修复，肌腱缝合的张力应在拇指末节轻度屈曲位

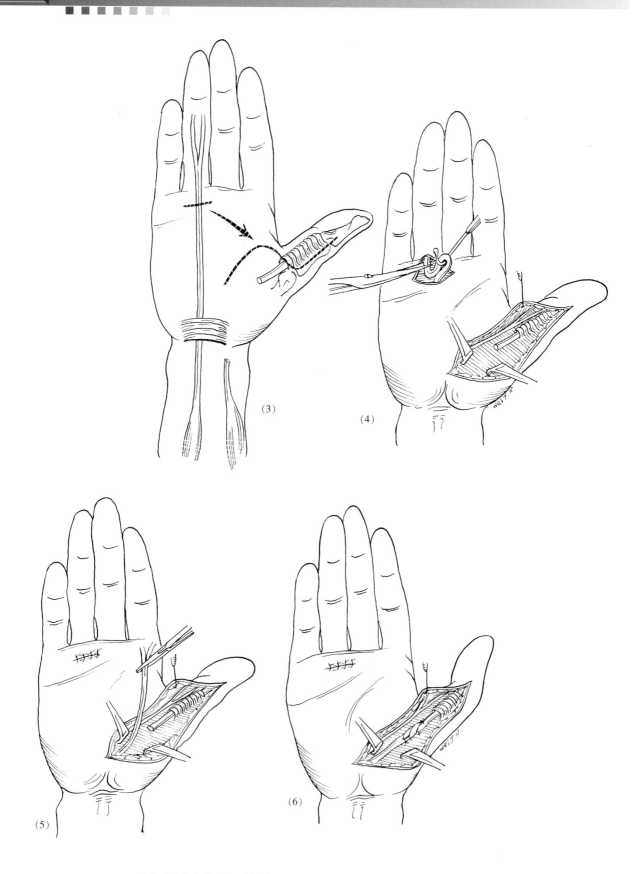

(3)~(6)如拇长屈肌腱损伤发生于掌部、鞘管外,其近端有缺损,也可以用
环指的指浅屈肌腱移位修复

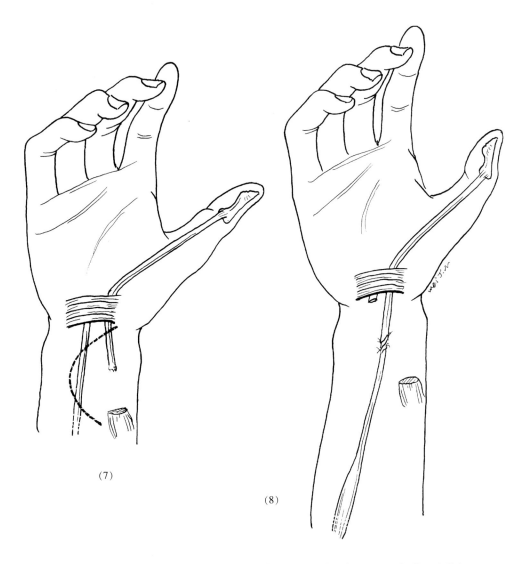

(7)

(8)

(7)、(8)如拇长屈肌腱损伤发生于前臂远端,有肌腱缺损,或在肌腹处损伤不宜修复,
可用掌长肌腱移位修复,肌腱缝合的张力应在拇指末节轻度屈曲位

图 7-47　拇长屈肌腱损伤的肌腱移位术

三、伸肌腱损伤的肌腱移位术

单独的伸肌腱缺损可采用游离肌腱桥接,也可将肌腱残端缝合于邻近肌腱,单个手指肌腱移位主要使用示指或小指固有伸肌作动力修复。

在手背,如中指或环指的伸肌腱损伤且有肌腱缺损,可采用示指固有伸肌移位修复,也可将肌腱的远残端在手背与其余手指的伸肌腱编织缝合。张力的调整应在伸掌指关节及伸手指位。

如伸指总肌腱损伤发生于前臂远端、且有肌腱缺损,或发生于其肌腹部,可采用尺侧屈腕肌腱移位修复伸指功能。手术采用前臂远端背侧弧形切口和掌侧纵长切口。从止点处切断尺侧屈腕肌腱，并将其经皮下隧道引至腕背切口内，然后，将其与伸指总肌腱远端缝合，缝合的张力应在腕关节背伸20°，掌指关节及手指完全伸直位。

　　示指和中指的指总伸肌腱损伤发生于前臂与腕部，且有肌腱缺损或发生于其肌腹处，无法修复。可采用桡侧腕短伸肌腱移位修复其伸指功能。肌腱缝合的张力调节在伸腕20°，掌指关节及指间关节完全伸直位。肌腱缝合点应避开腕背支持带，在腕关节背伸时，缝合点不进入腱鞘内（图7-48）。

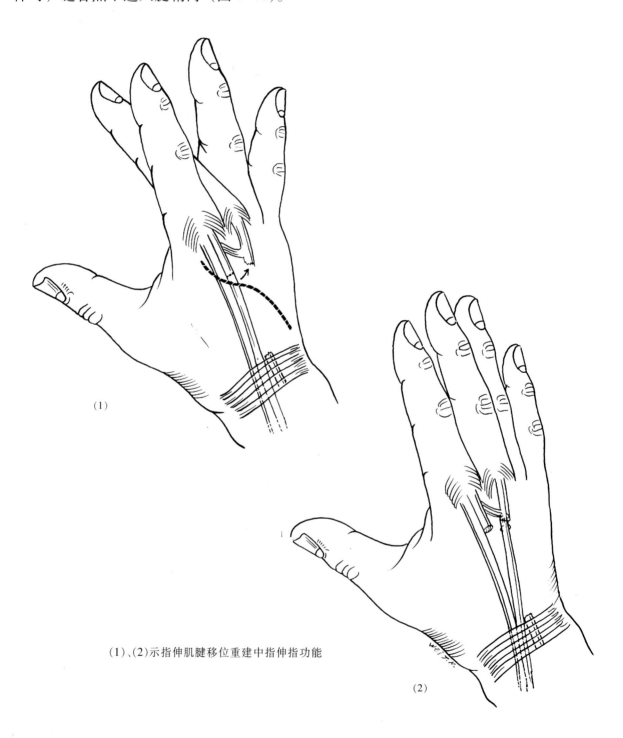

(1)

(1)、(2)示指伸肌腱移位重建中指伸指功能

(2)

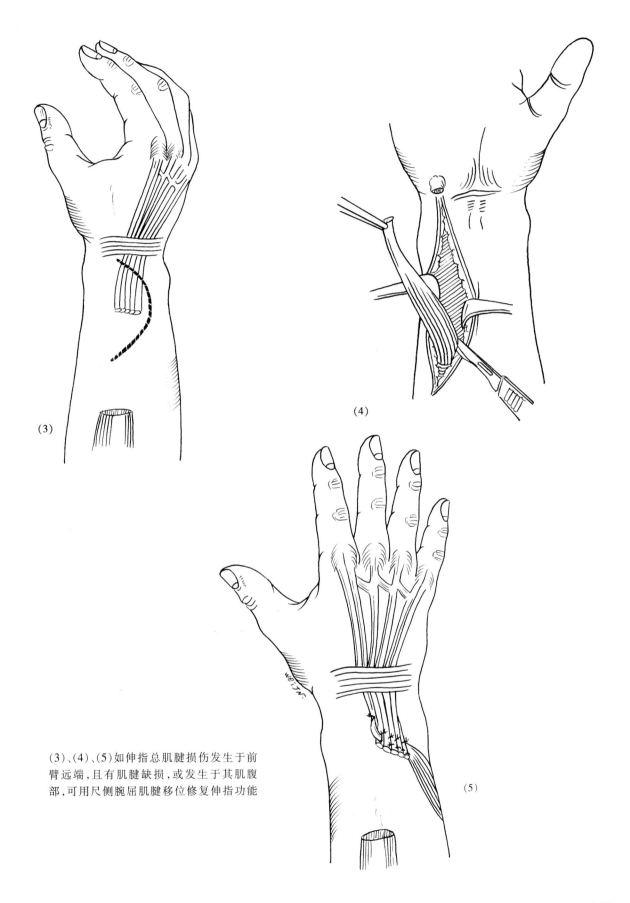

(3)

(4)

(5)

(3)、(4)、(5)如伸指总肌腱损伤发生于前臂远端,且有肌腱缺损,或发生于其肌腹部,可用尺侧腕屈肌腱移位修复伸指功能

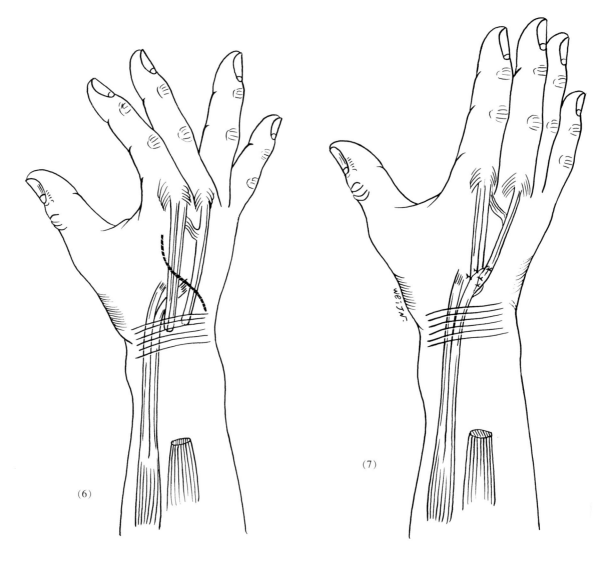

(6)

(7)

(6)、(7)桡侧腕短伸肌腱移位修复示、中指伸肌腱功能

图 7-48 伸肌腱损伤的肌腱移位术

四、屈指肌腱损伤的肌腱移位术

屈指肌腱缺损可采用游离肌腱移植作桥接，也可采用肌腱移位的方法，尤其是肌腱近端的动力障碍的情况下更是如此。肌腱移位应该根据具体情况选用适当的动力，在适当的位置缝合肌腱。

手指的肌腱损伤且有肌腱缺损可采用相邻手指的指浅屈肌腱重建屈指功能。如示指的指深屈肌腱损伤发生于掌部，且有肌腱缺损，可用中指的指浅屈肌腱移位重建其屈指功能，肌腱缝合的张力应在示指的休息位。如示指和中指的指浅、深屈肌腱损伤发生于前臂远端，且有肌腱缺损，可用环指和小指的指浅屈肌腱修复示指和中指的指深屈肌腱功能，肌腱缝合的张力应在示指和中指的休息位。如示指和中指的指浅、深屈肌腱与环指、小指的指浅屈肌腱损伤发生于前臂远端，且有肌腱缺损，或损伤发生在肌腹处无法修复。可将示指和中指的指深屈肌腱编入环指和小指的指深屈肌腱内，修复其屈指功能，肌腱缝合的张力在四指的同步屈曲位。

示、中、环、小指的指浅、深屈肌腱损伤发生于前臂肌腹，无法逐一修复其屈指功能，可用尺侧屈腕肌腱移位修复示指、中指、环指和小指的指深屈肌腱功能，肌腱缝合的张力在四个手指的休息位，且四个手指同步屈曲（图7-49）。

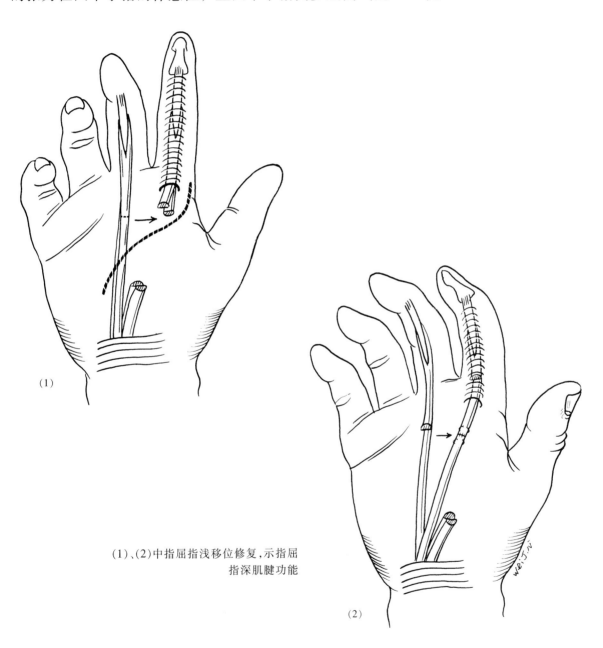

(1)

(1)、(2)中指屈指浅移位修复,示指屈
指深肌腱功能

(2)

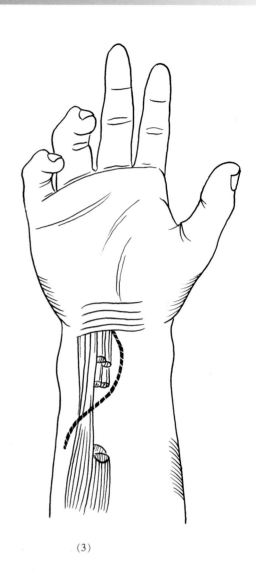

(3)

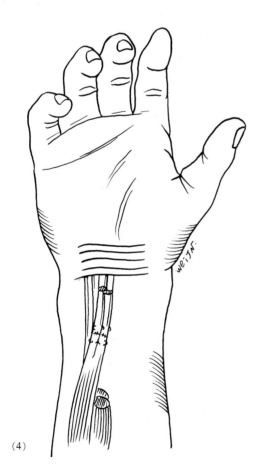

(4)

(3)、(4)分别采用环指和小指屈指浅肌腱修复示指和中指屈指深肌腱功能

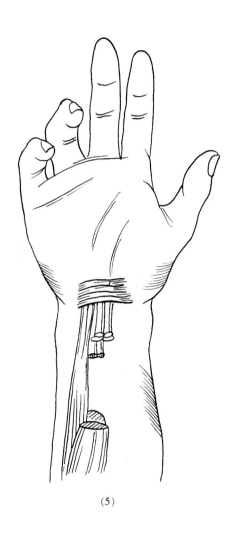

(5)

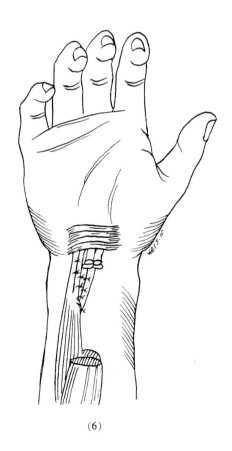

(6)

(5)、(6)示、中指屈指肌腱缺损,环小指指浅屈肌
腱缺损,可将示、中指屈指深肌腱编织缝合于环
小指屈指深肌腱

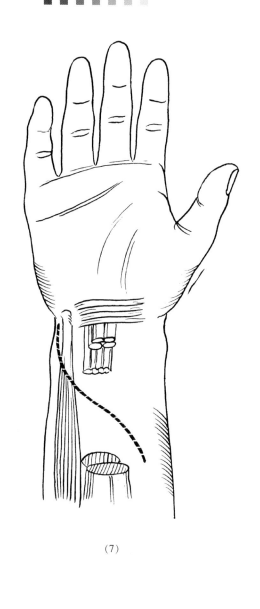

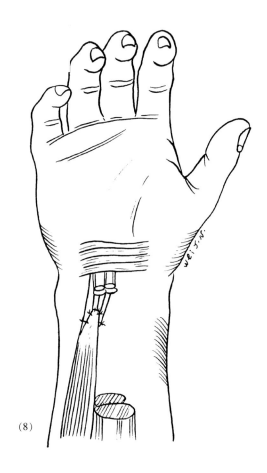

(7)、(8)示、中、环、小指屈指肌腱缺损或动力障碍可采用尺侧屈腕
肌移位修复屈指功能

图 7-49 屈肌腱损伤的肌腱移位术

■ 第八节 鹅颈畸形的手术治疗

手指的鹅颈畸形其原因尚不明确。在手外伤中，多由于骨间肌挛缩引起，在其他手部疾患中，如类风湿、骨性关节炎、大脑瘫等，手内在肌的平衡失调，也可引起手指鹅颈畸形的发生。手术方法主要有中央腱束延长、侧腱束及三角韧带松解术及指浅屈肌腱固定术。

一、中央腱束延长、侧腱束及三角韧带松解术

【适应证】

适用于较严重的骨间肌挛缩所致的鹅颈畸形，且主、被动活动均受限的病例。

【手术步骤】

1、于手指近、中节背侧作弧形切口。

2、将弧形皮瓣向侧方分离、掀开，显露指背伸肌腱的中央腱束、两侧的侧腱束及两侧腱束于末节止点近端之间的三角韧带。

3、纵行切开三角韧带，于中央腱束靠近止点处作 Z 形切开，将一侧的骨间肌于近节指骨基底附着处分离切断，将另一侧的侧腱束于其近端处切断，并向远端游离。

4、将上述伸肌腱适当游离后，被动伸直掌指关节及指间关节，将延长的中央腱束在近侧指间关节伸直 0° 位下行侧-侧缝合。随后于近侧指关节侧方的横束（横支持带）下作隧道，将一侧的侧腱束通过此隧道，向近端拉紧，于手指末节完全伸直位时反折后缝合。再分别用两枚克氏针斜穿近、远侧指间关节，将关节固定于伸直位。

【术后处理】

术后前臂石膏托固定于腕关节背伸 30°，掌指关节屈曲 30°、指间关节伸直位。术后 2 周拆线，术后 6 周去石膏托，并拔除克氏针，进行手指主动屈伸功能锻炼，并辅助物理治疗（图 7-50）。

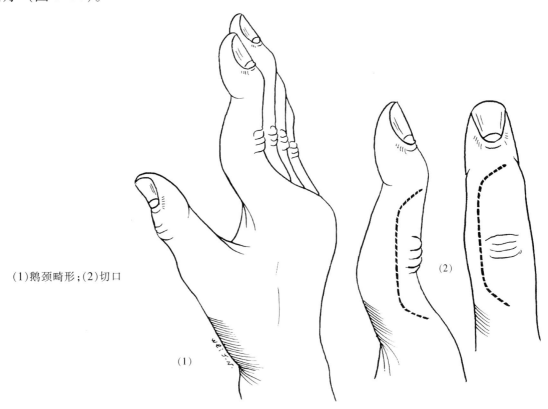

(1)鹅颈畸形;(2)切口

(1)

(2)

（3）显露指背的中央腱束、侧腱束及三角韧带

（4）、（5）中央腱束、侧腱束、三角韧带及骨间肌骨性止点的切口

（4）

（5）

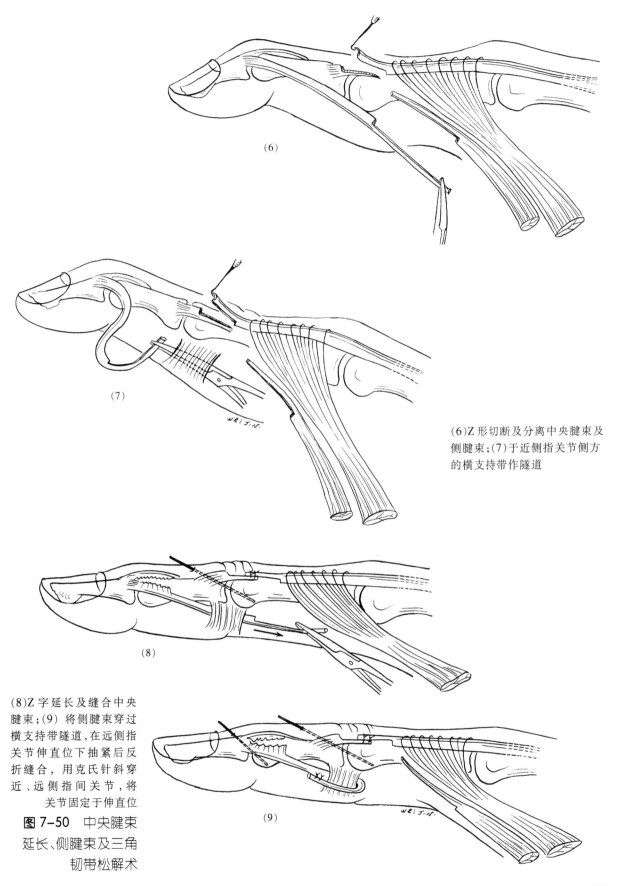

(6)Z形切断及分离中央腱束及侧腱束;(7)于近侧指关节侧方的横支持带作隧道

(8)Z字延长及缝合中央腱束;(9)将侧腱束穿过横支持带隧道,在远侧指关节伸直位下抽紧后反折缝合,用克氏针斜穿近、远侧指间关节,将关节固定于伸直位

图 7-50 中央腱束延长、侧腱束及三角韧带松解术

二、指浅屈肌腱固定术

【适应证】

适用于可被动矫正的鹅颈畸形。

【手术步骤】

1、行手指侧正中切口。

2、切开屈指肌腱腱鞘，暴露指浅、深屈肌腱，并将其牵开以显露近节指骨，并于指骨颈掌侧用鹅眉凿钻一骨窝。再用细克氏针于指背向该骨窝钻两个小孔。

3、用注射器针头引导钢丝经其中一个小孔穿入，将指浅屈肌腱于相应部位穿过后再经另一小孔穿至指背，将指浅屈肌腱固定于指骨颈小窝处，在指间关节屈曲20°位，抽紧钢丝并予固定，缝合皮肤。

【术后处理】

术后前臂石膏托固定腕关节背伸30°，掌指关节屈曲30°，近侧指间关节屈曲20°，远侧指间关节伸直。术后2周拆线。术后6周去除石膏并拔除钢丝进行手指的主动屈伸功能锻炼，并辅助物理治疗（图7-51）。

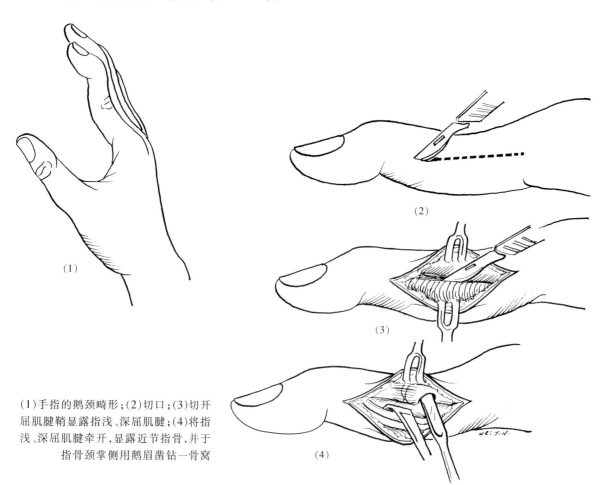

(1)手指的鹅颈畸形；(2)切口；(3)切开屈肌腱鞘显露指浅、深屈肌腱；(4)将指浅、深屈肌腱牵开，显露近节指骨，并于指骨颈掌侧用鹅眉凿钻一骨窝

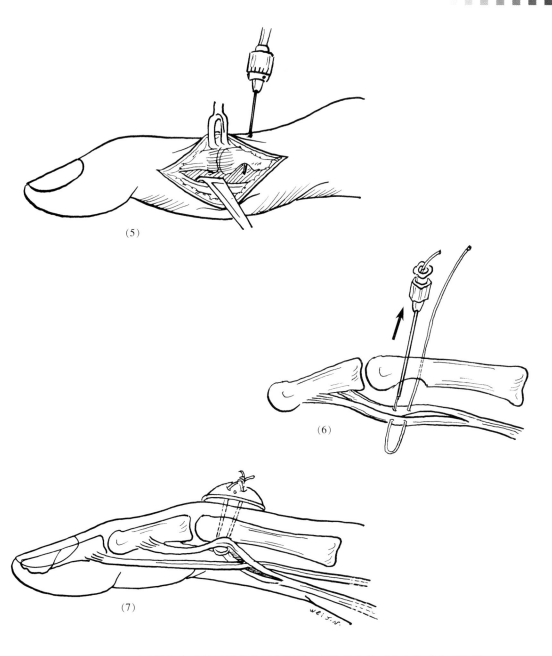

(5)用细克氏针于指背向近节指骨颈部的骨窝钻两个小孔;(6)、(7)用
细软钢丝固定屈指浅肌腱,将近侧指间关节固定屈曲 20°位

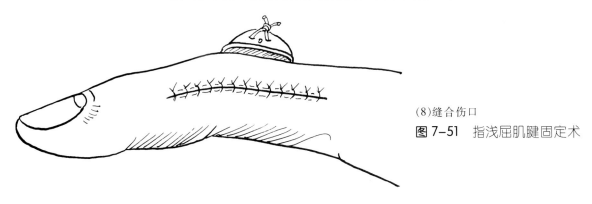

(8)缝合伤口

图 7-51　指浅屈肌腱固定术

第九节　腱鞘炎的手术治疗

一、桡骨茎突狭窄性腱鞘炎的腱鞘切除术

桡骨茎突狭窄性腱鞘炎又称 de Quervain 病，是拇短伸肌腱和拇长展肌腱所在鞘管的腱鞘炎。多发于 30~50 岁的女性。治疗可选用保守治疗和手术治疗。

【适应证】

对于非手术治疗不能缓解或病程长反复发作者，桡骨茎突出隆起明显影响外观者，可考虑手术治疗。

【手术步骤】

采用局部麻醉或臂丛阻滞麻醉。于桡骨茎突隆起最明显处行斜切口或 S 形切口，切开皮肤与皮下。钝性分离、显露腕部的头静脉和桡神经浅支并保护之，充分暴露腱鞘，纵向切开并切除一部分腱鞘，注意如果有分隔应同时切除。探查拇短伸肌及拇长展肌腱，如有粘连需作松解。缝合伤口，根据需要可放置引流条。

【术后处理】

术后 24 小时即开始主动屈曲和背伸拇指，活动次数逐渐增加（图 7-52）。

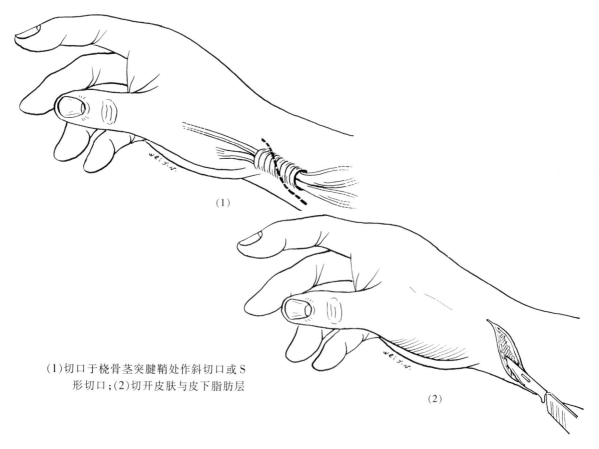

(1)

(1)切口于桡骨茎突腱鞘处作斜切口或 S
形切口；(2)切开皮肤与皮下脂肪层

(2)

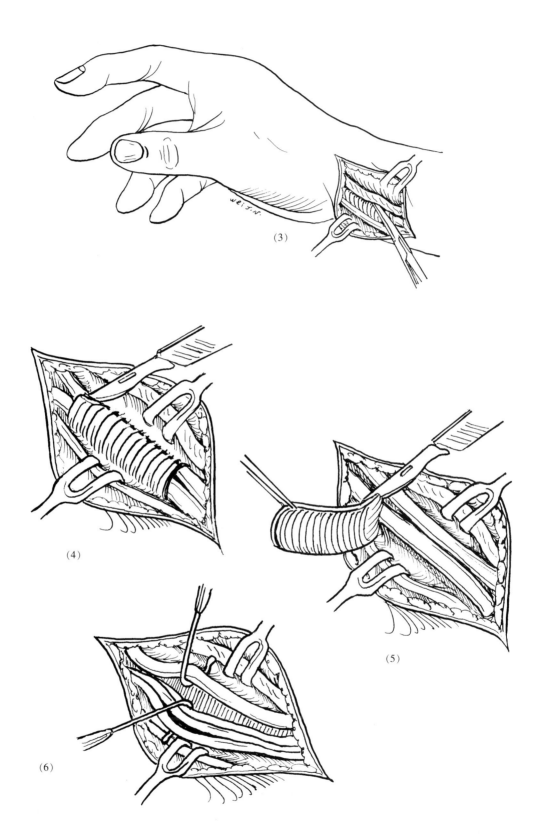

(3)分离并保护桡神经浅支和头静脉;(4)、(5)切开并切除该腱鞘;(6)检查桡侧
腕长肌腱和伸拇短肌腱,注意有无间隔存在

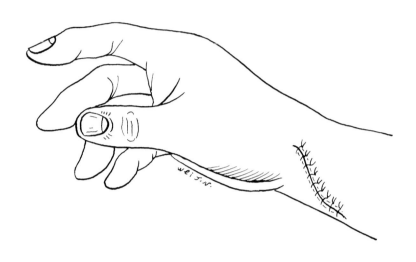

(7)缝合切口

图 7-52　桡骨茎突狭窄性腱鞘炎的腱鞘切除术

二、拇长屈肌腱狭窄性腱鞘炎的腱鞘切除术

拇长屈肌腱狭窄性腱鞘炎是拇长屈肌腱于纤维鞘管起始部滑动障碍所致，发生于掌指关节两籽骨与鞘管形成的环状狭窄处。多见于中、老年女性，婴幼儿此现象多为先天性的。

【适应证】

对于保守治疗无效或反复发作者应行手术治疗。婴幼儿在 6 个月内常可自愈，可不采用手术治疗。但如已经发生绞锁，对拇指发育不利时应因考虑手术治疗。

【手术步骤】

手术在局麻或臂丛麻醉下进行。于拇指掌指横纹稍近端行横切口，切开皮肤皮下组织后，注意显露并保护血管神经束，钝性分离暴露鞘管。剪除部分腱鞘，尤其是增厚部分应完全切除。牵拉拇长屈肌腱是否屈伸充分，确认松解彻底。缝合伤口。

【术后处理】

术后 24 小时即开始主动屈伸拇指，活动次数逐渐增加（图 7-53）。

三、屈指肌腱狭窄性腱鞘炎的腱鞘切除术

多见于中老年女性，以中指和环指最为常见。可单发或多发累及多个手指。治疗方法与拇长屈肌腱鞘炎类似（图 7-54）。

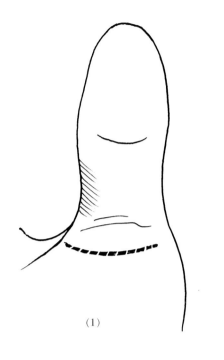

(1)

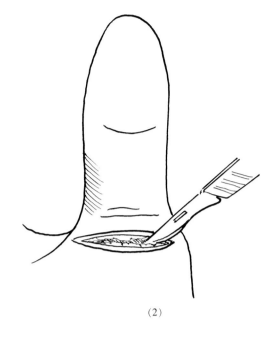

(2)

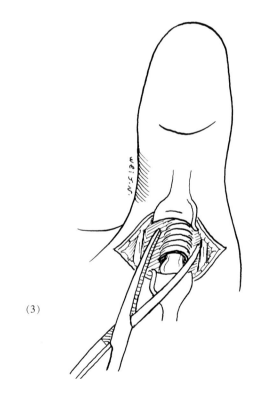

(3)

(1)切口;(2)切开皮肤及皮下脂肪层;(3)用止血钳钝性分离进入显露两侧指神经及腱鞘

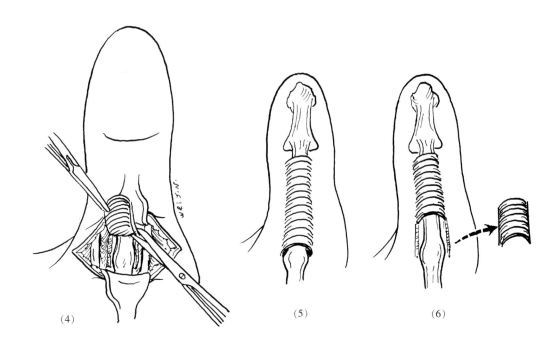

(4) (5) (6)

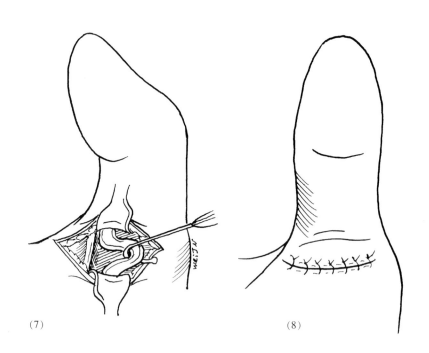

(7) (8)

(4)、(5)、(6)剪除部分拇长屈肌腱鞘;(7)牵拉拇长屈肌腱,观察拇指末节屈伸是否
充分,是否还有交锁;(8)缝合切口

图 7-53 拇长屈肌腱狭窄性腱鞘炎的腱鞘切除术

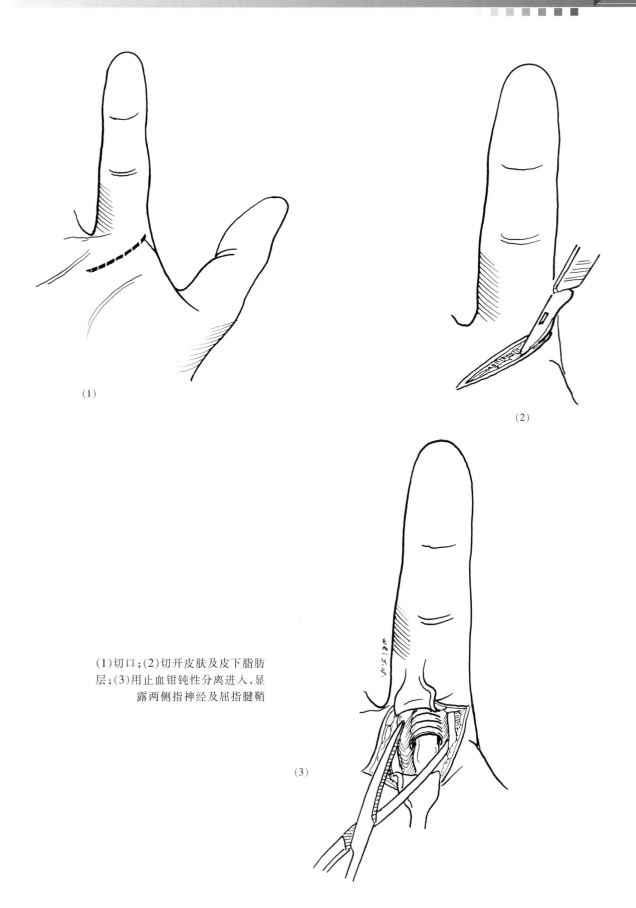

(1)

(2)

(1)切口;(2)切开皮肤及皮下脂肪
层;(3)用止血钳钝性分离进入,显
露两侧指神经及屈指腱鞘

(3)

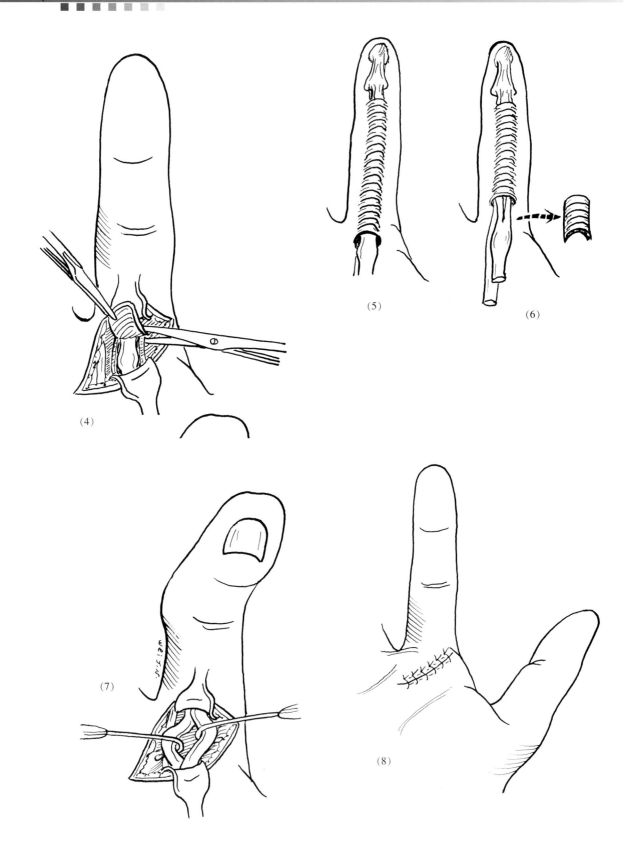

(5)

(6)

(7)

(8)

(4)、(5)、(6)切除部分屈指腱鞘;(7)分别牵拉指浅、深屈肌腱,检查肌腱是
否有粘连,近、远侧指关节屈曲是否充分,有无交锁现象;(8)缝合切口

图 7-54 屈指肌腱狭窄性腱鞘炎的腱鞘切除术

CHAPTER 8

第 8 章

骨 与 关 节 损 伤

手是人的劳动器官，构成其支架和枢纽的骨与关节常常会因外力的作用而发生损伤，如骨折、关节脱位和韧带撕裂等，可严重影响手功能的正常发挥。

手部骨、关节损伤的治疗原则与人体其他部位相同，即准确的复位，有效的固定与合理的功能锻炼。手是精细的运动器官，对骨折的要求高于身体其他部位。同时，手部骨、关节体积小而数量多，周围软组织结构多，损伤往往呈多发性，复位与固定的难度较大，治疗不当常常会遗留明显的功能障碍。此外，与骨、关节毗邻的手指屈、伸肌腱和关节囊常会因自身的损伤以及创伤后的病理改变而引起粘连或挛缩，影响关节运动功能的恢复，因此术后要避免长时期、大范围和非功能体位的固定，在不妨碍骨与关节损伤愈合的前提下患手应及早开始功能锻炼。

与肢体其他部位相比，生活中手的功能尤为重要，恢复手的功能是治疗手部损伤的最终和最主要的目的。目前，治疗手部骨与关节损伤的方法多种多样，相互间相差甚远。因此，应根据具体情况选择最适合的治疗方法，最大程度地恢复骨折后的手部功能。

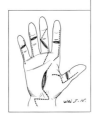

■第一节 掌、指骨骨折的内固定材料及方法

手部开放性骨折的治疗，除应注意彻底清创及妥善闭合伤口外，对于骨折本身的处理，尚应注意对骨折进行牢固的内固定。早期对骨折进行牢固的固定，不仅有利于骨折愈合，有利于深部组织的修复，同时可以防止骨折畸形的发生，对于伤手还可提供早期功能活动的机会。

手部骨折常用的内固定材料有克氏针、钢丝、螺丝钉和小型钢板，用哪一种材料及以什么方式进行固定，需根据手部骨折的类型和修复要求来决定。

一、克 氏 针

使用克氏针作手部骨折的内固定，其操作简便，如适应证的选择和固定的方式得当，对手部大多数不同类型的骨折都能达到可靠的固定效果，但稳定性较差。因此，用克氏针施行内固定后，尚需使用辅助的外固定物，如石膏托或小夹板等固定4~6周。

为了控制骨折旋转移位以及提高固定的牢固程度，克氏针的数目一般不少于两枚，针的两端均应位于皮质内。克氏针穿入骨骼的方式有两种，即顺行穿针和逆行穿针。前者是在骨折复位后克氏针由一段骨折段的皮质穿入髓腔，行经骨折断面进入对侧骨折段的髓腔，最后抵达皮质内。此法操作难度较大，针的方向不易控制。后者则是从远侧骨折端逆行进针，经髓腔穿入皮质后由骨表面出针，直到针尾与骨折断面平齐，骨折复位后再将克氏针穿回，使其进入近侧骨折髓腔并抵达皮质内。逆行穿针相对容易，而且也易保证克氏针能经骨折断面进入对侧骨折段，是目前最常用的穿针方式（图8-1）。

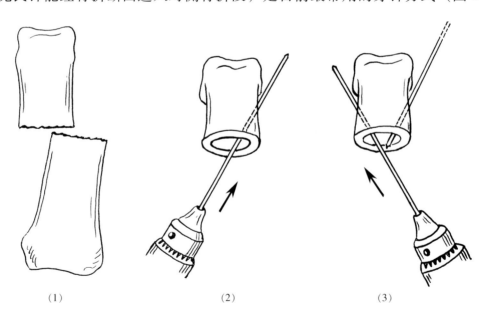

(1)　　　　　　　　　　(2)　　　　　　　　　　(3)

(1)指骨骨折；(2)、(3)先于骨折的远端用骨钻将两枚克氏针通过骨髓腔从远端侧方交叉穿出

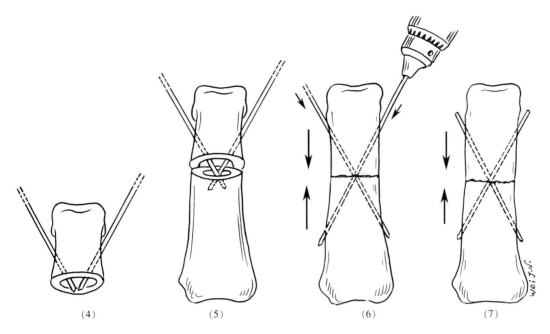

(4)、(5)将克氏针尾部交叉插入骨折近端的骨髓腔内;(6)、(7)将骨折整复后,逆行用骨钻
将克氏针交叉钻入近端骨髓腔内,针的前部应穿出指骨外少许,以增加内固定的牢固性

图 8-1 克氏针内固定的逆行穿针法

横行骨折常采用交叉克氏针固定,即克氏针穿于骨折断面并相互交叉。斜形和螺旋形骨折时克氏针于骨折线垂直,使用的克氏针也较多。粉碎性骨折则需用多枚克氏针从不同方向将不同的骨折块分别固定(图 8-2)。

至术后 4~6 周,骨折初步愈合后即拆除外固定物,轻柔地进行骨折邻近关节的主动

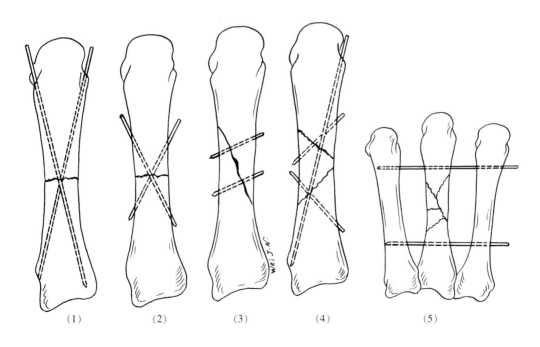

(1)、(2)横形骨折;(3)斜形骨折;(4)、(5)粉碎骨折

图 8-2 掌骨各种类型骨折克氏针内固定的方法

活动，减少因外固定时间过长，引起关节僵硬；克氏针则需待骨折牢固愈合后才能拔除。克氏针的尾部，通常保留长约 0.5cm 外露于皮肤外，便于在骨折愈合后拔除。术后克氏针尾部周围的皮肤需注意保持清洁，以免引起克氏针孔感染。对于掌指骨关节内的骨折，骨折的整复应尽可能达到解剖复位，使关节软骨面保持平滑，减少晚期创伤性关节炎的发生。用于固定关节内骨折的克氏针，其尾部最好埋于皮下，以减少引起关节感染的机会，待骨折愈合后再作切开拔针(图 8-3,4,5)。

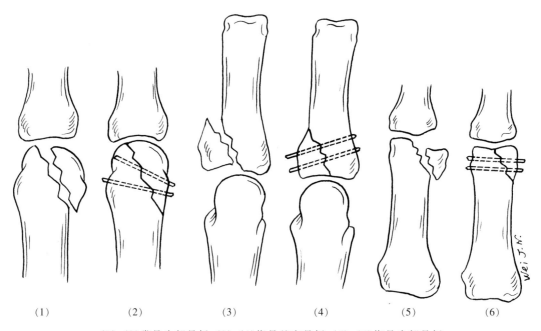

(1)   (2)   (3)   (4)   (5)   (6)

(1)、(2)掌骨头部骨折；(3)、(4)指骨基底骨折；(5)、(6)指骨头部骨折

图 8-3 掌、指骨关节内骨折克氏针内固定的方法

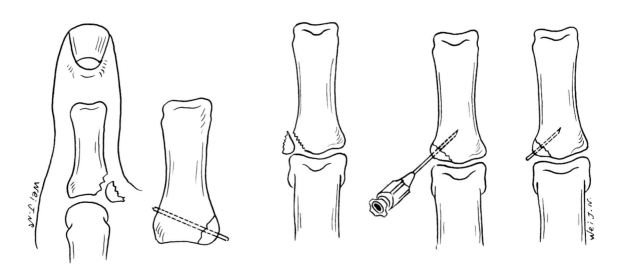

图 8-4 拇指近节指骨基底撕脱骨折复位克氏针固定后,如有关节囊破裂、需缝合破裂的关节囊,以免影响关节的稳定性

图 8-5 骨折片很小的指骨基底撕脱骨折,骨折片整复后可用注射器针头旋入固定。针尾截断后,如外露于皮肤外,针管孔需夹扁封闭

克氏针内固定如使用不当，将会影响骨折的复位和内固定的牢固程度，造成骨折畸形愈合或不愈合。最常见的错误是骨折复位不好，克氏针自骨折处穿出，未能进入另一骨端的髓腔内，或两枚克氏针交叉的角度太大，进出孔距骨折处太近，影响克氏针内固定的牢固程度，或在旋入克氏针时未注意保持骨折面的紧密接触，使两骨折端分离，导致骨折延期愈合或不愈合，或只用 1 枚克氏针穿越关节固定，容易引起骨折发生旋转愈合或关节畸形、僵硬，影响手的功能恢复（图 8-6）。

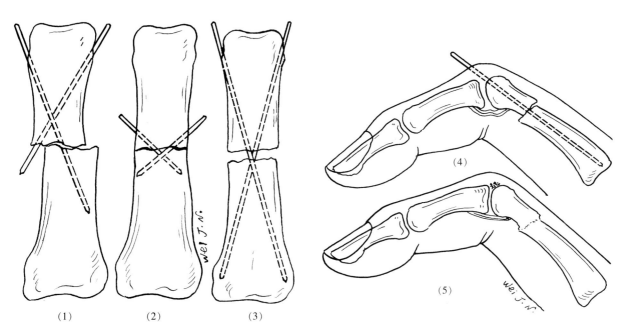

(1)骨折复位不好，克氏针自骨折处穿出，未能进入骨折另一端的骨髓腔内；(2)两枚克氏针交叉的角度太大，影响内固定的牢固性；(3)骨折两断端未能紧密接触，存在间隙，影响愈合；(4)、(5)只用一枚克氏针经关节作髓腔内固定，容易引起骨折旋转愈合，掌侧关节囊容易发生挛缩，将影响关节伸直

图 8-6　几种常见错误的克氏针内固定

二、钢　丝

适用于横形的掌、指骨骨折的内固定，如应用得当，具有一定的牢固性。用钢丝作内固定，可以作成十字交叉的双矩形固定。或单矩形钢丝固定，同时用一枚克氏针通过骨折处作斜行骨髓腔固定。前者如无肌腱、神经和血管等组织的损伤，术后 3~4 周即可进行手部主动的功能锻炼。后者于术后 6 周拔除克氏针后开始进行手部主动的功能锻炼（图 8-7，8）。

应用钢丝作掌、指骨内固定，常见的错误是钢丝只固定一侧骨皮质，当扭紧钢丝时，骨折被钢丝固定的对侧将不可避免地发生骨折端分离，导致骨折成角畸形的发生。或扭紧钢丝后，钢丝残端留得过长，容易磨损滑动的肌腱（图 8-9）。

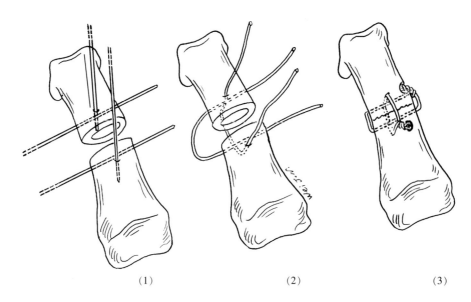

(1) 　　　　　　　　　(2) 　　　　　　　　　(3)

(1)用细克氏针于掌、指骨骨折的近、远端,距骨折缘约 0.5cm 处作直角交叉钻孔;(2)用软
钢丝通过钻孔作 90°交叉穿出;(3)扭紧钢丝后,其残端埋入附近的骨孔内

图 8-7　掌、指骨横形骨折钢丝内固定的方法

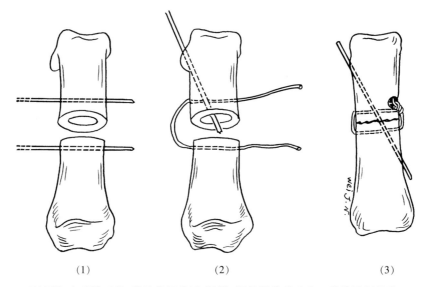

(1) 　　　　　　　　　(2) 　　　　　　　　　(3)

(1)用细克氏针于掌、指骨骨折的近、远端,距骨折缘约 0.5cm 处作平行钻孔;
(2)、(3)骨折复位后扭紧钢丝,并用一枚克氏针斜穿固定

图 8-8　钢丝与克氏针的内固定方法

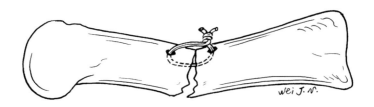

钢丝只固定一侧皮质骨,对侧常发生分离,导致成角畸形的发生

图 8-9　错误的钢丝内固定方法

三、螺丝钉及小型钢板

螺丝钉及小型钢板对掌、指骨骨折可以提供稳固的固定，不仅可以加速骨折愈合的时间，同时允许伤手进行早期功能锻炼，有效地防止和减少关节僵硬发生的机会。但在骨折愈合后需要再次手术取出钢板或螺丝钉。

术者应对使用螺丝钉、钢板固定骨折具有一定的基本知识和操作技术，并能掌握使用它们的适应证，才能胜任这一工作。因此，应用螺丝钉和小型钢板作掌、指骨骨折内固定时，应注意以下几点：

1、根据手部骨折的部位、类型决定是单纯用螺丝钉固定还是用小型钢板螺丝钉固定。一般来说，关节内的小块骨折或掌、指骨骨干的斜形或螺旋型骨折，适用单纯的螺丝钉固定。掌、指骨骨干中 1/3 的横形骨折及短斜形骨折，适用直的条形钢板固定。掌骨颈骨折适用 L 形钢板固定。掌骨基底骨折适用 T 形钢板固定（图 8-10，11，12，13，14）。

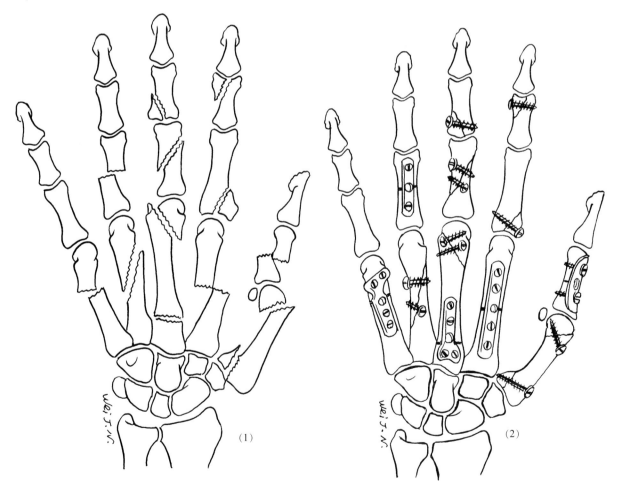

(1)手部各种类型的掌、指骨骨折；(2)螺丝钉及小型钢板在掌、指骨骨折中的应用

图 8-10 常见的手部钢板螺钉内固定方式

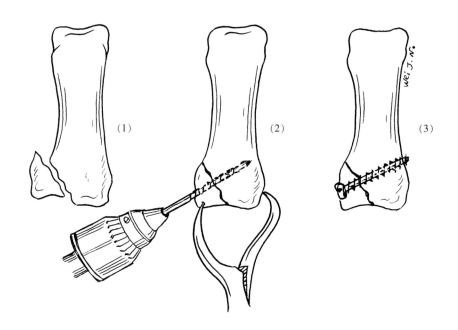

(1)有移位的指骨基底关节内骨折;(2)骨折复位后用骨钳
或巾钳固定骨折片后,用钻钻孔;(3)旋入螺丝钉

图 8-11 指骨基底关节内骨折,单纯螺丝钉固定法

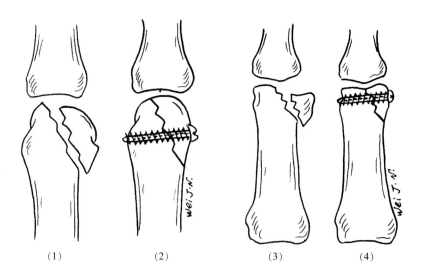

图 8-12 掌、指骨关节内骨折的螺丝钉内固定

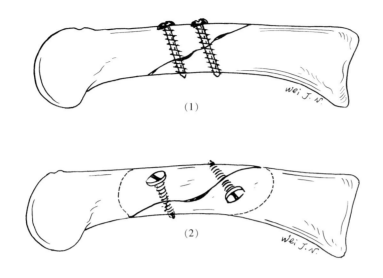

(1)

(2)

图 8-13 掌骨斜形及螺旋形骨折的螺丝钉固定

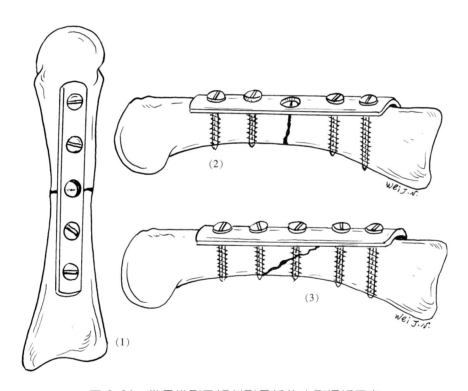

(2)

(3)

(1)

图 8-14 掌骨横形及短斜形骨折的小型钢板固定

2、小型钢板固定多用于闭合骨折的切开复位内固定，因为闭合骨折常可提供良好的皮肤覆盖，切口在缝合时没有张力。在手部开放骨折中，皮肤伤口经清创后常有不同程度的缺损，而小型钢板又直接固定在骨骼的表面，占据一定的体积。如手部开放骨折不能提供良好的皮肤覆盖，在此情况下勉强应用小型钢板作内固定，必将增加伤口缝合的张力，术后伤口一旦发生坏死、感染，将会导致钢板外露，不但影响伤口和骨折的愈合，甚至会造成骨折不愈合或骨髓炎等严重的并发症。因此，在手部开放骨折应用小型钢板作内固定时，应格外慎重。

3、手部掌、指骨与四肢长管状骨相比，它们比较短小，骨折后虽然容易在直视下整复，但要在整复后维持骨折在良好的位置下并作螺丝钉或小钢板固定并不是一件容易的事情。骨折整复后也与四肢长管状骨骨折一样，需要用小持骨钳牢固地固定骨折片或骨折两端及小钢板，然后选用比螺丝钉直径小一号的钻头钻孔，再拧入长度适当的螺丝钉。为达到内固定牢固，螺丝钉前部应穿越骨干对侧皮质骨少许，以便螺丝钉能在拧紧时咬合对侧皮质骨，增加内固定的牢固程度。但在用于固定关节内骨折时，螺丝钉不应穿出关节面，以免在关节活动过程中，突出的螺丝钉会将关节面磨损。

4、手部掌、指骨骨折用螺丝钉或小型钢板内固定后，如不合并有肌腱、神经和血管等深部组织的损伤，术后 1~2 周即可进行手部主动的功能锻炼。待骨折牢固愈合、手部功能恢复稳定后，再通过手术将小钢板取出。

手部螺丝钉或小型钢板如应用不当，可以造成严重的后果。如用过长的螺丝钉固定关节内骨折，螺丝钉穿出关节面，造成关节面的磨损和创伤性关节炎的发生。又如用太短的小型钢板固定掌骨干骨折，将会降低内固定的牢固程度，在手部活动过程中容易造成钢板螺丝钉松脱，骨折将发生成角畸形。再如螺丝钉被拧入骨折间隙，将会引起骨折延期愈合或不愈合的严重后果（图 8-15）。

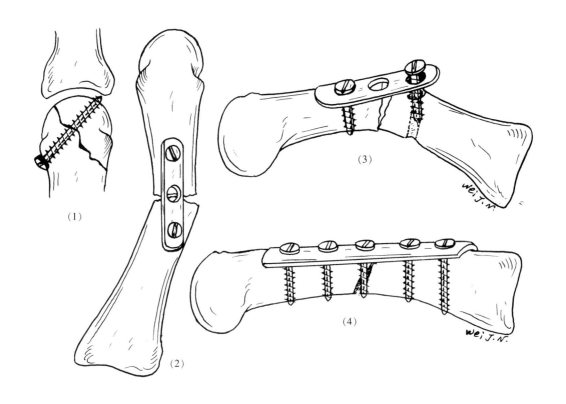

(1)螺丝钉太长；(2)、(3)钢板过短；(4)螺丝钉穿入骨折间隙

图 8-15　几种错误的手部螺丝钉及小型钢板固定

■第二节 手部常见的骨折与脱位的早期治疗

一、腕舟骨骨折

舟骨位于近排腕骨，其远端有两个关节面，分别与大多角骨和小多角骨相连，其凹面与头状骨相接，凸面与桡骨远端构成关节。因此，舟骨表面绝大部分为软骨覆盖，仅于背侧有一狭窄无关节面的隆起粗糙区，此处有营养血管进入舟骨。舟骨的掌侧亦为无关节面的粗糙面，其中部（腰部）的凹陷区为较大的滋养血管孔，在凹陷的远端有一突起，称为舟骨结节，有桡侧腕屈肌腱及掌侧桡腕韧带附着，该处亦有滋养血管进入舟骨（图 8-16）。从舟骨的血液供应情况不难看出，舟骨骨折如发生于腰部或近端，近侧骨折段将失去血液供应，容易发生骨折不愈合或缺血性坏死。因此，骨折线越靠近近端，骨折不愈合或近侧段发生缺血性坏死的机会越多。相反，骨折发生于舟骨远端，特别是结节部，骨折的愈合率则显著增加。

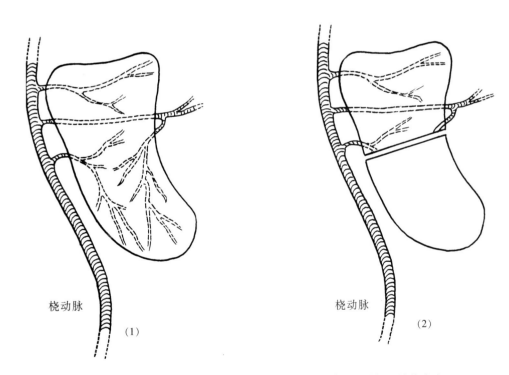

桡动脉   (1)   桡动脉   (2)

(1)正常的舟状骨血液供应；(2)舟状骨腰部或近段骨折后,骨折近端将丧失血液供应,容易发生骨折不愈合或近端的缺血性坏死

图 8-16　腕舟状骨血液供应示意图

腕舟骨骨折是腕部常见的骨折，常由于跌倒时手在桡偏背伸位下手掌支撑着地，暴力沿舟骨结节向上传达，舟骨被桡骨茎突或桡骨关节面背侧缘撞击，发生骨折。舟骨骨

折后出现腕桡侧肿痛，解剖"鼻烟壶"因肿胀变浅或消失并有压痛，腕关节活动受限，腕桡偏或叩击第2、3掌骨头时，腕痛加剧。当出现上述症状和体征时，应考虑有舟状骨骨折。然后拍摄X线片或CT扫描以确定诊断，根据骨折线的部位，如舟骨结节部、腰部、舟骨近段等，来估计骨折的预后和确定在治疗时需要制动的时间。

舟状骨骨折在早期的X线片中，不少裂纹型舟骨骨折不能在X线片中显示出来。如根据受伤机制、临床症状和体征，高度怀疑有舟骨骨折发生的可能，不仅需要用石膏托作腕部临时制动，同时尚应嘱患者于伤后2周回医院复查，再次拍摄腕部的正位和腕舟状骨位X线片。此时由于骨折端的吸收和脱钙，使骨折线增宽，将能在X线片中显示出来。如果医生对舟状骨裂纹型骨折早期X线片有时不能显示的这一特点认识不足或重视不够，在确诊中过分依赖最初的X线片，忽视了患者的随访，使患者不能及时接受有效的治疗，将会导致舟骨骨折不愈合、骨折近段缺血性坏死，甚至导致晚期发生腕关节创伤性关节炎等严重后果。CT可早期诊断舟骨骨折，但不能过分依赖。

新鲜无明显移位的舟骨骨折，或移位后经手法整复的骨折，需用短臂石膏管型进行有效和稳固的固定，将腕关节和拇指置于功能位，石膏管型自肘下起，远端至掌横纹和拇指近节，允许拇指末节和其他手指作适当的屈伸活动（图8-17）。一般舟骨结节部骨

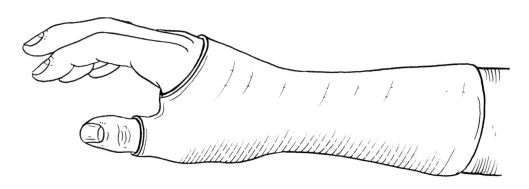

图 8-17 短臂石膏管型

折需固定6~8周，舟骨腰部骨折和近端骨折需固定8~12周。如在治疗中发现石膏管型松动或变软，应及时更换。当石膏管型固定时间期满后，去除石膏管型并拍摄X线片，证实骨折已获得牢固愈合后即可开始腕关节的功能锻炼。如骨折仍未愈合，需重新作石膏管型固定。经数月外固定，舟骨骨折如仍未愈合，且骨折线发生硬化，或骨折端出现囊性变，或近段已发生缺血性坏死，在此种情况下不应再继续应用外固定，而应让患者通过一段时间的腕关节功能锻炼，待腕关节活动范围获得改善并已稳定后，考虑行自体髂骨移植，克氏针或Herbert螺丝钉内固定术。

对于新鲜不稳定骨折，包括有1mm以上移位的骨折、纵形骨折或粉碎性骨折，或伴有腕关节不稳定的舟骨骨折等应首选手术切开复位，克氏针或Herbert螺丝钉内固定（图8-18）。

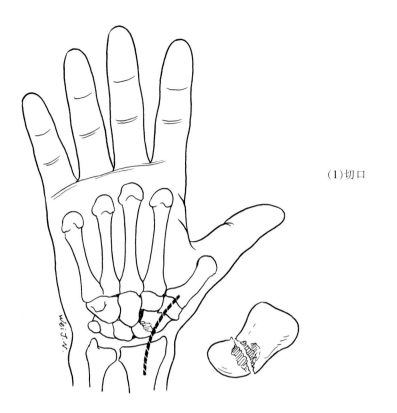

(1)切口

(2)于桡侧腕屈肌的桡侧分离进入；
(3)切断结扎桡动脉掌浅支

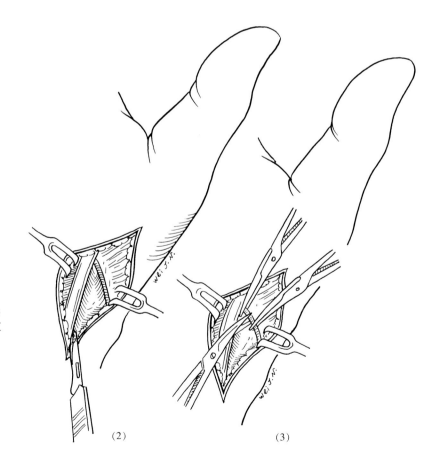

(2)   (3)

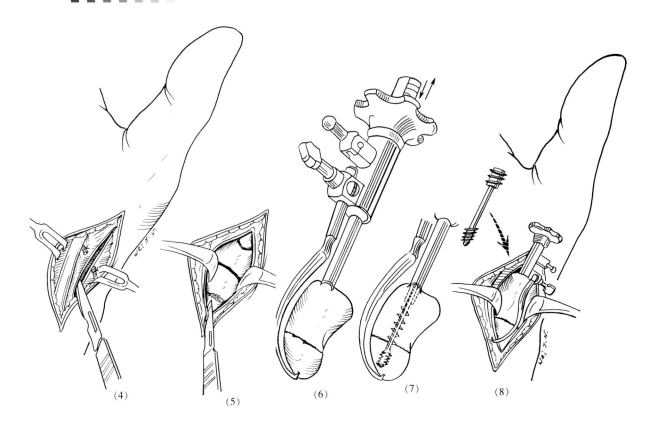

(4)

(5)

(6)

(7)

(8)

(4)、(5)切开关节囊显露舟状骨全貌;(6)、(7)、(8)应用 Herbert 螺丝钉钻模和夹具旋入螺丝钉

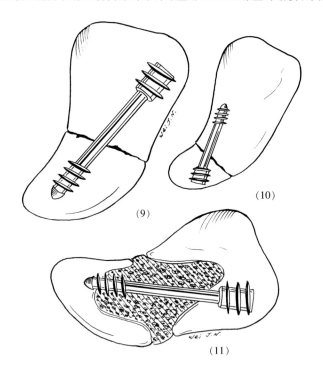

(9)

(10)

(11)

(9)、(10)根据舟骨骨折不同的类型选用粗细不同的螺钉;(11)大块髂骨植骨
加 Herbert 螺丝钉治疗舟骨骨折不愈合、近段缺血坏死、囊性变或粉碎骨折

图 8-18 舟骨骨折 Herbert 螺丝钉固定术

二、月 骨 脱 位

月骨脱位是指月骨相对于周围的腕骨和桡骨远端的掌侧和背侧移位，后者极少见。按照 Mayfield 的观点，月骨掌侧脱位为腕关节背伸型损伤发展的最终阶段，即月骨周围进行性不稳定 IV 期，有着与月骨周围脱位相同的损伤机制——在背伸及旋转暴力的作用下，月骨周围的韧带相继撕裂和断裂，周围腕骨背侧脱位（月骨周围脱位）并与桡骨远端一起挤压月骨，最终使其脱离背侧桡腕韧带的束缚而发生掌侧脱位。

患者有摔倒时手背伸、尺偏、旋前位着地病史，腕关节肿胀、疼痛，运动受限明显，腕关节掌侧饱满，压痛明显，可触及隆起物体，被动屈伸手指时疼痛加剧。可有桡侧三个半指感觉异常的正中神经嵌压表现。陈旧性损伤有时可指屈肌腱因磨损而出现断裂。正位平片可见月骨轮廓由梯形变为三角形，周围的关节间隙不平行或宽度不等。侧位片见月骨掌侧脱位或掌屈角度增大。

由于位于掌侧韧带内的滋养血管多保持连续性，即使月骨脱位旋转 180°也未必发生坏死，因此，复位是早期治疗月骨脱位的首选方案。对于 1~2 周内的新鲜闭合性脱位，应首选手法复位。方法是在臂丛阻滞麻醉下前臂肌肉充分放松、无痛的情况下，纵向牵引腕关节使关节间隙增大，然后背伸腕关节；再将月骨作背侧推挤，同时将其余腕骨向掌侧推压并逐渐屈曲腕关节即可复位。复位后用长臂石膏托固定于前臂和手旋前、腕关节 30°屈曲位。

（一）月骨掌侧脱位切开复位术

【适应证】

适用于闭合复位失败，或陈旧性脱位，伴或不伴正中神经嵌压或肌腱断裂的情况。

【手术步骤】

1、多采用掌侧弧形切口，对于复位有困难的陈旧性脱位可于背侧再行切口清除肉芽组织并松解挛缩的软组织。

2、切开皮肤和皮下组织，于掌长肌腱和桡侧腕屈肌腱间切开深筋膜，切开腕横韧带，找出并保护正中神经，将神经和屈肌腱分别向两侧拉开，即可显露脱位的月骨和关节囊。

3、切开关节囊，注意保护月骨的掌侧韧带，清理腕关节间隙内的血肿或肉芽组织，切除周围增生的瘢痕。牵引并背伸腕关节，然后向背侧推挤，同时屈曲腕关节即可复位月骨。

4、克氏针固定舟、月骨并经桡骨茎突固定舟头关节。

5、修复关节囊和损伤的韧带。

【术后处理】

术后用长臂石膏托将腕关节固定于屈曲位或中立位，2 周后拆线，6~8 周后拔针开始功能锻炼（图 8-19）。

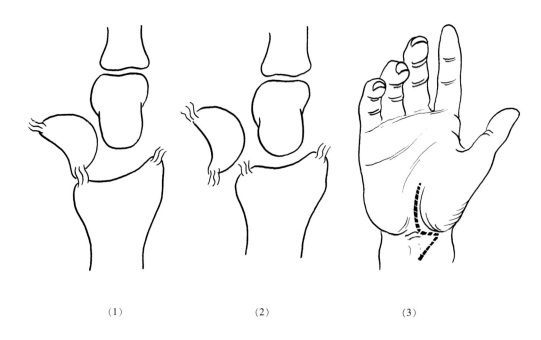

(1) (2) (3)

(1)、(2)月骨脱位常为掌侧脱位,掌侧韧带可连续或中断;(3)切口

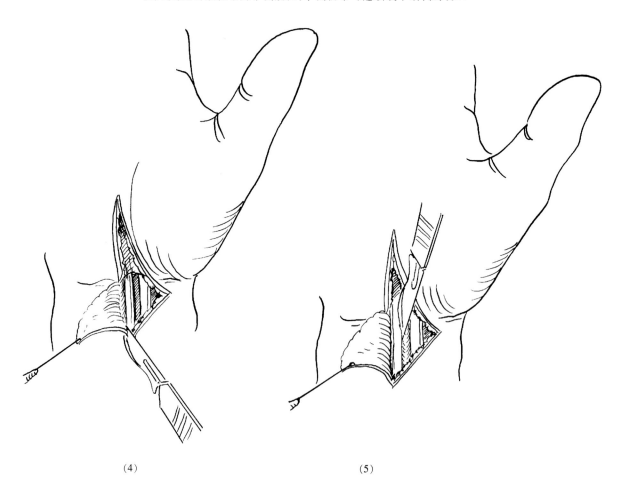

(4) (5)

(4)切开皮肤及皮下组织;(5)于掌长肌腱和桡侧腕屈肌腱间切开深筋膜

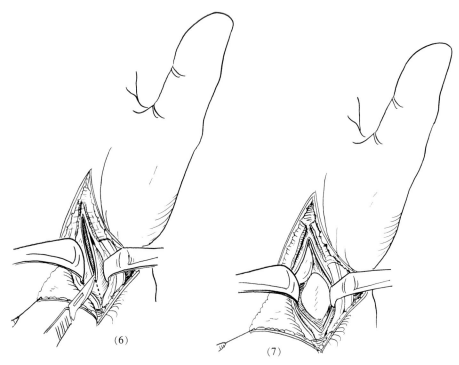

(6)

(7)

(6)、(7)切开掌侧关节囊即可显露脱位的月骨,注意保护月骨掌侧韧带

图 8-19 月骨脱位切开复位术

(二)月骨切除术

对于掌背侧韧带均断裂、与周围骨骼完全失去连接的月骨脱位以及切开也无法复位的月骨脱位,如果关节软骨无明显损伤,可行单纯的月骨切除术,切除后也可用桡侧伸腕短肌腱的一半作肌腱填塞。关节若有不稳定,应同时作舟骨、大、小多角骨融合,以矫正舟骨旋转半脱位、恢复正常的负荷传导及运动功能。

月骨切除的手术步骤与"月骨脱位切开复位术"基本相同。肌腱填塞的方法请参见第三节相关内容。

三、经舟骨月骨周围脱位

经舟骨月骨周围脱位是月骨周围脱位同时并发舟骨骨折,常为月骨周围背侧脱位。它发生于舟骨骨折之后,为背伸、桡偏暴力作用的延续,舟骨骨折近侧段与月骨、桡骨远端的解剖关系不变,而舟骨远侧段则与其他腕骨一起向背侧脱位。

新鲜的经舟骨月骨周围脱位,尤其是在关节明显肿胀之前,应首先考虑闭合手法复位。复位最好在臂丛神经阻滞麻醉下完成,可减轻患者疼痛并充分放松肌肉。复位时一助手握持患手,另一助手握持患臂作持续的对抗牵引,术者用双手握持患腕并将手指抵压在月骨的掌侧使其稳定,然后使腕关节背伸,尔后再逐渐掌屈,与此同时用放置在关节背侧的拇指向掌侧推压脱位的腕骨,直至有提示头状骨回位到月骨远端凹内的弹响感出现。拍片或透视下确认腕骨脱位和舟骨骨折均已复位后用石膏固定。

（一）经舟骨月骨周围背侧脱位切开复位术

【适应证】

对于闭合手法复位失败，或手法复位舟骨骨折未达解剖复位，或陈旧性经舟骨月骨周围脱位均应行切开复位术。

【手术步骤】

1、从手背桡侧经腕背向前臂远端尺侧行 S 形切口。注意尽量保留背侧大的静脉。

2、于拇长伸肌腱侧方将伸肌支持带切开，然后将肌腱游离并向两侧牵开，显露腕关节背侧关节囊，沿关节间隙与第 2 掌骨轴线作一⊥切口，切开关节囊。

3、清理关节内和舟骨骨折端间的陈旧血以及纤维瘢痕和肉芽组织，然后一助手握持患手，另一助手握持患臂作对抗牵引，腕关节屈曲，用骨膜起子协助复位其余腕骨和舟骨。

4、凿除桡骨茎突，以减少桡骨茎突对舟骨骨折愈合的影响。用克氏针两枚平行固定舟骨骨折，如舟骨骨折间存在间隙，可用凿下来的桡骨茎突内的松质骨填塞。将克氏针尾部埋于皮下。

5、冲洗关节囊后分别缝合关节囊和腕背伸肌支持带，拇长伸肌腱留置于皮下以避免肌腱粘连（图 8-20）。

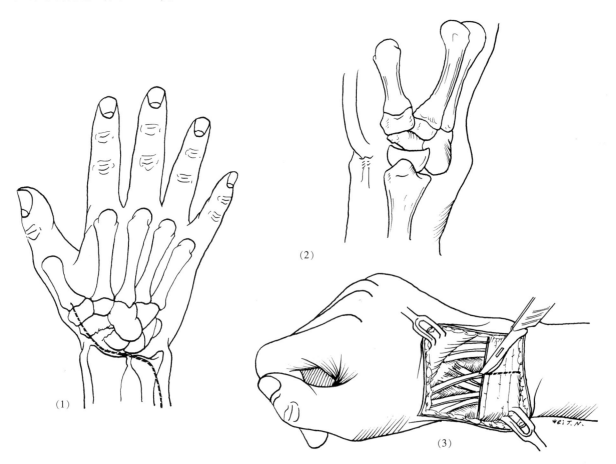

(1)

(2)

(3)

（1）、（2）经舟骨月骨周围脱位及其手术切口；（3）于拇长伸肌腱侧方将伸肌支持带切开

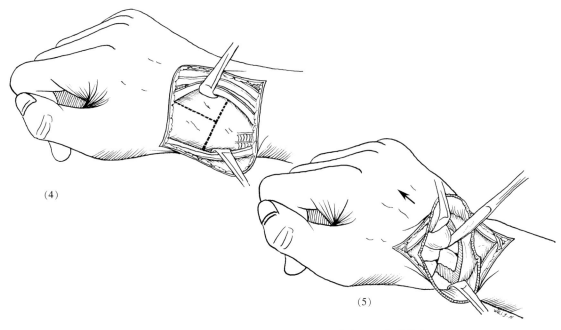

(4)

(5)

(4)将肌腱分别向两侧牵开,⊥切开关节囊;(5)在手部和
前臂作对抗牵引,屈曲腕关节,用骨膜起子协助复位

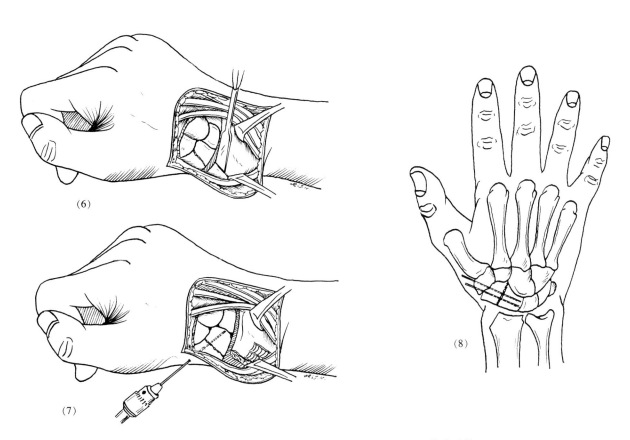

(6)

(7)

(8)

(6)根据舟骨骨折的位置凿除桡骨茎突;(7)、(8)用两枚克氏针
固定舟骨骨折,骨折间如果有间隙,以松质骨填塞

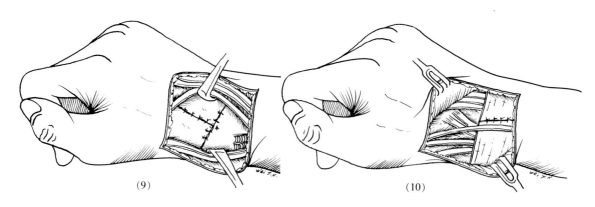

(9)缝合关节囊;(10)缝合腕背侧伸肌支持带,拇长伸肌腱留置皮下以避免肌腱粘连

图 8-20 经舟骨月骨周围背侧脱位切开复位内固定术

【术后处理】

术后用石膏托将腕关节制动于背伸 20°位，术后 2 周拆线后改用标准舟骨骨折管型石膏固定拇指近节及腕关节 8~12 周，经拍片确认舟骨骨折愈合后拆除石膏开始腕关节屈伸功能锻炼。

（二）近排腕骨切除术

【适应证】

陈旧性经舟骨月骨周围脱位，复位困难者；或不能耐受长期固定的老年人可采用该方法。切除舟骨、月骨和三角骨后使头状骨与桡骨近端形成新的桡腕关节，可保留部分腕关节的活动功能。

【手术步骤】

该手术步骤与切开复位术基本相同。近排腕骨可先用小骨凿凿碎后用小咬骨钳将其咬出，这样不会损伤其他腕骨及桡骨远端关节软骨面。舟骨骨折的远端同时切除以免与桡骨远端关节面碰撞引起骨性关节炎；也可予以保留以保证拇指的稳定，但应同时行桡骨茎突切除术以使舟骨远端和桡骨在关节充分屈曲和桡偏时不再接触（图 8-21）。

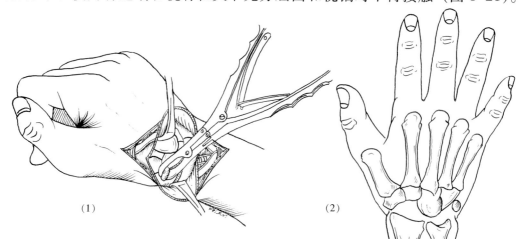

(1)   (2)

该手术所有手术步骤与经舟骨月骨周围背侧脱位相同,近排腕骨可先用小骨凿凿碎后用小咬骨钳将其咬出,这样不会损伤其他腕骨及桡骨下端关节软骨面,豆状骨不必切除

图 8-21 经舟骨月骨周围脱位近排腕骨切除术

【术后处理】

术后将腕关节制动于功能位，3~4周后拆除固定物开始腕关节功能锻炼。

四、掌 骨 骨 折

掌骨骨折分为拇指的第1掌骨骨折和其他手指的第2~5掌骨骨折。

（一）第1掌骨骨折

分为掌骨干骨折，不通关节的掌骨基底骨折和掌骨基底骨折脱位三种类型。

1、掌骨干骨折　通常为直接暴力造成，常表现为粉碎性骨折或横断骨折，有时表现为斜形骨折。骨折后第1掌骨远端因拇长屈肌、大鱼际肌和拇内收肌的牵拉，近端受拇长展肌的牵拉，使骨折处向背侧成角。临床检查可见骨折局部有肿胀，隆起和压痛，X线片可确定骨折的类型。

横断或粉碎的掌骨干骨折，手法整复多无困难，整复后可用第1指蹼间隙的U形短臂石膏托固定拇指于外展位4~6周。如为斜形骨折，手法整复后较难维持整复位置，可使用骨牵引法（图8-22），或透视下经皮克氏针内固定，或作切开复位螺丝钉内固定。

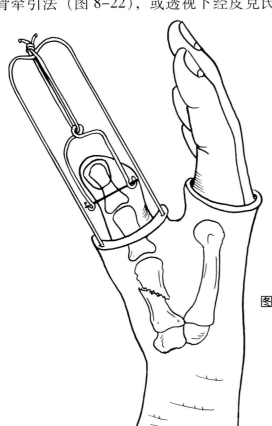

图8-22　用骨牵引治疗第1掌骨干斜形骨折的方法

2、不通关节的掌骨基底骨折　通常为间接暴力致伤，骨折多位于第 1 掌骨基底离关节面 1cm 左右。骨折后远端受拇长屈肌、大鱼际肌和拇内收肌的牵拉，使其向掌侧和尺侧移位，骨折近端受拇长展肌的牵拉向背侧和桡侧移位。因此，骨折处形成向桡背侧成角畸形，且两骨折端常于尺侧发生嵌入。临床检查可见骨折局部有肿胀，隆起和压痛，第 1 腕掌关节活动受限，X 线片可确定骨折类型（图 8-23）。

由于骨折断端于尺侧常发生嵌入，一般手法整复有困难，如骨折成角的角度不大，且较稳定，可以不作整复，在此位置不仅骨折可以获得早期愈合，而且不会引起拇指的功能障碍，可以用第一指蹼间隙的 U 形短臂石膏托固定拇指于外展位 4 周。去石膏托后即可进行拇指外展、内收和对掌等的功能锻炼。如骨折成角畸形过大，估计会影响拇指外展功能，需于麻醉下进行手法整复或切开复位内固定手术。

3、通关节的掌骨基底骨折脱位　又称为 Bennett 骨折，通常为间接暴力致伤，骨折线自掌骨基底内上方斜向外下方并进入腕掌关节，掌骨基底内侧的三角形骨块由于有掌侧韧带相连而保持原位，背侧骨块因受拇长展肌牵拉和拇长屈肌、拇内收肌收缩的影响，滑向背侧和外侧，造成背侧骨折块从大多角骨的鞍状关节上脱出，形成脱位（图 8-24）。骨折后，临床检查可见第一腕掌关节向桡背侧突出，并有明显压痛，拇指外展、

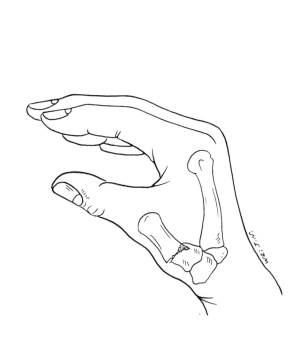

图 8-23　第 1 掌骨基底不通关节的骨折，骨折向桡背侧成角畸形，骨折端尺侧常有嵌入

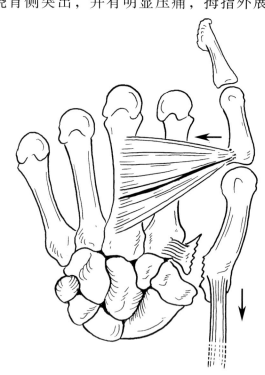

图 8-24　通关节的第 1 掌骨基底骨折脱位（Bennett 骨折）

内收和对掌活动受限，X 线片可明确诊断。

对于该损伤可以接受的脱位限度尚有争议，有人认为骨折有 1~3mm 的台阶均可提供良好的关节稳定性。还有人研究认为，Bennett 骨折-脱位即使复位不良，畸形愈合后

拇指功能障碍并不十分严重。但是，解剖位愈合可减少创伤性关节炎发生的机会，有利于关节运动功能的恢复，因此在条件允许的情况下还应以此为治疗标准。

第 1 掌骨基底骨折脱位的治疗，应根据骨折脱位整复的满意程度和整复后是否能够维持整复后的良好位置来选择相应的方法。因为此种骨折整复容易，但很难维持整复后的位置，如骨折整复不好，不能达到正常或接近正常的解剖位置，晚期将会造成关节疼痛、不稳定或关节僵硬。因此，对该骨折的复位应高标准要求，通常可于局麻或不用麻醉下试行手法整复，整复时拇指于外展位下进行牵引，同时在掌骨基底处向尺侧加压。如骨折复位良好，可于第 1 腕掌关节桡侧放一压垫，然后用弓形夹板固定，弓形夹板弧形的顶端抵着压垫和第 1 腕掌关节桡侧，利用弓形夹板自然的弹性达到维持骨折整复的位置（图 8-25）。或用骨牵引短臂石膏管型固定，其方法是将拇指置于外展位作一骨牵

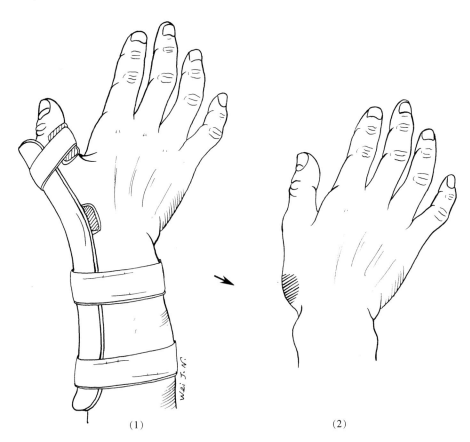

(1) (2)

(1)通关节的第 1 掌骨基底骨折脱位,用弓形夹板固定的方法;(2)压垫处如压力过大可以造成局部皮肤坏死

图 8-25 Bennett 骨折闭合复位,方形夹板外固定法

引短臂石膏管型。在做石膏管型之前，先于第 1 腕掌关节桡侧粘贴一压垫，在作石膏管型时，当石膏尚未凝固，术者用拇指轻柔地将掌指关节向尺侧推压，使其复位直至石膏干固为止。无论是应用弓形夹板固定还是牵引石膏固定，所用压垫应柔软，压迫力量不应过大，否则会引起局部皮肤坏死，甚至形成溃疡。在整复固定后均需拍摄 X 线片，证实骨折已完全复位，数天后仍需进行 X 线片检查，以证实这种固定方法可以维持骨折整

复后的位置。6 周后拆除固定进行 X 线片检查，骨折一般已愈合。如骨折脱位手法整复后不能维持位置，或应用弓形夹板或骨牵引石膏管型固定过程中，X 线片发现骨折脱位再度变位，应果断地在 X 线透视下进行手法整复、经皮肤用克氏针固定或作切开复位克氏针内固定。

(1) 闭合复位、经皮克氏针固定术

手术需在影像增强器下进行。拇指于外展位下进行牵引，同时在掌骨基底处向尺侧加压作闭合复位，透视下如果关节面光滑平整、无明显台阶，可在影像增强器下经皮穿 1 或 2 根克氏针将两骨折固定在一起。若掌侧骨块较小可穿针至大多角骨，维持复位到愈合（图 8-26）。

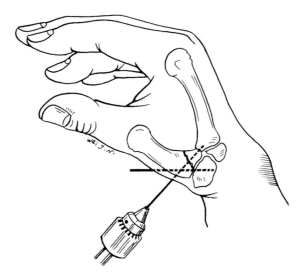

图 8-26 通关节的第 1 掌骨基底骨折脱位，X 线透视下手法整复，用克氏针经皮肤行内固定的方法

(2) 切开复位克氏针内固定术

手术步骤

1）以第 1 腕掌关节背侧为中心行弧形切口。Wagner 采用以第 1 掌骨桡背侧延向掌横纹的弧形切口。

2）于拇长展肌腱与拇短伸肌腱间分离进入，注意保护此处的头静脉和桡神经浅支，纵向切开关节囊并对骨膜作适当剥离。

3）直视下复位骨折-脱位。如果骨块较大，可直接固定两骨折块，然后将第 1 掌骨基底和大多角骨固定；也可采用加压螺钉固定两骨折块以便于早期功能锻炼。对于骨折块过小可用克氏针固定腕掌关节于正常位置，例如分别固定第 1 掌骨基底与第 2 掌骨或第 1 掌骨与大多角骨。固定后需经 X 线透视确认复位和固定满意。

术后处理

术后可用第 1 指蹼间隙的 U 形短臂石膏托固定拇指于外展位，待拔除引流条后改用拇指人字管型石膏固定。术后 4~6 周拔除克氏针开始功能锻炼，但仍需用石膏继续固定 1~2 周。采用螺钉固定时，可于术后 2~3 天开始功能锻炼（图 8-27）。

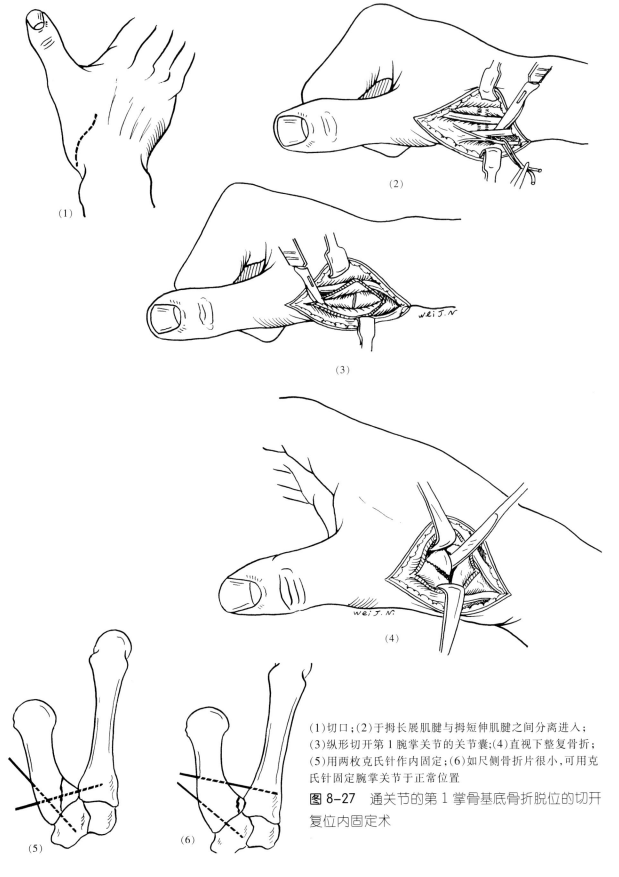

(1)切口;(2)于拇长展肌腱与拇短伸肌腱之间分离进入;
(3)纵形切开第1腕掌关节的关节囊;(4)直视下整复骨折;
(5)用两枚克氏针作内固定;(6)如尺侧骨折片很小,可用克
氏针固定腕掌关节于正常位置

图 8-27　通关节的第 1 掌骨基底骨折脱位的切开
复位内固定术

（二）其他掌骨骨折

1、掌骨颈骨折　以第 2、5 掌骨颈骨折为多见，通常为传达暴力引起。以拳头击物时，掌骨头直接撞击物体亦可引起掌骨颈骨折。掌骨颈骨折多为横断骨折，骨折后由于骨间肌的牵拉，掌骨头向掌侧倾斜，骨折向背侧成角。在手法整复时，如将掌指关节置于伸直位牵引手指，则出现以掌指关节侧副韧带在掌骨头上的止点处为轴，掌骨头向掌侧旋转，将加重掌骨头屈曲畸形（图 8-28）。

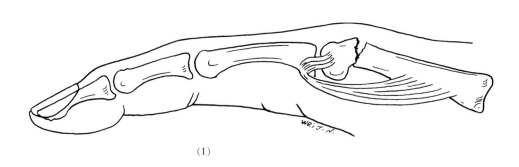

(1)

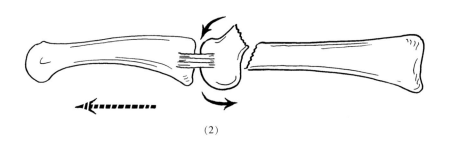

(2)

(1)掌骨颈骨折后受骨间肌的牵拉,掌骨头向掌侧倾斜,骨折向背侧成角;
(2)掌指关节在伸直位牵拉手指,将加重掌骨头向掌侧倾斜

图 8-28　掌骨颈骨折的畸形和错误的手法整复

掌骨颈骨折正确的整复方法是将掌指关节及近侧指间关节屈曲至90°，充分放松骨间肌和使掌指关节侧副韧带处于紧张状态，同时使近节指骨基底顶着掌骨头。术者再从掌骨颈骨折处向下加压，即可矫正骨折向背侧成角畸形。整复后用短臂石膏后托固定掌指关节及近侧指间关节在屈曲90°位。在石膏未凝固之前，仍需保持在掌骨颈处向下加压的力量，直至石膏凝固为止（图8-29）。石膏制动后尚需拍摄X线片，检查整复位置是否理想，一般制动4~6周，骨折将能愈合。此方法简单易行，效果肯定，但近侧指间关节在固定后易发生屈曲挛缩畸形。如不予90°屈曲位固定，复位又极难维持，成角畸形可再次发生。

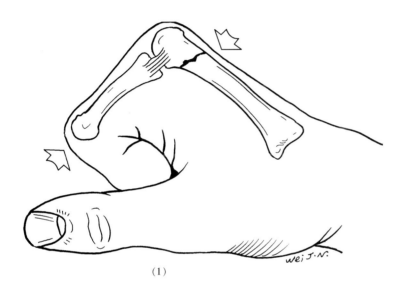

(1)

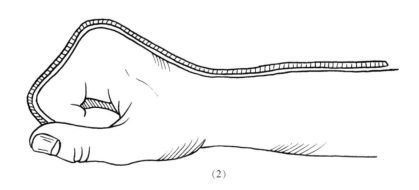

(2)

(1)将掌指关节及近侧指间关节屈曲90°,使近节指骨基底顶着掌骨头,然后从背侧骨
折处向下加压即可矫正畸形;(2)石膏后托制动的位置和范围

图 8-29　掌骨颈骨折正确的整复方法及其外固定

如整复后不易维持位置或为减少术后近侧指间关节屈曲畸形的发生，可于 X 线透视下进行手法整复，然后经皮肤用一枚克氏针从掌骨头处进入，行贯穿固定，同时加用石膏托作外固定。4~6 周拍摄 X 线片，证实骨折已初步愈合即可拔除克氏针和去除外固定，早期进行掌指关节屈伸的功能锻炼（图 8-30）。如骨折难以复位或多个掌骨颈骨折，可作切开复位克氏针或小型钢板内固定手术（图 8-31）。

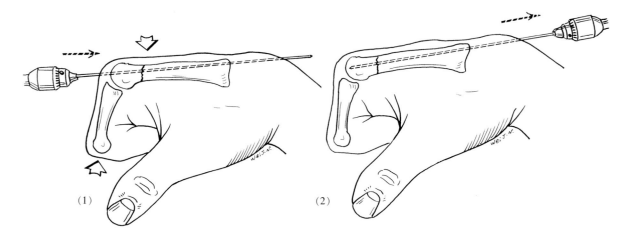

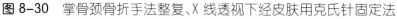

(1)手法整复后,从掌骨头穿针作髓腔贯穿固定,针的前部从腕部穿出;(2)从腕部克氏针前部将针的后部拔至掌骨头关节面的下方,穿针后仍需应用石膏托或夹板制动

图 8-30 掌骨颈骨折手法整复、X 线透视下经皮肤用克氏针固定法

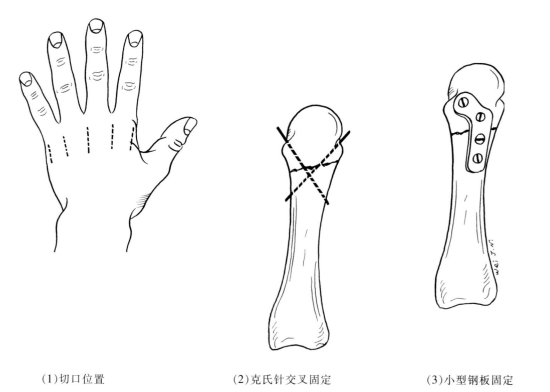

(1)切口位置　　　　　　(2)克氏针交叉固定　　　　　　(3)小型钢板固定

图 8-31 掌骨颈骨折切开复位内固定术

2、掌骨干骨折 骨折可发生于单个掌骨或多个掌骨，多由直接暴力致伤，如打击、挤压易造成横断或斜形骨折，如由间接暴力或扭转暴力致伤，可造成斜形或螺旋形骨折。由于骨间肌、蚓状肌和屈指肌的牵拉，骨折一般向背侧成角畸形（图 8-32）。

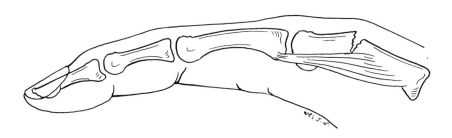

图 8-32　掌骨干骨折因受骨间肌牵拉向背侧成角畸形

掌骨干骨折治疗方法的选择需根据骨折类型的不同而定，横断型或粉碎型骨折，手法复位后可用石膏托或小夹板固定，一般需制动 6~8 周（图 8-33）。对那些经手法整复后不易维持位置的横形或短斜形骨折，可在 X 线透视下经皮肤用克氏针固定，同时加用石膏托制动，待骨折愈合后即去除外固定并拔除克氏针，早期进行手部功能锻炼（图 8-34）。对于多发掌骨干骨折，手部肿胀严重，不能采用手法整复，或长斜形和螺旋形骨折，可采用切开复位克氏针或螺丝钉或小型钢板固定（请参阅第一节相关内容）。

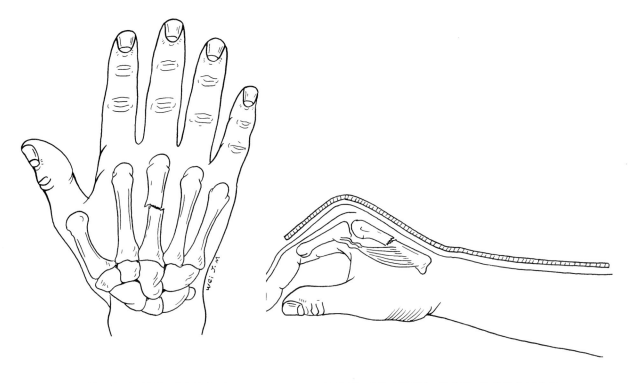

(1)第三掌骨干骨折手法整复后　　　　　　　(2)短臂石膏后托固定,腕背伸、掌指关节屈曲位

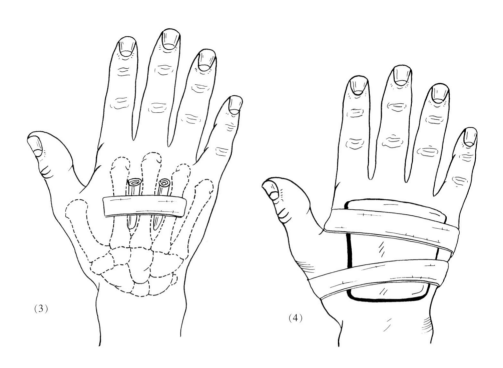

（3）于相邻掌骨间隙放置分骨垫，用粘膏粘贴；（4）用小夹板放置手背，用粘膏
粘贴后外面再用绷带包扎

图 8-33 掌骨干骨折的外固定方法

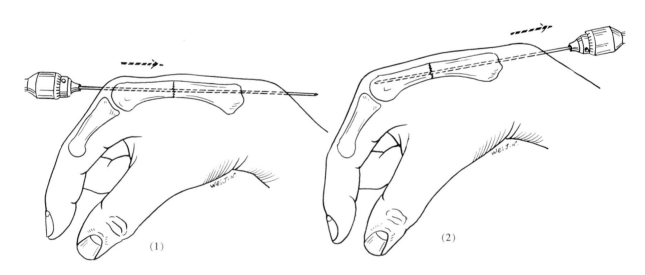

（1）克氏针从掌骨头部钻入，自腕部穿出；（2）克氏针从腕部抽出至掌骨头关节面下方，
穿针后仍需加用石膏托作外固定

图 8-34 掌骨干骨折 X 线透视下手法整复后，经皮肤用克氏针固定的方法

3、掌骨基底骨折 第 2~5 掌骨基底骨折，多由直接暴力造成。由于第 2~5 掌腕关节
周围有较多的韧带附着，活动范围较小，骨折后移位一般不明显，不需手法整复，可用小夹
板或石膏托制动 4 周。如骨折移位明显，影响手的功能和外形，应行手法复位。

五、指 骨 骨 折

指骨骨折是手部最常见的骨折,除末节指骨外,其周围被屈伸指肌腱及薄层皮肤包裹。骨折后,骨折两端常受肌腱的牵拉造成畸形,同时在骨折制动和愈合过程中,容易造成肌腱粘连和关节僵硬,影响手指屈伸功能的恢复。

(一)近节指骨骨折

直接、间接或扭转暴力均可造成近节指骨骨折,由于骨间肌、蚓状肌及伸肌腱的牵拉作用,骨折多向掌侧成角畸形(图 8-35)。

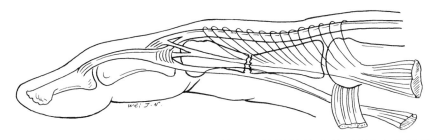

图 8-35 近节指骨骨折,因骨间肌、蚓状肌及伸肌腱的牵拉,骨折向掌侧成角

对于横断或短斜形的近节指骨骨折,手法整复时用骨折远端对近端的方法,先牵拉骨折的远端,然后术者用示指顶住骨折向掌侧成角处,用拇指指腹按压骨折远端,同时屈曲近侧指间关节使骨折复位。骨折复位后,可用小夹板或绷带卷固定(图 8-36)。在固定时为了防止骨折发生扭转畸形愈合,手指轴线的延长线和指端应对着腕部桡侧的舟骨结节,否则骨折愈合后当手指屈曲时会发生重叠畸形,严重影响手的功能(图 8-37)。对于长斜形骨折或骨折端夹有软组织而无法复位的骨折,可行切开复位,克氏针、钢丝、螺丝钉或小型钢板固定。在某些长斜形骨折,在整复后如允许在侧方穿针,也可以在 X 线透视下手法整复,经皮肤用克氏针横穿骨折两端进行固定(图 8-38)。

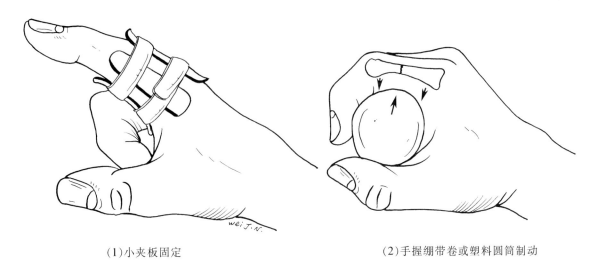

(1)小夹板固定　　　　　　　　　　　　　　(2)手握绷带卷或塑料圆筒制动

图 8-36 近节指骨骨折整复后固定的方法

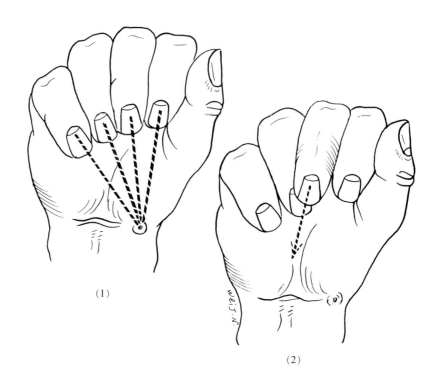

(1)

(2)

(1)正常手握拳时手指轴线的延长线与指端对着舟骨结节;(2)当掌、指骨骨折发生旋转畸形
愈合时,握拳时手指的轴线方向改变,出现手指重叠畸形

图 8-37 握拳时正常手指与指骨骨折发生旋转畸形愈合的轴线方向

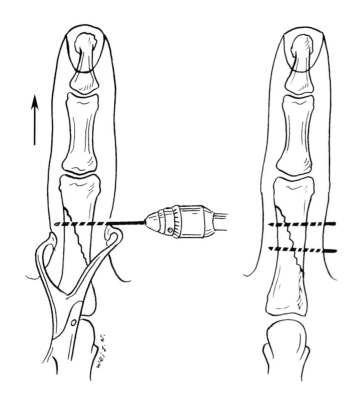

图 8-38 近节指骨长斜形骨折,X 线透视下整复与经皮肤克氏针固定的方法

（二）中节指骨骨折

根据骨折发生于指浅屈肌腱止点的近端或远端的不同部位，可以形成不同的畸形，手法整复及其制动的位置亦有所不同。如骨折发生于指浅屈肌腱止点的近端，因骨折远端受浅肌腱的牵拉呈屈曲位，骨折近端受中央腱束的牵拉，骨折向背侧成角。骨折整复后，可用石膏托、铝夹板或小夹板将手指固定于伸直位（图 8-39）。如骨折发生于指浅屈肌腱止点的远端，骨折近端受浅肌腱牵拉呈屈曲位，骨折向掌侧成角。骨折复位后可用石膏托或铝夹板将手指制动于屈曲位（图 8-40）。对于长斜形骨折或整复失败的骨折，可在 X 线透视下经皮肤用克氏针固定（图 8-41）或作切开复位，用克氏针、钢丝或螺丝钉固定。

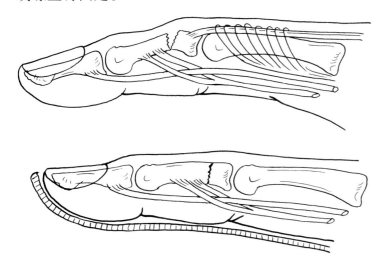

图 8-39 中节指骨骨折发生于指浅屈肌腱止点近端，骨折向背侧成角，整复后手指制动于伸直位

图 8-40 中节指骨骨折发生于指浅屈肌腱止点远端，骨折向掌侧成角或移位，整复后手指制动于屈曲位

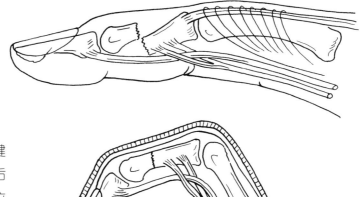

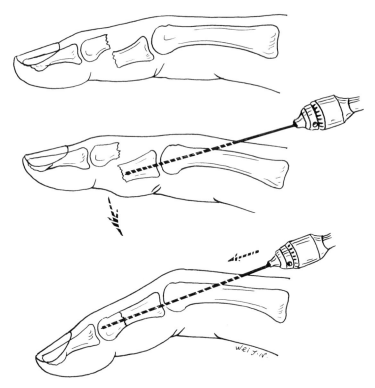

图 8-41 中节指骨骨折,X 线透视下整复与经皮肤克氏针固定的方法

(三)末节指骨骨折

末节指骨粗隆骨折及指骨干骨折,多为直接暴力,如挤压、砸伤引起,可发生裂纹或粉碎性骨折。由于末节指骨中、远段背侧有指甲和甲床,掌侧有指腹的纤维间隔保护,一般骨折移位不明显。仅当骨折有明显移位时,才需在麻醉下整复。无移位的骨折不需制动,有移位的骨折经整复后用铝夹板或铅制的指托固定4~6周。末节指骨基底撕脱骨折(请参见第 7 章垂状指)。

六、拇、示指掌指关节脱位的切开复位术

(一)拇指掌指关节脱位

【适应证】

拇指掌指关节脱位较为常见,通常为近节指骨向背侧脱位。一般在就诊时患者已经将其复位,或在麻醉后多可手法复位。一般有下列三种情况影响复位:①籽骨卡于关节内,或掌指关节两侧与籽骨之间的韧带将掌骨卡住。②掌骨头卡于破裂的关节囊和拇短屈肌腱的两个头之间。③第 1 掌骨头被嵌顿于两籽骨、掌板、拇长屈肌腱与近节指骨基底之间,这种情况最为常见。对于闭合手法复位失败者均应行切开复位术。

【手术步骤】

1、以掌指关节为中心行弧形切口。

2、分离并牵开拇指两侧血管神经束,显露掌指关节,可见第 1 掌骨头向掌侧脱位,

被嵌顿于两籽骨、掌板、拇长屈肌腱与近节指骨基底之间。切除一段拇长屈肌腱腱鞘，牵开拇长屈肌腱，切开部分掌板即可将掌骨复位。

3、检查确认关节内无任何组织卡压后彻底冲洗关节，缝合破裂的关节囊和掌板。缝合切口。

【术后处理】

术后将拇指掌指关节制动于轻度屈曲位。制动范围不包括指间关节，鼓励患者早期活动指间关节以避免屈肌腱粘连。3~4 周后去除固定物后开始关节屈伸功能锻炼（图 8-42）。

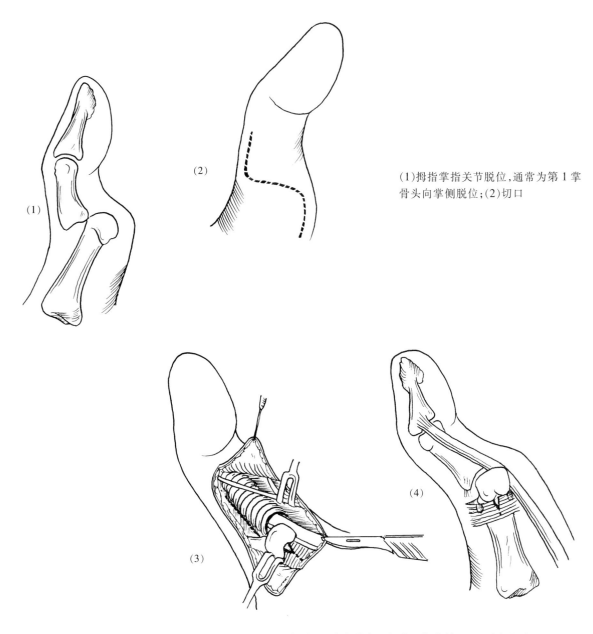

(1)拇指掌指关节脱位,通常为第 1 掌骨头向掌侧脱位;(2)切口

(3)、(4)切开皮肤、皮下,分离并牵开拇指两侧指神经,显露掌指关节,术中可见第 1 掌骨头向掌侧脱位,被嵌顿于两籽骨、掌板、拇长屈肌腱与近节指骨基底之间

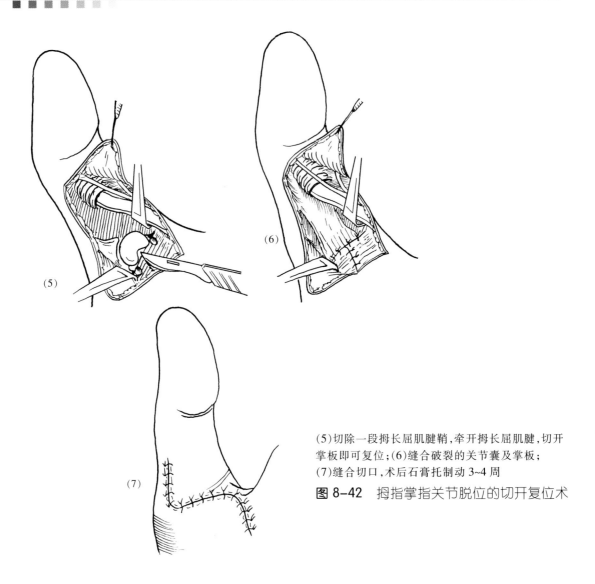

(5)切除一段拇长屈肌腱鞘,牵开拇长屈肌腱,切开掌板即可复位;(6)缝合破裂的关节囊及掌板;(7)缝合切口,术后石膏托制动 3~4 周

图 8-42 拇指掌指关节脱位的切开复位术

(二)示指掌指关节脱位

【适应证】

示指掌指关节脱位常由过伸暴力所致,掌板从掌骨颈部撕裂,近节指骨基底向掌骨头背侧移位,掌指关节过伸,近侧指间关节轻度屈曲,整个手指向尺侧偏斜,手掌皮肤可有小的凹陷。按近节指骨基底是否与掌骨头相对分为半脱位和复杂性脱位。不论是半脱位还是复杂性脱位均应首先试行闭合手法复位。复位时屈曲腕关节和近侧指间关节,放松指屈肌腱,然后由背侧向远侧、掌侧推挤近节指骨基底,通常可以复位。禁忌暴力和背向牵拉手指,以免使掌板滑到掌骨头背侧,加重卡压。对于手法复位失败者均行切开复位。

【手术步骤】

1、沿掌指关节掌侧横纹行切口。

2、钝性分离显露掌指关节,注意保护双侧的血管神经束,可见第 2 掌骨头被嵌顿于指浅深屈肌腱和掌腱膜、关节囊掌侧纤维软骨板(掌板)、掌浅横韧带与蚓状肌之间。

3、切开掌浅横韧带与掌板即可复位关节。检查确认关节内无任何组织卡压后彻底冲洗关节，缝合破裂的关节囊和掌板。缝合切口。

【术后处理】

术后将掌指关节制动于功能位，制动范围不包括指间关节，鼓励患者早期活动指间关节以避免屈肌腱粘连。3~4周后去除固定物后开始关节屈伸功能锻炼（图8-43）。

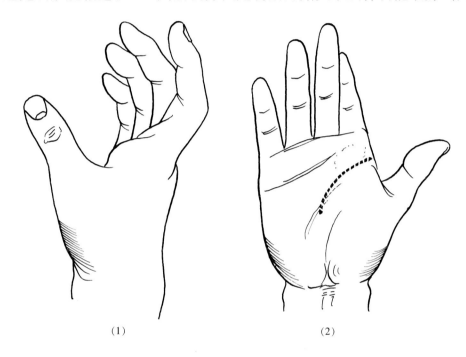

（1）   （2）

（1）、（2）示指掌指关节脱位表现及切口

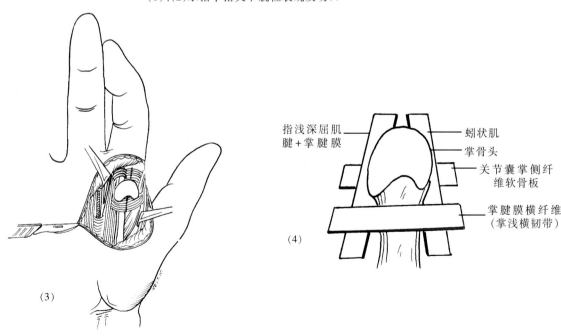

指浅深屈肌腱+掌腱膜 —— 蚓状肌

掌骨头

关节囊掌侧纤维软骨板

掌腱膜横纤维（掌浅横韧带）

（3）   （4）

（3）、（4）切开皮肤、皮下、钝性分离显露掌指关节，术中可见第2掌骨头被嵌顿于指浅深屈肌腱、掌腱膜、关节囊掌侧纤维软骨板、掌浅横韧带与蚓状肌之间

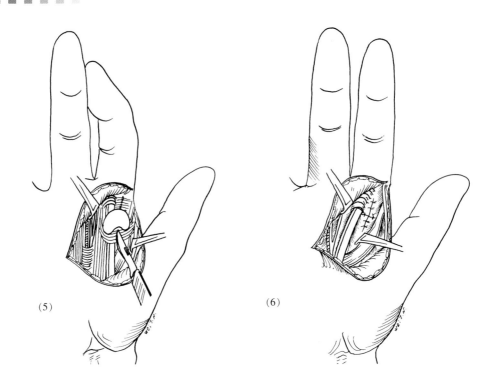

(5)切开掌浅横韧带与关节囊掌侧纤维软骨板后即可复位;(6)缝合破裂关节囊,术后石膏托制动 3~4 周

图 8-43   示指掌指关节脱位切开复位术

第三节　手部常见的闭合性骨折与脱位的晚期治疗

一、腕舟骨骨折不愈合的手术治疗

(一)植骨术

【适应证】

陈旧性腕舟骨骨折不愈合,或骨折端出现囊性变,或骨折近端出现缺血性坏死等,应考虑施行切开复位植骨内固定术。手术宜采用腕掌侧入路。

【手术步骤】

1、于腕部桡侧沿桡侧腕屈肌腱的桡侧缘作 4~5cm 长的弧形切口,切口的中部相当于桡骨茎突的水平位置,通常为舟骨骨折的部位。

2、将桡侧腕屈肌腱向尺侧牵开,分离桡动脉并将其向桡侧牵开,斜跨切口的桡动脉掌浅支予以切断结扎,显露腕舟骨前面的桡腕掌侧韧带及腕关节囊。

3、纵行切开桡腕掌侧韧带及关节囊,轻度背伸腕关节即可清楚地显露腕舟骨骨折部。

4、对于陈旧性舟骨骨折不愈合或骨折处已发生囊性变，或已发生缺血性坏死，需将骨折两端的硬化骨及纤维组织清除干净。在施行植骨之前，在骨折两端用小骨凿和小刮匙作一长方形骨槽，或于两骨折端中央挖一植骨腔。然后于髂骨嵴上凿取相应大小、带有松质骨的皮质骨块。并根据舟骨上骨槽或植骨腔的形状和大小，修整成骨栓。将此骨栓插入舟骨的骨槽或植骨腔内并用力压紧。再用 2 枚细的克氏针沿舟骨的长轴作平行的内固定，以增加植骨与骨折两端的稳定性和加速骨折的愈合。也可用 Herbert 螺钉作内固定。

5、如有条件，应争取在术中照 X 线片，以便观察骨折整复与内固定是否符合要求。

6、伤口洗涤与彻底止血后，缝合桡腕掌侧韧带及关节囊，缝合皮肤。伤口用多量松软敷料轻柔加压包扎。

【术后处理】

术后先用包括拇指近节的长臂前后石膏托固定，术后 2 周伤口拆线，并改用包括拇指近节的短臂管型石膏固定至术后第 8~12 周，去石膏管型并拍 X 线片，骨折或植骨愈合后即可进行腕关节的主动功能锻炼，并配合物理治疗。如应用克氏针作内固定。可于术后 3~4 个月待骨折牢固愈合后拔除（图 8-44）。

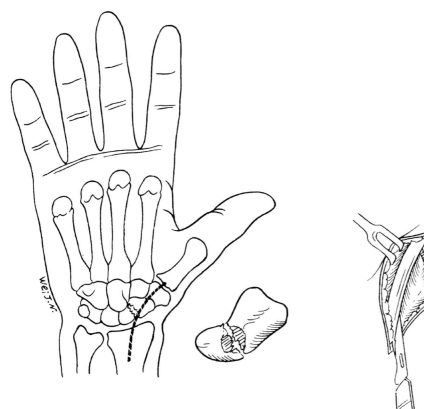

(1)切口

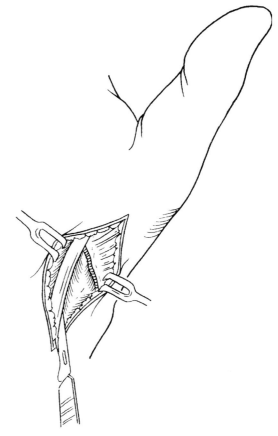

(2)沿桡侧腕屈肌腱的桡侧缘进入

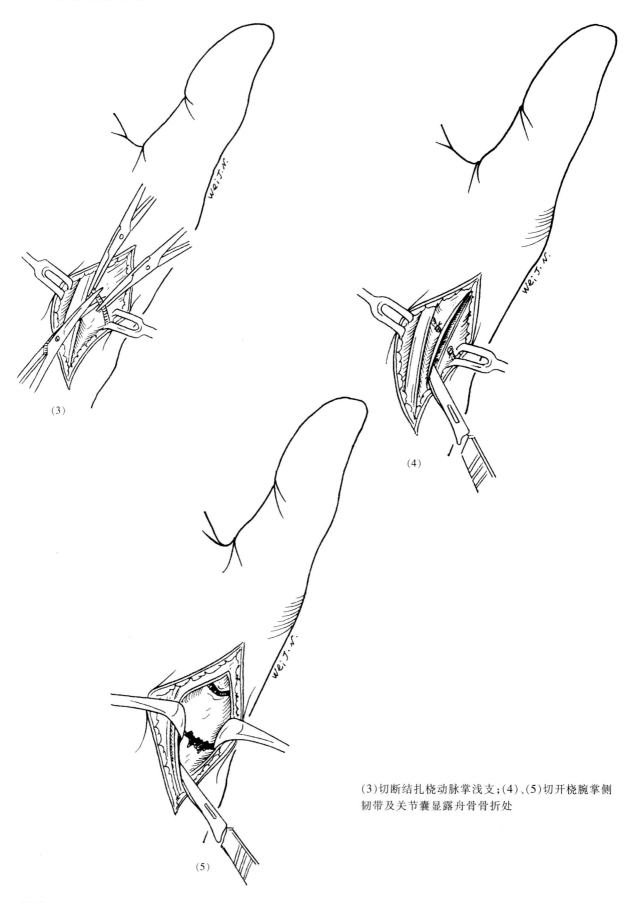

(3)

(4)

(5)

（3）切断结扎桡动脉掌浅支；（4）、（5）切开桡腕掌侧
韧带及关节囊显露舟骨骨折处

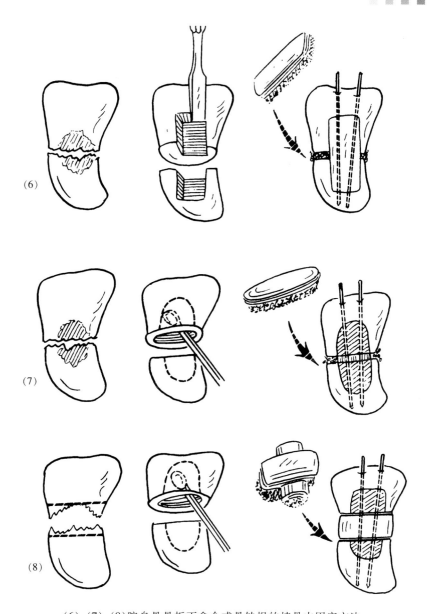

(6)、(7)、(8)腕舟骨骨折不愈合或骨缺损的植骨内固定方法

图 8-44 腕掌侧入路施行舟骨骨折切开复位植骨内固定术

(二)桡骨茎突切除术

【适应证】

腕舟骨骨折不愈合,出现桡骨茎突骨质增生,形成桡舟关节炎,可在施行舟骨骨折切开复位植骨内固定的同时,切除桡骨茎突,以改进腕关节的侧方活动和减轻疼痛。单纯的桡骨茎突切除,也适用于舟骨骨折已愈合但并发有桡骨茎突骨质增生者。在新鲜舟骨骨折作切开复位时,桡骨茎突切除也可用于消除其与舟骨骨折区的接触,降低关节炎发生几率。注意,舟骨近侧 1/3 骨折不适合作桡骨茎突切除。

【手术步骤】

1、切口 如在施行舟骨骨折切开复位植骨内固定的同时作桡骨茎突切除,可将原切口近端适当延长。由于桡骨茎突附近有桡动脉、桡神经浅支及头静脉。因此在切除桡骨茎突前，应将其作充分游离牵开，以免损伤。也可于腕部桡侧，相当于桡骨茎突第一伸肌间隔的尺侧作 3~4cm 长的纵切口。

2、切开皮肤，将皮下的桡神经浅支及头静脉分离后向两侧牵开，纵形切开桡骨茎突腱鞘，将鞘内的拇短伸肌键和拇长展肌腱向桡侧牵开，即可显露桡骨茎突部。

3、沿桡骨下端背侧缘横形切开关节囊。用手术刀或骨膜起子剥离腕桡侧副韧带于桡骨茎突的止点部，此时桡骨茎突可完全显露。

4、将骨膜起子插入桡骨茎突部的腕关节腔内，以避免在凿除桡骨茎突时因用力过猛而损伤近排腕骨的软骨面。然后用骨凿或微型电锯截除桡骨茎突，截除的桡骨茎突不宜过小，以腕桡偏30°时截骨处不能触及腕舟骨骨折处为准。如果截面过低，骨折部在腕关节屈曲及桡偏时仍会与桡骨茎突的断端碰撞和摩擦，发生关节炎的可能依然存在，但如果过高，桡腕掌侧韧带在桡骨上的附着可能部分或全部被破坏，关节容易出现不稳定。

5、冲洗伤口，缝合腕背侧关节囊，缝合桡腕掌侧韧带，放止血带彻底止血后缝合皮下及皮肤。伤口放置橡皮引流条。

【术后处理】

术后用前臂掌侧石膏托制动3~4周。术后2周伤口拆线。去石膏托制动后即可进行腕关节的功能锻炼（图8-45）。

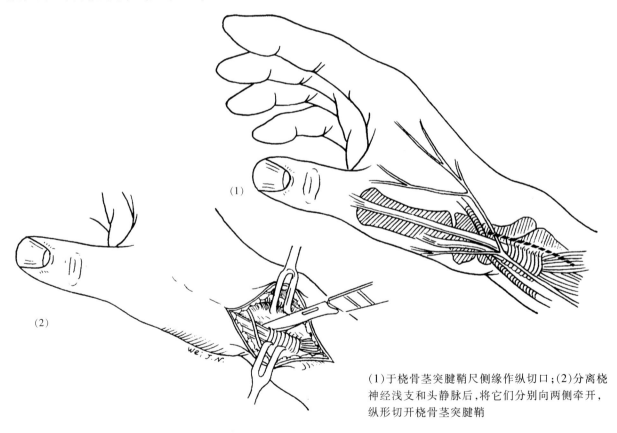

(1)于桡骨茎突腱鞘尺侧缘作纵切口;(2)分离桡神经浅支和头静脉后，将它们分别向两侧牵开，纵形切开桡骨茎突腱鞘

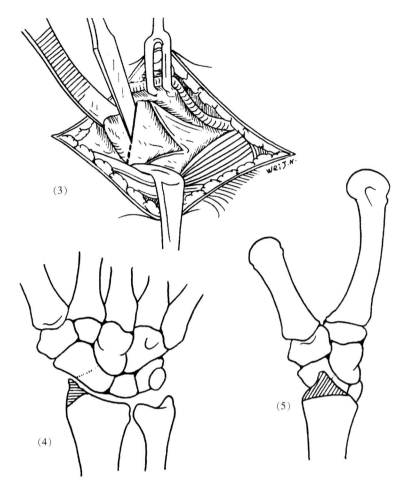

(3)分离并向桡侧牵开拇短伸肌腱和拇长展肌腱,切开关节囊显露桡骨茎突并用骨凿凿除;(4)、(5)截除桡骨茎突的范围

图 8-45 桡骨茎突切除术

（三）腕舟骨切除术

【适应证】

腕舟骨切除术适用于腕舟骨粉碎性骨折发生不愈合。或骨折两端出现广泛的囊性变、缺血性坏死塌陷,但未出现明显的创伤性关节炎者,可施行整个舟骨切除。为避免由于腕舟骨切除后晚期发生腕骨塌陷和腕关节不稳定,可考虑在切除舟骨的同时,用肌腱或人工舟骨假体植入术。如舟骨骨折不愈合,出现近段坏死塌陷。亦可施行舟骨近段切除术。

【手术步骤】

1、切口　于腕部鼻烟壶处作S形切口。分离该处皮下的桡神经浅支和头静脉,并将其向两侧牵开。

2、于腕背侧伸肌支持带拇长伸肌腱鞘的位置切开该鞘管,分离牵开拇长伸肌腱,于其腱鞘底部向两侧及远端分离,显露腕关节囊。

3、沿桡骨下端背侧缘及第2掌骨基底部的方向将关节囊作⊥形切开,显露腕关节。

在此切口内，将可看到桡骨远端关节面，大多角骨、小多角骨、头状骨、舟骨和月骨。根据上述各腕骨的解剖位置关系和关节软骨面的创伤变化，即可找出损伤的腕舟骨。

4、将腕关节置于掌屈位，用小骨凿将腕舟骨凿碎，然后用小咬骨钳将整个舟骨咬除。这种方法较之用手术刀或骨凿剥离切除舟骨简便，且不易损伤邻近腕骨和桡骨下端的关节软骨面。在咬除舟骨时，最好保留舟骨结节掌侧一小片菲薄的骨质，以便保留桡侧腕屈肌腱和掌侧桡腕韧带附着点的完整。

5、冲洗关节腔及伤口。

6、如需用肌腱移植填塞腕舟骨缺损处，可于前臂远端桡侧将原切口向近端延长。将桡侧腕长伸肌腱从肌腱起始部劈裂成两半，切断桡侧半并向远端游离，直至接近其止点处。将此肌腱卷曲缝合成舟骨的假体，填塞于舟骨缺损的位置上。也可施行 Swanson 绕过舟骨置换（参见第六节相关内容）。

7、伤口彻底止血后，缝合关节囊和腕背侧伸肌支持带，拇长伸肌腱应置于腕背侧伸肌支持带背侧皮下，以免发生粘连。缝合皮下、皮肤，伤口放置橡皮引流条。

【术后处理】

术后需用虎口 U 形石膏托或前臂掌侧石膏托将固定于腕关节功能位、拇指外展位。术后 2~3 天拔除橡皮引流条，2 周后拆线。如施行单纯舟骨切除，术后 4 周去石膏托，逐渐开始腕关节主动的功能锻炼。如施行肌腱植入或施行 SwanSon 人工舟骨置换，需制动 6 周（图 8-46）。

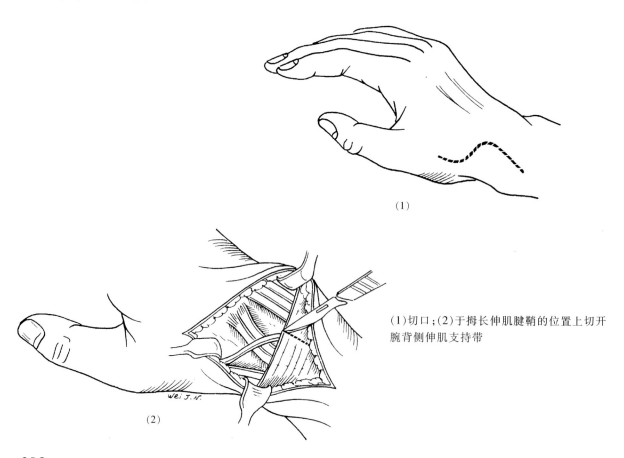

(1)

(1)切口;(2)于拇长伸肌腱鞘的位置上切开腕背侧伸肌支持带

(2)

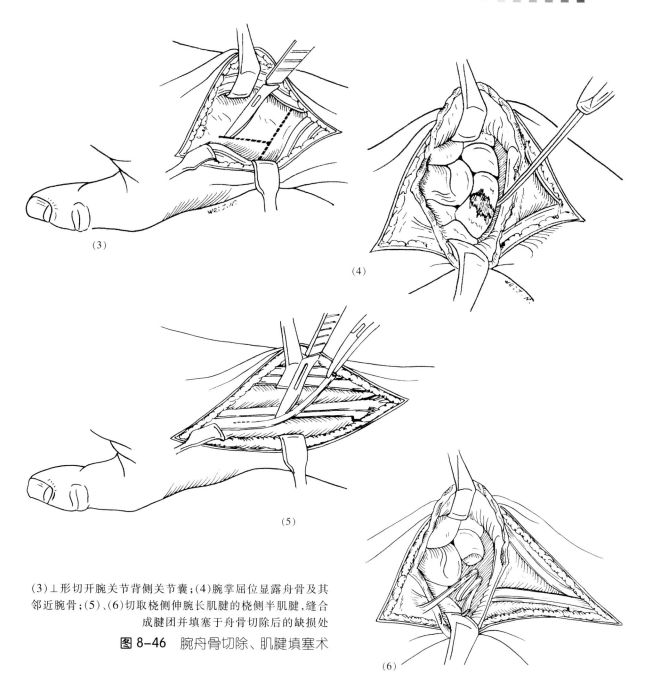

(3)

(4)

(5)

(6)

(3)⊥形切开腕关节背侧关节囊;(4)腕掌屈位显露舟骨及其
邻近腕骨;(5)、(6)切取桡侧伸腕长肌腱的桡侧半肌腱,缝合
成腱团并填塞于舟骨切除后的缺损处

图 8-46 腕舟骨切除、肌腱填塞术

(四)近排腕骨切除术

参见本章第二节"经舟骨月骨周围脱位"相关内容。

(五)腕关节融合术

【适应证】

如腕舟骨骨折长期不愈合,同时并发有创伤性关节炎,患者腕关节长期疼痛,活动
受限,严重影响患肢功能者,可施行腕关节融合术。

【手术步骤】

1、切口 经腕部背侧正中作 S 形切口进入。

2、于腕背侧伸肌支持带拇长伸肌腱鞘的位置切开该鞘管，分离牵开拇长伸肌腱，于其腱鞘底部向两侧及远端作广泛分离。将拇长伸肌腱、桡侧腕长、短伸肌腱向桡侧牵开，将指伸肌腱及示指伸肌腱向尺侧牵开，显露腕关节背侧关节囊。

3、将腕关节囊作 U 形切开，显露桡腕关节、近排腕骨和头状骨。用电锯或骨凿截除桡骨远端关节软骨面，直至外露松质骨为止。然后截除近排腕骨关节面，并于桡骨远端背侧作一宽 1cm、长 3~4cm 的条形骨栓，与骨栓相对的腕骨背侧亦作一骨槽，将骨栓滑向骨槽内，其他碎骨移植于桡腕关节间隙及桡骨骨栓近端的空隙处。

4、将腕关节置于背伸 10°~15°功能位，并从第 2 掌骨钻入克氏针贯穿腕部至桡骨下端，以便临时维持腕关节的功能位置。

5、洗涤腕部创口，缝合腕背侧关节囊，缝合腕背侧伸肌支持带，将拇长伸肌腱置于腕背侧支持带背侧皮下。

6、彻底止血后缝合皮下及皮肤，伤口放橡皮引流条，纱布棉垫包扎伤手。

【术后处理】

术后用短臂石膏前、后托固定腕部于功能位。允许手指作适当的屈、伸锻炼。术后 2~3 天拔除橡皮引流条，2 周后拆线。术后 3 周拆除短臂石膏前、后托，拔除克氏针，改用短臂石膏管型固定腕关节于功能位。术后 3 个月拆除石膏管型，如关节已牢固愈合，前臂旋转功能受限，可加强前臂旋转功能锻炼。如关节未牢固融合，可重新采用短臂管型固定，或改用短臂掌侧石膏托固定 1 个月再拍摄 X 线片检查（图 8-47）。

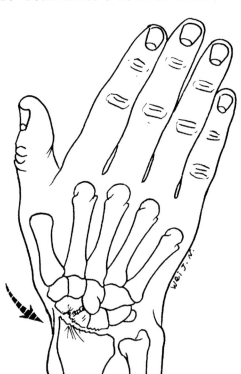

(1)腕舟骨陈旧性骨折不愈合，并发创伤性关节炎

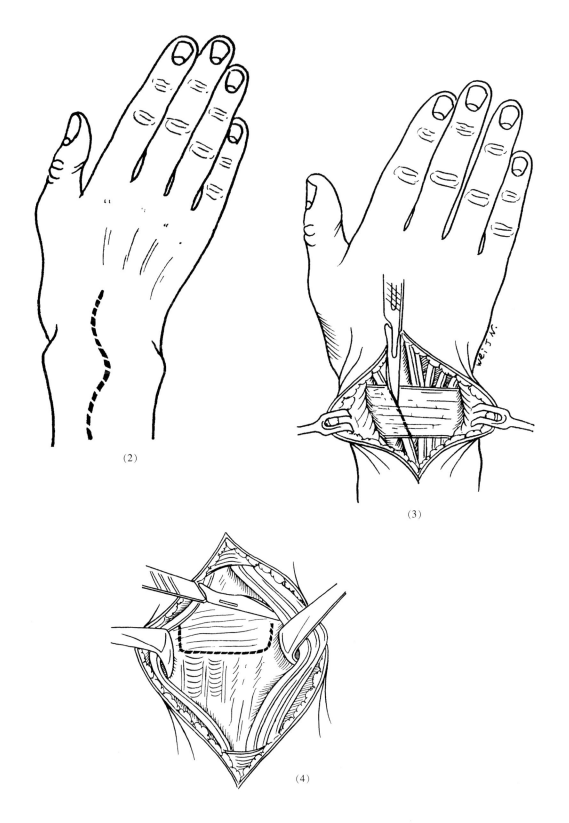

(2)

(3)

(4)

(2)切口;(3)于腕背侧伸肌支持带拇长伸肌腱鞘的位置切开该鞘管;(4)将拇长伸肌腱与桡侧腕长、短伸肌腱向桡侧分离牵开,将指伸肌腱与示指伸肌腱向尺侧分离牵开,显露腕关节背侧关节囊

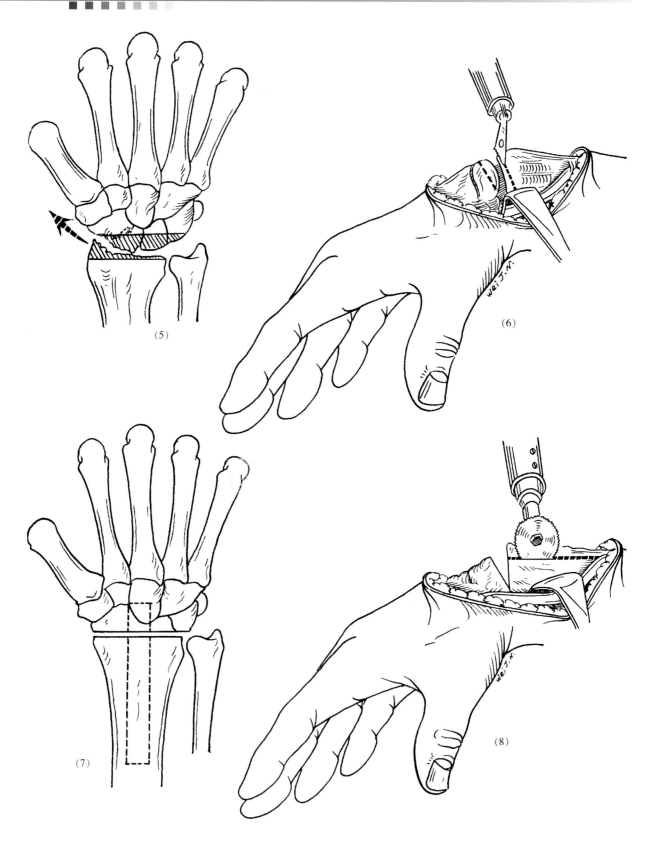

(5)

(6)

(7)

(8)

(5)、(6)截除舟骨、月骨、三角骨及桡骨下端关节面;(7)、(8)于桡骨远端背侧作
一宽 1cm、长 3~4cm 的条形骨栓,与骨栓相对的腕骨背侧亦作一骨槽

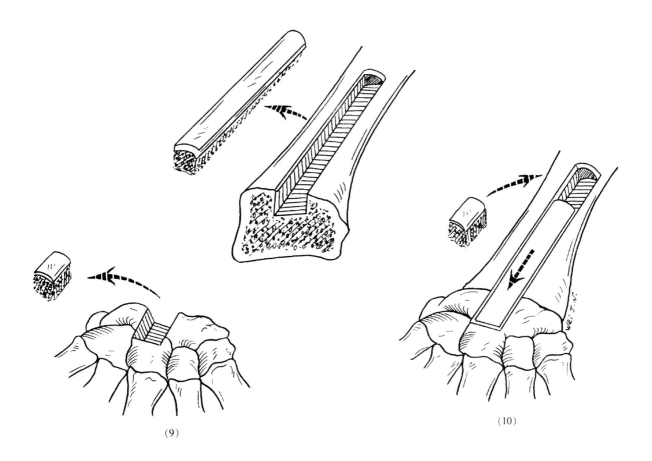

(9)

(10)

(9)、(10)将桡骨下端背侧的条形骨栓滑向远端的骨槽内，
将腕骨背侧截下的碎骨移植到桡骨骨栓近端的空隙处

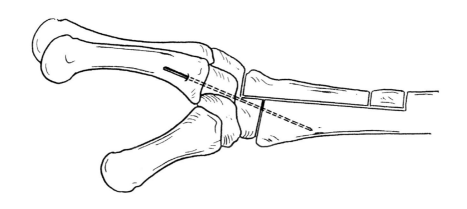

(11)用克氏针一枚经第 2 掌骨基底贯穿腕部固定至桡骨下端,将腕关节维持于背伸 10°~15° 的功能位置

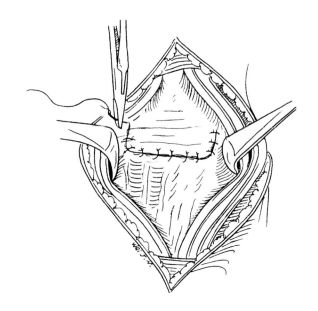

（12）缝合腕背侧关节囊

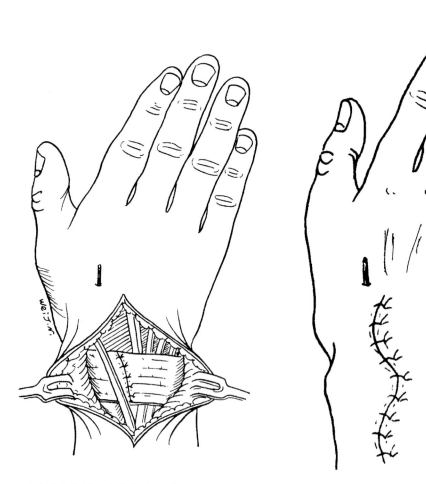

（13）缝合腕背侧伸肌支持带,拇长伸肌腱置于皮下　　　　　（14）缝合伤口

图 8-47　腕关节融合术

二、月骨无菌性坏死的手术治疗

月骨无菌性坏死又称月骨缺血性坏死，或 Kienböck 病，是一种以月骨碎裂、进行性塌陷为主要表现的腕关节疾患。当腕月骨遭受外伤，损伤其血液供应，或供应月骨的血管发生栓塞，或长期从事重体力劳动，腕关节经常受到反复撞击等，均可造成月骨发生缺血、骨质疏松、囊性变、变形和塌陷等一系列变化。如不及时治疗，碎裂的月骨将在腕关节的活动中磨损关节，导致创伤性关节炎。

月骨缺血性坏死的治疗，需根据月骨缺血发生的病理变化程度而定：

如患者的腕痛很轻，X 线片仅显示月骨密度增高，或仅有轻度囊性变，但无明显的轮廓改变。可采取保守治疗，减轻劳动强度，或佩戴硬护腕将腕关节制动一段时间，定期随诊观察。

如患者腕痛较重，X 线片显示月骨囊性变广泛、变形，但尚未引起腕关节创伤性关节炎，可考虑施行月骨切除术。为了防止和减轻由于切除月骨后腕骨发生塌陷与腕关节不稳定，可以在切除月骨的同时，施行肌腱移植填塞或 Swanson 钛钢月骨置换。近年来一些学者注意到月骨无菌性坏死与尺骨短缩变异有关，在尺骨短缩变异的病例中，当腕部尺偏时受到撞击，月骨更容易发生微细的骨折及缺血性变化。因而主张采用尺骨下端截骨、植骨延长术或桡骨下端短缩术，并在临床实践中取得一定的疗效。

如月骨缺血性坏死出现碎裂，并发腕关节创伤性关节炎，患者的腕关节发生严重的疼痛和功能受限，应考虑施行腕关节融合术。

（一）月骨切除、肌腱填塞术

【手术步骤】

1、切口　如施行单纯的月骨切除，可采用腕关节背侧横切口；如施行月骨切除的同时，还需要采用肌腱移植填塞或人工月骨置换，可采用腕背侧经月骨的 S 形切口。

2、于腕背侧伸肌支持带拇长伸肌腱鞘的位置切开该鞘管，分离牵开拇长伸肌腱，于其腱鞘底部向两侧及远端分离。将拇长伸肌腱、桡侧腕长、短伸肌腱向桡侧牵开，将指伸肌腱及示指伸肌腱向尺侧牵开，显露腕关节背侧关节囊。

3、沿桡骨下端背侧缘及第 3 掌骨基底部的方向将关节囊作⊥形切开，显露腕关节。在此切口内，将可看到桡骨远端关节面、舟骨、月骨、三角骨和头状骨。根据上述各腕骨的解剖位置关系和关节软骨面的创伤变化，即可找出病变的月骨。

4、将腕关节置于掌屈位，用小骨凿将月骨凿碎，然后用小咬骨钳将整个月骨咬除。

5、月骨切除后冲洗关节腔及伤口。

6、如需用肌腱移植填塞腕月骨缺损处，可于前臂远端原切口向近端延长，将桡侧腕短伸肌腱从肌腱近端劈裂成两半，切断其尺侧或桡侧半并向远端游离，直至月骨的部位。将此肌腱卷曲缝合成月骨的假体，填塞于月骨缺损的位置上。伤口彻底止血后，缝合关节囊和腕背侧伸肌支持带，拇长伸肌腱应置于腕背侧伸肌支持带背侧皮下，以免发生粘连。缝合皮下、皮肤、伤口放置橡皮引流条（图8-48）。

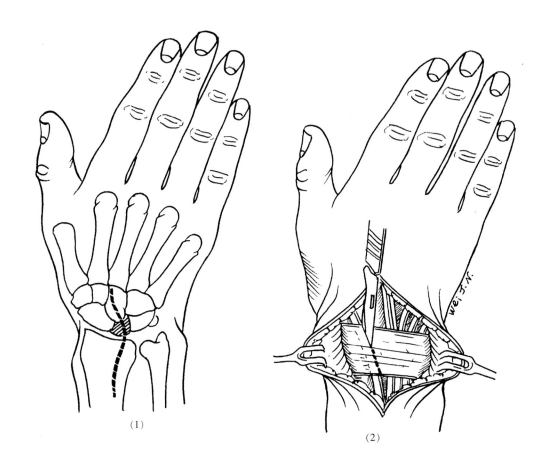

(1)

(2)

(1)切口;(2)于腕背侧伸肌支持带拇长伸肌腱鞘的位置切开该鞘管进入

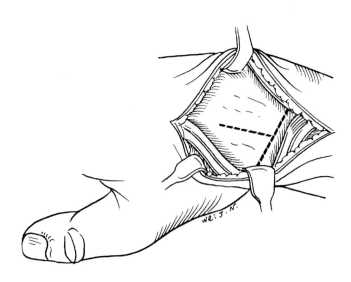

(3)⊥形切开腕背侧关节囊

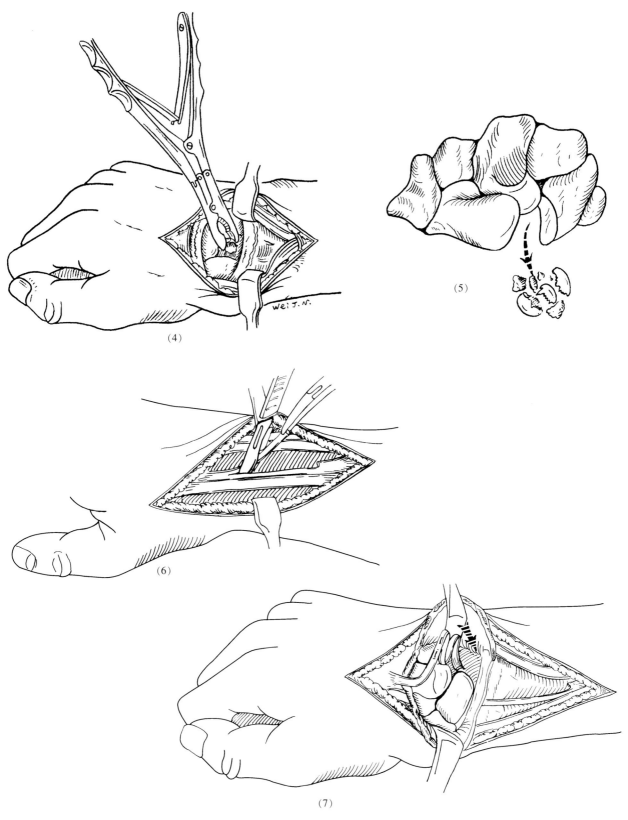

(4)、(5)用小骨凿凿碎月骨,然后用小咬骨钳咬除整个月骨;(6)、(7)切除桡侧伸腕
短肌腱尺侧半并将其缝合成腱团,然后置于月骨切除后的缺损处

图 8-48 月骨切除肌腱填塞术

【术后处理】

术后用前臂掌侧石膏托将腕关节固定于功能位。术后 2~3 天拔除橡皮引流条，2 周后拆线。如施行单纯月骨切除，术后 4 周去石膏托锻炼腕关节功能。如施行肌腱植入或 Swanson 人工月骨置换，需制动至术后 6 周。

（二）月骨切除及 Swanson 人工月骨置换术

参见第六节"月骨人工假体置换术"。

三、掌骨和指骨骨折不连接的手术治疗

掌骨和指骨骨折不连接常见的原因有以下几方面：在闭合性骨折中，常因骨折未复位，或固定不当，或有软组织嵌入骨折断端之间。在开放性骨折中，多因严重创伤造成多发掌、指骨粉碎骨折或伴有骨质缺损，或因清创不彻底造成伤口感染，或由于内固定使用不当或因伤口闭合时有张力，造成皮肤坏死，以及由于严重外伤，除有骨折外，尚合并有其周围的肌肉、肌腱、神经和血管等软组织的严重损伤，造成局部血液供应不良，影响骨折的愈合。

掌骨和指骨闭合性骨折的愈合时间一般为 4~6 周，开放性骨折经有效和牢固的内固定，其愈合时间一般为 6~10 周。若骨折超过上述的时间愈合，称为迟延愈合。如临床上骨折局部出现假关节活动，疼痛、畸形，X 线片显示骨折断端出现硬化或有骨缺损，则表现为骨折不连接。

在某些手部严重损伤的晚期病例中，除有骨折不愈合或骨质缺损外，尚合并有其他软组织损伤的问题，如皮肤瘢痕挛缩，或在骨折处形成贴骨瘢痕，肌腱损伤、缺损或粘连，神经损伤或缺损等。在考虑晚期修复这些损伤组织时，应首先考虑修复伤手的骨支架连续性，矫正手指的成角、旋转或短缩畸形。在修复骨支架的同时，应切除其周围的瘢痕皮肤，采用质地良好的皮瓣覆盖。这不仅有利于骨折和植骨的愈合，同时也为其他软组织的晚期修复创造良好的条件。如果患者的掌、指骨骨折，在原始损伤时曾发生过严重感染和骨髓炎，造成骨质缺损，在考虑二期施行植骨手术时，手术的时机应在伤口愈合 6~8 个月后施行，否则很容易再次激发感染，严重的感染有时不得不将植骨取出伤口才能愈合。

在施行掌、指骨骨折不连接的切开复位、植骨内固定，特别是有骨缺损时，由于掌、指骨折断端的形状、位置和缺损的长度不同，在不过多地剥离骨膜的原则下，需游离、整新骨折断端和打通骨髓腔。此时要想根据骨折和骨缺损的特点，选择不同的植骨和内固定方式，使手术做得完善稳妥，必须配备一套适合手外科专用的骨关节手术器械，才能保证手术的成功。一般大骨科的骨关节手术器械，不适用于掌、指骨骨折不愈合的精工细雕的植骨内固定术。

【手术步骤】

1、切口 单个掌骨的骨折不愈合，可于手背掌骨旁作弧形切口，相邻的 2 个或 3

个掌骨骨折不愈合，可作手背 S 形切口。手指的骨折不愈合，可作指背弧形切口或手指的侧方切口。切开皮肤、皮下组织后，尽可能于伸肌腱旁将伸肌腱剥离牵开显露掌骨或指骨。避免采用与伸肌腱和掌、指骨走行一致的纵切口，并直接劈开伸肌腱显露骨折处，如用这种显露方式进行植骨内固定，术后容易引起伸肌腱粘连，影响手指的屈、伸功能（图 8-49）。

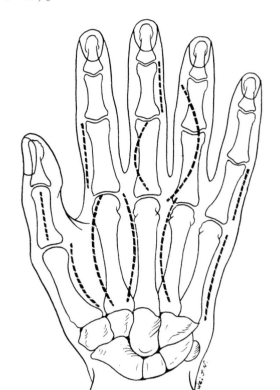

图 8-49　掌、指骨骨折不连接，切开复位、植骨内固定术的切口设计

2、显露和游离骨折的近、远断端，切除骨断端间的瘢痕组织，用小骨凿或微型电锯截除骨折断端的硬化骨，使两断端形成新鲜的骨断面，用半圆凿或钻头开通两端的骨髓腔。

3、如骨折断端间无明显的骨质缺损，骨折整复、矫正畸形后，可用 2 枚克氏针作交叉固定，或用钢板螺丝钉固定。同时于髂骨嵴或桡骨下端凿取少许松质骨，移植在断端未接触紧密的间隙内，以及断端的周围，以利于骨折愈合。也可以用小平凿或半圆凿或钻头扩大两端的骨髓腔，然后于髂骨嵴或尺骨上端切取一条比骨髓腔稍粗的条形皮质骨，将其修整成圆柱形或方形的骨栓，先将较长的一端牢固地插入近侧骨折端的髓腔内，然后再将远段骨髓腔套入骨栓的远端。如骨栓安放牢固，一般不需加用其他内固定，骨栓可起到内固定和植骨的双重作用，骨折断端间未紧密接触的间隙及其周围，可移植少许松质骨。如髓腔内的骨栓安放不够牢固，可加用克氏针或钢板螺丝钉固定。也可以于近远段掌、指骨的一侧用小骨凿开一骨槽，然后将带有松质骨的条形密质骨骨栓嵌入骨槽内，再加用克氏针或钢板螺丝钉固定，骨折接缝处同时植以少量松质骨（图 8-50）。

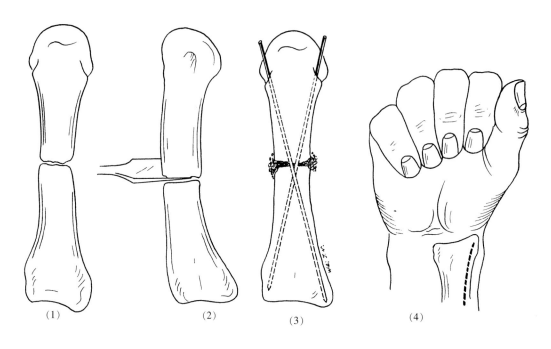

(1)无骨缺损的掌骨干骨折不连接;(2)截除骨折两端的硬化骨;(3)开通骨髓腔后用两枚克氏针交叉固定,骨折接缝间及其周围移植少许松质骨;(4)切取桡骨下端松质骨的切口

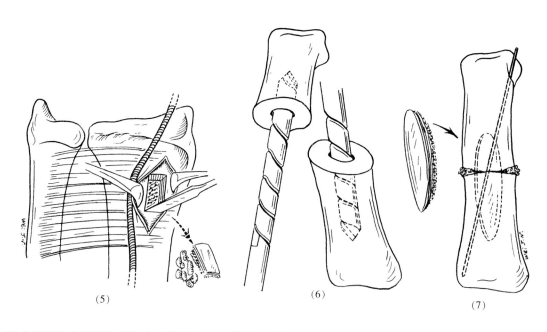

(5)向尺侧分离牵开桡动脉,切开旋前方肌,于桡骨远端掌面开窗凿取少量松质骨;(6)指骨骨折不连接,截除骨折端的硬化骨后,用钻头开通并扩大骨髓腔;(7)于髂骨嵴或尺骨上端切取条形皮质骨,修整成骨栓后插入两骨端固定,其接缝处及周围移植少许松质骨,并用 1 枚克氏针内固定

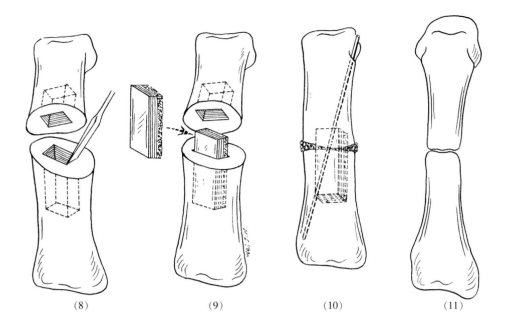

(8)   (9)   (10)   (11)

(8)、(9)、(10)用小平凿扩大指骨髓腔后,用方块形骨栓行植骨克氏针内固定的方法
(11)无骨缺损的掌骨干骨折不连接

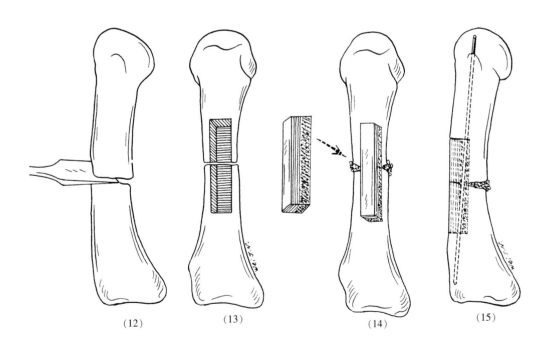

(12)   (13)   (14)   (15)

(12)凿除骨折两端的硬化骨;(13)开通骨髓腔后,于掌骨一侧的两骨端上开一骨槽;(14)将从髂骨嵴上切取带有松质骨
的条形密质骨骨栓嵌入骨槽内,骨折两端接缝处移植少许松质骨;(15)加用克氏针 1 枚作内固定

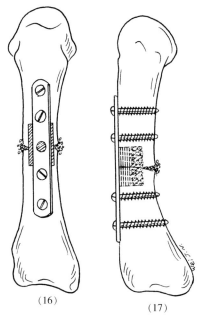

(16)、(17)掌骨干骨折不连接,凿除骨折两端硬化骨,开通骨髓腔,在其背面开槽嵌入植骨后用钢板螺丝钉固定

图 8-50 掌、指骨骨折不连接,断端间无骨缺损的植骨内固定术

4、如骨折断端间有骨缺损,可以根据骨折缺损的形状和植骨的要求,于髂骨嵴上切取大骨块,然后修整成各种形状的植骨块。移植于骨折断端间的缺损处,这种植骨块应以密质骨为主,带有少量松质骨,以减少植骨块吸收的机会。为使植骨块与掌、指骨两骨折端有较多的接触,植骨块的两端可做成圆柱状的骨栓插入两端的骨髓腔内。也可以将植骨块两端作成榫状,将榫状的部分嵌入两断端的骨槽内。然后根据情况用克氏针或用钢板螺丝钉作内固定(图 8-51)。

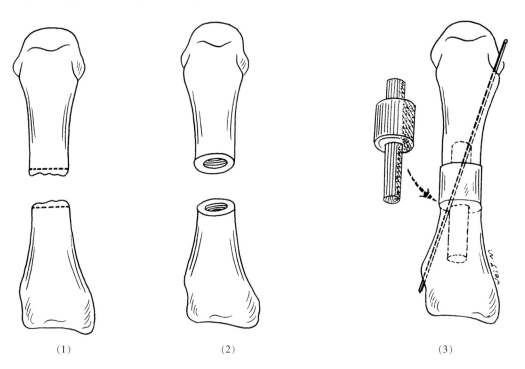

(1)有骨缺损的掌骨干骨折;(2)截除骨折两端硬化骨,用钻头或半圆凿开通并扩大骨髓腔;(3)用髂骨嵴取下的骨块修整成以皮质骨为主的植骨块,骨块两端修整成圆柱状骨栓插入两端骨髓腔内,并用克氏针固定

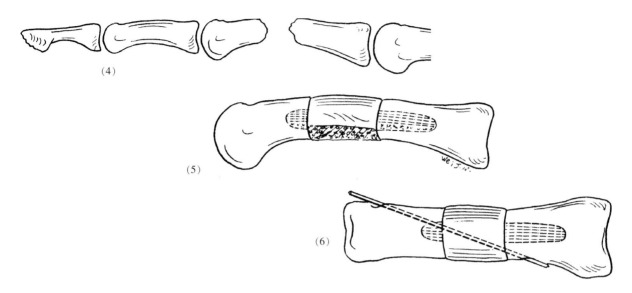

(4)、(5)、(6)近节指骨骨缺损用插入式圆柱状植骨块植骨和克氏针内固定的方法

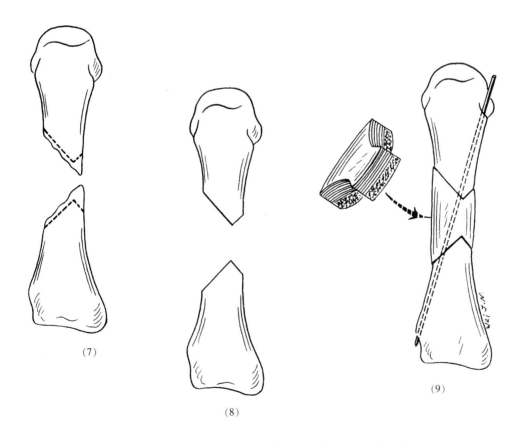

(7)、(8)、(9)掌骨干骨缺损嵌入植骨克氏针内固定的方法

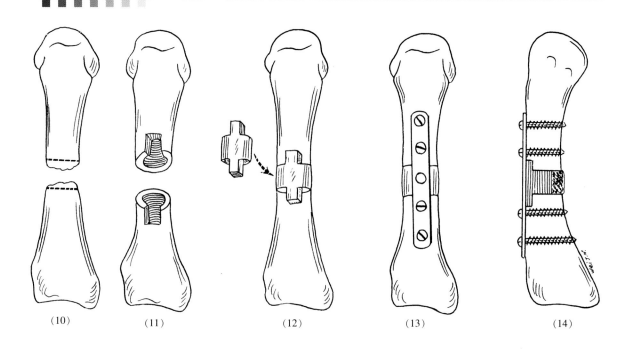

| (10) | (11) | (12) | (13) | (14) |

(10)~(14)掌骨干骨缺损嵌入植骨钢板螺丝钉内固定的方法

图 8-51 掌、指骨骨折不连接,断端间有骨缺损的植骨内固定术

5、接近关节处的掌、指骨骨缺损,在施行植骨时,如骨折一端过短、关节已僵硬或已损毁,应考虑在植骨的同时,将关节融合于功能位(图 8-52)。

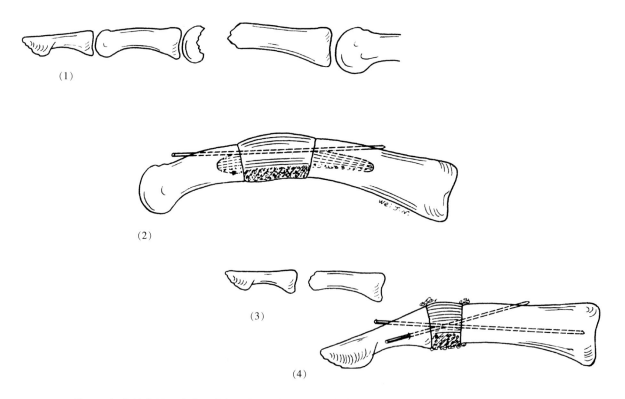

(1)、(2)接近近侧指关节的近节指骨缺损,关节已僵硬,可切除关节,植骨融合该关节于功能位,并用克氏针固定;

(3)、(4)中节指骨远端骨缺损,关节已损毁缺如,可施行植骨融合该关节于功能位,并用克氏针固定

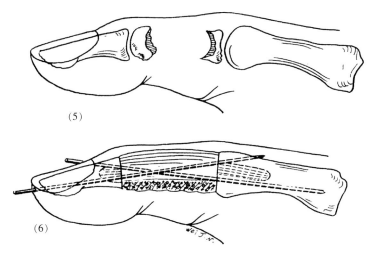

(5)

(6)

(5)、(6)拇指近节指骨几乎完全缺损,残留的关节已损毁,可切除残留的骨片及末节指骨基底和
第1掌骨头软骨面,施行植骨融合掌指和指间关节,并用克氏针内固定

图 8-52　接近关节的掌、指骨骨缺损的植骨内固定术

6、掌骨头、颈部的骨缺损,如屈、伸肌腱功能良好,形成的假关节仍有一定的活动范围,没有疼痛,如同掌指关节成形术,不需处理。多个掌骨干或掌骨远端过多的骨缺损,由于掌骨的过度短缩、肌腱松弛,影响手指的屈、伸功能及握物功能。在这种情况下,可以用大块髂骨移植于掌骨缺损处,以便纠正手指过度短缩畸形,恢复手指屈、伸肌腱的张力和增强手的握力。

对于同时发生在多个掌骨干的骨缺损,可将大块的髂峰骨块的近、远端,在相应的掌骨骨髓腔处修整成圆柱状骨栓,以便在植入骨块时将骨栓插入相应的掌骨近、远端骨髓腔内,以增强植骨的稳固程度和加速植骨的愈合,植骨后需加用克氏针内固定。如同时发生在多个掌骨近、中 1/3 以远的骨缺损,可选用带筋膜的髂骨峰骨块进行植骨,弧形带筋膜的髂峰安放在植骨的远端游离缘,以代替掌骨头,与近节指骨基底形成假关节。髂骨的近端修整成榫状,以便插入掌骨近端预先做好的骨槽内。植骨后仍需加用克氏针作内固定,以便增强植骨的牢固程度 (图 8-53)。

多个掌骨骨缺损,常伴有手背皮肤瘢痕和伸肌腱缺损,可于施行植骨的同时使用皮瓣移植更换手背皮肤,二期再施行游离肌腱移植修复伸肌腱,以便移植肌腱获得良好的软组织基床,提高修复的效果。无论手背皮肤是否需要用皮瓣更换,都不宜在施行掌骨植骨的同时,将游离肌腱直接置于植骨块的表面进行修复。否则将会引起肌腱的严重粘连,即使再次进行肌腱粘连松解手术,肌腱在植骨表面活动亦易被磨损、断裂,影响修复的效果。

【术后处理】

术后用前臂掌侧石膏托固定手和手指于功能位,对于植骨后用钢板螺丝钉行内固定的伤手,可于术后 1 周去石膏托进行手指屈伸功能锻炼,在休息时仍需使用石膏托保护数周,钢板螺丝钉可于骨折愈合后半年至 1 年取出。如用克氏针固定的伤手,可用石膏

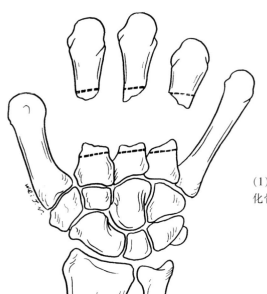

(1)第2、3、4掌骨中段的骨缺损,截除近、远断端的硬
化骨,开通并扩大两端的骨髓腔

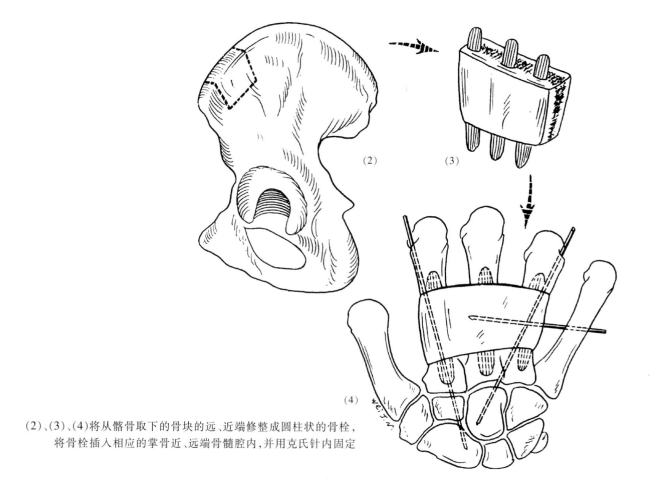

(2)

(3)

(4)

(2)、(3)、(4)将从髂骨取下的骨块的远、近端修整成圆柱状的骨栓,
将骨栓插入相应的掌骨近、远端骨髓腔内,并用克氏针内固定

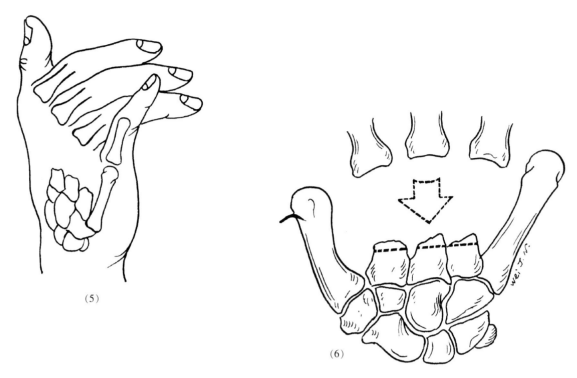

(5)

(6)

(5)、(6)第 2、3、4 掌骨中、远段骨缺损

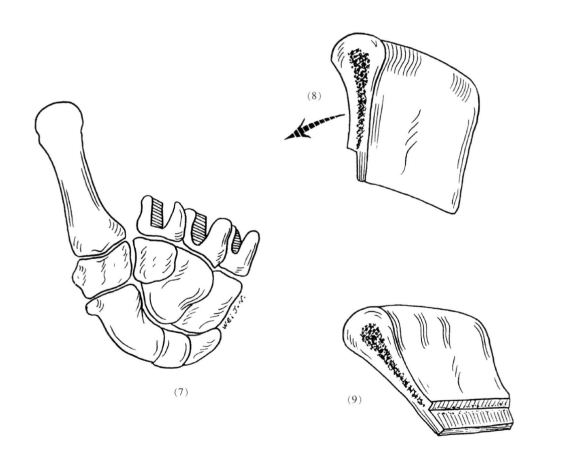

(8)

(7)

(9)

(7)将掌骨基底远端的硬化骨截除,并开一骨槽;(8)、(9)将取下的髂骨一端修整成榫状,保留髂骨嵴的筋膜

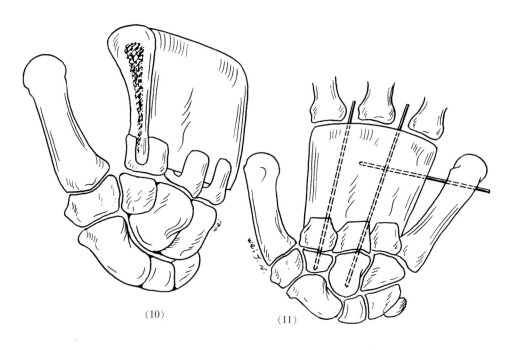

(10) (11)

(10)、(11)将髂骨一端的骨榫插入掌骨基底的骨槽内,并用克氏针贯穿固定植骨块

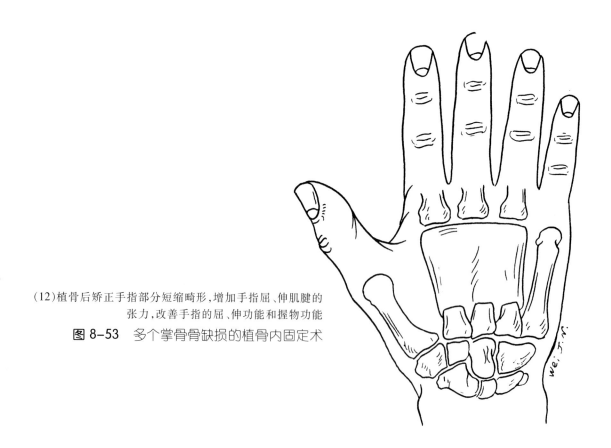

(12)植骨后矫正手指部分短缩畸形,增加手指屈、伸肌腱的
张力,改善手指的屈、伸功能和握物功能

图 8-53 多个掌骨骨缺损的植骨内固定术

托制动至术后 6 周，去石膏托进行手指屈、伸功能锻炼，术后 10~12 周摄 X 线片，证实骨折或植骨愈合牢固后再拔除克氏针。

■第四节　掌指关节及指间关节侧副韧带损伤的处理

手部掌指关节及指间关节的特殊解剖结构，为手提供了多种方向的功能活动，掌指关节和指间关节的稳定性则依赖于关节的解剖形态及其关节囊、侧副韧带、副侧副韧带、掌板及其周围的肌肉和肌腱。严重的关节囊和韧带的损伤，如治疗不当，将会造成关节长期疼痛和不稳定，晚期会造成创伤性关节炎和关节僵硬。

一、掌指关节及指间关节侧副韧带解剖

掌指关节为多轴性球窝关节，可作屈、伸、内收、外展和联合的圆周运动。掌指关节的关节囊较松弛，两侧有侧副韧带和副侧副韧带加强，侧副韧带起自掌骨头的两侧，斜向掌面止于近节指骨基底的侧方结节。当关节伸直时侧副韧带松弛，尺偏范围较桡偏大。当关节屈曲时侧副韧带紧张，无侧方活动和旋转活动，关节变得稳定(图 8-54)。指间关节为单轴性滑车关节，只有屈、伸运动，其关节囊、侧副韧带、副侧副韧带和掌板的结构与掌指关节相似。无论关节屈、伸状态如何，侧副韧带总有一部分是紧张的，以维

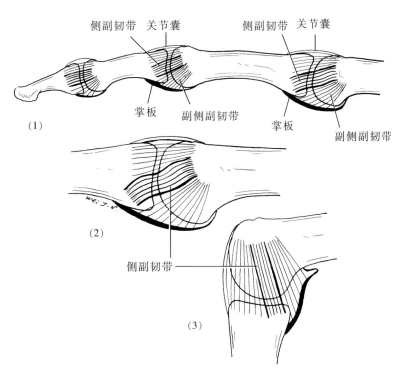

(1)正常掌指关节和指间关节侧副韧带的解剖位置；(2)、(3)掌指关节伸直时，侧副韧带松弛，屈曲时紧张

图 8-54　正常掌指关节和指间关节侧副韧带的解剖位置

持关节的侧方稳定，使之无偏斜运动。近侧指间关节的副侧副韧带在关节伸直时紧张，屈曲时松弛，伤后应将近侧指间关节固定在伸直位或半屈曲位，以防止副侧副韧带发生挛缩。

二、损伤原因、体征和检查方法

掌指关节及指间关节侧副韧带损伤的原因，多由于关节遭到暴力过度背伸、扭转或侧方遭到挤压。侧副韧带损伤后，即出现关节肿胀、疼痛，局部压痛，关节活动受限和出现关节被动的侧方活动范围加大，即关节分离试验阳性（图 8-55）。关节被动桡偏或

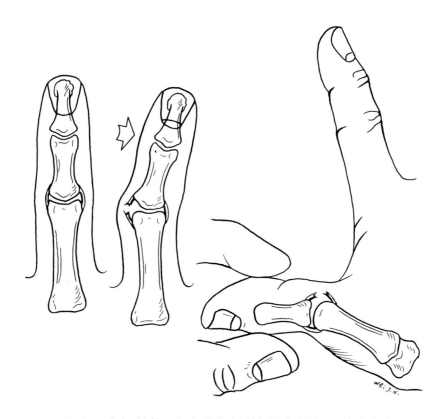

图 8-55　指间关节及拇指掌指关节侧副韧带断裂的检查方法

尺偏的 X 线片出现损伤侧的关节间隙增宽。上述检查有时因患者惧痛而难于做到，可给予局部麻醉后再进行检查。侧副韧带的损伤包括断裂和附着部的撕脱，后者常并发指骨头或基底的撕脱骨折。侧副韧带慢性损伤（>3 周）最突出的表现为关节不稳定和梭形肿胀。前者是韧带断裂或张力衰减所致，后者为韧带损伤与修复过程交替进行、结缔组织增生的结果。

临床上对韧带完全或不完全断裂的鉴别十分困难。有研究表明，近侧指间关节在应力位平片上的侧方成角>20°时为完全断裂；否则多为不完全性断裂。

三、掌指关节及指间关节侧副韧带损伤的处理

1、如掌指关节或指间关节侧副韧带损伤，仅出现局部肿痛、压痛，但无明显的被动侧方活动不稳定，可用石膏托或夹板固定伤指于伸直位3~4周，去外固定后及时进行关节屈伸功能活动。如在伸直位固定单指关节时间过长，因掌指关节侧副韧带在伸直位时处于松弛状态，时间过长会造成侧副韧带挛缩；将影响关节的屈曲功能。

2、如掌指关节或指间关节侧副韧带损伤，造成关节明显的侧方不稳定，特别是拇指的掌指关节及拇指与其他手指的指间关节，若分离试验的角度大于25°~30°时，说明除侧副韧带发生断裂外，尚伴有副侧副韧带和关节囊的破裂，应行手术修复断裂的侧副韧带和破裂的关节囊。侧副韧带修复术后，需用石膏托或夹板将关节制动于伸直位5~6周，去制动后积极进行关节屈伸功能锻炼，并辅助理疗（图8-56）。

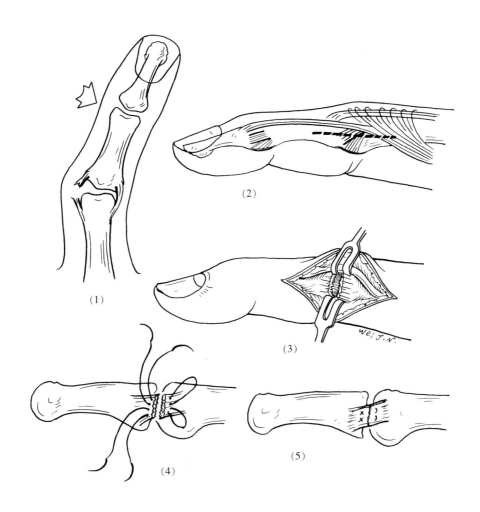

(1)近侧指关节侧副韧带损伤；(2)采用关节侧方切口；(3)显露损伤的侧副韧带；
(4)褥式缝合损伤韧带；(5)缝合后的韧带

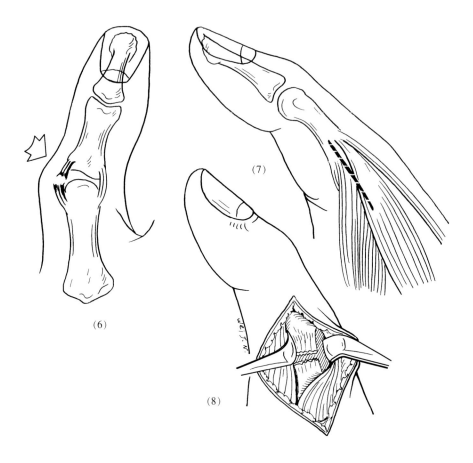

(6)拇指掌指关节桡侧副韧带损伤;(7)、(8)拇指掌指关节桡侧副韧带损伤的切口位置及显露

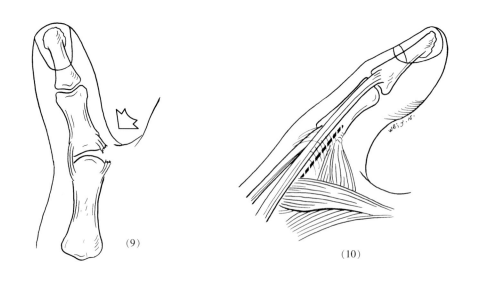

(9)、(10)拇指掌指关节尺侧副韧带损伤及其切口位置

图 8-56 掌指关节及指间关节侧副韧带损伤的手术修复方法

3、伴有撕脱骨折的侧副韧带损伤，骨折片常有明显移位，如骨折片较大，应行切开复位，用细克氏针或小螺钉固定骨片，同时修复断裂的韧带或关节囊（参见第一节相关内容）。如骨折片小，可以切除骨折片，然后修复损伤的韧带和关节囊。

4、陈旧性的完全断裂，由治疗不当或根本未经治疗的急性断裂迁延而来，断裂的韧带不愈合或愈合不良——长度增加、张力下降，关节不稳定，需手术治疗。切除韧带断端间瘢痕或一部分实质组织然后作褥式缝合，以便韧带愈合并恢复原有的张力（图8-57）。也可将韧带的断端重叠后作褥式缝合（图8-58）。

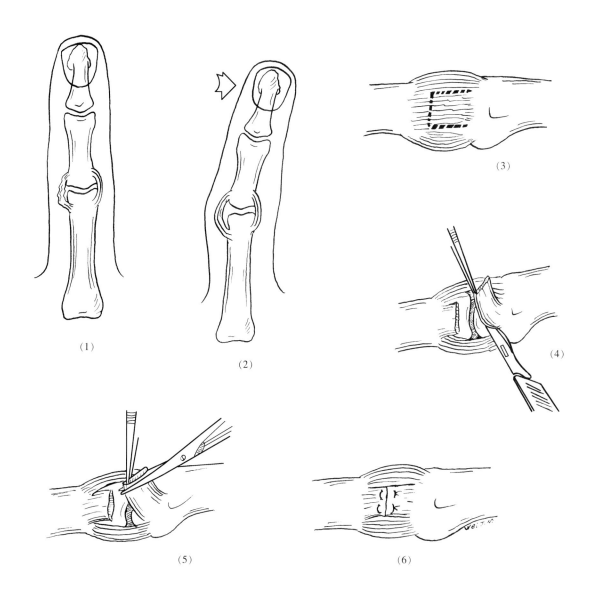

(1) (2) (3) (4) (5) (6)

(1)、(2)陈旧性侧副韧带损伤,关节松驰不稳定,侧方活动试验阳性;
(3)~(6)将松弛的侧副韧带呈 U 形瓣掀起,
剪除多余部分后缝合修复

图 8-57 陈旧性指间关节、掌指侧副韧带修复方法(一)

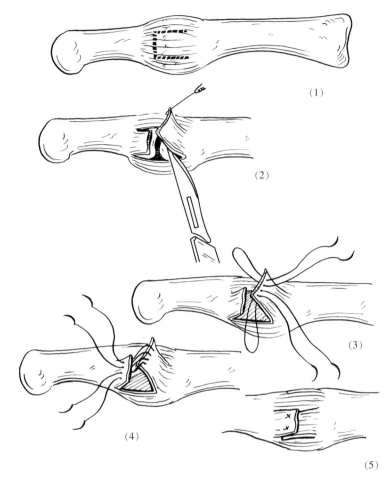

(1)、(2)将松弛的侧副韧带呈 U 形瓣掀起；(3)～(5)将韧带的断端重叠后作褥式缝合

图 8-58　陈旧性指间关节、掌指关节侧副韧带修复方法（二）

第五节　手部关节僵硬和强直的手术治疗

一、掌指关节侧副韧带切除术

【适应证】

掌指关节侧副韧带在关节伸直时是松弛的，在屈曲时则紧张。手外伤后，如掌指关节被制动于伸直位时间过长，处于松弛状态的侧副韧带逐渐挛缩，影响关节的主、被动屈曲功能，形成纤维性关节僵直。如关节软骨面及其周围软组织，包括皮肤和肌腱的功能正常，可将挛缩韧带切除，术后将能获得满意的效果。对于拇指的掌指关节侧副韧带挛缩，由于拇指掌指关节的稳定性对拇指的捏、握功能有着重要作用，因此不能施行挛缩的侧副韧带切除术，否则将引起关节不稳定，并发生疼痛。

【手术步骤】

1、切口 可于受累的掌指关节两侧作纵切口，显露伸肌腱扩张部，顺其纤维方向切开。沿骨间肌腱边缘分离该肌腱，并将其向侧方牵开，显露掌指关节囊侧壁及增厚坚韧的侧副韧带。

2、掌指关节侧副韧带起自掌骨头的两侧，斜向掌面止于近节指骨基底的侧方。如将掌指关节被动屈曲、侧副韧带随即绷紧，由此可辨认侧副韧带的界线。然后将韧带由起、止点作彻底切除。当双侧的侧副韧带切除后，关节即能被动屈曲至满意的范围。

3、如关节被动屈曲范围不足 60°，可能为侧副韧带切除不彻底，应再切除。亦可能由于伸肌腱扩张部与关节囊背侧有粘连，应作剥离松解。或由于掌指关节掌侧的掌板与关节有粘连，影响近节指骨基底沿掌骨头关节面滑动至屈曲位，应使用光滑的剥离器沿掌骨头关节面周围作充分的分离。

4、掌指关节被动活动范围满意后，放止血带彻底止血后缝合伤口（图 8-59）。

【术后处理】

术后应使用短臂背侧石膏托将掌指关节制动于屈曲位。术后 1 周开始该关节的主、被动活动，并使用牵引支具和辅助物理治疗。术后 2 周伤口拆线。

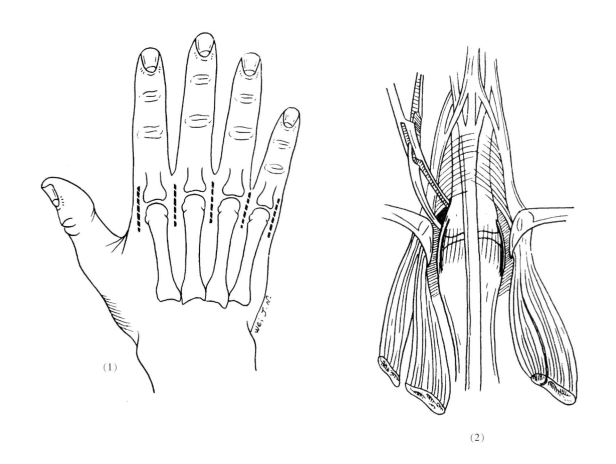

(1)

(2)

(1)切口；(2)沿骨间肌腱边缘分离和牵开肌腱，显露掌指关节囊侧壁及增厚坚韧的侧副韧带

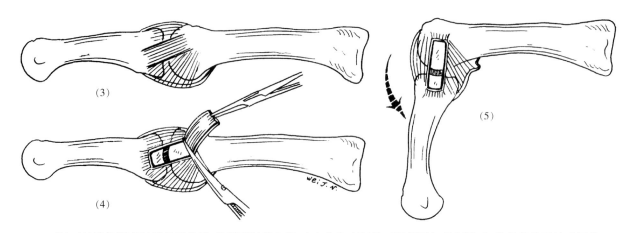

(3)、(4)辨认侧副韧带的界线后,将侧副韧带由起、止点作彻底切除;(5)侧副韧带切除后,掌指关节可被动屈曲

图 8-59 掌指关节侧副韧带切除术

二、近侧指间关节的掌侧关节囊挛缩的松解术

【适应证】

适用于近侧指间关节掌侧关节囊挛缩,关节软骨面及其周围的肌腱功能正常者,可伴或不伴有皮肤挛缩。

【手术步骤】

1、切口 作近侧指关节侧方纵切口,适于无皮肤继发挛缩而关节挛缩不严重的病例。

2、切开皮肤、皮下组织,注意保护血管神经束,显露屈指腱鞘,切除近侧指间关节掌侧的一端屈指腱鞘,将屈指浅、深肌腱向掌侧牵开,显露近侧指间关节挛缩的掌板和关节囊,及近节指骨远端掌侧的骨膜。

3、于近节指骨远端掌侧、相当于掌板起点近端 1cm 处,将骨膜连同掌板作 U 形切开,并将此 U 形骨膜韧带瓣逆行剥离至关节间隙。在剥离 U 形骨膜韧带瓣的同时,轻柔地将近侧指关节被动伸直至 0°位。如被动伸直困难,可将掌侧关节囊向两侧切开。必要时可将 U 形瓣在新的位置缝合。

4、有时因掌侧副韧带挛缩严重,或挛缩时间过长,出现关节掌侧皮肤继发挛缩,影响关节被动伸直,可于近侧指间关节掌侧作横形切口切开皮肤,并向远端和近端 Z 形延长。切断并切除指浅屈肌腱,然后用上述方法松解掌侧关节囊。松解彻底后用克氏针将关节固定于伸直位,如果固定于伸直位后出现指端血运障碍,可将关节固定于稍屈曲位即可改善。然后将掌侧皮缺损创面修整成适于作邻指皮瓣或交臂皮瓣的形状,用带蒂皮瓣修复创面。

5、缝合伤口,包扎。

【术后处理】

单纯的掌侧关节囊松解,术后用小夹板或指托将手指制动于伸直位,术后 4~5 天开始手指主动屈伸功能锻炼,辅助物理康复治疗,不活动时仍用指托固定手指于伸直位。

术后 2 周伤口拆线。严重挛缩或皮肤缺损明显的情况在行带蒂皮瓣后 3 周断蒂，并拔除克氏针，然后在弹性牵引支具或弹性矫形器辅助下进行屈伸功能锻炼（图 8-60）。

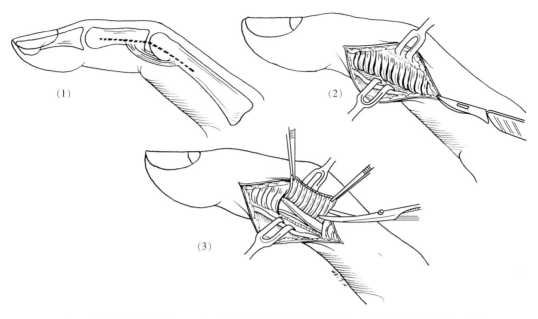

(1)切口：作手指侧方纵切口，适于无皮肤继发挛缩，关节挛缩不严重的病例；(2)显露屈指腱鞘，注意保护血管神经束；(3)切除近侧指间关节掌侧一段屈指腱鞘

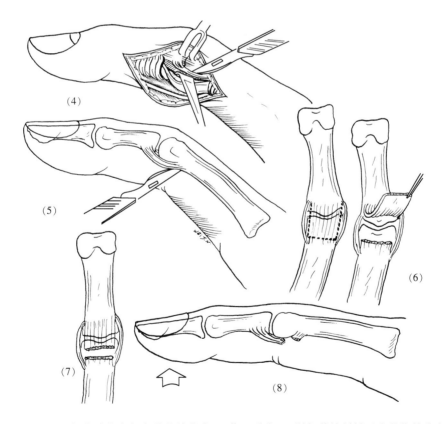

(4)、(5)、(6)于近侧指关节掌侧挛缩的关节囊上，作一逆向 U 形瓣，将该瓣掀至中节指骨基底部；
(7)、(8)将手指中、末节被动伸直，如被动伸直困难，可将掌侧关节囊向两侧切开

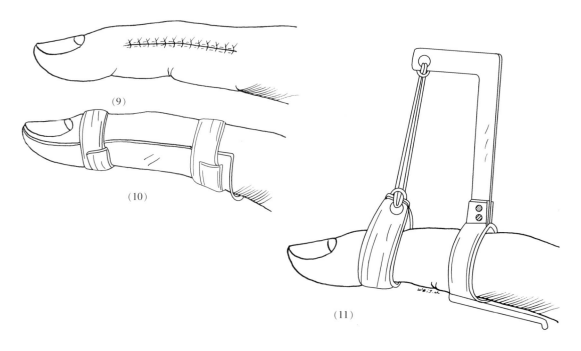

(9)缝合切口;(10)术后伸指位指托固定;(11)如手指近侧指间关节有屈曲挛缩趋势,应使用弹性牵引支具逐渐伸正,切忌强行暴力将关节压直

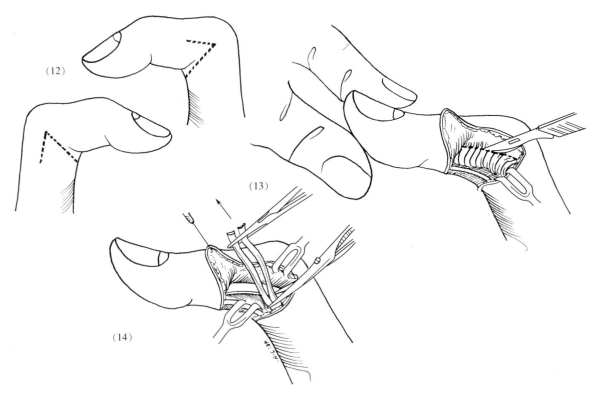

(12)伴有手指掌侧皮肤继发挛缩,或严重的掌侧关节囊挛缩病例的切口;(13)切除一段屈指腱鞘;(14)切除指浅屈肌腱

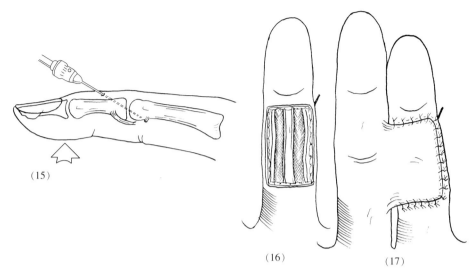

(15)松解关节后用斜行克氏针固定关节于伸直位；(16)、(17)将掌侧皮缺损创面作修整后用带蒂皮瓣覆盖

图 8-60　近侧指间关节掌侧关节囊挛缩的关节松解术

三、掌指关节成形术

【适应证】

适用于掌指关节严重的创伤性关节炎、陈旧性脱位或关节强直，关节周围的皮肤和肌腱功能正常者。特别是那些除掌指关节强直外，手指的指间关节亦严重僵硬的患者，更适宜施行该手术。年龄小于 15 岁的患者不宜选用，以免因损伤骨骺造成永久性畸形。

【手术步骤】

1、切口　单个掌指关节成形术，可作手背掌指关节侧方纵切口进入。多个掌指关节成形术，可作掌指关节背侧弧形切口。

2、切开皮肤、皮下组织，在骨间背侧肌腱与指伸肌腱间切开筋膜并向近、远端分离，分别向两侧牵开，显露掌指关节。

3、切除掌指关节背侧关节囊，凿开强直或骨性融合的掌指关节，将掌骨远端从周围软组织中游离一段约 2cm 长。

4、用线锯或骨凿截除掌骨头颈部约 1cm 长，保留近节指骨基底软骨面或基底部宽大的截面，将掌骨远端修整成锥形或楔形，使其截面向掌侧倾斜。

5、分离掌指关节两侧及掌侧残留的关节囊及关节周围组织，将其翻转覆盖掌骨残端并予缝合。或于前臂和大腿切取一小片筋膜，移植包裹于掌骨残端，用 3-0 线作荷包缝合。用软组织包裹掌骨残端，不仅有利于形成新的关节间隙，同时可以避免骨端再次发生骨性融合。

6、于手指末节指骨基底横穿细克氏针 1 枚，两端外露于皮肤外 0.5cm，用以在术后作牵引固定，保持掌指关节间隙一定的宽度。

7、伤口清洗，彻底止血后缝合骨间背侧肌腱与指伸肌腱间的筋膜，缝合皮肤，伤口放置橡皮引流条，包扎。

【术后处理】

术后用短臂石膏托将掌指关节制动于屈曲45°位并作骨牵引，2天后拔引流条，2周后伤口拆线，应用弹性牵引支具进行掌指关节屈、伸功能锻炼，辅助物理康复治疗（图8-61）。

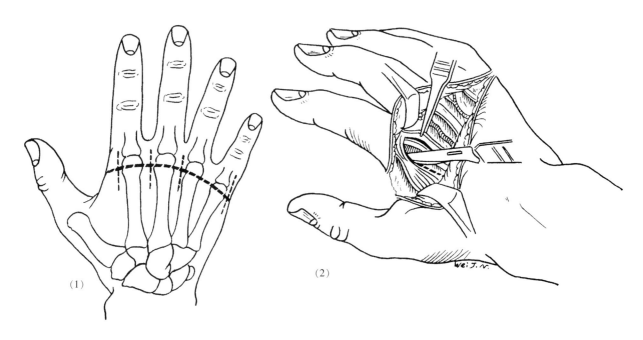

(1)切口：单个掌指关节成形术用关节侧方纵切口，多个关节成形术用弧形切口；
(2)在骨间背侧肌腱与指伸肌腱间切开筋膜，并向近、远端分离显露关节

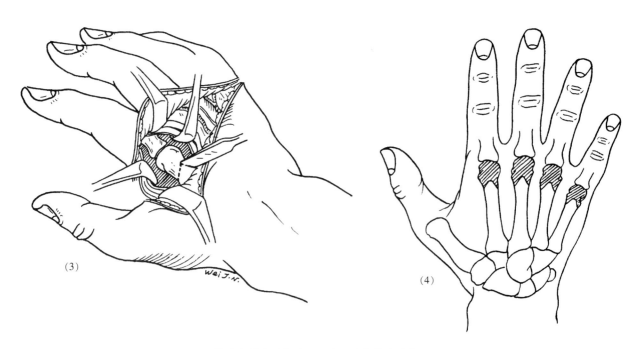

(3)、(4)截除掌骨头颈部约1cm长，并将其残端修整成楔形

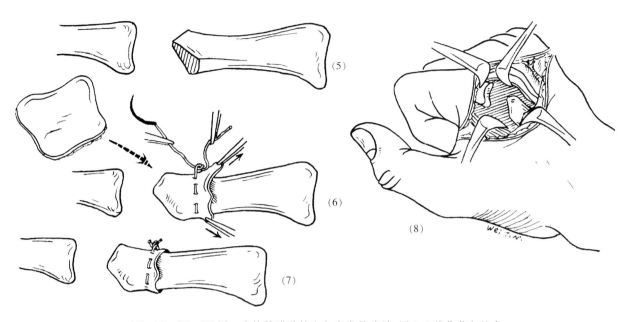

(5)、(6)、(7)、(8)用一小块筋膜移植和包裹掌骨残端,用3-0线作荷包缝合

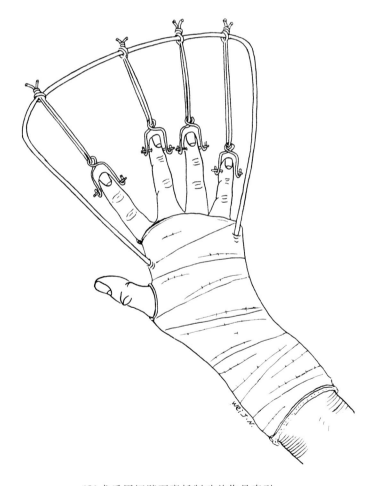

(9)术后用短臂石膏托制动并作骨牵引

图 8-61 掌指关节成形术

四、第1腕掌关节成形术

【适应证】

拇指腕掌关节类风湿性关节炎或骨性关节炎，经皮质内固醇注射、口服消炎镇痛药物和支具固定等保守治疗无效，关节疼痛、僵硬严重，患者要求关节无痛，并有一定活动范围，能解决日常工作、生活需要，而对该关节的稳定性和力量要求不高者，可以考虑行大多角骨切除，用肌腱团填充。

【手术步骤】

1、于第1、2掌骨基底背侧开始，横向掌侧经舟骨结节，沿桡侧腕屈肌腱向近端作S形切口。

2、分离并用橡皮条牵开头静脉和桡神经浅支，于拇长展肌腱与拇短伸肌腱间切开第1腕掌关节关节囊，显露第1掌骨基底和大多角骨。

3、被动活动拇指，确认大多角骨的位置，将大多角骨用小骨凿凿碎或用气锯锯碎，然后用咬骨钳将大多角骨去除，操作中注意保护并牵开桡动脉。

4、于前臂下端掌侧的切口内显露、分离桡侧腕屈肌腱，将该肌腱纵向等分剖开，在腕横纹近端5~6cm处将其中一半的腱束切断，提起并继续向远端分离剖开至大多角骨的空隙处。

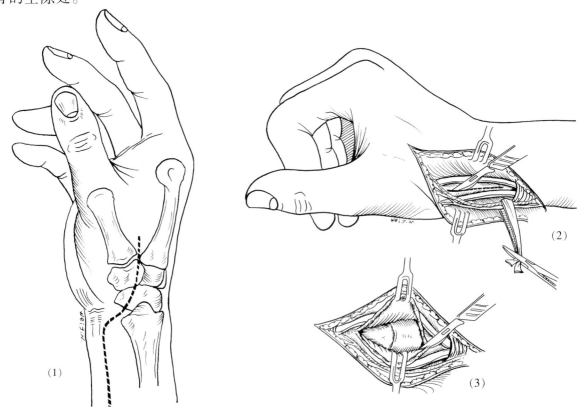

(1)切口;(2)、(3)保护并牵开头静脉和桡神经浅支,于拇长展肌腱和拇短伸肌腱间纵形切开第1腕掌关节囊

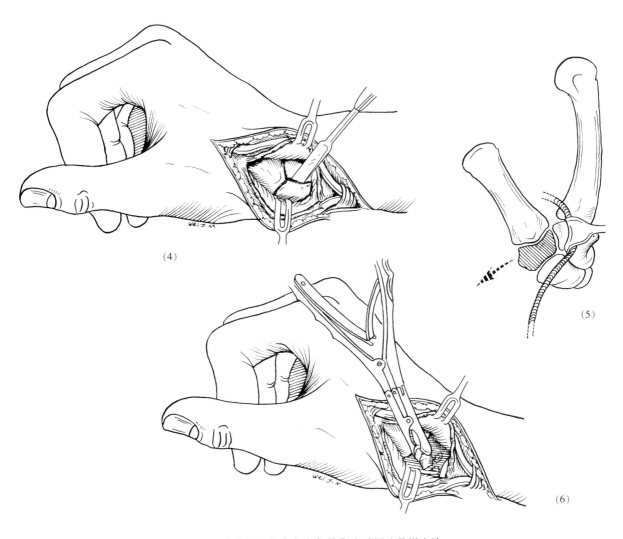

(4)

(5)

(6)

(4)、(5)、(6)用骨凿将大多角骨凿碎后用咬骨钳去除

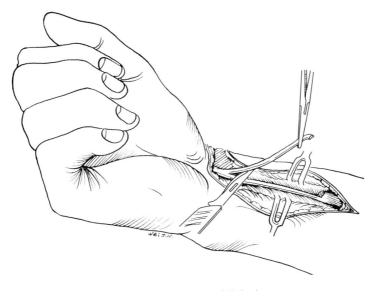

(7)切取桡侧腕屈肌腱桡侧半

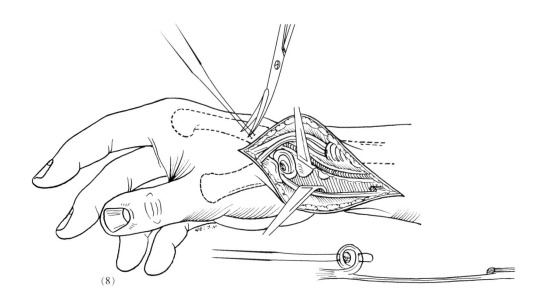

(8)

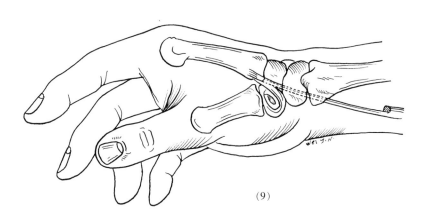

(9)

(8)、(9)将切取的腱束卷成球状的腱团并作缝合,然后将腱入大多角骨切除后的空隙内并缝合固定

图 8-62 第 1 腕掌关节成形术

5、将游离的腱束卷成球状,用双针可吸收线缝合,保留缝线,然后将该腱团放入大多角骨切除后的空隙内,再将两缝针自第 2 掌骨基底附近穿出皮肤外,抽紧缝线后剪断外露于皮肤外的缝线,使腱团牢固地固定在空隙内。缝合关节囊和皮肤,切口内放置引流条(图 8-62)。

【术后处理】

术后用用第一指蹼间隙的 U 形短臂石膏托固定拇指于外展位 4 周,4 周后去除石膏托,进行拇指功能锻炼,并辅助物理治疗。

五、掌指关节和指间关节人工关节置换术

参见本章第六节相关内容。

六、掌指和指间关节的关节移植术

掌指关节和近侧指间关节由于外伤和疾患，导致关节疼痛、僵硬和不稳定，在治疗上是医生最感困难的事情。在传统的治疗中，如关节固定术、人工关节置换术、不吻合血管的自体或异体关节移植术等，都不能使关节达到活动范围好、稳定、无痛和耐用的要求。随着显微外科与应用解剖学的发展，游离足趾移植再造拇指的成功，开辟了吻合血管的跖趾关节和趾间关节移植术，修复手部掌指关节和近侧指间关节功能的新途径，为伤指重建一个既符合解剖生理特点，又具有一定屈伸功能、无痛、稳定的关节。在儿童，由于骨骺连同关节被移位到手部，还可获得纵向生长的特点。

吻合血管的自体趾间关节或跖趾关节移植重建伤指关节功能，需要注意适应证的选择，根据手部创伤条件，特别是皮肤、肌腱的条件，全面考虑和评估关节移植后的功能是否可以达到预期的效果。此外，与游离足趾移植再造拇指的要求一样，外科医生不仅需要熟悉足部和手部的应用解剖知识，同时还需要具有熟练的创伤外科和显微外科技术，其中包括足趾血管变异的识别和处理，术中或术后血管发生危象的早期诊断和处理，以及术后关节功能康复的措施等。

【应用解剖】

第 2 足趾动脉供血系统有两组：一组来源于足背动脉-第 1 或第 2 跖背动脉系统；另一组来源于足底外侧动脉-第 1 跖底动脉供血系统，这两组供血系统借足底深支相互沟通。当跖背动脉和跖底动脉接近跖趾关节处，以及足趾的趾背动脉和趾底动脉接近趾间关节处，发出横行的分支，分布到关节，然后再发出细支供应关节表面。这些血管在发出横行分支的同时，也发出分支至趾关节背侧的皮肤，如第 1 跖背动脉行于骨间肌下，其分支更接近关节。

第 2 足趾静脉回流系统分浅、深两组。浅静脉由第 2 足趾趾背静脉回流入跖骨背静脉、足背静脉弓，最后汇集于大隐静脉。足背外侧为小隐静脉，与足背静脉弓沟通。大隐静脉是第 2 足趾主要的回流静脉。深静脉由第 1、2 跖背动脉或跖底动脉的伴行静脉组成，汇集于足背静脉或足底静脉弓。

足趾的静脉变异很少，动脉变异则较多（图 8-63）。

（一）游离跖趾关节移植重建掌指关节术

【麻醉和体位】

可选用臂丛麻醉和连续硬膜外麻醉，也可应用全麻。患者仰卧位，上肢外展置于手术桌上。上、下肢均需应用气囊止血带，不需要驱血。

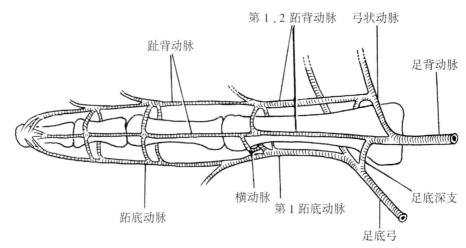

图 8-63　第 2 足趾跖趾关节及趾间关节的动脉供血系统示意图

【手术步骤】

手部受区：

1、切口　于掌指关节背侧作弧形切口，切开指伸肌腱尺侧的指背腱膜充分显露掌指关节。

2、于掌骨中远 1/3、近节指骨近中 1/3 处截除掌指关节。

3、于腕部桡侧作斜切口，显露桡动脉、头静脉和桡神经浅支。

足部供区：

1、切口　经第 2 足趾的跖趾关节作足背 S 形切口。

2、分离大隐静脉。切断结扎大隐静脉和跖趾关节周围的静脉分支，保持跖趾关节背侧的静脉与深部组织的联系。

3、分离并于尽可能近端的水平上切断腓深神经的终末支。

4、切断踇短伸肌腱，将肌腱及肌腹掀起，充分显露和分离足背动脉、足底深支和第 1 跖背动脉，保留第 1 跖背动脉与其到跖趾关节分支的完整。如第 1 跖背动脉发生变异，需应用足背动脉-足底深支-第 1 跖底动脉供血系统时，由于第 1 跖底动脉位置较深。不易显露和分离，可将第 2 跖骨于近、中段用咬骨钳咬除，以便充分显露和分离第 1 底动脉。

5、于第 2 足趾跖趾关节两侧的趾蹼处，切断结扎踇趾腓侧和第 2 趾腓侧的趾背动脉和趾底动脉。

6、根据受区掌指关节所需的长度，于第 2 趾骨远端和近节趾骨中段水平，切断趾伸肌腱并截取第 2 跖趾关节。

7、放止血带，观察关节周围血液供应情况，彻底止血。如发生血管痉挛或血液循环不足，可用 2% 利多卡因及温热生理盐水湿敷关节及血管蒂片刻即可缓解。待受区手部解剖分离手术结束，即可将关节的血管蒂在适当的位置切断，并将关节迅速移至受区。

8、供区在跖趾关节截除后，可将远端趾骨截除，作短缩缝合。或将从手部截下的关节移植于供区。或用髂骨进行植骨。

游离跖趾关节移植：

1、因足部的跖趾关节背伸的活动范围显著地大于屈曲范围，将其移植至掌指关节时，需将关节沿纵轴旋转180°，即原来的关节背侧旋转至掌侧。关节两端与手部掌指骨用钢丝作环扎固定，并用1枚克氏针作关节斜穿固定。

2、将跖趾关节的血管神经蒂经由宽松的皮下隧道拉至腕部切口，避免动、静脉蒂在隧道内发生扭转。

3、用8-0无创缝线将关节的腓深神经与腕部桡神经浅支的一条分支进行缝合。大隐静脉与腕部头静脉用7-0或8-0无创缝线行端对端吻合，将足背动脉与腕部桡动脉用7-0或8-0无创缝线行端对端吻合。放止血带或止血夹，即可见移植关节周围软组织有轻度渗血，表示关节有血液供应。由于跖趾关节移植需旋转180°，所以在设计手术切口时不能有效地留置一小块相连的岛状皮肤（术后观察该岛状皮肤血液循环可了解移植关节的血液供应），所以在吻合血管时需高标准要求，力求血管吻合成功。否则，无血液供应的移植关节将迅速发生变性、吸收、关节软骨破坏和关节囊坏死等变化。最终将导致关节功能丧失。

4、缝合关节背侧的伸肌腱膜和皮肤，伤口放置橡皮引流条，包扎。

【术后处理】

术后手和足部分别用石膏托制动，全身应用预防性抗生素和低分子右旋糖酐数天。术后3天拔除引流条，2周后拆线，4周拔除克氏针逐渐进行掌指关节屈、伸功能锻炼，并去除足部石膏托逐渐负重（图8-64）。

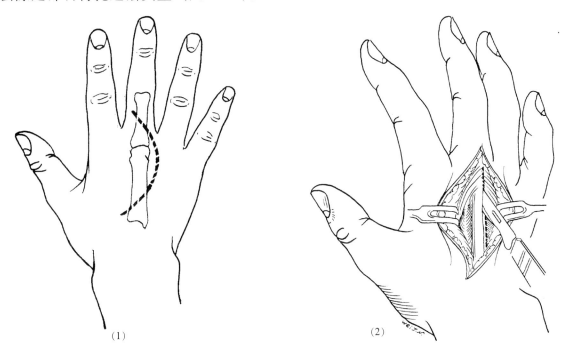

(1)　　　　　　　　　　　　　(2)

(1)于受区掌指关节上作弧形切口;(2)在指伸肌腱尺侧纵切开腱膜显露掌指关节

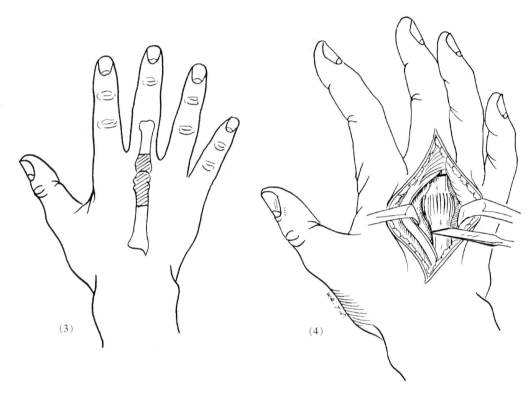

(3)   (4)

(3)、(4)于掌骨中远 1/3、近节指骨近中 1/3 处截除掌指关节

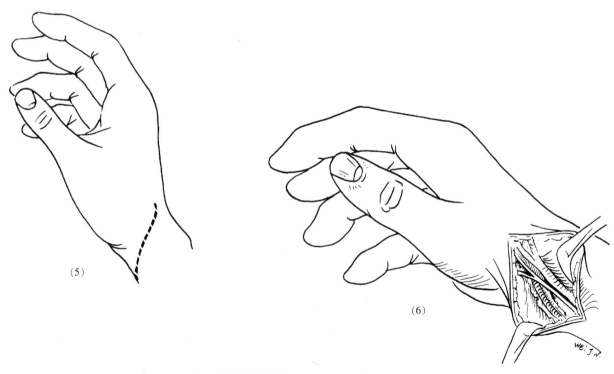

(5)

(6)

(5)、(6)于受区腕部桡侧作斜切口,显露桡动脉、头静脉和桡神经浅支

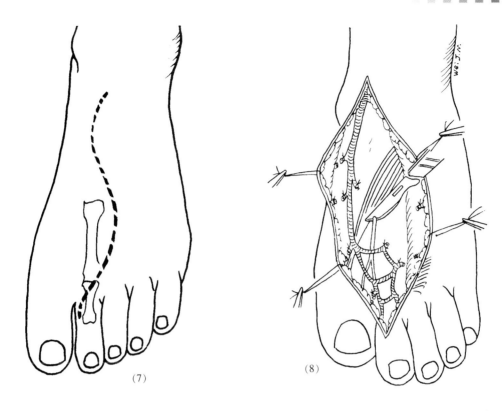

(7) (8)

(7)经第 2 足趾的跖趾关节作足背 S 形切口;(8)分离大隐静脉并于高位切断腓深神经的终末支

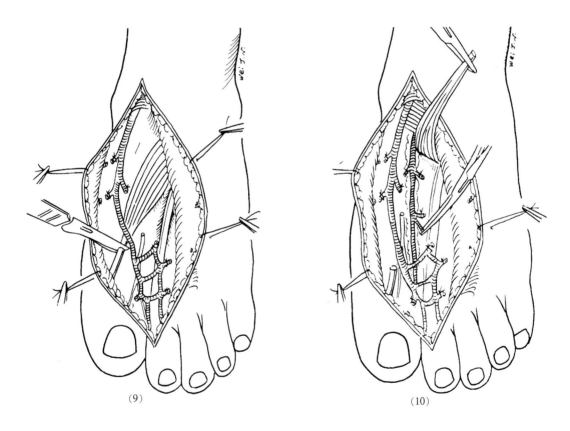

(9) (10)

(9)切断踇短伸肌腱;(10)将踇短伸肌腱及肌腹掀起显露和分离足背动脉和第 1 跖骨动脉,结扎足底深支

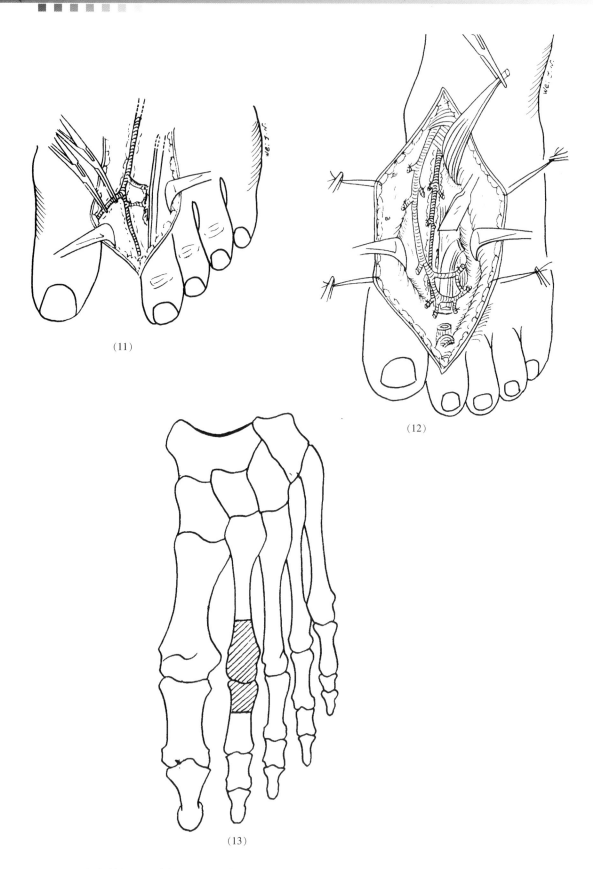

(11)

(12)

(13)

(11)切断结扎跚趾腓侧的趾背动脉;(12)、(13)于第 2 跖骨远端和近节趾骨中段水平截取跖趾关节

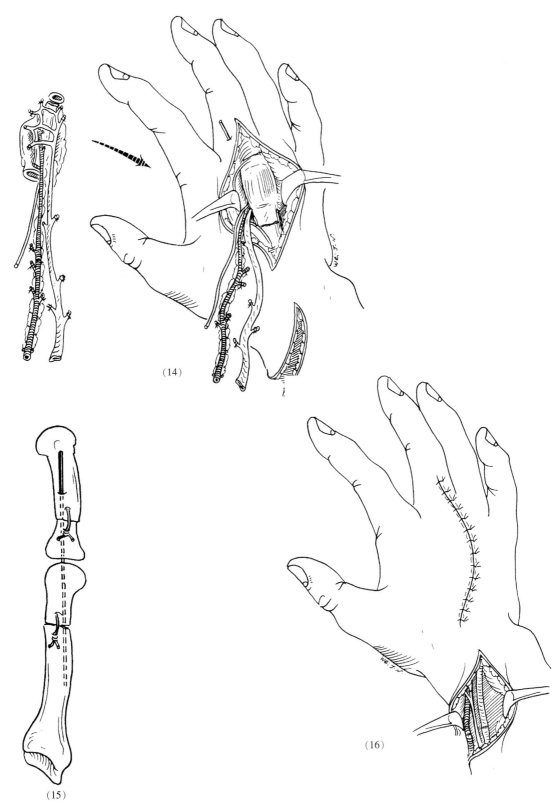

(14)

(15)

(16)

(14)将带有足背动脉、大隐静脉和腓深神经蒂的跖趾关节游离移植至受区掌指关节处,移植的跖趾关节需沿纵轴旋转180°;(15)移植的跖趾关节两端与掌指骨两端用钢丝环扎及用克氏针固定;(16)将关节的血管神经蒂通过皮下隧道拉至腕部切口,腓深神经与桡神经浅支缝合、足背动脉与桡动脉吻合,大隐静脉与头静脉吻合

图 8-64 跖趾关节游离移植重建掌指关节术

（二）游离趾间关节移植重建指间关节术

【麻醉和体位】

同跖趾关节移植术。

【手术步骤】

手部受区

1、切口　于患指近侧指间关节背侧作长的纵切口，将两侧腱束向两侧牵开充分显露关节。

2、于近节指骨中远1/3、中节指骨中1/3水平截除关节，彻底切除关节周围的瘢痕组织，切除屈肌腱鞘，保留掌板并予修薄。

3、修整骨与伸肌腱残端。

4、于指蹼处分离出一条皮下静脉和一侧的指动脉，供关节移植后吻合血管用。受区动静脉也可以在第1、2掌骨基底部另作切口，分离出桡动脉及其附近一条静脉，两切口间作一宽松的皮下隧道，以提供移植关节的血管蒂通过。

足部供区：

1、第2足趾背侧作一岛状皮瓣，远端达远侧趾间关节水平，近端与足背的S形切口相连。此岛状皮瓣保留在近侧趾关节背侧，用做关节移植后肉眼能观察到关节血液循环情况的"监测器"。

2、分离第2足趾胫侧的趾背和趾底动脉至远侧趾间关节水平，保护动脉分布到关节和干骺端的分支，动脉的近端根据需要而定，可分离至第1跖背动脉或跖底动脉中段，也可以分离至足背动脉或足底弓。静脉可分离至足背静脉弓或大隐静脉。

3、保留第2足趾腓侧趾背及趾底动脉于供区内，切断结扎该动脉分布到关节和干骺端的分支。

4、从岛状皮瓣两侧的切口切开屈肌腱鞘，避免损伤肌腱后方和跖侧关节软骨板的血管。

5、于远侧趾间关节处作关节离断，截除其关节面，注意保护近节趾骨干骺端及关节的动脉分支。

6、保留岛状皮瓣下的伸肌腱，于截骨处两端适当的部位切断伸肌腱，关节近端截骨水平可根据受区关节缺损的长度而定。

7、放止血带检查趾间关节及其上岛状皮瓣的血液循环情况，血管蒂用2%利多卡因溶液湿敷，预防血管痉挛。待受区准备妥当，即可将关节的血管蒂在适当的位置切断，并将关节迅速移至受区。

8、供区在近侧趾关节截除后，可将远端趾骨截除，做短缩缝合，或将从手指上截下的关节移植于供区，或用髂骨植骨。

游离趾关节移植：

1、趾关节移至手部受区后，骨两端可钢丝环扎及用1枚克氏针斜穿固定。

2、将足趾屈肌腱鞘残余缝于受区两侧，避免成弓弦状，伸肌腱在手指完全伸直位下行端端缝合或重叠缝合，岛状皮瓣修整后嵌入指背纵切口内并作缝合。

3、于指蹼处将移植关节的动静脉与受区指动脉或其分支和指蹼部的皮下静脉行端对端吻合或端侧吻合。放止血带或止血夹，移植关节和其上的岛状皮瓣迅即重建血液循环。

4、缝合伤口，放置橡皮引流条，包扎。

【术后处理】

与跖趾关节移植相同（图 8-65）。

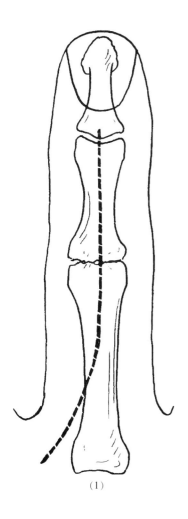
(1)

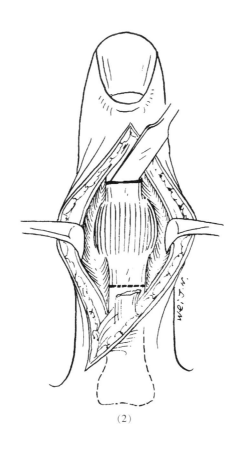
(2)

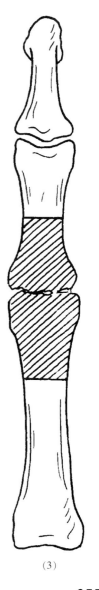
(3)

（1）切口；（2）、（3）将两侧腱束向两侧牵开显露关节，于近节指骨中远 1/3、中节指骨中 1/3 截除近侧指间关节

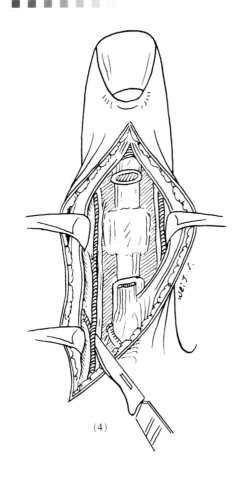

(4)

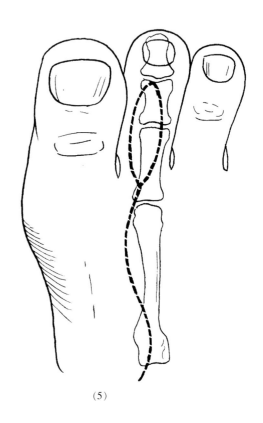

(5)

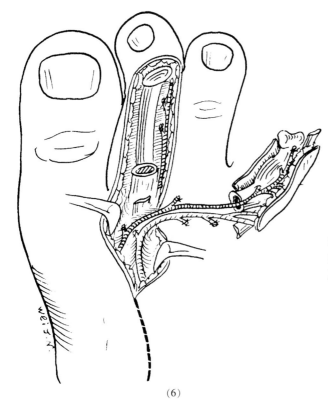

(6)

（4）切除屈肌腱鞘，保留掌板并予修薄，分离一侧指动脉；
（5）供足第 2 足趾切口；（6）截除的第 2 足趾近侧趾间关节
及其动、静脉蒂

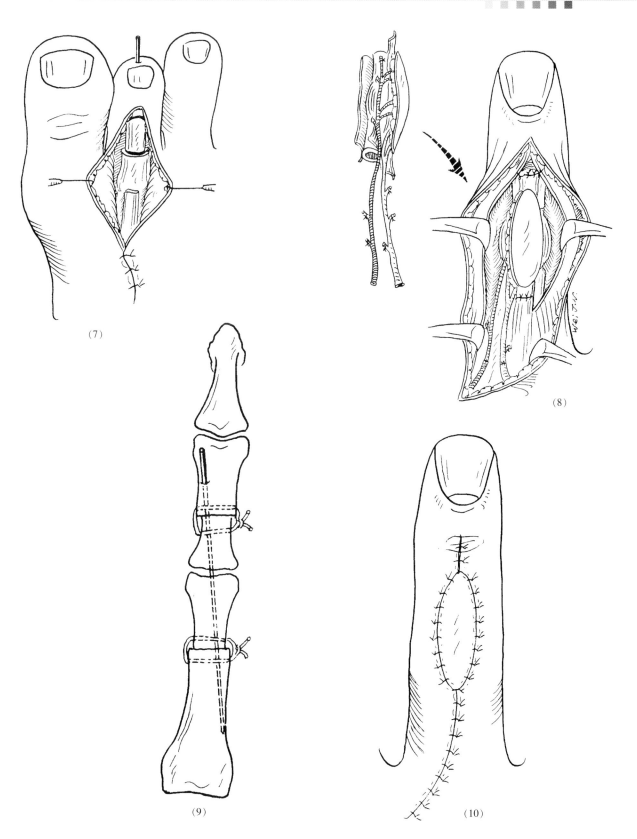

(7)

(8)

(9)

(10)

(7)供区足趾关节缺损处行植骨术;(8)、(9)趾间关节移植至受区,骨骼固定,缝合腱鞘及伸肌腱,吻合动、静脉;(10)缝合伤口

图 8-65 趾间关节游离移植重建指间关节术

七、关节融合术

手最重要的功能之一就是捏握，为此手必须适应所把持物体的外形，这就要求手部关节的活动性。因此，一般情况下，保持和恢复关节功能是治疗的首选方案。但是，当关节的稳定性和疼痛的缓解更重要时，关节融合就成为首选治疗方案。

关节融合的适应证是关节疼痛、不稳定、畸形和失去神经-肌肉支配等，这同样也适用于手部关节，包括创伤性关节炎或畸形，烧伤、类风湿或感染所致的关节固定挛缩或非功能位畸形、掌腱膜挛缩所致的关节畸形以及神经或肌肉损伤导致的关节不稳定。关节融合主要适用于近侧和远侧指间关节，掌指关节对手功能影响较大而且多可通过关节成形术恢复部分功能，原则上不作融合术，尤其当指间关节功能受限时，更不能作掌指关节融合术。但拇指的掌指关节对功能影响较小，如有必要可考虑作融合。指深屈肌腱损伤或垂状指不适合作修复时也可考虑作关节融合术。

拇指腕掌关节一般不考虑融合，但在关节成形术或关节置换失败后，尤其是力量的保持远比关节的活动性更重要时（如重体力劳动者），可考虑做融合术。

关节融合的重要原则之一就是适合手部功能的需要，因此关节融合的角度应该个性化，应该详细同患者交流以了解其需要。关节融合的角度不仅要考虑屈伸，还应充分考虑关节的收展和旋转角度。掌指关节的融合角度由示指掌指关节的屈曲 20°，自示指到小指以 5°递增直至小指掌指关节的 40°，关节不应有桡偏或尺偏，且处旋转中立位。对于近侧指间关节，一般由示指到小指逐渐增大融合在屈曲 40°~50°之间。远侧指间关节一般融合在屈曲 10°~15°之间。指间关节不应有桡偏或尺偏，对于示指和中指而言，为与拇指更好地对捏，可旋后 5°~10°。拇指的指间关节一般融合屈曲 5°~10°位置，掌指关节屈曲 10°~15°且无桡偏或尺偏的位置，为更好地与示指和中指对捏，可旋前 10°左右。拇指腕掌关节融合时，应融合在掌侧外展 40°、桡侧外展 20°位并有足够的旋前以使虎口有充分空间而且能与其余手指对捏（图 8-66）。

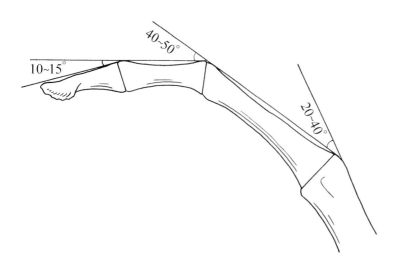

掌指关节 20°~40°；近侧指间关节 40°~50°；
远侧指间关节 10°~15°

图 8-66 手指关节理想的融合角度

（一）近侧指间关节融合术

【手术步骤】

1、切口　在近侧指间关节背侧作弧形或 S 形切口。纵切开中央腱束，将劈裂的中央腱束及两侧腱束分别向两侧牵开，纵行或横行切开背侧关节囊，充分显露关节。

2、用小平凿凿除近节指骨头与中节指骨基底关节软骨面，一般在凿除近节指骨头关节面时，向掌侧倾斜 30°~40°，在凿除中节指骨基底时应平行关节面和垂直中节指骨，两骨截面应平整，以便在关节融合时能紧密接触。亦可用咬骨钳咬除近节指骨头软骨面，用半圆凿或咬骨钳修整中节指骨基底，使之成圆形凹面，两骨端形成球窝状接触。或用小骨凿将关节凿成 Λ 形的凹凸面。然后将关节置于理想的角度，一般为屈曲 40°~50°位，用克氏针两枚作交叉固定（图 8-67）。也可以用软钢丝作环扎固定（图 8-68）。或用张力带固定，即用两枚克氏针经由近节指骨远端背侧穿入中节指骨髓腔，然后将横穿中节指骨近端的软钢丝作 8 字形绕经两枚克氏针尾部，关节在加压下拧紧钢丝（图 8-69）。或用螺丝钉固定（图 8-70）。亦可用桡骨远端或髂骨嵴取下的条形骨，修整成骨栓，经由近节指骨远端背侧的隧道穿入中节指骨髓腔，进行植骨固定（图 8-71）。总之，在关节融合中，两骨端的紧密接触和牢固的内固定是促进骨愈合的关键。如两骨端在内固定后出现间隙，可用截下的近节指骨头内的松质骨，用骨咬钳咬碎，或于桡骨下端另取松质骨，填塞于间隙内，以加速关节融合的时间。

3、伤口洗涤，充分止血后缝合关节背侧的关节囊和肌腱，以增加其稳定性。缝合皮肤，包扎。

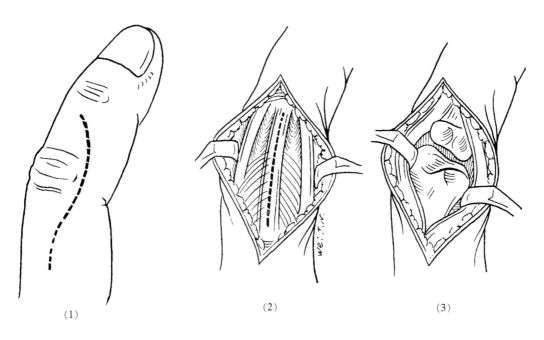

　　　　（1）　　　　　　　　　　（2）　　　　　　　　　　（3）

（1）经近侧指间关节背侧作弧形切口;（2）、（3）将中央腱束纵行切开,将劈裂的中央腱束及两侧腱束分别向两侧牵开,纵行切开关节囊显露关节

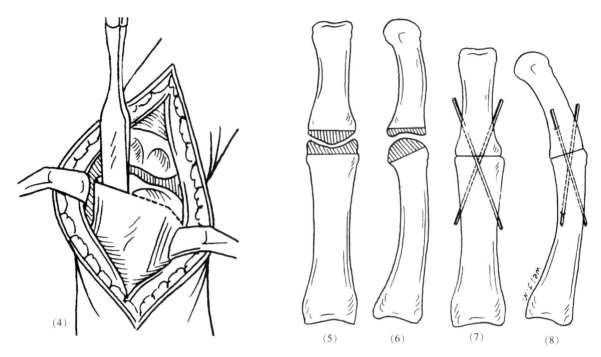

(4)、(5)、(6)截除近节指骨头和中节指骨基底关节面;(7)、(8)关节在屈曲 40°~50°位
下,用克氏针两枚作交叉内固定,克氏针尾部可留置皮外

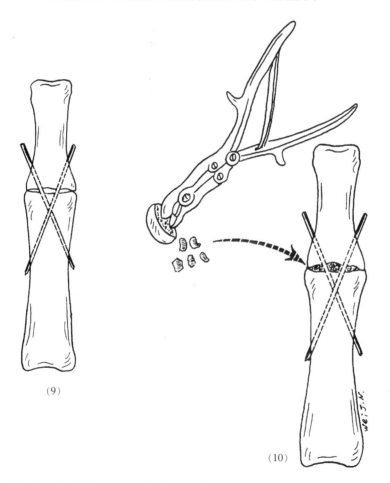

(9)、(10)如两骨接触面出现间隙,可用截除的指骨头内的松质骨碎片填塞

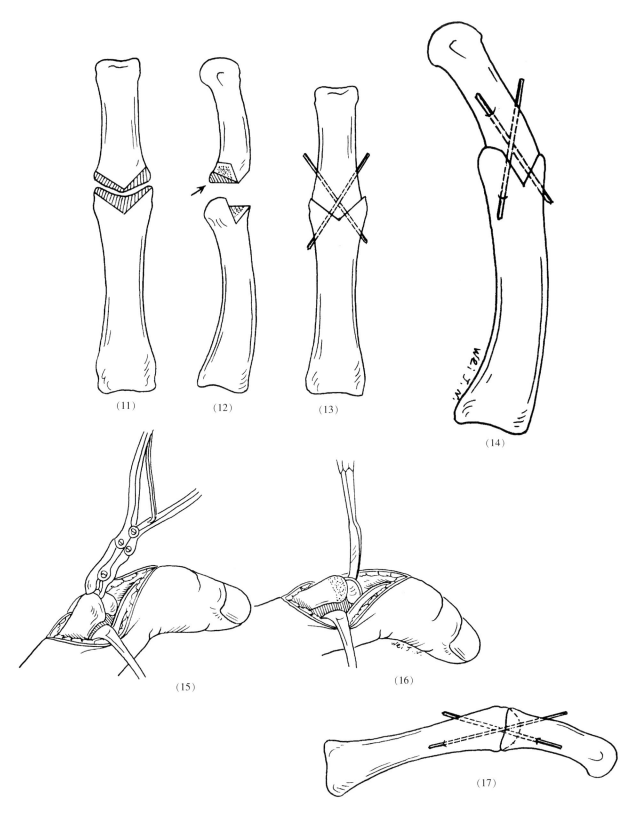

(11)　　　　　 (12)　　　　　 (13)

(14)

(15)　　　　　　　　　　 (16)

(17)

(11)、(12)、(13)、(14)用小骨凿将关节凿成∧形的凹凸面,将关节置于屈曲40°~50°位用两枚克氏针作交叉内固定;
(15)、(16)、(17)用咬骨钳咬除关节软骨面并修整成球窝状,用两枚克氏针交叉固定

图 8-67 近侧指间关节融合克氏针内固定术

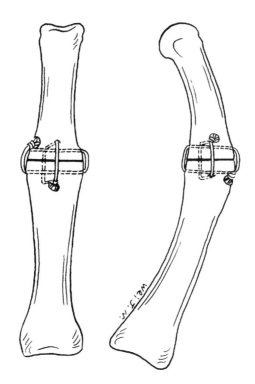

图 8-68　近侧指间关节融合钢丝环扎内固定术

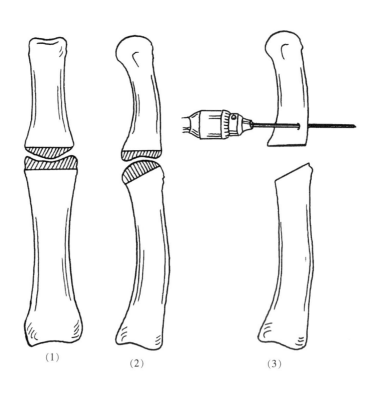

(1)　(2)　(3)

(1)、(2)截除关节软骨面;(3)于中节指骨基底用克氏针钻一横孔

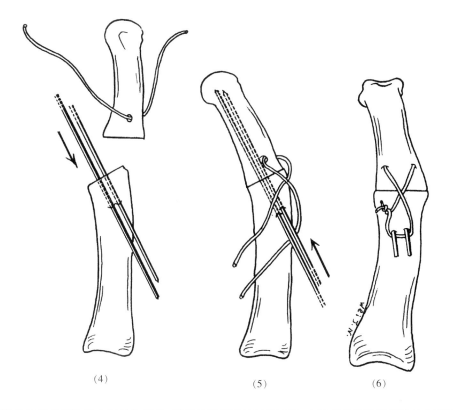

(4)

(5)

(6)

(4)通过中节指骨基底的横孔穿入细的软钢丝,同时经近节指骨远端髓腔,向近节指骨远端背侧钻入两枚平行的克氏针;(5)、(6)将两枚平行的克氏针钻入中节指骨髓腔,将钢丝作 8 字形绕经克氏针尾部,关节在加压下拧紧钢丝

图 8-69　近侧指间关节融合张力带内固定术

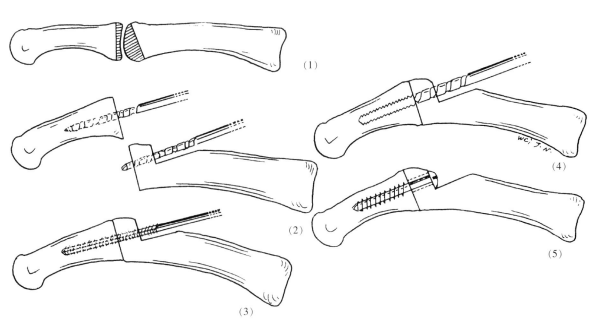

(1)

(2)

(3)

(4)

(5)

(1)截除关节软骨面;(2)于近节指骨远端凿一台阶,从台阶向截骨面钻孔,另用钻头钻通中节指骨
髓腔;(3)用丝锥通过钻孔攻钻螺纹;(4)在近节远端孔道用一大钻头扩大孔道;(5)拧入螺丝钉

图 8-70　近侧指间关节融合螺丝钉内固定术

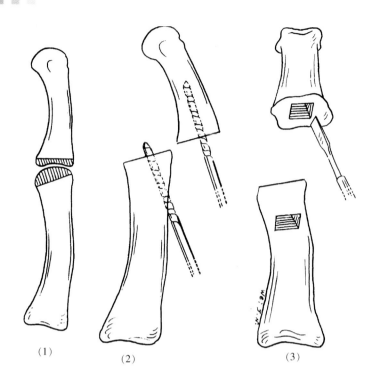

(1)   (2)   (3)

(1)截除关节软骨面;(2)经近节指骨远端背侧向截面钻孔,同时用钻头
打通中节骨髓腔;(3)用小平凿修整钻孔和孔道成方形的隧道

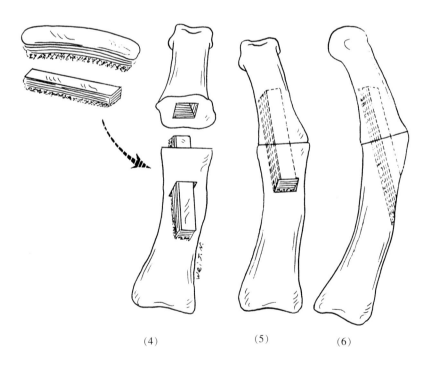

(4)   (5)   (6)

(4)、(5)、(6)将方形的条状骨栓插入关节的隧道内,将两骨的截骨面推压使之紧密接触

图 8-71　近侧指间关节融合骨栓内固定术

【术后处理】

除应用张力带和螺丝钉固定外，术后一般需用石膏托或小夹板将患指制动 4~6 周。术后 2 周拆线，4~6 周去制动后可适当活动患指的掌指关节及远侧指间关节。术后第 8、10、12 周照 X 线片，在关节牢固融合后拔除克氏针。如应用张力带固定或螺丝钉固定，可于术后 3~4 个月，关节牢固融合后再次手术切开取出内固定。

（二）拇指掌指关节融合术

【手术步骤】

1、在拇指背侧以掌指关节为中心行 S 形切口。

2、显露拇长、短伸肌腱，并于二者之间纵行切开伸肌腱腱帽及掌指关节背侧关节囊。然后将肌腱及皮肤分别向两侧牵开，切断双侧侧副韧带以利于暴露关节。

3、用咬骨钳咬除第 1 掌骨关节软骨面，并使其呈球状。然后用蛾眉凿凿除近节指骨基底部关节软骨面，并修成球窝状与修整后的掌骨头匹配。

4、将关节融合于屈曲 10°~15°，用交叉克氏针或钢丝固定。

5、分层缝合关节囊及伸肌腱腱帽。缝合切口。

【术后处理】

术后用石膏托固定 6 周，6 周后拆除石膏开始其余关节的功能锻炼。术后 8~10 周摄 X 线片确认关节融合牢固后拔除克氏针（图 8-72）。

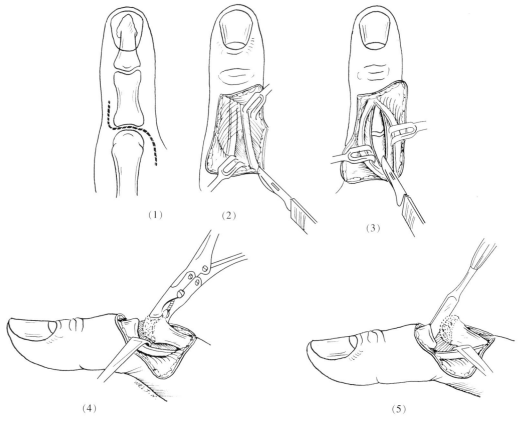

(1)　　　　(2)　　　　(3)

(4)　　　　　　　　(5)

(1)切口；(2)切开皮肤皮下组织，显露拇长、短伸肌腱；(3)于拇长、短伸肌腱间纵形切开伸肌腱膜及掌指关节背侧关节囊，显露关节；(4)用咬骨钳咬除第 1 掌骨头部关节软骨面；(5)用蛾眉凿凿除近节指骨基底部关节软骨面，并修成球窝状

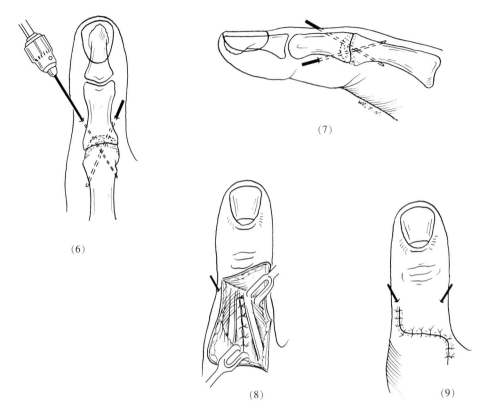

(6)、(7)将拇指掌指关节融合于屈曲10°~15°位,并用克氏针交叉固定;

(8)缝合关节囊及伸肌腱膜;(9)缝合切口

图 8-72 拇指掌指关节融合术

(三)拇指腕掌关节融合术

拇指腕掌关节融合术适用于 Bennett 骨折畸形愈合引起的创伤性关节炎、关节半脱位,也适用于类风湿性关节炎和骨性关节炎等。

【手术步骤】

1、切口 于拇指腕掌关节桡侧作 S 形切口,切开皮肤皮下组织后,在拇短伸肌腱与拇长展肌腱间分离,将肌腱向两侧牵开暴露拇指腕掌关节囊。

2、纵行或⊥形切开腕掌关节囊显露腕掌关节。

3、用小平凿或半圆凿将拇指腕掌关节软骨面截除,并将关节修整成∧形的凹凸面或成球窝状。

4、将关节推拢,用克氏针两枚交叉固定,克氏针尾部截短留在皮下,如两截面接触不紧密留有空隙,可从桡骨下端或髂嵴处切取松质骨,填塞于两骨间的空隙内。

5、伤口洗涤,彻底止血后缝合关节囊,缝合皮肤,伤口放置橡皮引流条,包扎。

【术后处理】

术后用虎口 U 形石膏托将拇指制动于外展位,术后 3 天拔除引流条,2 周拆线。术后 6 周去石膏,适当进行拇指屈伸功能锻炼。拍摄 X 线片检查。术后 3~4 个月关节牢固愈合后,再次手术切开取出克氏针(图 8-73)。

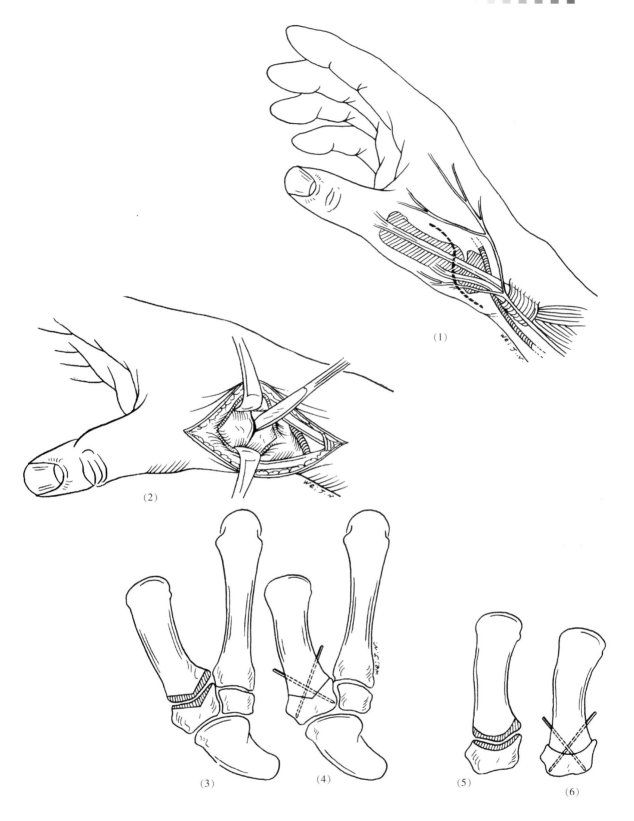

(1)经拇指腕掌关节桡侧作 S 形切口;(2)将拇短伸肌腱与拇长展肌腱分离并向两侧牵开,纵行切开关节囊;(3)、(4)将拇指腕掌关节用小平凿修整成 Λ 形凹凸面将关节推紧用两枚克氏针交叉固定;(5)、(6)将拇指腕掌关节用半圆凿修整成球窝状,用克氏针两枚交叉固定

图 8-73 拇指腕掌关节融合术

（四）舟骨、大、小多角骨间关节融合术

【适应证】

适用于静态或动态舟骨旋转性半脱位,舟大小多角骨间关节退行性变,舟骨骨折不愈合、月骨缺血性坏死,舟月骨分离,腕中关节不稳定以及舟大小多角骨间先天性软骨联合。

【手术步骤】

1、于腕关节桡背侧行长约 4cm 直切口。

2、切口皮肤皮下,注意保护桡神经浅支的分支和腕背静脉。将伸拇长肌腱所在腱鞘的远端切开,然后于桡侧伸腕长、短肌腱间切开腕关节背侧关节囊暴露舟大小多角骨间关节。

3、用小骨刀将舟大小多角骨间相对关节面关节软骨去除。然后分别经第 1、2 掌骨桡侧基底由远及近穿克氏针分别至大小多角骨内。将腕关节充分桡偏并背伸 45°,然后用术者的拇指推挤舟骨结节以复位舟骨;再在舟骨大多角骨关节间放置适当的撑开物以维持正常的关节间距,然后将克氏针逆行穿过大多角骨至舟骨近端软骨下骨。用同样的方法处理小多角骨和舟骨间关节。

4、拍 X 线片或经 C 形臂透视确认腕高维持良好、舟骨保持在 45°屈曲位,于桡骨茎突或髂骨取松质骨填充于关节间。

5、冲洗,缝合关节囊和皮肤,伤口放置橡皮引流条使用石膏掌托暂时固定。

【术后处理】

术后 2~3 天拔除引流条,术后 5 天左右待肿胀减轻后换用长臂拇指管型石膏制动,石膏应同时将示指和中指的掌指关节固定于屈曲 80°~90°位。4 周后再换用短臂拇指管型石膏制动 2 周,制动范围不包括示指和中指的掌指关节 (图 8-74)。

（五）腕关节融合术

参见本章第三节。

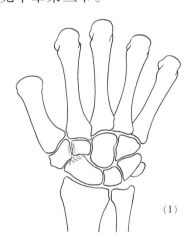
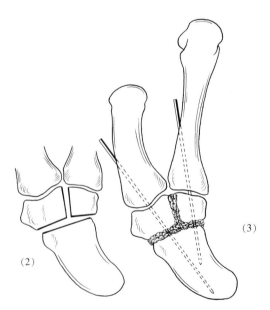

(1)舟大小多角骨间骨性关节炎;(2)将舟大小多角骨相对关节面去除;(3)克氏针固定并用松质骨填塞以维持关节稳定和腕高

图 8-74 舟大小多角骨间关节融合术

■ 第六节　手部人工关节置换术

一、概　述

手部人工关节，在国外至今仍应用 Swanson 硅胶人工关节，多用于类风湿关节炎的治疗。这些关节一般可用 3~8 年，随后发生骨吸收、关节下沉，关节老化断裂和畸形复发。个别病例发生硅酮性滑膜炎，这是不容忽视的严重并发症。近年来用硅胶做的手部人工关节，在临床上应用逐渐减少，Swanson 本人在近年也将硅胶做的腕骨假体改成钛钢假体，并在临床上应用。因此，临床医生及有关工程技术人员，应着手进行深入研究，从材料和设计方面创造出适合手部应用的人工关节。在这一问题尚未解决之前，本章仍介绍 Swanson 手部硅胶人工关节置换的有关外科技术，以便临床医生可以通过学习这方面的知识与技术，结合我们的临床经验，在手部关节创伤的修复与重建，特别是关节囊、韧带的修复与重建，关节内骨折的切开复位内固定，以及将来更新的手部人工关节置换术等方面，获得一定的教益。

二、适　应　证

手部人工关节主要应用于类风湿关节炎和退化性关节炎，特别是严重的类风湿关节炎，只有通过人工关节置换术，才能比较有效地缓解和治疗关节的疼痛、畸形和僵硬。偶尔用于创伤性关节炎，因为在创伤性关节炎中，关节周围的软组织，如皮肤、肌腱、关节囊和韧带等常合并有严重的损伤，条件较差，因此，很少病例有条件施行人工关节置换术。

人工关节置换术后，关节可获得一定程度的屈伸功能，减少或消除关节疼痛。矫正关节畸形，使患者能从事轻工作和日常生活活动，近期疗效较好。但关节经应用数年后将会发生老化、断裂和出现组织反应，影响远期疗效。故该种手术多适用于老年人，中、青年患者也可应用，但应慎重。

三、并　发　症

手部人工关节置换术常见的并发症有以下几种：

1、感染　常由于手术消毒不严格，或由于适应证选择不当，在手部急性开放性损伤时应用。

2、人工关节脱位　常由于人工关节置换后，关节囊、韧带的修复不当，或由于术后外固定的时间过短。

3、皮肤坏死 多发生于开放性骨折脱位的情况下。选用人工关节修复。

4、硅酮性滑膜炎 偶见于硅胶人工关节置换术的病例。

四、近侧指间关节人工关节置换术

【手术步骤】

1、切口 作近侧指间关节背侧弧形切口，于指伸肌腱中央腱束中央纵行切开肌腱及关节囊，显露关节。

2、用小骨凿或微型电锯截除中节指骨基底软骨面和近节指骨头部，使两骨间隙达0.8~1cm。根据所选择人工关节的型号、关节柄的大小和长度，用髓腔扩大器、小骨凿电钻，扩大近、中节指骨髓腔，并使髓腔呈方形，以便插入人工关节柄后防止关节发生旋转。

3、于近节指骨远端背侧中部，距截骨缘2~3mm处钻2个小孔，在中节指骨近端背侧中部，距截骨缘2~3mm处钻一小孔，上述3个小孔分别穿入双针缝线。

4、先将人工关节近端的柄插入近节指骨髓腔内，牵引并屈曲手指中、末节以加大两骨端的间隙，然后将人工关节远端的柄插入中节指骨髓腔内。被动伸直手指，人工关节随即稳定地置于两端的间隙内。将两侧的关节囊尽可能分离，并使其包埋人工关节体部的两侧，然后用近节指骨远端背侧的双针缝线将关节囊向指背拉拢缝合，其目的是增加人工关节在屈、伸活动中的稳定性。

5、将指伸肌腱与侧腱束用中节指骨基底背侧的双针缝线作褥式缝合，缝合劈开的指伸肌腱中央束。

6、洗涤伤口，充分止血后缝合皮肤，放置引流条，包扎（图8-75）。

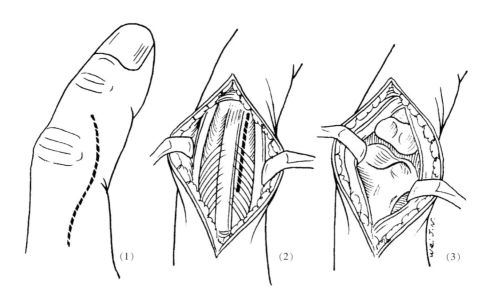

(1)切口;(2)、(3)于指伸肌腱中央腱束与侧腱束间作纵切口切开筋膜及关节囊,充分显露关节

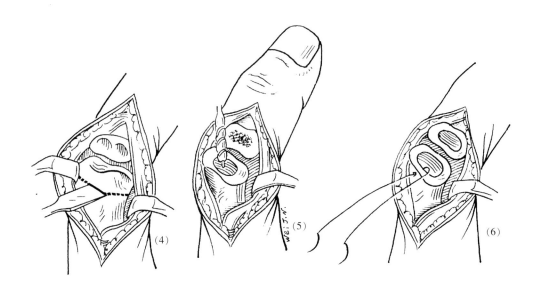

（4）截除中节指骨基底软骨面及近节指骨头，使两骨端间隙达 0.8~1cm；（5）扩大两指骨的骨髓腔；（6）于
近节指骨远端背侧中央钻一小孔，穿入一根双针缝线

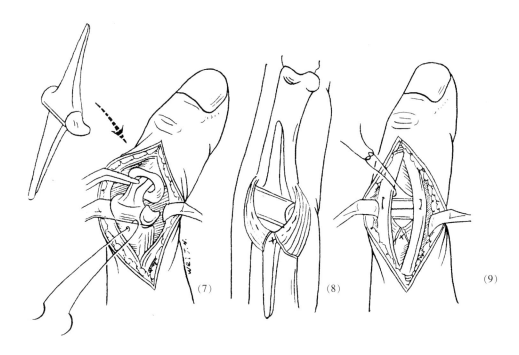

（7）安放 Swanson 硅胶人工关节；（8）用双针缝线缝合两侧关节囊；（9）缝合中央腱束与侧腱束

图 8-75　近侧指间关节人工关节置换术

7、如术前近侧指间关节表现为鹅颈畸形，可将近节指骨背侧的中央束作 Z 字切开
延长，切开中央腱束两侧的腱帽，同时切开中节指骨背侧两侧腱束之间的三角韧带。然
后显露关节，人工关节置换的方法与上述方法相同，人工关节置换后需将延长的指伸肌
腱中央腱束缝合（图 8-76）。

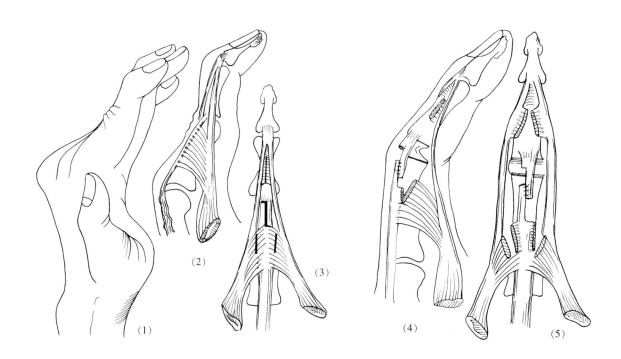

(1)、(2)鹅颈畸形;(3)指背中央腱束与腱帽部切口;(4)、(5)人工关节置换后缝合延长的中央腱束

图 8-76 鹅颈畸形的近侧指间关节人工关节置换术

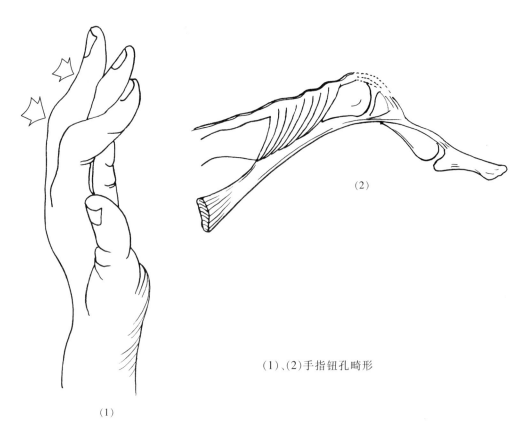

(1)、(2)手指钮孔畸形

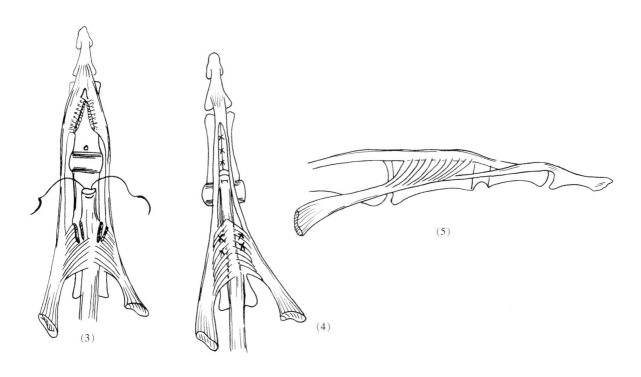

(3)~(5)重新缝合中央腱束止点,将两侧腱束游离拉向指背,缝合腱帽及三角韧带

图 8-77 钮孔畸形的近侧指间关节人工关节置换术

8、如术前近侧指间关节表现为钮孔畸形,人工关节置换后,需于中节指骨基底处,重新缝合中央腱束止点,同时还需缝合松弛和向侧方滑脱的侧腱束,其方法是将两侧束游离后,尽可能拉向指背,缝合三角韧带及缝合中央腱束两侧的腱帽(图 8-77)。

【术后处理】

术后应用石膏托将患指固定于功能位,3 天后拔除引流条,术后 2 周拆线。术后 4 周去外固定逐渐开始手指的主、被动功能锻炼,辅助物理康复治疗。在长期随诊中,如发现人工关节断裂,关节活动范围减小,可施行手术取出已损坏的人工关节,改行关节植骨融合于功能位置。

五、掌指关节人工关节置换术

【适应证】

掌指关节人工关节置换术,除适用于严重的类风湿关节炎,或骨性关节炎的关节强直外,也适用于陈旧性关节脱位和不能用软组织手术纠正的掌指关节的尺偏畸形,而关节周围的皮肤、肌腱等软组织条件正常者。

【手术步骤】

1、切口 单个掌指关节人工关节置换术采用掌指关节背侧的侧方切口,多个掌指关节人工关节置换术采用掌指关节背侧的弧形切口。切开皮肤、皮下组织,示指和小指可于其指伸肌腱与固有伸肌腱间切开进入，中指和环指可于关节尺侧、指伸肌腱与骨间背侧肌腱间的筋膜纵行切开进入，显露掌指关节背侧关节囊。

2、纵行切开掌指关节背侧关节囊，显露掌指关节，向近、远端剥离关节囊，充分显露掌骨头颈部和近节指骨基底。用小骨凿或微型电锯截除近节指骨基底软骨面，将掌骨头自背侧向掌侧倾斜截除，并使截骨后的间隙达 1cm，以便容纳人工关节体部。

3、根据所选择人工关节型号，关节柄的大小和长度，用髓腔扩大器、小骨凿或电钻于掌骨及近节指骨上扩大其髓腔，并使髓腔成方形，以便插入人工关节柄和防止关节发生旋转。

4、如术前检查屈指肌腱有轻度粘连，可在掌指关节截骨后的间隙内切开掌侧关节囊，用两把小拉钩分别钩住指浅、深屈肌腱，然后向外拉出，如手指随即充分屈曲，说明屈肌腱粘连已松解。

5、于掌骨远端背侧，距截骨缘 2~3mm 处钻 2 个小孔，分别穿入缝线。游离掌指关节桡侧关节囊，将人工关节近端的柄插入掌骨髓腔，牵引并屈曲掌指关节，加大两骨端的间隙，然后将人工关节远端的柄插入近节指骨髓腔内，再将掌指关节被动伸直，人工关节随即稳固地置于掌指骨的间隙内。为了防止掌指骨残端骨质增生磨损关节，或锐利的骨残端边缘切断硅胶关节柄，延长人工关节使用的年限，可于掌指骨截骨处安放金属套圈。如需安放与人工关节型号相应的金属套圈，应先用电钻打磨掌指骨髓腔的入口，将金属套圈稳固地安放在掌指骨残端后，再安放硅胶人工关节。

6、将游离的掌指关节桡侧关节囊尽可能拉至背侧，使其包埋关节体的桡侧，并作缝合，以增强关节桡侧的稳定性，克服类风湿关节炎或退化性关节炎关节尺偏畸形的倾向。如术中发现由于小指展肌挛缩，影响人工关节置换纠正关节尺偏的效果，可于靠近止点处切断该肌腱。

7、洗涤伤口，彻底止血后缝合关节囊及指伸肌腱与骨间背侧肌腱间的筋膜。如掌指关节原有尺偏畸形，应切断尺侧的骨间肌腱和切开尺侧的指背筋膜和腱帽，同时将桡侧的腱帽作折叠缝合，即能纠正关节的尺偏畸形。缝合皮肤，切口放置橡皮引流条，包扎。

【术后处理】

术后应用石膏托将患手制动于功能位，3 天拔引流条，术后 2 周拆线，4 周去石膏制动，逐渐进行关节的主、被动屈、伸锻炼，辅助物理康复治疗。如掌指关节原来有尺偏畸形，施行人工关节置换后进行了伸肌腱腱帽部的切开减张和缝缩，需在手部支具牵引下，使手指在正常位置上进行屈、伸功能锻炼。在定期随诊过程中，如发生人工关节老化、断裂，关节活动范围缩小，可施行手术取出已不能使用的关节，更换新的人工关节；或修整掌指骨残端，作成关节成形术，仍可使关节获得一定的屈伸功能（图 8-78）。

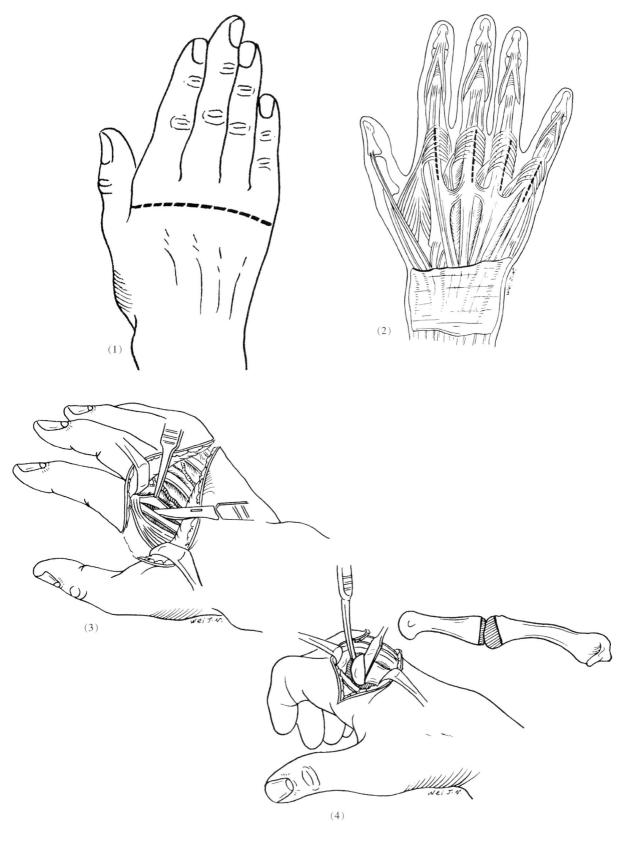

(1)
(2)
(3)
(4)

(1)切口;(2)、(3)示指和小指于指伸肌腱与固有伸肌腱间分离进入,中指和环指于指伸肌腱
与骨间背侧肌腱间切开进入;(4)截除近节指骨基底及掌骨头,使两骨间隙达 1cm

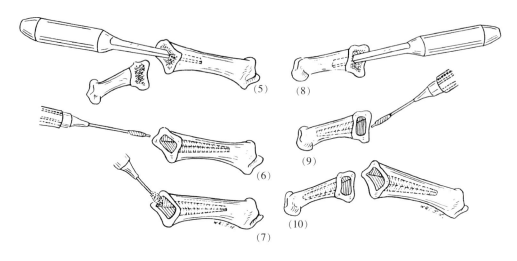

(5)~(10)根据硅胶人工关节柄的大小和长度扩大掌、指骨骨髓腔

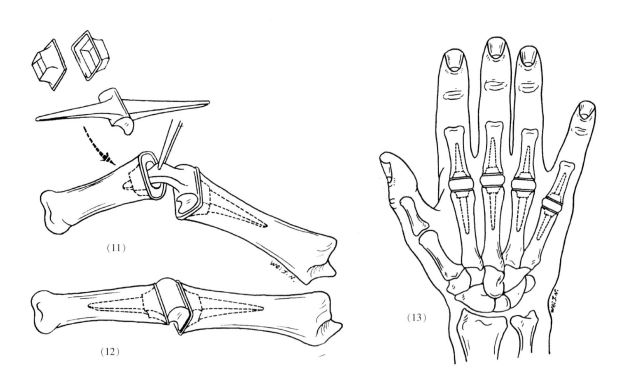

(11)、(12)、(13)于两骨端的髓腔入口处放置金属套圈后,放入 Swanson 硅胶人工关节

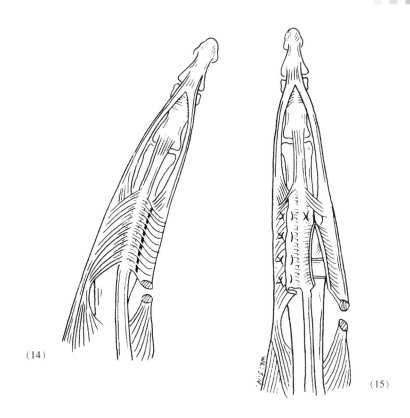

(14)、(15)如掌指关节术前有严重的尺偏畸形,在施行人工关节置换的同时,需切断尺侧的骨间肌腱、
切开尺侧的指背筋膜,并将桡侧的指背筋膜作重叠缝合

图 8-78 掌指关节人工关节置换术

六、第 1 腕掌关节人工关节置换术

第 1 腕掌关节又称为拇指基底关节。该关节的人工关节置换术主要用于单纯的第 1 腕掌关节类风湿关节炎和骨性关节炎。这种关节实际是一个"凸髁",安放在第 1 掌骨基底与大多角骨之间。近年来 Swanson 用钛钢关节代替了原先的硅胶关节。无论是硅胶或钛钢关节,其手术方法是相同的。在这种关节置换术中,手术要求精细,置换的关节(凸髁)必须居中,关节囊、韧带的修复必须稳定可靠,才能保证整个关节的稳定性和活动性。

【手术步骤】

1、于第 1 腕掌关节背侧,拇短伸肌腱与拇长展肌腱之间作 S 形切口,于拇短伸肌腱与拇长展肌腱间切开,分离该两肌腱并向两侧牵开,显露第 1 腕掌关节囊,纵行切开关节囊显露第 1 腕掌关节。另于拇长展肌腱进入桡骨茎突腱鞘的近端作另一小的纵切口,切开皮肤、皮下,分离牵开桡神经浅支。

2、于第 1 掌骨基底处作截骨,截除第 1 掌骨基底软骨面,截骨面必须与第 1 掌骨轴线垂直,根据所选人工关节的型号和关节柄的大小,用髓腔扩大器在第 1 掌骨基底上扩大髓腔，用球形钻头于大多角骨关节面上磨一个与凸髁相适应的凹面。

3、于拇长展肌腱近端的纵切口内，将该肌腱劈裂成两半，切断内侧半的近端。向远端分离，经桡骨茎突腱鞘，从第 1 腕掌关节处的切口内抽出，用小弯血管钳将该肌腱拉入近端的关节囊内，于第 1 掌骨基底截面背侧分别钻大、小骨孔各 1 个。

4、将已穿入关节囊内的肌腱，经第 1 掌骨基底髓腔，用钢丝从背侧中央的大骨孔内引出。

5、将拇指基底关节假体放于肌腱的深面，再将关节柄插入第 1 掌骨髓腔内，然后将关节表面的肌腱从关节囊内穿出囊外。

6、抽紧肌腱，将其残端斜行穿入拇长展肌腱止点附近，反折后缝合，缝合关节囊，这样移位的肌腱和关节囊将能有效地增强人工关节的稳定性。

7、洗涤伤口，彻底止血后缝合皮肤，切口放橡皮引流条，包扎。

【术后处理】

术后用前臂石膏将拇指固定于外展 45°位，术后 3 天拔引流条，2 周拆线。术后 6 周拆除石膏托并逐渐开始拇指的主、被动活动，辅助物理康复治疗。应劝告患者在日常生活和工作中避免过劳，特别是避免手部强力的活动，否则会导致关节过早地磨损或造成关节半脱位或脱位（图 8-79）。

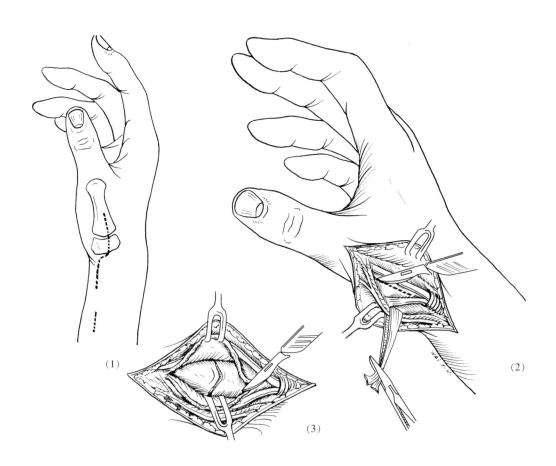

(1)切口；(2)、(3)于拇短伸肌腱与拇长展肌腱间切开显露关节

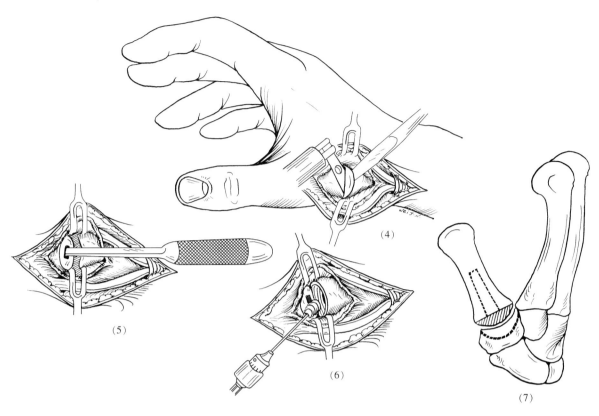

(4)截除第 1 掌骨基底软骨面;(5)、(6)、(7)扩大第 1 掌骨
基底髓腔,用球形钻头在大多角骨关节面上磨一凹面

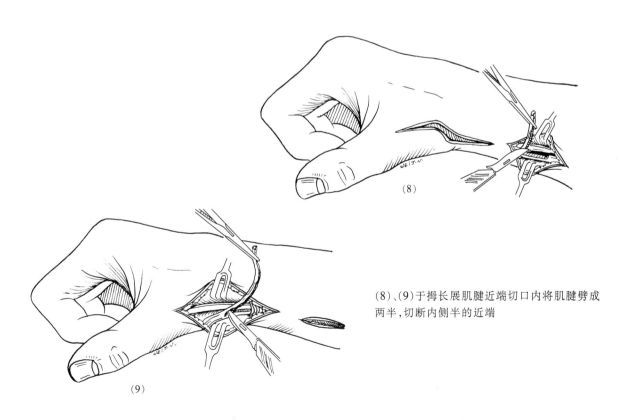

(8)、(9)于拇长展肌腱近端切口内将肌腱劈成
两半,切断内侧半的近端

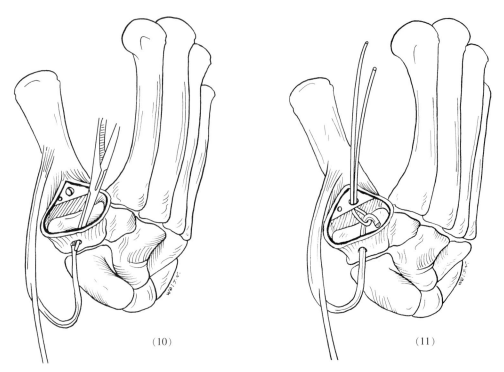

(10)将拇长展肌腱穿入第 1 腕掌关节囊内,于第 1 掌骨基底背侧钻大、小骨孔各一个;(11)已穿入
关节囊内的肌腱再从第 1 掌骨基底背侧中央的大孔穿出

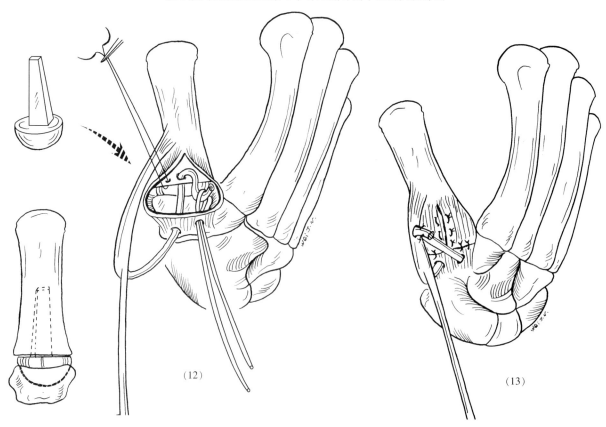

(12)插入拇指基底人工关节假体,将肌腱从近端关节囊抽出;(13)缝合关节囊,抽紧肌腱并作牢固缝合

图 8-79　第 1 腕掌关节人工关节置换术

七、腕大多角骨人工假体置换术

【适应证】

腕大多角骨人工假体置换术，适于第一腕掌关节类风湿关节炎、骨性关节炎及创伤性关节炎，伴有局部疼痛，沿拇指轴线作该关节旋转研磨试验时，可扪及响声，X线片显示该关节有关节炎变化者。如其他腕骨亦受累，有严重的移位和骨吸收者，则不应采用该术式。

【手术步骤】

1、经腕大多角骨，平行于拇短伸肌腱，绕腕横纹至腕掌侧作一S形切口，并于前臂远端桡侧腕屈肌腱体表皮肤上做一个小的纵切口，切开皮肤、皮下组织，显露及分离桡神经浅支，予以保护牵开，于拇短伸肌腱与拇长展肌腱间切开，分离显露关节囊，注意保护并牵开桡动脉，纵行切开关节囊。

2、用微型电锯锯碎或用小骨凿凿碎大多角骨，然后用咬骨钳咬除整个大多角骨。用这种方式切除大多角骨或其他腕骨的方法，操作比较方便，并能有效地保护其周围关节囊、韧带，以及邻近腕骨的软骨面不被损伤。截除第1掌骨基底软骨面及部分小多角骨。

3、根据所选择人工假体的型号、关节柄的大小和长度，用扩髓器扩大第1掌骨近端的髓腔。于前臂远端桡侧腕屈肌腱处的切口内，显露该肌腱，并将该肌腱劈裂成两半，将其中一半在此切口切断，向远端游离，将该劈裂肌腱从第1腕掌关节的切口内抽出，但保留其掌骨止点。

4、将劈裂的桡侧腕屈肌腱，通过保留的另一半桡侧腕屈肌腱下，横穿桡侧关节囊、拇短展肌和拇长展肌腱。

5、将劈裂的肌腱折回尺侧小多角骨截骨处，经桡动脉下穿越桡、尺侧关节囊和桡侧腕长伸肌腱远侧部分。

6、将大多角骨人工假体放入关节囊内两层肌腱之间，将其柄插入第1掌骨髓腔内。

7、将劈裂的肌腱远端再一次折向桡侧，并穿越关节囊，抽紧肌腱后牢固地缝于拇长展肌腱上。最后缝紧关节囊。

8、洗涤伤口，彻底止血后缝合皮肤，切口放置橡皮引流条，包扎。

【术后处理】

腕大多角骨人工关节假体置换术的术后处理，与第一腕掌关节人工关节置换术相同（图8-80）。

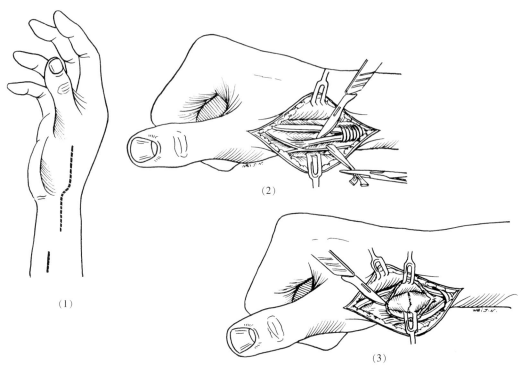

(1)切口;(2)、(3)于拇短伸肌腱与拇长展肌腱之间切开显露关节

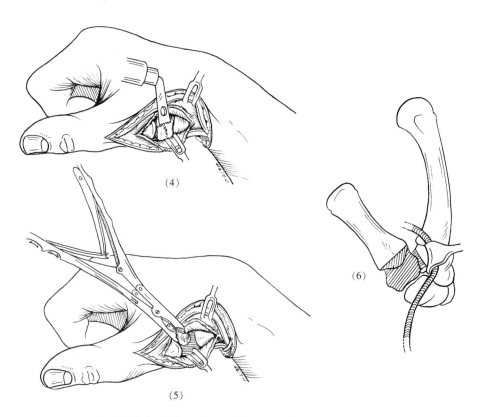

(4)~(6)切除大多角骨、第1掌骨基底软骨面和部分小多角骨

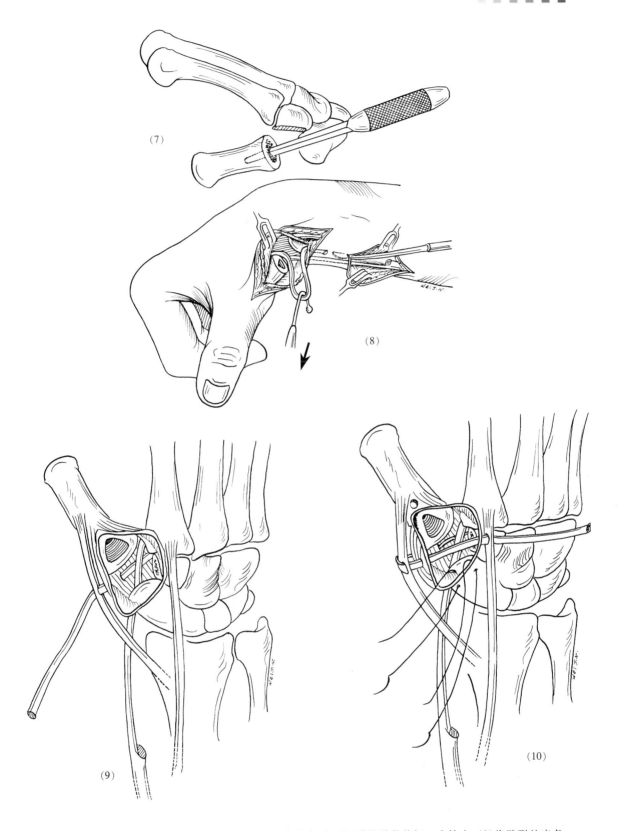

(7)扩大第 1 掌骨近端骨髓腔;(8)将劈裂的半条桡侧腕屈肌腱从关节的切口内抽出;(9)将劈裂的半条肌腱穿至桡侧关节囊、拇短展肌及拇长展肌腱;(10)将劈裂的肌腱折回尺侧小多角骨截骨处,经桡动脉下穿越桡、尺侧关节囊和桡侧腕长伸肌腱远侧部分

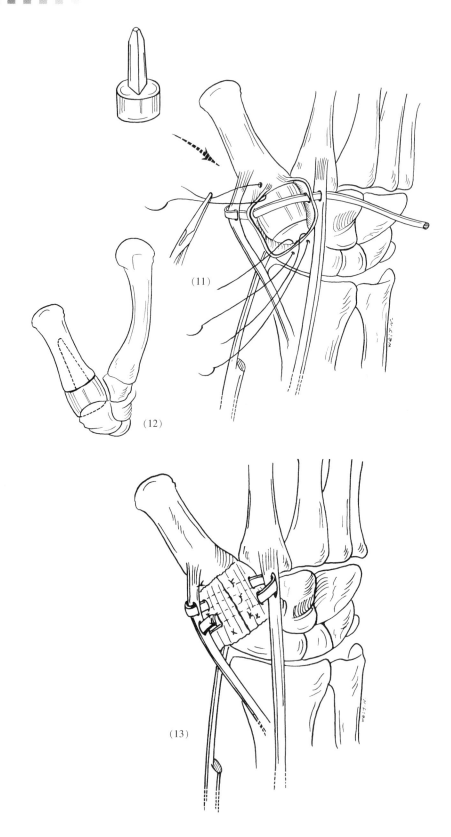

(11)、(12)将大多角骨人工假体放入关节囊内两层肌腱之间,将其柄插入第 1 掌骨髓腔内;(13)将劈
裂的肌腱再次折回桡侧,并穿越关节囊,牢固地缝于拇长展肌腱上,缝合关节囊

图 8-80 腕大多角骨人工假体置换术

八、腕舟状骨人工假体置换术

【适应证】

腕舟状骨人工假体置换术适用于急性粉碎性骨折，或有明显移位的闭合性骨折；舟状骨近极骨折不愈合、假关节形成，特别是近端骨折片很小的病例，或骨折近端出现坏死。此外还适用于 Preiser 病（创伤后腕舟状骨骨质疏松及骨萎缩症），以及慢性严重的舟月骨分离、舟状骨发生旋转半脱位并有创伤性关节炎变化者，可施行舟状骨切除及人工舟状骨假体置换术，同时还需施行受累腕骨的腕骨间关节融合术。近年临床上多用钛钢舟状骨假体。

【手术步骤】

1、经腕舟状骨作腕背侧 S 形切口，切开皮肤、皮下组织，显露拇长伸肌腱，沿该肌腱向近端切开其鞘管。

2、分离拇长伸肌腱及桡侧腕长、短伸肌腱，将肌腱向两侧牵开，显露腕关节囊。沿桡骨下端背侧缘与第 2 掌骨轴线作⊥切口切开关节囊，显露腕舟状骨、桡骨下端关节面，以及与舟状骨相邻的部分月骨、头状骨和大多角骨。用小骨凿或微型电锯将舟状骨凿碎或锯碎，然后用咬骨钳将舟状骨全部切除。

3、于桡骨远端关节面背侧缘近端钻 3 个小孔，分别穿入 1 根 2-0 涤纶缝线。

4、根据所选择人工腕舟状骨假体的型号大小，以及假体柄与缝合孔的位置和方向，分别在大多角骨和月骨上钻孔。先于月骨钻孔内穿入 1-0 涤纶线，然后将此线穿入舟骨假体的缝合孔内。将假体的柄插入大多角骨的骨孔内并平整地放入舟骨假体，牢固地结扎月骨与舟骨假体间的缝合线。

5、用桡骨远端的 3 根涤纶缝线缝合关节囊。

6、将拇长伸肌腱置于腕背侧伸肌支持带的背侧，缝合腕背侧伸肌支持带。拇长伸肌腱置于皮下与伸肌支持带之间，而不放回原来的鞘管内，这是为了防止术后拇长伸肌腱粘连。由于其走行方向为斜行，术后在伸腕时亦不会引起明显的弓弦状隆起。

7、洗涤伤口，彻底止血后缝合皮肤，切口放橡皮引流条，包扎。

8、如果选用硅胶人工假体置换，其方法与上述钛钢舟骨假体相似，将舟骨切除后根据所选择的硅胶舟骨人工假体的型号大小，以及假体柄的位置和方向，分别在大多角骨和月骨上钻孔，先于月骨钻孔内用缝线穿入硅胶舟骨。将假体的柄插入大多角骨的骨孔内，并平整地放入硅胶舟骨假体，牢固地结扎月骨与舟骨假体的缝合线。其余关节囊及腕背侧伸肌支持带的缝合线与钛钢舟骨假体置换相同。

【术后处理】

术后用前臂石膏托将拇指与腕关节固定于功能位。术后 3 天拔引流条，2 周拆线，改用腕舟状骨前臂管型石膏固定至术后 6 周，拆除石膏后逐渐开始腕关节的主、被动功能锻炼，辅助物理康复治疗（图 8-81）。

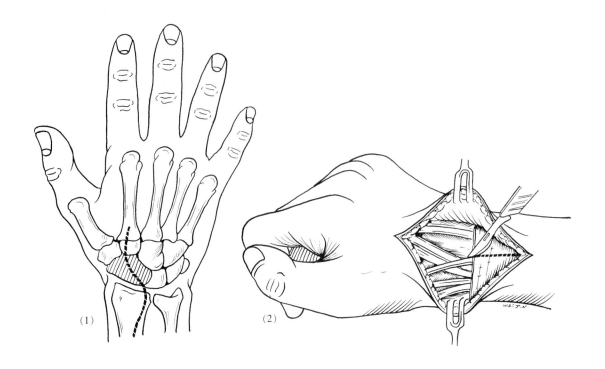

(1)切口;(2)切开腕背支持带下的拇长伸肌腱鞘

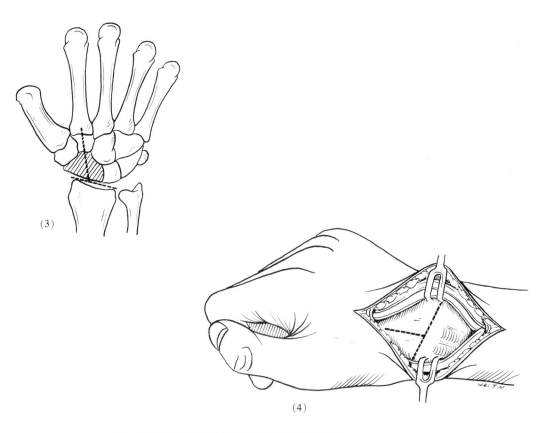

(3)、(4)⊥形切开腕背侧关节囊,显露腕舟状骨

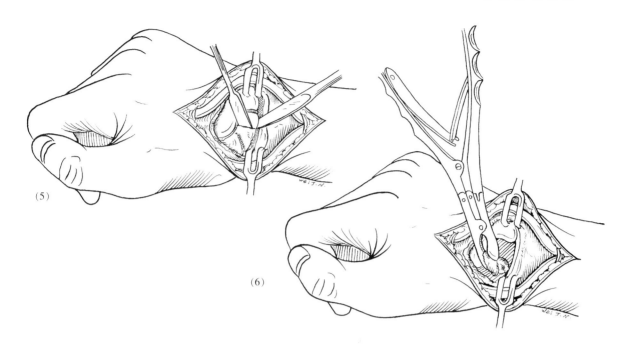

(5)、(6)先凿碎舟状骨,然后用咬骨钳咬除

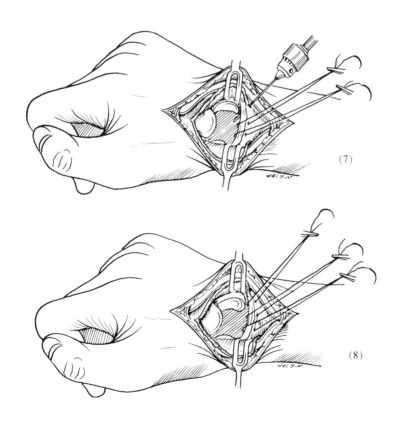

(7)、(8)于桡骨下端背侧与关节面背侧缘处钻 3 个小孔,分别穿入 3 根 2-0 涤纶缝线

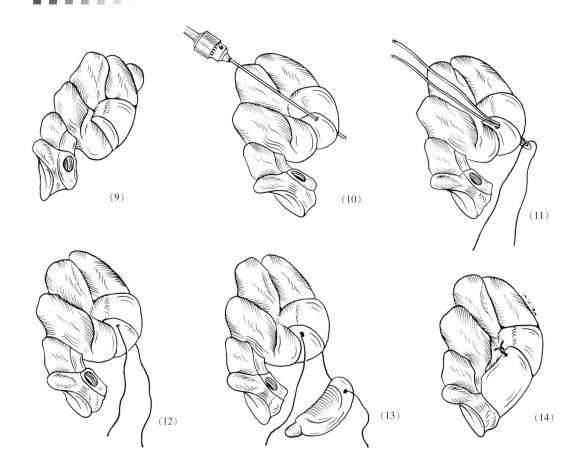

(9)~(14)钛钢腕舟状骨假体置换的固定方法

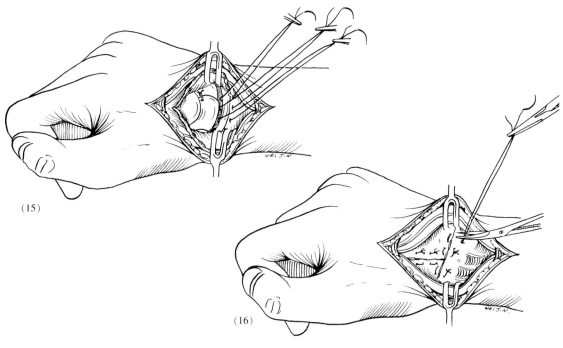

(15)、(16)缝合腕关节背侧关节囊

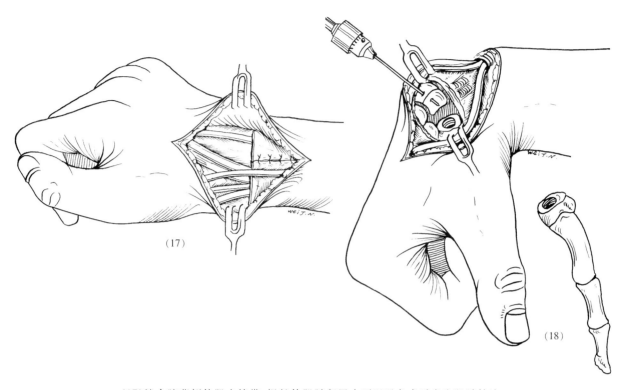

(17)缝合腕背侧伸肌支持带,拇长伸肌腱留置皮下以避免术后发生肌腱粘连;
(18)采用硅胶假体时,于大多角骨与月骨上钻孔

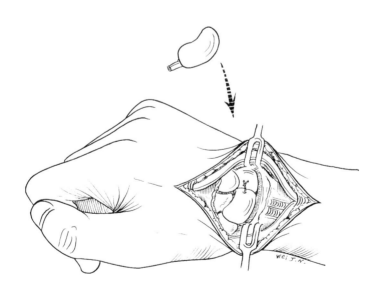

(19)将硅胶舟状骨假体的柄部插入大多角骨的钻孔内,然后牢固地
结扎月骨与假体间缝合

图 8-81　腕舟状骨人工假体置换术

九、月骨人工假体置换术

【适应证】

月骨人工假体置换术适用于月骨缺血性坏死（Kienböck 病）及中、晚期的月骨脱位。近年来临床上多采用 Swanson 钛钢月骨假体。

【手术步骤】

1、经月骨作腕背侧 S 形切口，切开皮肤、皮下组织。术中注意保护桡、尺神经皮支显露拇长伸肌腱及指总伸肌腱，沿该肌腱向近端切开其鞘管。

2、分离拇长伸肌腱及指总伸肌腱、示指固有伸肌腱，将肌腱向两侧牵开，显露关节囊。沿桡骨下端背侧缘与第三掌骨轴线作⊥形切口切开关节囊，显露月骨、桡骨远端关节面，以及与月骨相邻的部分腕舟状骨、头状骨和三角骨。确认月骨无误后，用小骨凿或微型电锯将月骨凿碎或锯碎，然后用咬骨钳将月骨全部切除。

3、于桡骨远端关节面背侧缘近端钻 2 个小孔，分别穿入 1 根 2-0 涤纶缝线。根据所选择人工月骨假体的型号大小，以及缝合孔的位置和方向，分别在相邻的腕舟状骨和三角骨上钻一个缝合孔，按图所示，用 1-0 涤纶缝线与细的医用软钢丝穿过人工月骨缝合孔，然后穿入腕舟状骨和三角骨的缝合孔内。平整地将月骨假体放入月骨的间隙内，抽紧两端的钢丝和缝线，牢固地结扎。

4、用桡骨远端的 2 根涤纶缝线缝合关节囊。

5、将拇长伸肌腱置于腕背侧伸肌支持带的背侧皮下，缝合背侧伸肌支持带。

6、如果选用硅胶人工假体置换，在切除月骨后，选择合适的硅胶月骨假体，根据假体柄的位置和方向，在三角骨上钻一个能容纳假体的骨孔，另外于舟骨上钻一个孔，穿入 1-0 涤纶缝线，然后将缝合针线在适当位置直接穿入硅胶月骨假体，将假体柄插入三角骨的骨孔内，平整的放入硅胶月骨假体，牢固地结扎月骨假体与舟骨之间的缝合线。其余关节囊及腕背侧伸肌支持带的缝合方法与钛钢假体置换术相同。

7、如果舟骨和月骨由于创伤与疾患需要同时用人工假体置换，目前临床上习惯用硅胶制成的舟骨-月骨硅胶假体。其置换的方法是：首先于腕背侧经舟骨与月骨之间作 S 形切口，沿桡骨远端背侧缘与第 2、3 掌骨基底、第 2 掌骨尺侧缘作⊥形切口，切开关节囊。切除舟骨和月骨后，分别于大多角骨、三角骨及桡骨远端背侧缘钻孔，穿入 1-0 涤纶缝线，将硅胶舟骨-月骨假体平整地放置后直接用上述 3 根缝线缝合固定硅胶假体。

8、洗涤伤口，彻底止血后缝合皮肤，切口放橡皮引流条，包扎。

【术后处理】

术后用前臂石膏托将腕关节固定于功能位。术后 3 天拔引流条，2 周后拆线，术后 6 周拆除石膏托开始腕关节主、被动功能锻炼，并辅助物理康复治疗（图 8-82）。

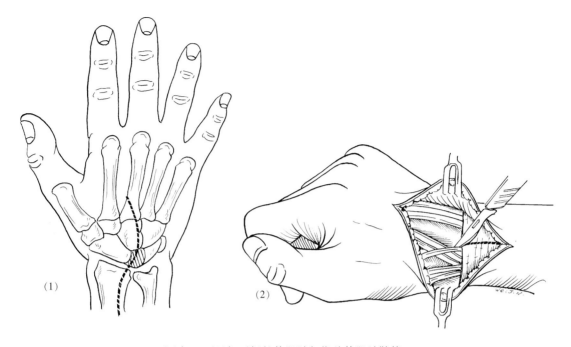

(1)切口；(2)切开拇长伸肌腱与指总伸肌腱鞘管

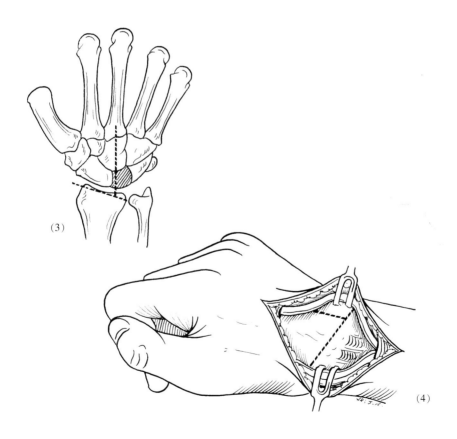

(3)、(4)⊥形切开腕关节背侧关节囊,显露月骨

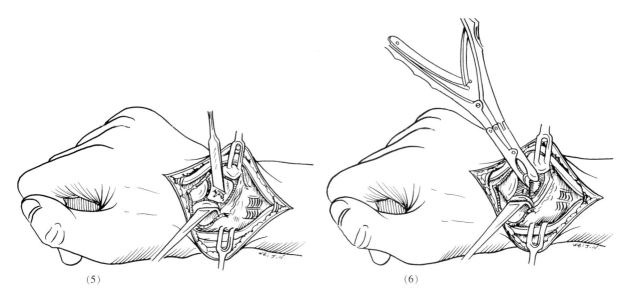

(5)

(6)

(5)、(6)将月骨用小骨凿凿碎后,用咬骨钳咬除

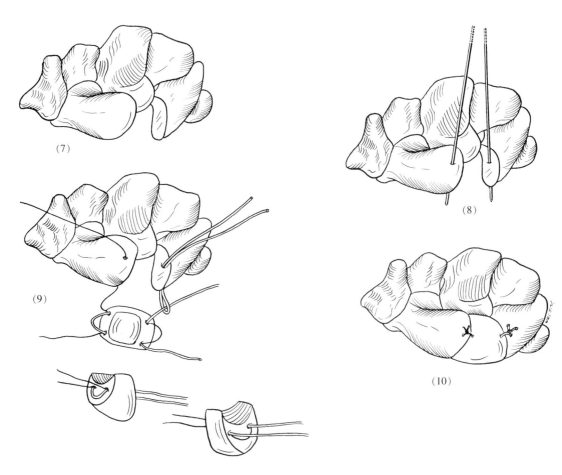

(7)

(8)

(9)

(10)

(7)~(10)钛钢月骨假体的安放和缝合固定方法

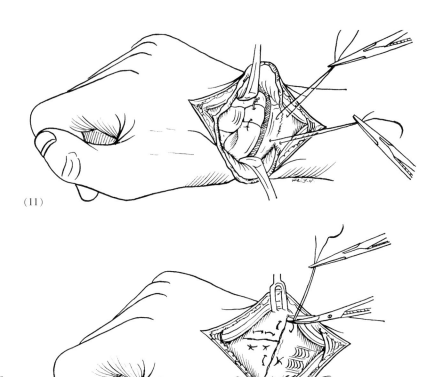

(11)

(11)、(12)缝合腕关节背侧关节囊

(12)

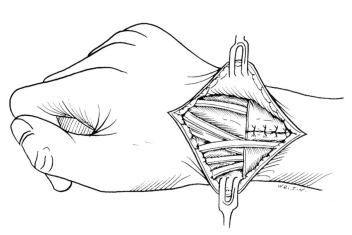

(13)缝合伸肌支持带,并将拇长伸肌腱置于皮下

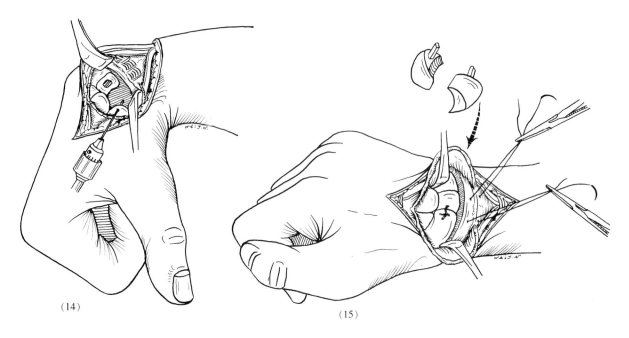

(14)

(15)

(14)采用硅胶假体时先于三角骨与舟状骨上钻孔;(15)将假体的柄部插入三角骨钻孔内,平整地放置假体后牢固地结扎月骨假体与舟状骨间的缝线

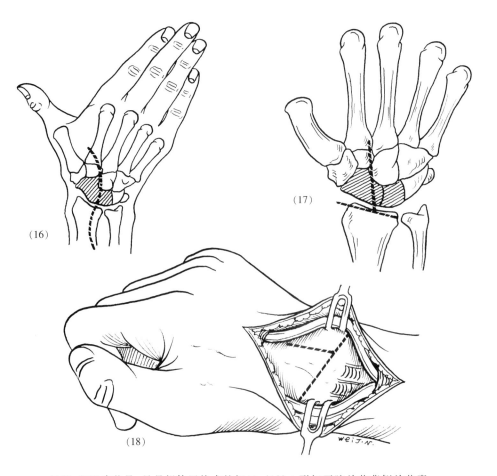

(16)

(17)

(18)

(16)、(17)舟状骨–月骨假体置换术的切口;(18)⊥形切开腕关节背侧关节囊

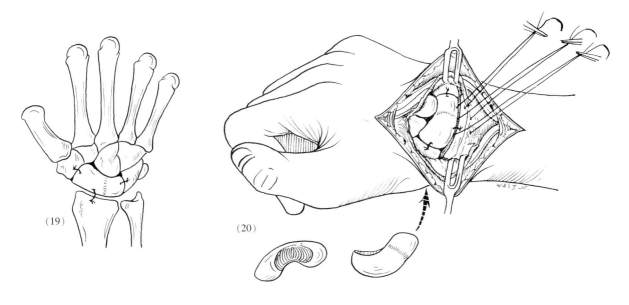

(19)、(20)硅胶舟状骨-月骨假体的缝合固定

图 8-82　月骨人工假体置换术

十、人工腕关节置换术

【适应证】

人工腕关节置换术，适于腕关节内风湿性关节炎、骨性关节炎、腕关节脱位或半脱位导致腕关节严重的不稳定、腕关节严重的偏斜导致手指肌肉肌腱平衡失调、腕关节僵硬、或融合于非功能位置。该手术的目的是创造一个可活动的腕关节。以便更好地发挥手指屈伸功能。

【手术步骤】

1、于腕背侧作 S 形切口，注意保护牵开桡神经和尺神经皮支，显露腕背侧伸肌支持带。

2、于腕背侧伸肌支持带尺侧作 S 形切口切断该支持带，然后将支持带向桡侧分离掀开，显露腕背侧伸肌腱，于拇长伸肌腱与指总伸肌腱间分离，将肌腱向两侧牵开，显露腕关节背侧关节囊。将关节囊作 U 形切开，并向远侧逆行掀起，显露腕关节。

3、用微型电锯或小骨凿截除桡骨下端关节面、尺骨远端、腕舟状骨、月骨和部分小多角骨、头状骨、钩骨和三角骨。

4、根据所选择腕关节人工关节近、远端柄的大小和长度，用扩髓器分别扩大桡骨远端髓腔和经头状骨截骨面扩大第 3 掌骨近端髓腔，将关节柄插入口的骨质打磨，使其圆钝，以免切割损伤硅胶关节的柄部。如有腕关节滑膜炎，应同时将病变滑膜切除。

5、于桡骨远端截骨面的背侧缘钻 3 个小孔，分别穿入 1 根 2-0 涤纶缝线，另于截骨面掌侧钻 2 个小孔，用 2-0 涤纶缝线通过这 2 个小孔缝缩松弛的掌侧关节囊，缝合时注意缝针勿穿越关节囊的掌侧，以免损伤屈肌腱，或误将屈肌腱缝合固定。

6、被动屈曲腕关节，先将人工关节近端的关节柄插入桡骨骨髓腔内，然后将远端的关节柄经头状骨入口插入第3掌骨近端的骨髓腔内。

7、为了避免人工关节柄插入髓腔处被入口边缘锐利的骨质损伤，可在近、远端入口放置特制的金属套圈，以增加人工关节使用的时间。

8、用桡骨下端背侧缘的3根缝线缝合关节囊。将背侧伸肌支持带切开形成近、远侧两部分，将其远侧部分覆盖腕背侧关节囊，绕过尺侧腕伸肌腱后缝合。近端部分则覆盖指伸肌腱，并作缝合固定，用以重建腕背侧伸肌支持带，以免当腕关节背伸时，指总伸肌腱向背侧呈弓弦状隆起。拇长伸肌腱则留置于皮下。

9、洗涤伤口，彻底止血后缝合皮肤，切口放置橡皮引流条。用多量松软敷料包扎。

【术后处理】

术后用前臂石膏托将腕关节固定于功能位，术后数天内患肢必须抬高，以防手部肿胀严重。术后3天拔除引流条，2周拆线。术后4~6周去石膏托逐渐开始关节主、被动功能锻炼，辅助物理康复治疗。在日常的生活和工作中，尚需避免过劳和强度过大的运动。如在长期随访中，人工关节发生老化、断裂，可更换新的人工腕关节，或改行腕关节植骨融合术（图8-83）。

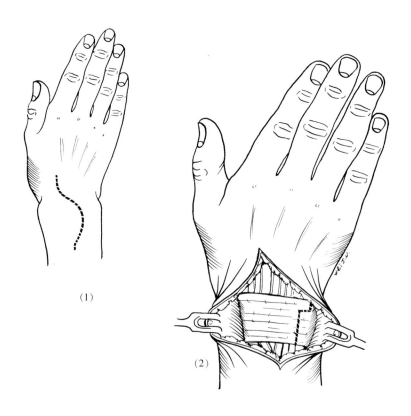

(1)

(2)

(1)、(2)腕背侧切口显露腕背侧伸肌支持带

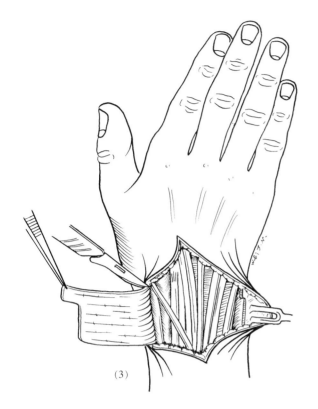

(3)于腕尺侧切断腕背侧伸肌支持带,并将其向桡侧掀开;(4)腕背侧关节囊切口

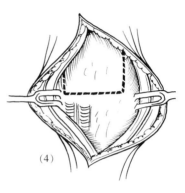

(3)

(4)

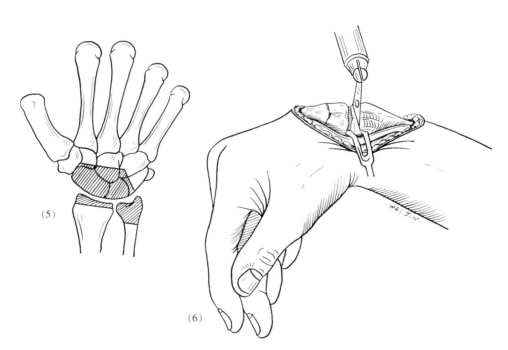

(5)

(6)

(5)、(6)腕部截骨范围

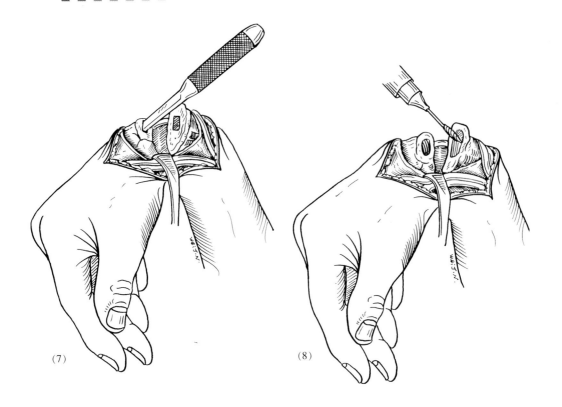

(7)、(8)扩大桡骨远端和第 3 掌骨近端骨髓腔

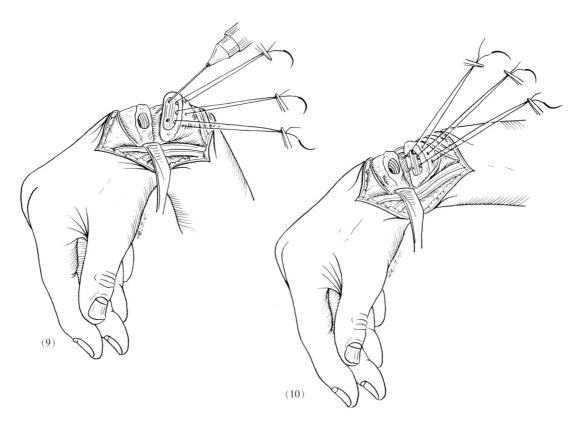

(9)、(10)于桡骨远端背侧缘钻 3 个小孔,穿入涤纶线,经桡骨远端掌侧缘钻 2 个小孔缝缩腕关节掌侧关节囊

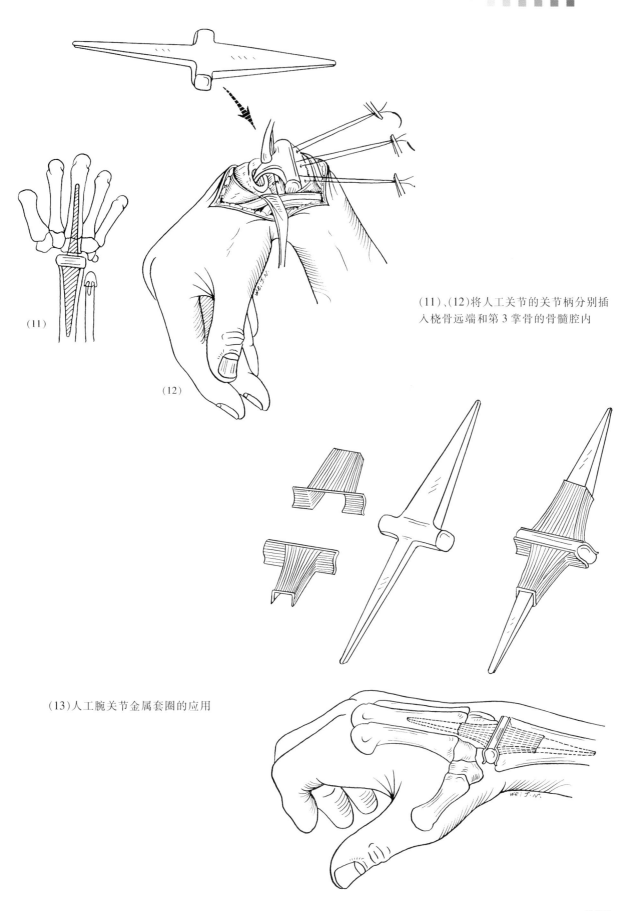

(11)

(12)

(11)、(12)将人工关节的关节柄分别插入桡骨远端和第 3 掌骨的骨髓腔内

(13)人工腕关节金属套圈的应用

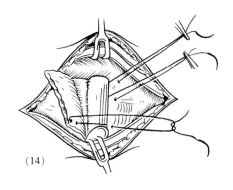

(14)

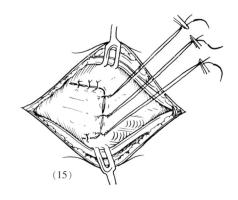

(15)

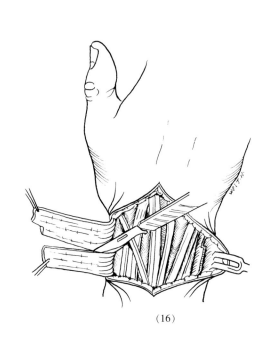

(16)

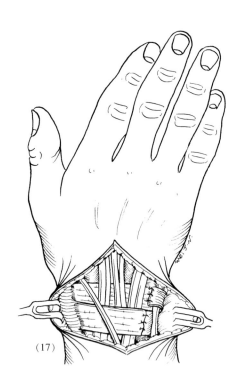

(17)

(14)、(15)缝合关节囊；(16)、(17)劈裂腕背侧支持带为两部分,远端部分用
以加强关节囊,近端部分用以重建腕背伸肌支持带

图 8-83 人工全腕关节置换术

CHAPTER **9**

上
肢
神
经
损
伤

第 **9** 章

　　临床医生不但要熟悉臂丛神经和周围神经损伤的修复方法，同时也要熟悉神经支配的肌群、顺序，要熟悉修复以后神经恢复的顺序、时间，还应该熟悉术后药物治疗和康复治疗，以及当神经功能恢复不全或不恢复的时候各种功能重建的方法。

■ 第一节　神经修复的原则和时机

一、神经修复的基本原则

　　损伤神经的修复并不单是修复神经外形上的连续性，有效的神经修复取决于感觉、运动和交感神经的轴突能否与其远端末梢器官重建正确的联系。换言之，损伤神经修复后，再生的轴突沿着远端的神经内膜管延伸生长，到达功能性质相同的神经终器才会有功能恢复。例如近端感觉神经的轴突必须与远端的感觉感受器连结起来，才会有感觉功能恢复。近端的运动神经轴突必须与远端肌肉的运动神经终板连结起来，才能恢复肌肉的收缩功能。如果缝接错了，功能将不能恢复。因此，熟悉周围神经的解剖结构，精确地修复损伤神经功能的连续性，才会收到良好的效果。为了达到这一目的，创伤外科医生在进行损伤神经修复时，必须注意下列原则：

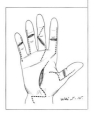

1、进行认真细致的临床检查。术前通过询问有关伤、病史，结合肢体的感觉、运动和交感神经等方面的检查，必要时进行电生理检查，对神经损伤进行全面的评价，确定神经损伤的部位和程度，制定治疗方案。

2、应用显微外科修复技术，精细轻柔的无创操作。避免直接用带齿镊或止血钳夹持神经束，只允许用平的、细而尖的小镊子夹持神经外膜与神经干的束间组织。在缝合神经外膜时，缝合针线不要穿入神经束，缝合神经束时不要穿入神经束内，以便减少对神经轴索的损害。

3、解剖神经束应从近、远端正常的神经束开始，特别是在神经的二期或晚期手术时。神经损伤处瘢痕很多，很难分离，从正常部分开始易于辨认。

4、损伤神经的断端或假性神经瘤要彻底切除，直至正常神经组织为止。

5、精确对合神经束，缝合时损伤神经的近远端神经束，必需做到精确对合，才能保证近端的神经纤维有效地、数目尽可能多地向远端神经内膜管生长。由于神经干内的支持组织占神经干截面30%~70%，只有神经束的精确对合才能保证这一点。

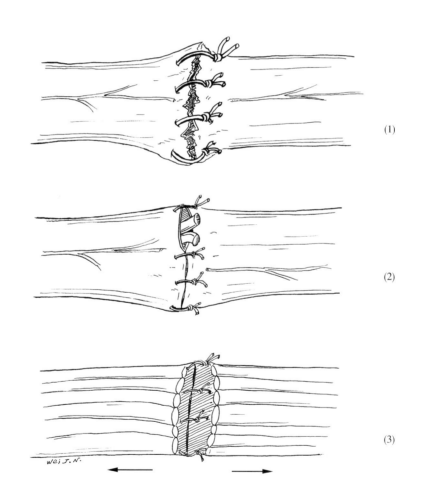

(1)神经对合粗糙,缝线过粗;(2)神经外膜上的血管未精确对合,神经束外露;(3)神经在有张力下缝合神经外膜,其内的神经束向两端回缩,神经断端间形成间隙

图9-1 神经缝合常见的错误

6、神经两端应于无张力下缝合。在有张力下缝合神经是危险的，因为在有张力下缝合神经外膜易造成缝合口处形成空隙，瘢痕形成，影响神经再生。或外膜被撕破，神经束散开，再生神经易穿越缝合口裂隙，形成膨大的假性神经瘤（图9-1）。此外在有张力的情况下缝合神经，将影响神经的血液循环，Lundborg 曾作兔的胫神经实验，发现当其长度增加 8% 即可使神经干上小静脉的血液减慢，当长度被牵拉增加到 15%，神经内所有血管的血流全部停止。一般当肢体在中立位或邻近关节屈曲 20°，神经干缺损不超过 2cm，可以直接缝合神经。

7、减少神经断端的缝线，神经缝线过多将引起异物反应，使瘢痕组织增生。一般缝合神经外膜用 7-0 或 8-0 无创线，缝合神经束用 9-0 缝线。缝合的要求以神经或神经束对合良好为准，不应过密。

8、应将神经缝合处置于血液循环良好的软组织基床中，尤其是长段神经处于游离状态作缝合或进行游离神经移植，神经的血液来源依赖于周围软组织基床，小部分来源于两端神经组织。

9、术后应适时进行神经的康复治疗，其中包括运动、感觉功能的再训练。

二、神经修复的时机

有许多因素影响着损伤神经修复的决定，其中包括中枢神经细胞、神经干远近端、肌肉细胞和感觉终器的代谢和结构变化。其他因素如病人的一般情况、创伤情况和合并损伤等，均应进行综合的考虑。在损伤神经修复时机方面，一般需掌握以下原则：

1、闭合性神经损伤　一般不宜作一期手术修复。在无骨折的闭合损伤中。需观察 3 个月，通过临床检查、电生理学检查，如证实神经可以自行恢复，则继续观察治疗。如 3 个月后无恢复，或恢复很不理想，应行手术探查。术中根据电生理学检查，测定通过神经损伤处的电活动，如能测到神经的动作电位，则行神经松解术；如无动作电位，应将损伤处瘢痕切除，进行神经的直接缝合或游离神经移植。如果是闭合性骨折合并有神经损伤，如骨折经闭合整复后位置理想，只需应用外固定即可，损伤的神经仍可观察 3 个月；如骨折闭合复位不理想，需行切开复位内固定，术中应探查损伤的神经，并根据术中所见进行神经松解或缝合。

2、开放性神经损伤　均应手术探查，特别是损伤时间短，创口清洁无污染，创口整齐的病例，在彻底清创的基础上争取一期修复神经。如创口污染严重，损伤广泛，造成神经缺损，由于手术当时很难判断神经损伤的真实水平，不宜作神经移植，但需将神经两断端缝合固定于邻近的组织上，以免神经回缩，增加神经缺损的长度。如创口已感染化脓，需积极处理创口，促进愈合，3~4 个月后再考虑作神经修复。如在二期修复时发现创口瘢痕多，无良好的软组织基床，需先行皮瓣或肌皮瓣移植，创造神经修复和恢复的良好软组织基床。

第二节 神经缝合的方法

一、神经外膜缝合

　　神经外膜缝合方法简便，容易掌握，不需作神经束间分离，对神经内在结构破坏小。因此，这种方法适用于早期神经修复，并适用于那些神经干内的神经束数目多、束较小、间质组织少、运动神经或感觉神经混合在一起不易分辨清楚的部位，或单纯的感觉或运动神经的损伤。如臂丛神经损伤，上臂上、中段的正中神经和尺神经损伤，前臂段桡神经深支或浅支损伤，前臂骨间神经、尺神经深支。掌部的指总神经及指部的指掌侧固有神经，大腿下段的坐骨神经，腓深、浅神经，小腿下段的胫神经等。尽管外膜缝合不够精确，但在上述部位缝合后，神经纤维的再生趋化性，将会使修复的神经获得较准确的再生，较之无意识地错接神经束的效果好。缝合神经外膜可用 7-0 或 8-0 无创线在无张力下缝合，止血需彻底，外膜缝合以对合良好为准，缝线越少越好，以免增加神经缝接处的瘢痕，影响神经的再生（图 9-2）。

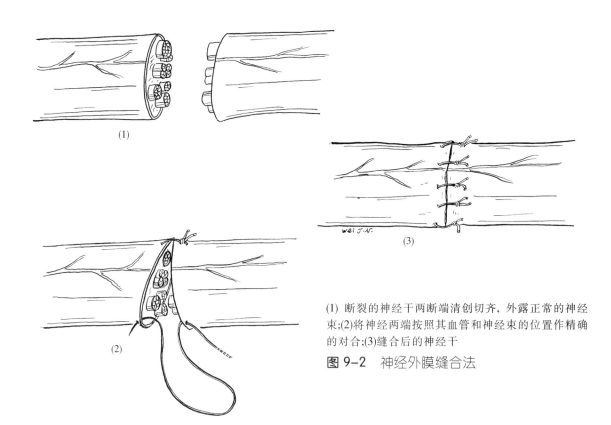

(1) 断裂的神经干两断端清创切齐，外露正常的神经束;(2)将神经两端按照其血管和神经束的位置作精确的对合;(3)缝合后的神经干

图 9-2　神经外膜缝合法

二、神经束膜缝合

适用于神经干内的神经束比较粗、间质组织比较多、神经束的数目比较少、运动与感觉神经束能分辨清楚的部位。如前臂下段的正中神经和尺神经，上臂段桡神经，大腿上段的坐骨神经，小腿上段的腓总神经及胫神经。

无创伤的神经束解剖必需使用手术显微镜或手术放大镜，才能准确无误地进行神经束的解剖和分离。手术时先在神经两断端上各切除一小段神经外膜，然后从神经束间隙向断端作分离解剖，直至神经断端或神经断端的瘢痕处。分离时，相邻比较紧密的小神经束不必单独解剖，而使之成为神经束组，较大的神经束则单独分离。各神经束或神经束组最好不在同一水平切断，将束间出血的血管用棉签压迫止血，较大的神经如坐骨神经束间或外膜上较大血管的出血，压迫方法不能达到止血时，可用 10-0 或 11-0 无创线缝合结扎，止血后用 9-0 或 10-0 无创线每束缝合 1~2 针。神经束对合好即可，缝合不必过密，缝合神经束应无张力，如有张力需作神经束间移植（图 9-3）。

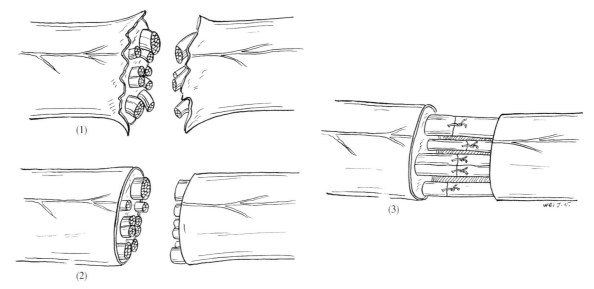

(1)断裂的神经干;(2)清创后切齐神经两端,外露正常神经束;(3)根据神经束的大小、形状、位置进行
精确的神经束缝合

图 9-3　神经束间缝合法

三、应用显微外科技术缝合神经的优点

周围神经损伤的修复手术，如有条件，都应采用显微外科技术，才能提高手术的精确性和减少对神经组织的损伤。应用显微外科技术修复损伤神经的优点是：

1、可以做到神经束的精确解剖，彻底切除有辗压或捻挫伤的神经残端及神经周围不健康的组织或瘢痕组织。

2、神经束对合，无论神经外膜缝合或束间缝合，只有应用显微外科技术才能达到准确。在切割性损伤中，可以清晰地根据神经的形状、神经外膜上血管的位置和神经束的分布等的关系，进行精确的对合。

3、便于精细和轻柔地操作和提供良好的照明，如缝合神经外膜或束膜时。缝针不应该穿越神经束内。

4、止血彻底，特别是便于用 10-0 或 11-0 无创线缝扎或结扎神经断端上出血的小血管，减少局部瘢痕组织形成。

第三节　神经移植术

神经损伤的修复应在无张力下缝合。因此，当神经断端间缺损超过 2cm 时，应考虑神经移植，切不可勉强在张力下缝合，否则将影响神经纤维再生。

一、游离神经移植

这是临床最常采用的神经移植方法，多数神经缺损都可采用该方法修复缺损。游离神经段血液供应的好坏是神经生长的重要因素，神经移植段缺血坏死是游离神经失败的重要原因。游离移植神经的血液供应主要有两个来源：一是接受神经干远、近端的营养血管直接长入；二是神经受纳床上新生的血管，经神经外膜长入神经束。因此，移植神经的中间部分比两端易发生缺血性坏死。在临床应用中，作为移植用的神经越细越好。当神经移植段是多条细束和只有少量外膜时，血液循环容易建立；反之神经粗大且有厚韧的外膜则易发生缺血坏死。移植神经的长度也直接影响神经恢复的结果。移植段越短，神经恢复效果越好。如果移植段过长，在新生的神经纤维尚未长入远端缝接处之前，远端缝接处已被坚韧的瘢痕组织占据，影响再生神经的长入。

在切取用以修复神经缺损的移植神经中，多采用四肢某些皮神经，它们具有解剖位置恒定，可以切取一定的长度，分支较少，切取后对其原支配区感觉功能的丧失影响不大等优点。常用的皮神经有：腓肠神经，可切取 30~40cm；桡神经浅支，可切取 20~25cm；前臂内侧皮神经，可切取 20~25cm；隐神经，可切取 35~40cm。此外尚可以切取股外侧皮神经及腓浅神经，但少用。下面介绍腕部和手部常见的游离神经移植。

（一）游离神经移植修复腕部正中神经缺损

【适应证】

腕部正中神经缺损可见于因各种原因一期未作修复或神经修复后大段神经瘤形成、神经功能未恢复的情况，神经缺损大于 2cm 一般均应考虑神经移植。对于局部瘢痕较多、软组织条件差应先行皮瓣移植再考虑神经移植。神经缺损可根据神经缺损与腕横韧带的位置分腕横韧带近端缺损和腕横韧带远端缺损。术前根据原发损伤的部位和 Tinel

征的部位多可确定神经损伤部位。

【手术步骤】

以腕横韧带远端缺损为例。

1、以腕横纹为中心作弧形切口。

2、找出正中神经近端，并用橡皮条保护牵开。然后在器械保护深部组织的情况下切开腕横韧带，并剪去部分腕横韧带。找出正中神经远端的各个分支，包括返支。

3、用保险刀片切除神经瘤直至正常的神经束出现，分别测量各个分支神经缺损的长度。

4、于小腿部切取相应长度的腓肠神经，腓肠神经的长度应比各个分支缺损长度的总和长 10%~15%。按各个分支缺损的长度分别在相应部位切断移植神经，并将切断的四段神经近端用 9-0 或 10-0 线缝合。

5、将移植神经摆放在正确的位置后先将神经近端与正中神经近端缝合，然后分别将移植神经的远端与相应的分支缝合。

6、术后用石膏托将腕部制动 3 周，然后拆除石膏后进行功能锻炼（图 9-4）。

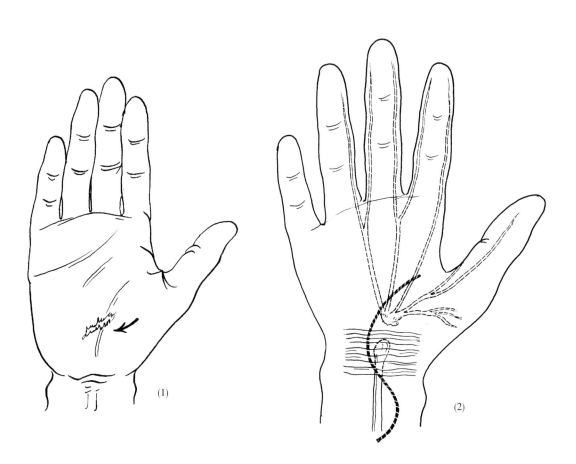

（1）腕横纹远端正中神经损伤；（2）切口

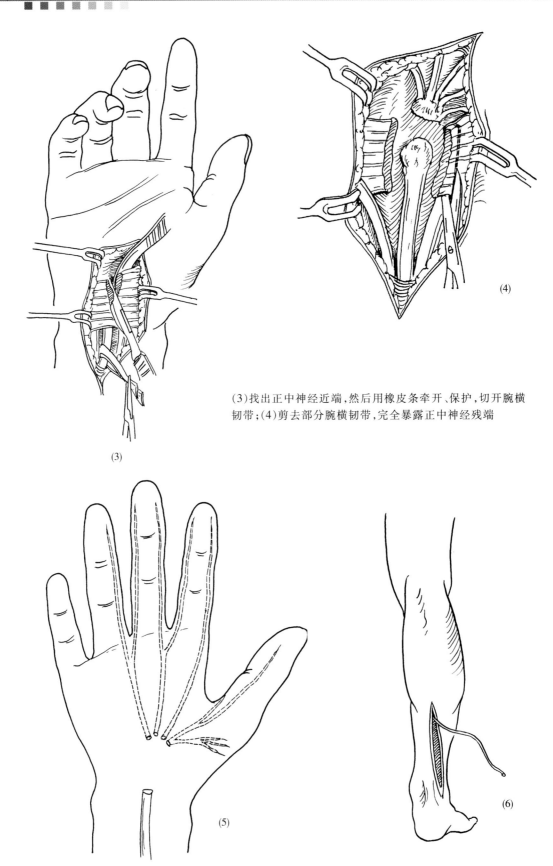

(3)找出正中神经近端,然后用橡皮条牵开、保护,切开腕横韧带;(4)剪去部分腕横韧带,完全暴露正中神经残端

(3)

(4)

(5)

(6)

(5)用保险刀片切除神经瘤直至正常神经;(6)切取腓肠神经

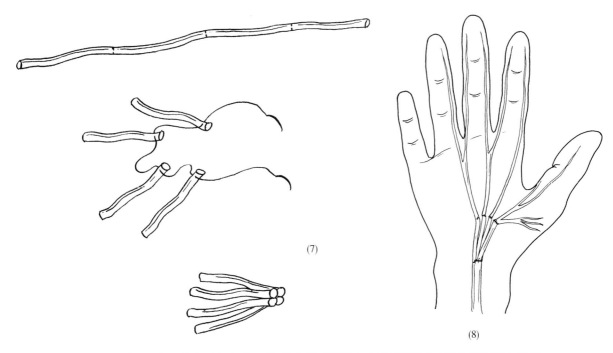

(7)

(8)

(7)将腓肠神经根据缺损长度切断为几段,将各段近端用 9-0 无创线缝合;(8)缝合神经远、近端

图 9-4 游离神经移植修复腕部正中神经缺损（一）

　　腕横韧带近端的神经缺损与腕横韧带远端的缺损相似，所不同的是切口在腕横韧带的近端且不用切开腕横韧带。在神经移植时先将移植神经切为相同的 3~5 段后分别将各段的远、近端用 9-0 或 10-0 线缝合后，再用 7-0 或 8-0 线将移植神经分别与正中神经的远、近端缝合（图 9-5）。

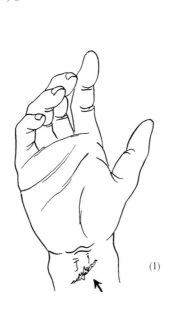

(1)

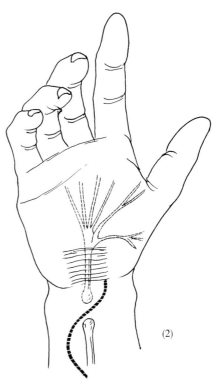

(2)

(1)腕横纹近端正中神经缺损;(2)切口

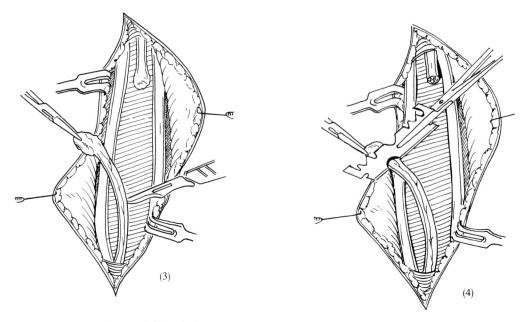

（3）、（4）桡神经残端，并用保险刀片切除神经瘤直至正常神经组织

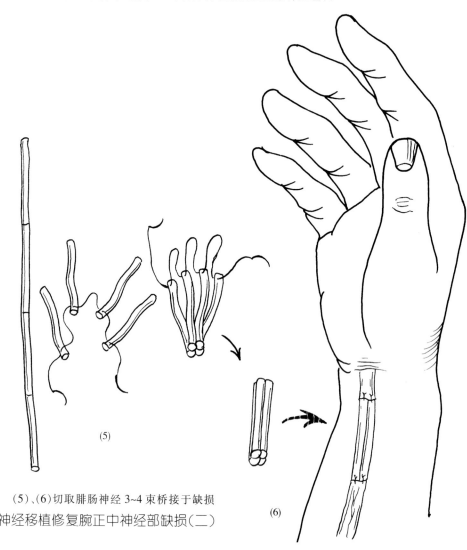

（5）、（6）切取腓肠神经 3～4 束桥接于缺损

图 9-5 游离神经移植修复腕正中神经部缺损（二）

（二）游离神经移植修复腕部尺神经缺损

【适应证】

与腕部正中神经缺损类似，游离神经移植适用于神经缺损大于2cm的情况，且有良好的软组织条件。腕横韧带近端的缺损与正中神经近端的缺损类似，这里主要介绍豌豆骨附近的神经缺损的修复。

【手术步骤】

1、以豌豆骨为中心行弧形切口。

2、先于近端切开深筋膜和腕掌韧带和尺侧屈腕肌腱扩张部，找出尺神经和尺动脉，向远端分离找出神经的近断端。远端切开掌短肌可见尺神经浅支和伴行的尺动脉本干或浅支，继续切开位于豌豆骨和钩骨钩间的小鱼际肌抵止腱弓即可见尺神经深支以及伴行的尺动脉深支。有时尚需切开小指短屈肌以暴露尺神经深支和尺动脉深支。此时即可完全暴露尺神经深浅支的断端。

3、切除远、近端的神经瘤，有时近端的断端恰好在分为深、浅支的部位，此时可将尺神经沿深浅支之间向近端切开以便缝合。

4、切取相应长度的腓肠神经分别桥接于深、浅支的远近端之间，用7-0或8-0线缝合（图9-6）。

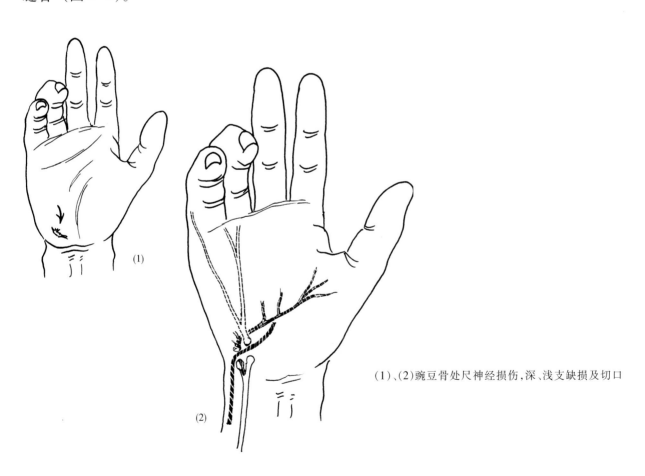

(1)、(2)豌豆骨处尺神经损伤,深、浅支缺损及切口

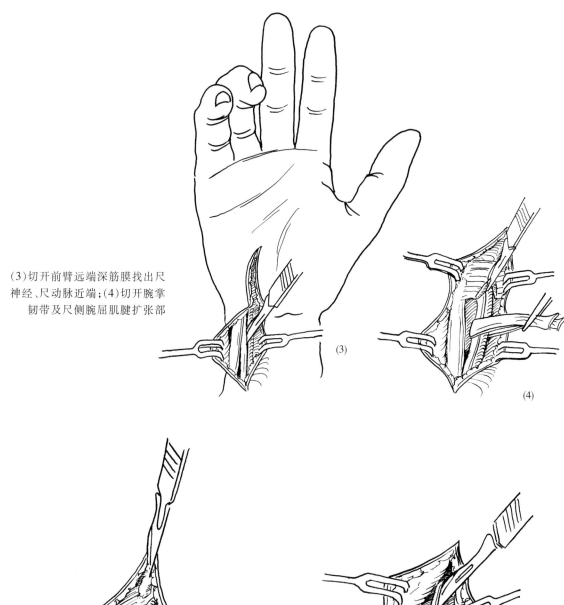

(3)切开前臂远端深筋膜找出尺
神经、尺动脉近端;(4)切开腕掌
　韧带及尺侧腕屈肌腱扩张部

(3)

(4)

(5)

(6)

(5)、(6)向远端切开掌短肌及豆钩韧带,完全暴露神经残端

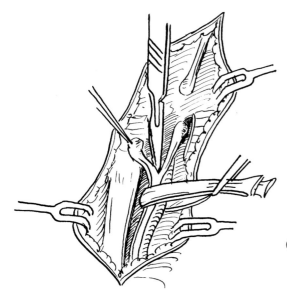

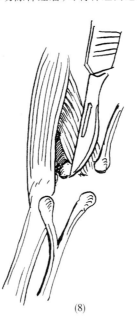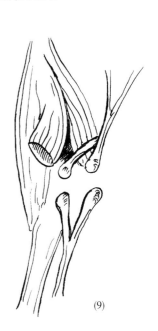

(7)切除神经瘤,可将神经向近端分离以便于缝合

(8)、(9)有时需切断小指短屈肌以充
分暴露神经残端

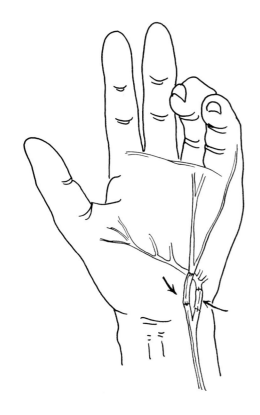

(8)　　　　　　　　　　　(9)

(10)取游离神经桥接于缺损处

图 9-6　游离神经移植修复尺神经缺损

（三）游离神经移植修复指神经、指总神经或部分神经缺损

分别适用于指神经、指总神经和部分损伤缺损而不能直接缝合的情况。指神经的缺损在切除神经瘤后切取腓肠神经桥接并直接缝合。指总神经的缺损，可切取带分支的腓肠神经或将一支较粗的腓肠神经的一侧纵向切开分为两束并分别与指神经缝合。对于部分神经缺损的修复，可沿正常神经和损伤神经间纵向切开，将损伤段的神经瘤切除，然后将远近端直接缝合或切取腓肠神经桥接于缺损处后缝合（图 9-7）。

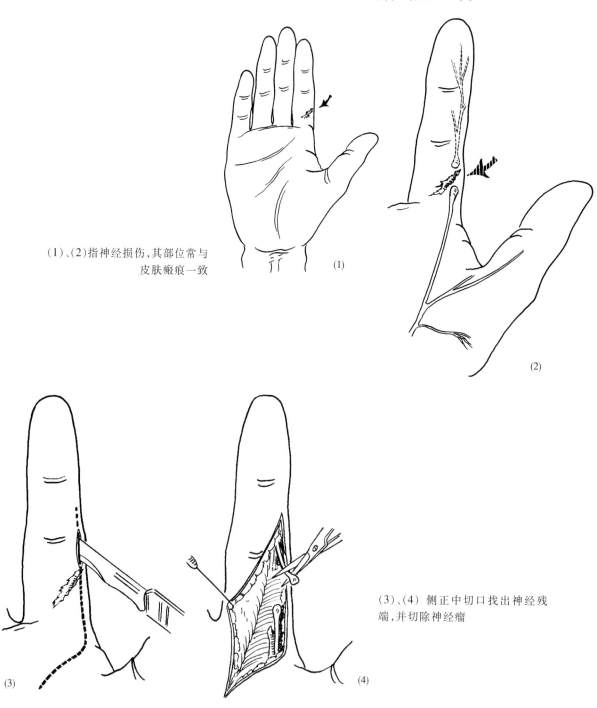

(1)、(2)指神经损伤,其部位常与皮肤瘢痕一致

(1)

(2)

(3)、(4) 侧正中切口找出神经残端,并切除神经瘤

(3)

(4)

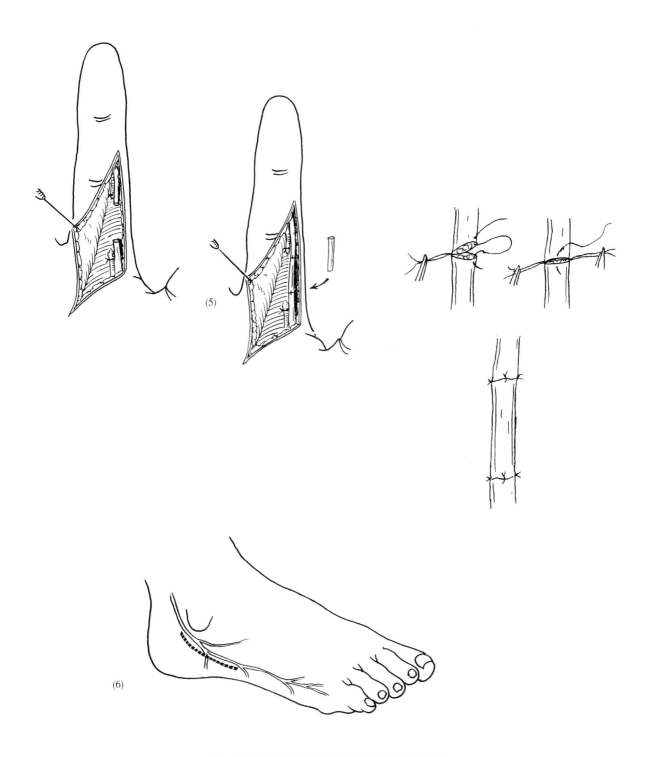

(5)

(6)

(5)、(6)采用足部相应粗细的腓肠神经桥接缺损

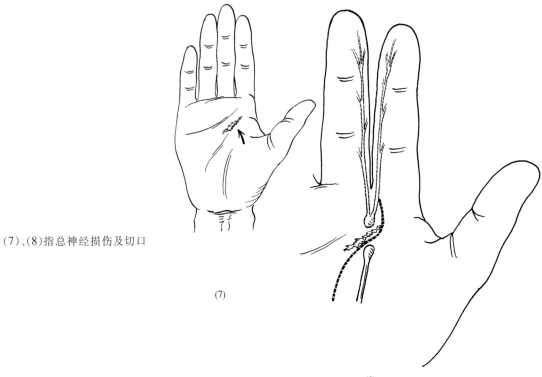

(7)、(8)指总神经损伤及切口

(7)

(8)

(9)

(10)

(9)切除断端神经瘤;(10)用带分叉的

神经或将较粗神经的一端劈开分别与指神经和近端的指总神经缝合

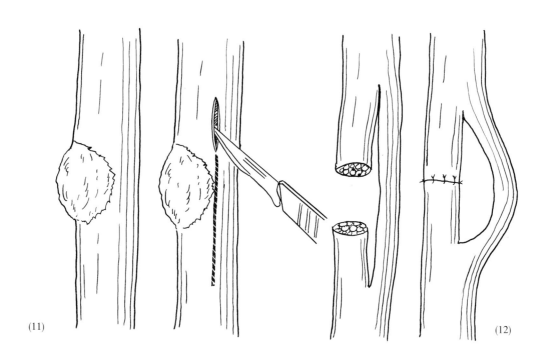

(11)、(12)对于部分神经损伤切除后的少量神经缺损可直接缝合

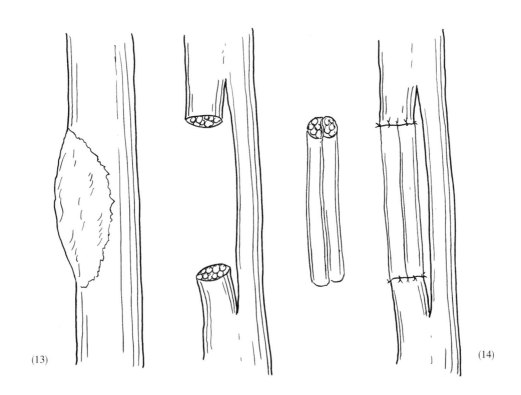

(13)、(14)对于部分神经损伤、切除损伤神经后较大的缺损采用游离神经移植桥接

图 9-7　游离神经移植修复指神经和指总神经

二、神经束间移植

在神经缺损进行神经移植修复中，采用神经束间移植，神经束的对合较神经干移植为精确。行神经束移植时：①尽可能在近侧和远侧吻合口中，通过移植的神经束准确对合近、远端的感觉或运动束，力求远、近端神经束功能上的同一性。②各神经束的吻合口应轻度错开，减少在同一水平缝合的缝线反应。③应在无张力下缝合。④当近端为混合束，远端为运动与感觉已分离的情况下，应根据神经远端的功能需要选择优先缝接远端功能较为重要的部分。例如桡神经，在上臂中 1/3 以上为混合束，在肘部将分成运动与感觉束，而桡神经在前臂的运动束远比感觉束重要，所以在修复桡神经于上臂中下部至肘部的缺损时，可以优先给桡神经深支。又如腓总神经远端至坐骨神经下 1/3 之间的缺损，修复其深支也较为重要（图 9-8）。

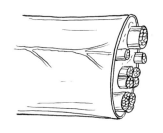

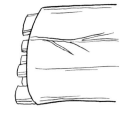

(1)

(2)

(1)断裂神经干清创后神经缺损；(2)切取的皮神经根据神经束或神经束组的大小及缺损长度，切成相应长度的移植神经；(3)神经束间移植及缝合

图 9-8　神经束组（束间神经）移植缝合法

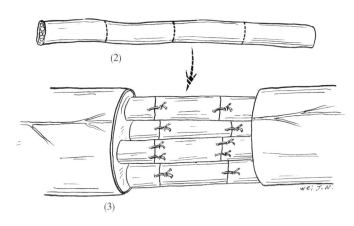

(3)

三、神经干移植

应用废弃或无用的神经干作移植的机会不多，且神经干中的间质组织较多，神经束的排列、位置、大小和数目均不相同，所以用神经干作移植时，神经束的对合将会出现困难。此外，神经干越粗、移植长度越长、神经移植段中心的血液供应越受影响、神经恢复的效果也越差（图 9-9）。有时在前臂正中神经和尺神经均损伤缺损的情况下可将尺神经

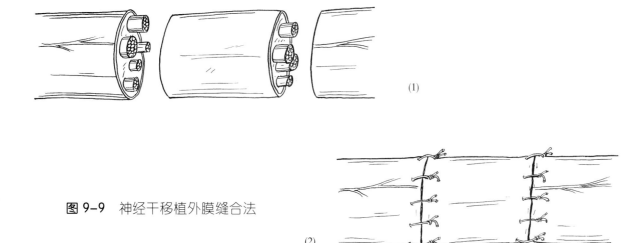

(1)

图 9-9 神经干移植外膜缝合法

(2)

Wei J.N.

损伤部位近端的正常部分进行游离移植，同时修复正中神经和尺神经（参见第 11 章）。

四、带蒂神经移植

由 Strange-Seddon 首先提出，其目的是保留移植段神经的血液供应，减少移植段神经缺血坏死，有利于神经再生。当肢体有两条并行神经同时受损，由于损伤严重，神经缺损较多，可牺牲其中一条神经作带蒂移植修复另一条神经。如前臂正中神经、尺神经均缺损较多，由于尺神经支配的手内在肌难以恢复，故可用尺神经作带蒂移植修复正中神经；下肢坐骨神经缺损较多时，可用其中一半的胫神经或腓总神经去修复另一半腓总神经或胫神经。

手术分两期进行，一期先估计要修复的神经缺损长度（如正中神经），切除两条神经近端的假性神经瘤，然后行端–端外膜缝合。再将作为移植用的神经（尺神经）近端的神经束切断，切断处与两神经缝合点的距离即为要修复神经缺损的长度加上二期手术时神经回缩及断端间瘢痕切除的长度。切断尺神经近端时要保留神经外膜上可见到的营养血管，这样，既可保证移植段神经的血液供应，避免移植神经因缺血造成中心部位的坏死和变性。又可使神经段内神经发生华勒变性，以便正中神经再生神经纤维的长入。一期手术后，根据神经移植段的长度，估计移植段内神经再生已接近完成，并且两条神经缝结处已有血管连通，可行二期手术。游离尺神经近端并切除原切断处的瘢痕，切除正中神经远端的假性神经瘤，然后将两神经断端缝合（图示请参见第 11 章）。

■ 第四节 神经松解术

在神经遭受外来压迫、牵拉、缺血或注射药物等所致的损伤，神经干虽未断裂，仍保持外观上的连续性。但此类神经损伤的病理变化差异很大，它可以表现为神经传导阻滞，也可以表现为轴索中断或神经断裂。这种病理变化也可以在同一神经干内以上述三种形式出现。关于损伤的神经是否需要手术探查及手术探查的时机，已于神经修复的时机专题中作了叙述。这类神经损伤常需要进行神经松解术，其目的是切除神经损伤处的瘢痕组织，将神经置于血循环良好的软组织基床上，改善神经的血液循环，促进其功能恢复。

此类手术要想从神经损伤处周围的瘢痕组织中探查神经是困难的，而应从正常的神经近、远端开始，向神经损伤的部位将神经从瘢痕中分离出来。同时需要切除神经周围的瘢痕组织，包括瘢痕化的神经外膜。损伤处神经干两端正常的部分不应过多分离，以免使缺血的神经干的缺血程度加重。在神经分离时，应注意保护神经的分支和避免损伤神经干上的营养血管，以免术后更多地影响肢体的功能。在充分显露神经干后，通过电刺激检查神经的传导功能，结合临床检查，全面估计神经损伤的程度。如果电刺激和临床检查均证实神经属于不完全麻痹，则宜行神经松解术。

一、神经外松解术

在神经探查中，如发现神经受周围瘢痕压迫和绞窄的程度不重，神经外膜上的营养血管除在瘢痕部位被压迫中断外，其余部位基本正常，受压部神经仅有轻微发硬，此时仅需将神经外膜上的瘢痕组织用锐利刀片或剪刀切除或剪除。当瘢痕与神经外膜紧密粘连，不易分离时，亦可将此处的神经外膜连同瘢痕一起切除。松解后，常可发现神经干上的营养血管扩张、充血（图 9-10）。

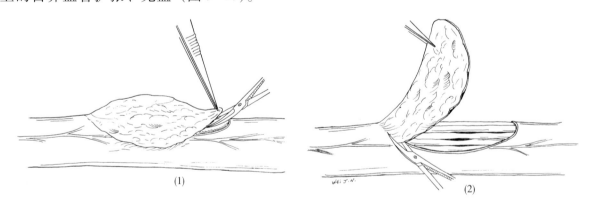

(1)

(2)

（1）从正常神经干处向损伤处切除神经外膜上的瘢痕组织；（2）如瘢痕与神经外膜
紧密相连、不易分离，可将此处的神经外膜连同瘢痕一起切除

图 9-10 神经外松解术

二、神经内松解术

当探查术中发现神经受压或绞窄的程度较重，神经外膜上的营养血管在受压或绞窄部位中断，外膜增厚，神经干发硬，但不变窄，此时除需将神经外膜上的瘢痕切除外，

尚需行神经内松解术。手术先在受压神经干两端正常的神经外膜处，将神经外膜切开，用蚊式止血钳夹住切口两边的神经外膜，将神经固定好。以便于分离神经束。然后向神经损伤部位分离神经束，用显微外科剪轻柔地分离神经束间的瘢痕组织，将瘢痕组织切除。由于神经束与束之间有许多大小不等的交通支，称为神经内丛，在分离神经束和剪除束间瘢痕时，应避免损伤这些交通支。神经内松解不应将神经束膜切开，以免损伤束内的神经纤维。神经束间松解后，将神经外膜切除（图 9-11）。

无论进行神经外松解术或神经内松解术，为了识别神经的组织结构，辨别瘢痕组织和正常组织，做到比较精确、彻底地切除神经周围或神经束间的瘢痕组织，以及便于操作，此类手术均需在手术显微镜或放大镜辅助下进行。术中应注意对神经外膜上或神经内的出血点进行彻底止血，以免术后形成血肿，产生新的瘢痕。术中尚应注意将神经干置于健康的软组织基床上。

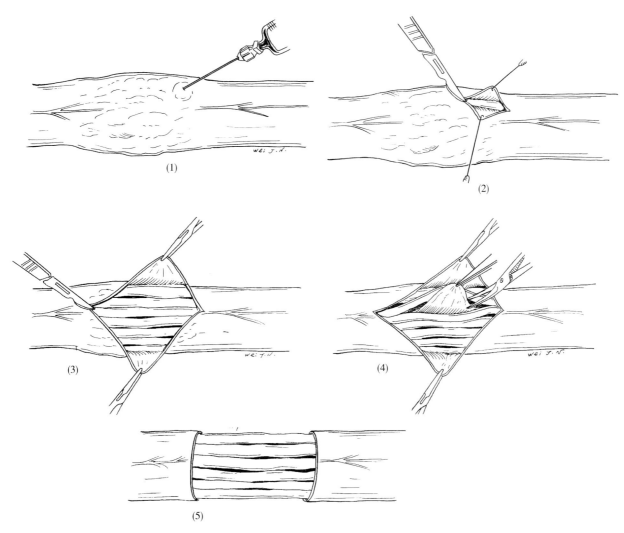

(1)于损伤神经干一端正常的神经外膜下,用皮试针头注入少量生理盐水,使局部神经外膜与神经束分离;
(2)从神经外膜剥离处切开神经外膜;(3)向损伤神经部切开和剥离神经外膜;(4)分离及切除神经束间的瘢痕组织;(5)切除损伤段的神经外膜

图 9-11 神经内松解术

■第五节 臂丛神经损伤的修复

臂丛神经损伤是上肢最严重的损伤之一，在过去的几十年内对于臂丛神经的诊断和治疗取得了巨大进步，但对于全臂丛神经损伤，尤其是手功能的重建仍然缺乏有效办法。

【应用解剖】

上肢的运动和感觉功能几乎由臂丛神经支配。臂丛由第5、6、7、8颈神经及第1胸神经前支组成，神经根在前斜角肌外侧缘处组成神经干；$C_{5、6}$神经合成上干，C_7神经单独为中干，C_8、T_1神经合成下干。每一神经干在相当于锁骨中1/3处分为前、后两股，按照它们与腋动脉的位置关系，上干与中干的前股合成外侧束，下干的前股单独形成内侧束，上、中、下三干的后股合成后束（图11-4）。

臂丛神经根形成干以前有四个分支：

1、斜角肌肌支和颈长肌肌支　在接近椎孔处由C_{5-8}神经根发出，支配附近的斜角肌和颈长肌。

2、膈神经　主要来自C_4神经根，C_5神经根发出细的分支参加膈神经。膈神经在前斜角肌的外侧缘斜向内下越过该肌。

3、胸长神经　从C_{5-7}神经根发出，支配前锯肌。一般认为C_{5-7}神经根自椎孔断裂会产生胸长神经损伤，前锯肌麻痹。由于肩胛骨下角失去稳定力量而出现翼状肩胛，因此不少学者提出以翼状肩胛的出现作为神经根在椎孔处或椎孔内断裂的诊断依据。但临床观察并非如此，多数诊断明确的C_{5-7}神经根性撕脱伤并未发生翼状肩胛。韩震在经过解剖研究后得出结论：①前锯肌除主要接受胸长神经支配外，有90%的前锯肌还同时接受部分肋间神经支配，这些肋间神经的前锯肌肌支多出现在第3至第7肋间。②臂丛C_{5-7}损伤时，不但损伤了胸长神经，同时还伴有胸、上肢肌瘫痪，减轻了肩胛骨脊柱缘向后翘起的力量，因而在臂丛根性损伤中不出现翼状肩胛。

4、肩胛背神经　从C_{4-5}神经根发出，穿越中斜角肌支配大、小菱形肌及提肩胛肌。

臂丛上干在前斜角肌外缘未分成前、后股之前有两条分支：

（1）锁骨下肌支：由C_{5-6}神经纤维组成，从上干的前支发出，在锁骨后方进入并支配该肌。

（2）肩胛上神经：由C_5神经纤维组成，从上干发出，向外后方行经肩胛舌骨肌及斜方肌深面，至肩胛骨上缘，通过肩胛上切迹进入冈上窝支配冈上肌。继而绕过肩胛冈冈盂切迹进入冈下窝支配冈下肌。

臂丛中、下干和三干的前、后股一般无分支。

臂丛神经束部的分支较多，且位于锁骨以下，临床常称束以下臂丛神经损伤为低位臂丛神经损伤或锁骨下臂丛神经损伤。按其分支发出的部位和先后，分别叙述于下：

从外侧束发出的分支有：

1、胸前外侧神经　由C_{5-7}神经纤维组成，$C_{5、6}$神经纤维主要支配胸大肌的锁骨头，

C_7 神经纤维支配胸大肌的胸骨头与肋骨头。

2、肌皮神经 由 C_{5-6} 神经根纤维组成，是外侧束外侧部分的终末支，支配喙肱肌、肱二头肌及肱肌。

3、正中神经外侧头 由 C_{5-7} 神经纤维组成，从外侧束内侧发出，是外侧束内侧部分的终末支，与正中神经内侧头合成正中神经。正中神经外侧头纤维主要支配旋前圆肌及桡侧腕屈肌。

从内侧束发出的分支有：

1、胸前内侧神经 由 C_8 和 T_1 神经纤维组成，发出细分支与胸前外侧神经交通，支配胸大肌的胸骨头、肋骨头和胸小肌。

2、臂内侧皮神经 由 C_8 和 T_1 神经纤维组成，支配臂内侧皮肤感觉。

3、前臂内侧皮神经 由 C_8 和 T_1 神经纤维组成，支配前臂内侧皮肤感觉。

4、尺神经 由 C_8 和 T_1 神经纤维组成，支配尺侧腕屈肌、无名指和小指的指深屈肌、小鱼际肌、第 3、4 蚓状肌、拇收肌和拇短屈肌深头。

5、正中神经内侧束 由 C_8 和 T_1 神经纤维组成，是内侧束外侧的终末分支。支配掌长肌、全部屈指肌、大鱼际肌群（两块半肌肉）、第 1、2 蚓状肌，有少量感觉纤维分布到手部。

从后束发出的分支有：

1、肩胛下神经 常分两支，由 $C_{5、6}$ 神经根组成部分为上肩胛下神经，支配肩胛下肌上部及大圆肌。由 C_7 神经纤维组成的部分为下肩胛下神经，支配肩胛下肌下部。

2、胸背神经 由 C_7 神经纤维组成，支配背阔肌。

图 9-12 臂丛神经解剖示意图

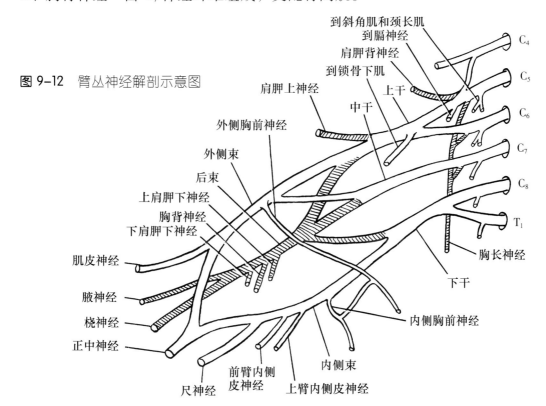

3、腋神经 由 $C_{5,6}$ 神经纤维组成，支配小圆肌和三角肌。

4、桡神经 由 C_{5-8} 及胸$_1$神经纤维组成，是后束的延续部分。支配肱三头肌、肘后肌、肱桡肌、桡侧腕长伸肌、桡侧腕短伸肌、旋后肌、指总伸肌、小指固有伸肌、尺侧腕伸肌、拇长展肌、拇长伸肌、拇短伸肌和示指固有伸肌。

在下臂丛神经根（C_8 及 T_1）损伤中，经常涉及到 Horner 综合征，其解剖学基础是：在脊柱两旁的交感神经链接受 C_8 神经、全部胸椎及 $L_{1,2}$ 脊髓神经前根的节前纤维。从 C_8 神经到 T_3 神经的节前纤维至颈上神经节，此节的节后纤维伴随脑神经分支至眼部，支配瞳孔开大肌、提上睑肌，面部的血管及汗腺。如该段交感神经受损，即可引起眼球内陷、上眼睑下垂、下眼睑轻度抬高、瞳孔缩小、眼裂变窄以及受累面部无汗和潮红，即为 Horner 综合征（图 9-12）。

一、臂丛神经的手术显露

臂丛神经手术显露按部位分为锁骨上、锁骨下和锁骨后臂丛神经显露，可根据神经损伤的部位选用不同的入路。

（一）锁骨上臂丛神经显露

1、常采用 L 形切口，在胸锁乳突肌后缘中点后方 1cm，沿该肌后缘向下，再锁骨上缘横形向外达锁骨中点。将该三角瓣连同其下的颈阔肌掀起。如遇颈外静脉，可根据情况予以切断或牵拉向一侧。对青年和儿童可采用锁骨上横切口，自胸锁乳突肌内缘至斜方肌前缘。

2、在锁骨上方找到并钝性分离肩胛舌骨肌及颈横动、静脉，并于肩胛舌骨肌腱性部分切断，断端以外科丝线缝扎，并将缝线留作牵引，以便显露伤口。进一步分离颈横动、静脉，将其切断后分别结扎，如果不妨碍操作也可将其牵向一侧予以保留。

3、找到前斜角肌，将其牵开，即可显露臂丛神经根。分离并注意保护位于前斜角肌表面的膈神经。再沿神经根向远端分离，可显露各个神经干。分离下干时，一定注意勿损伤锁骨下动脉（图 9-13）。

（二）锁骨下臂丛神经显露

1、从锁骨中点开始，向下沿胸大肌、三角肌沟，经腋横纹再向下至上臂内侧肌间隔。显露并注意保护位于胸大肌、三角肌沟内的头静脉。结扎有关的头静脉属支，将胸大肌切断或牵拉开即可，在术野中所见即为锁胸筋膜和胸小肌以及覆盖于臂丛神经表面的脂肪层。需要时，还可将胸小肌切断或牵拉开。

2、向外侧牵开三角肌及头静脉，向内侧牵拉开及胸大肌和胸小肌，切开锁胸筋膜及腋筋膜，即可显露臂丛神经束、支及上肢神经神经近端、锁骨下及腋部大血管等重要结构（图 9-14）。

（三）锁骨后臂丛神经显露

如需行锁骨后臂丛神经探查（探查臂丛神经股部分），则应将锁骨行 Z 形截断。锁

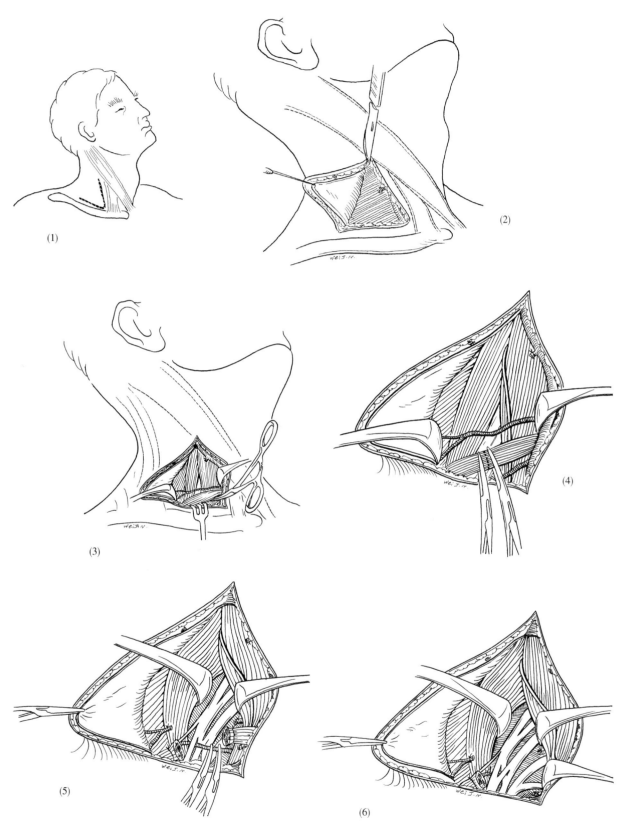

(1)切口　沿胸锁乳突肌后缘和锁骨上缘 1cm 处作 L 形切口;(2)将三角形皮瓣连同颈阔肌一起切开掀起;(3)钝性
分离显露肩胛舌骨肌及颈横动脉;(4)切断并结扎肩胛舌骨肌;(5)切断并结扎颈横动脉;(6)显露锁骨上臂丛神经

图 9-13　锁骨上臂丛神经显露

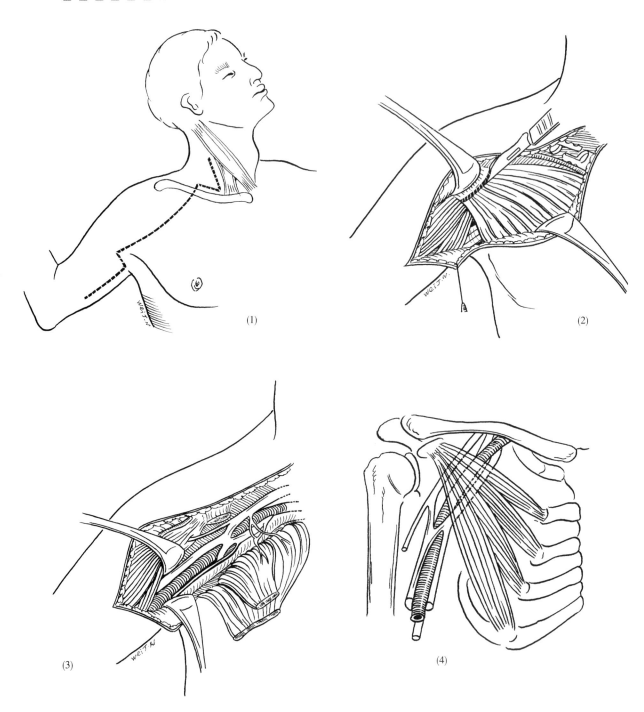

(1)全臂丛神经手术显露的切口,显露臂丛神经锁骨下的结构,沿胸大肌、三角肌间沟经腋横纹向下至上臂内侧肌间隔;(2)于肌腱部切断胸大肌及胸小肌;(3)将胸大肌及胸小肌掀开,即可显露锁骨下臂丛神经结构;(4)肌皮神经、正中神经、尺神经和桡神经于腋部与腋动脉、肱动脉的位置关系

图 9-14 锁骨下臂丛神经显露

骨截骨前,先以骨钻钻两个小孔,再行 Z 形截断。术后可用可吸收缝线捆扎和克氏针贯穿固定锁骨。切断锁骨下肌,注意结扎该处小血管。分别向内、外侧牵开锁骨即可暴露位于深层的臂丛神经各股和锁骨下动脉和颈静脉(图 9-15)。

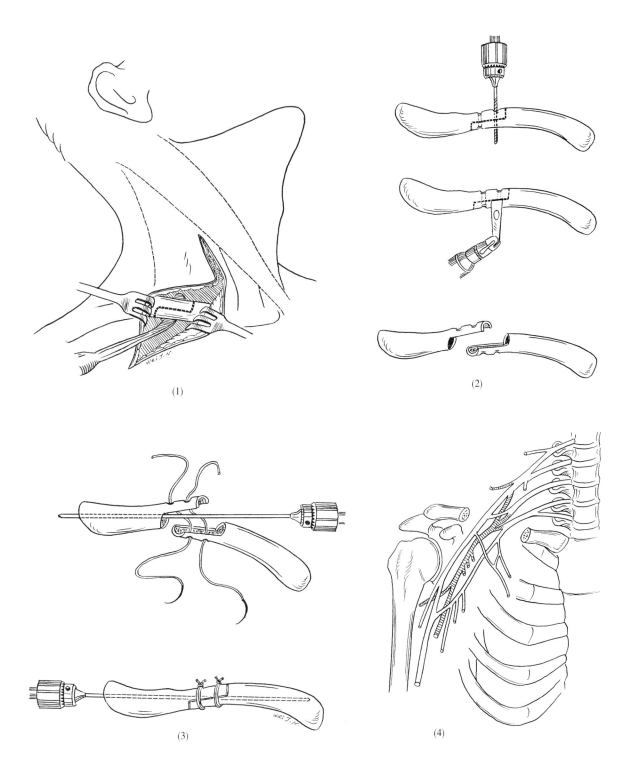

(1)如需截断锁骨,可将锁骨作 Z 字形截断;(2)锁骨在截断前先钻 2 个小孔再作 Z 形截断;(3)术后锁骨的修复可用缝扎及克氏针贯穿锁骨的方式;(4)显露锁骨上、下全臂丛神经结构

图 9-15 锁骨后臂丛神经显露

二、臂丛神经松解术

【适应证】

适用于闭合性节后臂丛神经损伤经保守治疗 3 个月无任何恢复，或主要功能恢复不完全，或者恢复次序跳跃或中断的情况，探查发现神经纤维连续，但有大量的瘢痕包裹神经的情况均应考虑行神经松解术。

【手术步骤】

臂丛神经的松解应首先充分显露损伤的神经，确定需要松解的神经的范围，具体松解操作请参见第三节（图 9-16）。

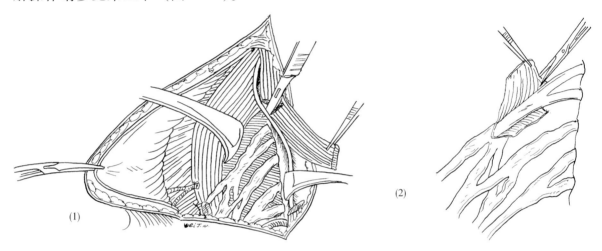

(1)、(2)臂丛神经显露后,需从正常或接近正常的神经开始分离、切除神经周围的瘢痕
组织,并将瘢痕纤维化的神经外膜进行剥离切除

图 9-16 臂丛神经松解术

三、游离神经移植修复臂丛神经缺损

【适应证】

游离神经移植修复臂丛神经缺损并不常用，主要适用于神经损伤的远、近完整或部分完整，但存在神经缺损无法直接缝合的情况，对于分娩性臂丛神经损伤更常使用，根据损伤情况一般有以下几种桥接方式。此外，游离神经移植还常常用于神经移位有神经缺损时。

1、当臂丛上干缺损时，采用游离神经移植修复肩胛上神经及臂丛上干前、后股的方式。

2、当臂丛上、中干缺损时，采用游离神经移植术修复肩胛上神经、臂丛神经上干前、后股及中干的方式。

3、当 C_5 神经根撕脱或不能修复时，同时伴有 C_6 神经根的缺损，可用游离神经移植桥接 C₆ 与肩胛上神经、臂丛神经上干的前、后股。

4、当 C₆ 神经根撕脱或不能修复时，同时伴有 C₅ 神经根的缺损，可用游离神经移植桥接 C₅ 与肩胛上神经、臂丛神经上干前、后股。

5、当 C₇ 神经根撕脱或不能修复时，同时伴有臂丛神经上、中干的缺损，可用游离神经移植桥接 C_{5、6} 神经根与肩胛上神经、臂丛神经上干前、后股和中干（图 9-17）。

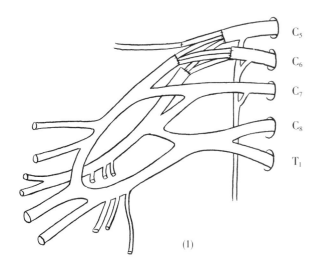

(1)

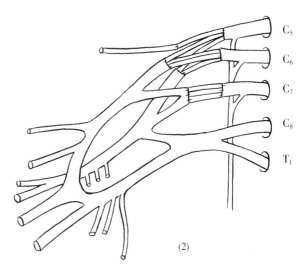

(2)

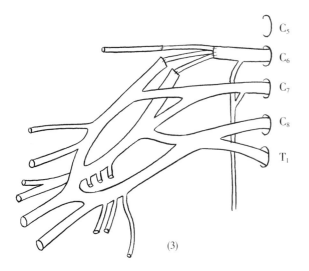

(3)

(1)当臂丛上干缺损时,用游离神经移植修复肩胛上神经及上干的前、后股的方式;(2)当臂丛上、中干缺损时,用游离神经移植修复肩胛上神经、上干的前、后股及中干的方式;(3)当 C₅ 神经根撕脱或不能修复时,同时伴有 C₆ 神经干的缺损,可用游离神经移植桥接 C₆ 与肩胛上神经、上干的前、后股

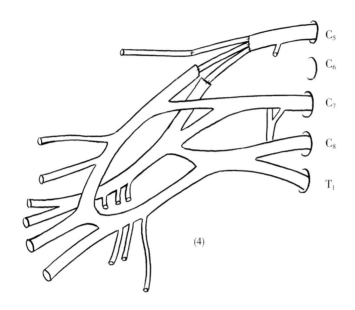

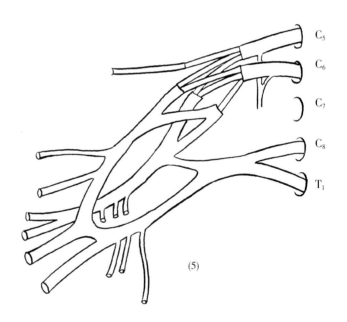

(4)当 C_6 神经根撕脱或不能修复时,同时伴有 C_5 神经干的缺损,可用游离神经移植桥接 C_5 与肩胛上神经、上干的前后股;(5)当 C_7 神经根撕脱或不能修复时,同时伴有上、中干的缺损,可用游离神经移植桥接 $C_{5,6}$ 神经根与肩胛上神经、上干的前后股和中干

图 9-17 臂丛神经缺损的游离神经移植术

四、膈神经移位术

【适应证】

臂丛神经在椎孔内断裂或严重撕脱伤，无法直接修复，而肱二头肌没有发生不可逆变化；同时双侧膈神经功能良好（术前动态放射学检查了解膈肌活动情况，术中用神经刺激仪刺激膈神经，观察膈肌活动状况）。对于儿童应慎用，双侧膈神经功能不良或肺功能差者应禁用。

【手术步骤】

1、在锁骨上切口内，沿前斜角肌表面找出并分离膈神经，在尽可能的远端直视下切断膈神经，切断前可用局麻药物对神经进行封闭。

2、腋部行 Z 形切口，在胸大肌及胸小肌肌腱部将其切断。掀开胸大肌及胸小肌，显露肌皮神经及其残端。修整其残端，直到有正常的神经束断面显露。

3、如可能的话，尽量行膈神经与肌皮神经直接缝合；否则应行神经游离移植桥接肌皮神经与膈神经。腓肠神经的一端与膈神经在锁骨上行端端外膜缝合，然后将其另一端从锁骨下拉至腋部切口内。将腓肠神经另一端与肌皮神经断端行鱼口式缝合。

4、缝合胸大肌腱性部分，然后缝合伤口。

【术后处理】

术后用支架固定肩关节于内收、肘关节屈曲 90° 贴胸位，头部斜向患侧固定。一般固定时间 4 周（图 9-18）。

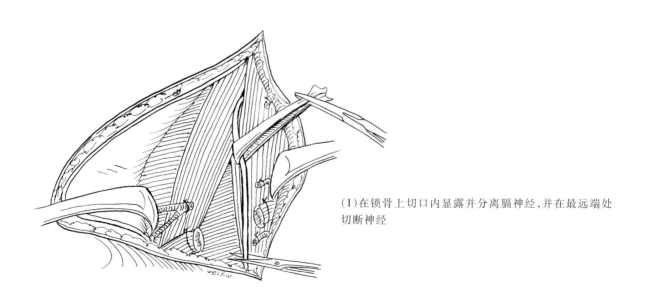

（1）在锁骨上切口内显露并分离膈神经，并在最远端处切断神经

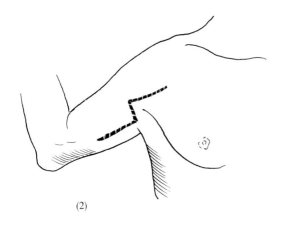

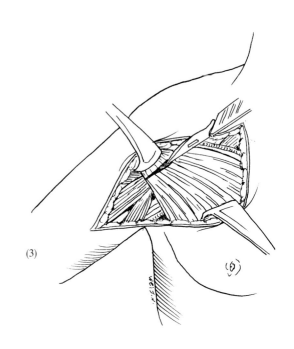

(2)腋部切口;(3)将胸大肌及胸小肌在
　　　　　　其肌腱部切断

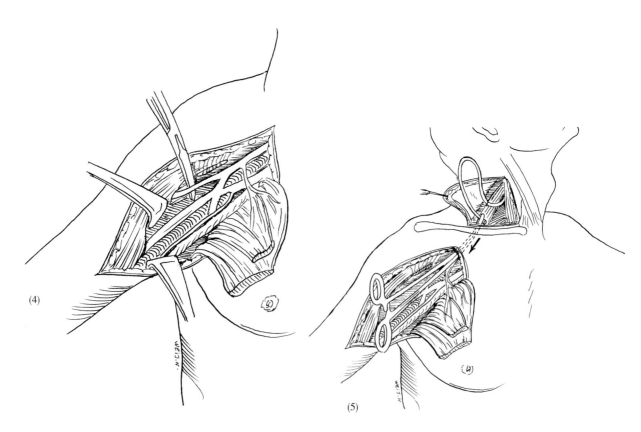

(4)掀开胸大肌和胸小肌显露肌皮神经;(5)将腓肠神经的一端与膈神经缝合,
然后将腓肠神经从锁骨后拉至腋部切口内

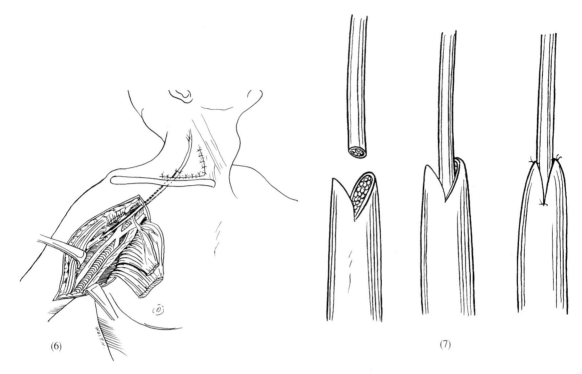

(6)将腓肠神经的另一端与肌皮神经缝合；(7)用鱼口式缝接腓肠神经与肌皮神经

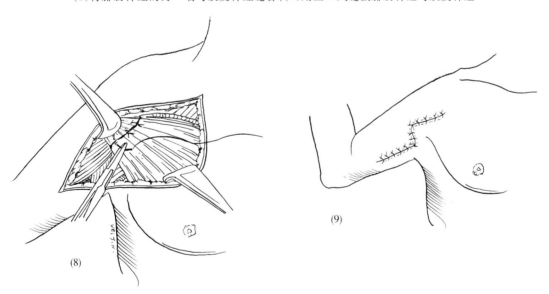

(8)缝合胸大肌肌腱；(9)缝合切口

图 9-18　膈神经移位重建屈肘功能术

五、肋间神经移位术

【适应证】

臂丛神经本身损伤严重，无法直接修复；而且将要修复的神经所支配肌肉本身尚未发生不可逆变化。慎用于儿童，肋骨骨折有或怀疑有肋间神经损伤者禁用。肋间神经常移位于肌皮神经以修复屈肘功能，根据需要也可移位于腋神经、正中神经、桡神经或尺神经以期恢复相应的功能。

【手术步骤】

1、从腋部开始，沿胸侧壁腋中线做纵形切口，切口可远达第7、8肋间。

2、于肋缘下显露第2、3、4或第3、4、5肋间神经。

3、肋间神经的切取　在肋骨下缘切开骨膜及肋间肌，用小型骨膜起子紧贴肋骨后面的肋间神经沟插入，然后向外撬开，即可显示肋间神经主干。根据需要，将其在相应的长度处切断。

4、用第2、3间神经移位可直接与肌皮神经缝合，一般采用可用鱼口式缝合法缝接。如果其间存在缺损，可用腓肠神经移植桥接肋间神经与肌皮神经（图9-19）。

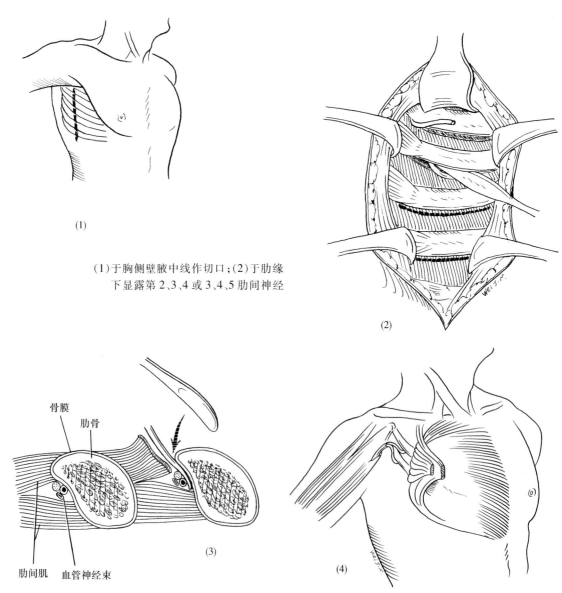

(1)

(1)于胸侧壁腋中线作切口;(2)于肋缘
下显露第2、3、4或3、4、5肋间神经

(2)

骨膜
肋骨

肋间肌　血管神经束

(3)

(4)

(3)肋间神经的切取,可在肋下缘切开骨膜,用小的骨膜起子紧贴肋骨后面的神经沟插入,然后
向外翘开,即可显露肋间神经;(4)用第2、3肋间神经移位直接与肌皮神经缝合

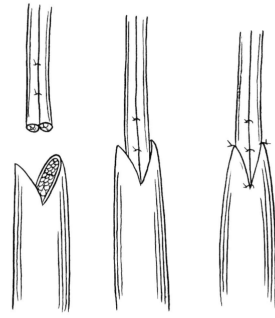

(5)用鱼口式缝接肋间神经与肌皮神经

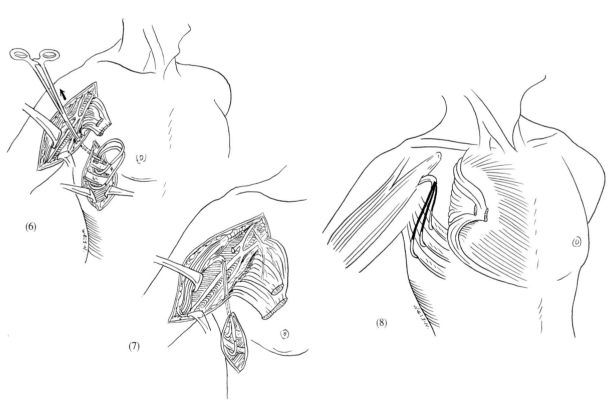

(6)~(8)用腓肠神经桥接肋间神经与膈神经

图 9-19 肋间神经移位术

对于全臂丛神经根性撕脱伤，如果移植条件具备，可采用膈神经移位修复肌皮神经，用肋间神经修复正中神经内侧头。桥接所需游离神经可选用前臂内侧皮神经，利用其远端的神经分支桥接肋间神经与正中神经内侧头，近端部分用于桥接膈神经与肌皮神经（图 9-20）。

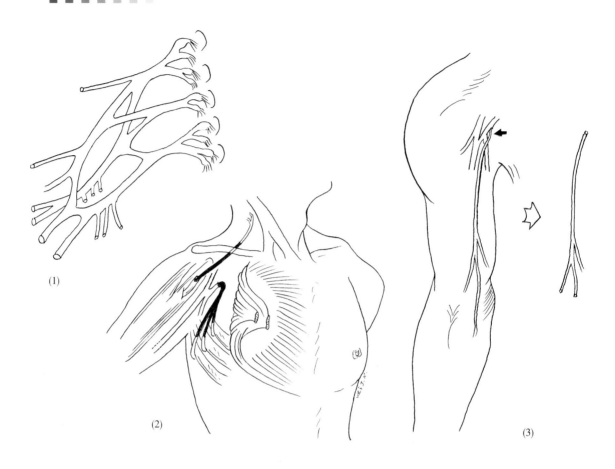

(1)全臂丛神经根性撕脱伤;(2)用膈神经移位修复肌皮神经,用肋间神经修复正中神经
内侧头;(3)可以切取同侧的前臂内侧皮神经作为游离神经移植的材料,利用其远端的
神经分支桥接肋间神经,其近端可用于桥接膈神经与肌皮神经

图 9-20 膈神经肋间神经移位治疗全臂丛根性撕脱伤

■ 第六节 上肢神经卡压综合征

　　周围神经在解剖上某些特定的部位,如经过某些肌肉的起点处、穿过肌肉处、行经骨纤维鞘管或先天性畸形变异处,这些部位组织较硬韧,神经本身可移动性较小,经过长时间的压迫和肢体活动时对神经局部的牵拉磨损,可致神经损害,产生感觉及运动障碍,与神经伴行的血管也可同时受压出现症状,称为周围神经卡压综合征。该病常起病缓慢,一般先出现感觉障碍,后出现肌肉麻痹。

　　上肢神经卡压综合征的诊断应包括两部分。首先确定某一特定神经病变,然后确定神经病变的病因。应排除神经病变是其他全身或局部病变的表现之一,同时排除更高位置神经卡压同时存在的可能性,不可首先考虑卡压作为病因。

　　早期准确的诊断是获得良好效果的关键所在。只要病人的症状明显,诊断明确,定位清楚,就应该及早施行手术解除压迫,而且早期手术的效果也很好。

松解卡压结构时应同时行神经外松解术或神经内松解术。如果在手术中发现卡压的地方神经变性，瘢痕化，它所支配的远端肌群完全麻痹，就可以将这个绞窄压迫的瘢痕段切除，行神经缝合或游离神经移植。

一、胸腔出口综合征的减压术

臂丛神经及锁骨下动、静脉在胸廓出口处受到各种先天或后天继发因素压迫所致的手及上肢酸痛、麻木、乏力、肌肉萎缩及锁骨下动、静脉受压征象等一系列临床综合表现称为胸腔出口综合征，也有人称为臂丛神经血管受压症。它是手外科最难诊断、治疗效果最差的疾病之一。

该病的病因有前斜角肌痉挛、肥大，颈肋，异常的纤维束带，锁骨骨折畸形愈合、骨痂形成，胸小肌止点病变，胸腔出口处的肿物如脂肪瘤或血管瘤等。这些病因可单独存在，也可是其中的几种因素同时存在。治疗以针对这些病变的手术治疗为主。

【应用解剖】

颈三角间隙在胸锁乳突肌的深面，两边为前、中斜角肌，底边为第1肋骨，形成一个三角形的间隙，臂丛神经和锁骨下动、静脉从该间隙穿过（图9-21）。

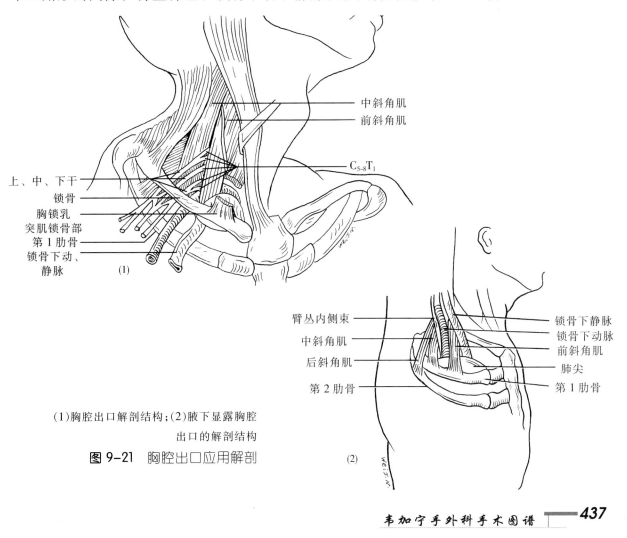

(1)胸腔出口解剖结构；(2)腋下显露胸腔
出口的解剖结构

图 9-21 胸腔出口应用解剖

【适应证】

对于有明确的臂丛神经受压症状和体征，有锁骨下动、静脉压迫表现，Adson、Wright 等特殊试验阳性，X 线显示有颈肋或第 7 颈椎横突过长等或锁骨畸形愈合或异常骨痂形成等骨性异常等诊断明确者均应积极采取手术治疗。对于症状和客观检查不典型，诊断尚有争议的情况，目前多数人认为通过保守治疗无效或加重时可根据具体情况采取手术治疗。

（一）锁骨上入路松解术

【手术步骤】

1、于锁骨上缘 1cm 作长约 7~10cm 横切口。也可采用 L 形切口。

2、沿切口切开皮肤、皮下组织和颈阔肌，如果需要可横行切断胸锁乳突肌锁骨部的腱性纤维。将胸锁乳突肌向内牵开即可显露肩胛舌骨肌，切断其腱性部分并向两侧牵开，如遇到颈横动脉及静脉，可结扎切断。此时即可显露前斜角肌。注意分离并保护膈神经。

3、如果前斜角肌痉挛或肥大，应将其与周围分离，注意保护后部的锁骨下动脉、内侧的胸膜。在手指的指引下沿第 1 肋骨上缘小心放置一把弯血管钳将前斜角肌挑起，在靠近止点处将其切断并切除 3~4cm。在前斜角肌外缘即可见到臂丛神经，应注意有无跨越或穿插其间的纤维束带，若有则彻底切除。

4、如果臂丛神经被颈肋或过长的颈椎横突压迫，应纵向切开颈肋或过长横突的骨膜，然后用咬骨钳切除颈肋和过长的横突。

5、有时臂丛神经被畸形愈合的锁骨骨痂压迫，需截除增生的骨痂并松解神经。

6、胸小肌止点如发生纤维变性，当上臂过度外展时，纤维化的变性组织压迫臂丛神经及血管，需切除纤维变性的胸小肌止点，并松解臂丛神经（图 9-22）。

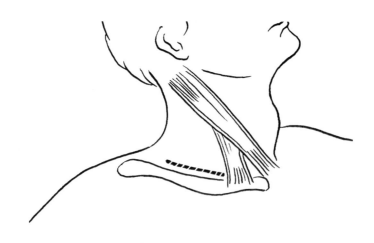

(1)切口,于锁骨上缘 1cm 处作横切口

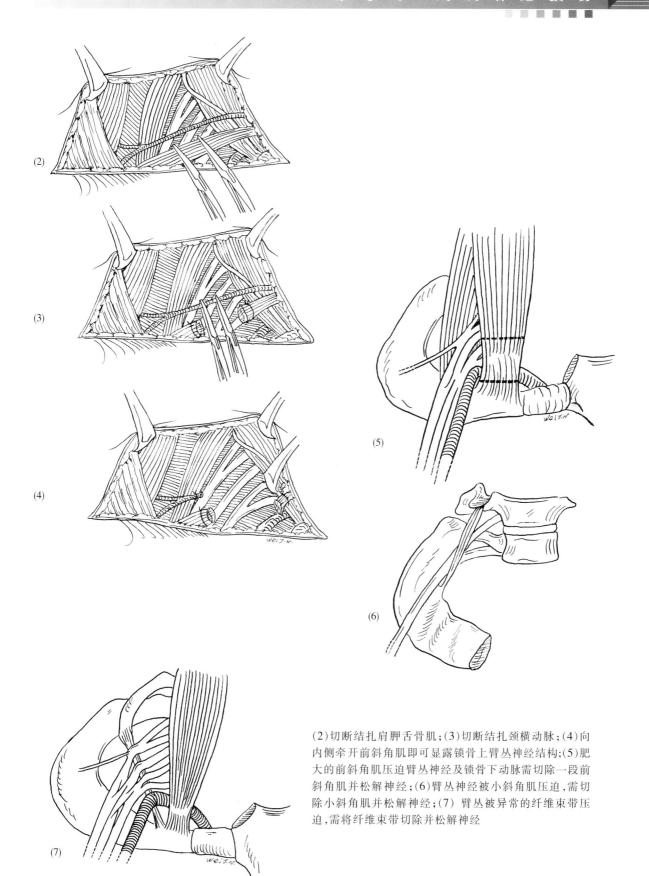

(2)切断结扎肩胛舌骨肌;(3)切断结扎颈横动脉;(4)向内侧牵开前斜角肌即可显露锁骨上臂丛神经结构;(5)肥大的前斜角肌压迫臂丛神经及锁骨下动脉需切除一段前斜角肌并松解神经;(6)臂丛神经被小斜角肌压迫,需切除小斜角肌并松解神经;(7) 臂丛被异常的纤维束带压迫,需将纤维束带切除并松解神经

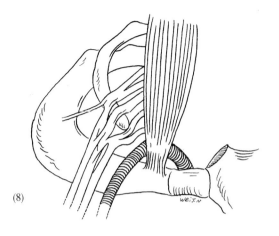

(8)

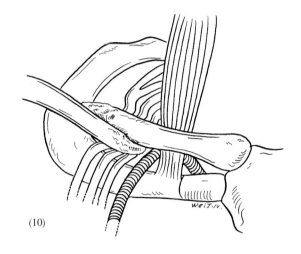

(10)

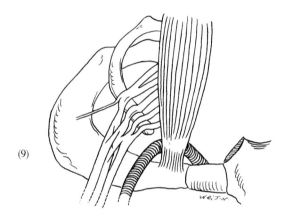

(9)

(8)、(9)臂丛神经被颈肋压迫,需将颈肋切除并松解神
经;(10)臂丛神经被畸形愈合的锁骨骨折的骨痂压迫,
需截除增生的骨痂并松解神经

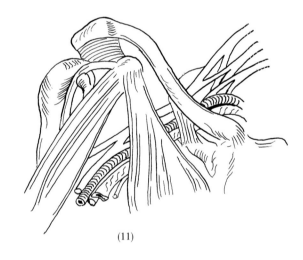

(11)

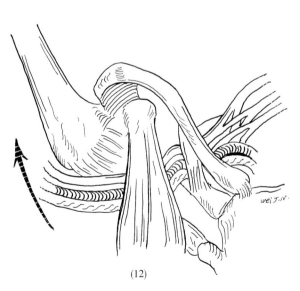

(12)

(11)、(12)胸小肌止点纤维性变,当上臂过度外展时出
现神经、血管压迫症状,需切除纤维性变的胸小肌止点
并松解神经

图 9-22 胸腔出口综合征锁骨上入路松解术

（二）腋下第1肋切除术

【手术步骤】

1、助手将患肢上举，腋横纹下 6~8cm 作 12~15cm 长的横行切口。

2、切开皮肤、皮下组织，显露胸大肌、前锯肌、胸长神经、胸壁动静脉及背阔肌，钝性分离进入腋窝内。

3、切断前、中斜角肌及锁骨下肌在第 1 肋骨的止点，切开第 1 肋骨的骨膜并小心作骨膜下剥离，注意勿伤及骨膜下与之粘连的胸膜。切除长 6~8cm 的第 1 肋骨，检查确认松解彻底（图 9-23）。

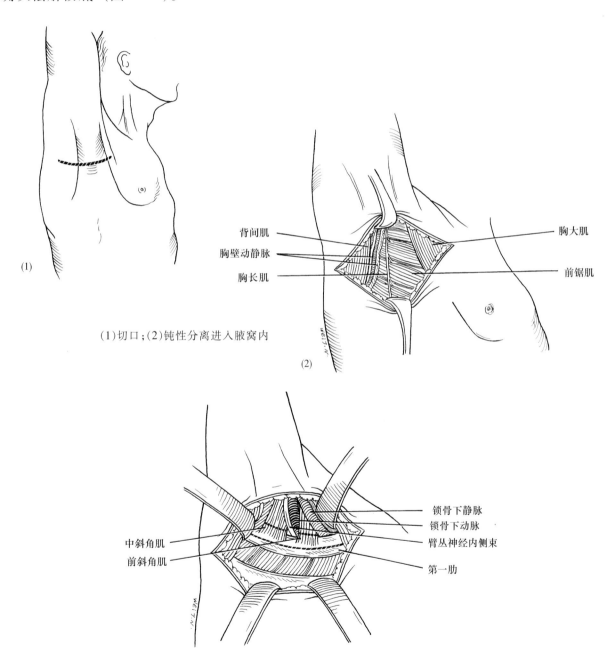

（1）切口

背间肌
胸壁动静脉
胸长肌

胸大肌
前锯肌

（1）切口；（2）钝性分离进入腋窝内

（2）

中斜角肌
前斜角肌

锁骨下静脉
锁骨下动脉
臂丛神经内侧束
第一肋

（3）切断前、中斜角肌在第 1 肋的止点，切开第 1 肋骨的骨膜

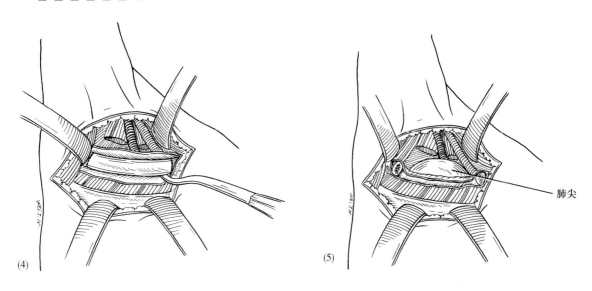

(4)骨膜下剥离第 1 肋骨骨膜;(5)切除 6~8cm 长一段第 1 肋骨

图 9-23 腋下第 1 肋切除术

【术后处理】

术后 2 天拔除引流条，进行颈肩带的功能锻炼，并辅以物理治疗。应给予适量的维生素 B_1、B_6 等神经营养药。

二、肱骨肌管卡压综合征的减压术

肱骨肌管卡压综合征是桡神经在肱骨肌管（或称桡管）内受到卡压而出现的桡神经瘫痪。根据受压的部位和程度的不同可出现虎口区麻木、骨间后神经麻痹、桡神经麻痹或无运动、感觉障碍的单纯性疼痛。诊断时应与网球肘鉴别。

【应用解剖】

桡神经在臂中部由后向前穿过外侧肌间隔，在肱桡肌与肱二头肌、肱肌间走行，并绕过桡骨颈的掌侧进入 Frohse 弓，此段即称为桡管。在肌管上部神经经肱三头肌内侧头和外侧头间进入肌管，在下部走行于肱桡肌、肱肌和肱二头肌之间。桡神经在此管内分出支配肱桡肌、肱肌、桡侧腕长伸肌的神经支（图 9-24）。

【手术步骤】

1、于上臂外侧经肱三头肌长头与外侧头间至肘前外侧沟肱肌与肱桡肌间作弧形切口。

2、在切口的下部肱三头肌外侧头、肱肌与肱桡肌间隙内显露桡神经下段，于切口上部在肱三头肌长头与外侧头间显露肱骨肌管绕经肱骨干后方的部分，充分减压松解。有时肱三头肌外侧头的前缘有腱状束压迫神经，应切断腱束。与桡神经伴行的肱深动、静脉及其分支有时可对神经产生压迫，如果存在应切断并结扎血管。

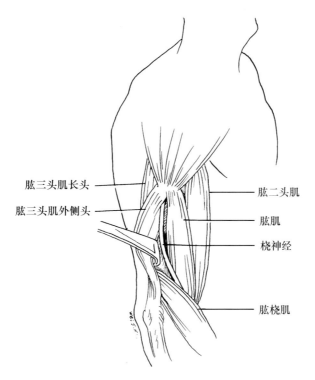

图 9-24 肱骨肌管解剖结构

3、观察神经有无膨大或局限性狭窄，若神经膨大、质硬时应作神经外或神经内松解，对于不明原因的环行狭窄，桡神经完全麻痹者应切除狭窄段，作神经缝合或游离神经移植。

【术后处理】

如果未作神经缝合，可用颈腕吊带固定。如果有神经缝合或游离移植应用石膏固定于屈肘位 3~4 周。应给予适量的维生素 B_1、B_6 等神经营养药（图 9-25）。

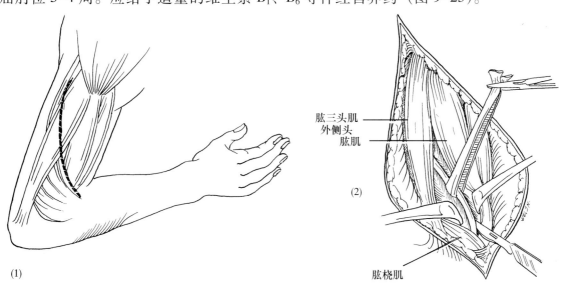

（1）切口　于上臂外侧经肱三头肌长头与外侧头间至肘前外侧沟肱肌与肱桡肌间作弧形切口；（2）在切口下部肱三头肌外侧头、肱肌与肱桡肌间隙内显露桡神经下段

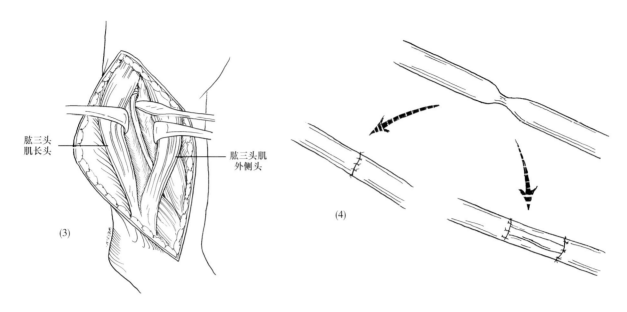

肱三头肌长头

肱三头肌外侧头

(3)

(4)

(3)于切口上部在肱三头肌长头与外侧头间显露在肱骨肌管内绕经肱骨干后方的部分,予以充分减压松解;(4)在肱骨肌管内偶有发生桡神经干有绞窄变化,原因尚不明确,如桡神经术前表现为完全性麻痹,需切除绞窄段神经,行神经缝合或游离神经移植

图 9-25 肱骨肌管桡神经松解术

三、肘管综合征的尺神经松解前移术

肘管综合征即肘部尺神经卡压综合征,也称迟发性尺神经炎。病因包括肘关节骨折肘外翻畸形愈合尺神经受到牵拉;骨折愈合不良,肘管内骨质不平整,尺神经受到磨损;尺神经反复性脱位或半脱位,尺侧屈腕肌两头之间的腱膜压迫;滑车上肘肌压迫;Struthers 弓行组织压迫,以及骨性关节炎、类风湿性关节炎,全身性疾病如糖尿病、麻风等并发肘管综合征。

【适应证】

一旦确诊,经短期保守治疗无缓解甚至加重者均应手术治疗。

【手术步骤】

1、沿上臂下段内侧肌间隔绕经尺神经沟至前臂上段尺侧作 14~16cm 长的切口。切开皮下组织。

2、于内侧肌间隔内显露、分离尺神经并用橡皮条保护牵开,检查有无滑车上肘后肌和 Struthers 弓,如果存在应予以切除。

3、切开尺神经沟及尺侧屈腕肌起始部,将神经彻底松解,如果影响前移可将尺侧屈腕肌的肌支切断一个。将纤维化的神经外膜做彻底松解,视情况对神经作神经内松解。

4、于肘前方分离一筋膜瓣或皮下组织瓣,将尺神经前移后用该瓣缝合固定在迁移的位置以防止尺神经脱回尺神经沟,用血管钳确认缝合的组织瓣未形成新的狭窄。

5、彻底止血后缝合尺神经沟以防止尺神经脱回尺神经沟。

6、尺神经迁移后也可用屈肌起点将尺神经深埋固定，其方法是将屈肌起点呈弧形切开，将尺神经前移后缝合固定于肌肉内，术中注意保护尺侧屈腕肌的肌支。

【术后处理】

术后一般将肘关节用颈腕吊带或石膏固定于屈肘 90°位。术后 2 天拔除引流条，术后 2~3 周去除吊带或石膏后开始活动（图 9-26）。

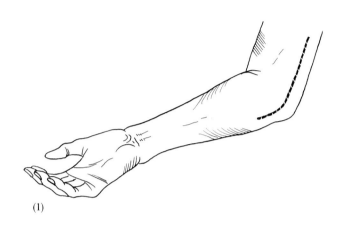

(1)

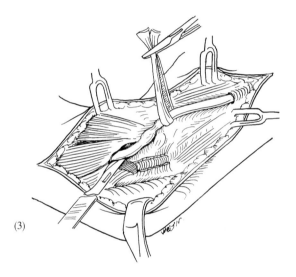

(3)

(1)切口；(2)于内侧肌间隔内显露、分离尺神经，用橡皮片保护牵开；(3)向下切开尺神经沟及尺侧腕屈肌起始部显露受压的尺神经

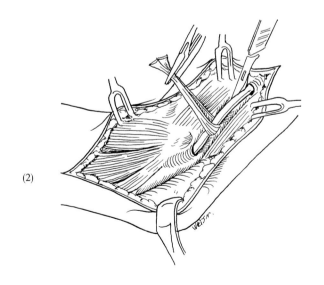

(2)

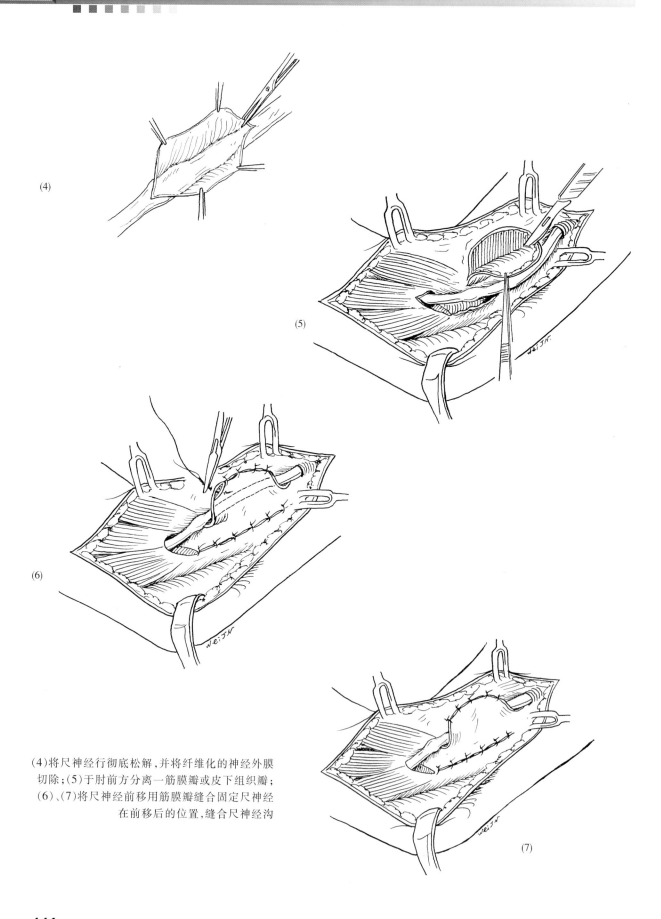

(4)

(5)

(6)

(7)

(4)将尺神经行彻底松解,并将纤维化的神经外膜
切除;(5)于肘前方分离一筋膜瓣或皮下组织瓣;
(6)、(7)将尺神经前移用筋膜瓣缝合固定尺神经
在前移后的位置,缝合尺神经沟

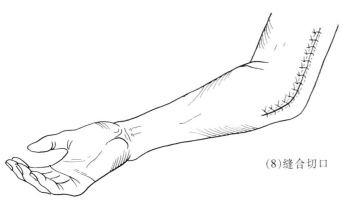

(8)缝合切口

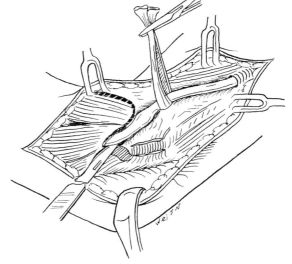

(9)尺神经松解后,也可弧形切
开屈肌起点

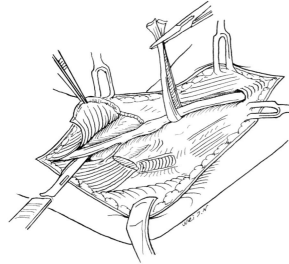

(10)尺神经松解前移后,也可将其埋于
屈肌起点肌肉内

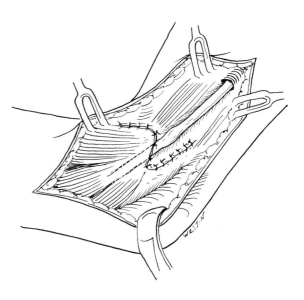

(11)缝合屈肌起点

图 9-26 尺神经松解前移术

四、骨间背侧神经卡压综合征的减压术

骨间背侧神经在 Frohse 腱弓附近受到卡压产生前臂近端疼痛，其后出现手指无力和肌肉瘫痪即称为骨间背侧神经卡压综合征。其病因可包括 Frohse 腱弓、桡侧返动脉、异常纤维束带、桡骨头骨折或脱位、炎症性疾病或肿块压迫等。

【适应证】

一旦确诊经短期保守治疗无效或已出现无力和肌肉瘫痪者均应手术松解。对于有桡骨小头脱位者应同时作复位。

【手术步骤】

1、以肘前外侧沟为中心行弧形切口。

2、在肱桡肌、肱二头肌与肱肌间找出并保护桡神经，向下方分离，在肱桡肌和旋前圆肌间进入，此时即可显露骨间背侧神经进入 Frohse 腱弓处，切开 Frohse 腱弓及旋后肌。充分松解神经，去除异常的纤维索带，结扎桡侧返动脉及其分支，注意保护骨间背侧神经的分支。根据神经的情况行神经外松解、神经内松解或神经切除吻合术。

3、松止血带彻底止血，缝合皮下组织及皮肤（图 9-27）。

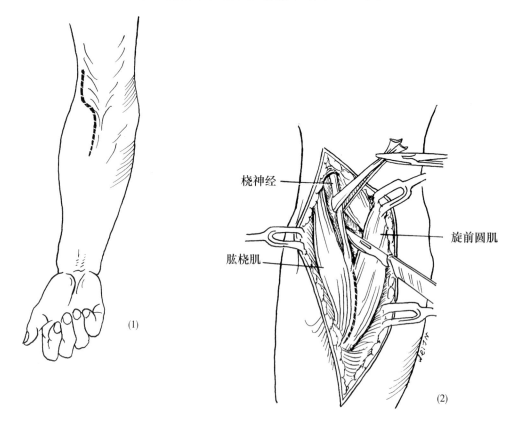

桡神经

旋前圆肌

肱桡肌

(1)

(2)

(1)、(2)于肘前外侧沟显露桡神经并保护牵开,继续向下方分离,在肱桡肌及旋前圆肌间分离进入

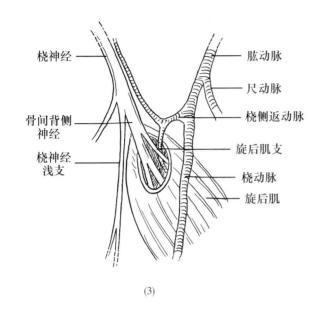

(3)

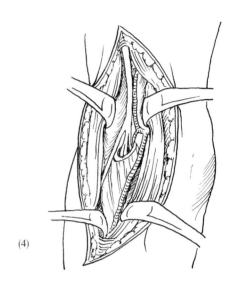

(4)

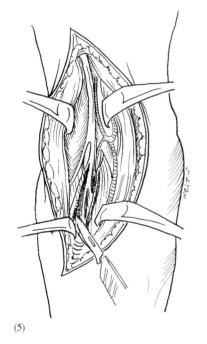

(5)

(3)、(4)显露骨间背侧神经进入 Frohse 弓处；
(5)切开 Frohse 弓及旋后肌探查并松解骨间背侧神经

图 9-27　骨间背侧神经松解术

五、骨间掌侧神经卡压综合征的减压术

　　前臂骨间掌侧神经是正中神经最大的分支，自正中神经背侧发出，与正中神经一起从旋前圆肌的肱骨头及尺骨头之间，指浅屈肌内侧头和外侧头之间穿过。上述部位异常的纤维索带或腱弓的异常增厚或其他解剖异常导致骨间掌侧神经卡压即为骨间掌侧神经卡压综合征。骨间掌侧神经在桡骨颈水平先后发出分支支配指深屈肌的桡侧部分（即示、中指指深屈肌）、拇长屈肌及旋前方肌（图 9-28）。

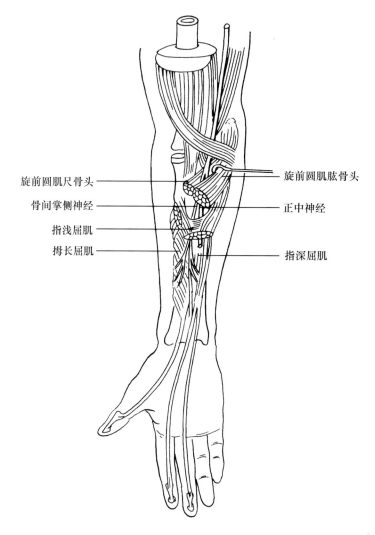

旋前圆肌尺骨头

骨间掌侧神经

指浅屈肌

拇长屈肌

旋前圆肌肱骨头

正中神经

指深屈肌

图 9-28 骨间掌侧神经卡压发生于旋前圆肌两头间及指浅屈肌腱弓处的示意图

【适应证】

对诊断明确，经保守治疗无效者均应手术治疗。

【手术步骤】

1、沿肘前内侧沟至前臂上部掌侧作 S 形切口。

2、切断肱二头肌腱膜，显露并用橡皮条保护牵开正中神经，于肱桡肌与旋前圆肌间分离进入，于旋前圆肌两头之间显露受压的骨间掌侧神经，切开旋前圆肌两头间的纤维化组织，切除肱骨头或尺骨头与肱筋膜间的异常束带。

3、在切口的下段，于旋前圆肌与桡侧腕屈肌间进入显露骨间掌侧神经与指浅屈肌腱弓处受压的部位，将该腱弓切开减压。对该两处部位和其间的迷走肌肉、血管异常或囊肿等，凡是有可能造成卡压的因素均应去除。松解后的上述两处部位以能通过术者的手指为宜。松解该段的骨间掌侧神经。

4、彻底止血，避免血肿和瘢痕形成新的压迫因素（图 9-29）。

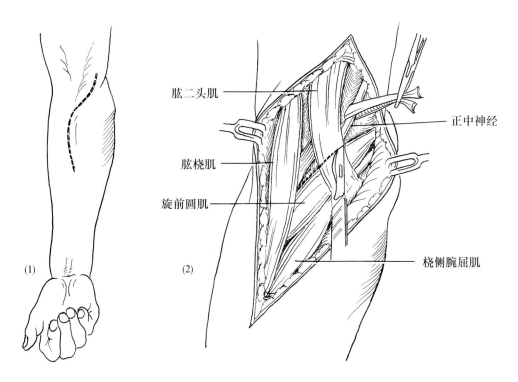

(1)切口 沿肘前内侧沟至前臂上部掌侧作S形切口;(2)切断肱二头肌腱膜,显露正中神经并用橡皮片保护牵开,于肱桡肌与旋前圆肌间分离进入

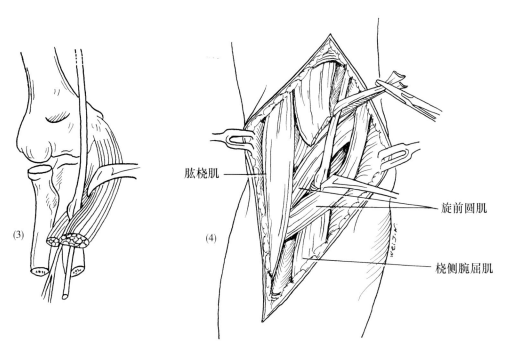

(3)、(4)于旋前圆肌两头间显露受压的骨间掌侧神经,切开旋前圆肌两头间的纤维化组织,松解骨间掌侧神经

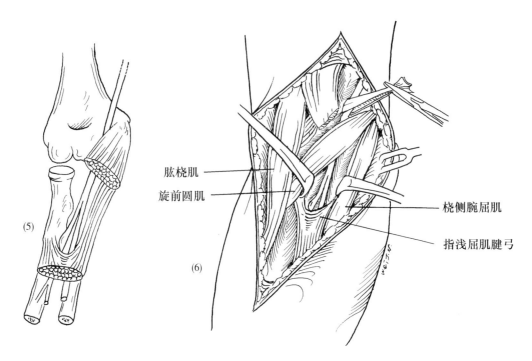

肱桡肌
旋前圆肌
桡侧腕屈肌
指浅屈肌腱弓
(5)
(6)

(5)、(6)在切口下段，于旋前圆肌与桡侧腕屈肌间分离进入，可以显露骨间掌侧神经于指浅
屈肌腱弓处受压的部位，可将腱弓切开减压并行神经松解

图 9-29　骨间掌侧神经松解术

六、腕管综合征的减压术

腕管综合征在临床中较为常见，是正中神经在腕管内受到卡压所致。

【应用解剖】

腕管是腕掌侧一个骨纤维性管道，其桡侧为舟骨及大多角骨，尺侧为豌豆骨和钩骨，背侧为月骨、头状骨、小多角骨及覆盖其上的韧带，掌侧为腕横韧带。指浅、深屈肌腱及正中神经、拇长屈肌腱从腕管内通过。任何增加腕管内压的因素都将使正中神经受到压迫。

【适应证】

经保守治疗无效或反复发作者，或病程长，已出现肌肉萎缩者，或怀疑有肿物压迫者均应采用手术治疗。

【手术步骤】

1、于腕掌部行弧形切口。

2、切开皮肤和皮下组织，于前臂远端切开深筋膜，在桡侧腕屈肌腱和掌长肌腱间找出并用橡皮条牵开保护正中神经。切开腕横韧带即可显示受压的正中神经，一般存在变细的部位及其近端膨大。剪除受压正中神经纤维性变的外膜，如果术前有明显肌肉萎缩或术中发现正中神经局限性狭窄变细者还应作神经束间松解。注意避免损伤正中神经鱼际支，环指自然屈曲时指端触及的位置即是该神经发出的位置。

3、切除肥厚、充血的滑膜，然后将指屈肌腱和正中神经向一侧牵开，探查腕底部有无肿瘤、囊肿或异常的骨性隆突，若有应予以切除。

4、剪除一段肥厚的腕横韧带。彻底止血后缝合切口。

【术后处理】

术后腕关节中立位石膏固定 3 周，鼓励患者作手指的屈伸锻炼以防止肌腱粘连（图 9-30）。

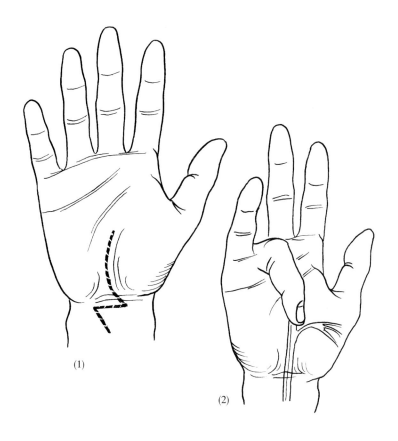

(1)

(2)

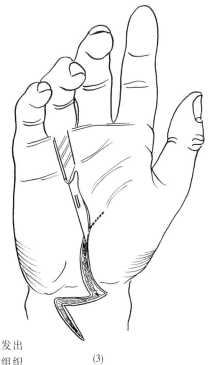

(3)

(1)切口；(2)环指自然屈曲时，指端触及的位置即是正中神经鱼际肌支发出的位置，在做切口时需避免该肌支的损伤；(3)切开皮肤皮下组织

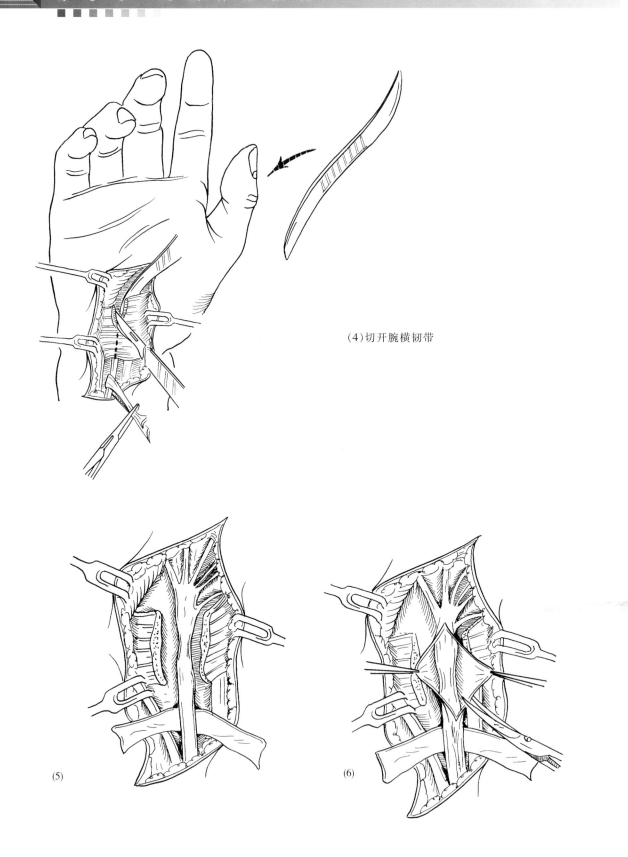

（4）切开腕横韧带

（5）

（6）

（5）显示正中神经于腕管内受压变细；（6）剪除受压段正中神经纤维性变的外膜

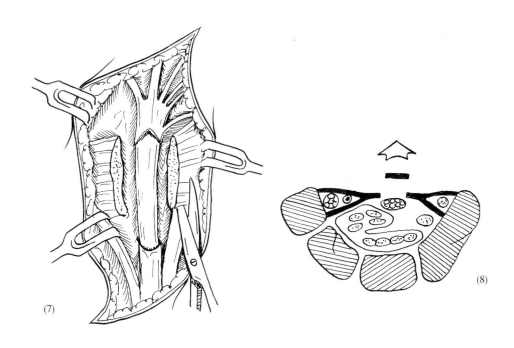

(7)、(8)剪除一段肥厚的腕横韧带

图 9-30　腕管切开减压术

七、腕尺管综合征的减压术

腕尺管综合征是尺神经浅深支在腕尺管受卡压所致，又称 Guyon 综合征。由于受压部位不同可产生单纯手掌尺侧和小指感觉改变，或单纯手内在肌萎缩、无力，环小指爪形手畸形，或感觉和运动兼而有之的一系列病变。

【应用解剖】

腕尺管近端位于前臂深筋膜的两层之间，其入口由腕掌侧韧带和尺侧腕屈肌腱扩张部、腕横韧带以及豌豆骨围成。尺神经进入该管后分为浅、深两支，经由腕掌韧带远端弓状缘和小鱼际肌抵止腱弓间形成的裂隙行向腕尺管的中间段。腕尺管的中间段的顶部是小鱼际肌抵止腱弓，底部是豆钩韧带，两侧分别为豌豆骨和钩骨。小鱼际肌抵止腱弓的远端即为腕尺管的出口。在该段，尺神经深支及尺动脉掌深支走行于小鱼际肌抵止腱弓和豆钩韧带之间，而尺神经浅支和伴行的尺动脉则走行于小鱼际肌抵止腱弓与腕掌韧带和掌端肌纤维之间。尺神经深支在该段发出至小鱼际肌的肌支。尺神经深支穿过小指对掌肌浅、深腱束与钩骨钩间形成的骨性纤维管达掌深间隙（图 9-31）。

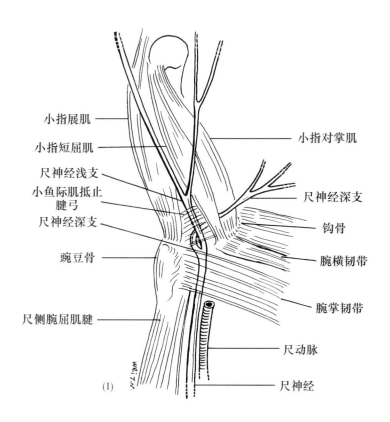

(1)

小指展肌
小指短屈肌
尺神经浅支
小鱼际肌抵止腱弓
尺神经深支
豌豆骨
尺侧腕屈肌腱

小指对掌肌
尺神经深支
钩骨
腕横韧带
腕掌韧带
尺动脉
尺神经

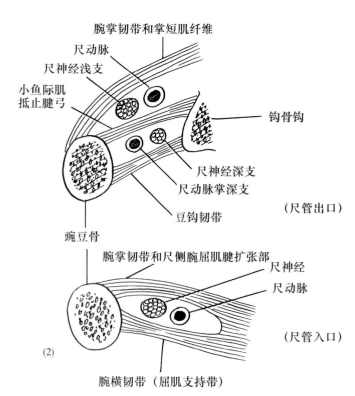

(2)

腕掌韧带和掌短肌纤维
尺动脉
尺神经浅支
小鱼际肌抵止腱弓
钩骨钩
尺神经深支
尺动脉掌深支
豆钩韧带
(尺管出口)
豌豆骨
腕掌韧带和尺侧腕屈肌腱扩张部
尺神经
尺动脉
(尺管入口)
腕横韧带（屈肌支持带）

图 9-31　腕尺管的解剖示意图

【手术步骤】

1、于前臂腕掌部尺侧行弧形切口。

2、在尺侧腕屈肌腱的桡侧缘切开深筋膜，显露并保护尺神经和尺动脉。切开腕掌韧带、尺侧腕屈肌腱扩张部和掌短肌，再向远端切开小指短屈肌和小鱼际肌抵止腱弓即可充分暴露尺神经和尺动脉及其分支。充分松解神经，检查有无囊肿或其他肿瘤、异常的骨性隆突，如有应予以切除。对于钩骨钩骨折引起的病变，则将骨折块切除。

3、彻底止血，缝合皮下组织和皮肤（图 9-32）。

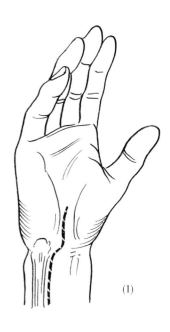

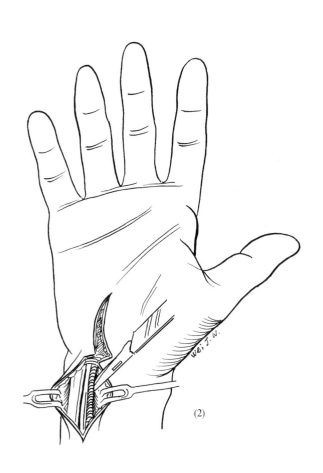

(1)切口；(2)显露尺神经和尺动脉

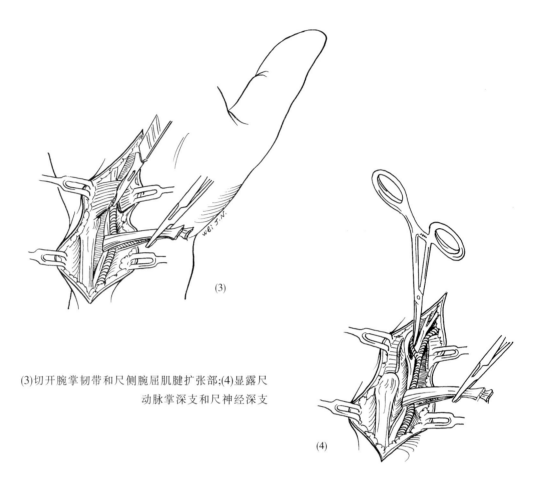

(3)切开腕掌韧带和尺侧腕屈肌腱扩张部;(4)显露尺
动脉掌深支和尺神经深支

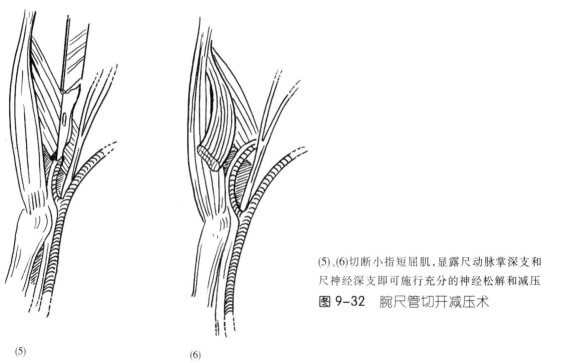

(5)、(6)切断小指短屈肌,显露尺动脉掌深支和
尺神经深支即可施行充分的神经松解和减压

图 9-32 腕尺管切开减压术

(5)   (6)

■第七节 上肢神经不可逆损伤的功能重建

上肢周围神经的不可逆损伤，通常是指臂丛根性（节前）撕脱损伤，或其分支的各神经干如正中神经、尺神经、桡神经、肌皮神经和腋神经等的严重损伤，失去了神经修复的可能性，统称为神经不可逆损伤。此外，在上肢神经损伤经修复后，其支配的运动肌功能如没有获得完全的恢复或恢复不满意，都牵涉到肢体功能的重建问题。换言之，在上述损伤中，都需要根据患者肢体功能丧失情况，以及可供修复的条件，通过各种功能重建手术，如肌肉、肌腱移位，关节融合等手术，重建肢体的某些功能。例如臂丛 $C_{5,6}$ 神经根的撕脱伤，在晚期功能重建时，需要通过肌肉移位手术重建屈肘和肩关节外展的功能。如桡神经损伤的晚期功能重建，可以通过肌腱移位手术，重建手部伸腕、伸指功能。又如正中神经或尺神经损伤经手术修复后，如手内在肌功能未恢复，也可以根据情况，通过各种肌腱移位的方法，重建拇指对掌功能，重建骨间肌功能，纠正爪形手畸形。

在上肢复杂性损伤中，周围神经损伤的情况和损伤的程度不同，对肢体功能恢复有着不同的影响。因此，创伤外科和手外科医生，不仅需要重视周围神经损伤的早期处理，努力提高损伤神经修复的效果，同时还必须熟悉周围神经不可逆损伤，或神经损伤修复后肢体功能恢复不全时，肢体某些功能重建的方法和手术技巧，才能提高周围神经损伤修复的总体效果。例如臂或肘部正中神经和桡神经同时损伤，经修复后相应支配区无任何运动功能恢复，而尺神经支配肌肉功能完好，此时手的运动功能受到严重影响。对此，在晚期修复手的基本功能时，可以考虑分期手术重建手的功能。第一期可于腕上将示指和中指的指深屈肌腱与环指和小指的指深屈肌腱作编织缝合，以恢复示指和中指充分的屈指功能。半年后施行第二期手术，将尺侧腕屈肌腱移位重建示、中、环和小指的伸指功能。第三期手术是用尺神经支配的小指展肌移位重建拇指外展功能，同时融合拇指的指间关节。经上述三期手术后，伤手的基本功能可获得满意的恢复。如果由于伸腕功能丧失，尺侧腕屈肌腱移位重建伸指功能后代偿伸腕的能力差，可以再施行腕关节融合术，或使用硬护腕支具来稳定腕关节，增加手的抓、握力量。

在上肢神经不可逆损伤的晚期功能重建手术中，有时需要多次手术修复。因此，在治疗前必须有统一的计划，掌握修复的时机，合理安排修复的先后次序。一般来说，臂丛神经损伤的晚期功能重建手术，应在原始损伤或手术修复后 1.5~2.0 年。前臂下段或腕部的正中神经或尺神经损伤，拇对掌功能重建或骨间肌重建手术，应在原始损伤或手术修复后 8~12 个月。上臂桡神经损伤经手术修复后，经 1.0~1.5 年临床观察，证实其运动肌功能无恢复，再施行肌腱移位手术，重建手部伸腕、伸指和伸拇功能。在修复的次序方面，临床上多习惯先修复手的功能，然后修复肘关节功能，最后修复肩关节功能。如需多次手术修复，尚应注意必须在一次手术已经取得效果，而且效果获得稳定后再作下一次手术。

一、肩外展功能重建

肩外展是肩关节的重要功能，上肢不可逆的神经损伤常导致肩外展功能障碍，尤其是三角肌麻痹。该肌肉麻痹时肩关节松弛，关节间隙增宽，呈脱位或半脱位，丧失肩关节外展功能。患者对穿衣、梳头、擦背等功能均感不便。肩关节外展功能重建视病情不同可选择：①肌肉移位术：患者斜方肌、前锯肌、冈上肌及肩关节外旋肌群基本正常，可选择胸锁乳突肌、斜方肌、肱二头肌短头、肱三头肌长头、胸大肌等代替三角肌。有时还可采用组合移位。②肩关节固定术：对于肩关节周围肌肉严重麻痹，肩关节呈脱位或半脱位，年龄大于 16 岁的患者可采用肩关节固定术，术后通过旋转肩胛骨同时带动肱骨，以使肩关节被动外展。

（一）斜方肌移位肩外展重建术

斜方肌位于背部深筋膜深面，起于枕外隆凸、项韧带直到 T_{12} 棘突。其肌纤维走向外下，来自枕骨及上位颈椎者止于锁骨外侧 1/3；来自下位颈椎及上位胸椎者，其纤维横行走向，止于肩胛骨及肩峰；来自下位胸椎的肌纤维向上外止于肩胛冈。该肌上部肌纤维能上提肩胛抬高肩部；中部肌纤维能使肩胛骨靠近脊柱；下部纤维可向后牵拉肩胛骨。上部与下部肌纤维协同作用，能使肩胛骨上旋。斜方肌受副神经支配，且在多数臂丛神经损伤时能保持完整，故常用于肩外展功能重建。

1、Mayer 法斜方肌移位重建肩外展功能　　Mayer 法斜方肌移位重建肩外展功能，是用斜方肌来修复三角肌功能的方法。该法在游离斜方肌在肩部的止点后，用股阔筋膜延长斜方肌，最后将筋膜远端缝合固定于三角肌止点处。

适应证　　本法适用于三角肌麻痹的病例，其斜方肌肌力正常，其他肩关节周围的肌肉，如胸大肌、肩胛提肌、菱形肌的肌力良好者。仅斜方肌肌力正常，而肩关节周围肌肉严重麻痹，肩关节呈脱位或半脱位者不宜用本法。

麻醉与体位　　采用全身麻醉。患者取侧卧位。

手术步骤

（1）于肩上方沿斜方肌在锁骨和肩峰止点处及其前后缘作 U 形切口，并于肩外侧自肩峰至三角肌止点作一垂直切口。

（2）将肩部 U 形皮瓣掀起，显露斜方肌。将斜方肌从其锁骨及肩峰止点及肩胛冈 8~10cm 处剥离。将分离的斜方肌向上掀起，直至看到支配该肌的神经、血管从肌肉穿出处。

（3）分离肩外侧三角肌上的垂直切口，显露整块三角肌。于三角肌止点、肱骨干三角肌粗隆处凿一 2~3cm 长、1cm 宽的骨槽。

（4）于同侧股外侧作纵切口，切取 8~10cm 宽，20~22cm 长的阔筋膜。

（5）将取下的阔筋膜如图 9-33 所示剪成两部分。将大的部分阔筋膜的一端放在斜方肌下面，用细线作间断缝合。

（6）将斜方肌放下。将剩余小的一块阔筋膜覆盖于斜方肌表面，缝合其边缘。此时斜方肌完全包裹在两层阔筋膜之间。

（7）将肩外展135°、前屈20°，抽紧移植的阔筋膜。将筋膜边缘缝于三角肌的前后缘。最后将筋膜远端用粗线或钢丝作8字缝合，将粗线的两端或钢丝的两端自肱骨干骨槽处穿入，从其远端的两个小孔穿出，将阔筋膜末端塞入骨槽内，抽紧粗线或钢丝后打结固定。也可以不在肱骨干上凿骨槽，而是将阔筋膜远端插入三角肌止点的腱膜中，反折抽紧后牢固缝合。

术后处理 术后用管型石膏将肩关节固定于外展135°、前屈20°位。4周后去石膏，改用肩外展架将肩关节固定于同样位置至术后8~10周。如肩外展架制作牢固可靠，也可以在术后立即应用而不用管型石膏。8~10周后将外展角度降至90°，并开始在医生指导下做主动肩外展锻炼。以后每两周固定角度减少20°~30°，直至去除外展支架。在开始时可让患者在屈肘位下练习肩主动外展，以减少斜方肌负荷，以后逐渐在伸肘位锻炼肩外展。如在锻炼过程中发现斜方肌无力或稍有松弛，则在锻炼后仍需应用肩外展架固定数周，以起保护的作用（图9-33）。

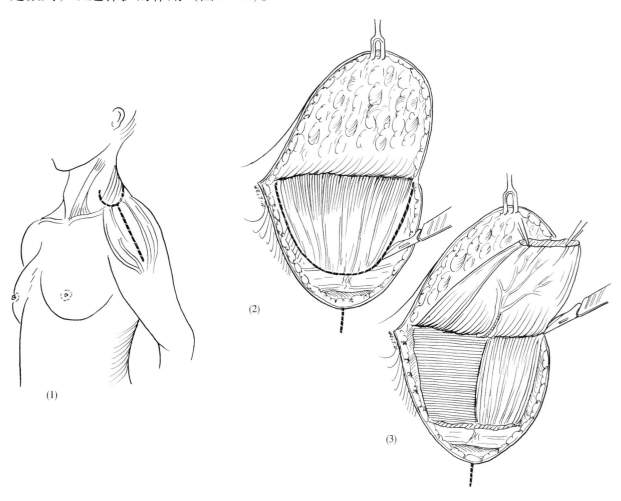

(1)切口;(2)、(3)将斜方肌从其锁骨、肩峰和肩胛冈止点处分离,掀起斜方肌

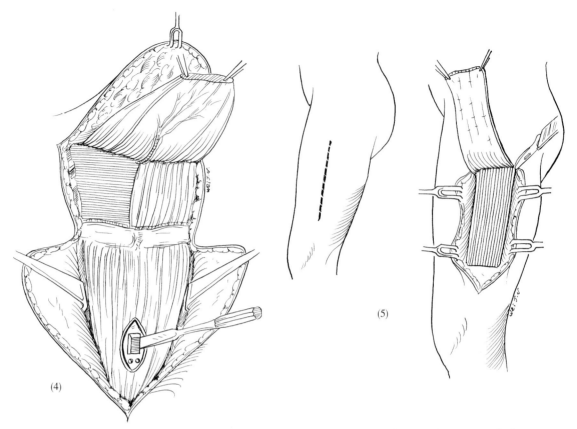

(4)于肩外侧切口显露整块三角肌,并在肱骨干三角肌止点处凿一骨槽;(5)于大腿切取阔筋膜

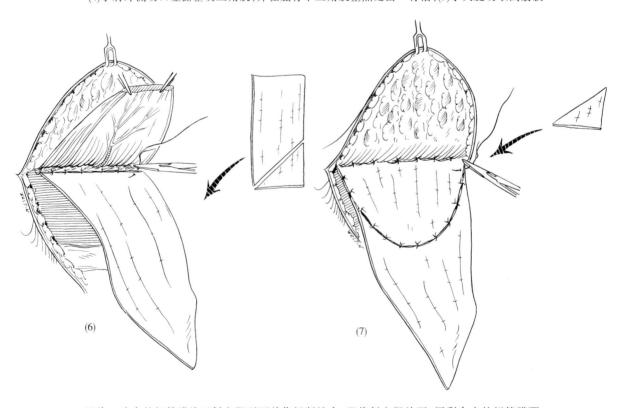

(6)将一片大的阔筋膜放于斜方肌下面并作间断缝合;(7)将斜方肌放下,用剩余小的阔筋膜覆盖其表面并缝合其边缘

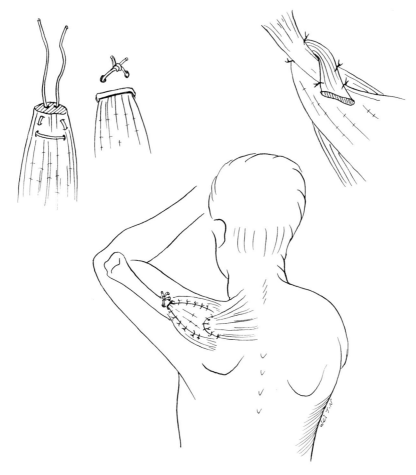

(8)将肩关节外展 135°、前屈 20°,再将阔筋膜边缘与三角肌的前后缘缝合,抽紧移植筋膜后缝合其止点

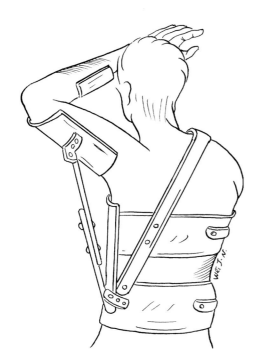

(9) 术后用肩外展架将肩关节固定于外展135°、前屈 20°位

图 9-33 Mayer 法斜方肌移位重建肩外展功能

2、Bateman 法斜方肌移位重建肩外展功能　Bateman 法斜方肌移位重建肩外展功能的原理与 Mayer 法相同，也是用斜方肌移位来修复三角肌的功能。其方法是将斜方肌连同其肩峰、肩胛冈止点处的截骨片，在肩关节外展 90°位下，用 2~3 枚螺钉固定于肱骨大结节附近。

适应证　同 Mayer 法斜方肌移位。

麻醉与体位　采用全身麻醉。患者取侧卧位。

手术步骤

（1）于肩上方沿斜方肌在锁骨、肩峰和肩胛冈止点处作 U 形切口，并于肩外侧自肩峰至三角肌中部作一 7~8cm 长的垂直切口。

（2）掀起肩部 U 形皮瓣，显露斜方肌及其锁骨、肩峰和肩胛冈止点。于斜方肌在肩峰和肩胛冈止点处作斜形截骨，向上分离斜方肌直至神经、血管从肌肉穿出处。

（3）游离肩外侧垂直切口，显露三角肌。将三角肌从其锁骨、肩峰和肩胛冈起点处作横形切开，然后垂直切开三角肌，将三角肌劈裂成两半。翻开三角肌显露肱骨上端。在肱骨大结节附近用骨凿凿一粗糙面，其面积与斜方肌止点的截骨面相同。

（4）将肩关节外展 90°，然后用 2~3 枚螺钉将斜方肌远端的截骨片固定至肱骨大结节上。

（5）将劈裂的三角肌覆盖于斜方肌表面，缝合数针固定。

术后处理　Bateman 法斜方肌移位的术后处理与 Mayer 法相同（图 9-34）。

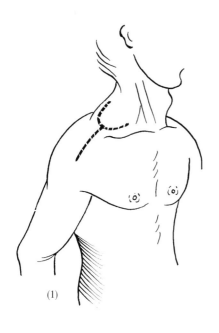
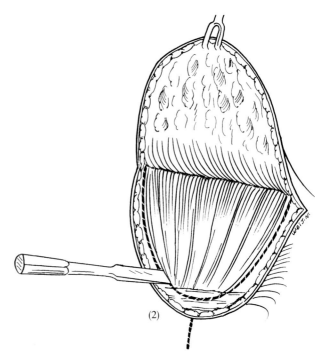

(1)切口;(2)游离斜方肌,将其在肩峰、肩胛冈止点作截骨,掀起斜方肌

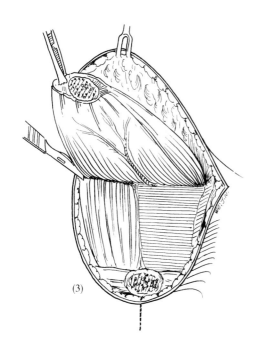

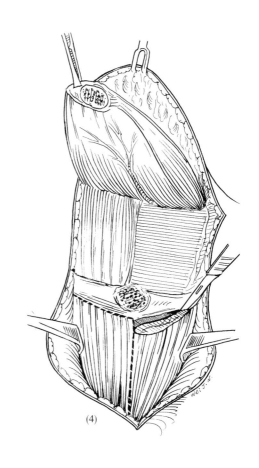

(3)游离斜方肌,将其在肩峰、肩胛冈止点作截骨,掀起斜方肌;(4)劈开三角肌,在肱骨大结节附近凿一骨粗糙面

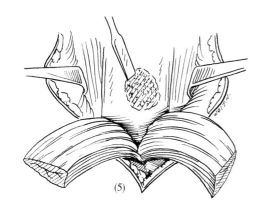

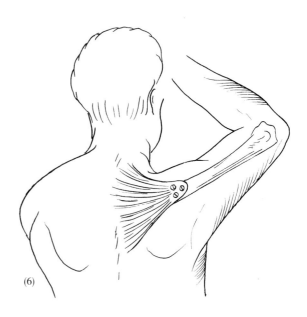

(5)劈开三角肌,在肱骨大结节附近凿一骨粗糙面;(6)将肩外展 90°,用 2~3 枚螺丝钉将斜方肌远端的截骨片牢固地固定于肱骨大结节上

图 9-34 Bateman 法斜方肌移位重建肩外展功能

（二）背阔肌移位代三角肌术

【适应证】

背阔肌移位代三角肌术适用于三角肌麻痹，背阔肌肌力正常，其他肩关节周围的肌肉，如冈上肌、冈下肌、胸大肌、肩胛提肌和菱形肌的肌力良好的病例。对仅背阔肌肌力正常，而肩关节周围的肌肉严重麻痹，特别是冈上、下肌麻痹，肩关节呈脱位或半脱位者则禁忌采用。

【麻醉和体位】

全麻，气管插管。侧卧位，患肢前伸并置于可推动的托盘上。

【手术步骤】

1、于肩上方沿三角肌在锁骨中外 1/3 交界处、肩峰和肩胛冈肩峰端的起点处作一 U 形切口，并于肩外侧自肩峰至三角肌止点作一垂直切口。

2、将肩部 U 形皮瓣及肩外侧垂直切口两侧的皮瓣分离掀开，显露整块三角肌，将萎缩的三角肌从其起点稍下方至其肌腱与肌腹交界处整块切除。

3、于腋后方沿背阔肌前缘作弧形切口，显露背阔肌，先从该肌前缘分离，显露支配该肌的胸背动静脉和神经，于血管神经的蒂部用橡皮片保护牵开。根据术前测量要求，从背阔肌远端肌腹至该肌于肱骨小结节嵴止点，切取长 14~15cm、宽 13~14cm（与原三角肌面积形状相仿）带血管神经蒂的肌瓣。

4、从肩部切口至胸侧壁切口之间、经大圆肌深面，用大血管钳行钝性分离，作一宽松的隧道，然后将带血管神经蒂的背阔肌从胸背部经大圆肌深面拉至肩部切口内。注意保护背阔肌的神经血管蒂，避免牵拉及扭转。

5、将背阔肌平放于三角肌的位置上，先将背阔肌远端的肌腱与三角肌止点处的肌腱缝合，然后将肩关节置于 90°外展位，将背阔肌肌腹及其肌膜缝于原三角肌起点残端的肌肉及肌膜。

6、缝合切口，切口放引流条。

【术后处理】

术后用管型石膏或肩外展架将肩关节固定于外展 90°、前屈 20°位置上，术后 2 个月除去外固定进行肩关节外展功能锻炼，其方法与上述斜方肌移位代三角肌术相同（图 9-35）。

（三）肩关节固定术

肩关节固定的方法很多，固定的位置需根据患者不同的年龄、职业和性别而定。因为固定在较大角度的外展位，术后肩外展较充分，但当上肢下垂时会使肩胛骨形成翼状翘起。如肩关节固定在外旋较大的角度，术后手部不能贴近胸壁。一般来说，成人宜固定于外展 60°~70°、前屈 30°~40°、旋转中立位至内旋 30°位。儿童及从事桌面工作者外展角度宜大，妇女及体力劳动者外展角度宜小。儿童一般在 12~15 岁施行该手术，年龄过小不仅会妨碍骨骼的发育，手术失败也屡见不鲜。

尽管许多学者对肩关节固定的位置有不同的看法，对手术效果的评估也不一致，但值得临床医生注意的是，在术前应根据患者的年龄、职业、日常生活习惯以及患者本人

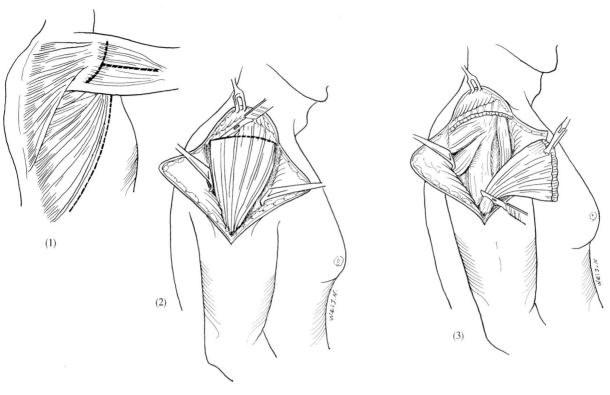

(1)切口;(2)、(3)于三角肌起点稍下方至腱腹交界处,将整块麻痹肌肉切除

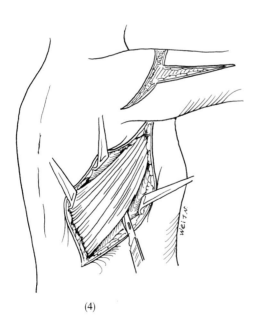

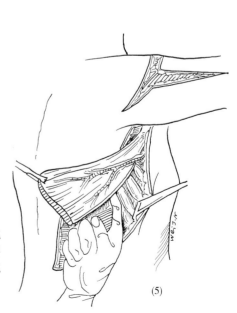

(4)于腋后方沿背阔肌前缘作弧形切口显露背阔肌;(5)将背阔肌
分离,显露支配该肌肉的胸背动、静脉及神经,根据术前测量要
求切取与三角肌面积形状相仿的背阔肌

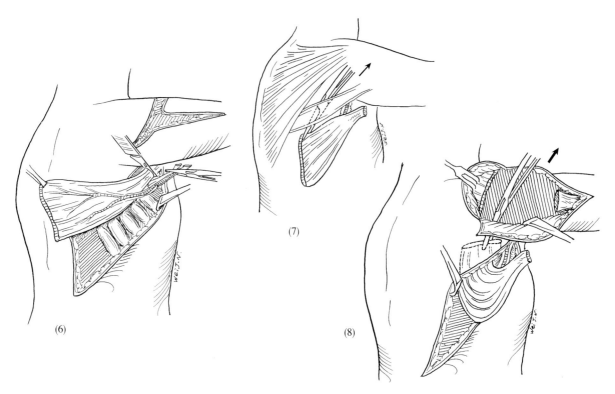

(6)分离并用橡皮片保护牵开血管神经蒂,于背阔肌止点处切断该肌肌腱;(7)、(8)于肩部及胸背切口间,经大圆肌深面用大血管钳作宽松的隧道,经此隧道将背阔肌从胸背部拉至肩部切口内

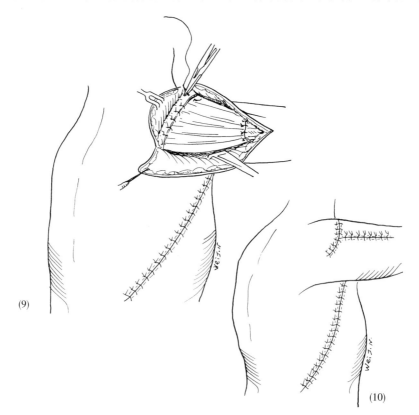

(9)将背阔肌平放于三角肌的位置上,在肩外展90°位缝合背阔肌的远、近端;(10)缝合切口

图 9-35　背阔肌移位代三角肌术

的愿望等，慎重考虑肩关节固定的位置，同时还需向患者交待，肩关节固定术后需要较长时间的适应过程，以便于患者配合治疗。

【适应证】

在臂丛不可逆损伤中，肩关节固定术多用于肩关节周围肌肉严重麻痹、肩关节呈脱位或半脱位者。要求斜方肌及前锯肌的功能必须良好，因为肩关节固定后，肩胛骨的旋转（臂外展、内收）功能依赖于这两块肌肉的力量。此外，在肘关节、前臂和手的功能比较满意的情况下，施行肩关节固定术才有一定的意义。由于肩关节固定后，上肢的力量和稳定性，以及肘关节的功能都会获得改善，但整个上肢的旋转功能丧失；在成年患者，有时反而感到诸多不便，不能适应。因此，一些肘关节及手功能良好的患者，宁愿忍受永久性肩下垂的痛苦，也不愿接受这一疗法。况且这些患者在日常生活中已适应，如将肘部放在桌上就能从事某些工作，如书写、进食等。

【麻醉与体位】

全身麻醉。患者取半侧卧位，肩部及腰背部用枕头垫高，使肩和背部与手术台呈40°~50°。

【手术步骤】

1、术前1~2天让患者卧于床上，模仿在手术台上的位置，根据肩关节固定的位置，确定肩、臂和躯干的位置关系，便于手术时参考。

2、于肩上经肩峰和三角肌的前后缘作一U形切口。三角肌前缘的切口至腋横纹处，后缘的切口与前缘切口在同一水平。

3、分离皮肤，显露肩峰、肩锁关节、锁骨、肩胛冈和三角肌起点。

4、将三角肌起点切开并将其掀起，显露肩袖。如三角肌丰厚，可于三角肌中部纵行剖开以便翻起肌肉。

5、切开肩袖及关节囊显露肩关节，将关节囊向大、小结节方向纵行剖开，充分显露肩关节及肱骨大、小结节。

6、切断肱二头肌长头，使关节脱位，充分切除肱骨头及关节盂的软骨面，直至外露松质骨（图9-36）。

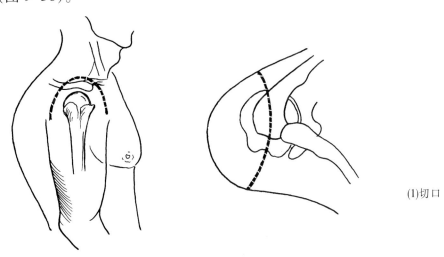

(1)切口

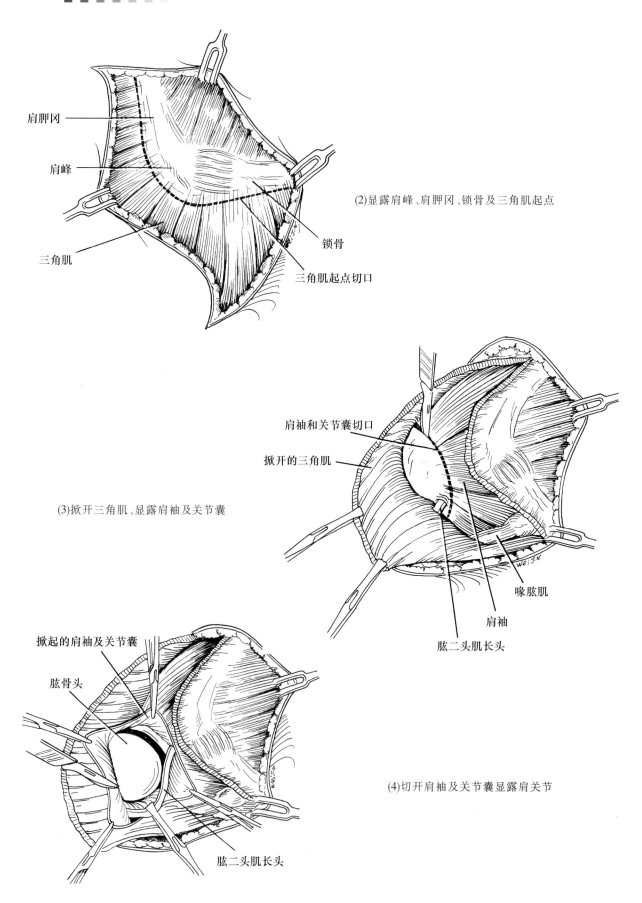

肩胛冈

肩峰

三角肌

(2)显露肩峰、肩胛冈、锁骨及三角肌起点

锁骨

三角肌起点切口

肩袖和关节囊切口

掀开的三角肌

(3)掀开三角肌、显露肩袖及关节囊

喙肱肌

肩袖

肱二头肌长头

掀起的肩袖及关节囊

肱骨头

(4)切开肩袖及关节囊显露肩关节

肱二头肌长头

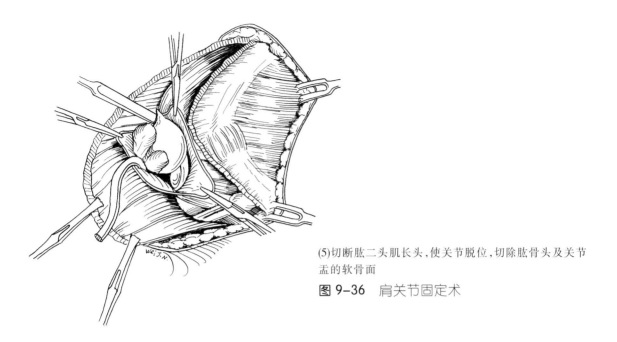

(5)切断肱二头肌长头,使关节脱位,切除肱骨头及关节
盂的软骨面

图 9-36　肩关节固定术

7、根据术前设计和要求,可选用以下肩关节固定的方式:

MoSeley法:切除肱骨头、关节盂的软骨面,以及肩峰下面与肱骨头接触处的所有
软组织,直至骨质外露。然后根据设计的位置将肱骨头向上推,使肱骨头顶在肩峰和关
节盂的上部。将一枚螺钉自肱骨大结节处穿越肱骨头直至关节盂,另一枚螺钉自肩峰穿
入,经肱骨头直达肱骨干(图 9-37)。

津下健哉法:切除肱骨头、关节盂的软骨面,以及肩峰下面与肱骨头接触处的软组
织,直至外露骨质。然后从髂骨上取 1.0cm×2.0cm×2.0cm 骨块,嵌入肩峰与肱骨头之间。
根据设计要求,将关节维持在所需的位置。用两枚松质骨螺钉经肱骨头穿入关节盂,用
另一枚螺钉经肩峰穿越植骨片,固定至肱骨头。肩关节间隙内填入植骨碎片(图9-38)。

Beltran、Trilla 和 Barjan 法:切除肱骨头、关节盂软骨面以及肩峰下面与肱骨头接

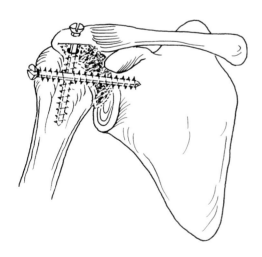

图 9-37　MoSeley 法肩关节固定术

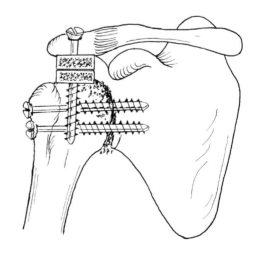

图 9-38　津下健哉法肩关节固定术

触处的软组织，直至外露骨质。根据术前设计位置，将肱骨头顶在肩峰与关节盂的上部，用一枚加压螺钉从肱骨大结节下穿经肱骨头至关节盂。另于其下方再作一骨隧道，经肱骨头下方至关节盂。然后取 10cm 长腓骨骨干，做成铅笔形骨栓，牢固地插入此骨隧道内。再用另一枚加压螺钉从肩峰处进钉，贯穿肱骨头进行固定（图 9-39）。

　　Gill 法：该方法是 Gill 于 1931 年首先报道的。其方法是将肱骨头、关节盂的软骨面切除，同时切除肩峰下面的软组织，直至外露骨质。于肱骨前外侧大、小结节处作一楔形骨瓣并予劈开，然后将肱骨头向上推移，使肱骨头顶在肩峰下和关节盂的上部，肩峰端嵌入肱骨上端的骨瓣内。术中可根据术前设计将肩外展置于某一角度。该法的设计较好，方法简单，肱骨头与关节盂、肩峰有广泛的接触。近代临床医生常加用两枚螺钉作内固定，一枚经肱骨上端外侧穿入关节盂，另一枚从肩峰上穿越肱骨头直至肱骨干，使固定更为牢固。至今该术式仍为众多矫形外科医生喜欢采用的术式之一（图 9-40）。

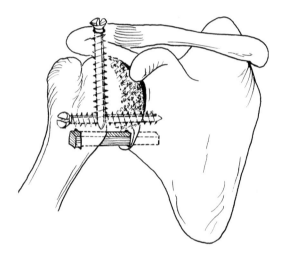

图 9-39　Beltran、Trilla 和 Barjan 法
　　　　　肩关节固定术

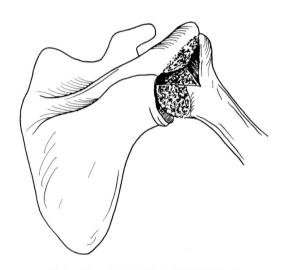

图 9-40　Gill 法肩关节固定术

【术后处理】

　　术后应用管型石膏固定肩关节于设计的位置。石膏应包括前臂和肘关节，以控制肩关节的旋转。术后 2 周石膏开窗拆线；术后 2 个月拆除石膏，改用肩关节支具固定直至肩关节牢固融合。在使用肩外展支具时，臂和前臂都固定在支架上，通过支具上肘部的绞链关节可进行肘关节屈、伸锻炼，不会对肩部产生旋转应力。总之肩关节固定术后的外固定要求比较严格，特别是在内固定不够牢固的情况下，更需特别注意。如果内固定牢固，术后应用稳定可靠的肩外展支具固定；2 周拆线后改用管型石膏固定 1.5~2.0 个月，再改用肩外展支具固定至关节融合。

二、屈肘功能重建

（一）背阔肌移位重建屈肘功能术

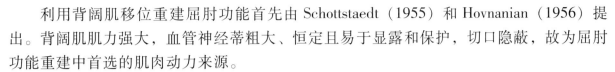

利用背阔肌移位重建屈肘功能首先由 Schottstaedt（1955）和 Hovnanian（1956）提出。背阔肌肌力强大，血管神经蒂粗大、恒定且易于显露和保护，切口隐蔽，故为屈肘功能重建中首选的肌肉动力来源。

【应用解剖】

背阔肌为扁平的三角形阔肌，位于腰背部和腋部，起自下 6 个胸椎、全部腰椎及骶椎的棘突和棘间韧带以及髂嵴后部，还有部分肌纤维起自肋骨及肩胛骨下角。背阔肌肌腱扁平，从前下方包绕大圆肌腱，止于肱骨结节间沟。

背阔肌主要的血管、神经为胸背动、静脉和胸背神经。胸背血管和神经伴行，其末端均恒定地分为内、外侧支。内、外侧支在肌肉内又有明确的分布范围。胸背动、静脉和胸背神经外侧支支配的外侧缘肌肉较肥厚，收缩力较强，宜于作移位修复屈肘功能；内侧缘肌肉较薄，肌力较弱。背阔肌的血管神经蒂约于其上中 1/3 交界处进入肌肉内。在进入肌肉前，胸背动脉与胸侧壁的胸外侧动脉有交通支相连接，手术时需结扎该交通支（图 9-41）。

【适应证】

背阔肌移位重建屈肘功能主要用于肱二头肌麻痹、屈肘功能丧失。在臂丛损伤的病

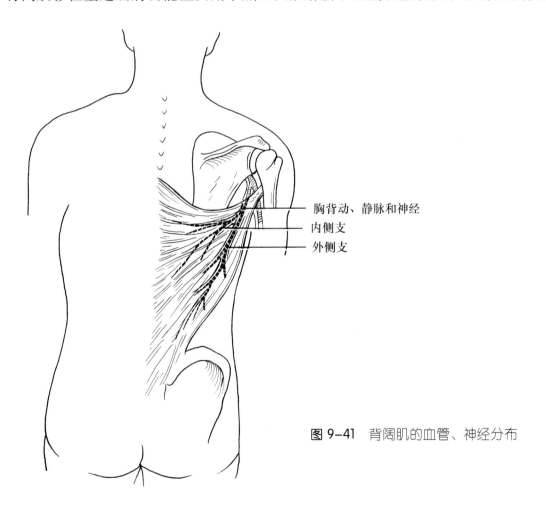

胸背动、静脉和神经

内侧支

外侧支

图 9-41　背阔肌的血管、神经分布

例中，背阔肌常有不同程度的萎缩和肌力减弱，需让患者作功能锻炼，待肌力达 4 级以上时再施行手术，否则将导致手术失败。

【麻醉与体位】

全身麻醉，患者取侧卧位。

【手术步骤】

背阔肌移位重建屈肘功能通常采用双极移位法，即将背阔肌游离后，其起点缝于肱二头肌止点的肌腱上，其止点缝于喙突下肱二头肌短头的起点处。这种带血管神经蒂的背阔肌双极移位法，使移位的肌肉在一直线上，从而使肌肉收缩的力量容易发挥，同时在手术时容易调整肌肉的张力。其手术的效果明显较之将背阔肌的起点游离，直接移位至肱二头肌腱止点，保留背阔肌止点的单极移位法好。但双极移位较单极移位的操作稍复杂，对血管神经蒂的分离和保护要求也较高。

此外，背阔肌移位的行程有两种方式，一种是移位肌肉通过腋部和肘部切口之间的皮下隧道；另一种是背阔肌带着其表面的梭形皮瓣，以肌皮瓣的形式铺置在肱二头肌表面。实践证明以肌皮瓣形式作移位的方法好，它不受肌肉体积大小的限制，不会因隧道狭窄使肌肉通过困难。不少术者考虑到第一种形式通过隧道时的困难性，手术时有意缩减游离肌肉的体积，其结果将会影响肌肉的力量。

1、切口　切口的设计应在术前完成。先测量从喙突下肱二头肌短头起点至肘部肱二头肌腱止点的长度，根据此长度的需要，再测量背阔肌止点至背阔肌肌力较强部位所需的长度，用甲紫标出。因为肌肉移位后其起止点需作编织或反折缝合，所以切取肌肉的长度要比测量的实际长度长 6~8cm。此外，尚需根据肱二头肌肌腹中部的位置和长度，在背阔肌上标出梭形皮瓣的位置。一般该梭形皮瓣宽 5~6cm，长 12~14cm。

2、于背阔肌外侧缘切口分离进入，在背阔肌与前锯肌之间分离背阔肌。从远端至近端用钝性分离的方法掀起肌肉，在肌肉下可以看到支配肌肉的胸背血管和神经外侧支的末梢，继续用逆行法分离肌肉，注意保护肌肉下的血管与神经。于腋下 5~6cm 处显露进入肌肉处的胸背动、静脉和胸背神经。分离显露胸背动、静脉内侧支，以及胸背动、静脉与胸外侧动、静脉的交通支，分别予以切断结扎。然后在安全保护血管神经蒂的情况下，切开梭形肌皮瓣的内侧缘，切断带有腰背筋膜和肌膜的肌肉远端。一般肌肉切取的宽度应比皮瓣的宽度大 2~3cm。

3、于腋部作横切口，于肱二头肌中央作纵切口，至肘部时作向桡侧的横切口，以显露肱二头肌。分离切口两侧的皮肤，在肘部显露肱二头肌腱。于结节间沟处切断背阔肌止点。此时整块移植肌肉只有血管神经蒂于腋部与机体相连。注意保护血管神经蒂，避免其受损伤或发生扭转。

4、缝合背部切口。

5、将背阔肌皮瓣覆盖于肱二头肌表面。在肘部将其起点穿入肱二头肌腱，并反折后牢固地缝合。然后将肌皮瓣在臂的远端部分作皮下及皮肤缝合。将肘关节被动屈曲至 60°~70°，再将背阔肌止点上移至喙突下肱二头肌短头处，并将其穿入肱二头肌短头，抽紧肌肉后再反折缝合。

6、缝合肌皮瓣及腋部切口。

【术后处理】

术后用颈腕吊带和胸带将患肢固定在屈肘 60°~70°位，2 周后拆线。术后 6 周用颈腕吊带控制肘关节在 90°位，锻炼屈肘功能。术后 8 周去除颈腕吊带，锻炼肘关节的屈、伸功能，并辅助物理治疗（图 9-42）。

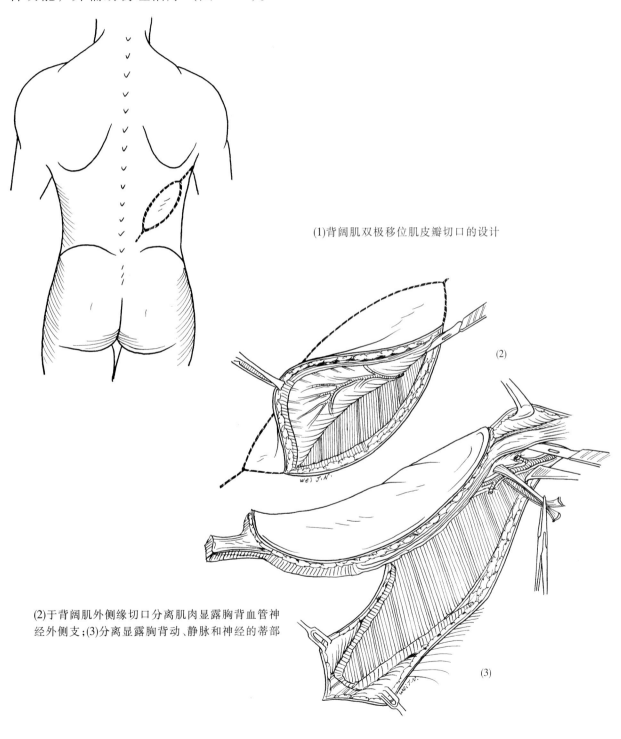

(1)背阔肌双极移位肌皮瓣切口的设计

(2)

(2)于背阔肌外侧缘切口分离肌肉显露胸背血管神经外侧支；(3)分离显露胸背动、静脉和神经的蒂部

(3)

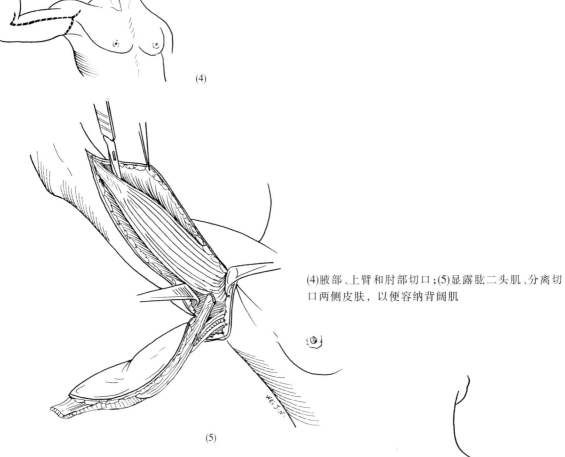

(4)

(5)

(4)腋部、上臂和肘部切口;(5)显露肱二头肌、分离切口两侧皮肤,以便容纳背阔肌

(6)整块被移植的背阔肌借血管神经蒂与机体相连

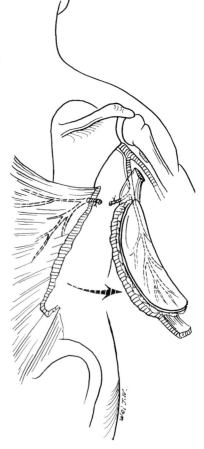

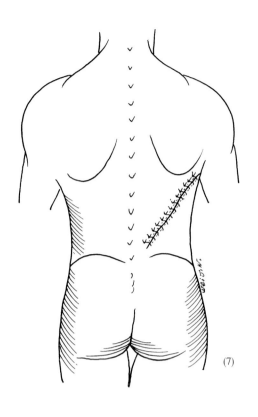

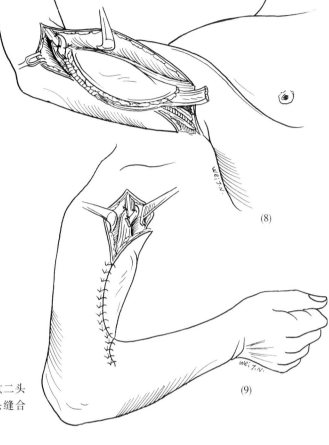

(7)

(8)

(7)缝合背部切口;(8)在肘部将背阔肌起点反褶缝于肱二头
肌腱上;(9)在屈肘位将背阔肌止点与肱二头肌短头缝合

(9)

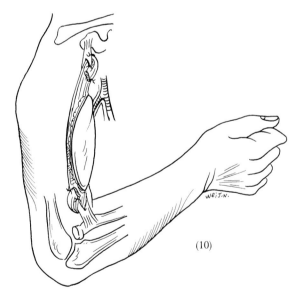

(10)

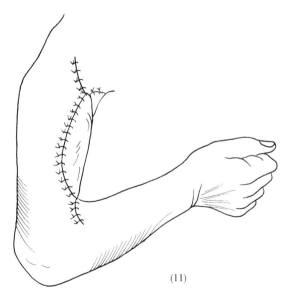

(10)在屈肘位将背阔肌止点与肱二头肌短头缝
合;(11)缝合肌皮瓣及腋部切口

图 9-42　背阔肌移位重建屈肘功能术

(11)

（二）胸大肌移位重建屈肘功能术

Clark于 1946 年首先报道用胸大肌的胸肋部分移位修复肱二头肌，重建屈肘功能。该法以双极移位的效果好，主要是因双极移位易于调整肌肉的张力。

【适应证】

该手术适用于肱二头肌麻痹，胸大肌肌力达 4 级以上者。由于移位肌肉需要通过腋部至肘部切口间的皮下隧道，因此，胸大肌如过于丰厚，通过皮下隧道将发生困难。如术前估计到这种情况，可改用其他重建方法。如肩关节周围肌肉严重麻痹，胸大肌移位重建屈肘功能后，当屈肘时上臂发生严重内收、内旋时，需在下一期手术施行肩关节固定。

【麻醉与体位】

全身麻醉。患者取仰卧位。

【手术步骤】

1、切口　取胸大肌-三角肌间沟与胸大肌胸肋部、腹直肌鞘上部前面的弧形切口。

2、沿胸骨外侧、上 6 个肋软骨、胸大肌下缘与腹直肌鞘的连接处，将胸大肌胸肋部肌肉的起点切开。然后轻轻切开胸大肌锁骨部与胸肋部之间的肌沟，钝性分开这两部分肌肉。约于锁骨中外 1/3 垂直线的肌沟处显露支配胸大肌胸肋部的血管神经蒂。该蒂主要为胸肩峰动脉的上胸肌支，以及与之伴行的静脉和胸前内侧神经。注意保护血管神经蒂，避免受损伤。

3、将胸大肌的胸肋部游离掀起至腋前。然后将其卷成筒状，并用细线缝合。再缝合胸前切口。

4、于胸大肌-三角肌间沟至肘部切口间作一宽大的皮下隧道。

5、将筒状的胸大肌自胸大肌-三角肌间沟的切口，经皮下隧道拉至肘部切口内。注意保护血管神经蒂，避免受损伤或发生扭转。

6、将胸大肌远端与腹直肌鞘部分穿入肱二头肌腱，反折后予以牢固缝合。然后将肘关节被动屈曲至 60°~70°，将胸大肌胸肋部在肱骨大结节嵴处的止点切下，抽紧胸大肌，将其止点肌腱穿入喙突下肱二头肌短头，反折后作牢固缝合。

7、缝合所有切口。

【术后处理】

与背阔肌移位重建屈肘功能术相同（图 9-43）。

（三）屈肌群起点上移重建屈肘功能术

Steindler 于 1918 年首先报道用屈肌群起点上移重建屈肘功能。其原始设计是将屈肌群起点上移，固定在臂的内侧肌间隔上。1954 年 Mayer 和 Green 对 Steindler 设计的方法作了改进，将屈肌群（包括旋前圆肌、桡侧腕屈肌、掌长肌、尺侧腕屈肌及指浅屈肌）起点连同肱骨内上髁的一块骨骼，上移固定在肱骨下端稍偏外侧。

【适应证】

屈肌群起点上移重建屈肘功能适用于肱二头肌麻痹，无条件应用背阔肌、胸大肌或其他肌肉移位重建屈肘功能，同时患手功能良好者。

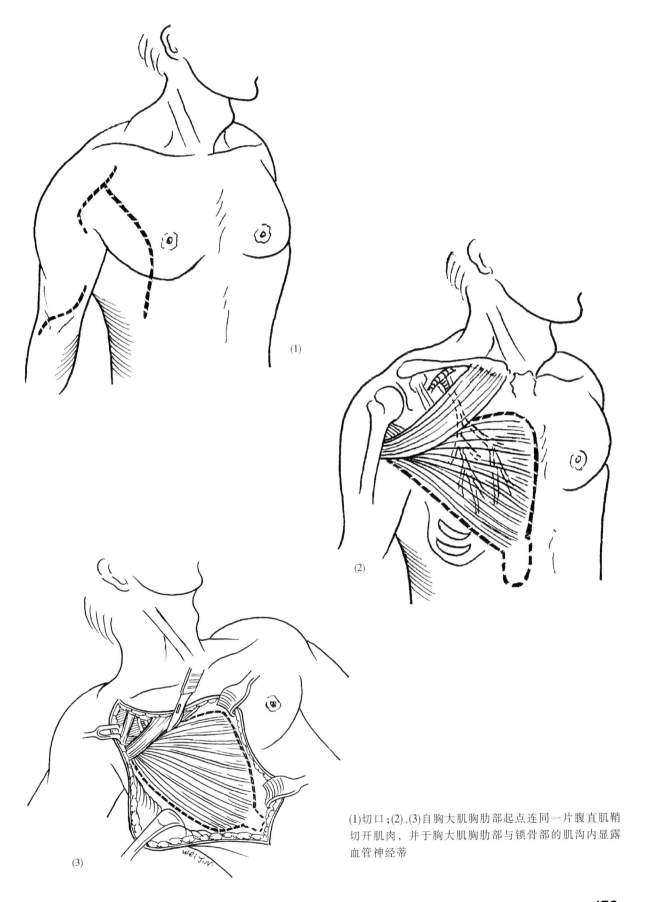

(1)切口;(2)、(3)自胸大肌胸肋部起点连同一片腹直肌鞘切开肌肉，并于胸大肌胸肋部与锁骨部的肌沟内显露血管神经蒂

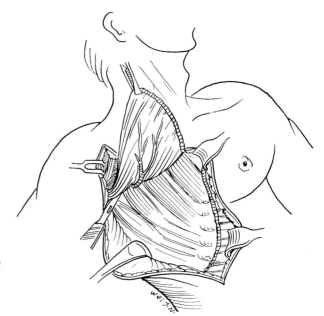

(4)将胸大肌的胸肋部游离至腋前

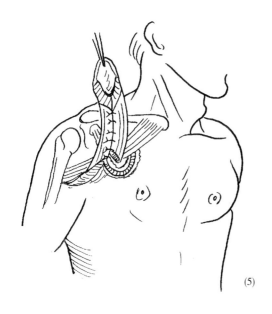

(5)

(5)、(6)将胸大肌卷成筒状并作间断缝合

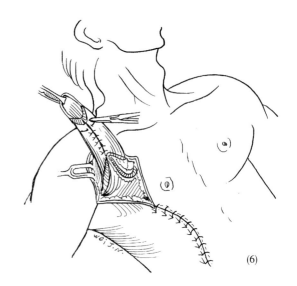

(6)

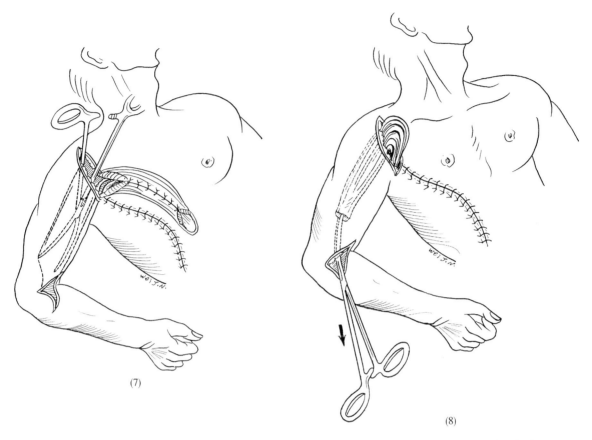

(7)于胸大肌—三角肌间沟与肘部切口间作皮下隧道;(8)将筒状的胸大肌自胸大肌—三角肌间沟
经皮下隧道拉至肘部切口内

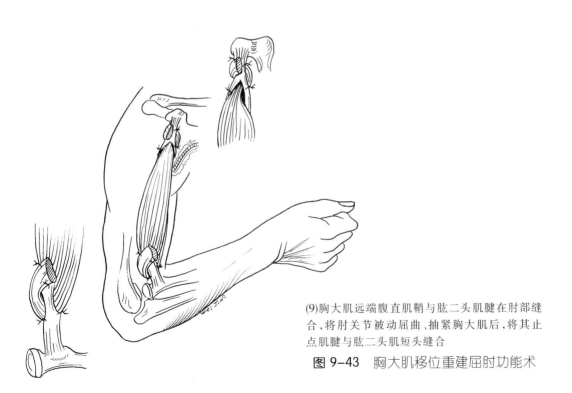

(9)胸大肌远端腹直肌鞘与肱二头肌肌腱在肘部缝
合,将肘关节被动屈曲,抽紧胸大肌后,将其止
点肌腱与肱二头肌短头缝合

图 9-43 胸大肌移位重建屈肘功能术

【麻醉与体位】

臂丛阻滞麻醉。患者平卧于手术台，患肢置于上肢手术台上。

【手术步骤】

1、经臂下端内侧肌间隔、肱骨内上髁、肘前与前臂上段掌侧作S形切口。

2、切开肱二头肌腱膜。

3、于臂下端内侧肌间隔处显露肱动脉及其伴行静脉、正中神经和尺神经，将血管、神经作充分游离。注意保护正中神经和尺神经支配屈肌群的分支。将肱动脉、肱静脉、正中神经向外侧保护牵开，将尺神经向内侧牵开。在肱骨内上髁处，用骨凿将屈肌群起点连同一小块骨骼凿出。

4、旋前圆肌、桡侧腕屈肌、掌长肌、尺侧腕屈肌和指浅屈肌连同骨片向远端游离；起自尺骨鹰嘴内侧缘和尺骨上部后侧缘的尺侧腕屈肌尺侧头，应在其附着处剥离。于肱骨下端掌侧将肱肌向侧方牵开，显露肱骨下端掌侧骨质。将肘被动屈曲至90°位，将屈肌群起点的骨块上移。根据屈肌群在屈肘90°拉紧的情况下骨块在肱骨下端掌侧的位置，凿一个与屈肌群起点骨块面积相同的骨孔。于此洞上方再钻两个小孔。然后将屈肌群起点处的骨块，在屈肘90°位用钢丝固定于肱骨下端的骨孔内。

5、将尺神经作肘关节前移。

【术后处理】

术后用长臂石膏后托固定在屈肘80°位。术后6周去石膏托活动，锻炼肘关节屈、伸功能，并辅助物理治疗（图9-44）。

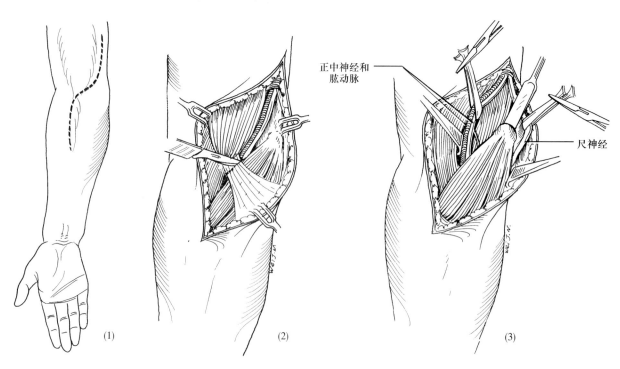

正中神经和
肱动脉

尺神经

(1)切口;(2)切开肱二头肌腱膜;(3)将屈肌群起点连同一小块骨骼从肱骨内上髁处凿出

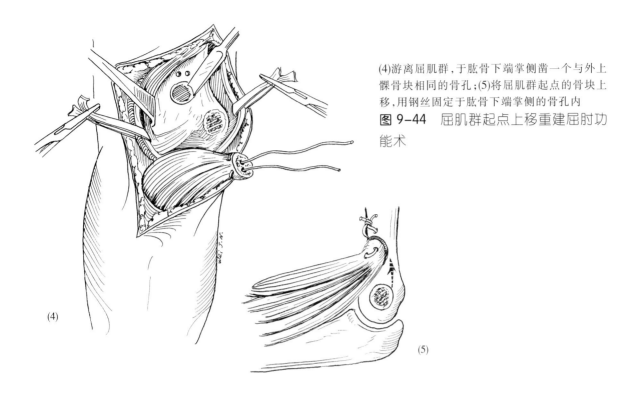

(4)游离屈肌群,于肱骨下端掌侧凿一个与外上髁骨块相同的骨孔;(5)将屈肌群起点的骨块上移,用钢丝固定于肱骨下端掌侧的骨孔内

图 9-44 屈肌群起点上移重建屈肘功能术

(4)

(5)

(四)尺侧腕屈肌倒转重建屈肘功能术

Ahmad 于 1975 年首先报道用尺侧腕屈肌倒转重建屈肘功能。此原始设计是将尺侧腕屈肌自其肌腱部向近端游离至前臂近中 1/3 处，然后将肌腱及肌肉倒转，在屈肘 90° 位，将肌腱用 U 形钉固定在肱骨中段粗糙的骨面上。

1981 年杨志明等通过 50 例尸体解剖，对尺侧腕屈肌的动脉血供与神经支配进行了调查研究。发现尺侧腕屈肌的动脉血供来源于尺动脉、尺侧返动脉和骨间前动脉。一般有 4~6 个动脉分支供应该肌，其中 3 个分支位于整个前臂近侧 1/3 段内，静脉分支与动脉分支伴行。尺神经有 1~3 个分支支配尺侧腕屈肌，以 2 支为最多，均于前臂近侧 1/3 段内。此研究阐明了逆向游离尺侧腕屈肌可至前臂近中 1/3 交界处（即第 3 个动脉分支处），此时整块肌肉的血液循环和神经支配不会受到影响。杨志明等还在临床实践中改进了 Ahmad 的方法，将尺侧腕屈肌腱缝合固定于三角肌止点的肌腱上。临床实践证明这种方法简单，创伤小。尽管其术后肌力不如背阔肌移位重建屈肘功能的方法好，但对于没有条件施行背阔肌移位的病例，只要手部功能良好，尺侧腕屈肌的肌力正常，采用此法重建屈肘功能，都能获得较满意的效果。

【适应证】

尺侧腕屈肌倒转重建屈肘功能术适用于肱二头肌麻痹，无条件施行背阔肌或胸大肌移位修复，同时手部功能良好，肘关节被动屈曲好，尺侧腕屈肌肌力正常者。

【麻醉与体位】

臂丛阻滞麻醉。患者平卧于手术台上，患肢置于上肢手术台上。

【手术步骤】

1、于前臂内侧，沿尺侧腕屈肌轴线，自腕横纹至肘下 7~8cm 处作纵切口。

2、显露尺侧腕屈肌远端 2/3 部分。自腕横纹处将其肌腱切断，逆行将肌腱及肌腹向近端游离。切断结扎远端 2/3 部分的动、静脉分支。约于前臂全长近中 1/3 交界处见第 3 个动脉分支进入肌肉，可向近端游离该分支 1~2cm，注意避免损伤该动脉分支。

3、于肘部作一横切口，自该切口至前臂切口近段作一宽松的皮下隧道，将尺侧腕屈肌腱经此隧道从肘部切口抽出（注意勿将肌腹扭转）。然后于肱二头肌与三角肌间沟处作一纵切口显露三角肌止点；从该切口向肘部切口再作一宽松的皮下隧道，通过该隧道将尺侧腕屈肌腱从肘部切口拉至臂上方切口三角肌止点处。

4、将逆转的尺侧腕屈肌的肌膜，在肌腹逆转处与邻近肌肉的肌膜间间断缝合数针固定。缝合前臂和肘部切口。然后将尺侧腕屈肌腱穿入三角肌止点处的肌腱，将肘关节被动屈曲至 80°位，抽紧尺侧腕屈肌腱，反折后与三角肌肌腱作牢固缝合。缝合后肘关节自然伸直至 90°，此张力最为适宜。最后缝合臂部切口。

【术后处理】

术后用长臂石膏后托将肘关节固定于屈曲至 80°位。术后 4 周去石膏托使用颈腕吊带，将肘关节置于 90°位，锻炼肘关节主动屈曲功能。术后 6 周去除颈腕吊带，锻炼肘关节屈、伸功能，并辅助物理治疗（图 9-45）。

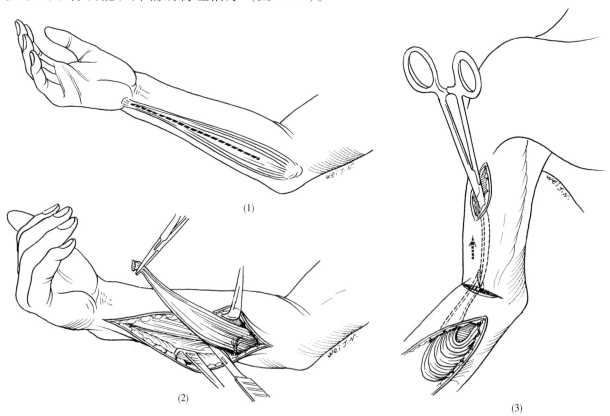

(1)切口;(2)逆行分离尺侧腕屈肌腱及肌腹至前臂近中 1/3 交界处;(3)将尺侧腕屈肌腱通过皮下隧道逆行拉至三角肌止点处

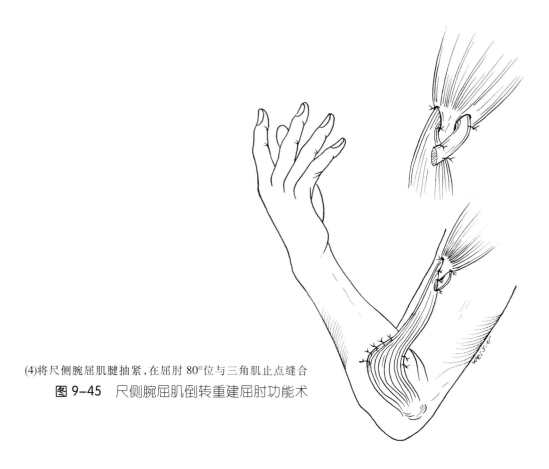

(4)将尺侧腕屈肌腱抽紧,在屈肘 80°位与三角肌止点缝合

图 9-45　尺侧腕屈肌倒转重建屈肘功能术

（五）指浅屈肌移位重建屈肘功能术

赵俊会等于 1998 年报道应用指浅屈肌移位治疗臂丛 $C_5~C_7$ 根性撕脱伤患者的肘关节屈曲功能障碍。这种方法与 Ahmad 和杨志明等利用尺侧腕屈肌移位重建肘关节屈曲功能的相似。在该临床研究中，曾对 11 具成人上肢标本进行了指浅屈肌局部解剖学研究，并对 9 例不可逆臂丛损伤施行指浅屈肌翻转移位术以重建屈肘功能，获得满意的效果。在调查研究和临床应用中发现指浅屈肌 76%的血液供应及 69%的神经支配集中于指浅屈肌起点以远 12cm 的肌腹内，因此，保护好这段肌腹的血供及其神经，肌肉的翻转移位则是安全的。指浅屈肌移位后对手指原有的屈曲功能无明显影响。

【适应证】

该方法适用于肱二头肌麻痹，同侧背阔肌、胸大肌、尺侧腕屈肌不具备移位的条件。手部功能良好，特别是指浅、深屈肌肌力均正常者。

【麻醉和体位】

臂丛神经阻滞。仰卧位，患肢外展并置于床边手术桌上。上臂在分离指浅屈肌时使用台上橡胶止血带。

【手术步骤】

1、使用台上橡胶止血带，于前臂掌侧中上 1/4 至腕横纹处作 S 形切口，另于远端掌横纹处作横切口。

2、于前臂切口内显露指浅屈肌及其肌腱，在掌部切口显露示、中、环指和小指的指浅屈肌腱，并予以切断。然后将肌腱断端从前臂切口中抽出，逆行向近端分离肌腹到前臂中上 1/3 水平。分离时切断支配远端肌腹的正中神经分支 1~2 支，结扎切断来自尺、桡动脉及正中神经滋养动脉的血管支。

3、于肘前方作横切口，松止血带，止血。于上臂外侧中 1/3 作纵切口显露三角肌止点。通过这三个切口作宽松的皮下隧道。将 4 条指浅屈肌腱远端并拢缝合后，将指浅屈肌翻转，通过肘前切口引至上臂外侧切口。

4、彻底止血，缝合手掌、前臂及肘部切口，将肘关节被动屈曲至 60°位，将指浅屈肌腱插入三角肌止点，调整张力后将肌腱反折与三角肌止点缝合，缝合上臂侧方切口。

【术后处理】

术后用长臂石膏后托固定肘关节屈曲 60°位，术后 6 周去石膏托，用颈腕吊带将肘关节制动于 90°位，并进行肘关节主动屈曲功能锻炼，术后 8 周去颈腕吊带锻炼肘关节屈、伸功能，并辅助物理治疗（图 9-46）。

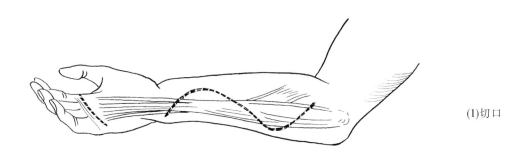

(1)切口

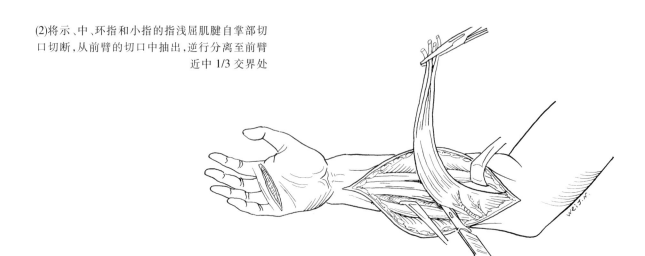

(2)将示、中、环指和小指的指浅屈肌腱自掌部切口切断，从前臂的切口中抽出，逆行分离至前臂近中 1/3 交界处

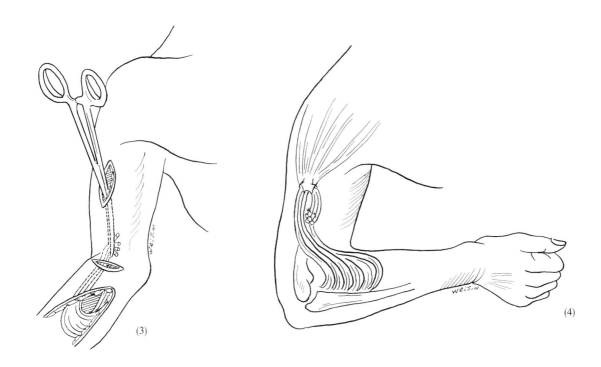

(3)将四条指浅屈肌腱及其肌腹通过皮下隧道逆行拉至三角肌止点处;(4)将四条指浅
屈肌腱抽紧,在屈肘 60°位与三角肌止点缝合

图 9-46　指浅屈肌移位重建屈肘功能术

三、伸腕、伸指功能重建术

因桡神经不可逆损伤,造成伸腕、伸指和拇指桡侧外展功能丧失,可用正中神经和尺神经支配的前臂屈肌移位重建其功能。修复的方式较多,至今在临床上被公认为是标准的和最好的肌腱移位术是 1960 年 Boyes 提出的肌腱移位组合方式,即用旋前圆肌移位修复桡侧腕长、短伸肌,尺侧腕屈肌移位修复指总伸肌,掌长肌移位修复拇长伸肌的方式。

其他的伸腕、伸指功能重建方式有:①Boyes 提出的用旋前圆肌移位修复桡侧腕长、短伸肌,用中指的指浅屈肌移位修复指总伸肌,用小指的指浅屈肌移位修复拇长伸肌及示指伸肌,以及用桡侧腕屈肌移位修复拇长展肌和拇短伸肌。②Starr、Brand 和 Tsuge 提出的用旋前圆肌移位修复桡侧腕短伸肌,用桡侧腕屈肌移位修复指总伸肌,用掌长肌移位修复拇长伸肌。

(一)伸腕功能重建术
【适应证】

用正中神经、尺神经支配的前臂屈肌移位,修复伸腕、伸指功能,主要用于桡神经不可逆损伤,或神经损伤修复后其运动肌功能恢复不全,或前臂近段背侧有广泛的软组织损伤等病例。同时手的屈肌功能良好,被移位的肌肉肌力正常或接近正常(达 4 级)。

【麻醉与体位】

臂丛阻滞麻醉。患者平卧于手术台上，患肢置于上肢手术台上。

【手术步骤】

1、于前臂中段桡背侧、肱桡肌与桡侧腕长伸肌间作 6~7cm 长纵切口。

2、于肱桡肌与桡侧腕长、短伸肌腱间分离，显露旋前圆肌腱在桡骨中 1/3 桡侧面及背面的止点，将肌腱连同其止点处的骨膜从桡骨上切下，并向近端分离至肌腹与肌腱接合部。

3、将旋前圆肌腱插入桡侧腕长、短伸肌腱内。腕背伸 30°~40°位，用血管钳抽紧旋前圆肌腱，向近端抽紧桡侧腕长、短伸肌腱的近端，将肌腱牢固地缝合。然后将旋前圆肌腱反折后缝合于其肌腱的近端。缝合后前臂在水平位腕关节处于伸直 15°~20°位而不下垂为最理想的肌肉张力。如肌腱缝合后腕关节仍下垂，应拆除缝线，重新调整肌张力并重新缝合肌腱。

【术后处理】

如伸腕和伸指功能全部丧失，或伸指功能丧失，采用上述方式修复后，应用前臂掌侧石膏托将腕固定于背伸 30°~40°位，示指至小指掌指关节伸直 0°位，拇指背伸伸直位。如单纯伸腕功能丧失，肌腱移位重建伸腕功能后，仅用前臂掌侧石膏托将腕关节固定于背伸 30°~40°位，手指不需固定。上述石膏托固定 4 周，4 周后去除石膏托锻炼手部功能，并辅助物理康复治疗。术后 6 周可进行被动及主动屈、伸腕功能锻炼，并辅助物理治疗（图 9-47）。

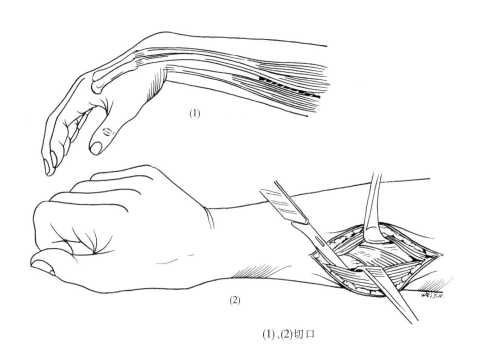

(1)

(2)

(1)、(2)切口

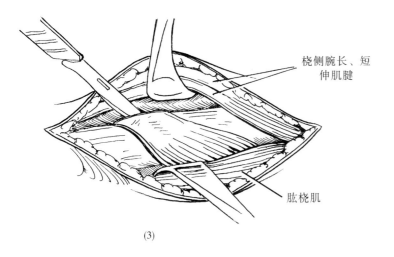

桡侧腕长、短
伸肌腱

肱桡肌

(3)

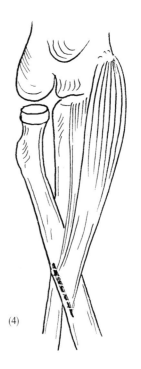

(3)、(4)将旋前圆肌腱连同其止点处的骨膜从桡骨上切下

(4)

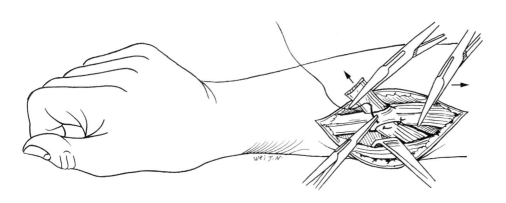

(5)将旋前圆肌腱插入桡侧腕长、短肌腱内,抽紧
肌腱并牢固地缝合

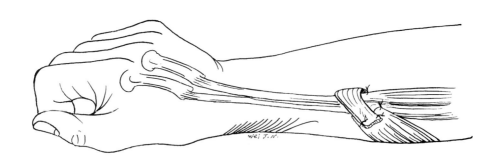

(6)将旋前圆肌腱插入桡侧腕长、短肌腱内,抽紧肌腱并牢固地缝合

图 9-47　伸腕功能重建术

（二）伸指功能重建术

伸指功能重建术的适应证、麻醉、体位与术后处理与伸腕功能重建术相同。其具体手术步骤如下：

1、于前臂下段背侧作弧形切口，于前臂下段尺侧做 L 形切口，再于前臂中远 1/3 交界处、掌长肌腱前面做一个小横切口。

2、将掌长肌腱在腕横纹处切断，向近端游离 4~5cm 后，在前臂中远 1/3 交界处的小切口内将其抽出。于腕横纹尺侧将尺侧腕屈肌腱切断，将肌腱与肌腹向近端游离至前臂中远 1/3 交界处。在分离尺侧屈腕肌时，注意勿损伤其深面的尺动脉和尺神经。

3、于前臂远端背侧切口显露指总伸肌腱和拇长伸肌腱。切除覆盖肌腱表面的前臂筋膜，以免术后肌腱与之粘连，阻碍肌腱的滑动。

4、自前臂远端背侧切口向尺侧腕屈肌分离处近端作宽松的皮下隧道；在切口的桡侧向前臂中远 1/3 处掌侧的小横切口作皮下隧道。然后将尺侧腕屈肌腱和掌长肌腱分别从尺侧和桡侧的皮下隧道拉至背侧切口。如尺侧腕屈肌肌腹低，体积大，需在移位越过皮下隧道之前切除过于臃肿的肌腹。止血后缝合前臂掌侧切口。

5、将尺侧腕屈肌腱插入指总伸肌腱内，将腕关节背伸 30°~40°，示指、中指、环指和小指的掌指关节伸直 0°位下，用血管钳抽紧尺侧腕屈肌腱和向近端方向抽紧指总伸肌腱，然后逐一缝合肌腱。将尺侧腕屈肌腱远端剩余部分作水平剖开，切除上面一半，将下面一半肌腱反折，与尺侧腕屈肌腱近端处缝合。肌腱移位缝合后，腕关节于背伸 15°~20°时，示指、中指、环指和小指的掌指关节处于 0°位，说明肌腱缝合张力适宜。如掌指关节下垂，说明张力过低，应重新调整张力。如仅有一个手指的掌指关节在上述位置发生下垂，说明该指的指总伸肌腱的张力不足，或遗漏未缝合，可于肌腱缝合处作紧缩缝合或补充缝合。

6、将掌长肌腱插入拇长伸肌腱内。将拇指放在伸直位置，腕关节中立位，抽紧两肌腱作编织缝合。缝合后再将掌长肌腱反折，缝合于掌长肌腱的近端处。肌腱移位后，应检查肌腱张力，腕关节背伸位，拇指可以充分屈曲至手掌内，当腕关节掌屈时，拇指完全伸直，但不是过度背伸（图 9-48）。

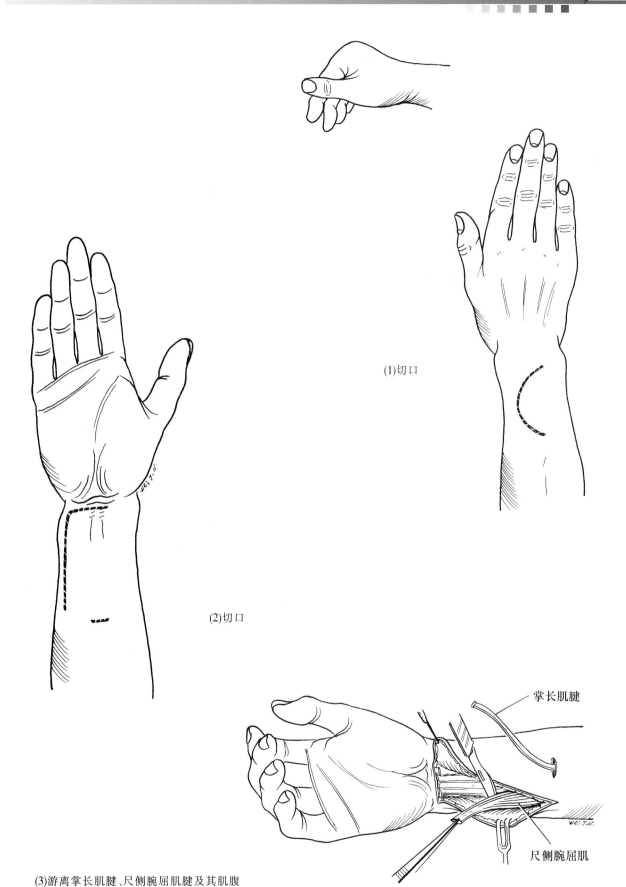

(1)切口

(2)切口

掌长肌腱

尺侧腕屈肌

(3)游离掌长肌腱、尺侧腕屈肌腱及其肌腹

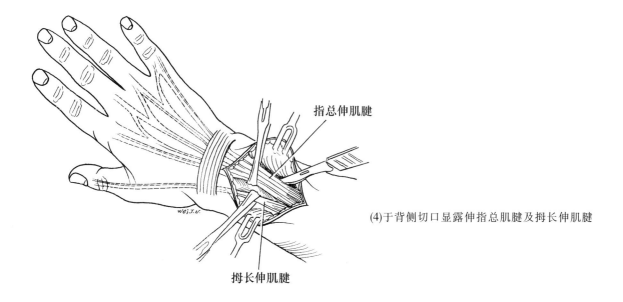

指总伸肌腱

(4)于背侧切口显露伸指总肌腱及拇长伸肌腱

拇长伸肌腱

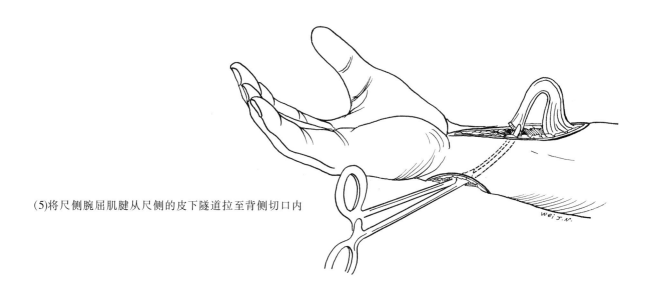

(5)将尺侧腕屈肌腱从尺侧的皮下隧道拉至背侧切口内

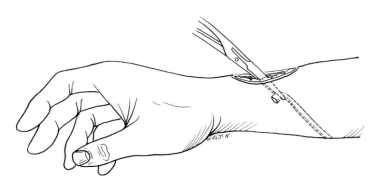

(6)将掌长肌腱从桡侧的皮下隧道拉至背侧切口内

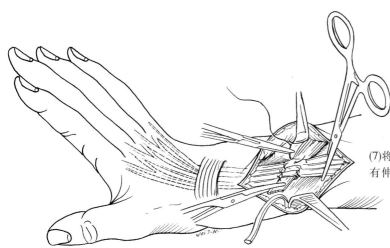

(7)将尺侧腕屈肌腱穿入指总伸肌腱内及固有伸肌腱内,调整肌腱张力后牢固缝合

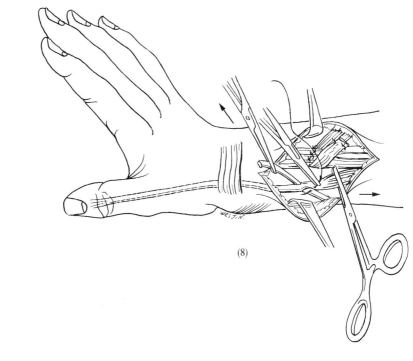

(8)

(8)、(9) 将掌长肌腱插入拇长伸肌腱内,在伸拇位下抽紧肌腱牢固缝合

图 9-48 伸指、伸拇功能重建术

(9)

四、屈指功能重建

（一）正中神经损伤的屈指功能重建术

造成屈指功能丧失的原因，在上肢神经不可逆损伤中，比较典型的为单纯的高位正中神经损伤，引起旋前圆肌、桡侧腕屈肌、掌长肌、指浅屈肌、示指与中指的指深屈肌、拇长屈肌、旋前方肌、鱼际部肌以及第 1 与第 2 蚓状肌功能障碍。然而，在手指的功能丧失中，最明显的是拇指和示指不能主动屈曲。中指由于与环指和小指的指深屈肌的内在联系，可以和环指、小指一起作主动屈指且屈指活动范围充分，但力量较弱。因此，在这种情况下主要是修复拇指、示指和中指的屈指功能。修复的方法十分简单，可用肱桡肌腱移位修复拇长屈肌；将示、中指的指深屈肌腱在腕上与环指和小指的指深屈肌腱行侧侧缝合（图 9-49），注意在缝合时肌腱的张力必须相同。

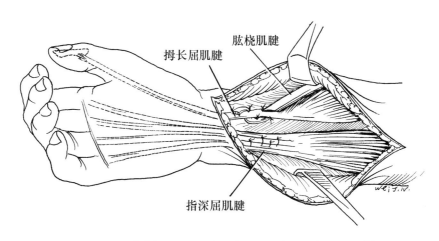

用肱桡肌腱移位修复拇长屈肌功能，将示指和中指的指深屈肌腱与环指、小指的指深屈肌腱作侧侧缝合，修复示指和中指指深屈肌的功能

图 9-49 屈指功能重建术

（二）正中神经和尺神经同时损伤的屈指功能重建术

如高位正中神经和尺神经同时发生不可逆损伤，则所有前臂屈肌群与手的内在肌功能全部丧失。这种情况下通常用桡侧腕长伸肌腱移位修复示、中、环和小指的指深屈肌功能，用肱桡肌腱移位修复拇长屈肌功能（图 9-50）。虽然桡侧腕长伸肌的收缩幅度只有 30mm，但指深屈肌的收缩幅度为 50mm，因此在肌腱移位时，可将 4 个手指都在同一屈曲度且屈指幅度较大的位置下进行缝合，并在做伸腕动作时，还能通过肌腱张力的作用，使手指获得更充分的屈指活动范围和力量。

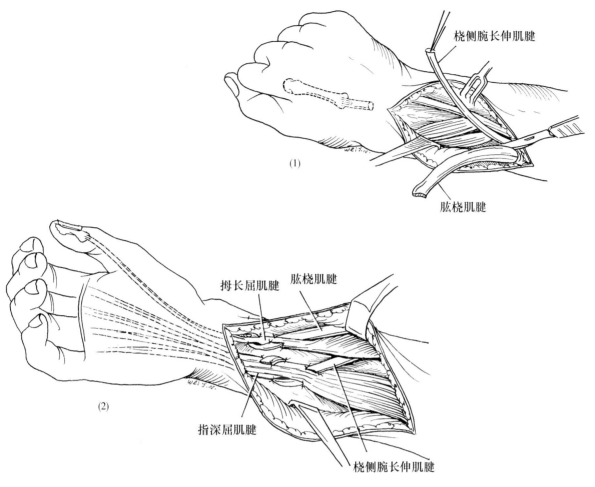

(1)于前臂下段桡背侧切口分离肱桡肌腱与桡侧腕长伸肌腱;(2)将移位肌腱通过
皮下隧道拉至前臂远端弧形切口内,将肱桡肌腱与拇长屈肌腱编入缝合,将桡侧
腕长伸肌腱与示、中、环和小指的指深屈肌腱行编入缝合

图 9-50　桡侧腕长伸肌腱、肱桡肌腱移位重建屈拇、屈指功能

五、拇指对掌功能重建

　　拇指的对掌活动对手的捏、握、抓等方面的功能有着重要的作用。拇指良好的屈、伸、内收、外展和对掌功能,主要依靠拇指各关节的灵活活动和手内、外在肌的作用。充分的拇指对掌功能需要拇指有充分的外展,同时产生旋前活动。因此,拇指腕掌关节的活动范围和拇短展肌的功能对拇指的对掌功能尤为重要。对于拇指腕掌关节关节面尚平整,但关节活动被动受限的情况,应首先通过理疗或松解,待活动正常或接近正常的活动度再进行拇对掌功能重建。对于拇指腕掌关节关节面畸形、僵硬,而且经理疗或松解效果仍不满意者,则不考虑经肌腱移位重建拇对掌功能。

　　手部正中神经不可逆损伤,或神经修复后拇短展肌功能恢复不全或无恢复,造成拇指对掌功能丧失,对此如有条件,均需施行拇指对掌功能重建术。一般来说,拇指腕掌关节被动活动范围正常，又有可供肌肉或肌腱移位修复的条件，则应重建一个能随意活动的拇指对掌功能。只有当拇指腕掌关节畸形、僵硬，或无其他可供肌肉或肌腱移位的条件者，才考虑施行腕掌关节融合、第一与第二掌骨间植骨术，将拇指固定在对掌的位置上。

拇指对掌功能重建的方法很多，采用哪一种方法修复，需要根据患手的条件，特别是拇指被动外展活动的范围，可供肌肉或肌腱移位的条件，以及整个手的功能情况等方面进行综合考虑。尽管有各种不同的方法，但是如果拇指的腕掌关节活动范围良好，可供移位肌肉的肌力好，被移位的肌肉和肌腱走行在一直线或接近在一直线上，肌肉或肌腱缝合时张力合适，止点选择合理，术后能及时作有效的康复治疗，那么都会取得满意的效果。

传统的重建拇指对掌功能的方法与种类较多。其中绝大多数方法是在肌腱移位的同时，需要重建一个滑车，或需绕经腕横韧带或某一肌腱的止点，以改变移位肌腱的方向，使其适合拇指对掌活动的方向。由于这些方法中移位的肌腱需在成角的状态中滑动，当拇指作对掌活动时，移位肌腱必须克服成角活动造成的阻力，这不仅影响了拇指对掌活动的灵活性，同时肌腱在滑车部长期摩擦，易发生磨损，从而造成肌腱粘连或断裂，所以这些方法常不能达到满意的效果。近 10 多年来，在传统的方法上作了某些方面改进，获得了较好的疗效。以下将介绍几种疗效较好且较稳定的拇指对掌功能重建方法。

（一）环指指浅屈肌腱移位重建拇指对掌功能术

【适应证】

对于拇外展功能障碍，拇指腕掌关节被动活动正常或接近正常者可考虑该手术，但术前应检查环指屈指深肌功能，有功能障碍者禁用该手术。

【手术步骤】

1、于前臂远端掌侧作弧形切口，另于环指掌指关节掌侧作一小横切口。于上述两切口内显露环指的指浅屈肌腱，经确认无误后，在手掌切口处将指浅屈肌腱切断，并将其从前臂远端掌侧切口抽出。

2、于拇指掌指关节背侧作 S 形切口。用血管钳经此切口，沿拇短展肌的轴线，在鱼际部作皮下隧道直至前臂远端掌侧切口。经此隧道将环指的指浅屈肌腱拉至拇指掌指关节背侧的切口处。

3、缝合掌部及前臂远端掌侧切口。在拇指掌指关节背侧切口处，在腕关节被动屈曲 40°~50°位，拇指极度外展和伸直位下，将环指指浅屈肌腱先缝于拇短展肌腱上，然后将其远端穿经拇长伸肌腱下，并与拇长伸肌腱缝合，最后再反折其残端并缝回原肌腱上。

4、缝合拇指掌指关节背侧切口。在术中，当肌腱移位缝合后，需检查其移位后效果，如将腕关节被动背伸，拇指被动对掌充分且肌腱通过拇短展肌轴线，说明肌腱缝合的张力合适。如果当腕关节被动背伸，拇指内收而不能对掌，说明移位肌腱在鱼际部的皮下隧道中偏离了拇短展肌轴线，偏于轴线的背侧。如当腕关节被动背伸，拇指屈曲而不能对掌，说明移位肌腱在鱼际部的皮下隧道中偏于拇短展肌轴线的掌侧，如果当腕关节被动背伸，拇指能外展对掌但不充分，说明缝合张力过小。

【术后处理】

术后应用虎口 U 形石膏托，将拇指固定于屈腕 40°~50°，拇对掌、伸直位。4 周后拆除石膏托进行拇对掌功能锻炼，并辅助物理治疗（图 9-51）。

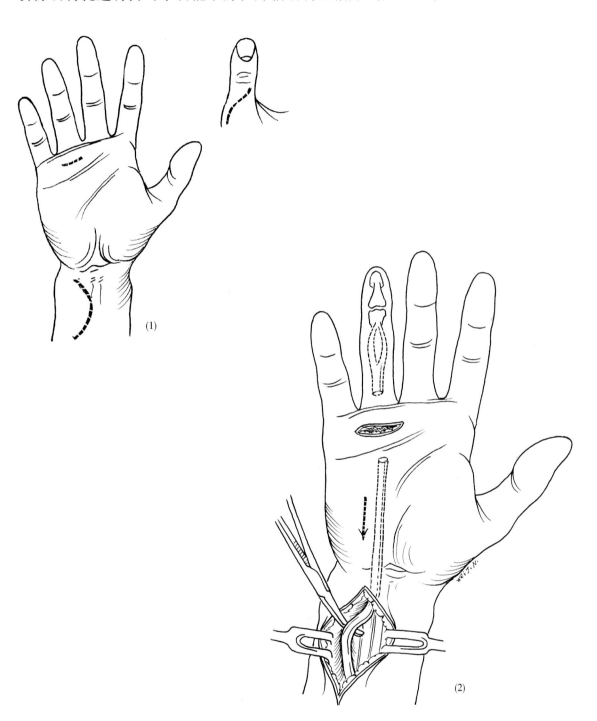

(1)切口；(2)将环指的指浅屈肌腱在掌指关节水平切断，在前臂远端掌侧的切口抽出该肌腱

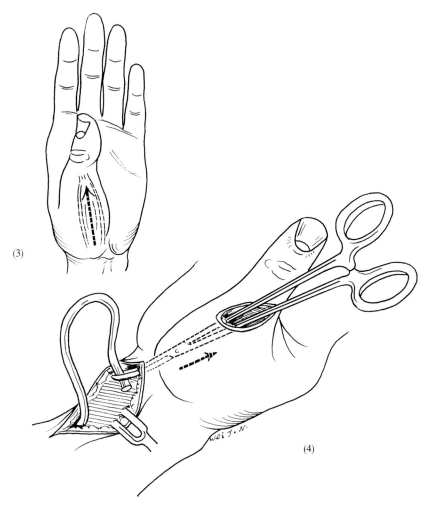

(3)

(4)

(3)、(4)从拇指掌指关节背侧切口,将环指指浅屈肌腱从前臂远端掌侧切口,经
拇展短肌轴线的皮下隧道拉出

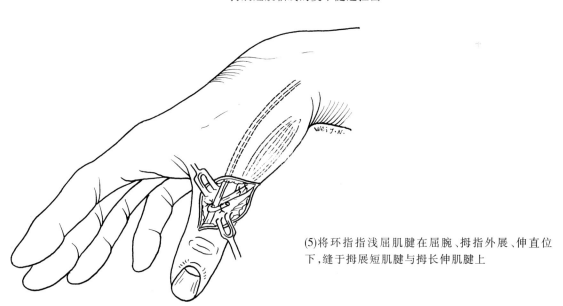

(5)将环指指浅屈肌腱在屈腕、拇指外展、伸直位
下,缝于拇展短肌腱与拇长伸肌腱上

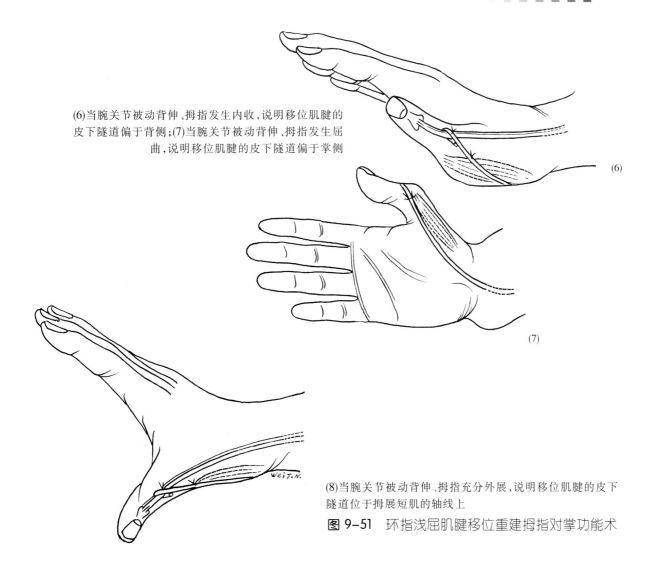

(6)当腕关节被动背伸、拇指发生内收,说明移位肌腱的皮下隧道偏于背侧;(7)当腕关节被动背伸、拇指发生屈曲,说明移位肌腱的皮下隧道偏于掌侧

(6)

(7)

(8)当腕关节被动背伸、拇指充分外展,说明移位肌腱的皮下隧道位于拇展短肌的轴线上

图 9-51　环指浅屈肌腱移位重建拇指对掌功能术

(二)尺侧腕伸肌腱移位重建拇指对掌功能术

【手术步骤】

1、于前臂远端掌侧作弧形切口,显露和分离掌长肌腱。将掌长肌腱在腕横纹处切断,并从前臂中 1/3 掌侧的小切口内抽出,切取 10~12cm 长掌长肌腱。

2、于前臂背侧远端 1/3 处,沿尺侧腕伸肌腱桡侧缘作 7~8cm 长纵切口,显露尺侧腕伸肌腱。将该肌腱在靠近止点处切断,然后向近端充分游离。

3、将尺侧腕伸肌腱经皮下隧道从背侧拉至前臂远端掌侧的切口内。

4、将作为移植肌腱的掌长肌腱一端,与尺侧腕伸肌腱远端作编织缝合,以延长尺侧腕伸肌腱。缝合背侧切口。

5、于拇指掌指关节背侧作 S 形切口。经此切口,沿拇短展肌轴线作皮下隧道。将掌长肌腱经皮下隧道从前臂下端掌侧切口拉至拇指背侧切口。

6、缝合前臂掌侧切口。于腕屈曲 40°~50°位,拇指充分对掌、伸直位下,将掌长肌腱缝于拇短展肌腱与拇长伸肌腱上,检查肌腱移位的方向和张力是否恰当(参见“环指指浅屈肌腱移位重建拇指对掌功能术")。

【术后处理】

本法的术后处理与环指指浅屈肌腱移位重建拇指对掌功能术相同（图 9-52）。

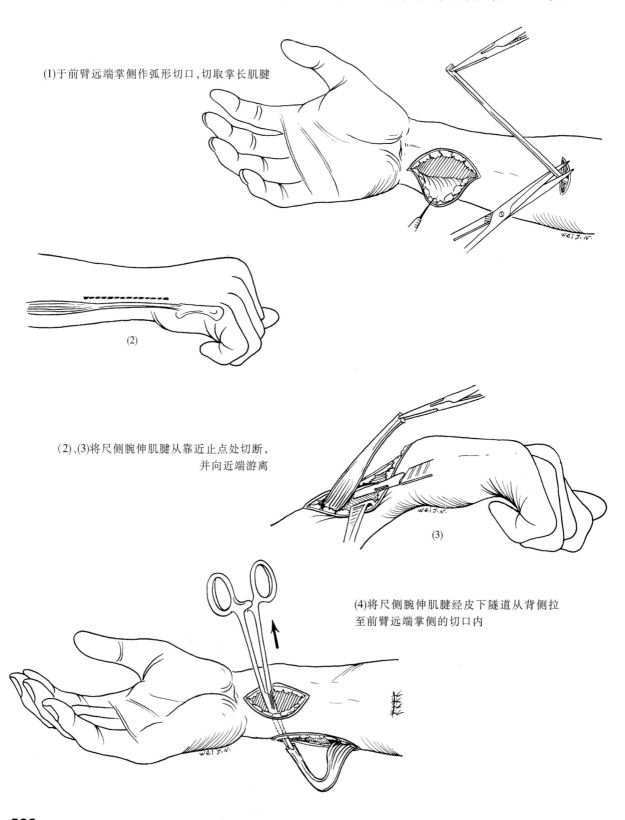

(1)于前臂远端掌侧作弧形切口,切取掌长肌腱

(2)

(2)、(3)将尺侧腕伸肌腱从靠近止点处切断,并向近端游离

(3)

(4)将尺侧腕伸肌腱经皮下隧道从背侧拉至前臂远端掌侧的切口内

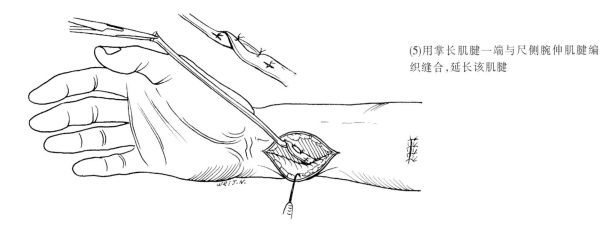

(5)用掌长肌腱一端与尺侧腕伸肌腱编织缝合,延长该肌腱

(6)用掌长肌腱游离移植延长尺侧腕伸肌腱,经皮下隧道拉至拇指掌指关节背侧切口内

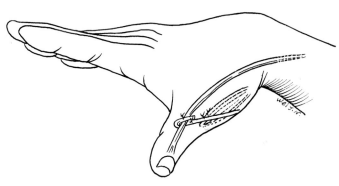

(7)在屈腕,拇对掌伸直位,将掌长肌腱缝于拇短展肌腱和拇长伸肌腱上

图 9-52　尺侧腕伸肌腱移位重建拇指对掌功能术

（三）小指展肌移位重建拇指对掌功能术

Huber于1921年首先报道用小指展肌移位修复拇指对掌功能。小指展肌与拇短展肌为协同肌，移位后易于作功能训练，并可改善萎缩的鱼际外观。

【手术步骤】

1、于手尺侧沿小指展肌轴线作纵切口，近端起自豌豆骨与尺侧腕屈肌腱止点处，远端至小指近节基底内侧。

2、显露小指展肌，将其在伸肌腱扩张部和近节指骨底部的止点切断，并向近端游离至豌豆骨与尺侧腕屈肌腱的近端。注意保护在豌豆骨远端约1cm处进入该肌的血管神经蒂，避免损伤之。

3、于拇指掌指关节桡侧作纵切口，长2~3cm。从小鱼际近端向此切口用血管钳作一宽大的皮下隧道。

4、将小指展肌作180°翻转，将其远端从小鱼际切口拉至拇指桡侧切口内。

5、将拇指置于对掌位，然后将小指展肌腱缝于拇短展肌腱与伸肌腱扩张部上。

【术后处理】

术后用前臂至拇指背侧石膏将拇指固定在外展位。4周后去石膏托进行功能锻炼，并辅助物理治疗（图9-53）。

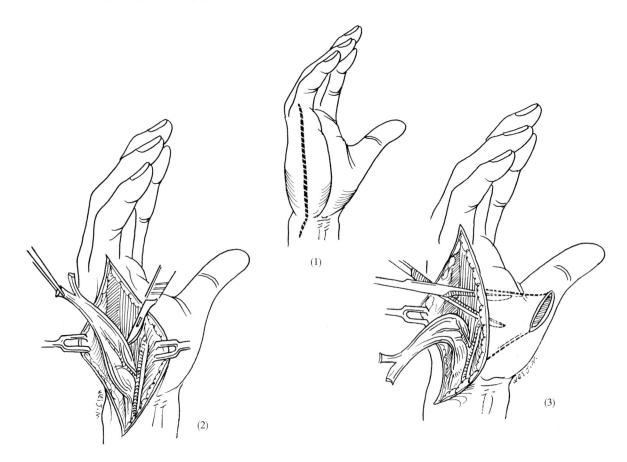

(1)切口;(2)分离小指展肌;(3)自小鱼际切口向拇指掌指关节桡侧切口作皮下隧道

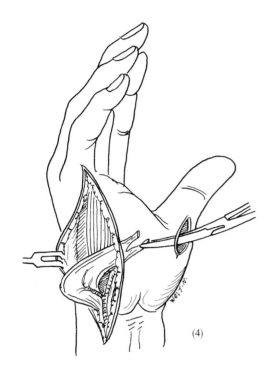

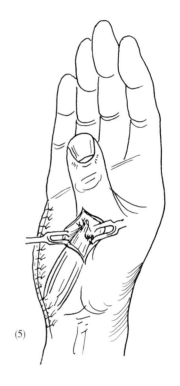

(4)、(5)将小指展肌作 180°翻转,自小鱼际部经皮下隧道拉
至拇指掌指关节桡侧切口

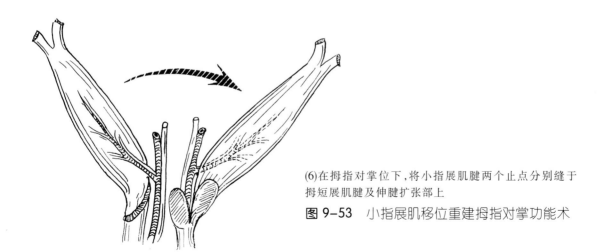

(6)在拇指对掌位下,将小指展肌腱两个止点分别缝于
拇短展肌腱及伸腱扩张部上

图 9-53 小指展肌移位重建拇指对掌功能术

（四）拇短屈肌移位重建拇指对掌功能术

朱伟于 1995 年首先报道用拇短屈肌移位重建拇指对掌功能。笔者又对 20 具尸体进行了解剖研究，证实拇短屈肌与拇短展肌的起点约有 1/2 部分相互重叠，两肌腹近端约有 1/3 部分相互重叠；拇短屈肌主要止于近节指骨底掌侧，拇短展肌止点以掌指关节桡侧为主。拇短屈肌受尺神经支配率为 100%。将拇短屈肌的止点向桡侧移位，使两肌纵轴作用力的夹角增加 7°~9°，即有利于拇短屈肌的对掌功能。

【手术步骤】

（1）在拇指掌指关节桡侧做 S 形切口，显露拇短屈肌与拇短展肌止点处。将拇短屈肌从其止点远端 1.0~1.5cm 处切断，并向近端稍作游离。

（2）在近节指骨近端游离拇长伸肌腱。将拇指置于对掌位。然后将拇短屈肌腱从拇长伸肌腱下通过，再反折拉向拇短展肌止点并作牢固缝合。

【术后处理】

术后用虎口 U 形石膏托将拇指固定于对掌位。4 周后去石膏锻炼拇指外展功能，并辅助物理治疗（图 9-54）。

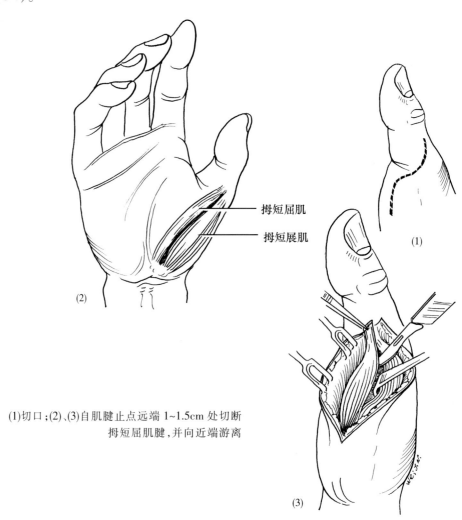

拇短屈肌
拇短展肌

(1)切口;(2)、(3)自肌腱止点远端 1~1.5cm 处切断
拇短屈肌腱，并向近端游离

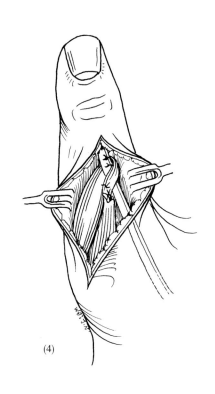

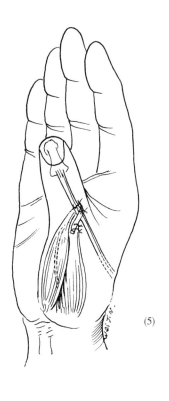

(4)、(5)拇短屈肌止点缝合于拇长伸肌腱与拇短展肌腱上

图 9-54　拇短屈肌移位重建拇指对掌功能术

（五）拇对掌位第1、第2掌骨间植骨术

手部神经不可逆损伤，如无可供肌肉或肌腱移位重建拇指对掌功能，或伴有拇指腕掌关节畸形、僵硬者，可以考虑行第 1、第 2 掌骨间植骨术，将拇指固定于对掌位。如拇指的拇长与拇短伸、屈肌同时麻痹，需在第 1、第 2 掌骨间植骨的同时，融合拇指的掌指关节和指关节。单纯施行拇指腕掌关节融合，不能有效地使拇指维持于对掌位。

第 1、第 2 掌骨间植骨术有两种方式：一种是取一块三角形的髂骨，两侧面修成槽状，嵌入第 1、第 2 掌骨间，用克氏针固定拇指于对掌位（图 9-55）；另一种是在拇指对掌位下，在第 1、第 2 掌骨的相对面凿孔，将切取的髂骨修成植骨条，再将植骨条两端修成榫状，插入第 1、第 2 掌骨的骨孔内（图 9-56）。

术后均需应用石膏外固定，维持拇指于对掌位，直至术后 8~12 周植骨愈合为止。

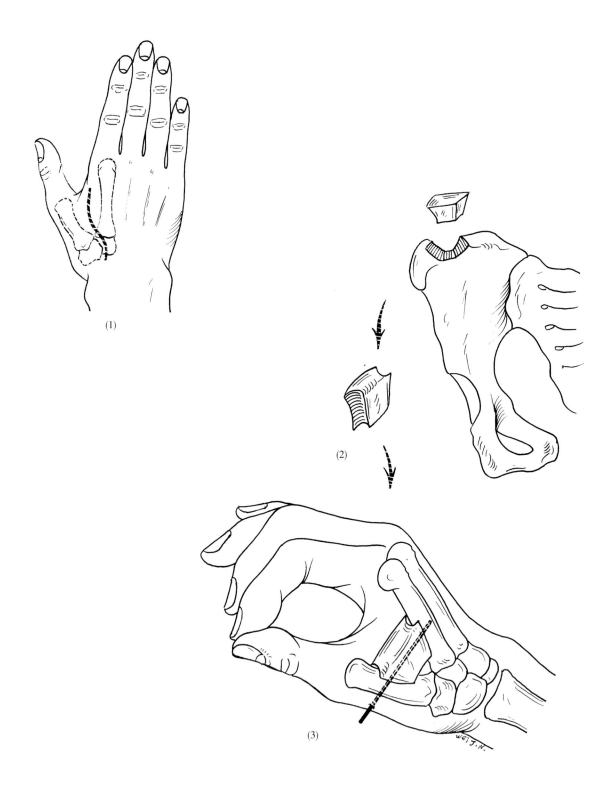

(1) 于第 1~2 掌骨间作手背 S 形切口;(2)、(3)取一三角形髂骨块,两侧修成槽状,嵌入
1~2 掌骨间,将拇指置于对掌位,用克氏针作内固定

图 9-55 第 1~2 掌骨间植骨术(一)

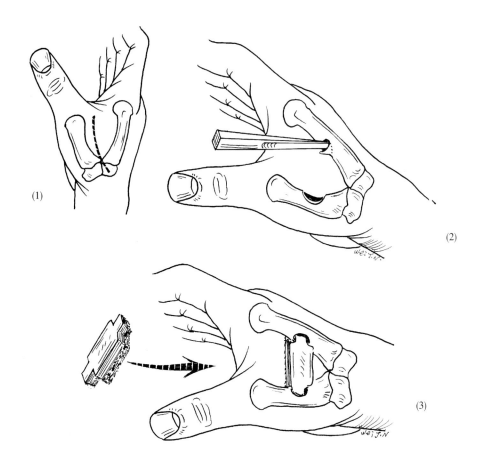

(1)切口;(2)拇指对掌位下,于第 1、2 掌骨相对缘凿孔;(3)将植骨条两端修整成榫状,插入掌骨的骨孔内

图 9-56　第 1~2 掌骨间植骨术(二)

六、手内肌功能重建

　　手的灵巧功能依赖着手的外来肌和手内肌良好的运动功能和手部良好的感觉。在上肢周围神经损伤中,特别是高位神经损伤,即使对损伤神经作了良好的修复,而手内肌的功能恢复常不满意,或根本无恢复,这种结果主要由于手内肌体积小,肌纤维和支配肌肉的神经纤维数目少。手内肌位于肢体的最远端,肌肉长时期失神经支配,发生严重萎缩和纤维性变化,即使获得神经支配,也不会恢复其功能。手内肌麻痹,严重地影响到手的肌肉平衡,出现掌指关节过伸和指间关节屈曲畸形,形成爪形手畸形。伤手不能做精细的动作,也严重地影响着捏、握、抓等功能的发挥。

　　手内肌包括骨间肌、蚓状肌、鱼际肌和小鱼际肌。正中神经损伤后,鱼际肌发生麻痹,特别是拇短展肌麻痹可导致拇指对掌功能丧失,在晚期需要施行拇对掌功能重建,对此本章前节已作了介绍。关于骨间肌麻痹的功能重建手术,如果手部有可供动力肌腱移位的条件,应争取施行动力肌腱移位重建骨间肌功能,以便使伤手恢复主动的屈掌指关节和伸指骨间关节的功能，从而恢复伤手的捏物功能，同时也纠正了手的爪形畸形。如果没有条件施行动力肌腱移位修复骨间肌功能，也可以施行其他手术，如施行掌指关节掌板固定术，控制掌指关节不再过伸，使指总伸肌的力量更容易传达到远端，发挥伸指的作用。但这种疗效仅仅能纠正手的爪形畸形，而不能做主动的屈掌指关节和伸指骨间关节，仍不能有效地解决患手的捏物功能。

由于拇短屈肌、拇收肌、拇短展肌和第 1 骨间背侧肌麻痹，拇指与其他手指一样，也出现掌指关节过伸和指骨间关节屈曲畸形，影响着拇指的外形和捏物的稳定性。因此，在解决其他手指爪形畸形或重建骨间肌功能的同时，对拇指也常需施行掌指关节掌板固定术，或指骨间关节融合术，以解决拇指外形及其捏物的稳定性与力量。

要详尽地介绍周围神经不可逆损伤中手内肌麻痹功能重建的有关问题是很困难的，因为在临床上遇到的病例往往不是单纯的神经损伤造成的手内肌麻痹，而是合并有多种组织损伤的复杂性损伤。在这种情况下，要纠正手的畸形和重建骨间肌功能，常常变得十分困难。

手内肌功能重建的方法不多，但是否有条件施行，施行什么类型的手术，需要根据伤手畸形的严重程度、功能丧失情况、手部可供修复的条件，以及患者的年龄、职业和愿望等进行综合考虑，才能制订出合理的治疗方案。

（一）指浅屈肌腱移位重建骨间肌功能术

指浅屈肌腱移位重建骨间肌功能方法是 Stiles 于 1918 年提出的，后 Bunnell 在 1944 年提出了改进意见。该方法是用环指的指浅屈肌腱劈裂成 4 束，经由蚓状肌管分别固定在 4 个手指近节桡侧伸指肌腱腱帽上。至今在临床上应用此法较多。如为单纯尺神经损伤，仅环指、小指出现爪形畸形，用环指指浅屈肌腱劈成 2 束即可。如果为低位正中神经和尺神经联合损伤，指浅肌腱作为动力肌腱功能好，可以将环指指浅屈肌腱劈裂成 4 束作为移位肌腱，或用环指和中指指浅屈肌腱各劈裂为 2 束作为移位肌腱，重建 4 个手指的骨间肌功能。

【手术步骤】

1、于掌横纹处作横切口，分离牵开指总神经血管束，显露环指，或环指和中指的指浅屈肌腱。

2、于手指桡侧作纵切口，显露手指近节桡侧的指伸肌腱腱帽和侧腱束。于需要切取移位肌腱的环指和中指内切除一小段屈肌腱鞘，显露鞘内指浅、深屈肌腱，在靠近止点处将指浅屈肌腱切断，向近端游离，在掌部切口内抽出。

3、将环指和中指的指浅屈肌腱各劈裂成 2 束，分别经由示、中、环和小指的蚓状肌管，从手指桡侧的切口内抽出。

4、将手指的掌指关节屈曲至 80°~90° 位，近、远侧指骨间关节完全伸直位下，将移位腱束抽紧缠绕在近节指侧方的伸指肌腱帽和侧腱束上，并作牢固缝合。

【术后处理】

术后用石膏托将手固定于腕关节背伸 30°，掌指关节屈曲 80°~90°，近、远侧指骨间关节完全伸直位 5~6 周。去石膏后进行功能锻炼并辅助物理治疗（图 9-57）。

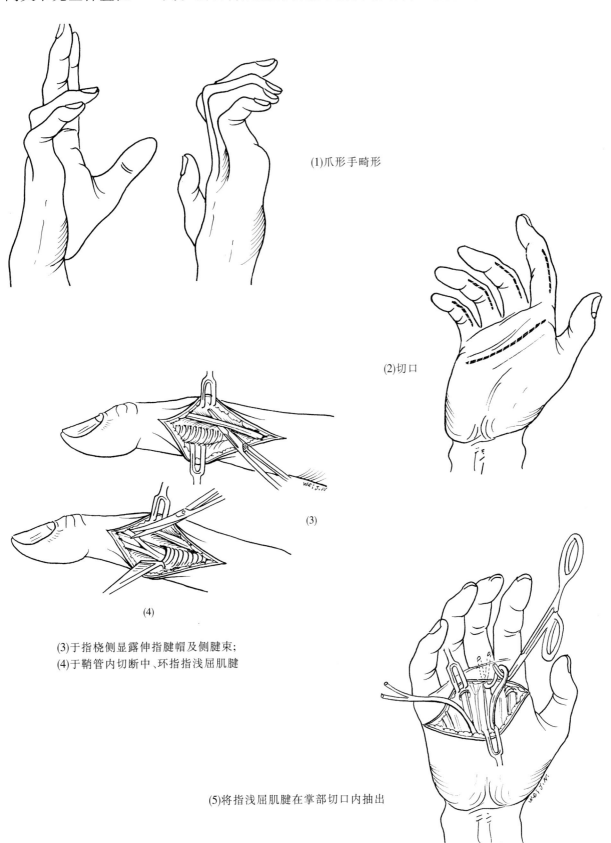

(1)爪形手畸形

(2)切口

(3)

(4)

(3)于指桡侧显露伸指腱帽及侧腱束；
(4)于鞘管内切断中、环指指浅屈肌腱

(5)将指浅屈肌腱在掌部切口内抽出

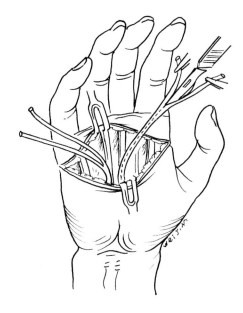

(6)将环指和中指的指浅屈肌腱各劈裂成 2 束

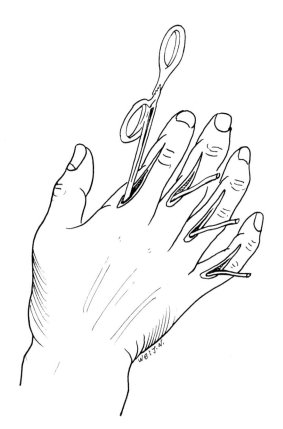

(7)将各腱束经蚓状肌管从手指桡侧的切口抽出

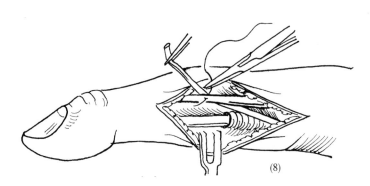

(8)

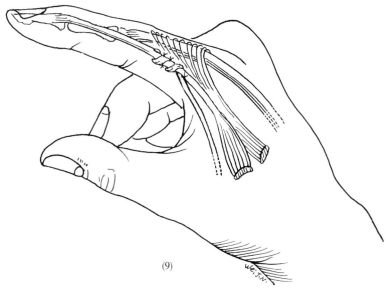

(9)

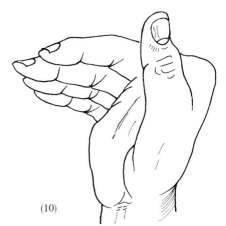

(10)

(8)~(10)将移位腱束在掌指关节屈曲80°~90°,近、远侧指间关节完全伸直位下,缠绕在伸指腱帽及侧腱束上抽紧缝合

图9-57 指浅屈肌腱移位重建骨间肌功能术

(二) 桡侧腕短伸肌腱移位重建骨间肌功能术

利用桡侧腕短伸肌腱移位,同时用游离肌腱腱束移植来重建骨间肌功能的方法是Brand于1970年首先报道的,其方法与Bunnell提出的指浅屈肌腱移位重建骨间肌功能的方法相似。

【手术步骤】

1、于腕部作一三角形切口,显露桡侧腕短伸肌腱,并于其止点处切断,再将其从腕背侧伸肌支持带近端抽出,以便于操作。

2、将4条移植肌腱(可取自足部趾长伸肌腱,每条肌腱劈裂成2束)与桡侧腕短伸肌腱作编织、包埋缝合。然后将4束肌腱经由腕背侧伸肌支持带下,以及分别经由示指掌指关节桡侧第一背侧骨间肌肌腱掌侧、示-中指、中-环指、环-小指掌骨头间掌深横韧带掌侧,分别拉到手指桡侧切口内。在掌指关节屈曲80°~90°位、指间关节完全伸直位下,将移植腱束缝于指伸肌腱帽和侧腱束上。

【术后处理】

本法的术后处理与指浅屈肌腱移位重建骨间肌功能术相同(图9-58)。

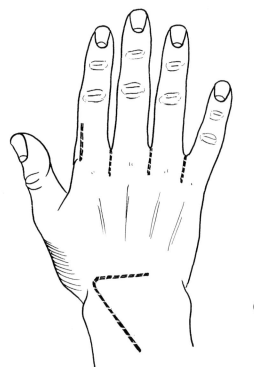

(1)切口

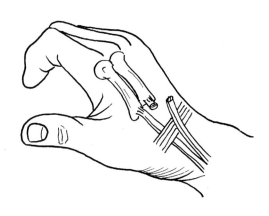

(2)于止点处切断桡侧腕短伸肌腱

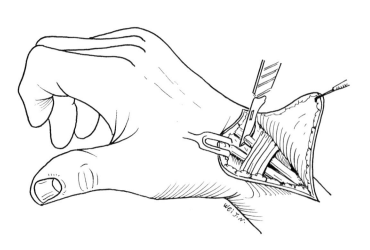

(3)于止点处切断桡侧腕短伸肌腱

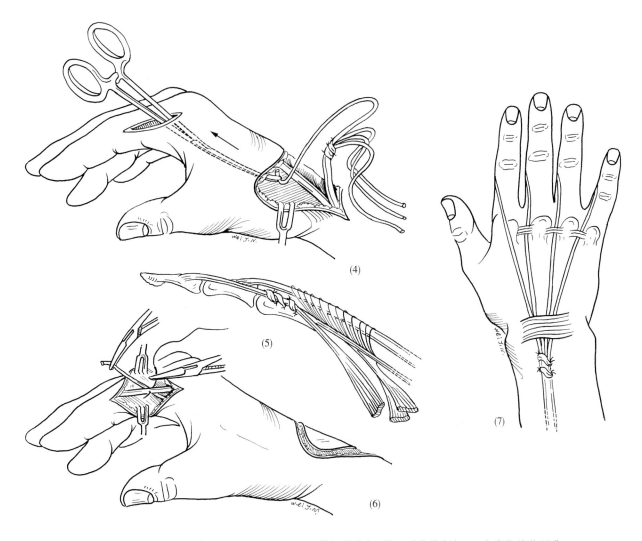

(4)~(7)将 4 条移植肌腱束,分别经掌骨头间掌深横韧带掌侧,拉至手指桡侧切口,在掌指关节屈曲
80°~90°、近远侧指关节完全伸直位下,将腱束缝于伸指腱帽和侧腱束上

图 9-58 桡侧腕短伸肌腱移位重建骨间肌功能术

(三)掌指关节掌板固定术

1957年,Zancolli 首先报道用掌指关节掌侧关节囊掌板作成 U 形瓣,在掌指关节屈曲 20°位,将该瓣固定于掌骨颈处。主要目的是限制掌指关节过伸,使指伸肌腱伸指的力量容易传到远端,起到伸直手指的作用。

【手术步骤】

1、于掌指关节掌侧、掌横纹处作横切口,分离牵开屈肌腱两旁的神经血管束,切除 A₁ 滑车,显露分离指浅、深屈肌腱并予以拉开,显露掌指关节掌侧关节囊及掌板。将掌板及关节囊呈 U 形切开。

2、将掌板 U 形瓣用钢丝作 8 字形缝合,然后用钻头或小娥眉凿在掌骨颈处钻一骨窝。

3、通过骨窝用 2 枚注射针头或细克氏针在掌骨颈处钻 2 个小孔,再将钢丝两端分别经两小孔拉至手背。

4、将掌指关节屈曲 20°~30°，并将掌板近端关节囊部分塞入骨窝内，抽紧钢丝，手背部用纱布片和纽扣固定。

5、拇指掌指关节囊掌板固定法与其他指相似，可以将掌指关节囊掌板在其两侧作一平行切口，向侧方牵开中央部分。然后在掌骨颈处钻一骨窝，将拇指掌指关节屈曲 20°位用钢丝和克氏针固定。

【术后处理】

术后用背侧石膏托固定于术中所设计的位置。术后 6 周去石膏托，拔除钢丝及拇指上的克氏针，开始功能锻炼并辅助物理治疗（图 9-59）。

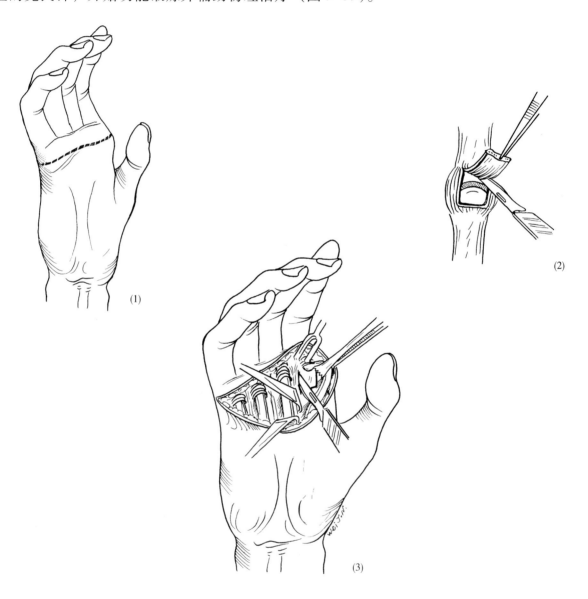

(1)切口;(2)、(3)于掌指关节掌侧关节囊掌板处作一逆行 U 形瓣

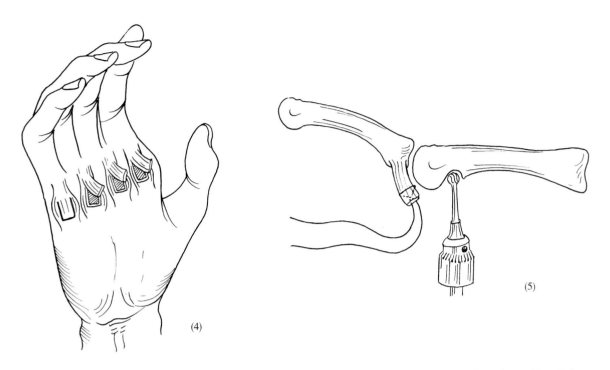

(4)于掌指关节掌侧关节囊掌板处作一逆行 U 形瓣;(5)用钢丝缝合掌板 U 形瓣,于掌骨颈钻一骨窝

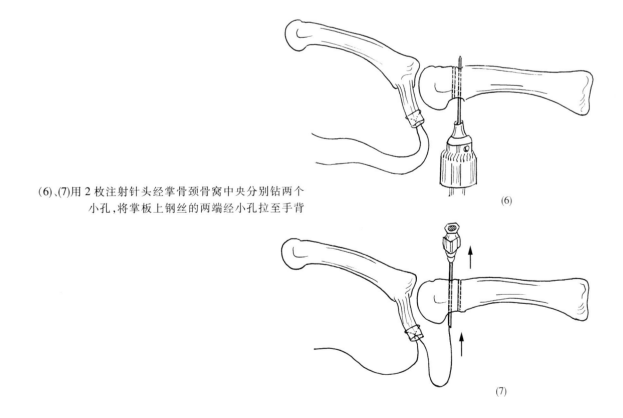

(6)、(7)用 2 枚注射针头经掌骨颈骨窝中央分别钻两个
　　小孔,将掌板上钢丝的两端经小孔拉至手背

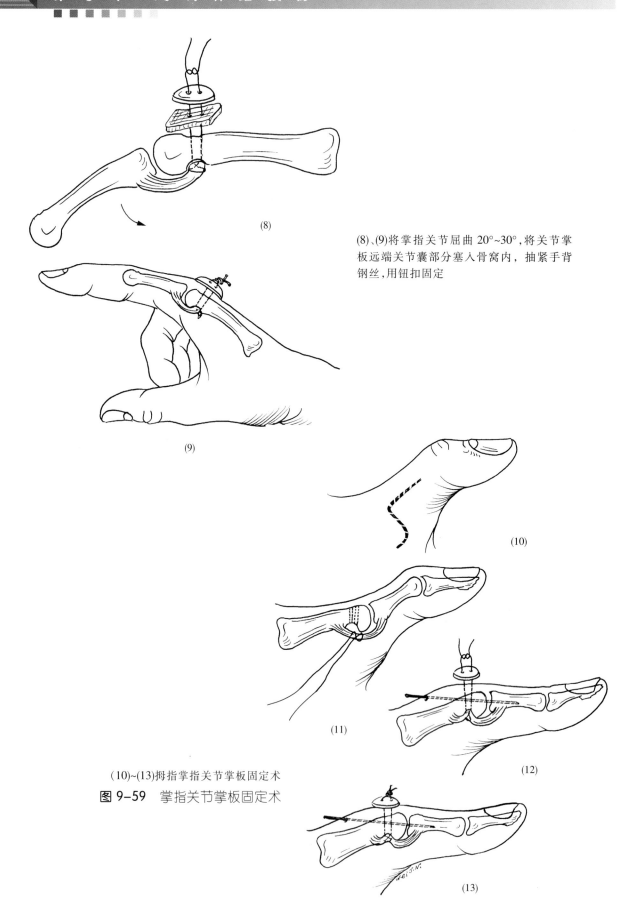

(8)

(8)、(9)将掌指关节屈曲 20°~30°，将关节掌板远端关节囊部分塞入骨窝内，抽紧手背钢丝,用钮扣固定

(9)

(10)

(11)

(12)

(13)

(10)~(13)拇指掌指关节掌板固定术

图 9-59　掌指关节掌板固定术

CHAPTER 10

第10章

拇指和手指再造

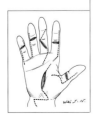

■第一节　拇指再造

　　拇指通过外展、对指、屈和伸等动作，使手能完成捏、夹、握、抓等重要的功能。因此，各种原因造成的拇指缺损，常需要再造新的拇指，以重建其功能。

　　拇指缺损重建功能时。应尽可能达到下述要求：

　　1、再造拇指的位置适当，并有一定的稳定性。拇指的稳定性取决于适当长度的第1掌骨，连同其上的大鱼际肌群和完整的第1腕掌关节。被修复的拇指应接近外展、对指的位置，或能作外展、对指的活动。如果残留拇指的腕掌关节活动范围差，或没有腕掌关节，则应将再造拇指置于良好的位置上。

　　2、再造拇指必需有良好的感觉，特别是远端掌侧与其他手指相接触的部位，应有良好的感觉，特别是实物感觉。

　　3、长度适当，再造拇指的长度对术后功能有着重要的影响，其长度一般不应比原来的拇指长，最好比健侧的拇指稍短。当拇指缺损过长，采用植骨皮管移植再造拇指，如再造拇指太长，其远端血液循环相应较差，植骨也容易发生骨折。一旦发生植骨骨折，可能造成骨折长期不愈合。用示指拇化术再造拇指，即使其长度与正常拇指相同，但外形看起来亦过长，原因是手掌变窄和指蹼变深的缘故。

4、再造拇指时所利用的任何组织，均不宜过多地影响该组织的原有功能。

5、再造拇指的外形应尽量美观。

此外，在选择拇指再造的方法时，还应考虑患者拇指缺损的部位，其他手指的情况、年龄、工种、特殊爱好、患者本人的愿望以及术者的临床经验等。拇指再造的方法很多，每种方法都有它的优点和适应证，只有选择得当，才能取得理想的效果。

一、指移位术

利用完整的手指或手指残端、连同其肌腱、神经和血管等组织，一起移位至拇指缺损的位置上，以代替拇指的功能，这种方法称为手指或手指残端拇化术。一般示指拇化较其他手指容易，如拇指缺损的同时，尚伴有示指、中指或环指部分手指缺损，利用其残端施行拇化手术则更为适宜。

（一）示指移位术

【适应证】

示指移位再造拇指称示指拇化术，适于拇指全指缺损或经掌骨缺损（Ⅱ°或Ⅲ°缺损）。该手术方法简单，术后新的拇指感觉正常，屈、伸及对指功能良好，患者一般不需改变其原来的工种。缺点是手部仍然是 4 个手指。

【麻醉和体位】

臂丛麻醉，仰卧位、肢体外展并置于手术桌上，使用气囊止血带。

【手术步骤】

1、切口　在示指掌指横纹处作一环形切口，掌侧横过掌指横纹，背侧成三角形，同时自三角形的尖端开始，向桡侧至拇指残端作一弧形切口。切开并游离该皮瓣，当示指移位至第 1 掌骨后，该皮瓣翻转移位至新的虎口位置上。

2、分离手背至示指背侧的静脉。为避免损伤静脉，影响手指的血液回流，分离静脉时应保留较多的静脉周围组织，结扎通往中指背侧的静脉分支。根据拇长伸肌腱和拇短伸肌腱残端的位置，决定切断示指伸肌腱的部位，切断示指的指伸肌腱和固有伸肌腱。于止点处切断第 1 骨间背侧肌。

3、在手的掌侧，分离示指与中指的指掌侧总动脉和神经，切断、结扎至中指的指掌侧固有动脉，将指掌侧总神经自示指尺侧和中指桡侧指掌侧固有神经的分叉处向近端作纵形劈开直至掌心处。

4、将附着于第 1 掌骨残端上的瘢痕组织和骨膜作十字形切开，剥离显露第 1 掌骨残端。将第 1 掌骨残端用微型电锯或骨凿截除，用半圆凿开通骨髓腔。横形切开示指的掌指关节囊，截除近节指骨基底部的关节面，并用小半圆凿开通其骨髓腔。于第 2 掌骨中 1/3 处将第 2 掌骨远端截除，截下的掌骨修整成一条形骨栓。

5、于示指接近止点处将第 1 骨间掌侧肌切断，切断第 2、3 掌骨头之间的掌深横韧带，此时示指仅以屈肌腱、动静脉和神经与近端相连。

6、将示指移位至原来拇指的位置上：将条形的骨栓一端插入第1掌骨骨髓腔内，将第1骨间背侧肌从示指背侧静脉的深面拉向示指的尺侧，然后将示指移至第1掌骨，将第一掌骨的骨髓腔内条形骨栓的另一端插入示指近节指骨骨髓腔内，并使掌指骨接触紧密，以便于骨骼愈合。如接触面稳定，不需加用内固定，如接触面松动，可在近、远端骨髓腔内再放入另一条骨栓，或加用克氏针作内固定，缝合两骨端的骨膜或关节囊。

7、缝合肌肉和肌腱　将拇短展肌残端与第1骨间背侧肌肌腱的远端缝合；将第1骨间背侧肌近端与示指尺侧原第1骨间掌侧肌肌腱断端缝合；将第1骨间掌侧肌近端缝至中指桡侧第2骨间背侧肌的肌腱上。示指的指伸肌腱与固有伸肌腱远端，经调整张力（示指于伸直位）后，分别与近端的拇长伸肌腱和拇短伸肌腱缝合，或只缝至拇长伸肌腱近端。如拇指缺损的原始损伤为撕脱性，近端伸肌腱缺如，在示指移位后，重新调整张力（示指于伸直位）后，缝合其各自的近、远端。示指的屈肌腱未切断，不需处理，暂时松弛的屈肌腱以后会自行调整，不影响手指的屈、伸功能。

8、伤口清洗及彻底止血后，将原来切取的虎口皮瓣转移至移位示指的尺侧，形成新的虎口皮肤，缝合其余伤口。一般伤口缝合时均无皮肤缺损，如因切口设计不当。或拇指缺损过多，示指移位后伤口缝合有张力。或有皮肤缺损，可用中厚断层皮片游离移植修复创面。伤口放置橡皮引流条，包扎伤口。

【术后处理】

术后应用石膏托制动，2~3天拔除橡皮引流条，2周后拆线，术后6~8周骨愈合后即可进行再造拇指的主动功能锻炼，辅助物理治疗（图10-1）。

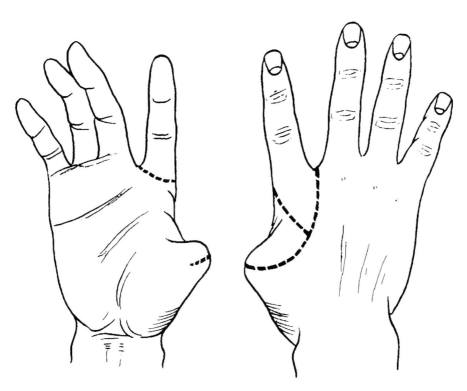

(1) 切口

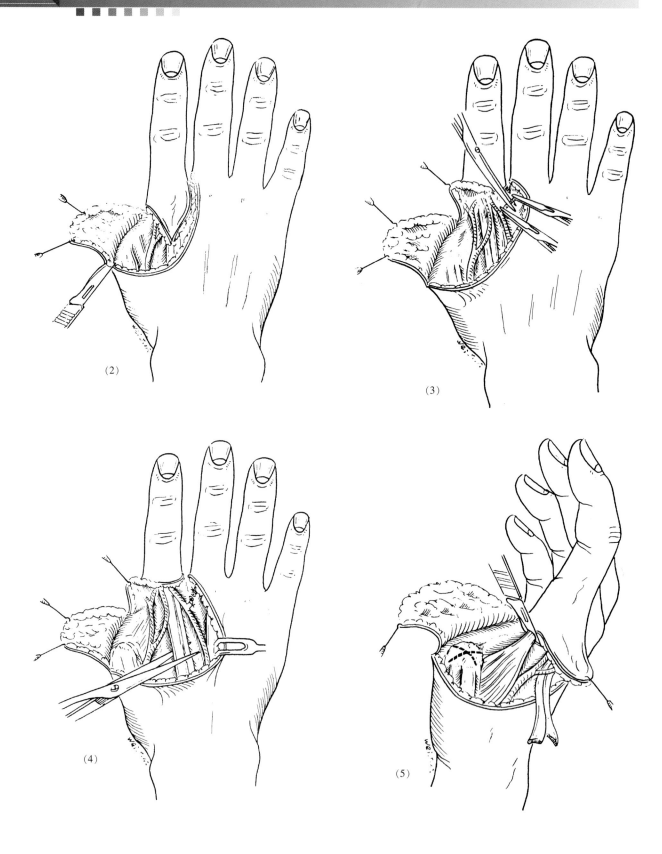

(2)

(3)

(4)

(5)

(2)将手背桡侧原虎口处的皮瓣向侧方掀开;(3)分离示指背侧的静脉,切断、结扎通向中
　指的静脉分支;(4)切断示指的伸肌腱;(5)于接近止点处切断第 1 骨间背侧肌的肌腱

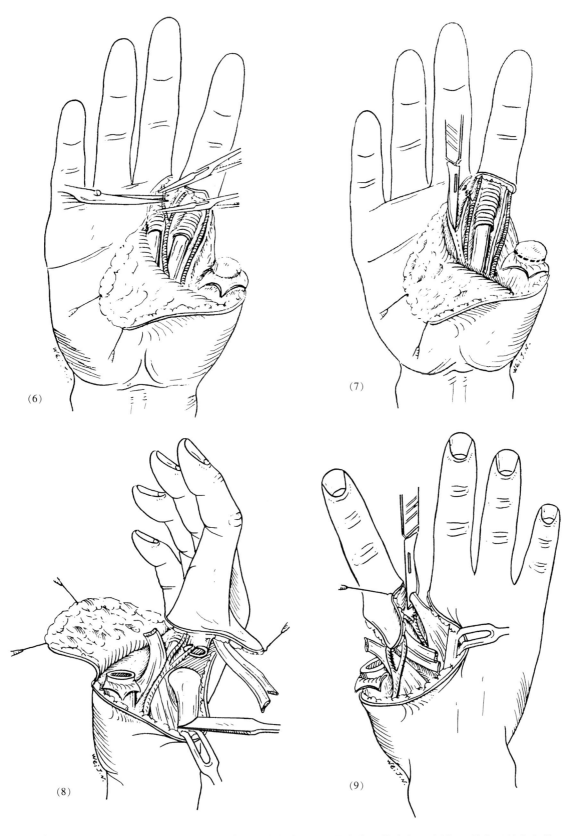

(6)分离及结扎中指桡侧的指掌侧固有动脉;(7)分离中指和示指相邻的指掌侧固有神经,并向近端方向纵形劈开指掌侧总神经;(8)截除第 1 掌骨残端,用半圆凿开通其骨髓腔,截除示指近节指骨基底关节面,用半圆凿开通其骨髓腔,于第 2 掌骨中 1/3 水平截除第 2 掌骨;(9)于接近止点处切断第 1 骨间掌侧肌的肌腱

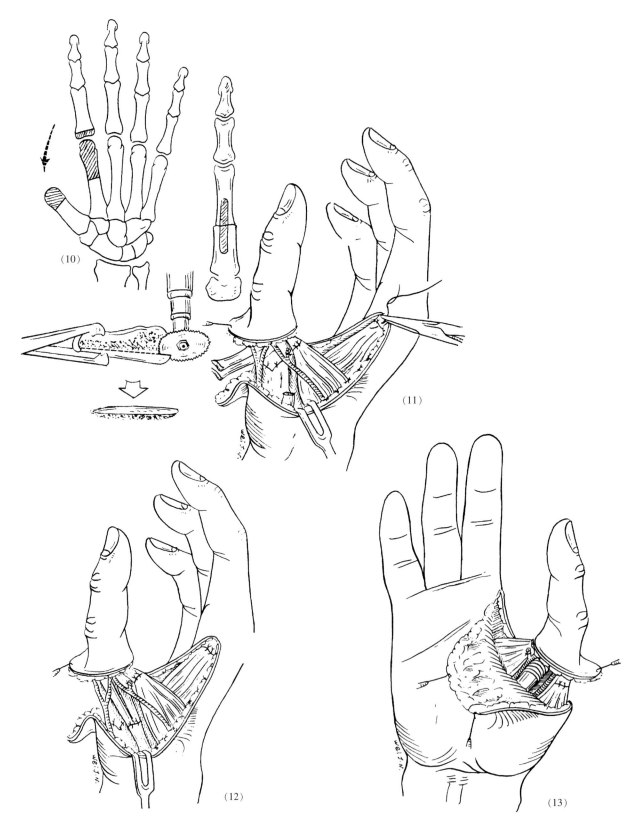

(10)第1掌骨及示指近节指骨、第2掌骨截骨的部位,截除的第2掌骨远端修整成条形骨栓;(11)示指
移位到第1掌骨残端上,置于对掌位,缝合两骨端的骨膜及第1骨间背侧肌和第1骨间掌侧肌;(12)缝
合示指的伸肌腱;(13)将拇展短肌的残端缝于示指桡侧原第1骨间背侧肌的肌腱上

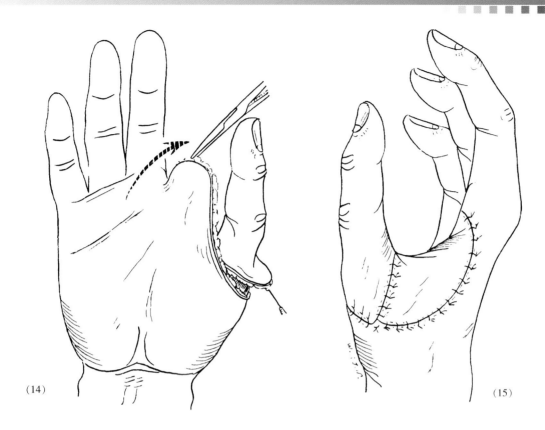

(14)　　　　　　　　　　　　　　　　　　　　　　　　(15)

(14)、(15)将手背桡侧的皮瓣移至新的虎口指蹼处,缝合伤口

图 10-1　示指移位再造拇指术

(二) 示指残端移位术

【适应证】

示指残端移位再造拇指适用于拇指全指缺损或经掌骨缺损（Ⅱ°或Ⅲ°缺损）。同时伴有示指部分缺损者。这种新的拇指不但具有良好的感觉和一定范围的活动，而且长度和外形也比较好。示指残端拇化术与示指拇化术的手术方法基本相同。

【手术步骤】

1、切口　在示指作掌指横纹处一环形切口，掌侧横过掌指横纹，背侧略成三角形，同时自三角形的尖端开始，向桡侧至拇指残端作一弧形切口，如拇指残端为贴骨的瘢痕组织，可将该瘢痕组织切除。将虎口背侧的皮肤作为皮瓣的形式掀起，当示指移位至拇指的位置后，该皮瓣将被移位至新的虎口指蹼位置。

2、分离背侧静脉　分离手背分布到示指残端背侧的 2 条静脉，为避免损伤静脉及保存较多的侧支。静脉上应保留较多的周围组织。结扎分布到中指及到拇指指蹼的侧支。

3、分离指掌侧固有动脉和神经　将虎口皮瓣剥离并翻向掌侧，分离示指桡侧的指掌侧固有动脉和神经。分离示指和中指的指掌侧总神经，将其自示指尺侧和中指桡侧指掌侧固有神经的分叉处向近端作纵形劈开直至掌心处。切断并结扎中指桡侧的指掌侧固有动脉，分离示指尺侧指掌侧固有动脉及其总动脉至掌弓处。

4、于示指掌指关节远端，在肌腱部切断第1骨间背侧肌及第1骨间掌侧肌。于腕部水平切断示指的指伸肌腱和固有伸肌腱。切断第2、3掌骨头间的掌深横韧带及指蹼韧带。

5、放止血带检查示指残端的血液循环是否良好，5~10分钟后重新上止血带。

6、剥离第2掌骨中段骨膜，在第2掌骨中、远1/3水平处做Z形凿断，使掌骨近端的桡侧部分较长，以维持虎口外形，不致使虎口过深，影响外观。而掌骨远端亦较易插入第1掌骨的骨髓腔内。

7、剥离并凿除第1掌骨残端，用半圆凿扩大骨髓腔。将示指残端的第2掌骨远端修尖插入第1掌骨的骨髓腔内，并使示指残端处于对掌位。

8、放止血带，检查示指残端移位后的血液循环情况并彻底止血。将拇短展肌的肌腱或其残端瘢痕与第1骨间背侧肌的肌腱缝合。将第1骨间背侧肌肌腱近端缝于示指尺侧的原第一骨间掌侧肌的肌腱远断端上。第2骨间背侧肌用以覆盖第2掌骨残端，使虎口饱满，不致过深。将示指的指伸肌腱和固有伸肌腱与拇长伸肌腱近端在伸指位缝合。如拇长伸肌腱于损伤时已撕脱缺损。可在前臂远端背侧另作切口，将示指伸肌腱的近端从切口抽出，沿着原来拇长伸肌腱走行的方向作皮下隧道，将肌腱拉至手背切口内，调整张力后与示指残端的指伸肌腱缝合。原示指残端的指浅、深屈肌腱断端常粘连于近节指骨或掌骨头附近，形成新的止点。不需处理。

9、将原来拇指指蹼的皮瓣翻转缝合至移位示指的尺侧，形成新的拇指指蹼。示指残端移位再造拇指，其掌指关节附近或新虎口处常有皮肤缺损，需采用中厚断层皮片移植修复。

10、伤口缝合后放置橡皮引流条，包扎伤口。

【术后处理】
与示指移位术相同 (图10-2)。

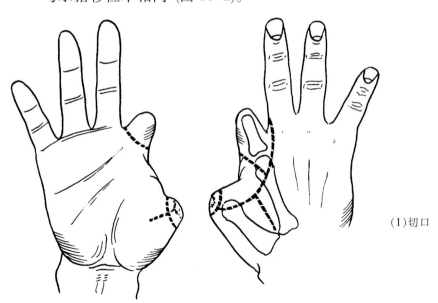

(1)切口

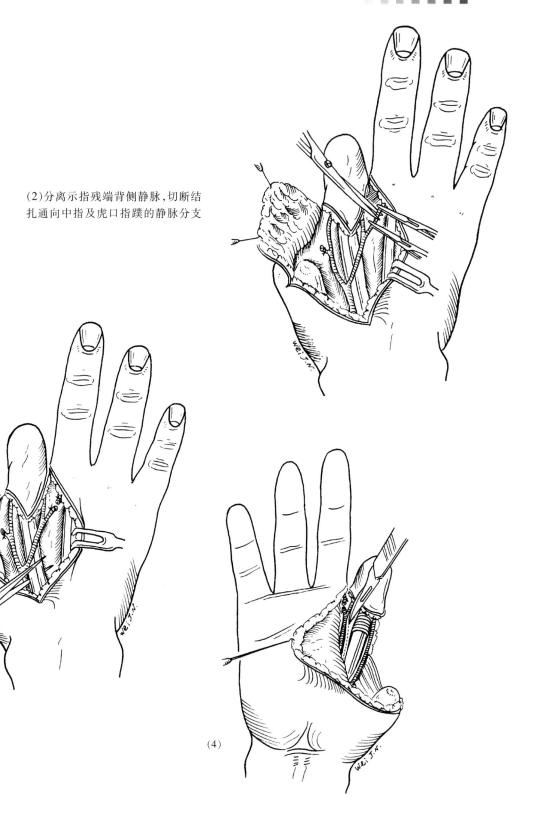

(2)分离示指残端背侧静脉,切断结扎通向中指及虎口指蹼的静脉分支

(3)

(4)

(3)于靠近腕部处切断示指指伸肌腱和固有伸肌腱;(4)分离结扎切断中指桡侧指掌侧固有动脉,自指神经分叉处向近端劈开指掌侧总神经直至掌心

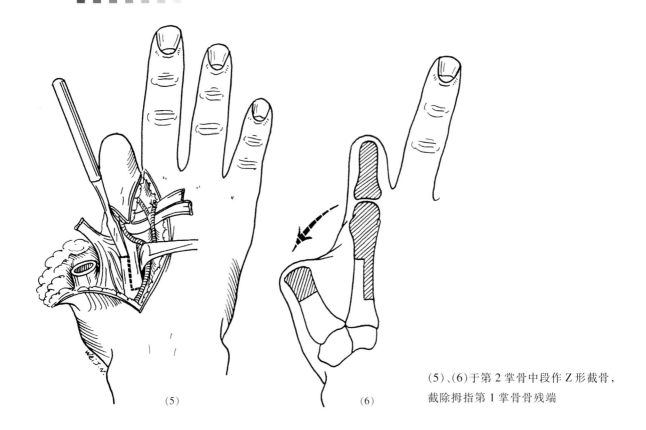

(5)、(6)于第 2 掌骨中段作 Z 形截骨，截除拇指第 1 掌骨骨残端

(5)　　　　　　　　　　　(6)

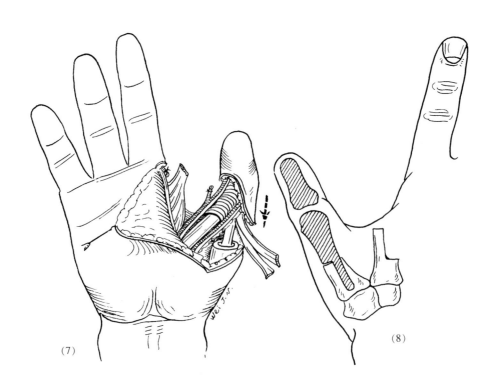

(7)　　　　　　　　　　　　　　(8)

(7)、(8)用半圆凿扩大第 1 掌骨骨髓腔，将示指的第 2 掌骨远端插入第 1 掌骨骨髓腔内

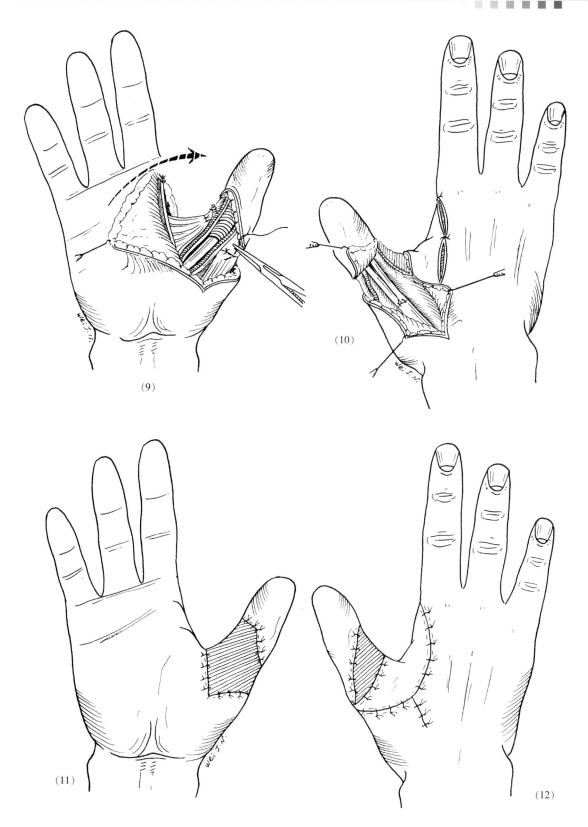

(9)将第 1 骨间背侧肌腱缝于示指尺侧的原第 1 骨间掌侧肌的肌腱上,将拇展短肌残端缝于示指桡侧原第 1 骨间背侧肌的肌腱上;(10)缝合拇长伸肌腱与示指伸肌腱,将掌部皮瓣翻转移位覆盖虎口创面;
(11)、(12)缝合伤口,用中厚断层皮片移植修复缺皮创面

图 10-2 示指残端移位再造拇指术

（三）环指移位术

【适应证】

用环指移位再造拇指，适用于拇指全指缺损或经掌骨缺损（Ⅱ°或Ⅲ°缺损），由于某些特殊原因不宜采用示指移位，或患者不接受施行游离足趾移植再造拇指者。

【手术步骤】

1、切口　经环指根部两侧的指蹼、沿第4掌骨两侧缘作相对应的曲线切口，如拇指残端上残留有贴骨的瘢痕组织，可作局部切除。

2、经背侧切口，分离环指的两条手背静脉，切断并结扎分布到中指及小指的侧支，静脉上保留较多的周围组织，以免在分离静脉时损伤静脉。

3、分离环指的指伸肌腱，切断第2骨间掌侧肌肌腱及第4骨间背侧肌肌腱。

4、经掌侧切口，分离中指和环指，环指和小指的指掌侧总动脉和神经，切断结扎中指尺侧和小指桡侧指掌侧固有动脉。纵行劈开中指、环指和环指、小指的指掌侧总神经，直至掌浅弓处。切断第3、4蚓状肌起自环指指深屈肌腱的部分。

5、放止血带，检查手指血液循环，5~10分钟后重上止血带。

6、剥离第4掌骨骨膜，于第4掌骨基底部凿断掌骨。于掌指关节处切断与第3、第5掌骨头连接的掌深横韧带。于腕部水平切断与环指指背静脉相连的两条静脉，结扎其近端，远端用小血管夹夹住。于腕部水平切断环指的指伸肌腱。此时，环指连同第4掌骨远端除掌侧两条动脉、两条指神经及指屈肌腱与近端相连外，其余组织均完全离断。

7、凿除第1掌骨头残端。用半圆凿扩大其骨髓腔。切开环指掌指关节囊，取下第4掌骨，凿除环指近节指骨基底的关节面，用半圆凿开通并扩大其骨髓腔。用咬骨钳或微型电锯将切下的第4掌骨修整成形骨栓，将条形骨栓的一端插入环指近节指骨骨髓腔内。然后将环指移至拇指缺损的位置，并将骨栓的另一端牢固地插入第1掌骨的骨髓腔内，使环指处于外展对指位。

8、放止血带，彻底止血后，切除第3与第5掌骨间多余的骨间肌肌腹，保留其背侧的肌膜，将中指和小指掌指关节囊侧壁用细线拉拢缝合。缝合骨间肌肌膜，缝合手背及手掌的部分切口。

9、将环指的指掌侧动脉、神经、屈肌腱埋于手掌鱼际部的切口下，缝合掌侧所有伤口。

10、将环指的指伸肌腱与近端的拇长伸肌腱在手指伸直位的张力下缝合。如近端的拇长伸肌腱缺损，可用近端的示指固有伸肌腱作移位缝合。将拇短展肌残端与第2骨间掌侧肌的远端缝合。

11、分离腕部的头静脉及其分支，并在适当的部位切断，结扎其远端，用8-0或9-0无创缝合线将头静脉及其分支与环指背侧的两条静脉作端对端吻合。当环指重新建立血液循环后，肤色从暗红色迅即转为红色。

12、缝合伤口，伤口放置橡皮引流条，包扎伤口。

【术后处理】

与示指移位再造拇指相同（图10-3）。

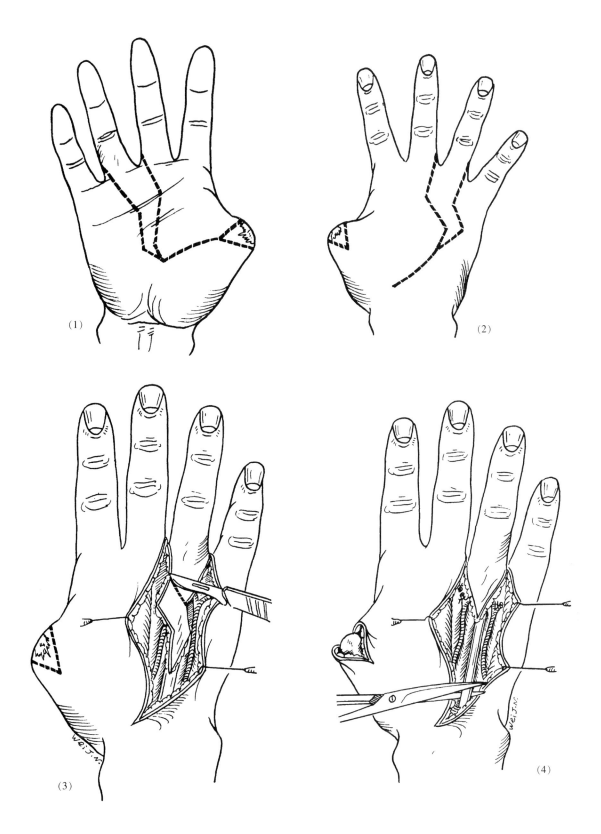

(1)、(2)切口;(3)切除狭窄的多余皮肤;(4)分离环指背侧的 2 条静脉,切断结扎分布到中指和小指
的侧支,于腕部附近切断环指的指伸肌腱

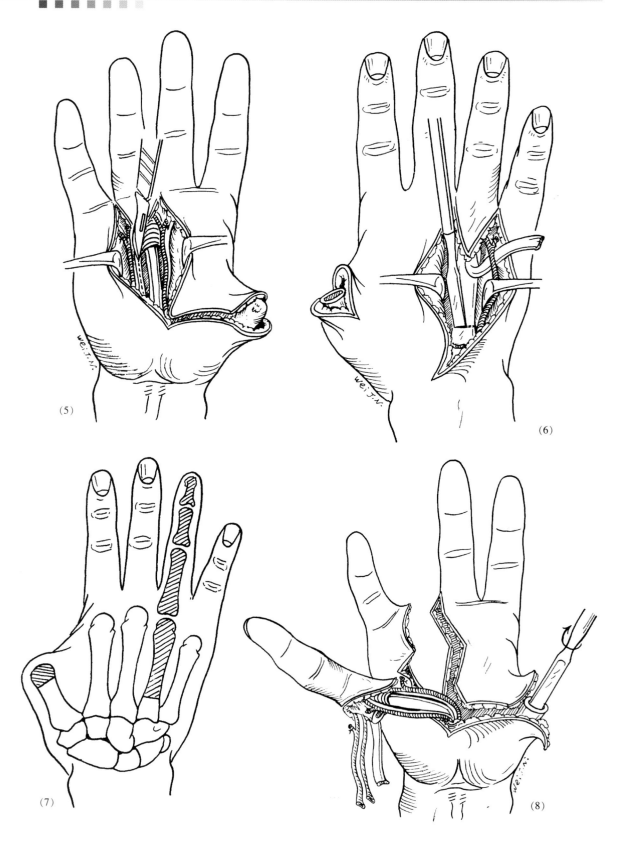

(5)

(6)

(7)

(8)

(5)分离环指两侧的指掌侧固有动脉,切断结扎中指尺侧、小指桡侧的指动脉,纵行劈开指掌侧总神经;

(6)、(7)凿除第1掌骨残端,于第4掌骨基底部凿断掌骨,靠近腕部水平切断通到环指背侧的2条静脉;

(8)用半圆凿扩大第1掌骨骨髓腔,将环指的动脉、神经、指屈肌腱经由大鱼际部切口移至原拇指的位置上

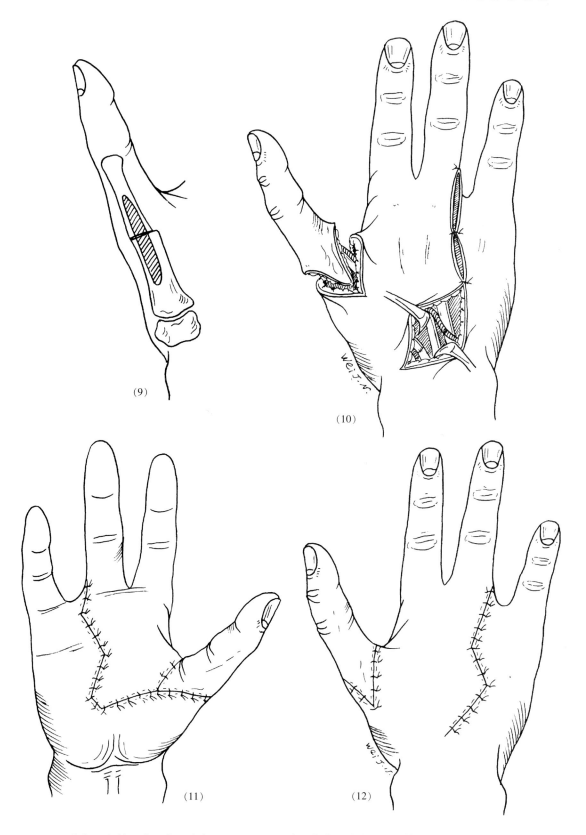

(9)、(10)将切下的第 4 掌骨修整成条形的骨栓,用以将环指作髓腔内固定至第 1 掌骨上,环指的 2 条静脉
　　 与指伸肌腱经由皮下隧道拉至靠近腕部的切口,与腕部相应的静脉和伸肌腱缝合;(11)、(12)缝合伤口

图 10-3　环指移位再造拇指术

（四）中指或环指残端移位术

【适应证】

中指残端移位再造拇指适用于拇指全指缺损或经掌骨缺损，同时伴有中指的部分缺损者。其手术方法与环指移位再造拇指相似。

【手术步骤】

1、切口　经中指残端根部两侧的指蹼、沿第 3 掌骨两侧缘作相对应的曲线切口，如拇指残端上残留有贴骨的瘢痕组织，可作局部切除。

2、经背侧切口，分离中指残端的两条手背静脉，切断并结扎分布到示指和环指的侧支。

3、分离中指残端的指伸肌腱，切断第 2、3 骨间背侧肌肌腱。

4、经掌侧切口，分离示指和中指，中指和环指的指掌侧总动脉和神经，切断结扎示指尺侧和环指桡侧的指掌侧固有动脉。纵行劈开中指、示指和中指、环指的指掌侧总神经，直至掌浅弓处。切断第 3 蚓状肌起自中指指深屈肌腱的部分。

5、放止血带，检查中指残端的血液循环，5~10 分钟后重上止血带。

6、剥离第 3 掌骨骨膜　于第 3 掌骨基底部凿断掌骨，于掌指关节处切断与第 2、第 4 掌骨头连接的掌深横韧带及指蹼韧带。于腕部水平切断与中指残端背侧静脉相连的 1~2 条静脉，结扎其近端，远端用小血管夹夹住。于腕部水平切断中指的指伸肌腱。此时，中指残端连同第 3 掌骨远端除掌侧两条动脉、两条指神经及指屈肌腱与近端相连外。其余组织均完全离断。

7、凿除第 1 掌骨头残端　用半圆凿扩大其骨髓腔。将中指残端的第 3 掌骨远端修尖并插入第 1 掌骨的骨髓腔内，中指残端置于对掌位。

8、放止血带，检查中指残端的血液循环，彻底止血，切除第 2 与第 4 掌骨间多余的骨间肌肌腹，保留其背侧的肌膜，将示指和环指掌指关节囊侧壁用细线拉拢缝合。缝合骨间肌肌膜，缝合手背及手掌的部分切口。

9、将中指残端的指掌侧动脉、神经、屈肌腱埋于手掌鱼际部的切口下，缝合掌侧所有切口。

10、将中指残端的指伸肌腱与近端的拇长伸肌腱在手指残端伸直位的张力下缝合。如近端的拇长伸肌腱缺如，可用示指的固有伸肌腱作移位缝合。将拇短展肌残端与中指残端的第 2 骨间背侧肌远端的肌腱缝合。

11、分离腕部的头静脉及其分支，或腕部正中的静脉，并在适当的部位切断，结扎其远端。用 8-0 或 9-0 无创线将头静脉及其分支，或腕部正中的静脉与中指残端背侧的一条或两条静脉作端对端吻合。当中指残端重新建立良好的血液循环后，肤色将从暗红转为红色。

12、缝合伤口　根据被移位的中指残端长度的不同。移位后，其掌指关节周围常有面积不等的皮肤缺损，可用中厚断层皮片移植修复，打包包扎皮片时压力应适中，以免影响中指残端的血液循环，伤口放置橡皮引流条，包扎伤口。

【术后处理】

中指残端移位再造拇指的术后处理与示指和环指移位再造拇指术相同（图 10-4）。

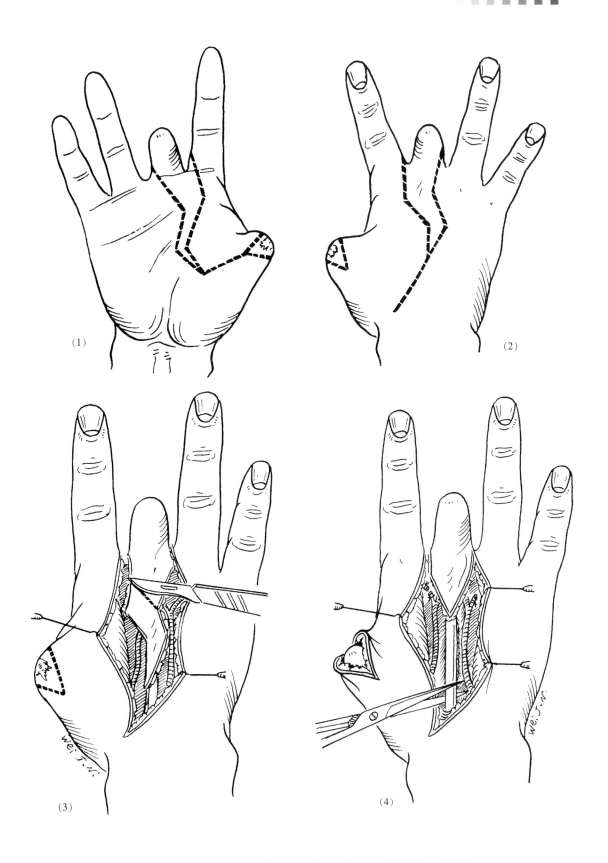

(1)

(2)

(3)

(4)

(1)、(2)切口;(3)切除狭窄的多余皮肤;(4)分离中指背侧的 2 条静脉,
切断结扎分布到示指和环指的侧支,于腕部附近切断中指的指伸肌腱

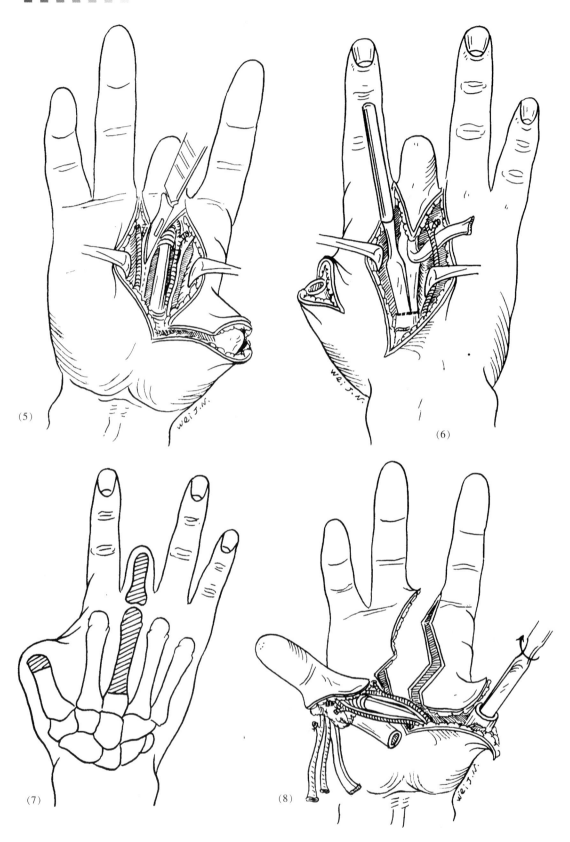

(5)分离中指残端两侧的指掌侧固有动脉,切断结扎示指尺侧、环指桡侧的指掌侧固有动脉,纵行劈开指掌侧总神经直至掌浅弓处;(6)、(7)凿除第 1 掌骨残端,于第 3 掌骨基底部凿断掌骨,靠近腕部水平切断通到中指背侧的两条静脉;
　(8)用半圆凿扩大第 1 掌骨骨髓腔,将中指残端的动脉、神经、指屈肌腱蒂经由大鱼际部切口移至拇指原来的位置上

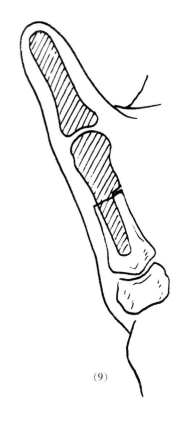

(9)

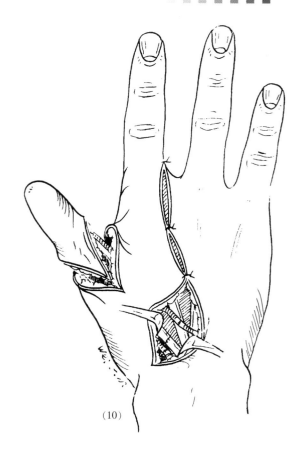

(10)

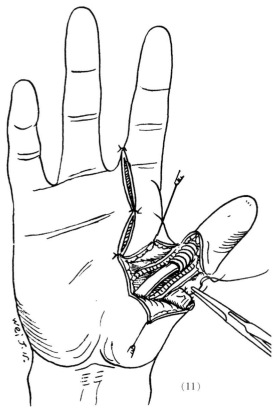

(11)

(9)、(10)将中指残端的第 3 掌骨远端修尖,插入第 1 掌骨的骨髓腔内,中指残端背侧的两条静脉、指伸肌腱经由皮下隧道拉至腕部的切口,与腕部的头静脉及其分支或腕部正中的静脉吻合,以及和拇长伸肌腱近端缝合;(11)将拇展短肌残端与第 2 骨间背侧肌的肌腱缝合

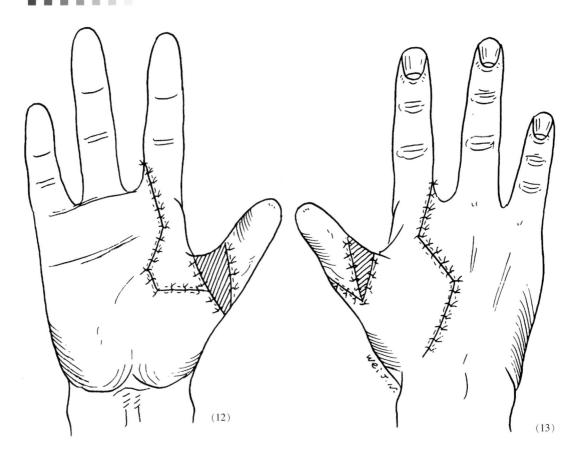

(12)、(13)伤口缝合和缺皮创面游离植皮

图 10-4 中指残端移位再造拇指术

二、游离第 2 足趾移植再造拇指术

(一) 单纯第 2 足趾游离移植再造拇指

【术前准备】

1、检查患者全身情况，判断患者能否承受该手术。

2、全面了解供区和受区的各种条件,其中包括皮肤、肌腱、血管、神经、骨与关节,特别是血管条件。通过触诊或用 Doppler 超声检查足背动脉、第 1 跖背动脉及受区桡动脉的搏动,了解它们的解剖分型。如静脉系统充盈不明显,可用温水泡足使其充盈。

3、术前最好用龙胆紫在供区和受区将切口及动、静脉的位置标出,以便于解剖。

【适应证】

游离足趾移植适用于拇指全指缺损,或经掌骨缺损 (Ⅱ°或Ⅲ°缺损)。

利用足趾移植再造拇指的临床实践,主要是在足部显微外科应用解剖的基础上发展起来的。因此,要开展这种手术,不仅需要熟练的创伤外科和显微外科技术,而且需要熟悉足部显微外科解剖知识,其中包括足趾血管变异的识别和处理、术中或术后血管发生危象的早期诊断和处理,以及术后新拇指功能康复的措施等。

【禁忌证】

1、患者供区或受区有慢性炎症，或作过多次静脉穿刺。或作过静脉切开，静脉弹性较差者。

2、足部有严重真菌感染，术前未能控制者。

3、有糖尿病、血管硬化及有高血脂、高凝血状态者。

4、由于足趾移植手术的各个环节要求较高，血管变异的情况较多，如外科医生未具备一定水平的创伤外科和显微外科知识和操作技术，对供区和受区的应用解剖了解不深，不应仓促上阵，否则手术失败在所难免。

【第 2 足趾基本的血管应用解剖】

➤ 第 2 足趾动脉供血的应用解剖

第 2 足趾动脉供血系统有两组：一组来源于足背动脉、足背动脉——第 1 或第 2 跖背动脉系统；另一组来源于足底外侧动脉——第 1 跖底动脉供血系统。这两组供血系统借足底深支相互沟通。

（1）足背动脉供血系统：

1）足背动脉——第 1 跖背动脉系统：第 1 跖背动脉位于第 1 跖骨间隙的位置。Gilbert 将其分为三型。其分型的含意不仅反映出第 1 跖背动脉解剖位置的深浅、口径的粗细及是否缺如。同时也反映出在手术解剖、分离该型血管的难易程度。

Ⅰ型：第 1 跖背动脉起于足底深支上份，走在第 1 跖骨间背侧肌表面或被浅层肌纤维覆盖。达第 1 骨间隙远端趾蹼处，走在跖横深韧带背侧。移行于趾背动脉。

Ⅱ型：第 1 跖背动脉位置较深，起于足底深支下份，或与第 1 跖底动脉共干起自足底弓，走在第 1 骨间背侧肌深层，经跖横深韧带背侧，移行于趾背动脉。有时在足底深支上份发出一细小动脉，沿第 1 骨间背侧肌表面前行，至趾蹼处并入趾背动脉。

Ⅲ型:第 1 跖背动脉细小或缺如,在此型中,第 2 足趾的血液供应主要来源于第 1 跖底动脉。

2)足背动脉——第 2 跖背动脉系统　第 2 跖背动脉可直接起于足背动脉的弓形动脉。或起于足底动脉弓。在某些第 1 跖背动脉过细或缺如的病例,第 2 跖背动脉的管径常较粗大。

（2）足底动脉供血系统：足底的血液供应来源于胫后动脉。它发出足底内、外侧动脉。足底外侧动脉和足底深支吻合形成足底弓，足底弓于跖骨底附近发出第 1、2、3、4 跖底动脉。分别沿相应的跖骨间隙前行至跖趾关节附近，移行于趾总动脉，每条趾总动脉分为两条趾底动脉，分布于第 1 至第 5 趾的相对缘。当第 1 跖底动脉行至第 1 跖骨远端 1/3 跖侧时，与足底内侧动脉和𧿹趾胫侧趾底动脉形成十字交叉，并向腓侧延伸，于𧿹内收肌及𧿹短屈肌跖侧绕过𧿹趾外侧籽骨，于跖横深韧带𧿹侧通过，在趾蹼处发出𧿹趾腓侧趾底动脉及第 2 足趾胫侧趾底动脉。

➤ 第 2 足趾静脉回流系统的应用解剖

第 2 足趾静脉回流系统分浅、深两组。浅静脉由第 2 足趾趾背静脉回流入跖背静脉、足背静脉弓,最后汇集于大隐静脉,与足背静脉弓沟通。大隐静脉是第 2 足趾主要的回流静脉。深静脉由第 1、2 跖背动脉或跖底动脉的伴行静脉组成,汇集于足背静脉或足底静脉弓(图 10-5)。

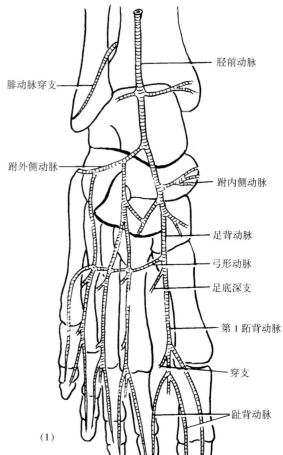

胫前动脉

腓动脉穿支

跗外侧动脉

跗内侧动脉

足背动脉

弓形动脉

足底深支

第 1 跖背动脉

穿支

趾背动脉

(1)

（1）、（2）第 2 足趾动脉供血的应用解剖

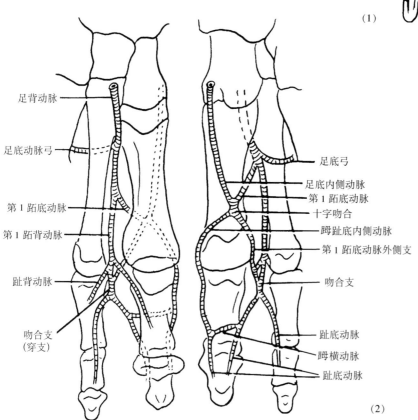

足背动脉

足底动脉弓

第 1 跖底动脉

第 1 跖背动脉

趾背动脉

吻合支
（穿支）

足底弓

足底内侧动脉

第 1 跖底动脉

十字吻合

蹋趾底内侧动脉

第 1 跖底动脉外侧支

吻合支

趾底动脉

蹋横动脉

趾底动脉

(2)

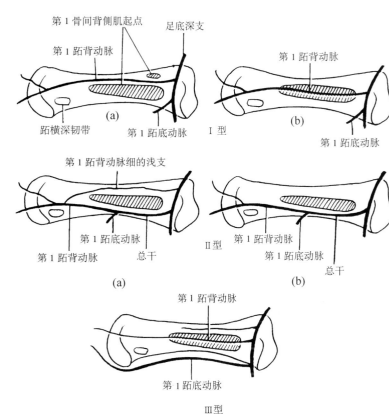

第 1 骨间背侧肌起点　　足底深支

第 1 跖背动脉

跖横深韧带　　第 1 跖底动脉

(a)

(b)

第 1 跖底动脉

Ⅰ 型

第 1 跖背动脉

第 1 跖背动脉细的浅支

(3)Gilbert 的第 1 跖背动脉分型

第 1 跖底动脉

第 1 跖背动脉　　总干

(a)

Ⅱ 型　　第 1 跖背动脉

第 1 跖背动脉

第 1 跖底动脉

总干

(b)

第 1 跖背动脉

第 1 跖底动脉

Ⅲ 型

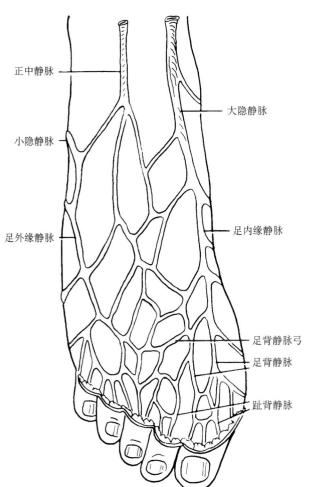

正中静脉

小隐静脉

足外缘静脉

大隐静脉

足内缘静脉

足背静脉弓

足背静脉

趾背静脉

(4)第 2 足趾静脉回流系统的应用解剖

图 10-5　第 2 足趾基本的血管应用解剖

【麻醉和体位】

可选用臂丛加连续硬膜外麻醉，也可应用全麻。患者仰卧位，上肢外展置于手术桌上。上、下肢均需应用气囊止血带，不一定需要驱血。

【手术步骤】

➤ 第 2 足趾的切取

1、切口　于第 2 足趾根部背侧作 Y 形切口，并向近端作 S 形延长，直至伸肌支持带下缘。第 2 足趾根部跖侧作一小 V 形切口，尖端向近端，背侧与跖侧切口于两侧趾蹼处相连。

2、在足背的切口分离大隐静脉、足背静脉弓、跖背静脉和第 2 足趾的趾背静脉。有效地选择第 2 足趾的静脉回流系统，如趾背静脉-跖背静脉-足背静脉弓-大隐静脉。如有必要，小隐静脉或足背的正中静脉也可以分离备用。切断、结扎此回流系统以外的静脉侧支，结扎静脉侧支时，应稍远离主干，以免造成静脉主干的狭窄。同时，在分离静脉时，应保留较多的静脉周围组织，以免损伤静脉。

3、在踝关节前方、伸肌支持带的下缘分离足背动脉。由近端向远端分离至足背动脉弓和第 1、2 跖骨间隙近端处，小心分离显露足背动脉的足底深支和第 1 跖背动脉的起始部。由于蹋短伸肌腱及其肌腹斜跨覆盖于足背动脉和第 1 跖背动脉之上，可在蹋趾跖趾关节水平将蹋短伸肌腱切断，并向近端将其肌腹掀起，有时可于肌腹处切除该肌，则可清晰地显露足背动脉、足底深支和第 1 跖背动脉的起始部。在分离第 1 跖背动脉至趾蹼处，显露进入第 2 趾的趾背动脉和进入蹋趾的趾背动脉，切断结扎至蹋趾的趾背动脉。如第 1 跖背动脉较细。应分离保留弓形动脉和与弓形动脉相连的第 2 跖背动脉和到第 2 趾腓侧的趾背动脉。在分离上述动脉时，其分支或伴行静脉应小心分离和结扎。当确认第 1 跖背动脉口径较粗，为理想的供血动脉时，则切断、结扎足底深支。如第 1 跖背动脉为Ⅲ型时，则需保留足底深支，应用足背动脉-足底深支-第 1 跖底动脉的动脉供血系统。由于第 1 跖底动脉和到第 2 趾的趾底动脉位置很深，因此，需要小心将第 1、2 跖骨头间的跖横深韧带切开，并切断蹋收肌和蹋短屈肌，将第 1、2 跖骨向两侧牵开后，才能有效地分离和显露这些动脉。在第 2 趾的跖侧切口分离其两侧的趾底动脉和第 1、2 跖底动脉的远端，切断结扎至蹋趾腓侧和到第 3 趾胫侧的趾底动脉。

足趾的静脉变异很少，动脉变异则较多。在了解第 2 足趾基本的供血系统后，当遇到第 2 足趾的动脉血管解剖结构异常时，即可根据术前估计及术中所见，决定选择最佳的供血系统作为第 2 足趾移植的血管蒂。这样将能大大地提高足趾移植的成功率。通常临床上选择的方式如下：①当足背动脉存在而第 1 跖背动脉缺如，可采用足背动脉-弓形动脉-第 2 跖背动脉系统。②当足背动脉存在而第 1 跖背动脉缺如，也可足背动脉-足底深支-第 1 跖底动脉系统。③当第 1 跖背动脉口径太细，或第 1 趾背动脉口径虽然较粗，但主要进入蹋趾，而以较细的分支进入第 2 趾。此时可以保留该细小的第 1 跖背动脉和进入第 2 趾的分支，同时采用第 2 跖背动脉，或足背动脉-足底深支-第 1 跖底动脉的供血系统，即所谓两套动脉供血系统。④若第 1 跖背动脉为Ⅲ型者，亦可采用足背动脉-移植血管-第 1 跖底动脉的供血系统。⑤若第 1 跖背动脉缺如，而第 2 跖背动脉起于足底动脉弓，管径又较粗。可将第 2 跖背动脉切断，直接与足背动脉吻合，作为第 2 趾的供血系统。⑥若足背动脉缺如，而第 1 跖背动脉起于足底弓，口径较粗，可将第 1 跖背动脉行高位切断，足趾移到手后，将第 1 跖背动脉与受区桡动脉作低位吻合。⑦若足背动脉及第 1 跖背动脉均缺如。可采用高位切断第 1 跖底动脉，足趾移植后，用血管移植桥接于桡动脉与第 1 跖底动脉之间（图 10-6）。

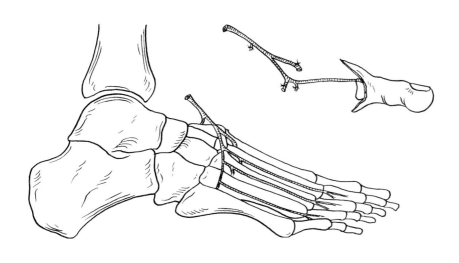

（1）当足背动脉存在而第 1 跖背动脉缺如，可采用足背动脉-弓形动脉-第 2 跖背动脉系统

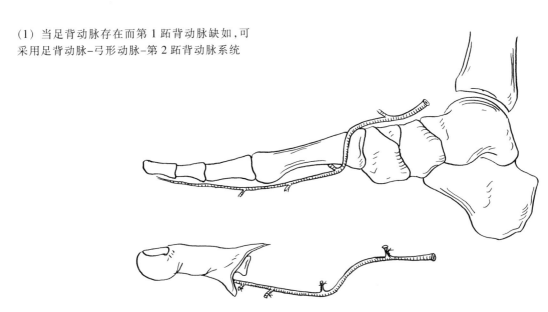

（2）当足背动脉存在而第 1 跖背动脉缺如，亦可采用足背动脉-足底深动脉-第 1 趾足底总动脉系统

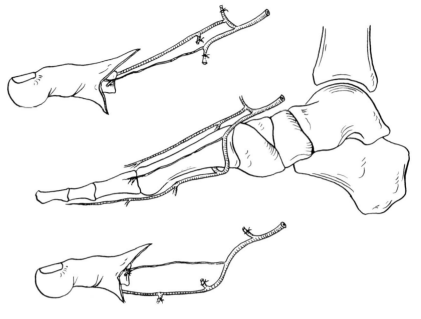

(3)当第 1 跖背动脉口径太细,或第 1 跖背动脉口径虽然较粗,但主要进入拇趾,而以较细的分支进入第 2 趾。此时可以保留该细小的第 1 跖背动脉及进入第 2 趾的分支,同时采用第 2 跖背动脉或足背动脉-足底深动脉-第 1 趾足底总动脉的供血系统,即所谓两套动脉供血系统

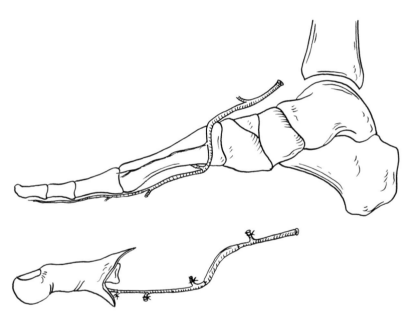

(4)若第 1 跖背动脉为Ⅲ型者,亦可采用足背动脉-移植血管-第 1 趾足底总动脉的供血系统

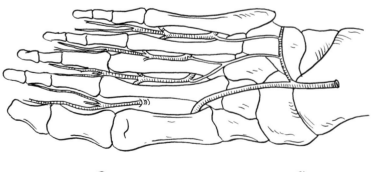

(5)若第 1 跖背动脉缺如,而第 2 跖背动脉起于足底深弓,管径又较粗,可将第 2 跖背动脉切断,直接与足背动脉吻合,作为第 2 趾的供血系统

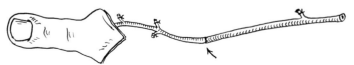

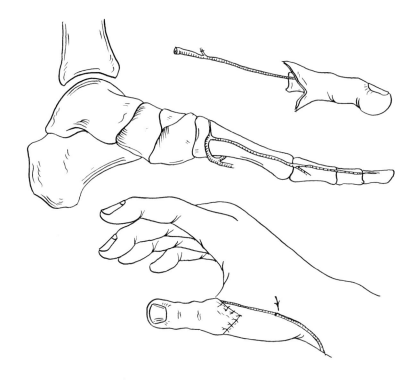

(6)若足背动脉缺如,而第1跖背动脉起于足底深弓,口径较粗,可将第1跖背动脉行高位切断。待足趾移植到手后,将第1跖背动脉与受区桡动脉作低位吻合

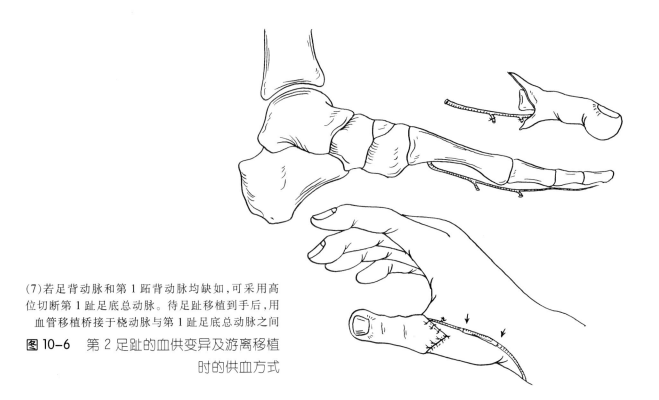

(7)若足背动脉和第1跖背动脉均缺如,可采用高位切断第1趾足底总动脉。待足趾移植到手后,用血管移植桥接于桡动脉与第1趾足底总动脉之间

图 10-6 第 2 足趾的血供变异及游离移植时的供血方式

4、于足背切口的近端切断趾长伸肌腱及腓浅神经皮支。

5、于第 2 足趾跖侧切口内，尽可能在近端切断第 2 趾两侧的趾底固有神经的第 1、2 跖底总神经。并尽可能于近端切断趾长、短屈肌腱。

6、根据再造拇指所需长度，离断第 2 跖趾关节，或于第 2 跖骨远端截下第 2 足趾。

此时第 2 足趾仅借动脉和静脉与近端相连外，其余组织均已离断。放松止血带或止血夹，观察足趾移植前的血液循环情况，如发生血管痉挛，或血液循环不足。可用 2% 利多卡因及温热盐水湿敷足趾及其血管蒂片刻即能缓解。待受区分离手术结束，即可将足趾的血管蒂在适当的位置切断，并将足趾迅即移至受区。

➤手部受区解剖

1、拇指残端掌、背侧作纵向的鱼口状切口，显露拇指近节指骨或掌骨残端，凿除残端上的硬化骨。如拇指于近节指骨基底部接近关节面处缺损，可将此小片的近节指骨基底部切除。保留第 1 掌骨头关节面及其关节囊的完整性，以便将第 2 足趾从跖趾关节处离断后，移至第 1 掌骨头关节处重建拇指的掌指关节。附着于第 1 掌骨残端及其周围的小肌肉残端或小肌肉的肌腱，均应设法保留，待足趾移植后再与相应的组织缝接，将能增加再造拇指的稳定性和运动功能。

2、于腕部桡侧，从第 2 掌骨基底至桡骨茎突近端 3cm 处作一斜行切口，显露桡动脉、头静脉、桡神经浅支和拇长伸肌腱。并从此切口至拇指残端的切口之间作一宽阔的皮下隧道，以便容纳第 2 足趾背侧的动、静脉，趾伸肌腱和趾背的皮神经。

3、再于拇指残端的掌侧、相当于手部大鱼际纹处作弧形切口，显露拇长屈肌腱的近端和拇指两侧的指神经残端，切除指神经残端的假性神经瘤，手部受区伤口清洗并彻底止血。

➤第 2 足趾移植再造拇指

1、当手部受区解剖的准备工作完成后即可将第 2 足趾移植至手部受区。根据第 2 足趾于手部吻合动、静脉的位置，计算出第 2 足趾动、静脉蒂所需的长度，于足背近端将足背动脉及大隐静脉切断，结扎其近端，远端用小血管夹夹住，随即移至手部。足趾血管蒂切断后，使用 2% 利多卡因灌注，可冲洗足趾远端血管床中残存的血液，使血管床通畅无阻。并减少血管痉挛的机会。如发生血管痉挛，应在断蒂前或移植前设法加压灌注扩张血管以解除痉挛。供区伤口可直接缝合，如伤口缝合有张力或有皮肤缺损，可用中厚断层皮片移植修复。

2、骨骼固定　将移植的第 2 足趾放置于拇指的残端上，并使足趾处于对指的位置。骨折端固定的方式和内固定的材料，应根据再造拇指的条件、位置和功能要求而定。可以作关节融合，将第 2 足趾近节趾骨基底关节面和第 1 掌骨头关节面凿除，使用两枚克氏针交叉固定，或用钢丝进行骨端的双矩形缝合固定。亦可将一骨端插入另一骨端的骨髓腔内，或在两骨端的骨髓腔内用一条形骨栓连接。或保留两骨端关节面、缝合关节囊重建再造拇指的掌指关节。

3、将第 2 足趾背侧的血管、神经和伸肌腱蒂（足背动脉、大隐静脉、腓深神经和趾长伸肌腱)，从拇指残端背侧的切口经由皮下隧道轻柔地拉至腕部切口处。趾长屈肌腱和双侧趾神经从拇指残端掌侧的切口，经由皮下隧道轻柔地拉至手掌部鱼际纹的切口处。上述各组织在皮下隧道内应顺行排列，避免扭转。

4、缝接肌腱　用 Kessler 或 Bunnell 缝合法于鱼际部切口将趾长屈肌腱与近端的拇长屈肌腱缝合，如拇长屈肌腱近端缺损，可用示指的指浅屈肌腱移位，与趾长屈肌腱缝合。于腕切口内，将趾长伸肌腱与近端的拇长伸肌腱缝合，缝合伸肌腱的张力，应使第 2 足趾处于极度伸直的位置，否则术后新的拇指常因伸肌腱松弛导致末节下垂。如原拇指的拇长伸肌腱近端缺如，可用示指的固有伸肌腱移位与第 2 足趾的趾长伸肌腱在伸直位作编织缝合。

5、缝接神经　于鱼际部切口内将第 2 足趾两侧的趾底固有神经或趾底总神经与拇指的掌侧固有神经或指掌侧总神经用 8-0 无创缝线缝合。于腕部的切口内，将第 2 足趾背侧的腓深神经与腕部的桡神经浅支用 8-0 无创缝线缝合。

6、缝接血管　用 9-0 无创缝线将足趾的大隐静脉与腕部的头静脉行端对端吻合，然后将足背动脉与腕部的桡动脉吻合。如大隐静脉回流不充分，可选用小隐静脉或足背静脉弓或足背的正中静脉，与腕部另一条静脉行端对端吻合。当动脉吻合后，放松止血夹，再造拇指随即建立血液循环。如发生血管痉挛或供血不足，局部可用 2%利多卡因和温热的盐水纱布湿敷片刻即能缓解。

7、缝合伤口与引流　伤口于无张力下缝合，如有皮肤缺损，可用中厚断层皮片移植覆盖创面。术毕，伤口应放置橡皮引流条。

8、伤口包扎和外固定　伤手及前臂需用松软的多层敷料包扎，用短臂石膏托固定患手，再造拇指的指端应露出敷料外，以便随时检查再造拇指的血液循环情况。

【术后处理】

1、绝对卧床休息 12~14 天。室温保持于 24~25℃。注意全身情况，及时补足血容量。

2、患肢适当抬高，应用烤灯提高周围环境温度。

3、密切观察再造拇指的血液循环情况，定时测量再造拇指的皮温。

4、应用抗生素，抗血管痉挛及抗凝药物。抗血管痉挛药物通常用罂粟碱，在术后 5 天内每 6 小时肌注 60mg　1 次，5 天后改为每日肌注两次，每次 30mg，至术后 10 天。也可应用妥拉苏林，成人剂量每次肌注 25mg，每 6 小时肌注 1 次，5 天后改为每日肌注两次，至术后 10 天停药。抗凝药物常用低分子右旋糖酐 (分子量为 40 000)，每日静脉滴注 1 000ml，连续 5~7 天。或用阿司匹林，每次 0.3g，每日 3 次。或用潘生丁，每次 25~50mg，每日 3 次，可与阿司匹林同服。

5、术后 2 周伤口拆线，术后 6 周去除外固定并逐渐开始再造拇指的功能锻炼，如应用克氏针作内固定，可于术后 7~8 周照 X 线片，骨骼初步愈合即可拔除。辅助理疗及康复治疗。在感觉神经恢复期间，应强调进行感觉再训练，再造的拇指才会获得良好的感觉和运动功能 (图 10-7)。

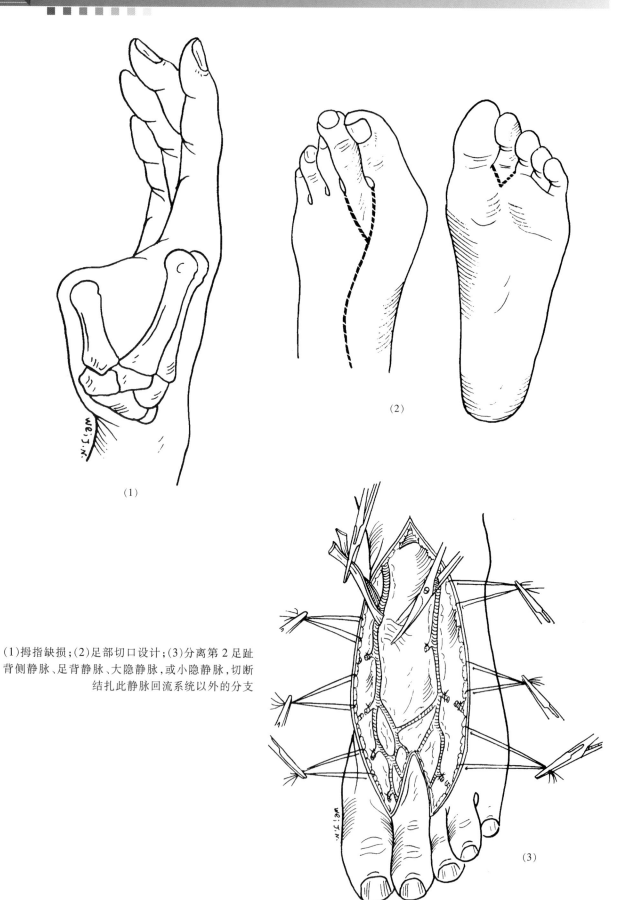

(1)拇指缺损；(2)足部切口设计；(3)分离第 2 足趾
背侧静脉、足背静脉、大隐静脉，或小隐静脉，切断
结扎此静脉回流系统以外的分支

(1)

(2)

(3)

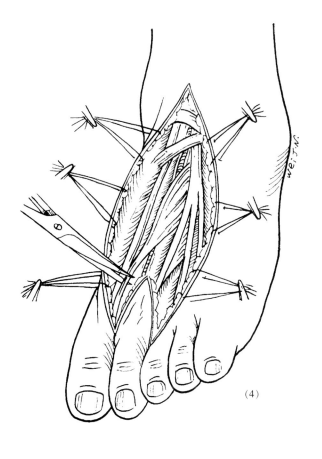

(4)

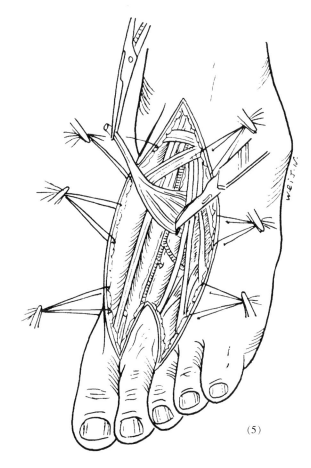

(5)

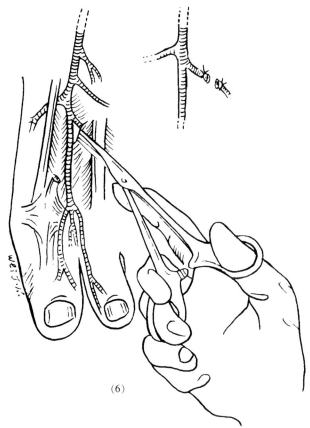

(6)

(4)于肌腱部切断踇短伸肌腱;(5)将踇短伸肌腱及其肌腹掀起,即可寻找及显露其下的足背动脉、足底深支和第1跖背动脉;(6)于第1跖背动脉在足底深支的起始部远端,结扎切断足底深支

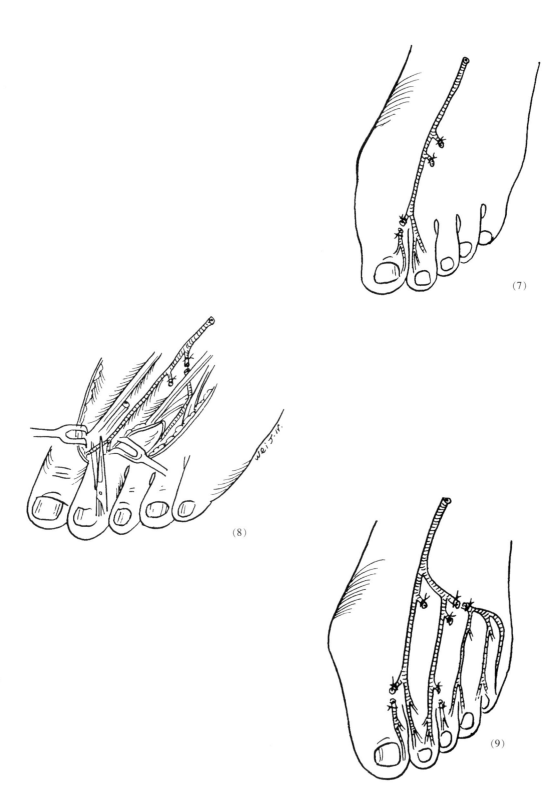

(7)、(8)切断结扎第1跖背动脉进入踇趾腓侧的趾背动脉;(9)也
可以分离同时保留第2跖背动脉和第2足趾腓侧的趾背动脉

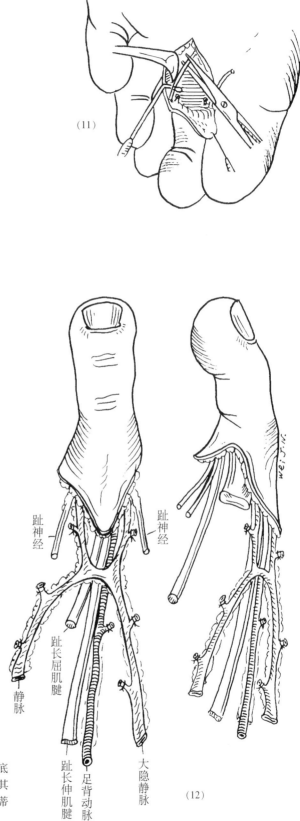

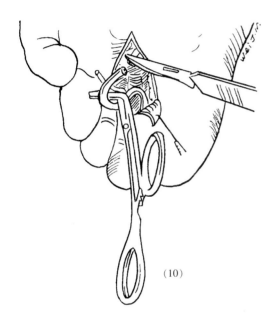

(10)、(11)于足跖侧的切口内切断第 2 足趾两侧的趾底固有神经和趾长、短屈肌腱;(12)切取的第 2 足趾连同其血管、神经和肌腱蒂

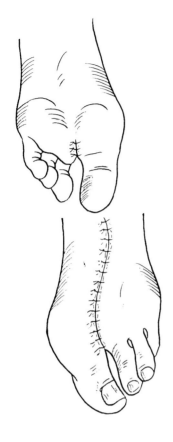

(13)足趾切取后,直接缝合足部伤口,
如有张力或皮肤缺损,可用中厚断层
皮片移植覆盖

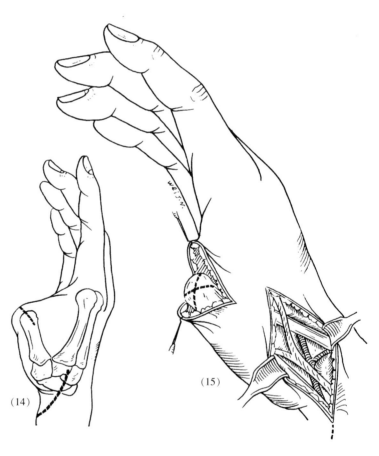

(14)手部受区切口;(15)腕部切口显露桡动脉、
头静脉、拇长伸肌腱和桡神经浅支

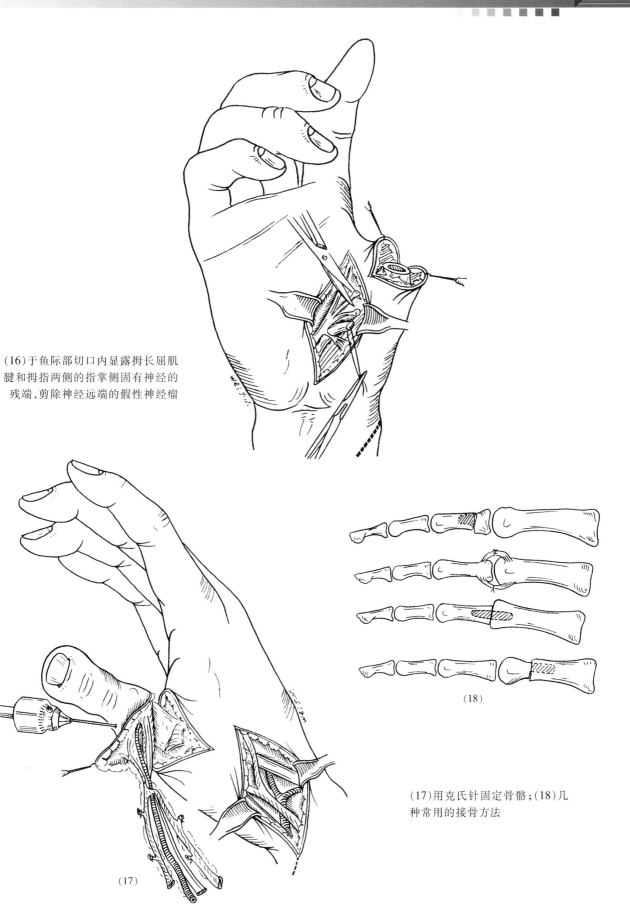

(16)于鱼际部切口内显露拇长屈肌
腱和拇指两侧的指掌侧固有神经的
残端,剪除神经远端的假性神经瘤

(17)用克氏针固定骨骼;(18)几
种常用的接骨方法

(18)

(17)

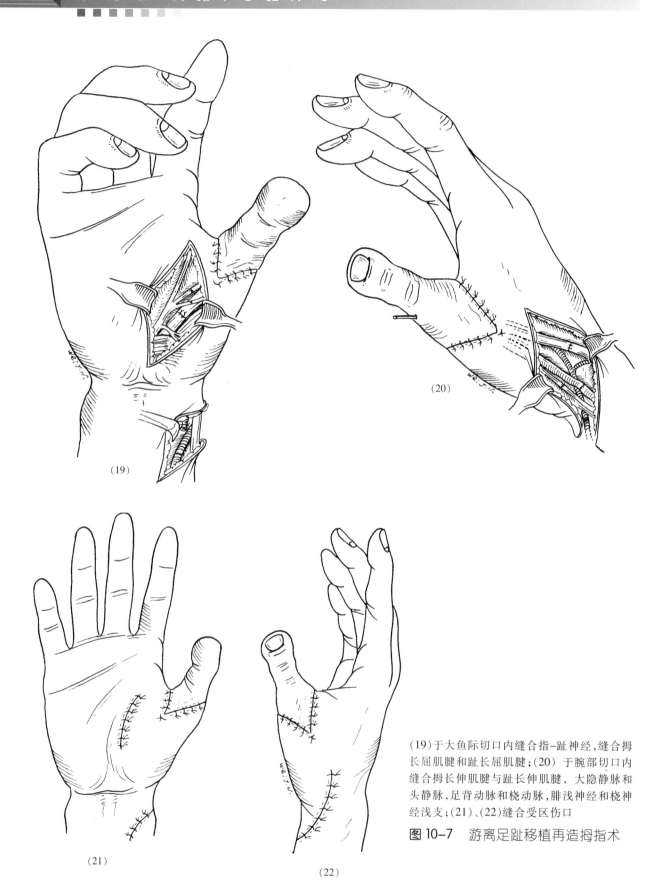

(19)

(20)

(21)

(22)

(19)于大鱼际切口内缝合指-趾神经,缝合拇长屈肌腱和趾长屈肌腱;(20) 于腕部切口内缝合拇长伸肌腱与趾长伸肌腱,大隐静脉和头静脉,足背动脉和桡动脉,腓浅神经和桡神经浅支;(21)、(22)缝合受区伤口

图 10-7 游离足趾移植再造拇指术

【术中和术后发生血循环危象的原因及其处理】

血管危象的出现将直接危及移植足趾的成活。如处理不当或处理不及时，将导致手术失败。因此，必需提高对血管危象发生的原因、早期诊断和处理的认识和实践水平。

1、术中危象

(1) 血管痉挛：术中由于室温降低、寒冷或疼痛刺激，或由于血管的解剖分离，或对血管的牵拉等，均可造成血管痉挛。当大隐静脉发生痉挛时，可见静脉变细、塌陷，管腔内无血液回流，在痉挛静脉段的远端出现静脉扩张瘀血。当供血动脉发生痉挛时，可见动脉变细，吻合口无血液通过；足趾干瘪、苍白。处理时，一般采用 2% 利多卡因浇滴局部并同时热敷、止痛，或剥除痉挛的动脉或静脉外膜。如痉挛仍不能解除，可用注射器将肝素的稀释溶液灌注血管进行加压扩张。

(2) 血管栓塞：血管栓塞多见于血管吻合质量差、血管内膜有损伤、血管吻合口内翻或有外膜卷入，或在长时间缺血的情况下缝接血管，或供区、受区的静脉曾作过反复多次穿刺输液，或切开输液，导致静脉炎、管腔变窄或堵塞；或血管蒂通过的皮下隧道过于狭窄压迫血管。或血液的凝固性增高等。当血管发生栓塞时，其出现的情况与上述血管痉挛类似，同时可以看到血管吻合口处有血栓形成。如发生血管栓塞，应针对原因及时处理。一般应剪除栓塞的血管吻合口，探明血管吻合口的内膜是否光滑无损，重新吻合；如有张力，需行血管移植。

2、术后危象

(1) 术后早期发生血管危象：多见于 24 小时以内，除常见于室温下降、疼痛、体位变动、血容量不足或抗痉挛抗凝药物应用不合理等原因造成外，主要常见于血管吻合的质量差。当早期发生血管危象时，应针对原因及时处理。在止痛、加强抗痉挛抗凝药物使用的同时，应松解外敷料。如血管危象仍不能解除，应迅速进行血管探查，以免失去再次修复血管的机会。

(2) 术后晚期发生血管危象：常在术后 24~48 小时之间。主要由于疼痛、低温、体位变动等原因造成血管痉挛。应针对原因处理，并加强抗痉挛及抗凝药物的应用，多数能缓解。术后 48 小时后发生血管危象的机会较少，如有发生，多为局部感染引起。感染一旦发生，将严重影响移植足趾的成活。要避免这种情况的发生，关键在于预防，需加强无菌操作。如属于急诊一期再造拇指的病例，应注意彻底清创。

（二）带趾蹼的第 2 趾游离移植

【适应证】

适用于伴有虎口指蹼挛缩的拇指全指缺损，或经掌骨缺损（Ⅱ°或Ⅲ°缺损）。

【手术步骤】

1、切除拇指虎口指蹼处瘢痕挛缩的皮肤和指蹼间隙内的瘢痕组织，将第 1 掌骨分离至正常的外展位，必要时可用克氏针贯穿第 1、第 2 掌骨，使第 1 掌骨维持于外展位 3~4 周。

2、截除第 1 掌骨残端的硬化骨，于腕部桡侧切口显露桡动脉、头静脉、桡神经浅支和拇长伸肌腱，于掌侧大鱼际纹切口内显露拇长屈肌腱和拇指两侧指神经残端，切除指神经残端的假性神经瘤。

　　3、根据术前设计及术中测量拇指虎口指蹼皮肤缺损的大小和形状，于对侧足部切取带有趾蹼的第 2 趾，供区创面用游离皮片移植修复。

　　4、与上述切取第 2 趾和游离移植再造拇指的方法相同，将带趾蹼的第 2 趾移植到拇指的残端上，固定骨骼，缝合相应的肌腱、神经，吻合相应的静脉和动脉，用趾蹼皮肤覆盖拇指虎口指蹼的创面，缝合伤口，放置橡皮引流条。

【术后处理】

同"第 2 足趾游离移植"（图 10-8）。

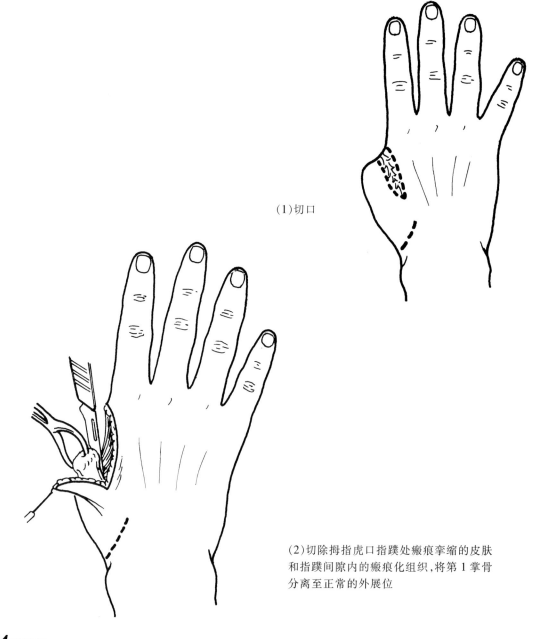

(1)切口

(2)切除拇指虎口指蹼处瘢痕挛缩的皮肤和指蹼间隙内的瘢痕化组织，将第 1 掌骨分离至正常的外展位

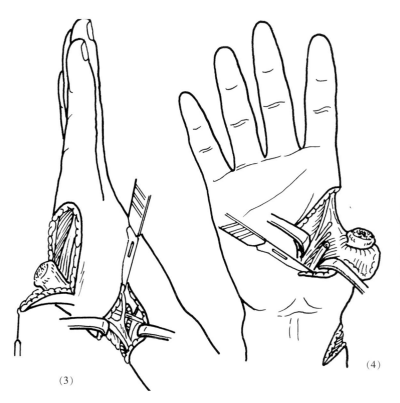

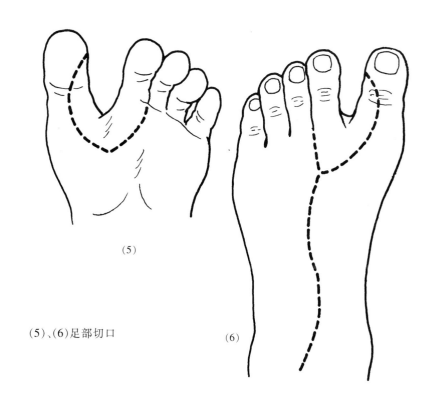

(3)、(4)截除第 1 掌骨残端的硬化骨,于腕部桡侧切口显露桡动脉、头静脉、桡神经浅支和拇长伸肌腱,于掌侧大鱼际纹切口内显露拇长屈肌腱和拇指两侧指神经残端,切除指神经残端的假性神经瘤

(3)

(4)

(5)、(6)足部切口

(5)

(6)

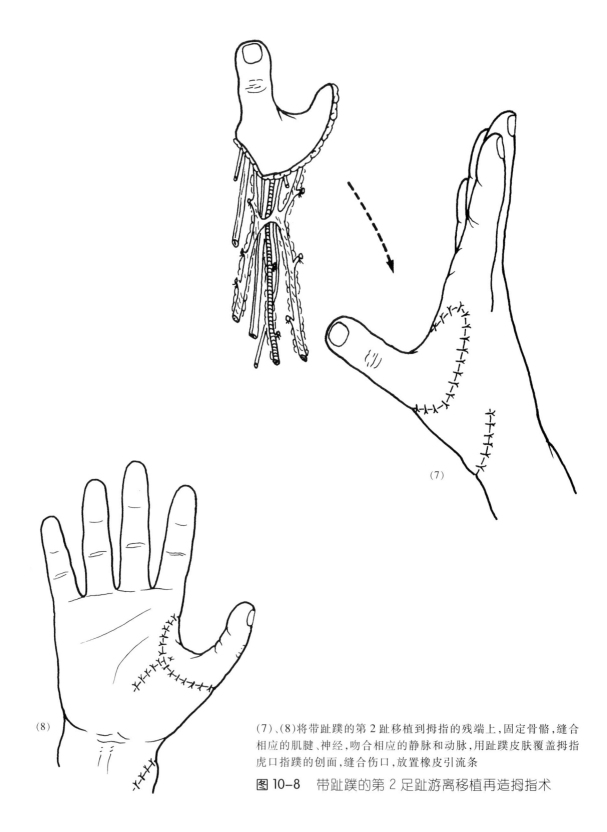

(7)、(8)将带趾蹼的第 2 趾移植到拇指的残端上,固定骨骼,缝合
相应的肌腱、神经,吻合相应的静脉和动脉,用趾蹼皮肤覆盖拇指
虎口指蹼的创面,缝合伤口,放置橡皮引流条

图 10-8　带趾蹼的第 2 足趾游离移植再造拇指术

(三) 带足背皮瓣的第 2 趾游离移植

【适应证】

适用于经掌骨的拇指缺损或经腕掌关节的拇指缺损。二者有两点不同：①后者切取的第 2 跖骨稍长；②前者的第 2 跖骨直接与掌骨残端固定，而后者是将第 2 跖骨固定于大多角骨或舟骨，也可是第 2 掌骨的桡掌侧，使再造拇指处于旋前的骨性对掌位，故可省略对掌功能重建。

【手术步骤】

1、经第 1 掌骨远端在虎口指蹼的掌、背侧作一 U 形切口，并将 U 形皮瓣掀起。另于腕部桡侧作一斜切口。

2、截除第 1 掌骨残端的硬化骨，于腕部桡侧的切口内显露桡动脉、头静脉、桡神经浅支和拇长伸肌腱。另于掌部及腕部作切口，将环指的浅屈肌腱在腱鞘入口水平切断并从腕部切口抽出，以供肌腱移位重建第 2 趾移植后的外展功能。

3、将环指的指浅屈肌腱经鱼际桡侧拇短展肌轴线的皮下隧道，从腕部抽出至第 1 掌骨残端。同时显露拇长屈肌腱及拇指的指神经或指总神经。

4、根据术前设计于足部作切取带足背皮瓣第 2 趾的切口。与上述切取第 2 趾的方法相似，于足背切口解剖、分离供应第 2 趾的足背动脉、大隐静脉和腓浅神经皮支，保护分布到足背皮瓣的血管分支。在足背将整个足背皮瓣分离掀起，在尽可能近端切断第 2 趾的趾长伸肌腱，在足底切口尽可能近端水平切断趾长屈肌腱及双侧趾神经。

5、根据拇指再造所需长度，在第 2 跖骨适当的水平用小骨凿、线锯或电锯截断跖骨。

6、带足背皮瓣的第 2 趾仅借动脉和静脉与近端相连，其余组织均已离断。放松止血带或止血夹，观察第 2 趾及足背皮瓣在移植前的血液循环情况。确认血循环无障碍后将静脉和动脉近端切断，并将动、静脉近端作标记。

7、足背皮瓣切取后创面需用中厚皮片游离移植修复，留置长线并打包包扎，其余伤口直接缝合。

8、将第 2 跖骨修整后插入第 1 掌骨的骨髓腔内，并使新的拇指处于对掌位置，然后根据需要作适当的内固定。在鱼际掌侧的切口内将拇长屈肌腱与第 2 趾的趾长屈肌腱缝合，第 2 趾双侧的趾神经与拇指的双侧指神经缝合。将环指的指浅屈肌腱在新拇指外展位下缝于它的跖趾关节囊的桡侧，以重建拇指的外展功能。在腕部桡侧的切口内，将趾长伸肌腱与拇长伸肌腱缝合，将腓浅神经皮支与桡神经浅支缝合，大隐静脉与头静脉吻合，足背动脉与桡动脉吻合。

9、带足背皮瓣的第 2 趾移植重建血液循环后，缝合伤口并放置橡皮引流条。

【术后处理】

同"第 2 足趾游离移植"（图 10-9）。

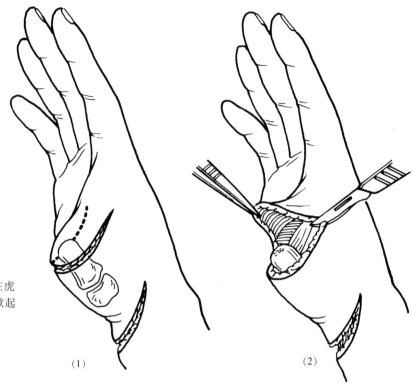

(1)切口；(2)经第 1 掌骨远端在虎口指蹼的掌、背侧将 U 形皮瓣掀起

(1)　　　　　　　　(2)

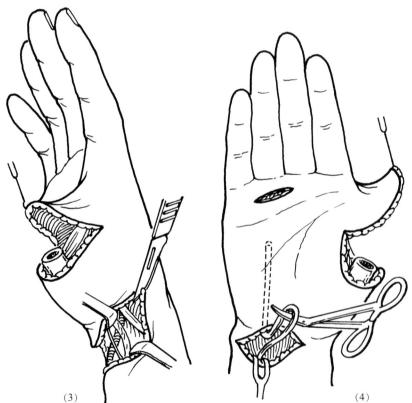

(3)截除第 1 掌骨残端的硬化骨，于腕部桡侧的切口内显露桡动脉、头静脉、桡神经浅支和拇长伸肌腱；(4)切取环指的浅屈肌腱以供肌腱移位重建第 2 趾移植后的外展功能

(3)　　　　　　　　(4)

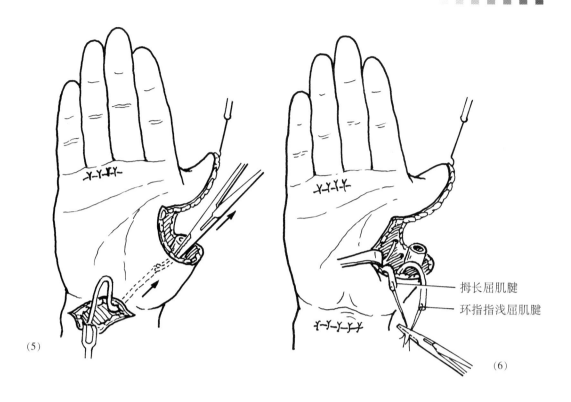

拇长屈肌腱

环指指浅屈肌腱

(5)将环指的指浅屈肌腱经鱼际桡侧拇短展肌轴线的皮下隧道,从腕部
抽出至第 1 掌骨残端;(6)显露拇长屈肌腱及拇指的指神经或指总神经

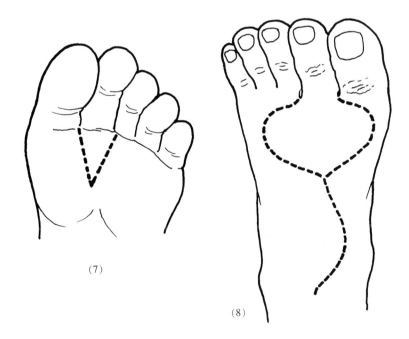

(7)、(8)足部切口

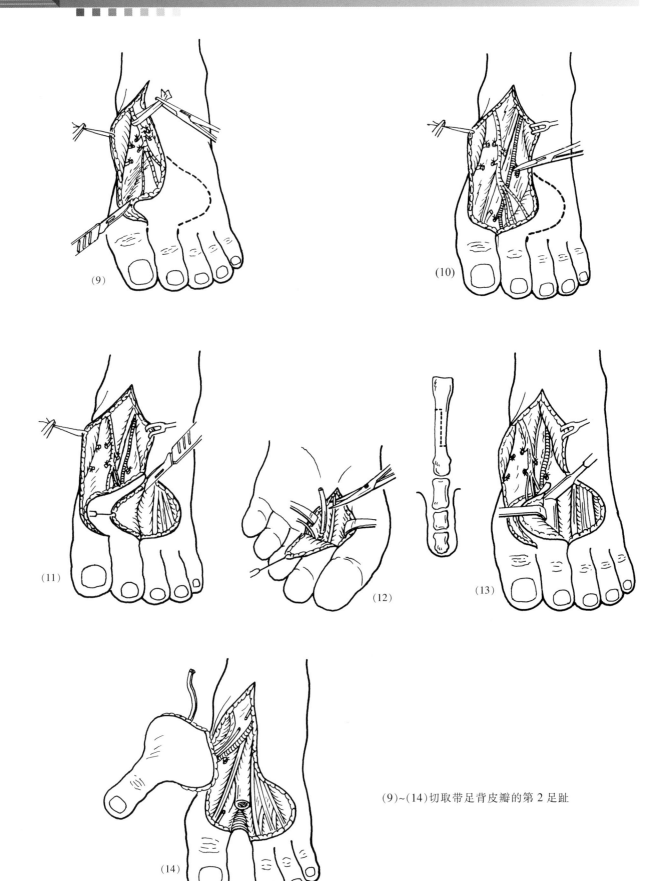

(9)

(10)

(11)

(12)

(13)

(9)~(14)切取带足背皮瓣的第 2 足趾

(14)

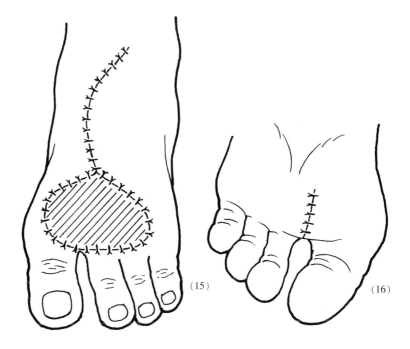

(15)、(16)足背皮瓣切取后创面需用
中厚皮片游离移植修复,留置长线并
打包包扎,其余伤口直接缝合

(15)

(16)

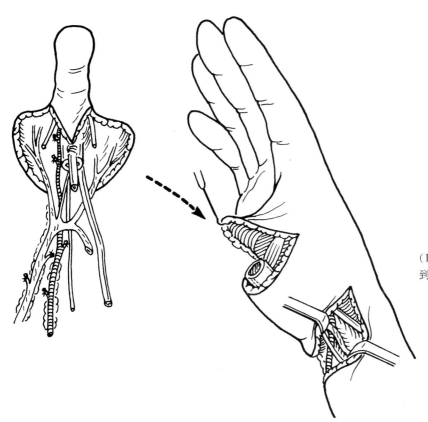

(17)将带足背皮瓣的第 2 趾移植
到拇指的第 1 掌骨残端上

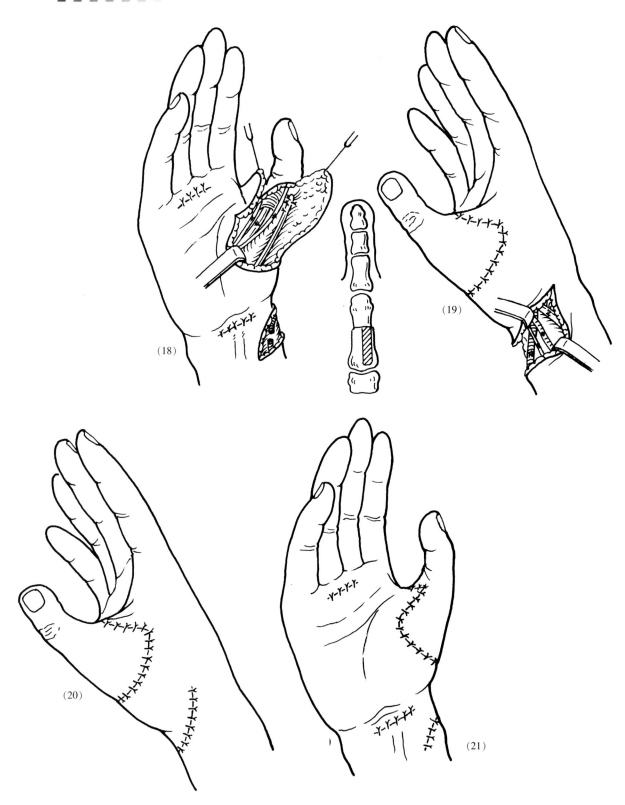

(18)、(19)将第2跖骨修整后插入第1掌骨的骨髓腔内,并使新的拇指处于对掌位置。在鱼际掌侧的切口内将拇长
屈肌腱与第2趾的趾长屈肌腱缝合,第2趾双侧的趾神经与拇指的双侧指神经缝合。将环指的指浅屈肌腱在新拇
指外展位下缝于它的跖趾关节囊的桡侧,以重建拇指的外展功能。在腕部桡侧的切口内,将趾长伸肌腱与拇长伸肌
腱缝合,将腓深神经皮支与桡神经浅支缝合,大隐静脉与头静脉吻合,足背动脉与桡动脉吻合;(20)、(21)缝合伤口

图 10-9 带足背皮瓣的第 2 趾游离移植再造拇指术

（四）吻合趾与指动、静脉的第 2 趾游离移植

【适应证】

适用于经拇指近节指骨的拇指缺损的再造。

【手术步骤】

方法与单纯第 2 足趾游离移植类似，只是切取的血管和神经长度较短。血管吻合方式为趾与指动脉和静脉（图 10-10）。

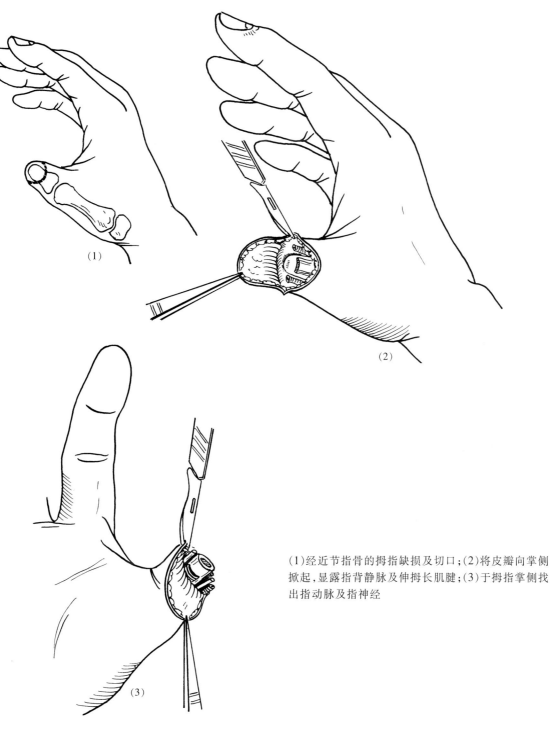

(1)经近节指骨的拇指缺损及切口；(2)将皮瓣向掌侧掀起，显露指背静脉及伸拇长肌腱；(3)于拇指掌侧找出指动脉及指神经

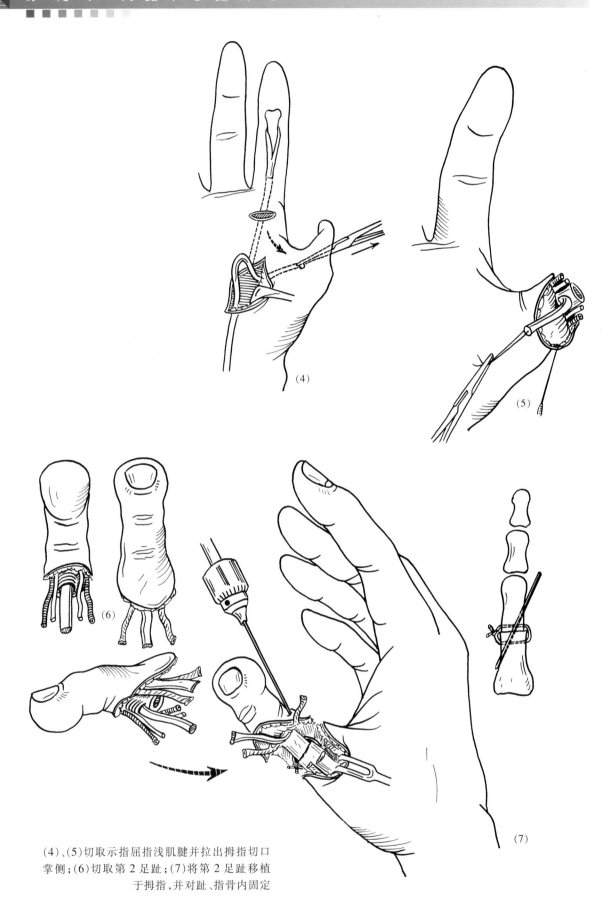

(4)

(5)

(6)

(7)

(4)、(5)切取示指屈指浅肌腱并拉出拇指切口
掌侧；(6)切取第 2 足趾；(7)将第 2 足趾移植
于拇指，并对趾、指骨内固定

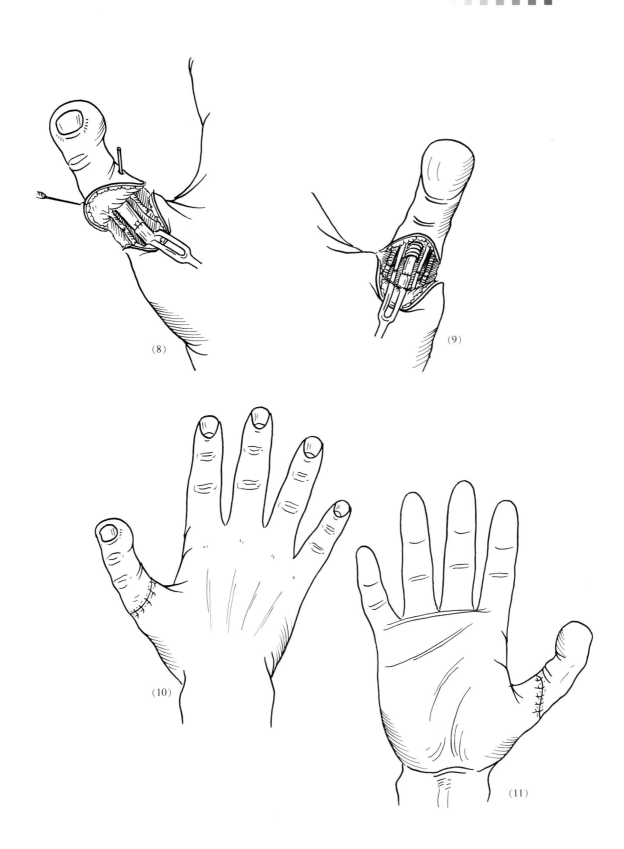

(8)、(9)分别吻合指-趾动脉、趾-指背静脉及神经;(10)、(11)缝合切口

图 10-10 吻合趾与指动、静脉的第 2 足趾游离移植再造拇指术

三、踇甲皮瓣游离移植再造拇指术

（一）吻合足背动脉与桡动脉、大隐静脉与头静脉的踇甲皮瓣游离移植

【适应证】

适于拇指经近节指骨或经掌指关节缺损的再造。踇甲皮瓣踇腹的皮下脂肪组织丰富，趾甲较大，使新的拇指指腹饱满，外形接近正常，较多患者乐于接受该手术。其缺点是新的拇指需要植骨，因而无关节活动。另外，植骨条容易被吸收或发生骨折。拇指皮肤套状撕脱伤及拇指近节中 1/3 水平的缺损，由于尚保留有骨、关节、肌腱，不需取骨植骨，因此更适合用游离踇甲皮瓣移植修复。术后不但外形好，功能恢复也满意。

临床实践证明，以切取同侧踇甲皮瓣修复拇指缺损为好，其优点为：①移植趾血管的位置容易与受区血管吻合。②拇指缺损合并虎口或手背皮肤瘢痕挛缩者，可在切取同侧踇甲皮瓣的同时，切取第 2 趾胫侧皮瓣或足背皮瓣，移植修复虎口或手背皮肤缺损。③同侧踇甲皮瓣包含有趾腓侧的趾固有神经，移植到拇指后与拇指指固有神经相吻合，可使再造拇指的尺侧感觉恢复良好。④伤口愈合后的缝线瘢痕留在拇指的桡侧，不妨碍对指。

禁忌证、麻醉、术前准备和术后处理请参见"第 2 足趾游离移植"，术前应注意根据对侧拇指的长度和大小以及残留拇指的大小确定切除踇甲皮瓣的长短和大小。

【手术步骤】

1、在拇指残端上作掌、背侧的皮肤纵形切口，将形成的两个侧方皮瓣向侧方牵开。

2、于拇指残端掌侧的切口内显露和分离拇指尺侧指固有神经或指总神经，将其末端的假性神经瘤切除。另于腕桡侧从第 2 掌骨底至桡骨茎突近 3cm 处作一斜切口，显露和分离桡动脉、头静脉以及桡神经浅支，并从此切口至拇指残端的切口之间作一宽阔的皮下隧道，以便踇甲皮瓣背侧的动脉、静脉和神经蒂通过。

3、将近节指骨或掌骨残端上的瘢痕作十字形切开和剥离，显露骨残端。截除残端上的硬化骨后，用半圆凿扩大骨髓腔。将从髂嵴上取下带骨膜的皮质骨根据再造拇指的需要修整成适当长度和宽度的植骨条，其近端修细并插入拇指近节指骨或第 1 掌骨的骨髓腔内。如插入的部分不牢固或过短将影响植骨的稳定性，可用细克氏针从植骨远端贯穿植骨条至掌、指骨进行固定。

4、供趾可选用同侧或对侧足部，一般多用同侧，以便修复拇指尺侧的皮肤感觉。于踇趾胫侧至趾端作 A 形切口，保留踇趾胫侧 1.5~2.0cm 宽的皮肤组织及其下的趾骨、关节和胫侧趾足底血管神经束的完整性。足底侧切口绕经踇趾横纹、踇趾与第 2 趾的趾蹼至趾背，在足背形成一个三角形皮瓣，此切口与足背的 S 形切口相连。

5、显露和分离踇甲皮瓣背侧的静脉回流系统，即趾背静脉、跖背静脉、足背静脉

弓、大隐静脉系统。显露和分离至跗甲皮瓣的腓深神经皮支或腓浅神经皮支。

6、跗甲皮瓣的动脉供血系统的显露和分离与"单纯第2趾游离移植再造拇指术"的方法类同,其供血系统主要为足背动脉-第1跖背动脉或足背动脉-足底深动脉(或足底深弓)-第1趾足底总动脉系统。因此,在分离跗甲皮瓣时,需保留到该皮瓣腓侧的趾背、趾底动脉,结扎到第2趾胫侧的趾背和趾底动脉。切取跗甲皮瓣上的趾甲及甲床时,应将甲床下的骨膜,甚至远节趾骨背侧的一小片皮质骨连同甲床一起用小平凿削下,以免损伤甲床造成趾甲畸形。如在分离动脉时发现有解剖变异,可按"单纯第2趾游离移植再造拇指术"中介绍的方法处理。

7、剥离整个跗甲皮瓣,按所需长度切断跗趾腓侧的趾足底固有神经和背侧的腓深神经皮支或腓浅神经皮支。此时跗甲皮瓣仅借足背动脉和大隐静脉与近端相连。放松止血带或止血夹,如跗甲皮瓣的血循环良好、手部受区手术已完成,则可按所需长度将足背动脉和大隐静脉蒂切断,并迅即将跗甲皮瓣移至受区。

8、足部创面可用取自髂嵴切口边缘或腹股沟的中厚断层皮片移植覆盖,打包包扎。

9、将带有动、静脉和神经蒂的跗甲皮瓣移至手部受区。将跗甲皮瓣的动脉、静脉和神经蒂通过皮下隧道拉至腕部桡侧切口,注意避免蒂部组织发生扭转。将跗甲皮瓣包绕拇指残端上的植骨条,缝合数针固定;用8-0无创线将跗甲皮瓣腓侧的趾足底固有神经和拇指尺侧指掌侧固有神经缝合,将腓深神经皮支或腓浅神经皮支与桡神经浅支缝合;用9-0无创线吻合大隐静脉-头静脉及足背动脉-桡动脉。

10、跗甲皮瓣移植重建血循环后缝合伤口,同时放置橡皮引流条(图10-11)。

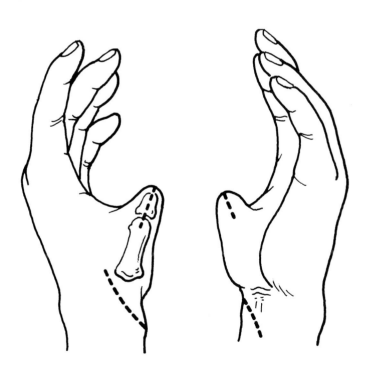

(1)手部切口

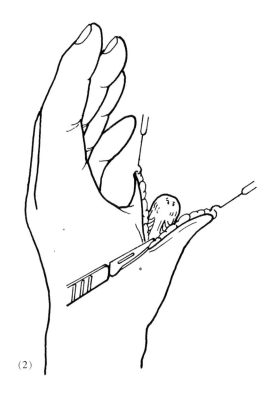

(2)

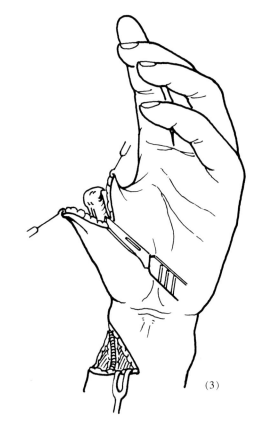

(3)

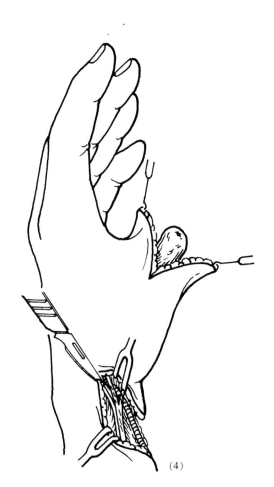

(4)

(2)~(4)于拇指残端掌侧的切口内显露和分离拇指尺侧指掌侧固有神经或指掌侧总神经,将其末端的假性神经瘤切除;于腕部切口显露和分离桡动脉、头静脉以及桡神经浅支,并从此切口至拇指残端的切口之间作一宽阔的皮下隧道

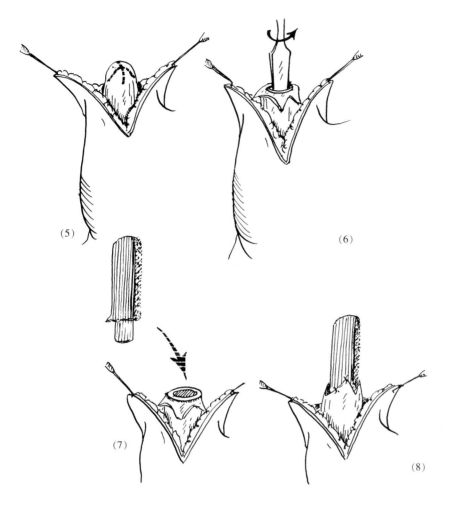

(5)将近节指骨或掌骨残端上的瘢痕作十字形切开和剥离,显露骨残端;(6)截除残端上的硬化骨后,用半圆凿扩大骨髓腔;(7)、(8)将从髂嵴上取下带骨膜的条形骨块修整后插入拇指近节指骨或第1掌骨的骨髓腔内

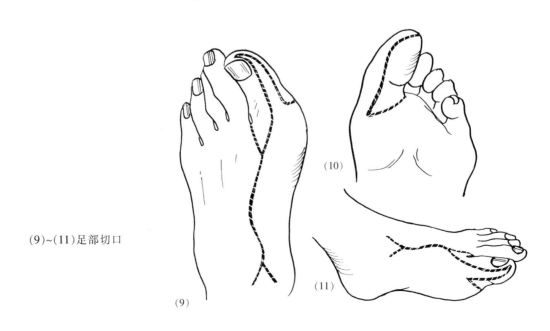

(9)~(11)足部切口

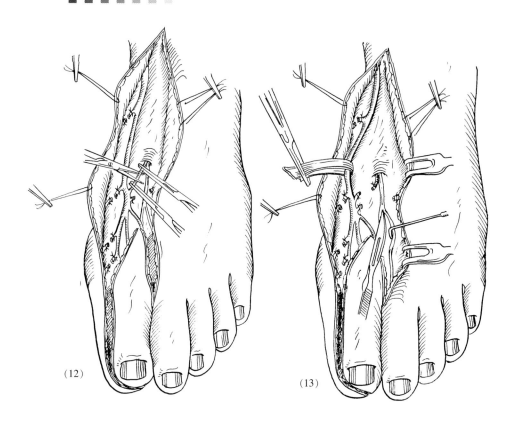

(12)

(13)

(12)~(16)分离和切取踇甲皮瓣

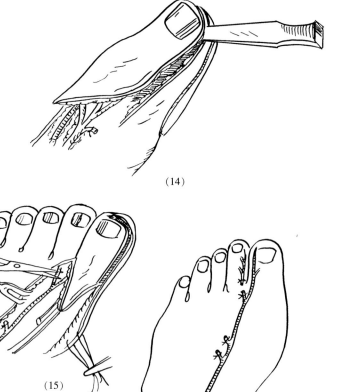

(14)

(15)

(16)

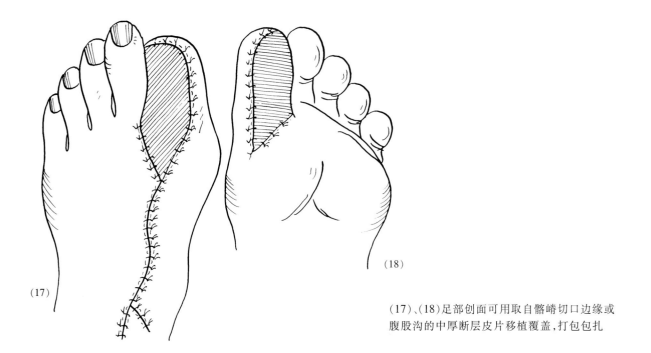

（17）、（18）足部创面可用取自髂嵴切口边缘或
腹股沟的中厚断层皮片移植覆盖，打包包扎

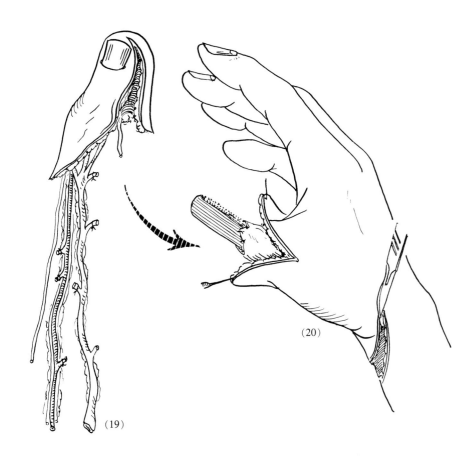

（19）、（20）将带有动、静脉和神经蒂的蹞甲皮瓣移至手部受区

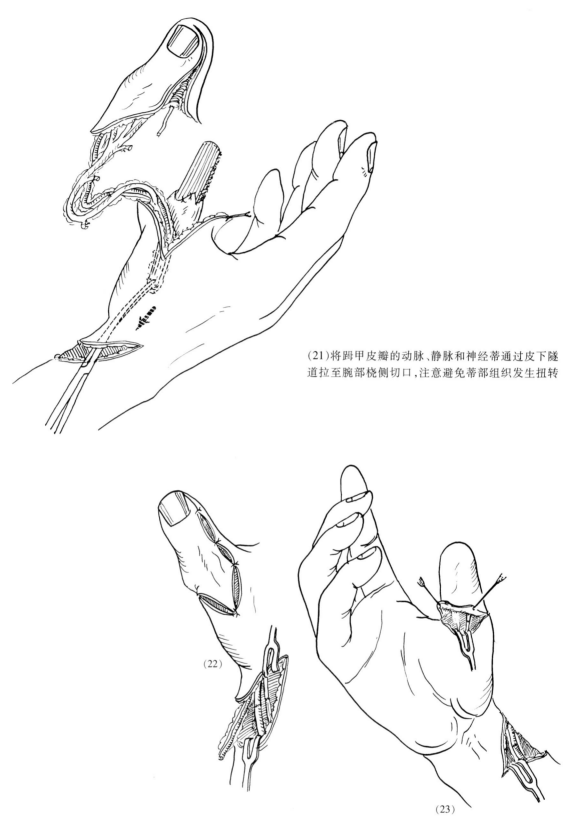

(21)将踇甲皮瓣的动脉、静脉和神经蒂通过皮下隧
道拉至腕部桡侧切口,注意避免蒂部组织发生扭转

(22)

(23)

(22)、(23)将踇甲皮瓣包绕拇指残端上的植骨条,缝合数针固定;
踇甲皮瓣腓侧的趾足底固有神经和拇指尺侧指掌侧固有神经缝
合,腓深神经皮支或腓浅神经皮支与桡神经浅支缝合;吻合大隐
静脉-头静脉和足背动脉-桡动脉

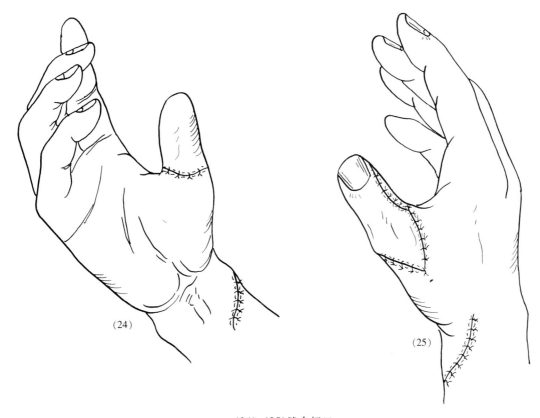

(24)、(25)缝合切口

图 10-11　吻合足背动脉与桡动脉、大隐静脉与头静脉的踇甲皮瓣游离移植再造拇指术

（二）吻合趾与指动、静脉的踇甲皮瓣游离移植

该手术的适应证、禁忌证、麻醉、术前准备和术后处理与"吻合足背动脉与桡动脉、大隐静脉与头静脉的踇甲皮瓣移植"类同。

【手术步骤】

1、作手部受区切口。

2、纵形切开拇指残端背侧皮肤，将形成的双侧皮瓣向侧方牵开，显露和分离拇指残端背侧的静脉，截除拇指近节指骨或掌骨残端的硬化骨。

3、于拇指残端掌侧的切口内显露和分离拇指残端两侧的指掌侧固有动脉、指掌侧固有神经，或拇主要动脉和指掌侧总神经。

4、用半圆凿扩大拇指残端指骨或掌骨的骨髓腔。根据再造拇指所需长度于髂嵴上切取条形皮质骨，并将其修整成一端较小的植骨条，将植骨条较小的一端插入拇指残端的骨髓腔内。

5、于同侧踇趾胫侧至趾端作 A 形切口，保留踇指胫侧 1.5~2.0cm 宽的皮肤组织及其下的趾骨、关节和胫侧趾足底血管神经束的完整性。足底侧切口绕经踇趾横纹、踇趾-第 2 趾的趾蹼至趾背，在足背形成一个三角形皮瓣。足底侧及背侧切口稍向近端延长。

6、于踇趾背侧切口显露趾背两条静脉并予以分离。于足底切口显露和分离通向踇甲皮瓣的腓侧趾足底固有动脉和趾足底固有神经。

7、剥离整个踇甲皮瓣。在切取踇甲皮瓣的趾甲和甲床时，用小平凿将远节趾骨的皮质骨连同甲床一起削下，以免损伤甲床。根据踇甲皮瓣动、静脉蒂长度的要求，于相应的部位切断其动、静脉；腓侧的趾足底固有神经亦尽可能从近端切断。将取下的踇甲皮瓣迅即移至受区拇指上。

8、足部供区创面用中厚断层皮片移植覆盖，留置长线，打包包扎。

9、用踇甲皮瓣包绕拇指残端的植骨条，缝合数针固定后用 11-0 无创线吻合背侧两条趾-指背静脉。在掌侧，用 8-0 无创线将踇甲皮瓣腓侧趾足底固有神经与拇指指掌侧固有神经缝合。用 11-0 无创线吻合踇甲皮瓣腓侧趾足底固有动脉与拇指尺侧指固有动脉。如受区拇指残端的指固有动脉条件不好，可利用示指桡侧指固有动脉与踇甲皮瓣腓侧的趾足底固有动脉吻合。

10、踇甲皮瓣血循环重建后缝合伤口，同时放置橡皮引流条（图 10-12）。

此外，也有人采用第 1 跖背动脉-拇尺侧固有动脉的吻合方式代替踇趾腓侧动脉-拇尺侧指固有动脉的方式。由于第 1 跖动脉位置相对表浅且血管口径较大，血管分离和吻合的危险性降低。

（三）带足背皮瓣的踇甲皮瓣游离移植

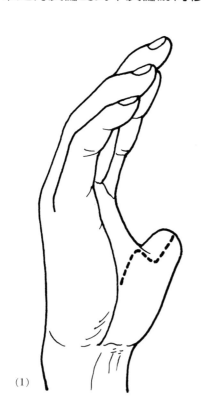

(1)

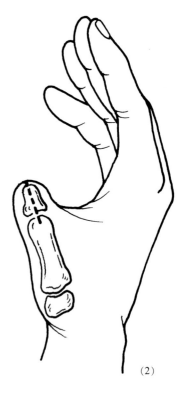

(2)

(1)、(2)手部切口

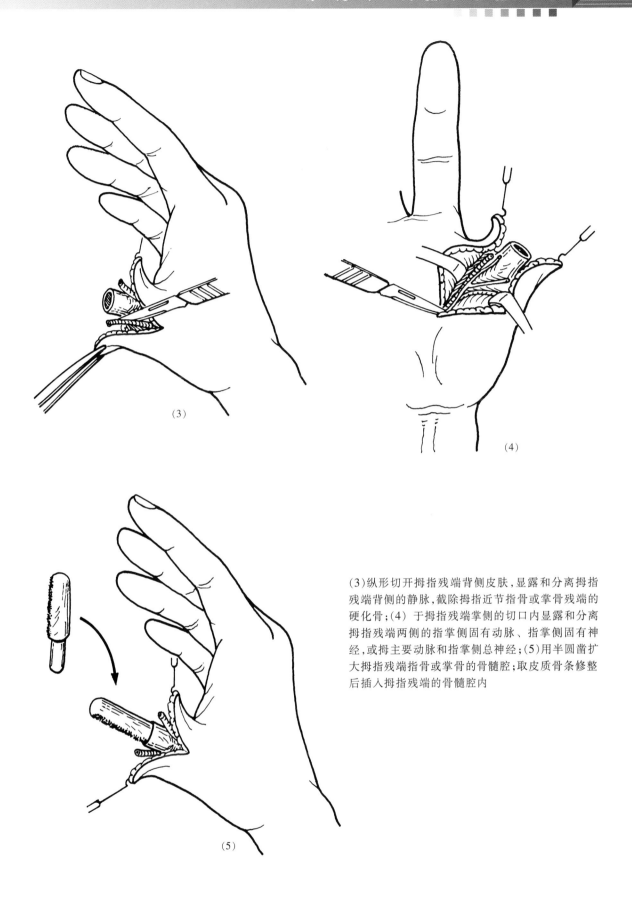

(3)

(4)

(5)

(3)纵形切开拇指残端背侧皮肤,显露和分离拇指残端背侧的静脉,截除拇指近节指骨或掌骨残端的硬化骨;(4) 于拇指残端掌侧的切口内显露和分离拇指残端两侧的指掌侧固有动脉、指掌侧固有神经,或拇主要动脉和指掌侧总神经;(5)用半圆凿扩大拇指残端指骨或掌骨的骨髓腔;取皮质骨条修整后插入拇指残端的骨髓腔内

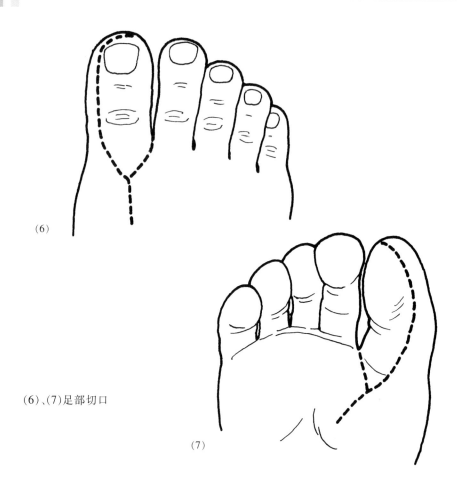

(6)

(6)、(7)足部切口

(7)

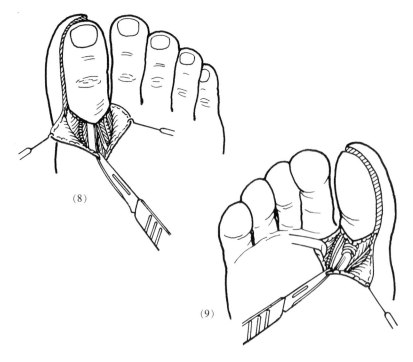

(8)

(9)

(8)、(9)于踇趾背侧切口显露趾背两条
静脉并予以分离。于足底侧切口显露和
分离通向踇甲皮瓣的腓侧趾足底固有
动脉和趾足底固有神经

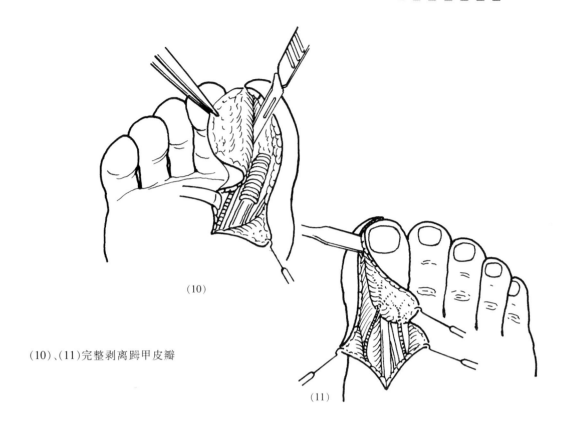

（10）

（10）、（11）完整剥离踇甲皮瓣

（11）

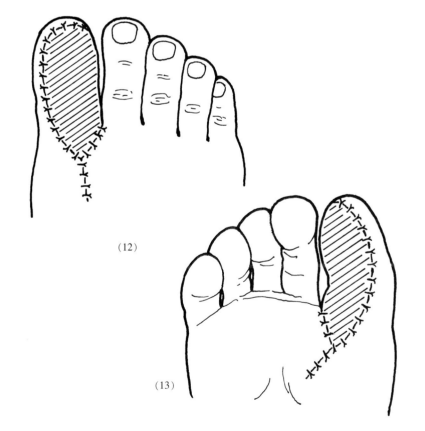

（12）

（12）、（13）足部供区创面用中厚断层皮片移植覆盖，留置长线，打包包扎

（13）

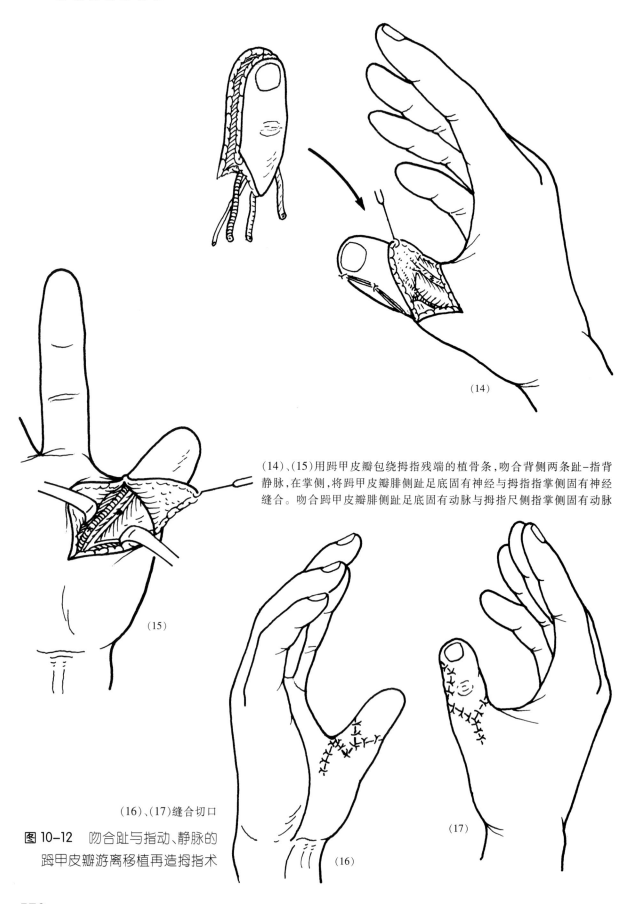

(14)

(14)、(15)用踇甲皮瓣包绕拇指残端的植骨条,吻合背侧两条趾-指背静脉,在掌侧,将踇甲皮瓣腓侧趾足底固有神经与拇指指掌侧固有神经缝合。吻合踇甲皮瓣腓侧趾足底固有动脉与拇指尺侧指掌侧固有动脉

(15)

(16)、(17)缝合切口

图 10-12 吻合趾与指动、静脉的踇甲皮瓣游离移植再造拇指术

(17)

(16)

（三）带足背皮瓣的踇甲皮瓣游离移植

【适应证】

适于伴有虎口挛缩或皮肤缺损的拇指经近节指骨或经掌指关节缺损的再造。

【手术步骤】

基本与上述踇甲皮瓣的方法一致。在行掌背侧纵行切口的同时，切除虎口区瘢痕。然后根据虎口区皮肤缺损的大小在切取踇甲皮瓣的同时切取足背侧皮肤，注意保护伸趾肌腱的腱周组织。然后将踇甲皮瓣连同足背皮肤覆盖拇指和虎口区皮肤缺损（图 10-13）。

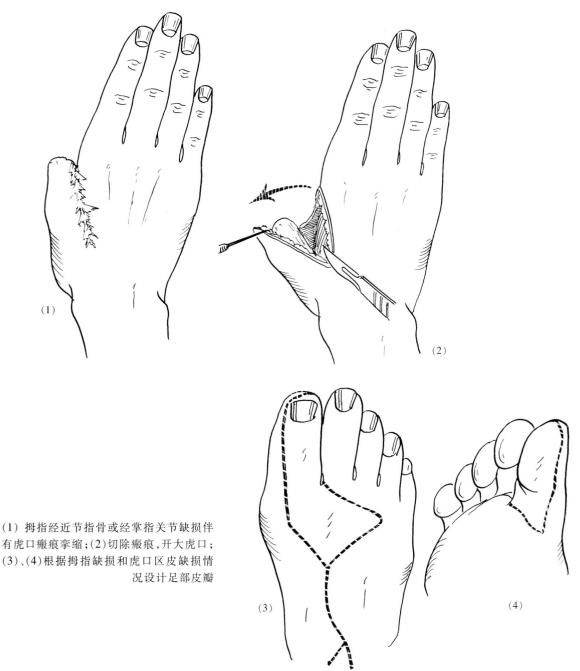

（1）拇指经近节指骨或经掌指关节缺损伴有虎口瘢痕挛缩；（2）切除瘢痕，开大虎口；（3）、（4）根据拇指缺损和虎口区皮缺损情况设计足部皮瓣

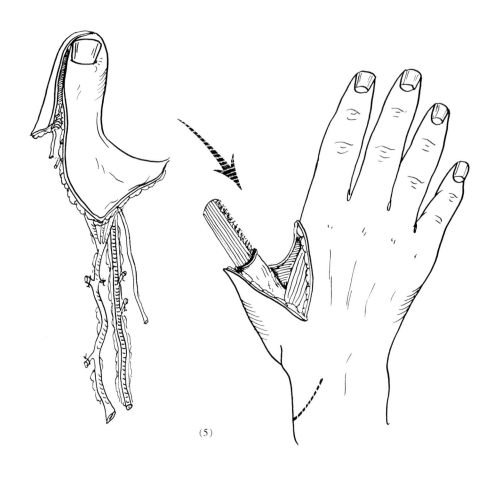

(5)

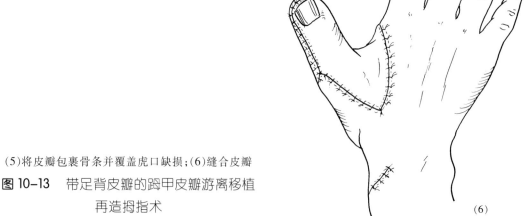

(5)将皮瓣包裹骨条并覆盖虎口缺损;(6)缝合皮瓣

图 10-13 带足背皮瓣的踇甲皮瓣游离移植
再造拇指术

(6)

四、指残端提升术

拇指残端提升术又称为拇指残端延长术，是在拇指残端形成皮瓣，用植骨的方法加长拇指残端，使其达到一定的功能长度，此法适用于拇指残端皮肤条件好、患者不接受施行足趾移植或手指移位术再造拇指，或年老患者。这种手术方法只能延长拇指残端 1.5~2.5cm，指残端延长的长度有限和植骨容易被吸收是该种手术方法的缺点。拇指残端提升术常用的方法有残指局部皮瓣植骨法和残指帽状皮瓣植骨法。

（一）拇指残端局部皮瓣植骨法

【适应证】

拇指残端局部皮瓣植骨法再造拇指，适于拇指经近节指骨近、中段水平缺损，残端皮肤条件好，松软无贴骨瘢痕者，患者不愿接受，或无条件进行足趾移植或蹬甲皮瓣移植再造拇指者。拇指残端作翻转皮瓣后，用植骨条延长指骨，指背皮肤缺损区用交臂皮瓣或胸部皮瓣覆盖，或采用示指近节背侧带血管神经蒂的岛状皮瓣移植覆盖。延长的拇指由于翻向掌侧的皮瓣是拇指背侧的皮肤，指背又是较薄的前臂或胸壁，或示指背侧的皮肤，所以新拇指的感觉和外形较好。同时由于延长的拇指尚保留有掌指关节，术后还有一定的屈伸功能。但这种方法只能将拇指残端延长 2~2.5cm。

【手术步骤】

1、根据再造拇指所需延长的长度，于拇指残端的背侧作一 U 形的逆行皮瓣，其长、宽比例不应超过 1.5:1，为避免翻转皮瓣发生血循环障碍，靠近指端的皮瓣蒂部尽可能向侧方方向切开，以增加翻转皮瓣蒂部的宽度。在剥离皮瓣时应尽可能紧贴伸肌腱或指骨的表面，以保持皮瓣有足够的厚度和充分的血液循环。

2、当皮瓣分离至残端后，用骨凿或微型电锯截除少许骨残端，并用半圆凿扩大骨髓腔。然后将取自髂骨的、带有骨膜的骨条，修整成圆柱状或扁圆柱状，其一端需插入骨髓腔的部分，用锉刀锉成适当粗细的骨栓，牢固地插入拇指近节指骨的骨髓腔内。如果拇指残端的近节指骨很短，植骨一端插入骨髓腔后出现松动和不稳，可用克氏针从植骨端纵向贯穿固定。克氏针可暂时穿越掌指关节、穿入第 1 掌骨内，克氏针尾部留在残端翻转皮瓣末端外，以便植骨愈合后拔出，及时进行关节功能锻炼。植骨条的远端钻一小孔，用缝线将翻转皮瓣与植骨条的末端缝合固定一针，以免两者分离。

3、再造拇指背侧的皮肤缺损区，采用交臂皮瓣或胸壁皮瓣移植覆盖，术后妥善地包扎固定，2 周后拆线，术后 4 周施行皮瓣断蒂。

4、再造拇指背侧的皮肤缺损区，也可以应用示指背侧带第 1 掌骨背动、静脉和指背神经蒂的岛状皮瓣移植覆盖。请参阅第 2 章第三节的相关内容（图 10-14）。

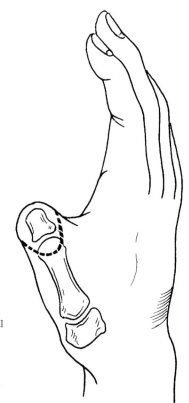

(1)拇指残端背侧局部皮瓣切口

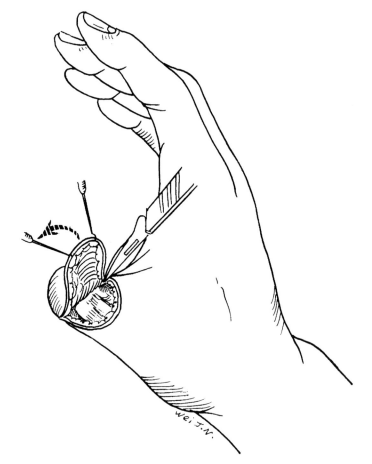

(2) 逆行的翻转皮瓣靠近残端的蒂部可达侧方,以增加蒂的宽度,有利于保存皮瓣良好的血液循环

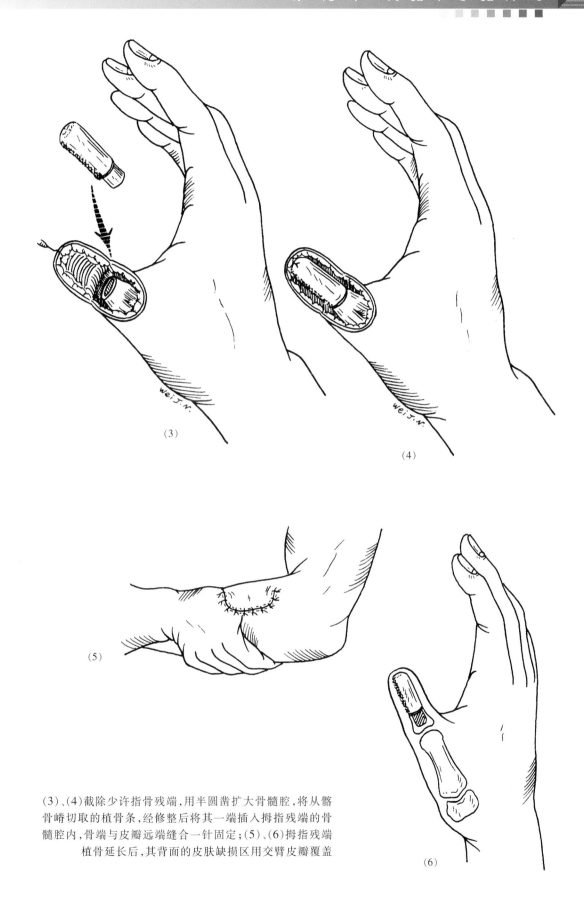

(3)

(4)

(5)

(3)、(4)截除少许指骨残端,用半圆凿扩大骨髓腔,将从髂骨嵴切取的植骨条,经修整后将其一端插入拇指残端的骨髓腔内,骨端与皮瓣远端缝合一针固定;(5)、(6)拇指残端植骨延长后,其背面的皮肤缺损区用交臂皮瓣覆盖

(6)

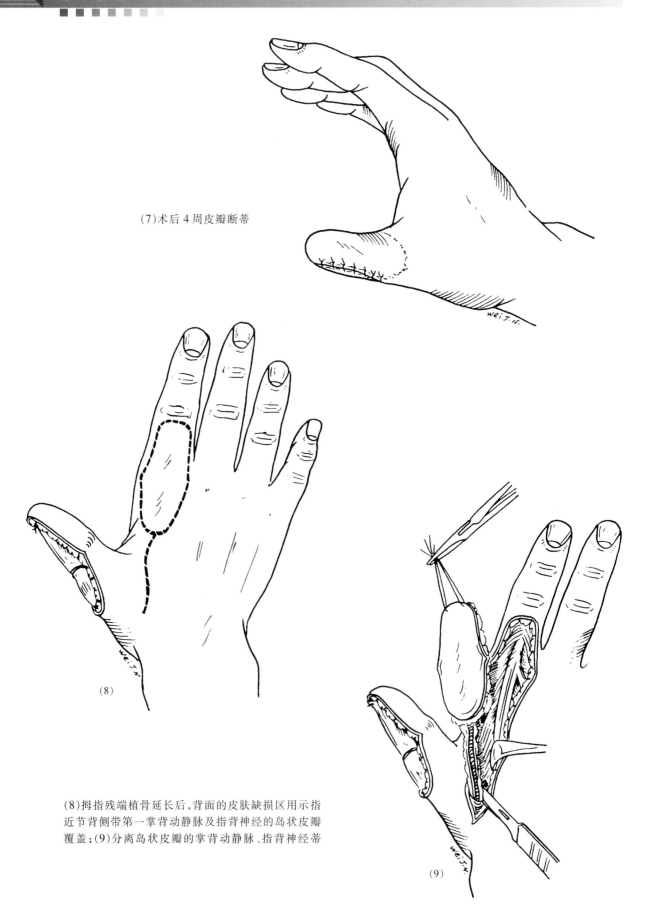

(7)术后4周皮瓣断蒂

(8)

(8)拇指残端植骨延长后,背面的皮肤缺损区用示指
近节背侧带第一掌背动静脉及指背神经的岛状皮瓣
覆盖;(9)分离岛状皮瓣的掌背动静脉、指背神经蒂

(9)

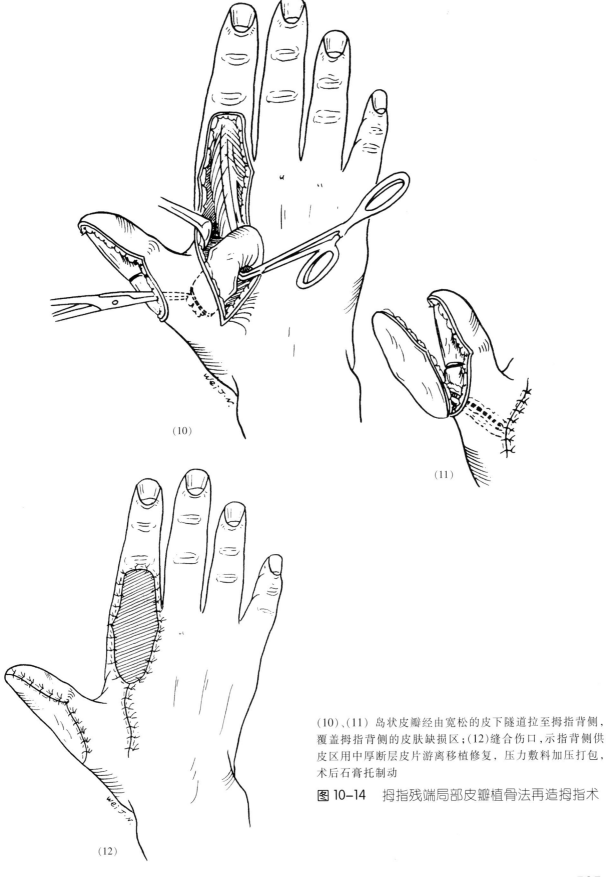

(10)

(11)

(12)

(10)、(11) 岛状皮瓣经由宽松的皮下隧道拉至拇指背侧，覆盖拇指背侧的皮肤缺损区；(12) 缝合伤口，示指背侧供皮区用中厚断层皮片游离移植修复，压力敷料加压打包，术后石膏托制动

图 10-14 拇指残端局部皮瓣植骨法再造拇指术

（二）残指帽状皮瓣植骨法

【适应证】

残指帽状皮瓣植骨法适用于拇指经掌指关节水平缺损，其残端皮肤松软，质地良好者。此种方法一般只能延长 2~2.5cm。帽状皮瓣有两种形式，一种是在靠近第 1 掌骨基底水平将拇指残端的皮肤作半圆形切开，做成以虎口指蹼掌、背侧皮肤及其神经分支为蒂的帽状皮瓣。将该皮瓣向远端掀起，用植骨的方法延长第 1 掌骨残端，然后将帽状皮瓣覆盖植骨。鱼际部的皮肤缺损区，用中厚断层皮片游离移植修复，此种皮瓣称为 Gillies 皮瓣。另一种称为环形帽状皮瓣，其方法是在距离拇指残端 3cm 处作环形切口，将残端皮肤作成帽状皮瓣，保留供应该皮瓣的神经和血管，用植骨的方法延长第 1 掌骨，然后将帽状皮瓣覆盖植骨，帽状皮瓣近端的环形皮肤缺损区用中厚断层皮片游离移植修复。

【手术步骤】

1、Gillies 帽状皮瓣植骨术

(1) 切口：于手背桡侧、相当于第 2 掌骨颈水平开始，绕经第 1 掌骨基底，然后沿大鱼际肌掌侧缘至掌横纹的桡侧作一长弧形切口。

(2) 将该帽状皮瓣从第 1 掌骨周围的肌肉表面进行分离，直至帽状皮瓣可以充分移动为止。当帽状皮瓣分离至拇指残端时，此处的皮肤较薄，常与掌骨远端紧密粘连，需特别小心将皮瓣从掌骨的残端上剥离下来，同时需保护正中神经支配拇指掌侧皮肤的分支。

(3) 截除第 1 掌骨关节软骨面或残端的硬化骨，用半圆凿或电钻扩大第 1 掌骨骨髓腔。根据拇指残端所需延长的长度，在髂嵴上切取约 4~5cm 长、带骨膜的植骨条，保留 2~2.5cm 一段作为延长第 1 掌骨的长度，剩余部分修细后稳固地插入第 1 掌骨的骨髓腔内。一般不需加用克氏针内固定，如因植骨插入第 1 掌骨骨髓腔的部分过短或不稳固，可用克氏针纵行或斜穿固定植骨条。

(4) 将帽状皮瓣提起，完全覆盖于植骨表面，如果因皮瓣蒂部过短，帽状皮瓣提起覆盖植骨有困难。可在帽状皮瓣桡侧另作纵行短切口，将植骨完全埋入帽状皮瓣后，再缝合此切口。帽状皮瓣必须完全覆盖植骨和注意防止皮瓣蒂部过紧、影响皮瓣的血液循环，是该手术的关键步骤之一，如皮瓣蒂部张力过大，应将植骨作适当截短。

(5) 帽状皮瓣近端的皮肤缺损区。可用全层皮片或中厚断层皮片游离移植修复，游离植皮上应用敷料打包包扎（图 10-15）。

2、环形帽状皮瓣植骨术

(1) 切口：于距离拇指残端 3cm 处作环形切口。

(2)将该帽状皮瓣从第 1 掌骨周围的肌肉表面进行分离，直至帽状皮瓣可以充分移动为止。当帽状皮瓣分离至拇指残端时，如此处的皮肤很薄，并与掌骨远端紧密粘连，需小心将皮瓣从掌骨的残端上剥离下来。同时需保护与帽状皮瓣相连的动脉、静脉和神经。

(3) 以后的手术步骤与 Gillies 帽状皮瓣植骨再造拇指术相同（图 10-16）。

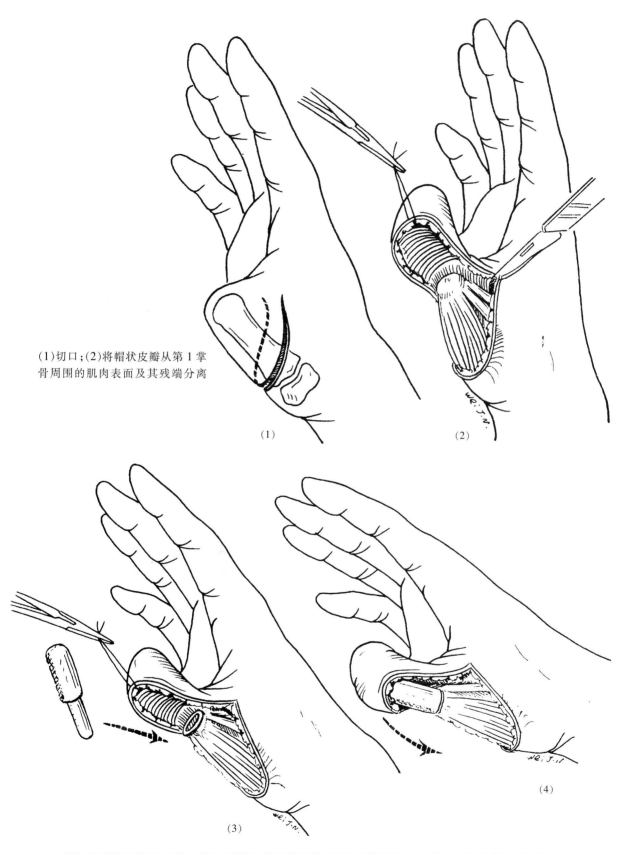

(1)切口;(2)将帽状皮瓣从第1掌
骨周围的肌肉表面及其残端分离

(1)

(2)

(3)

(4)

(3)、(4)用半圆凿扩大第1掌骨骨髓腔,根据所需延长拇指残端的长度,于髂嵴上切取带骨膜的植骨条,
将其一端修细,牢固地插入第1掌骨骨髓腔内

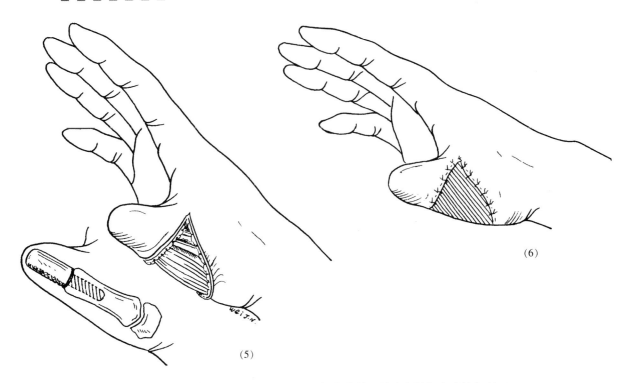

(5)将帽状皮瓣覆盖植骨;(6)帽状皮瓣近端大鱼际部皮肤缺损创面,
用全层皮片或中厚断层皮片游离移植修复

图 10-15 Gillies 帽状皮瓣植骨再造拇指术

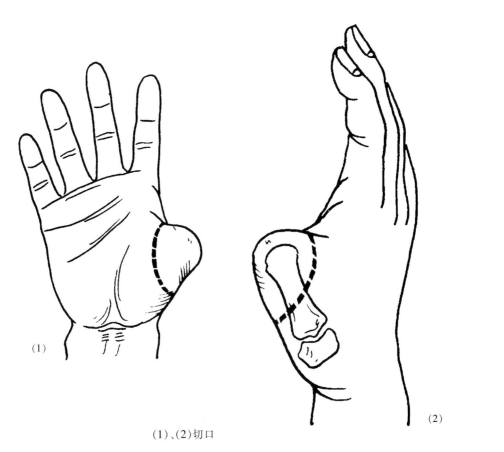

(1)、(2)切口

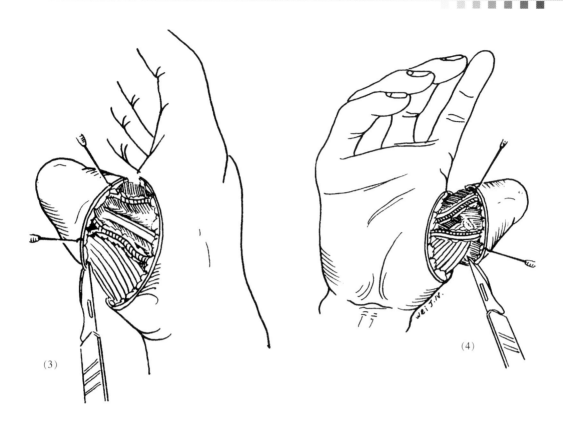

(3) (4)

(3)、(4)将帽状皮瓣从第 1 掌骨周围的肌肉表面及其残端分离

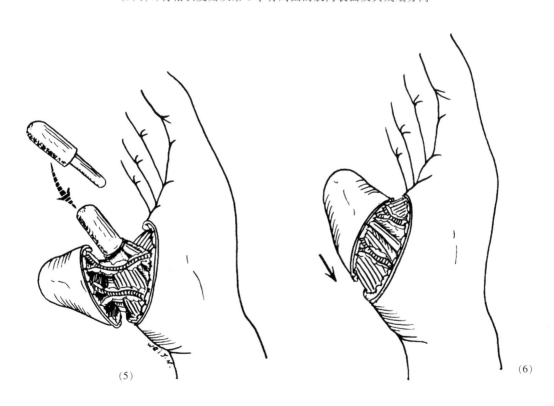

(5) (6)

(5)将修整后的植骨条一端,牢固地插入第 1 掌骨骨髓腔内;(6)将帽状皮瓣覆盖植骨

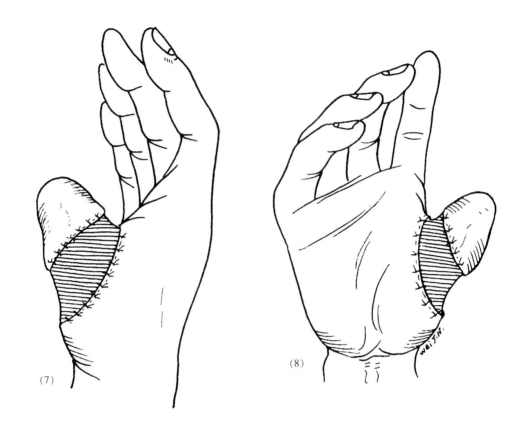

(7) (8)

(7)、(8)帽状皮瓣近端大鱼际部皮肤缺损创面,用全层皮片或中厚断层皮片游离移植修复

图 10-16 环形帽状皮瓣植骨再造拇指术

【术后处理】

上述两种帽状皮瓣植骨再造拇指。术后均需应用石膏托制动,2 周后拆线,术后 6~8 周确定植骨愈合后可去制动,尽早进行再造拇指的功能锻炼。

五、掌骨拇化术

【适应证】

掌骨拇化术实质上是将虎口指蹼加深,重建或改进第 1~2 掌骨间的夹物功能。该手术适用于 5 个手指经掌指关节缺损,或拇指和示指经掌指关节缺损、其他手指经掌骨缺损。虎口指蹼皮肤松软,质地良好者。患者不愿接受,或无条件进行足趾移植和其他再造拇指的手术,年老患者等。

【手术步骤】

1、切口 在虎口指蹼处,以指蹼的游离缘为轴,作 Z 形切口,一臂位于背侧,另一臂位于掌侧。将两三角形皮瓣剥离掀起。

2、切除第 1 骨间背侧肌,于拇收肌止点处切断其肌腱部。

3、于第 1 掌骨中段内侧缘用电钻或半圆凿作一圆形的掌骨皮质骨粗糙面。或将第

1掌骨中段内侧钻一圆孔，用细钢丝将拇收肌肌腱作 8 字形缝合。然后用电钻或气钻于第 1 掌骨中段桡侧，经皮肤至第 1 掌骨内侧的圆孔钻两个小孔，用注射针头将拇收肌肌腱的钢丝引导至第 1 掌骨桡侧皮肤外，抽紧钢丝，使拇收肌腱紧密嵌入第 1 掌骨中段内侧的圆孔内，再用纽扣固定。

4、将两个三角形皮瓣互换位置后一般可作直接缝合。如虎口指蹼切开过深。或原来指蹼的皮肤条件稍差，在缝合两个三角形皮瓣时有张力，或有皮肤缺损，应采用中厚断层皮片进行游离移植修复。伤口缝合后应放置橡皮引流条。

【术后处理】

术后应用石膏托制动，2 周后拆线，6 周后去石膏制动练习第 1 掌骨内收和第 1~2 掌骨间夹物功能，术后 8 周拔除钢丝 (图 10-17)。

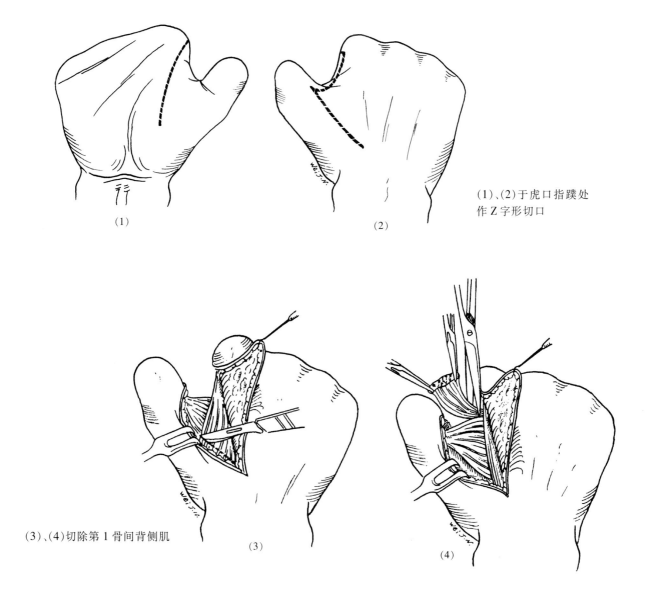

(1)

(2)

(1)、(2)于虎口指蹼处作 Z 字形切口

(3)、(4)切除第 1 骨间背侧肌

(3)

(4)

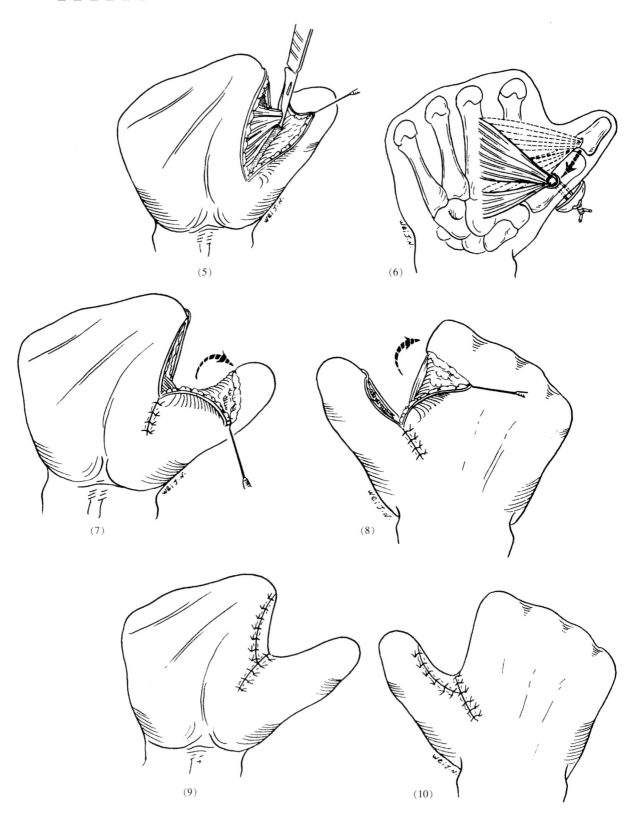

(5)

(6)

(7)

(8)

(9)

(10)

(5)于拇收肌止点处切断该肌肌腱;(6)于第 1 掌骨中段内侧钻一骨圆孔,将拇收肌肌腱下移并用细钢丝缝合固定;(7)、(8)将虎口掌侧与背侧的两个三角形皮瓣互换位置直接缝合;(9)、(10)缝合伤口,如因指蹼加深过多有皮肤缺损,需用中厚断层皮片游离移植修复

图 10-17　掌骨拇化术

六、皮管植骨术

【适应证】

皮管植骨术适用于拇指全指缺损，或经掌骨缺损（Ⅱ°或Ⅲ°缺损）。其方法是用植骨延长拇指，然后用胸壁或腹壁的管状皮瓣移植包裹植骨。这是一种比较传统的再造拇指的方法，操作简单，但新的拇指外形臃肿，不能作屈伸活动，血液循环和感觉很差，容易冻伤和烫伤。一旦出现溃疡，伤口经久不愈。植骨条易被吸收或断裂，因此常需从其他手指切取带血管神经蒂的岛状皮瓣移植来改善皮管的血液循环和感觉功能。由于皮管的皮下脂肪松软。捏物时皮管与植骨间发生滑动而不能捏稳。这种再造拇指的方法缺点很多，现已很少用于拇指缺损的晚期再造，仅用于新鲜的拇指皮肤套状撕脱伤。无条件或患者不接受施行游离踇甲皮瓣移植者。为解决手指的感觉问题，可于术后数月将环指尺侧指腹以血管神经束的岛状皮瓣的形式重建指腹感觉。

【麻醉和体位】

如用腹部皮管移植，可选用臂丛加腰麻，或臂丛加连续硬膜外麻醉。仰卧体位。患肢外展置于手术桌上，待拇指残端安放植骨后，再将伤手移至腹部。

【手术步骤】

1、于拇指残端背侧作一弧形切口，将此背侧皮瓣剥离并翻转至残端，然后将该翻转皮瓣剪成三角形，以便于皮管移植后靠腹壁侧伤口的缝合，也便于增加皮管与受皮区皮肤的接触面和血液循环的建立。

2、截除拇指残端少许骨端，用半圆凿扩大骨髓腔，根据再造拇指所需长度（一般应较正常拇指短)，于髂嵴上切取植骨条，修整成适当形状、大小和长度的植骨，将其一端稳固地插入拇指残端的骨髓腔内。切取植骨时，最好保留其骨膜，不仅有利于植骨的愈合，并能有效地避免植骨的过分吸收。

3、于对侧上腹部，根据腹壁血管走行的方向、再造拇指的长度、包裹植骨的周径和再造拇指安放的位置，先设计和切取一单蒂的扁平皮瓣。其长、宽比例不超过1.5:1。如果腹壁的脂肪较多，需在皮管成形前修剪过多的脂肪，修薄皮瓣后彻底止血，然后将此扁平皮瓣卷起并缝合成管状。

4、将植骨后拇指放入皮管后缝合伤口。

【术后处理】

术后患手用多层松软敷料及棉垫包裹，胶带固定患肢。术后两周拆线，皮管经钳夹训练后可于术后5~6周断蒂 (图10-18)。

此外，还可采用带血管神经蒂的前臂桡侧逆行皮管瓣移植再造拇指，可吻合桡神经浅支以重建感觉 (图10-19)。

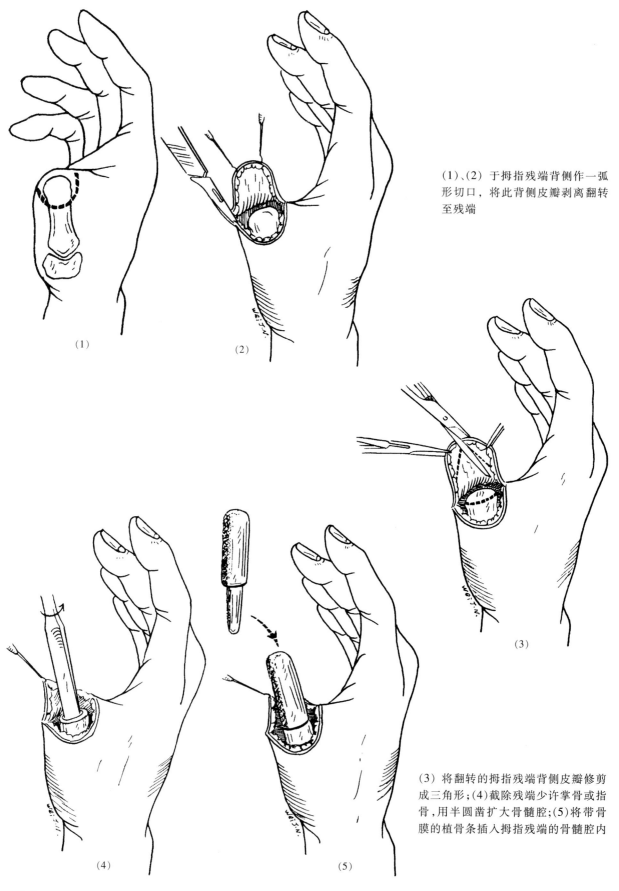

（1）、（2）于拇指残端背侧作一弧形切口，将此背侧皮瓣剥离翻转至残端

（1）

（2）

（3）

（3）将翻转的拇指残端背侧皮瓣修剪成三角形；（4）截除残端少许掌骨或指骨，用半圆凿扩大骨髓腔；（5）将带骨膜的植骨条插入拇指残端的骨髓腔内

（4）

（5）

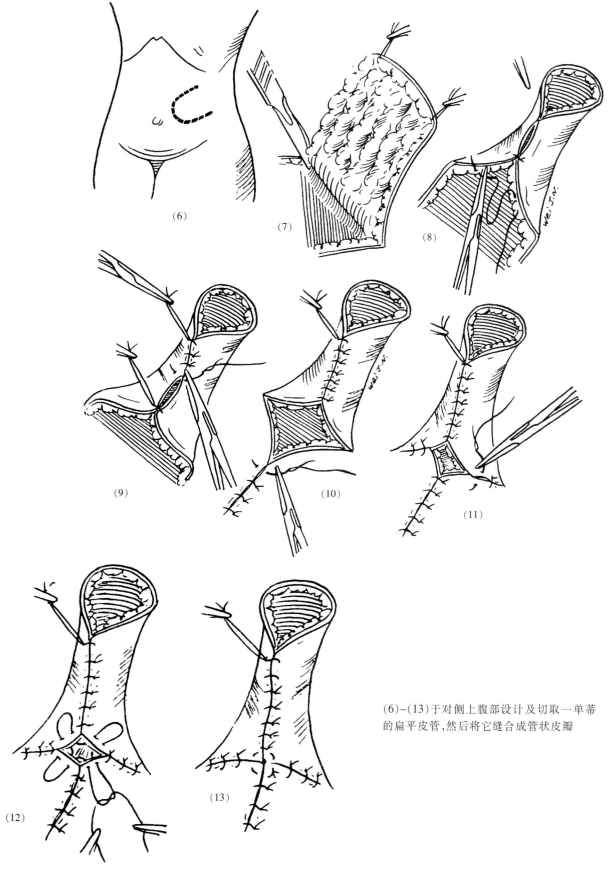

(6)

(7)

(8)

(9)

(10)

(11)

(12)

(13)

(6)～(13)于对侧上腹部设计及切取一单蒂的扁平皮管,然后将它缝合成管状皮瓣

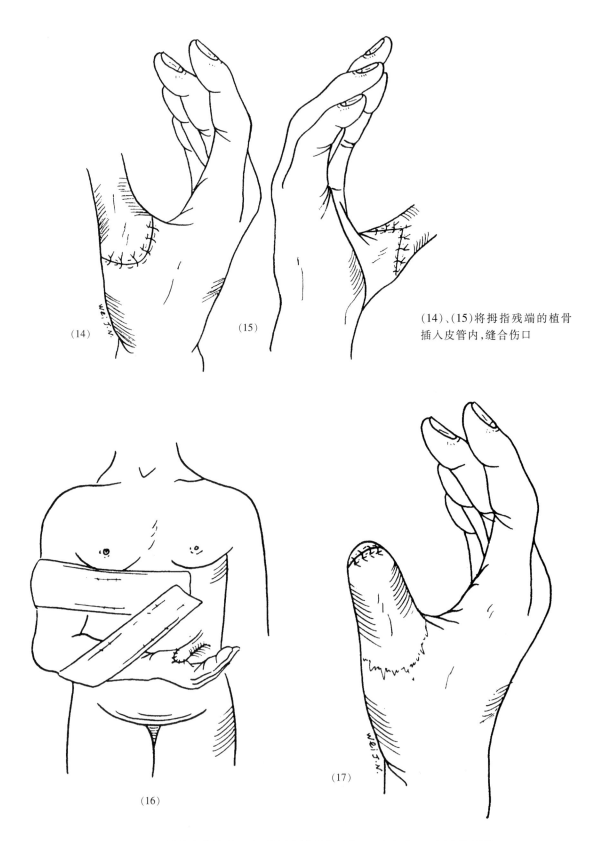

(14)、(15)将拇指残端的植骨
插入皮管内,缝合伤口

(14)   (15)

(16)   (17)

(16)术后用粘膏条带粘贴固定,并用腹带固定肢体;(17)术后 5~6 周皮管断蒂

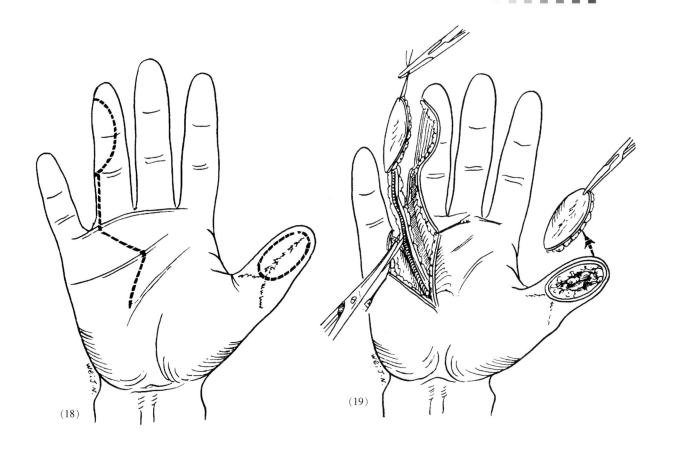

(18)

(19)

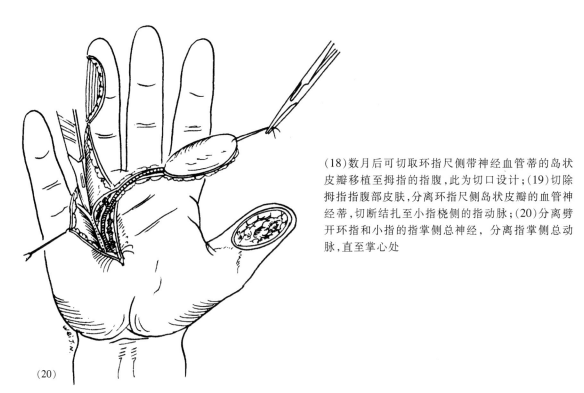

(20)

(18)数月后可切取环指尺侧带神经血管蒂的岛状皮瓣移植至拇指的指腹,此为切口设计;(19)切除拇指指腹部皮肤,分离环指尺侧岛状皮瓣的血管神经蒂,切断结扎至小指桡侧的指动脉;(20)分离劈开环指和小指的指掌侧总神经,分离指掌侧总动脉,直至掌心处

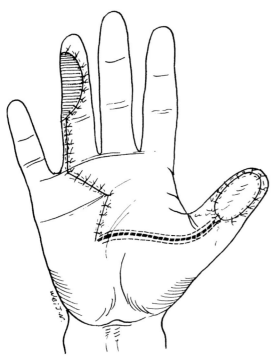

(21)于拇指指腹向掌心处作皮下隧道，将岛状皮瓣经皮下隧道拉至拇指指腹

(22)缝合岛状皮瓣、环指供皮区用中厚断层皮片游离移植修复

图 10-18　皮管植骨再造拇指术

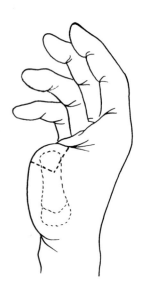

(1)拇指经掌骨缺损及切口

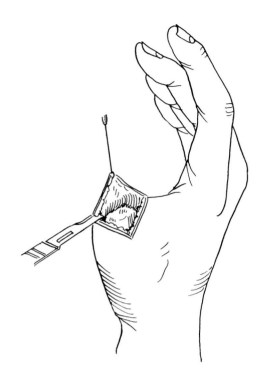

(2)于拇指背侧 V 型切开

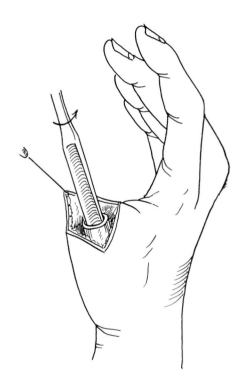

(3)修整骨残端,扩大髓腔

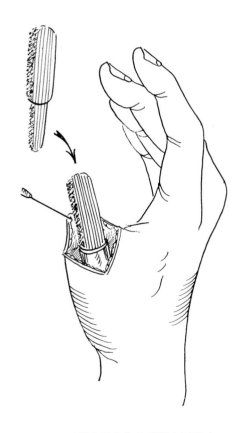

(4)取骨条修整后插入髓腔内

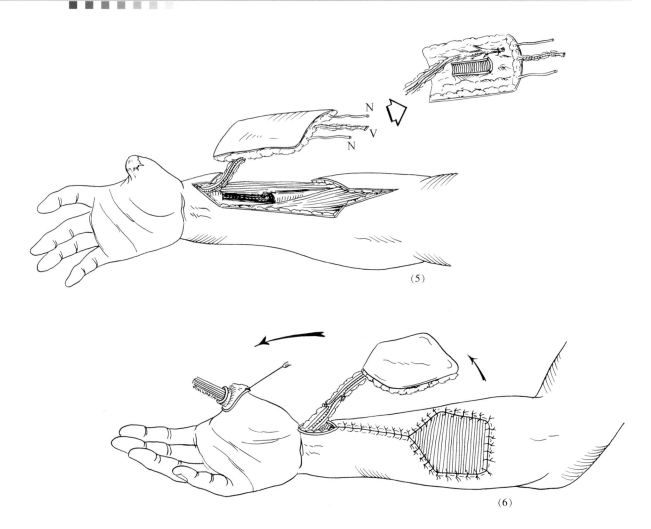

(5)

(6)

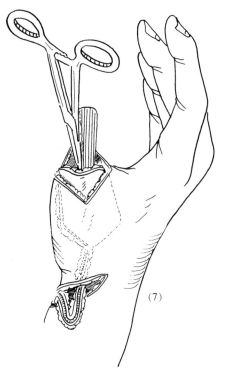

(7)

(5)、(6)切取带桡神经浅支的前臂桡侧逆行皮瓣;(7)将
皮瓣经皮下拉至拇指切口内,注意蒂部呈弧形放置

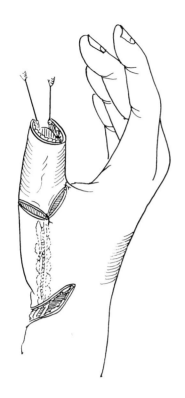

(8)缝合拇指尺侧指神经与皮瓣的桡神经浅支

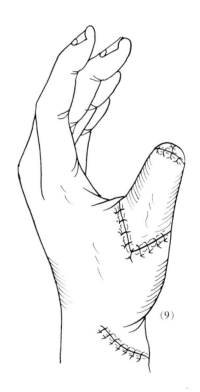

(9)

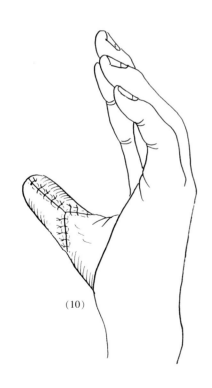

(10)

(9)、(10)缝合皮瓣及切口

图 10-19　带血管神经蒂的前臂桡侧逆行
皮瓣植骨再造拇指术

七、骨 延 长 法

【适应证】

适用于经近节指骨的拇指缺损（Ⅱ°）或拇指先天发育不良，短小畸形。

【手术步骤】

1、于第 1 掌骨的桡背侧作 1.5~2cm 长的直切口。

2、分离并切开骨膜，用一对克氏针平行穿过掌骨近端，另一对克氏针平行穿过掌骨远端。儿童患者，远端克氏针的穿入尽可能远离骺板，以免损伤骨骺而影响发育。然后将掌骨作 Λ 形截骨，用两枚能旋转的长螺杆连接 4 枚克氏针。

3、缝合骨膜及切口。

4、术后 4~5 天，伤口反应减轻后开始逐渐牵引。将牵引器螺杆每天旋转延长一次，每天延长 1~2mm。骨断端逐渐被加大间隙，术后 20~30 天完成延长。延长期间应注意针道的护理，以防感染。

5、骨断端的间隙可待新生骨填充愈合。对于不愈合或为减少牵引后的制动时间可在骨端进行植骨（图 10-20）。

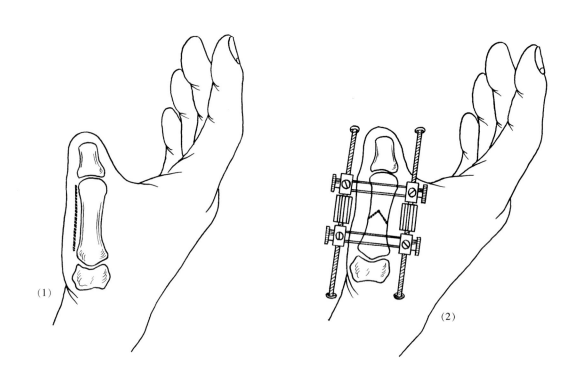

(1)拇指经近节指骨缺损及切口;(2)两对克氏针分别
固定远、近端，然后作Λ形截骨

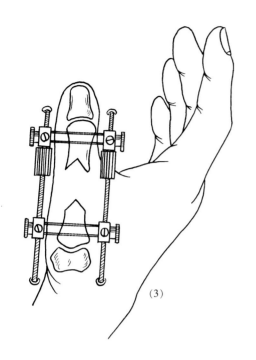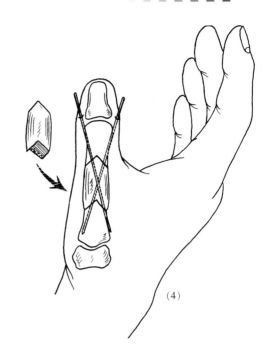

(3)用外固定架延长掌骨;(4)骨缺损处植骨交叉克氏针固定

图 10-20   骨延长法再造拇指术

第二节   手指再造

一、足趾游离移植再造手指术

适于示、中、环、小指全指缺损或经掌骨缺损,其残端达不到功能长度,不能与拇指对指者。用足趾移植再造手指,新的手指具有良好的感觉和一定的活动功能。有时示、中、环、小指于近节指骨水平缺损,可考虑施行双足趾移植,以增加手部三点握物的稳定性,但足趾宜分别从双足切取,以便足部的外形和功能不受过多的影响。有时单个示指或中指的中、远节缺损,如患者出于外形上和特殊职业上的需要,强烈要求用足趾移植再造缺损的手指,如供区和受区的条件良好,术者亦有足够成功的把握,可考虑施行。

(一) 单个足趾游离移植再造手指术

【手术步骤】

1、分别于手掌相当于中指的部位和腕背行切口。

2、在掌部切口内显露指屈肌腱及双侧指神经,截除第 3 掌骨头软骨面。在腕部切口内显露桡动脉、头静脉、桡神经浅支和伸肌腱。并在掌骨头切口至腕部切口间作一个宽松的皮下隧道,以便足趾的动脉、静脉、神经和伸肌腱蒂通过。

3、根据术前设计，于足部切取第 2 足趾。切取方法参阅前述的"单纯的第 2 趾游离移植"。

4、将第 2 趾移至第 3 掌骨残端上，用钢丝环扎固定骨骼。将第 2 趾背侧的动脉、静脉、神经和伸肌腱蒂通过皮下隧道拉至腕部切口。在掌部切口内将第 2 足趾的趾长屈肌腱与指浅屈肌腱或指深屈肌腱缝合，第 2 趾双侧趾神经与中指双侧指神经用 8-0 无创线缝合。在腕部切口内将第 2 趾的趾长伸肌腱与中指的指伸肌腱缝合，将第 2 趾的大隐静脉与头静脉，足背动脉与桡动脉用 8-0 无创线吻合。腓浅神经皮支与桡神经浅支用 8-0 无创线缝合。

5、第 2 趾移植重建血液循环后缝合伤口，放置橡皮引流条（图 10-21）。

对于手指经近节指骨水平缺损，例如示指，可采用相似的办法再造，再造后功能和外观可获得改善（图 10-22）。

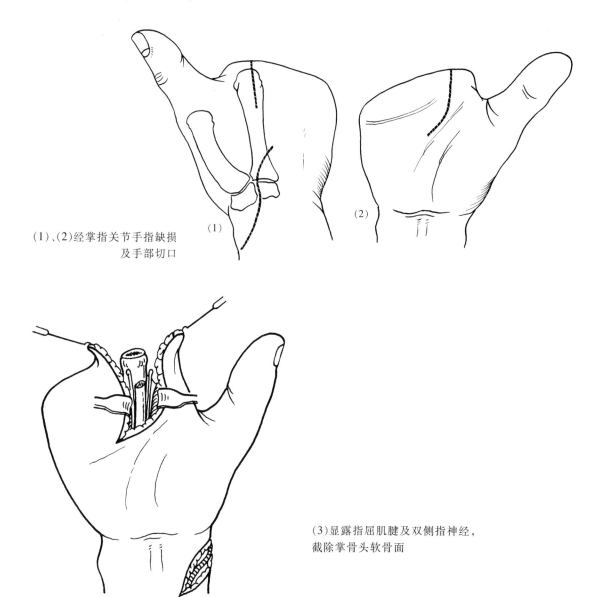

(1)、(2)经掌指关节手指缺损
及手部切口

(3)显露指屈肌腱及双侧指神经，
截除掌骨头软骨面

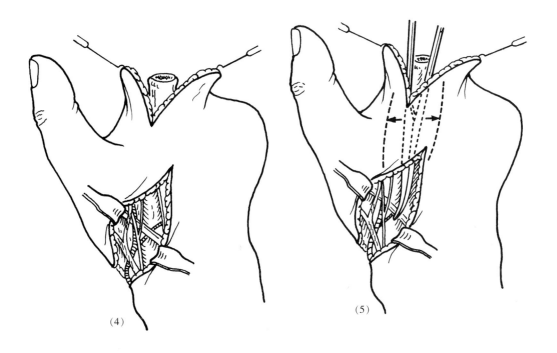

(4)

(5)

(4)腕部切口内显露桡动脉、头静脉、桡神经浅支和伸肌腱；
(5)用大血管钳自残端向腕部作皮下隧道

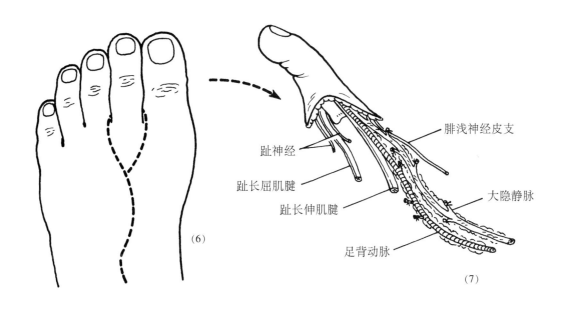

(6)

腓浅神经皮支

趾神经

趾长屈肌腱

趾长伸肌腱

大隐静脉

足背动脉

(7)

(6)足部切口；(7)切取第 2 足趾及其神经血管肌腱

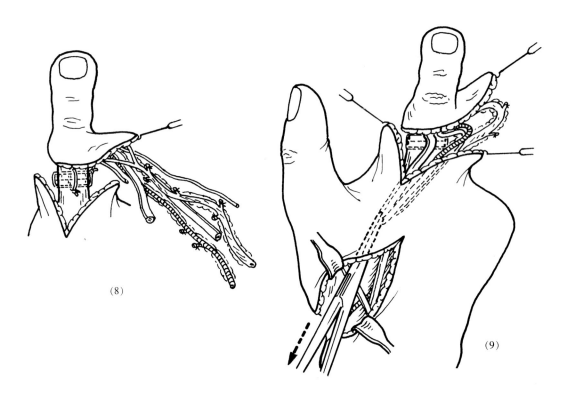

(8)、(9)将第 2 足趾与第 3 掌骨残端固定,并将第 2 足趾
的血管神经蒂及伸肌腱引至腕部

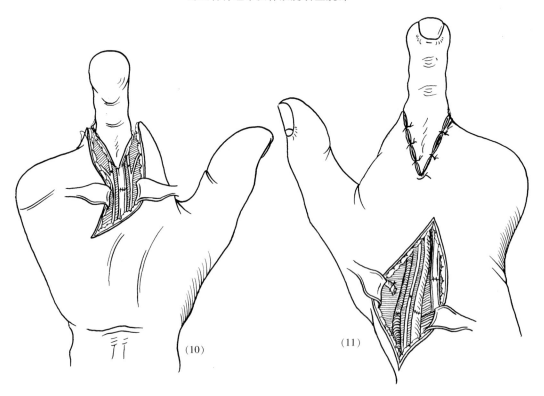

(10)缝合趾-指屈肌腱及指-趾神经;(11)分别吻合头静脉与大隐
静脉,足背动脉与桡动脉腓浅神经皮支与桡神经浅支

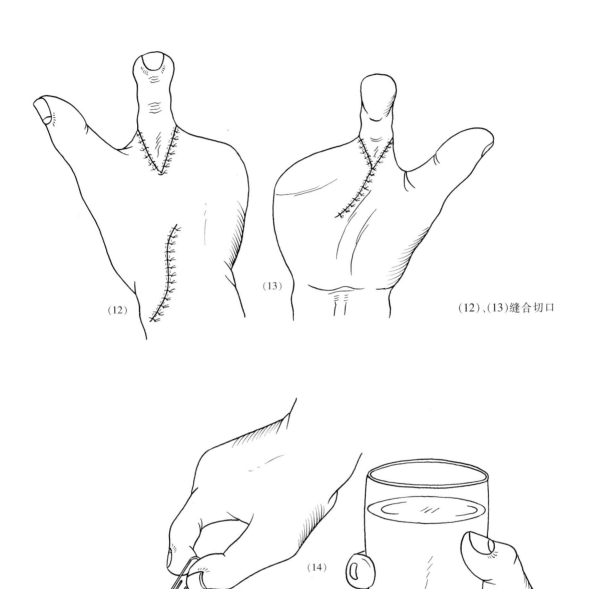

(13)

(12)

(12)、(13)缝合切口

(14)

(15)

(14)、(15)术后功能

图 10-21　足趾游离移植再造手指术

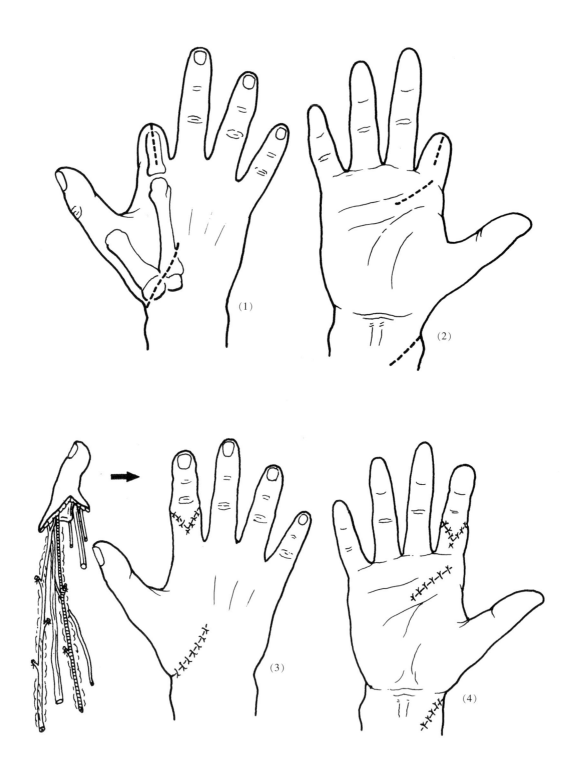

图 10-22　第 2 足趾游离移植再造经近节指骨手指缺损

(二) 双足趾游离移植再造手指术

1、手指于指蹼水平缺损，采用第 2、第 3 趾游离移植再造手指，在手部受区可于两手指残端作 H 形切口。

2、将相邻两指残端的皮瓣向两侧掀起，截除近节指骨残端的硬化骨，在指背切口内显露伸肌腱，在腕部切口内显露桡动脉、头静脉、桡神经浅支，在指掌侧切口内显露各指双侧指神经及各自的屈肌腱 (指浅屈肌腱或指深屈肌腱)。

3、在足部供区第 2、第 3 趾背侧及足底侧各作一 U 形切口，其中背侧切口与足背的 S 形切口延续。显露和分离第 2、第 3 趾背侧的趾背静脉、跖背静脉、足背静脉弓和大隐静脉的静脉回流系统。显露和分离足背动脉-足底深动脉-第 1、第 2 跖背动脉-第 2、第 3 趾的趾背动脉的动脉供血系统。如动脉系统在术中发现有变异，请参阅"单纯的第 2 趾游离移植再造拇指术"中有关第 2 趾动脉异常的处理。在双足趾切取时，必须保留第 2、第 3 趾动脉供血的完整性。

4、在足底侧切口内显露第 2、第 3 趾趾长、短屈肌腱，并于尽可能的近端水平将其切断。分离第 2 趾胫侧趾足底固有神经，第 2 趾腓侧、第 3 趾胫侧的趾足底固有神经和趾足底总神经，以及第 3 趾腓侧的趾足底固有神经，并于尽可能近端水平将其切断。

5、于第 2、第 3 趾近节趾骨底截下第 2、第 3 趾 (如手指于掌骨头部缺损，可于第 2、第 3 跖骨干远端截骨，保留跖趾关节，以重建掌指关节)。根据所需的长度在足背切断第 2、第 3 趾趾长伸肌腱及腓浅神经皮支。此时，第 2、第 3 趾仅借足背动脉和大隐静脉与近端相连，其余组织已完全游离。放松止血带或止血夹，观察第 2、第 3 趾的血循环情况。待受区手部解剖、分离手术结束，即可将足趾的血管蒂在适当的位置切断，并将足趾迅即移至受区。

6、用钢丝或克氏针固定第 2、第 3 趾近节趾骨于手部受区的指骨上，并使双趾处于与拇指对指的位置。在掌侧切口内，将双足趾的趾长屈肌腱分别与近端的指浅屈肌腱或指深屈肌腱缝合，将双足趾两侧的趾神经分别与近端的指固有神经和指总神经缝合。

7、在背侧远端的切口内，将双足趾的趾长伸肌腱在足趾伸直位分别与近端的指伸肌腱缝合。如足趾在缝合伸肌腱后，其远节仍然下垂，可将足趾上的蚓状肌腱与近端手指的侧腱束抽紧缝合，或将蚓状肌腱在足趾伸直位下缝合固定于附近的骨膜或关节囊上。双足趾的足背动脉、大隐静脉和腓浅神经皮支，经手背皮下隧道在腕部分别与桡动脉、头静脉和桡神经浅支吻合。

8、双足趾移植重建血液循环后缝合伤口，同时放置橡皮引流条 (图 10-23)。

手指经指蹼以远缺损的双足趾移植再造手指，需分别从双足切取第 2 趾。足趾切取和游离移植再造手指的方法，与前述单个足趾游离移植再造拇指或其他指类同。由于两个第 2 趾分别取自双足，故在分离静脉时注意保留一段与趾背静脉、跖背静脉和大隐静脉相通的足背静脉弓。在分离动脉时，应注意保留一段与足背动脉和第 1 跖背动脉相通的足底深动脉，以便这些动、静脉能在足趾移植到手部后进行并联吻合，并从受区桡动脉和头静脉的吻合中获得充足的动脉供血和充分的静脉回流 (图 10-24)。

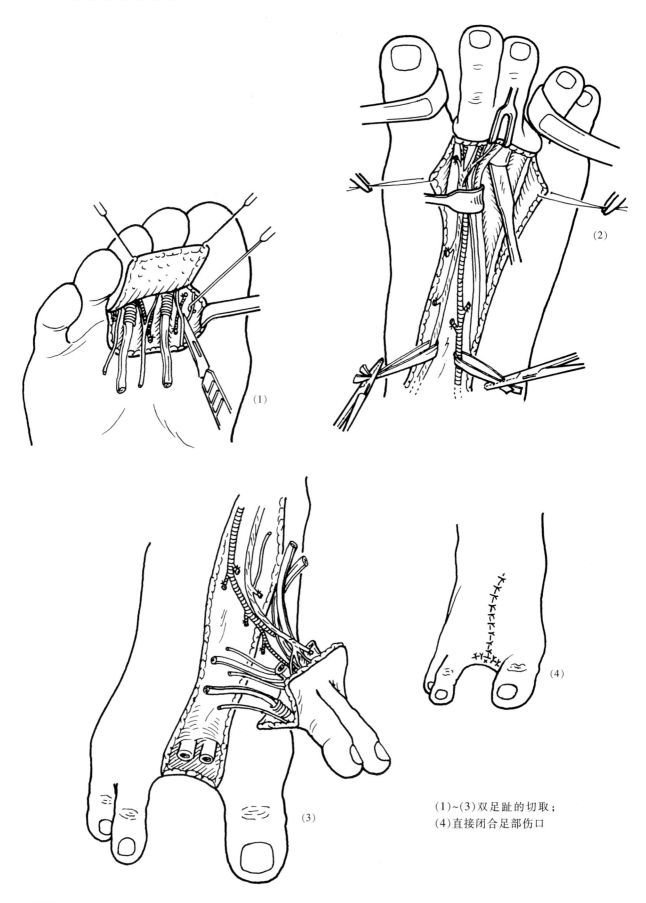

(1)~(3)双足趾的切取；
(4)直接闭合足部伤口

(1)

(2)

(3)

(4)

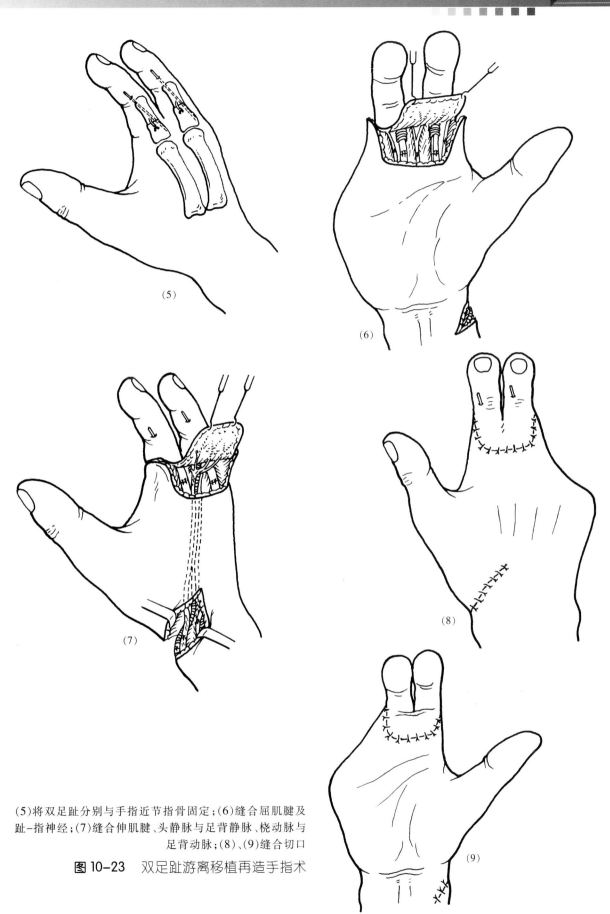

(5)将双足趾分别与手指近节指骨固定;(6)缝合屈肌腱及趾-指神经;(7)缝合伸肌腱、头静脉与足背静脉、桡动脉与足背动脉;(8)、(9)缝合切口

图 10-23 双足趾游离移植再造手指术

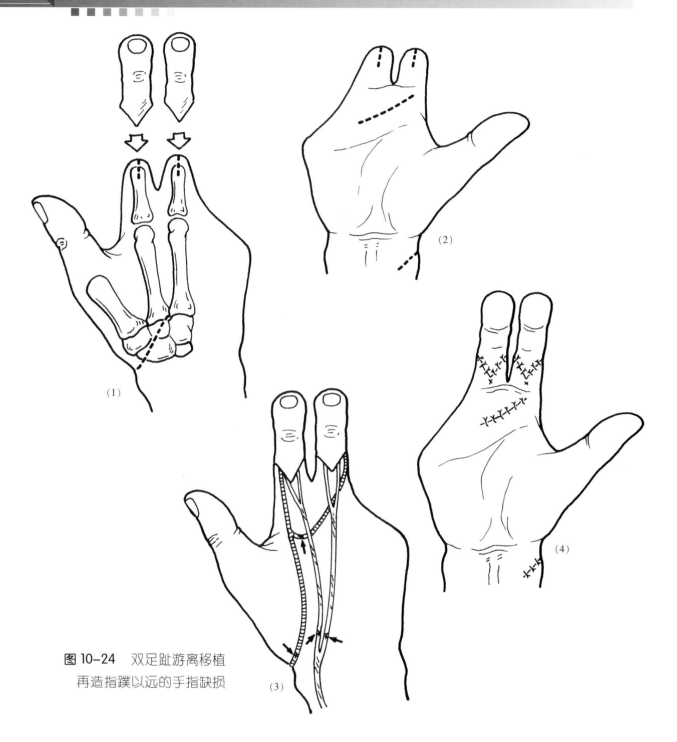

图 10-24 双足趾游离移植再造指蹼以远的手指缺损

（三）部分趾游离移植再造手指术

该种手术方式较上述采用足背动脉-桡动脉、大隐静脉-头静脉重建移植足趾血循环的方式简便，可减少供区和受区的创伤，而且不受供区和受区解剖变异的影响。由于这类患者的要求较高，该手术不可能做到外观和功能的完全满足，因此应让患者有足够的了解，否则应停止手术。

【适应证】

适用于示指、中指或环指部分手指缺损而需要再造指的剩余关节活动良好者的手指再造。

【手术步骤】

1、如手指残端无贴骨瘢痕，可作手指残端背侧 U 形切口。如残端有贴骨瘢痕，可切除该部分瘢痕皮肤，切口可沿手指残端两侧适当延长。

2、在切开和分离手指残端背侧的 U 形皮瓣时，小心从近到远显露指背静脉和指伸肌腱残端；截除指骨残端的硬化骨。将指背的 U 形皮瓣向掌侧分离，显露手指残端两侧的指动脉、指神经和指屈肌腱。如指屈肌腱因回缩不能在残端牵出，可于掌部另作切口显露。

3、根据术前设计及再造手指所需长度，于足部第 2 趾背侧和足底侧分别作与受区手指创面相适应的弧形切口，趾背侧与足底侧的切口在趾蹼两侧相连。

4、掀开趾背的 U 形皮瓣，显露和分离趾背的静脉和趾长伸肌腱。根据受区手指静脉和指伸肌腱残端的位置，决定趾背静脉及趾长伸肌腱所需的长度，于适当的位置切断。在趾足底侧的切口内显露和分离第 2 趾双侧趾足底固有动脉、趾足底固有神经和趾长屈肌腱，根据受区手指情况决定所需长度，于适当的位置切断。根据再造手指所需长度，于足趾近节趾骨底或骨干处将趾骨截断。将离断的足趾迅即移至手部受区，足部伤口直接缝合。

5、用钢丝及一枚克氏针固定骨端。用 3-0 尼龙线将趾长伸肌腱与指伸肌腱缝合，用 11-0 无创线吻合趾-指背静脉。在掌侧，移植足趾在休息位张力下用 3-0 尼龙线将趾长屈肌腱与指浅屈肌腱或指深屈肌腱缝合。用 8-0 无创线将移植趾双侧趾足底固有神经与指固有神经缝合，用 11-0 无创线吻合双侧趾-指固有动脉。

6、移植足趾重建血循环后缝合伤口，注意放置橡皮引流条（图 10-25）。

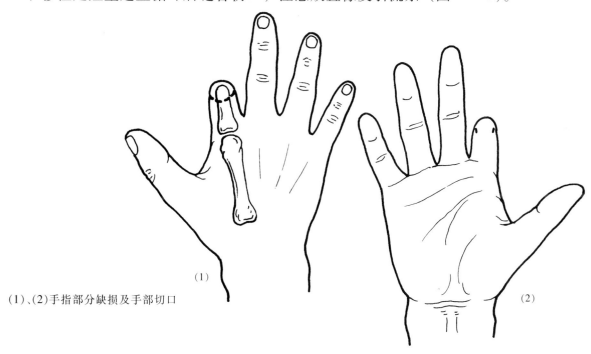

(1)

(1)、(2)手指部分缺损及手部切口

(2)

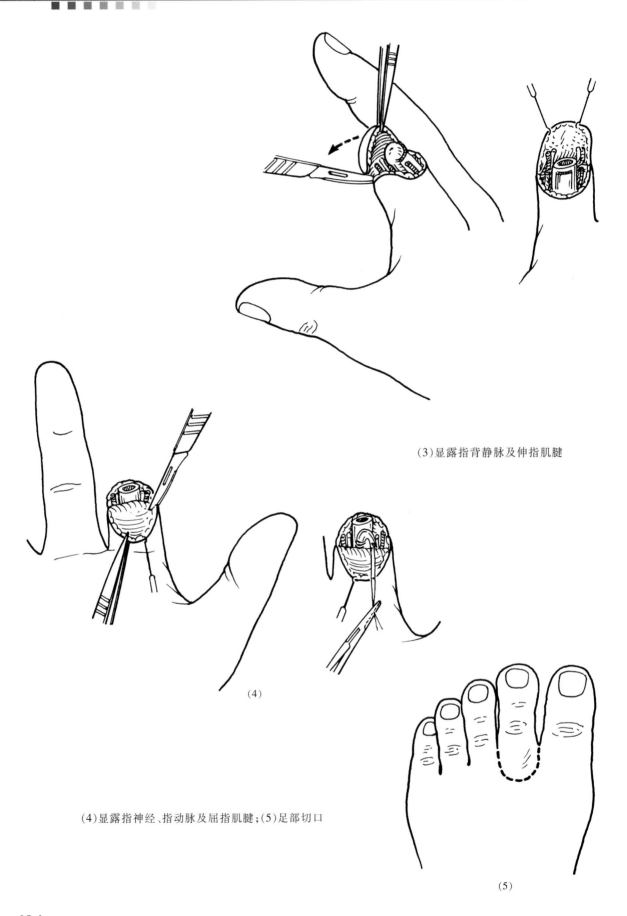

（3）显露指背静脉及伸指肌腱

（4）

（4）显露指神经、指动脉及屈指肌腱；（5）足部切口

（5）

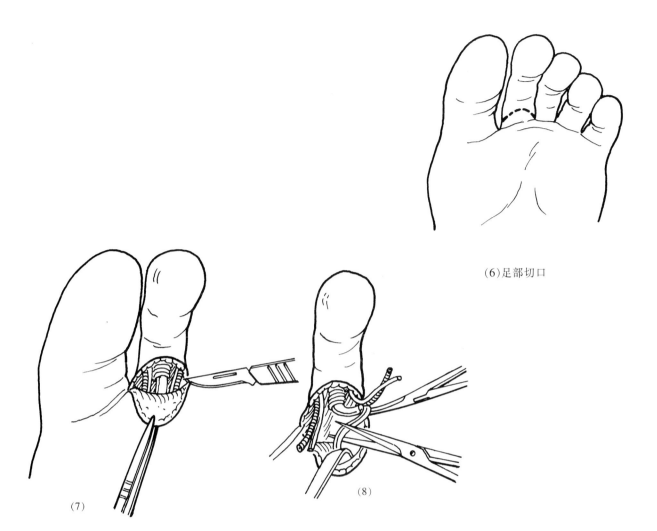

(6)足部切口

(7)

(8)

(7)~(10)显露并尽量靠近端切断
趾侧趾动脉、神经、趾长屈肌腱及
背侧的趾静脉及伸趾肌腱

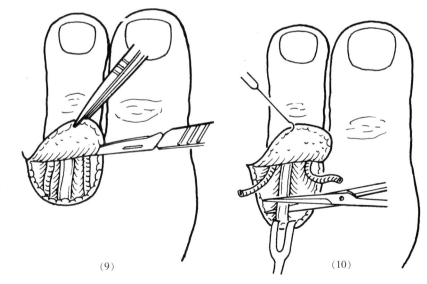

(9)

(10)

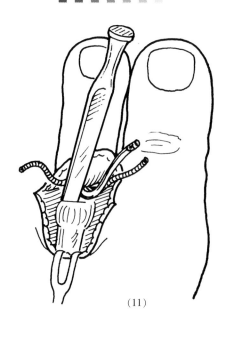

(11)

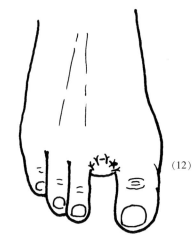

(12)

(11)于近节趾骨截骨；
(12)直接闭合足部伤口

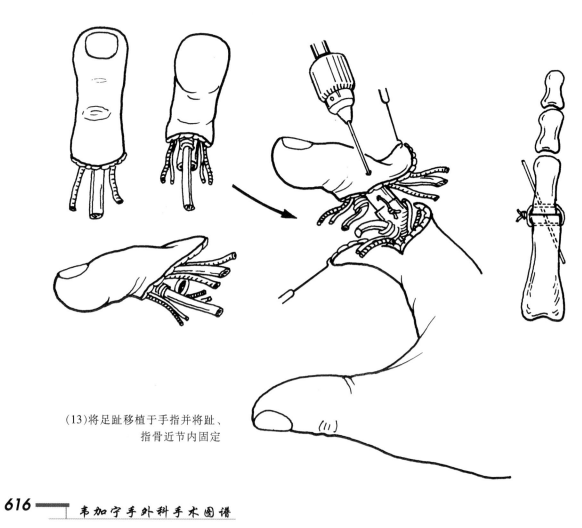

(13)将足趾移植于手指并将趾、
　　指骨近节内固定

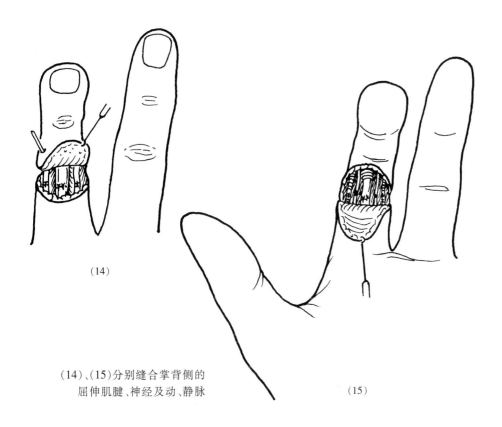

(14)

(15)

(14)、(15)分别缝合掌背侧的
　　屈伸肌腱、神经及动、静脉

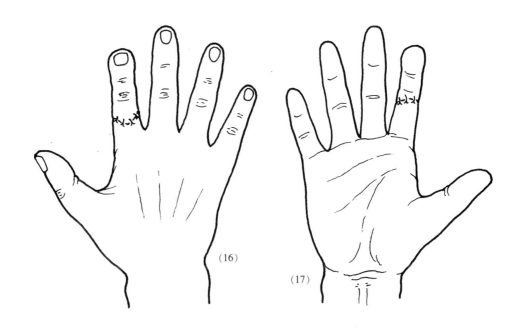

(16)

(17)

(16)、(17)缝合伤口

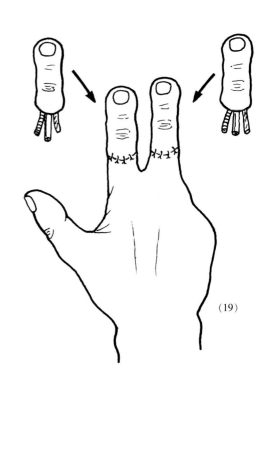

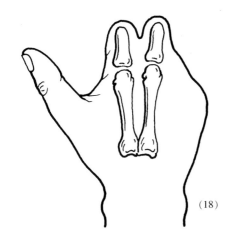

(18)、(19)双足趾移植可采用双侧第 2 足趾移植

图 10-25　部分趾游离移植再造手指术

（四）多足趾游离移植再造拇指和其他指术

　　双足第 2 趾游离移植再造拇指和其他指的方法，与前述单个足趾游离移植再造拇指或其他指类同。足趾的动脉供血和静脉回流系统的重建方式与前述"双足趾游离移植再造手指术"相同。

　　拇指缺损伴有其他 4 个手指经指蹼水平缺损，可考虑用一足的第 2 趾再造拇指，用另一足的第 2、第 3 趾游离移植再造示指和中指。其手术方法与前述"第 2 趾游离移植再造拇指术"和"双足趾游离移植再造手指术"类同。术中需注意将作为拇指的足趾安放在对指的位置。足趾的动脉供血和静脉回流系统的重建方式，与前述"双足趾游离移植再造手指术"相同（图 10-26）。

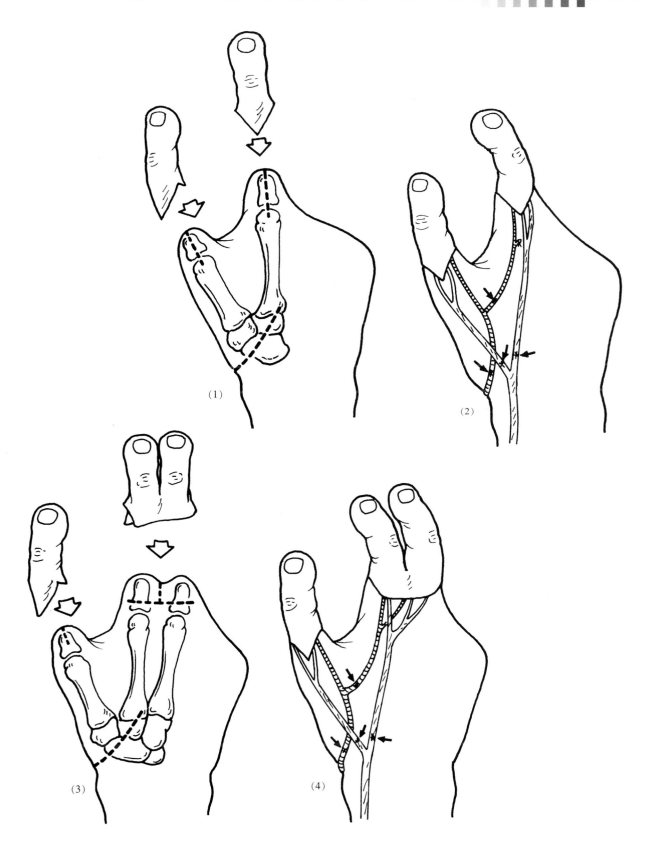

(1)、(2)双足趾移植再造拇指和示指；(3)、(4)一侧第 2 足趾，另一侧双足趾移植再造拇、示、中指

图 10-26 多个足趾取合游离移植再造拇指和手指术

二、手指残端翻转皮瓣植骨术

【适应证】

手指残端翻转皮瓣植骨术，适用于手指的部分缺损，为解决与拇指相夹或相捏，或握物等功能上的需要，或在外形长度方面的需要。手指残端皮肤的条件良好，无贴骨瘢痕者。患者无条件施行足趾移植再造手指者。由于翻转至手指掌侧的皮肤是原手指背侧的皮肤，感觉功能较好。但该方法仅能延长手指 1.5~2cm。

【手术步骤】

1、于手指残端背侧作 U 形皮瓣，其蒂部在残端，为达到蒂部有足够的宽度，避免影响翻转皮瓣的血液循环，皮瓣的侧缘应达手指残端的两侧，剥离皮瓣应紧贴指背的伸肌腱及指骨残端的表面。将 U 形皮瓣翻向掌侧。

2、凿除少许指骨残端的硬化骨。用半圆凿扩大指骨残端骨髓腔，将从髂骨嵴切取的骨条根据所需长度及形状修整成植骨条，将其一端稳固地插入指骨残端的骨髓腔内。其远端钻一小孔，用缝线将植骨远端与翻转皮瓣远端缝合固定一针。

3、指背皮肤缺损区，根据其面积大小、形状及位置关系，于前臂或上臂，或胸壁切取带蒂皮瓣覆盖。供皮区用中厚断层皮片移植修复，压力敷料加压打包包扎。

【术后处理】

术后肢体需妥善包扎固定，2 周后拆线，术后 4 周皮瓣断蒂，断蒂时需细心修整手指残端的皮瓣，避免过紧有张力或过于肥厚臃肿 (图 10-27)。

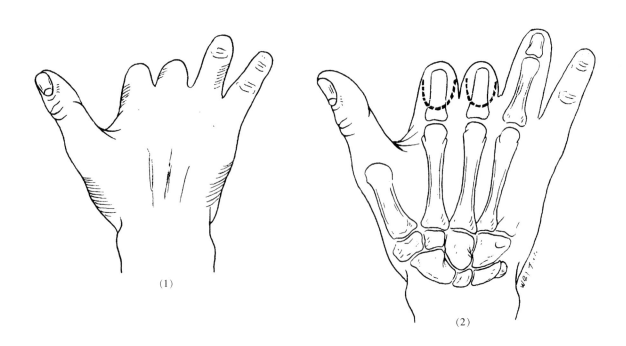

(1)

(2)

(1)示指、中指、环指和小指不同水平缺损;(2)需要延长的示指、中指背侧的 U 形切口

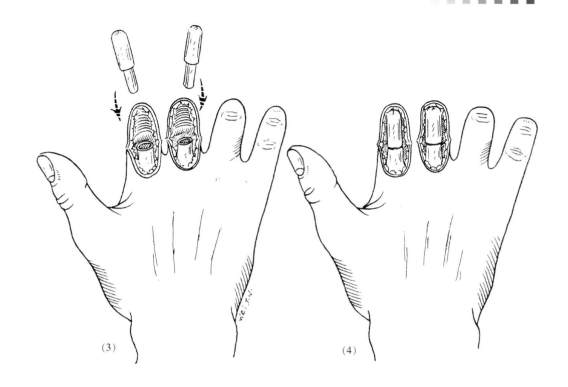

(3)　　　　　　　　　　　　　　　　　　(4)

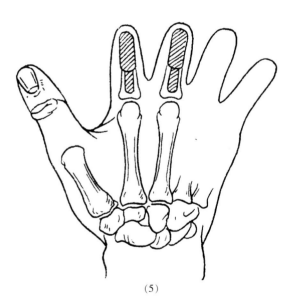

（3）、（4）将指背 U 形皮瓣翻向掌侧,将植骨
条插入残端骨髓腔内, 远端缝合一针固定;
（5）、（6）手指残端植骨延长后,其背面皮肤
缺损区用交臂皮瓣修复

(5)

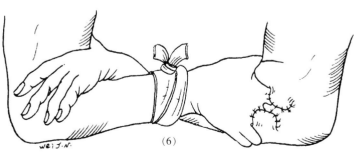

(6)

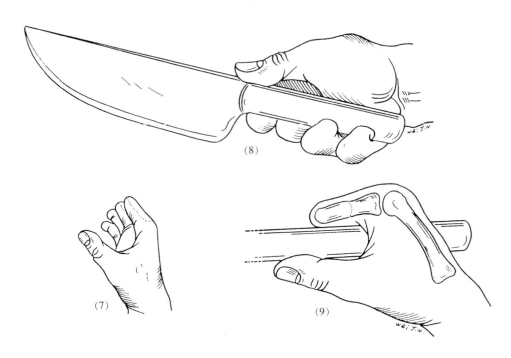

(7)术后4周皮瓣断蒂；(8)、(9)经延长的手指将改善手部握物的稳固性

图 10-27　手指残端翻转皮瓣植骨术

三、皮管植骨术

【适应证】

用皮管植骨术再造手指,传统的方法是用植骨条延长手指的残端,同时直接用皮管移植包裹植骨条,形成一个能与拇指相捏的"手指"。但该手指外形臃肿,血液循环和感觉功能很差,容易冻伤和烫伤,至今这种再造手指的方法已很少应用。然而对于示指、中指、环指和小指经掌指关节缺损,其残端皮肤条件好,伤手保留有正常的拇指及虎口指蹼的病例,可以施行手掌残端翻转皮瓣、植骨延长第2掌骨远端,其尺侧及手掌残端皮肤缺损区,用上次手术早已形成的腹部皮管覆盖。新的手指虽无屈伸功能,但能与拇指相夹,由于手指桡侧为翻转的手部正常皮肤,仍保留有一定的感觉功能。该种手术方法适用于无条件,或患者不接受施行游离足趾移植再造手指、又要求修复手部夹物功能者。

【麻醉和体位】

臂丛加连续硬膜外麻醉,或臂丛加腰麻。仰卧体位,患肢外展置于手术桌上,待手掌残端翻转皮瓣和植骨延长掌骨完成后,再将患手移至腹部。

【手术步骤】

1、于手掌残端设计和切取蒂在虎口指蹼的U形皮瓣,其长度应以皮瓣翻转后与拇指在内收位的长度为准,皮瓣的长、宽比例不应超过 1.5:1。在切取该皮瓣时,应尽可能将软组织留在皮瓣上,以保存皮瓣有足够的厚度和良好的血液循环,将皮瓣向桡侧剥离掀起。

2、显露第 2 掌骨头，凿除关节面，根据再造手指所需长度，用自体髂骨嵴修整成带有骨膜的植骨条，将其一端插入第 2 掌骨的骨髓腔内，植骨条远端钻一小孔。用缝线将皮瓣远端与植骨条远端缝合固定。

3、于腹部早已成形的双蒂皮管的一端断蒂。腹壁伤口直接缝合。

4、患手冲洗和彻底止血后移至腹部，腹部皮管远端经适当修整后，将皮管远端覆盖于再造手指的尺侧和手掌残端并作缝合。

5、术毕，伤口放置橡皮引流条。

【术后处理】

术后用多层纱布和棉垫覆盖伤口和皮管，用胶带及腹带固定肢体。术后 2 周拆线。皮管经钳夹训练后，于术后 5~6 周断蒂。断蒂时需注意修整再造手指的指端部分，避免臃肿 (图 10-28)。

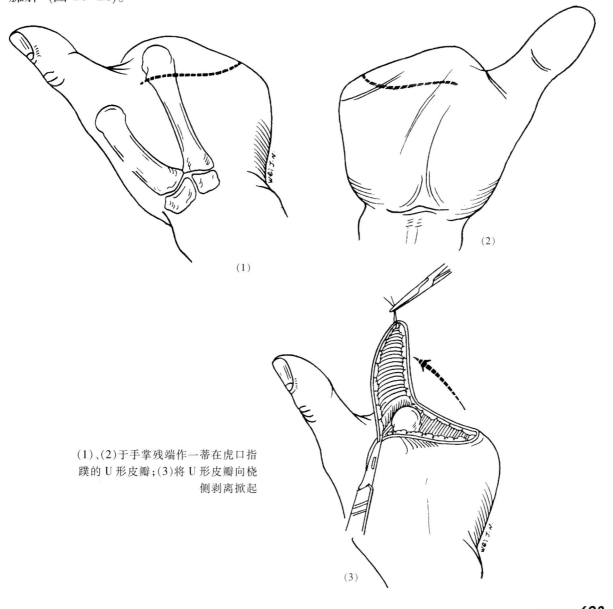

(1)

(2)

(1)、(2)于手掌残端作一蒂在虎口指
蹼的 U 形皮瓣；(3)将 U 形皮瓣向桡
侧剥离掀起

(3)

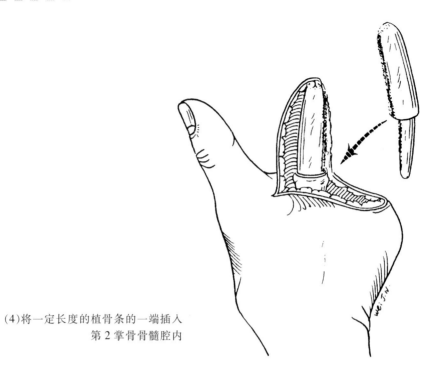

(4)将一定长度的植骨条的一端插入
　　第 2 掌骨骨髓腔内

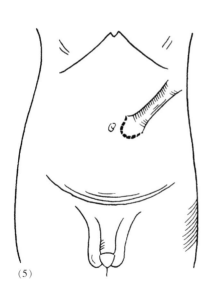

(5)

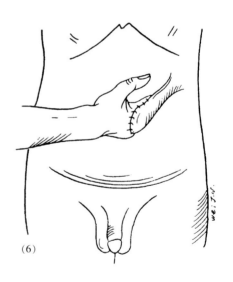

(6)

(5)将早已成形的腹部皮管一端断蒂;(6)将断蒂的皮管一
端修整后覆盖再造手指的尺侧及手掌残端创面,缝合伤口

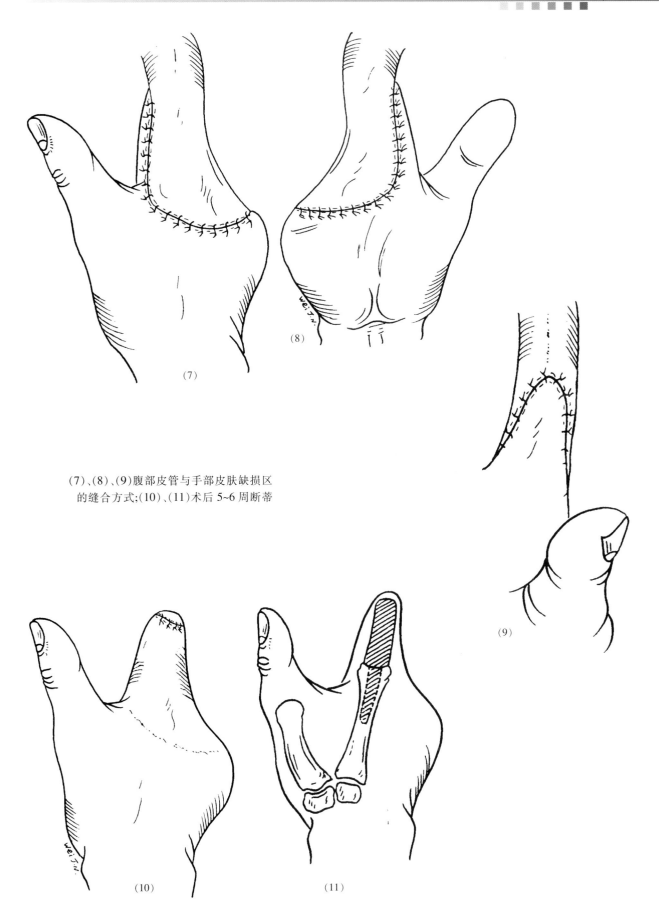

(7)、(8)、(9)腹部皮管与手部皮肤缺损区
的缝合方式;(10)、(11)术后 5~6 周断蒂

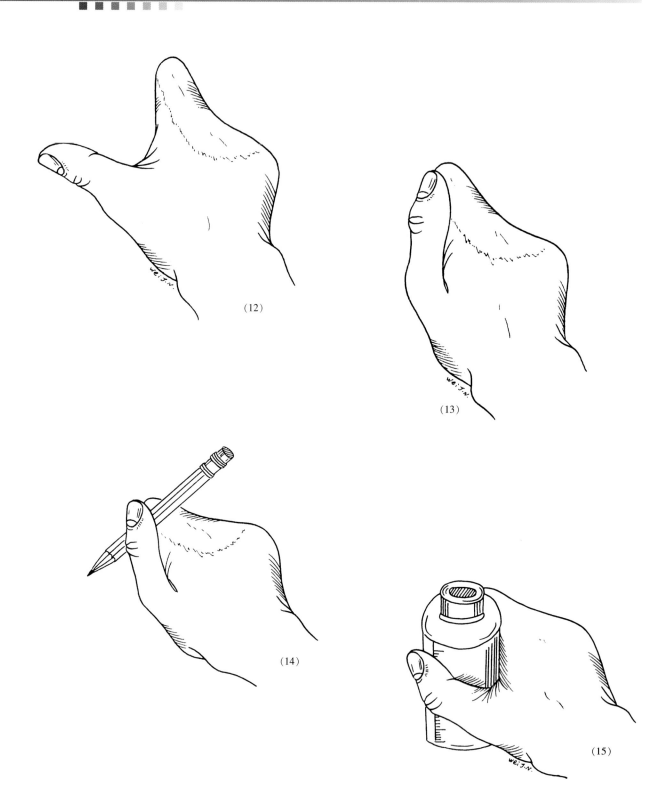

（12）

（13）

（14）

（15）

（12）、（13）再造手指与拇指的夹持功能；（14）、（15）再造手指与拇指的夹物功能

图 10-28 皮管植骨再造手指术

CHAPTER 11

骨筋膜室综合征及肌肉挛缩

第11章

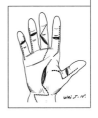

■第一节　前臂筋膜室综合征

前臂筋膜室综合征是肢体损伤后最有破坏性的合并症之一。由于前臂屈、伸肌群及血管、神经等组织位于尺、桡骨间膜，肌间隔和深筋膜所构成的密封的间室内，任何原因引起间室容积减小，或间室内容体积增加，均可导致间室内压力增高，引起间室内组织发生血液循环障碍、血液供应减少。在早期，可引起神经、肌肉和血管等功能紊乱。在中期和晚期，可导致神经和肌肉不同程度的变性、坏死，随后变性、坏死的肌肉形成瘢痕，发生挛缩，引起前臂及手不同程度的功能障碍。

一、病　因

引起前臂骨筋膜室综合征的原因，通常有以下几种：

1、严重的上肢骨折脱位合并软组织的广泛损伤。

2、上肢骨折脱位后使用外固定不当，如绷带、石膏、小夹板等包扎过紧。上肢的 I°和 II°灼伤或电灼伤后，肢体皮肤和筋膜形成硬韧的干痂，导致深部水肿的组织受压。

3、服用过量的安眠药或麻醉药；或酗酒、一氧化碳中毒等原因造成患者昏迷，上肢长时间受压；重物倒塌，长时间压迫于上肢。

4、肱动脉损伤、受压，或动脉内注入药物引起动脉痉挛或栓塞。

5、上肢止血带使用的压力过大或时间过长。

二、病 理 变 化

位于前臂掌侧和背侧密封的筋膜间室内的屈、伸肌群，由于上述致伤原因，造成肌肉缺血。骨骼肌对缺血或创伤反应都是相似的；当组织缺氧时，组胺样物质被释放出来，使毛细血管床扩张和通透性增加，导致更多的血浆蛋白渗透入肌肉组织间隙，使肌肉内的胶体渗透压增高，造成肌肉水肿。增加了肌肉的体积。实践证明，肌肉缺血 2~4 小时后，即出现功能改变，如缺血 8~12 小时，即可发生肌肉挛缩和永久性的功能障碍。因此，在早期，如能采取有效措施，或将筋膜间室切开减压，使缺血的肌肉组织尽快恢复血液循环，即可避免肌肉发生缺血性挛缩，或可减轻肌肉挛缩的程度。

如肌肉缺血情况严重，肌肉将发生中心性坏死，最后坏死肌肉部分或全部被吸收，并为瘢痕组织所代替，使肌肉丧失弹性而呈挛缩状态。前臂屈侧的肌肉以深层肌群容易受累，即拇长屈肌、指深屈肌和旋前方肌，主要是它们的解剖位置较深，容易受压。指浅屈肌也常受累，而浅层的旋前圆肌及屈腕肌发生挛缩的程度常较上述深层肌群为轻。如伸侧肌群受累，也常是深层肌肉较重。但在严重缺血的病例中，所有前臂屈、伸肌群均发生坏死、挛缩。对于缺血挛缩较轻的病例，坏死的肌纤维可被吞噬细胞清除，然后由附近有生活力的肌肉再生新的肌纤维来代替。因此，在临床上常可观察到肌肉发生缺血性挛缩，数周内逐渐加重并达到最严重的程度，而在数月后又有所恢复，恢复最快的是伸肌，部分屈腕肌和指浅屈肌常可逐渐恢复。因此，对于已发生缺血性挛缩的病例，应继续观察和辅以物理康复治疗，其中包括应用支具，大多数患者常可获得部分的功能恢复，尤其是儿童，恢复的效果常较青年或成年人好。晚期手术需在伤后 1 年才可施行。

当肌肉发生缺血性病理变化的同时，神经也发生相应的改变。神经对压力及缺氧也是特别敏感的。大量的临床与实验观察证明，神经在肢体发生缺血 30 分钟以内即可引起功能异常（感觉异常和感觉减退），若超过 12~24 小时，将发生不可逆的功能丧失，表现为持续性的运动和感觉障碍。如神经损伤较轻，仅局限于神经轴索退行性变，当压迫解除后，神经可获得再生而恢复其功能。如缺血或受外来压迫的时间过长，神经损伤严重，甚至神经干出现较长一段完全瘢痕化，其直径变细，仅及正常干的一半或更细，神经外膜的血管变硬或消失。此时，如将该段不正常的神经干切断，可发现断面神经束的结构消失，并为胶原组织及支持组织所代替。一般来说，神经缺血损伤的范围常和周围肌肉瘢痕化的范围一致。如为外部直接压迫所致，可与皮肤的压迫瘢痕相符。

前臂正中神经位于指深屈肌和指浅屈肌之间，此处常是肌肉缺血病变较重的部位，因此，正中神经受累要比尺神经多见（图 11-1、2）。

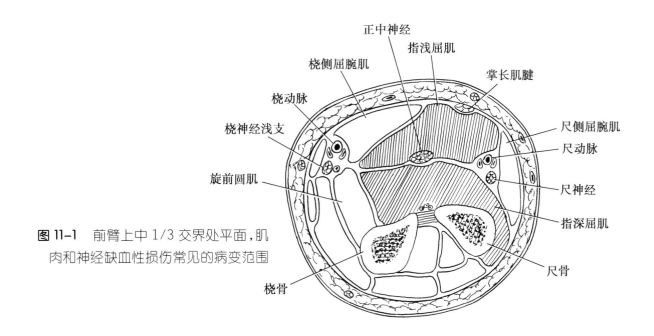

图 11-1 前臂上中 1/3 交界处平面,肌肉和神经缺血性损伤常见的病变范围

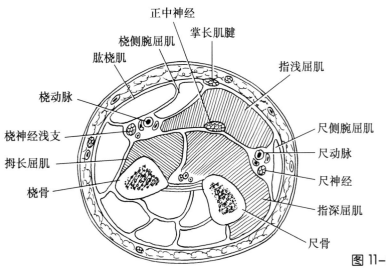

图 11-2 前臂中下 1/3 交界处平面,肌腱和神经缺血性损伤常见的病变范围

三、症状和诊断

前臂肌肉缺血性损害常与神经缺血性损伤同时发生,在早期这两种组织的损伤常不能区别开来。前臂正中神经和尺神经麻痹可能是暂时的或不完全的,也可能是完全的。通常肌肉缺血经采取措施后,有助于神经功能的恢复,但这种情况并不是恒定的,有时肌肉获得较好的恢复而神经没有得到相应的恢复,表现出恢复不全,甚至形成永久性麻

痹。因此，在前臂肌肉和神经缺血性损伤中，应强调早期诊断，如能及时准确地作出诊断，并采取相应的措施，常可减轻肌肉和神经损伤的程度，甚至可能获得完全的恢复。

在早期，一般开始于伤后 1~24 小时，肢体可出现疼痛、肿胀、指端苍白、发绀、感觉迟钝、脉搏减弱或消失。指端苍白通常是最早出现的变化。被动伸展手指可使疼痛加重。但上述这些症状和体征并不总是同时存在的，应根据每一个体征与临床总的情况进行分析。在儿童，当骨折复位后，如出现烦躁不安或持续疼痛，应有所警惕。如怀疑有肌肉、神经缺血，应立即拆除固定物，进行细致的检查。也可以应用 Whitesides 方法测定组织的压力，如组织压差大于 25mmHg 或舒张压和组织压压差在 10~30mmHg 之间，说明肌肉有相应的缺血，并可以从肌肉缺血的情况来推断神经遭受损害的程度（图 11-3）。

在晚期，已形成典型的前臂肌肉缺血性挛缩时，整个前臂变细，如同倒置的酒瓶，肌腹处可扪到梭形挛缩肌肉的硬块。前臂处于旋前位，腕及手指屈曲，当腕关节掌屈时，手指可被动伸展，拇指处于内收旋后位，手呈爪形畸形或铲状畸形。手内在肌萎缩，指端发凉，感觉迟钝或缺失，有时出现营养性溃疡等症状和体征（图 11-4）。

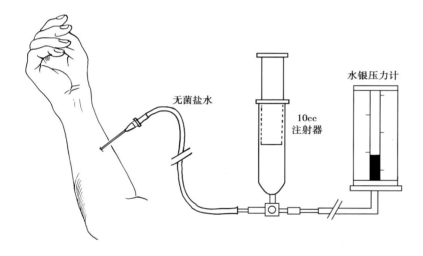

无菌盐水
10cc 注射器
水银压力计

图 11-3　Whitesides' 间隙内压力测量法

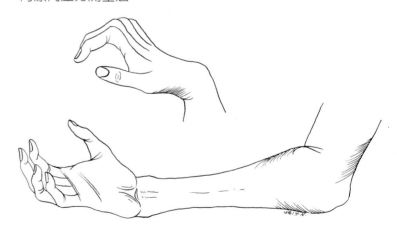

图 11-4　晚期前臂缺血性肌挛缩的典型畸形

四、治　疗

骨筋膜室综合征的手术治疗，根据损伤的不同时期分为早期治疗和晚期治疗。

在早期的手术治疗中，主要是进行前臂掌侧筋膜室切开术，这是使缺血的肌肉组织尽快恢复血液循环，避免发生不可逆的组织损害，或减轻肌肉挛缩程度的有效方法。

晚期手术是指肌肉发生挛缩以后，手部功能的重建手术。对于轻度的前臂屈肌缺血性挛缩，如果治疗及时，尽早应用动力支具，理疗及加强功能锻炼，其恢复效果一般均较满意。如前臂屈肌缺血，失去了早期处理的机会，或肌腹缺血严重，已形成挛缩。受累的肌肉即失去它的正常弹性和收缩功能。在儿童，如不及时治疗，挛缩的肌肉将影响肢体的生长发育，并导致畸形加重。对晚期的前臂屈肌缺血性挛缩的治疗，需根据肌肉挛缩的范围、程度，是否伴有手部内在肌挛缩，前臂及手部其他肌肉的情况，以及可供修复的条件等方面进行综合的考虑，制定合理的治疗计划和方法。

（一）前臂掌侧筋膜室切开术

【适应证】

当上述前臂缺血性肌挛缩急性期的症状和体征，经保守治疗，如精确地整复骨折，拆除包扎或夹板等外固定物，肢体抬高等措施，经过 2~3 小时的观察处理，肢体血液循环情况无改善，症状无缓解，和（或）筋膜室内组织压大于 30mmHg，为避免发生不可逆的组织损害，应毫不犹豫地施行前臂掌侧筋膜室切开术。

【手术步骤】

1、切口　于肘内侧，相当于肱骨内上髁上方起，沿肱二头肌腱内侧缘，经肘横纹至肘窝中部，然后向前臂掌侧至腕部作 S 形切口，注意保护切口沿途较大的皮下静脉和皮神经。

2、于肘内侧切口显露肱动脉及正中神经，用橡皮片牵开。

3、切开肱二头肌腱膜，然后从近侧向远侧切开前臂掌侧深筋膜的全长。由于筋膜室内张力很大，此时可看到灰色的肌肉向筋膜切口外膨出，细心探查浅、深层肌肉，将缺血肌肉的肌外膜切开，缺血的肌肉随即恢复血液循环。

4、清除筋膜室和肌间隙内的血肿，探查肱动脉，如肱动脉由于被错位的肱骨髁上骨折的牵拉、压迫或被骨折端的直接刺伤，导致肢动脉痉挛、挫伤、裂伤或完全断裂时，应先将骨折复位，应用牢固的内固定，然后根据不同的情况处理损伤的肱动脉。如肱动脉发生痉挛，管腔变细，或完全闭塞，可将痉挛段动脉的外膜剥离剪除，用温热的生理盐水或 2% 利多卡因湿敷，或用液体加压扩张解除血管痉挛。如动脉因挫伤后有血栓形成，或部分断裂，或完全断裂，可取出血栓，切除损伤的血管，进行血管修补、吻合，或进行血管移植修复（参见第 13 章有关血管损伤处理的内容）。

5、在探查肱动脉的同时，可对受累的正中神经或尺神经进行探查减压。在肱动脉和正中神经探查减压中，需将最容易造成动脉和神经嵌压的指浅屈肌纤维弓切开。在动脉、神经探查减压时，需注意避免损伤它们到肌肉的分支。

6、切口不做缝合，肌间隙内放入橡皮引流条，切口创面上覆盖一层盐水纱布或凡士林纱布，用松厚的无菌敷料包扎，肢体用长臂石膏托将肘关节固定于屈曲 90°、前臂中立位。对于严重肿胀的肢体，被动屈肘困难，屈肘影响血液循环时，可暂时将肘关节固定于伸直位。

7、如缺血性肌挛缩严重，前臂屈、伸肌同时受累，应同时将前臂背侧筋膜室切开。

【术后处理】

术后应用抗生素预防感染，每日更换敷料 1~2 次，待 5~7 天后将伤口行延期缝合，二期缝合或用游离皮片移植覆盖。伤口愈合后进行手部早期功能锻炼，如有骨折，待骨折初步愈合后，可辅助物理康复治疗，应用支具，促进伤手功能的早日恢复（图 11-5）。

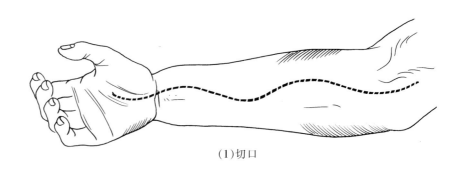

(1)切口

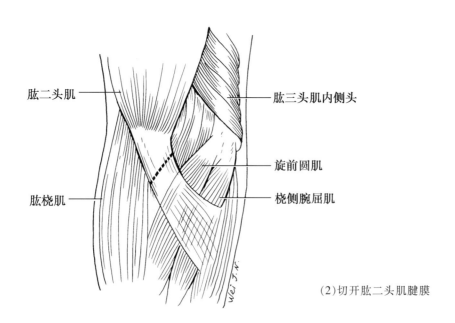

肱二头肌

肱三头肌内侧头

旋前圆肌

桡侧腕屈肌

肱桡肌

(2)切开肱二头肌腱膜

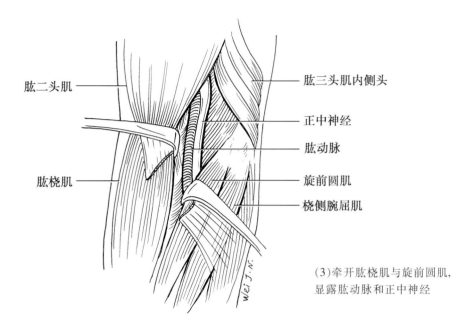

肱二头肌

肱桡肌

肱三头肌内侧头

正中神经

肱动脉

旋前圆肌

桡侧腕屈肌

(3)牵开肱桡肌与旋前圆肌,
显露肱动脉和正中神经

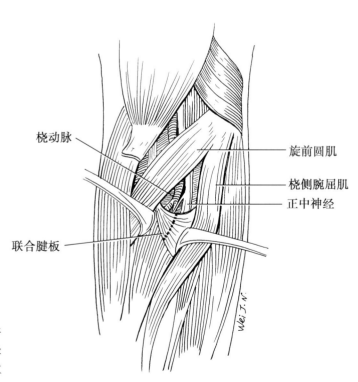

桡动脉

联合腱板

旋前圆肌

桡侧腕屈肌

正中神经

(4)牵开旋前圆肌和桡侧腕屈肌,切开
指浅屈肌腱弓进一步显露血管和神经

图 11-5　前臂掌侧筋膜室切开术

（二）前臂挛缩肌肉松解术

【适应证】

适于 1~2 个手指受累，或数个手指受累，而在前臂可扪及局限性的索条状硬结的肌肉，但手指的屈肌挛缩的程度较轻，肌肉尚有一定的收缩能力，仅影响手指的伸直功能，无神经受累或受累轻微的病例。该种手术方法要求较高，首先应在术前充分估计受累肌肉的范围，手术切除坏死肌肉或切开坏死肌肉应充分，否则切除不彻底不能纠正畸形，切除过多，又将影响手的功能恢复。

【手术步骤】

1、于局限性硬结肌肉的部位作弧形或 S 形切口。

2、分离并牵开未受累的浅层肌肉，显露深层肌肉，仔细分离深层肌肉中未受累的部分，并将其牵开。如呈现灰白朽木样的坏死肌肉范围不大，即将坏死的肌肉全部切除。如坏死肌肉的范围较广泛，可从坏死肌肉的远端横形切断，将手指慢慢被动伸直。切除坏死肌肉时，应注意保护其附近的正中神经或尺神经干及其分支。

3、缝合伤口，放置橡皮引流条，用厚而松软的敷料包扎。

【术后处理】

术后用短臂石膏托将腕关节及手指制动于伸直位。术后 3 天拔除引流条，术后 1 周开始进行手指屈伸功能锻炼，石膏托改在夜间使用，术后 2 周拆线。如拆线后手指仍有挛缩的倾向，可应用动力支具并辅以物理治疗 (图 11-6)。

（三）前臂屈肌起点下移术

【适应证】

该手术方法由 Page 首先报道，适于前臂屈肌轻度缺血性挛缩的治疗，挛缩的肌肉波

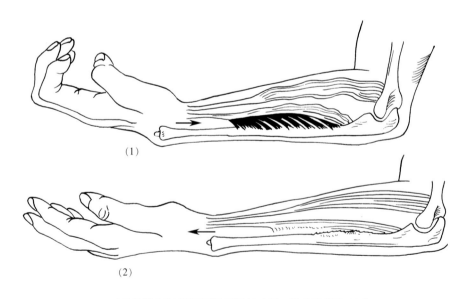

(1)

(2)

(1)前臂深层指深屈肌局限性挛缩,影响手指伸直功能;(2)切除局部挛缩肌肉后手指可恢复其屈伸功能

图 11-6　前臂挛缩肌肉松解术

及尺侧 2~3 个手指,或全部手指和屈腕肌,挛缩的程度较轻,肌肉尚有一定的收缩能力,仅影响手指和腕关节伸直,正中神经或尺神经不受累或受累轻微。手术将屈肌起点下移,以松解屈腕及屈指的肌肉。由于手术需要广泛剥离肌肉,容易损伤神经、血管到肌肉内的分支,术后肌力的恢复与保存未受累肌肉的数量和术后功能康复治疗的效果有关。

【手术步骤】

1、切口 于肘内侧,相当于肱骨内上髁上方 3~4cm 起,肱二头肌腱内侧缘,经肘横纹至肘窝中部,然后向前臂掌侧至前臂近中 1/3 交界处作 S 形切口。注意保护切口沿途较大的皮下静脉和皮神经。

2、于肘内侧切口显露肱动脉及其伴行静脉和正中神经,用橡皮片牵开。于肘部尺神经沟处显露及分离尺神经,亦用橡皮片牵开。

3、切开肱二头肌腱膜,从肱骨内上髁和肘窝处仔细辨认好旋前圆肌、桡侧腕屈肌、掌长肌及尺侧腕屈肌的起点。然后从内上髁处将上述肌肉起点切断,用手术刀和骨膜起子沿尺骨冠突至尺骨干近中 1/3,将上述肌肉及其深面的指浅、深屈肌起点及肌肉的近端进行骨膜下剥离,在前面可分离至骨间膜及桡骨的前面。肌肉剥离的程度取决于肌肉挛缩的程度,一般来说,分离尺骨近端的肌肉起点,近端即可下移 2~3cm,偶尔需松解至尺骨的中下 1/3 处。

4、在分离肌肉时应注意保护正中神经、尺神经及其分支,注意保护骨间总动脉、骨间神经以及神经干上的营养血管。

5、冲洗伤口,彻底止血,最后将整块肌肉的起始部从近端的尺侧移至近端的骨间隙。挛缩的肌肉将完全纠正。

6、尺神经作常规的前移,缝合伤口,放置橡皮引流条,用厚而松软的敷料包扎肢体。

【术后处理】

术后用长臂石膏托将肘关节固定于屈曲 90°位,腕和手指伸直,前臂旋后位。术后 3 天拔引流条,术后 2 周去石膏并拆线,逐渐开始手指屈伸功能锻炼,辅以动力支具和理疗 (图 11-7)。

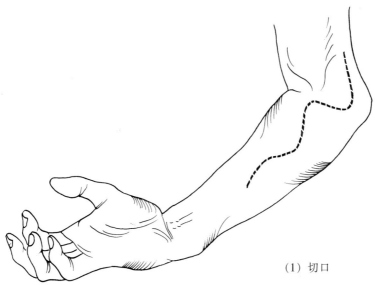

(1) 切口

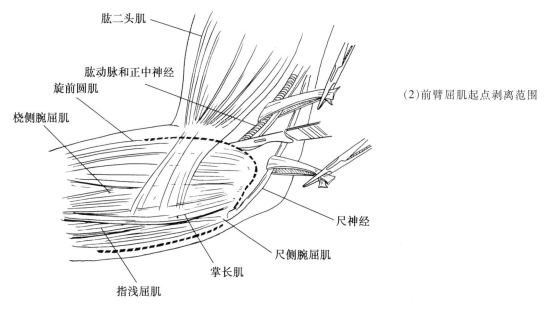

肱二头肌

肱动脉和正中神经

旋前圆肌

桡侧腕屈肌

尺神经

尺侧腕屈肌

掌长肌

指浅屈肌

(2)前臂屈肌起点剥离范围

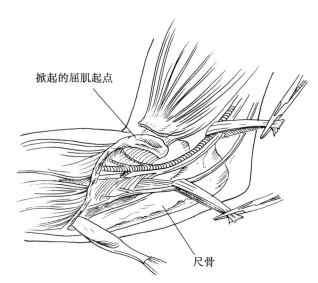

掀起的屈肌起点

尺骨

(3)用手术刀和骨膜起子将屈肌起点
及其近端肌腹作骨膜下剥离,直至尺
骨近中 1/3 或中 1/3

图 11-7　前臂屈肌起点下移术

(四) 肌腱移位术

对于严重的前臂缺血性肌挛缩,应用有功能的肌肉进行肌腱移位修复手部功能是比较安全和有效的方法。早在 1951 年 Parkes 提倡在腕部切断屈腕、屈指和屈拇的肌腱,然后用桡侧腕长伸肌腱移位修复拇长屈肌腱,用尺侧腕伸肌腱移位修复指深肌腱来修复屈拇和屈指的功能。1956 年 Seddon 提出先将坏死肌肉全部切除纠正畸形,同时进行神经松解,然后用肌腱移位的方法修复手的功能。Seddon 这种修复方法对于缺血坏死肌肉比较局限的病例是适宜的,但对坏死肌肉广泛的病例,则不容易做到充分切除坏死肌肉纠正畸形的目的。同时由于广泛的剥离,容易损伤尚有功能的肌肉神经分支。

上面已提到,对于严重的前臂缺血性肌挛缩,其挛缩受累的范围、程度、持续时间、手部各关节的活动范围、是否合并有手内在肌挛缩,以及前臂屈、伸肌群中尚有那些可供修复,作为肌肉动力等条件中,在每个病例中均不尽相同。因此,需要在术前进行详细的检查，制定恰当的治疗计划。一般来说，浅层肌肉受累较轻，尚可利用作为肌腱移位的动力去修复拇指和手指的屈曲功能。在严重的病例中，术前很难通过检查来估计供作肌腱移位的肌肉是否有功能。在这种情况下，如果在术前对整个前臂屈、伸肌群的功能情况，每条肌肉的肌力等方面有所了解，则可在手术探查中决定施行肌腱移位的方式；如发现原来术前检查时准备供作肌腱移位的肌肉毫无弹性，此时就可以随机应变，使用有动力功能的肌腱去修复手的屈指或屈拇的功能。

根据不同情况，常用的肌腱移位术有以下几种：

1、如深层的指深屈肌和拇长屈肌挛缩，而浅层的桡、尺侧腕屈肌，掌长肌和指浅屈肌尚好，可将指浅屈肌腱和掌长肌腱在腕部作低位切断，将指深屈肌腱和拇长屈肌腱在其肌肉与肌腱接合处作高位切断。然后被动屈、伸拇指和手指，证实可以纠正畸形后，将掌长肌腱的近端与拇长屈肌腱的远端缝合，修复屈拇功能，将指浅屈肌腱近端与指深屈肌腱远端缝合，修复屈指功能。缝合肌腱时的张力调整，应根据掌长肌和指浅屈肌的滑动范围和肌力来决定，如果供移位的肌肉的肌力欠佳，调整张力应大一些，否则将影响手指或拇指屈曲的范围和力量（图 11-8）。

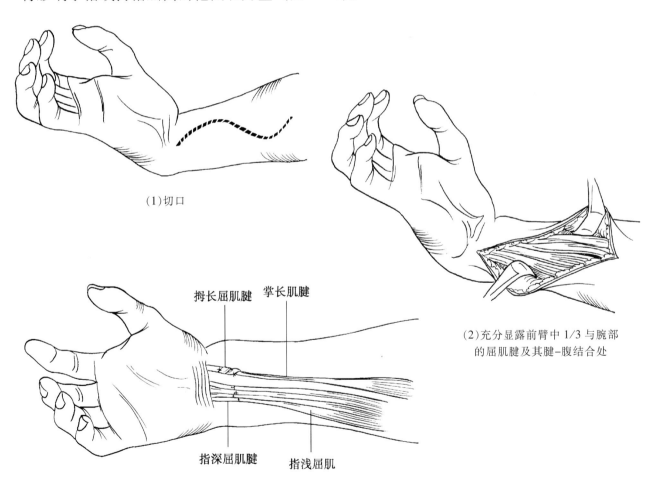

(1)切口

(2)充分显露前臂中 1/3 与腕部的屈肌腱及其腱-腹结合处

拇长屈肌腱　掌长肌腱

指深屈肌腱　指浅屈肌

(3)将掌长肌腱近端与拇长屈肌腱远端缝合,将指浅屈肌腱近端与指深屈肌腱远端缝合

图 11-8 掌长肌腱和指浅屈肌腱移位修复屈拇及屈指功能

2、如指浅、深屈肌，拇长屈肌挛缩，而桡、尺侧腕屈肌，掌长肌尚好。可将指浅屈肌腱从肌肉肌腱接合处至腕掌部一段切除，将指深屈肌腱和拇长屈肌腱自其肌肉肌腱接合处作高位切断，将尺侧腕屈肌腱和掌长肌腱在腕部处作低位切断。然后在适当的张力下，将掌长肌腱近端与拇长屈肌腱远端缝合，修复屈拇功能，将尺侧腕屈肌近端与指深屈肌腱远端缝合，修复屈指功能。由于示指、中指、环指和小指四个手指的动力均为单一的尺侧腕屈肌，所以在缝接肌腱时，示指、中指、环指和小指应调整在相同张力下缝合（图 11-9）。

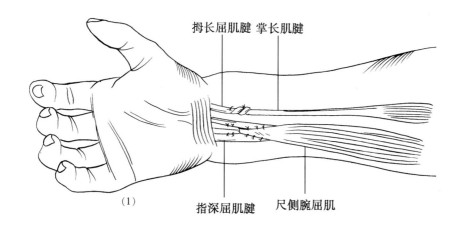

（1）

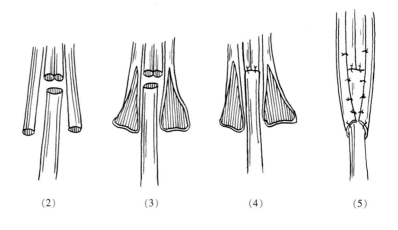

（2）　　　　（3）　　　　（4）　　　　（5）

（1）将掌长肌腱近端与拇长屈肌腱远端缝合，将尺侧腕屈肌腱近端与示指、中指、环指和小指的
指深屈肌腱远端缝合；（2）~（5）一条尺侧腕屈肌腱与四条指深屈肌腱缝合的方法

图 11-9　掌长肌腱及尺侧屈腕肌腱移位修复屈拇及屈指功能

3、如指浅、深屈肌，拇长屈肌挛缩，而桡、尺侧腕屈肌，掌长肌亦发生不同程度挛缩，肌力很弱。可将指浅屈肌腱和掌长肌腱切除，将桡、尺侧腕屈肌腱分别作 Z 字延长缝合，将指深屈肌腱和拇长屈肌腱自其肌腹肌腱接合处作高位切断，将肱桡肌腱和桡侧腕长伸肌腱自腕部作低位切断，并向近端游离一段长度后，经由皮下隧道拉至前臂远端掌侧的切口内。在适当的张力下，将肱桡肌腱近端与拇长屈肌腱远端缝合，将桡侧腕长伸肌腱近端穿越桡侧腕屈肌腱的深面，与指深屈肌腱远端缝合（图 11-10）。

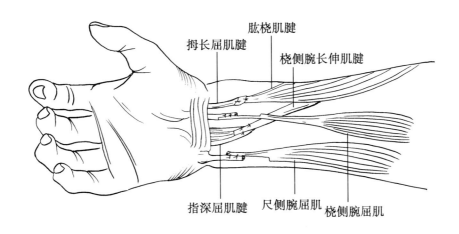

图 11-10　肱桡肌腱及桡侧腕长伸肌腱移位修复屈拇及屈指功能

4、如屈肌肌肉全部坏死挛缩，无任何肌肉可供修复手的功能，而伸侧肌肉尚好，可将指浅屈肌腱、桡侧腕屈肌腱、掌长肌腱切除，尺侧腕屈肌腱从腕部切断或作 Z 字延长缝合。将指深屈肌腱和拇长屈肌腱自其肌腹肌腱接合处作高位切断，将背侧的桡侧腕长伸肌腱和尺侧腕伸肌腱自腕部水平作低位切断，并向近端游离一段长度，通过皮下隧道拉至前臂远端掌侧的切口内，在适当的张力下，将桡侧腕长伸肌腱近端与拇长屈肌腱远端缝合，将尺侧腕伸肌腱近端与指深屈肌腱远端缝合（图 11-11）。

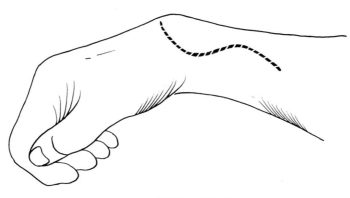

(1)腕背侧供区肌腱的切口

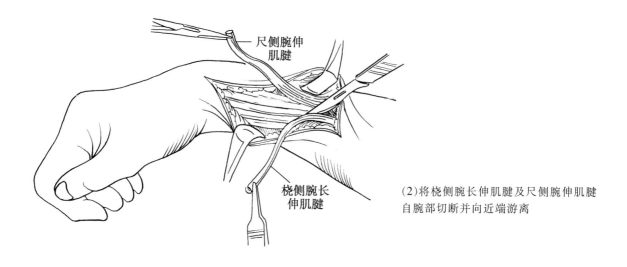

尺侧腕伸肌腱

桡侧腕长伸肌腱

(2)将桡侧腕长伸肌腱及尺侧腕伸肌腱自腕部切断并向近端游离

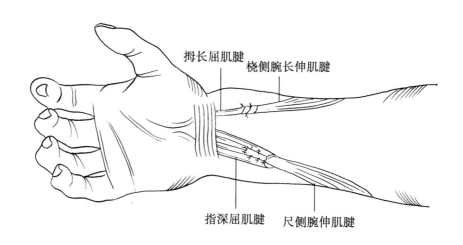

拇长屈肌腱　桡侧腕长伸肌腱

指深屈肌腱　尺侧腕伸肌腱

(3)将桡侧腕长伸肌腱与尺侧腕伸肌腱经皮下隧道拉至掌侧切口内,分别与拇长屈肌腱与指深屈肌腱远端缝合,缝合方式见参图 11-9

图 11-11 桡侧腕长伸肌腱及尺侧腕伸肌腱移位修复屈拇及屈指功能

【术后处理】

用肌腱移位的方法治疗前臂缺血性肌挛缩,术后均应根据需要,用石膏托将伤手制动于屈腕、屈掌指关节、伸指间关节的位置,或适当的功能位置 3~4 周。去石膏制动后仍需加强手部功能锻炼,经过较长时间的辅助性理疗,体疗和应用动力支具等措施,伤手才会获得一定程度的功能恢复。待拇指和手指的屈、伸功能恢复后,如由于神经损伤或手内在肌麻痹、挛缩导致拇指不能主动外展和对指,尚需进行另一期手术,用肌腱移位或第 1、2 掌骨间植骨的方法进行修复。

(五)肌腱延长术

适用于手指的屈肌挛缩的程度较轻,肌肉尚有一定的收缩能力,仅影响手指的伸直功能。如指浅屈肌或指深屈肌单独挛缩而其他肌肉未受累的情况，可单纯延长挛缩肌肉的肌腱部分。又如指浅屈肌、指深屈肌和拇长屈肌均受累，但指浅屈肌全部坏死挛缩，而指深屈肌和拇长屈肌肌腹部分挛缩，尚有一定的收缩能力，可采用指浅屈肌切断，指深屈肌和拇长屈肌腱延长的方法（图 11-12）。肌腱延长法常和肌腱移位合并使用以修复屈拇和屈指功能。

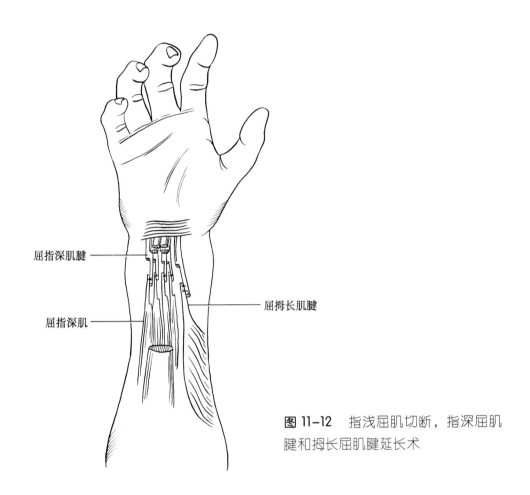

屈指深肌腱

屈拇长肌腱

屈指深肌

图 11-12　指浅屈肌切断，指深屈肌腱和拇长屈肌腱延长术

（六）骨骼缩短术

对于严重的前臂缺血性肌挛缩，伴有腕关节掌侧关节囊挛缩和腕骨已楔形变性的病例。或经肌腱延长或肌腱移位后畸形复发的病例，可考虑施行缩短骨骼，以改进腕部畸形，相对地延长挛缩的肌肉，从而改进手的外形和功能。缩短骨骼的方法，不能增进肌肉的力量。因此，术后手部活动功能的好坏，取决于屈肌原有肌肉的收缩功能和肌力。

骨骼缩短术需根据腕部和手部畸形和需要相对延长肌肉和肌腱的长度而定，一般有以下两种：

1、尺骨下端切除、腕关节楔形截骨融合术　该种手术方法对纠正腕部畸形、改进前臂旋转活动有较好的效果，但对肌肉和肌腱相对延长的长度改善不大 (图 11-13)。

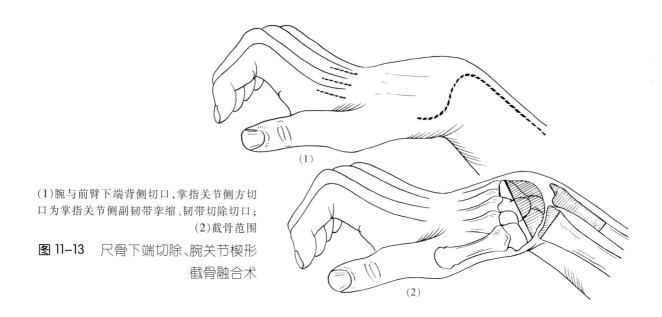

(1)腕与前臂下端背侧切口,掌指关节侧方切口为掌指关节侧副韧带挛缩、韧带切除切口;
(2)截骨范围

图 11-13　尺骨下端切除、腕关节楔形截骨融合术

2、近排腕骨及尺骨下端切除、桡骨干段截术　这种方法不仅可以纠正腕关节畸形和改善前臂旋转活动,同时可以恢复腕关节一定范围的活动,肌肉、肌腱相对延长的长度较多。桡骨干缩短后,可用钢板螺钉固定。由于桡骨缩短后,伸肌腱常变得松弛,需施行伸肌腱缩短缝合术 (图 11-14)。

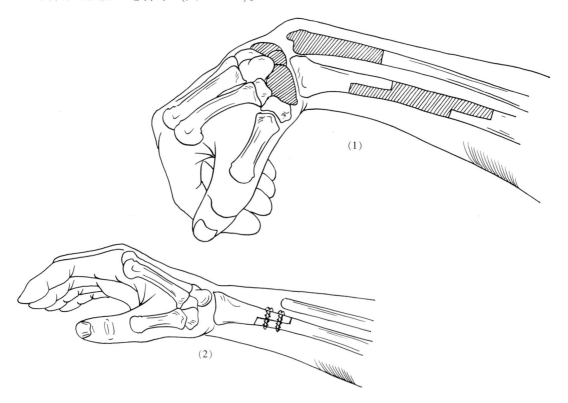

(1)骨骼短缩的范围;(2)骨骼缩短后桡骨截骨处用螺钉或钢板内固定

图 11-14　近排腕骨及尺骨下端切除,桡骨干截骨术

（七）神经缺血性损伤的治疗

于前臂已形成瘢痕挛缩的病例，正中神经及尺神经经常受到损害，神经虽然保留其连续性，但神经损伤的病理变化差异较大，由于神经本身缺血和周围瘢痕压迫、绞窄的程度不同，神经损伤可表现为神经传导功能障碍，或神经轴索中断。轻度神经损害的病例，可施行神经松解术，目的在于改善损伤部分神经的血液供给，将神经从周围瘢痕组织或神经干内的瘢痕组织中松解出来，以促进神经的功能恢复。前臂屈肌挛缩主要发生于深层肌肉的肌腹，但有时浅层肌肉的肌腹亦受累。在此情况下，要从瘢痕化的肌腹中开始探查神经是困难的，而需从正常的神经近、远端开始，从神经损伤的部位将神经从肌肉瘢痕中分离出来。同时还需切除神经周围的瘢痕肌肉。缺血段的神经干两端正常的部分，不宜过多分离，以免使缺血神经干的缺血程度加重。在分离神经时，应注意保护神经的分支，尤其是从神经干发出到浅层屈肌的分支，如到桡侧腕屈肌、指浅屈肌和尺侧腕屈肌的肌支。同时还应避免损伤神经干上的营养血管，以免术后更多地影响手的功能。在神经松解术中，如发现神经干缺血，受周围瘢痕压迫和绞窄的程度不重，神经外膜上的营养血管除在瘢痕压迫部位发生中断外，其余部位基本正常，受压部神经干仅有轻微发硬，此时宜施行神经外松解术，将神经外膜上的瘢痕组织用锐利刀片或剪刀切除或剪除（参见第 9 章第六节）。当瘢痕与神经外膜紧密粘连，不易分离时，亦可将此处的神经外膜连同瘢痕组织一起切除。松解后，常可发现神经干上的营养血管扩张、充血。如在术中发现神经受压或绞窄的程度较重，神经外膜上的营养血管在受压或绞窄部位中断，外膜增厚，神经干发硬，但不变窄，此时除需将神经外膜上的瘢痕切除外，尚需行神经内松解术，用显微外科技术分离和切除神经束间的瘢痕组织。由于神经束与束之间有许多大小不等的交通支，称为神经内丛，在分离神经束和剪除束间瘢痕时，应避免损伤这些交通支。神经内松解不应将神经束膜切开，以免损伤束内的神经纤维。神经束间松解后，应将神经外膜切除（参见第 9 章第六节）。

对于严重的神经缺血性损伤，如神经受周围瘢痕压迫或绞窄严重，神经损伤部位外膜上的营养血管消失，呈象牙色，神经干变窄、发硬；电刺激神经干，远端无肌肉收缩反应；术前临床检查，神经表现为完全性麻痹，则说明该段神经完全瘢痕化，无任何功能。在切除损伤神经周围瘢痕后，应该将此段损伤神经切除，然后施行神经移植术。

如前臂缺血性神经损伤的表现为正中神经完全麻痹，尺神经部分麻痹，当正中神经瘢痕段切除后，神经缺损不超过 10cm，可利用腓肠神经游离移植修复正中神经缺损，采用正中神经束或束组的束膜与腓肠神经外膜缝合的方式进行修复（图 11-15）。如正中神经与尺神经缺损部位严重瘢痕化，均表现为完全性麻痹，则切除瘢痕部分神经干后，神经缺损处可用腓肠神经，或尺神经损伤部位近端的正常部分进行游离移植，同时修复正中神经和尺神经（图 11-16）。

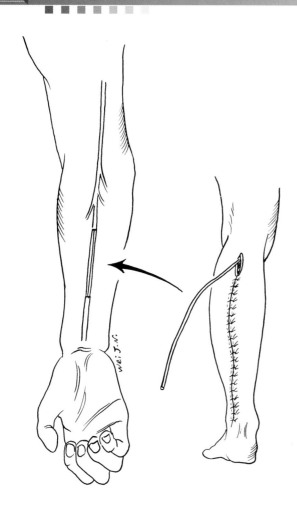

图 11-15　正中神经瘢痕段
切除游离神经移植

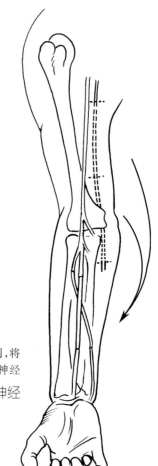

如果骨间前神经近端未受累可用以修复尺神经,否则,将
正中神经劈裂为两股分别修复正中、尺神经

图 11-16　尺神经干移植修复正中神经和尺神经

当正中神经和尺神经均呈完全性麻痹，神经损伤范围广泛，正中神经和尺神经切除后缺损超过 10cm，同时前臂屈肌群严重瘢痕化，此时如采用一般的游离神经移植的方法，因移植神经过长，周围又缺乏良好的软组织基床，神经再生将受到严重的影响。在这种情况下可采用正中-尺神经带蒂分期移植的方法，利用带有血管的正常尺神经近端修复正中神经，保证移植段神经的血运供应，避免游离移植神经因缺血造成中心部位的坏死和变性（图 11-17）。

为避免在瘢痕组织和缺血组织上移植长段神经所导致的移植神经中心性坏死，有人使用吻合血管的神经移植术解决该问题。1976 年 Taylor 首先采用带桡动、静脉的桡神经浅支修复前臂正中神经缺损的方法；1980 年顾玉东使用带小隐静脉动脉化的游离腓肠神经移植治疗神经干长段缺损（图 11-18）。前者需要牺牲供区一条主要动脉，操作复杂，未在临床上广泛应用，后者手术方法简单，取材容易，材料来源丰富。

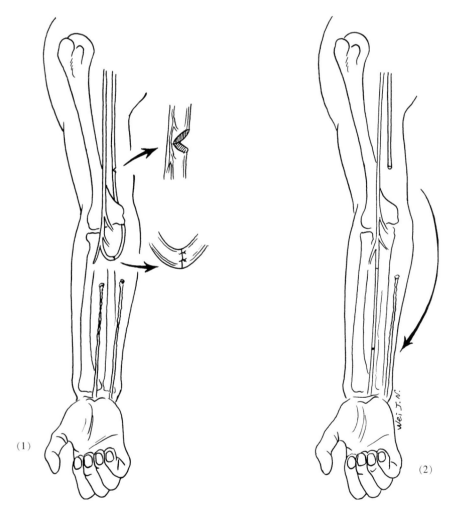

(1)切除正中神经、尺神经近端瘢痕段,将神经近端作端端吻合,再在尺神经相当于拟修复正中神经缺损的长度加 4~5cm 处切断尺神经,但保留其外膜上的营养血管,以保证移植段的血供;(2)一期手术后,根据神经移植段的长度,估计其中神经再生已接近完成时,切除正中神经远端的胶质瘤,游离尺神经近端,将原切断处的瘢痕切除,倒转后与正中神经远端缝合

图 11-17　带蒂神经移植

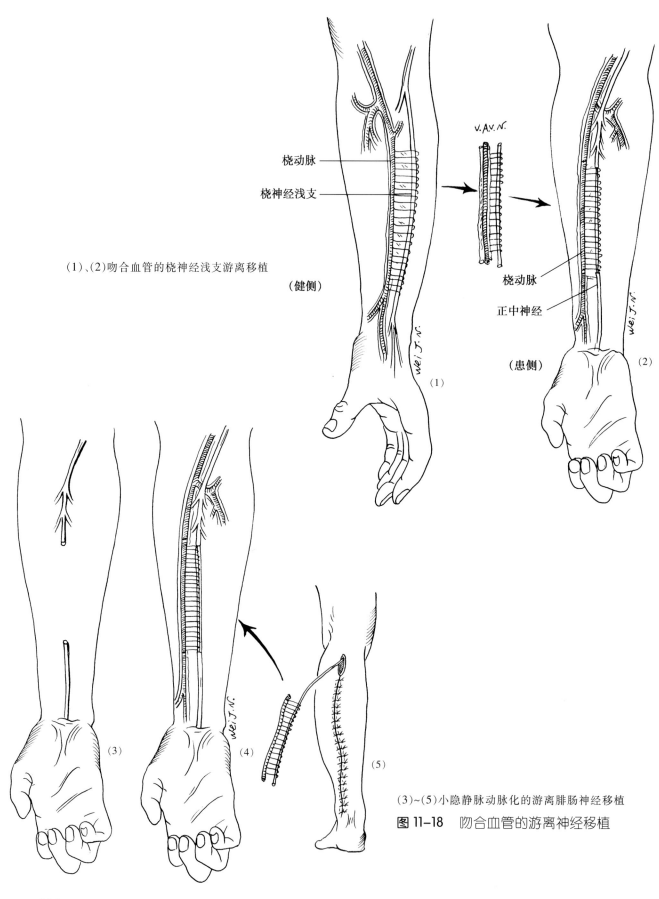

桡动脉

桡神经浅支

(1)、(2)吻合血管的桡神经浅支游离移植

（健侧）

V. A. V. N.

桡动脉

正中神经

（患侧）

(1)

(2)

(3)

(4)

(5)

(3)~(5)小隐静脉动脉化的游离腓肠神经移植

图 11-18　吻合血管的游离神经移植

■第二节　手内在肌挛缩

手内在肌缺血性挛缩，多由于手部骨间筋膜室内肌肉的缺血、变性和坏死，形成瘢痕挛缩，导致手指的畸形和功能障碍，因此，又称为掌骨间室综合征。手部内在肌挛缩常与前臂缺血性挛缩同时发生。

一、病　因

引起手部内在肌挛缩的原因很多，手部创伤、炎症、肿瘤和中枢神经系统疾病等均可引起手部内在肌挛缩。本节主要讨论创伤后引起的手内在肌挛缩症的治疗，该种手内在肌挛缩多继发于掌骨间筋膜室综合征，后者多由于前臂或腕、掌部血管的直接损伤，或由于其他原因造成掌骨间室内的肌肉发生严重和持续性水肿，导致肌肉的缺血和坏死，如腕掌部挤压伤合并有严重的骨折脱位、手或前臂外固定应用不当和包扎过紧；服用过量的安眠药或麻醉药，或酗酒、一氧化碳中毒造成昏迷，上肢长时间受压；上肢或手部严重烧伤或电击伤，导致肢体皮肤和筋膜干痂形成，深部水肿的组织受压；第1、2掌骨间合谷穴针刺或药物封闭，造成肌肉出血或发生化学性炎症；断臂或断手再植，肢体缺血时间过长，或静脉吻合的数量过少，静脉回流障碍引起肢体远端长时期水肿。上述原因最终均可引起手部内在肌缺血性挛缩。在大鱼际肌、小鱼际肌、骨间肌和蚓状肌这几部分手内在肌中，常以骨间肌受累多见，且较严重。

二、症状、诊断和治疗

在骨筋膜室综合征的急性期，手部呈现持续性水肿，严重者皮肤出现锈斑或水疱，手指处于轻度屈曲僵直的状态。当手指作被动伸直掌指关节时，会引起剧烈的牵拉痛，指端毛细血管充盈不良，指动脉搏动不易扪及。在急性期的治疗，应及时将掌骨间筋膜室切开减压，使缺血的肌肉组织尽快恢复血液循环，尽可能避免肌肉发生缺血性挛缩，或减轻肌肉挛缩的程度 (图 11-19)。

在晚期，手部内在肌已发生挛缩，根据受累的部位、范围和程度的不同，手部可出现不同的畸形和功能障碍，其治疗方法亦不尽相同。

(一)骨间肌挛缩

在骨间肌挛缩时，出现手指的掌指关节屈曲，近侧指间关节过伸，远侧指间关节屈曲，掌横弓变大，表现为它们作用过强的姿势。在检查时，先将手指的掌指关节和指间关节屈曲，然后将掌指关节逐渐伸展，使挛缩的骨间肌更为紧张，此时，手指的近侧指间关节呈伸直或过伸状态，任何主动或被动屈曲近侧指间关节都变得十分困难，此征称为骨间肌阳性征。骨间肌挛缩手术松解的方式，可根据其挛缩的程度而定。

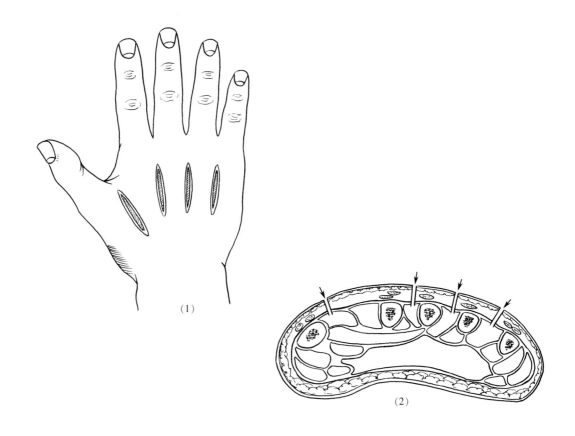

(1)

(2)

于手背掌骨间自掌指关节至腕掌关节作 4 个平行切口,切开皮肤、
皮下和筋膜,同时需切开骨间肌的肌膜,保护皮下的静脉完整,伤
口保持开放,二期缝合或植皮

图 11-19   掌骨间筋膜室切开减压术

1、轻度挛缩   掌指关节能被动完全伸直,而在掌指关节伸直时,近侧指间关节尚可主动或被动作轻度屈曲,骨间肌尚有一定的移动功能,在此情况下。可施行骨间肌腱 Z 形延长术。

2、中度挛缩   骨间肌呈阳性征,虽有挛缩尚有一定的移动功能。手指可主动伸展,在这种情况下,可在掌骨干上将挛缩的骨间肌剥离,作滑移松解术 (图 11-20)。在中度挛缩中,如掌指关节可主、被动伸直,而近侧指间关节呈过伸、远侧指间关节呈屈曲畸形,可施行 Littler 手部内在肌松解术,将手指背侧内在肌的斜纤维切除,恢复指关节的屈曲功能,矫正骨间肌挛缩造成的手指畸形 (图 11-21)。

3、严重挛缩   骨间肌挛缩更为严重,已无移动功能,在此情况下,可切除每条肌肉的肌腱,以松解挛缩肌肉对手部功能的影响 (图 11-22)。其他有关的手术,如肌腱移位术或关节囊切除术有时需要同时施行 (参见第 7 章第八节)。

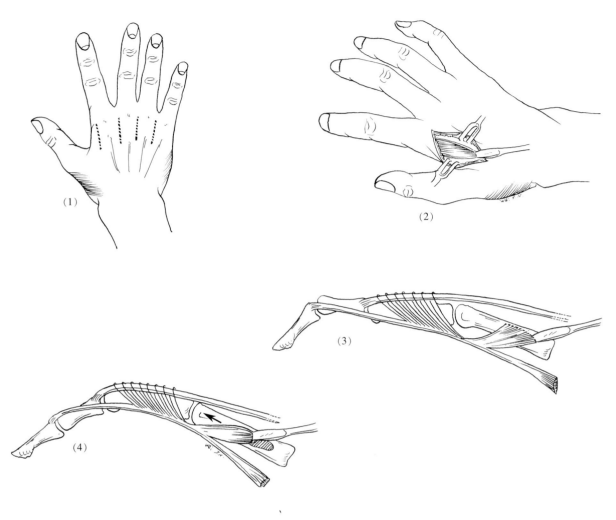

（1）在手背掌骨间作平行切口；（2）、（3）将骨间肌肌腹在掌骨上的起点用骨膜起子剥离；
（4）将剥离的骨间肌肌腹向远端滑移，同时被动屈曲手指的指间关节，即可解除骨间肌
挛缩，恢复指间关节屈曲功能，术后早期进行功能锻炼

图 11-20　骨间肌滑移松解术

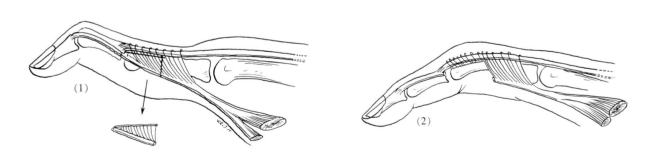

在手指背侧将两侧内在肌的斜纤维切除，使近侧指间关节恢复屈曲功能

图 11-21　Littler 手部内在肌松解术

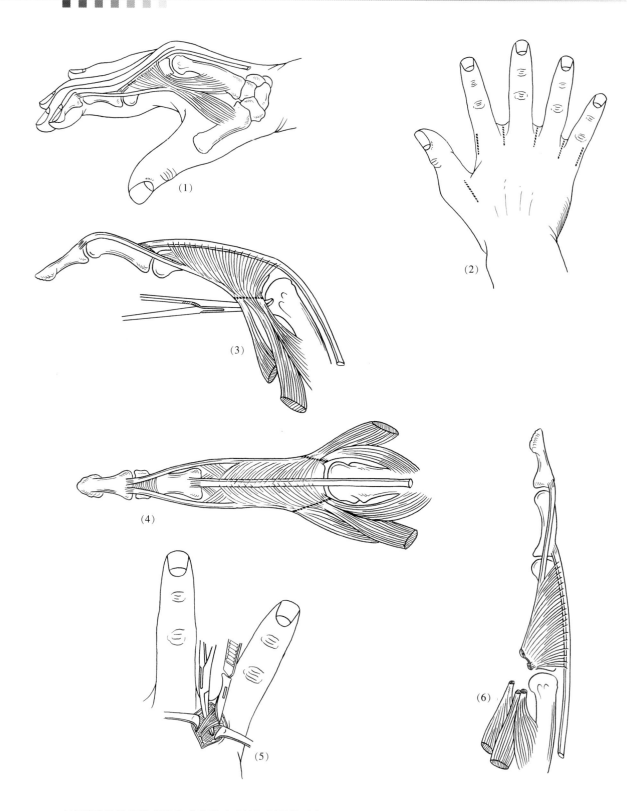

(1)严重的骨间肌挛缩造成手部畸形的解剖结构示意图;(2)切口　指蹼处的切口可同时显露相邻手指
相对侧的骨间肌及蚓状肌肌腱;(3)~(5)用血管钳从骨间肌、蚓状肌的肌腱下缘分离,然后分别切断每条
肌腱;(6)切断骨间肌及蚓状肌肌腱后,骨间肌挛缩得以松解矫正并恢复了手部畸形也恢复手指功能

图 11-22　骨间肌腱及蚓状肌腱切断术

（二）拇内收挛缩

由于手部砸伤、挤压伤、电击伤、感染和合谷穴位针刺或药物封闭，均可造成第1、2掌骨间隙内的肌肉，如第1骨间背侧肌、拇收肌及拇短屈肌的坏死和瘢痕化挛缩，使拇指发生内收畸形。

因合谷穴位针刺或药物封闭，如波及起于第1、2掌骨第1背侧骨间肌肌腹，可引起示指掌指关节屈曲、桡偏和指关节伸直畸形。如主要波及起于第2掌骨的肌腹，而未波及起于第1掌骨的肌腹，则只引起示指掌指关节屈曲及桡偏畸形，不影响指关节的屈曲活动。治疗第1骨间背侧肌挛缩，可根据肌肉挛缩的程度而定，如挛缩程度轻微，畸形不重，肌腹尚有移动性和功能，可施行第1骨间背侧肌肌腱Z字延长术。如挛缩严重，肌腹完全纤维化，可将其肌腱在靠近止点处切断（图11-23）。

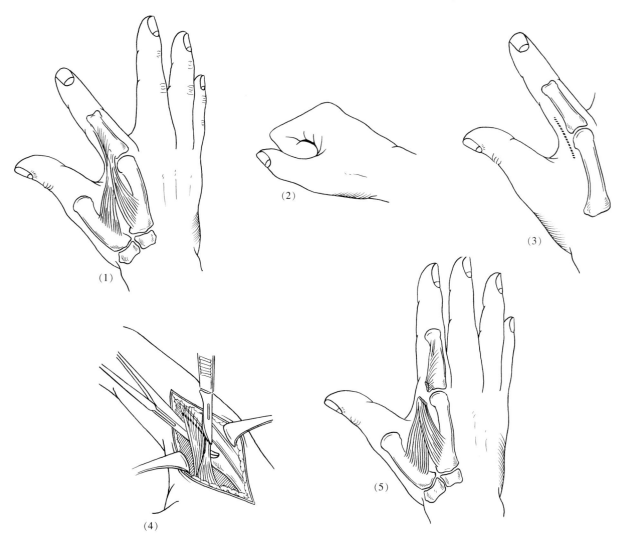

(1)、(2)第1骨间背侧肌挛缩造成示指掌指关节屈曲、桡偏和拇指相对内收畸形,示指屈曲功能不受影响;(3)切口;(4)于第1骨间背侧肌的肌腱部切断其骨膜止点及腱性移行部;(5)肌腱切断后,示指和拇指的畸形获得纠正

图 11-23　第1骨间背侧肌肌腱切断术

如挛缩波及拇收肌，可于手背拇指掌指关节尺侧作纵切口，显露拇收肌肌腱，并将其切断。如同时还波及拇短屈肌，使拇指除有内收畸形外，尚有掌指关节屈曲畸形，可于同一切口内显露拇短屈肌肌腱，将其从止点处切断。术后用石膏托将拇指固定于外展、伸直位2周，去石膏托后，如仍有较轻的挛缩倾向，可应用拇指外展支具牵引并辅以物理治疗 (图11-24)。

对于严重的第1、2掌骨间隙内的肌肉挛缩，同时伴有虎口指蹼的皮肤、筋膜和拇指掌指关节囊继发挛缩，如手术松解肌肉后获得充分的外展，而虎口指蹼的皮肤有较大的缺损，一般不宜采用游离植皮修复，应施行皮瓣修复。

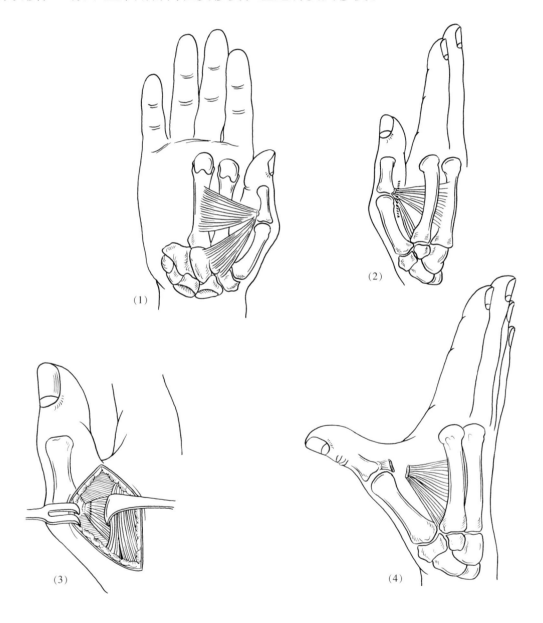

(1)拇内收肌挛缩造成拇内收畸形；(2)于拇指掌指关节尺侧作纵切口；(3)显露拇内收肌肌腱止点并将肌腱切断；(4)拇收肌肌腱切断后，拇内收畸形获得矫正

图11-24 拇内收肌肌腱切断术

CHAPTER 12

第12章

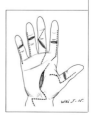

手
部
烧
伤

■第一节 手部烧伤的整形与功能重建

手部烧伤后造成的畸形和功能障碍是手外科晚期功能重建中常见的问题。手部烧伤的整形与功能重建是一个相当复杂的问题。手术前必需对瘢痕挛缩的情况，肌腱与肌肉、骨关节和关节囊以及血管神经的受损情况进行全面的检查，然后研究和制定手术治疗的方案，以便施行有计划的综合性修复。否则，草率从事将影响手术疗效，甚至需要重复手术，给病人增添痛苦。

手术前的功能锻炼和辅助物理治疗是十分必要的，包括辅助性支具的佩带。这些治疗有利于瘢痕软化，有利于关节活动和增加手术后疗效。手术必须在烧伤创面已经完全愈合，局部已无任何感染的情况下进行，一般应争取在创面愈合后6个月进行。

烧伤畸形的程度可各个不同。轻度畸形见于烧伤后经妥善的早期治疗后创面愈合良好，仅有轻度的功能障碍，病变主要陷于皮肤组织层出现增生性瘢痕，或由于植皮术后挛缩或由于儿童生长造成皮肤相对挛缩，但皮下组织完整，无关节囊和肌腱的病变，经切除瘢痕组织进行游离植皮后即可矫正或基本矫正畸形。严重畸形可导致爪形手畸形，甚至更严重的畸形，手术治疗较复杂，疗效也因病情严重程度不同而异。

　　爪形手是手背部皮肤严重烧伤后所造成的瘢痕及深部组织挛缩性畸形,主要特征如下:

　　1、掌横弓平坦或消失　由于手背瘢痕挛缩,使手背部横径缩小。第1、2 和第4、5 掌骨向手背中部靠拢,拇指内收使虎口变窄,外展和对掌功能明显受限;其他手指指蹼挛缩、粘连,甚至形成瘢痕性并指畸形。

　　2、掌指关节背伸畸形　第2~5 掌指关节因瘢痕挛缩而过伸,严重者可能造成掌指关节关节内纤维粘连或向背侧半脱位或全脱位,侧副韧带挛缩,背侧关节囊挛缩增厚并粘连,掌骨头与掌板粘连,使掌指关节无法正常屈曲。掌指关节的长期严重背侧脱位还会使掌指关节面受损产生畸形,增加以后修复的困难。

　　3、近侧指间关节屈曲畸形　掌指关节的过伸使指伸肌腱缩短,而指屈肌腱相对紧张,加之指伸肌腱中央束在该部位大多数已断裂,两侧束向掌侧滑脱并缩短,使原来伸近侧指间关节的功能变为屈曲近侧指间关节的作用,更加重近侧指间关节的屈曲,形成钮扣样畸形。许多病指甚至在极度屈曲位呈病理性关节融合,其指背表面仅为一层瘢痕组织所覆盖。

　　4、远侧指间关节背伸或屈曲畸形　关节可因侧索缩短而呈背屈畸形;如果其背侧关节囊破裂,则因屈腱的紧张而呈屈曲畸形,甚至关节面软骨损毁而发生病理性屈曲融合。

　　5、内在肌纤维化和挛缩　手背部烧伤一般不直接损伤神经,但许多手内肌在烧伤早期水肿和缺血,以后又由于较长期处于废用状态中,势必产生手内肌的纤维化和挛缩。原来具有屈曲掌指关节而背伸近侧指间关节双重功能的骨间肌及蚓状肌也可因掌指关节远端的指背腱束的破坏与长期活动受限而失去其正常屈戍功能,加重了掌指关节背伸与近侧指间关节过度掌屈的程度。

　　手掌烧伤大多发生于儿童或较严重的二度烧伤和接触性烧伤。值得注意的是,并非十分严重的手掌烧伤,虽然其创面可以经过合理的治疗而顺利愈合,但是由于手常处于自然半握拳姿态和主要动作是以屈曲为主,所以若不注意愈后的伸展位支架固定及功能锻炼,患手极易并发较严重的手掌挛缩畸形。手掌烧伤深度大多局限于皮肤,极少累及神经、血管、肌腱等深部组织,但是长期的手掌瘢痕挛缩的结果,可以造成神经、血管、肌腱等组织短缩,给以后修复带来困难,这对于正在生长发育中的患儿更为明显。单纯手掌的瘢痕挛缩常引起手掌及手指的屈曲畸形。轻者表现为一个至数个手指屈曲畸形,有的手指掌面瘢痕呈蹼状或弓弦状,手掌因瘢痕挛缩而变窄、变短,大、小鱼际相互靠拢,虽然伸指和拇外展受限,但屈指和握拳等功能尚可。严重的掌挛缩表现为手指极度屈曲,甚至与手掌粘连,或五指包埋在掌部瘢痕中无法分开,拇指严重内收无法外展,大、小鱼际肌粘连在掌心部,整个手呈紧握拳状,手部功能严重丧失。

一、手背瘢痕挛缩

【手术步骤】

1、轻度手背瘢痕畸形

（1）可通过单纯切除瘢痕和在创面上游离植皮完成。手术应完全切除挛缩瘢痕，在手掌的两侧面可将切口设计成长度不短于 1cm 的锯齿状，以免日后形成线状瘢痕挛缩。虎口和指蹼处应注意特殊处理，充分松解和切除挛缩的瘢痕。瘢痕切除的深度应保持在深筋膜浅层，少数瘢痕较深的部位可在局部保留一层薄的瘢痕组织，以免暴露深层重要组织，但一般情况下应切除所有瘢痕；同时应尽量保留手背静脉，以利静脉的回流。大多数病人在瘢痕切除之后，挛缩即可松解，畸形大都可以得到纠正。

（2）创面彻底止血，基底创面应有血循环良好的软组织基床，且没有明显深层的肌腱和骨关节暴露，否则应采用皮瓣覆盖。切取大张中厚或全厚皮片移植覆盖。植皮时需将手指置于功能屈曲位，皮片的张力不可过大以免术后因皮片挛缩而再次发生手指屈曲功能受限。注意虎口和指蹼应特殊对待(请参见本节相应内容)(图 12-1)。

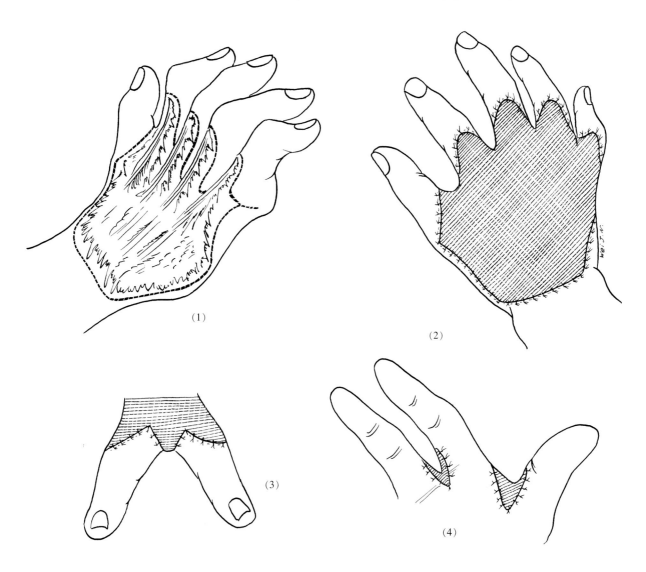

(1)手背瘢痕切除范围;(2)、(3)、(4)如皮肤瘢痕切除后,基底创面尚有血循环良好的软组织基床,可施行中厚或全厚游离皮片移植修复

图12-1　手背烧伤瘢痕切除游离植皮术

2、严重的挛缩畸形同时并发有深层组织的挛缩和畸形

（1）彻底切除瘢痕，方法与上述相同。如果手背瘢痕质量尚好，估计形成皮瓣后可成活的情况，也可考虑行腹部皮瓣互换术。

（2）彻底松解手背的伸肌腱，然后根据挛缩的程度将指伸肌腱作长距离的 Z 字形延长，消除挛缩肌腱对关节活动范围的影响。

（3）切除掌指关节侧副韧带（参见第 8 章第五节相关内容），由于无其他手指支撑，拇指双侧、示指尺侧和小指桡侧的侧副韧带不可切除，否则容易引起关节不稳定。松解伸肌腱扩张部与关节囊间可能存在的粘连，有时尚需松解掌板与关节间的粘连。如果畸形仍无法矫正，考虑背侧关节囊挛缩，可将关节囊从背侧稍作分离，虽然关节腔在背侧暴露，但仍有伸肌腱和腱帽的保护，不致造成脱位。

（4）如果经上述处理后掌指关节屈曲功能好，可用克氏针斜穿关节，将关节固定在轻度屈曲位；如果掌指关节屈曲仍不能改善应考虑行掌骨头颈切除而保留近节指骨基底关节面的掌指关节成形术以改善其屈曲功能。注意掌指关节成形术应严格掌握适应证。由于多数掌指关节背伸畸形都可通过软组织松解来解决，而且关节稳定，手指捏持有力，而掌指关节成形术则关节稳定性差，手指捏持力量较差。所以，只有在关节面已严重破坏，或本身已融合在非功能位，才是成形术的适应证。

（5）将相邻手指近端的皮缘缝合，将手背创面修整成适合施行腹部皮瓣的创面。彻底止血后用腹部皮瓣覆盖创面。

【术后处理】

掌指关节克氏针固定 3 周,然后拔除克氏针开始功能锻炼。腹部皮瓣术后 4 周断蒂,然后使用特制的手功能支具保持掌指关节屈曲位至少半年,以防畸形复发(图 12-2)。

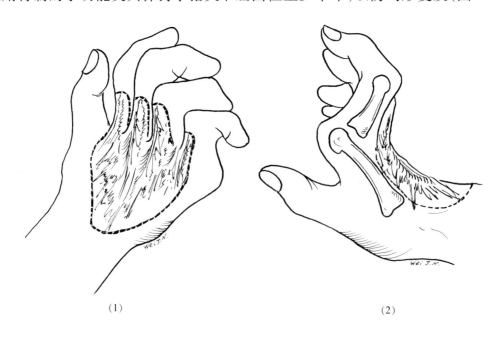

（1）　　　　　　　　　　　　　　　　　　　　　（2）

（1）、（2）如原始烧伤深度较深,皮肤瘢痕挛缩严重,关节发生严重畸形,可将手背的瘢痕皮肤切除

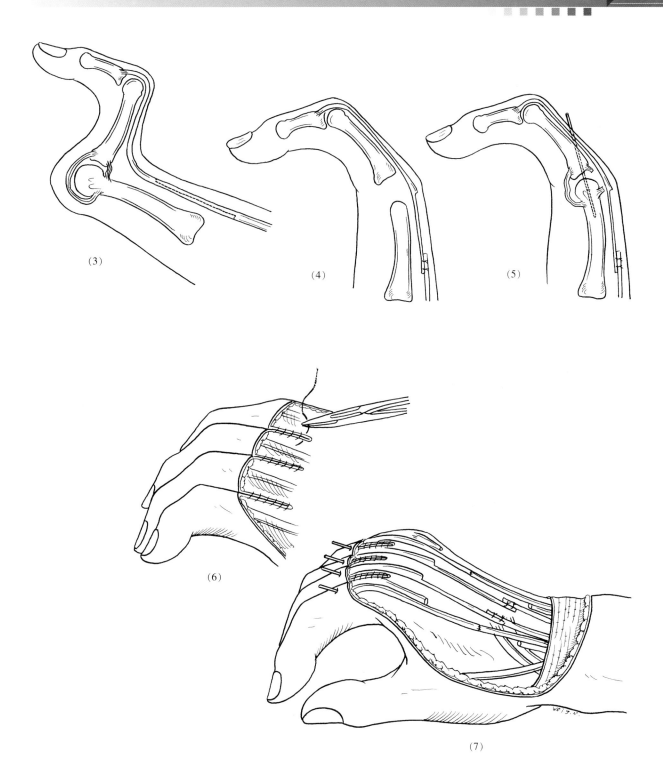

(3)

(4)

(5)

(6)

(7)

(3)将手背部的指伸肌腱作长距离的 Z 字切开延长,消除挛缩肌腱对关节活动范围的影响;(4)如果经松解肌腱,切除掌指关节侧副韧带、松解背侧关节囊,掌指关节被动活动仍得不到改善,则需作掌骨头切除,掌指关节成形术;(5)如果经松解肌腱,切除掌指关节侧副韧带、松解背侧关节囊,掌指关节被动活动明显改善,可用克氏针斜行固定掌指关节于轻度屈曲位;(6)、(7)将相邻手指近端的皮缘缝合,将手背创面修整成适合施行腹部皮瓣移植的创面

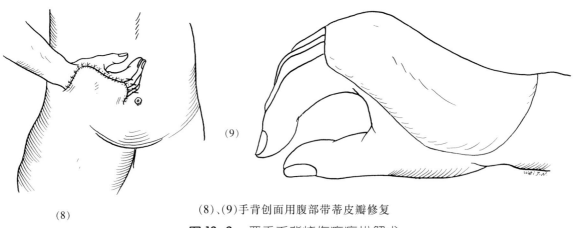

(8)、(9)手背创面用腹部带蒂皮瓣修复

图 12-2　严重手背烧伤瘢痕松解术

二、近侧指间关节屈曲畸形

　　烧伤后可使伸肌腱中央束断裂而呈钮孔畸形，此时应及早修复中央束以防发展为固定畸形，注意修复的前提是近侧指间关节可被动伸直，而且关节囊与皮肤瘢痕间有一层健康的皮下组织，瘢痕可在关节囊上滑动（具体方法参见第 7 章第二节）。

　　有时近侧指间关节伤情严重，关节面明显破坏，活动度受限，甚至已呈融合僵直状态，无法再恢复其关节活动度，这时作近侧指间关节融合术使之固定在功能位是唯一的治疗方法。如果烧伤后指关节僵硬于非功能位，可将手指的指关节融合于功能位。如果掌侧皮肤挛缩不明显，可将关节修整后直接融合并作内固定。如果掌侧伴有严重的软组织挛缩，可将指骨作相应的短缩截骨，然后再融合于功能位，以改善伤手的捏物功能（图 12-3）。

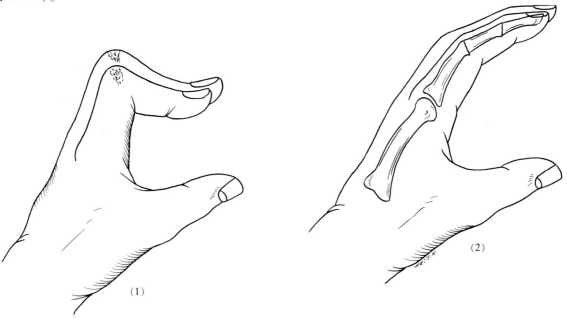

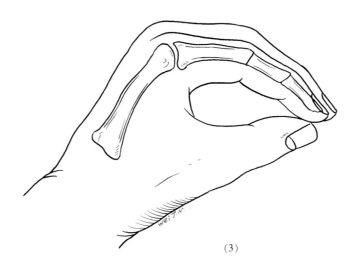

(3)

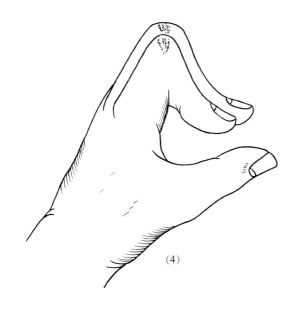

(4)

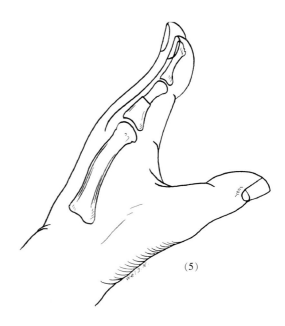

(5)

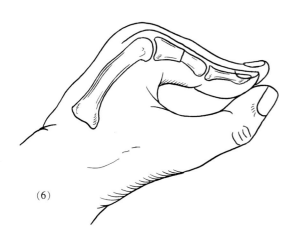

(6)

(1)~(3)如烧伤后指关节骨性僵硬于非功能位,可将手指的指关节融合于功能位并作内固定;(4)~(6)如烧伤后指关节骨性僵硬于非功能位,手指掌侧伴有严重的皮肤瘢痕挛缩,将指骨作相应的短缩截骨,以改善伤手的捏物功能

图 12-3 指关节融合术

三、指蹼瘢痕挛缩

对于轻度的线性瘢痕可采用Z字成形术解决(参见第6章)。对于桥状皮肤瘢痕挛缩可采用局部转移皮瓣术修复指蹼的外形与功能(图12-4)。对于指蹼严重的挛缩,或同时有手背瘢痕挛缩,可采用瘢痕切除游离植皮的方法修复指蹼缺损(图12-5)。注意瘢痕切除后应将创面修整成锯齿形或翼状,然后皮片尽量采用中厚或全厚皮片移植。但游离植皮术后指蹼容易继发挛缩(图12-6)。

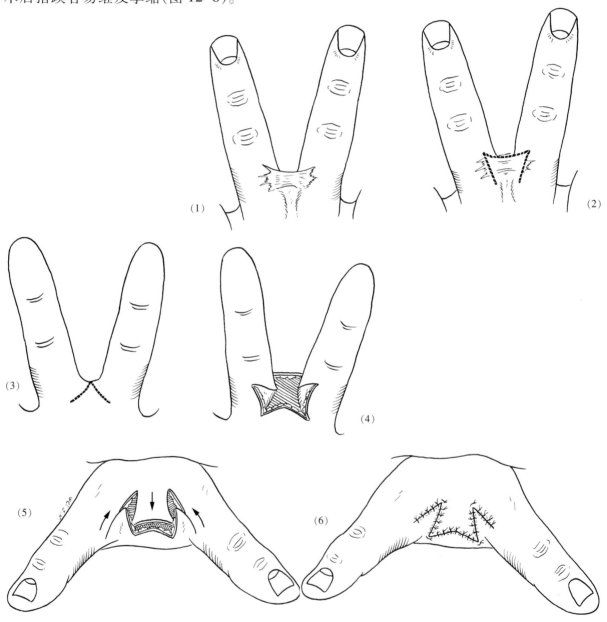

(1)指部烧伤后,指蹼背侧呈桥状皮肤瘢痕挛缩;(2)~(4)待伤手皮肤瘢痕柔软后,可作局部转移皮瓣术修复指蹼的外形与功能,切口按图所示;(5)、(6)将指蹼掌、背侧的皮瓣互相嵌插并予缝合

图12-4 指蹼皮肤瘢痕挛缩,局部皮瓣转移术

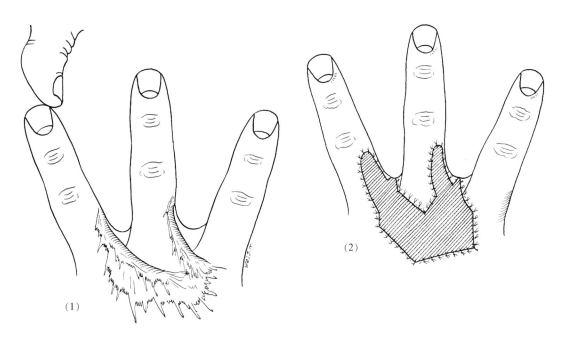

(1)指蹼背侧皮肤瘢痕挛缩;(2)瘢痕切除后,创面修成锯齿形,避免影响指功能的
瘢痕线形成,缺皮创面用中厚或全厚皮片修复

图 12-5 指蹼背侧皮肤瘢痕切除游离植皮术

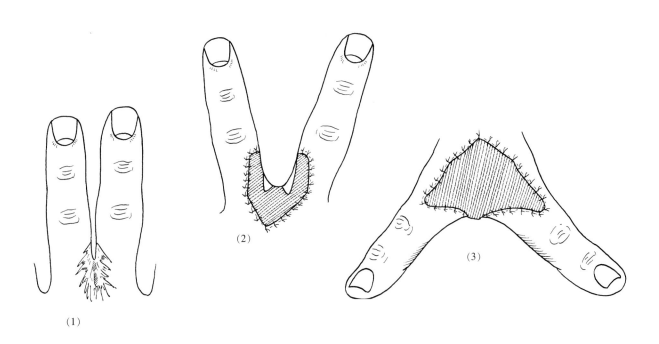

(1)指蹼皮肤瘢痕挛缩;(2)切除瘢痕后需将创面修成锯齿状或翼状,避免
指蹼继发挛缩,创面用中厚或厚断层皮片修复

图 12-6 指蹼皮肤瘢痕切除,游离植皮术

四、手掌和手指掌侧的皮肤瘢痕挛缩

　　手掌的烧伤一般相对较浅，晚期功能重建时即使有手指的严重挛缩，也多存在正常的皮下组织，在对瘢痕切除后多可作游离植皮术。注意游离植皮要求基底创面血循环良好，未外露肌腱时方可采用。为防止植皮边缘术后发生线状瘢痕挛缩，需注意术后瘢痕线的形成，应将边缘作成锯齿状；同时尚需注意指蹼和虎口指蹼的处理，防止术后线状瘢痕形成和继发瘢痕挛缩。植皮一般采用全厚或中厚皮片移植（图 12-7）。对于严重的瘢痕挛缩或需要进一步修复深部的肌腱和神经时，应采用腹部皮管移植或其他带蒂皮瓣

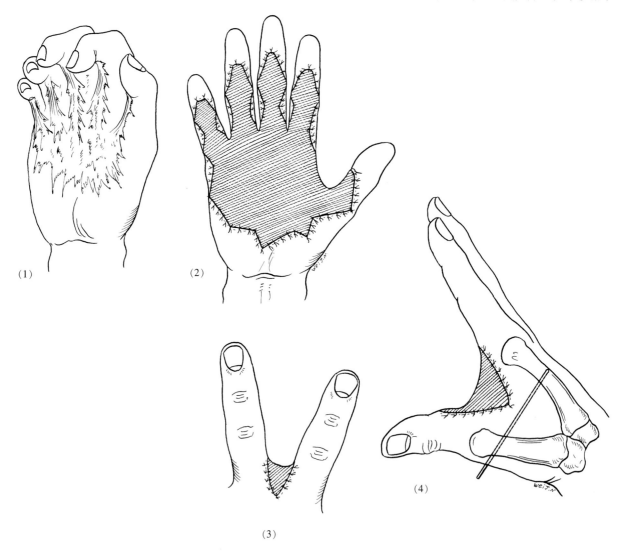

(1)　　　　　　　　(2)

(3)　　　　　　　　(4)

　　(1)手部掌侧皮肤瘢痕；(2)~(4)当瘢痕皮肤切除后，基底部软组织基床血循环良
　　好，可用中厚或全厚皮片游离移植修复，为避免植皮边缘继发线状瘢痕挛缩，需注
　　意术后瘢痕线的形成，故需作成锯齿形缝合，同时注意需修复指蹼和虎口指蹼

图 12-7　手部掌侧皮肤瘢痕切除游离植皮术

覆盖。

对于手指轻度、小面积的皮肤瘢痕挛缩（片状），可在切除瘢痕后取中厚或全厚皮片游离移植，注意植皮时张力不可过大以免术后仍然限制手指伸直（图12-8）。

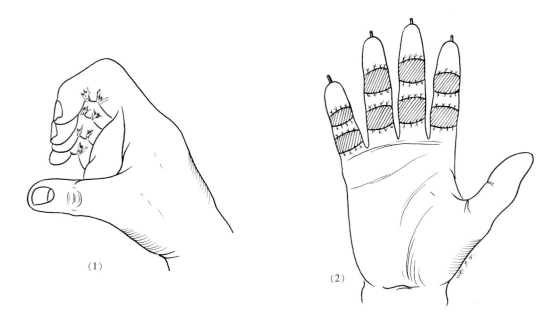

（1）、（2）指部掌侧皮肤瘢痕切除后，其基底部创面血循环良好，
未外露屈肌腱,可用中厚或全厚皮片游离移植修复

图 12-8 指部掌侧皮肤瘢痕切除游离植皮术

对于手指掌侧严重和较大面积的瘢痕挛缩，在瘢痕切除后皮缺损面积较大、暴露了深部的肌腱和血管神经束，此时应采用皮瓣覆盖片缺损区。单个手指的覆盖可采用邻指皮瓣或交臂皮瓣，对于多个手指则可采用腹部皮管术覆盖缺损。

（一）瘢痕切除邻指皮瓣术

参见第6章。

（二）瘢痕切除腹部皮管术

1、对于严重的皮肤瘢痕估计需要行腹部皮管覆盖者，可在术前先做腹部皮管成形术。

2、切除瘢痕后创面有肌腱外露，将手指用克氏针贯穿固定在伸直位，再将手指相邻缘作并指缝合。彻底止血，观察指端血运，如果血运不佳，可将手指稍屈曲即可缓解。

3、将腹部皮管的一端切下，切开部分管状皮瓣，使其远端创面形成一个与手指创面相似的扁平皮瓣。彻底止血后将皮管转移至手指以修复手术后创面。

4、术后6周皮管断蒂，拔除克氏针，然后开始手指的功能锻炼。

5、断蒂术后4~6个月可行分指术（具体操作参见图注）（图12-9）。

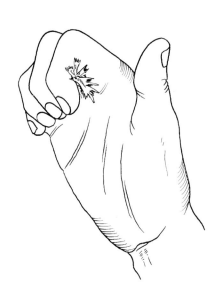

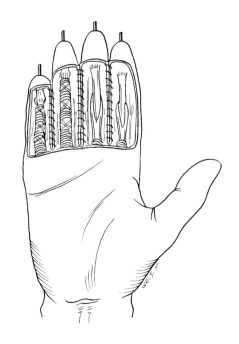

(1)手指严重皮肤瘢痕挛缩

(2)切除瘢痕后,将手指固定于伸直位并将相对缘缝合

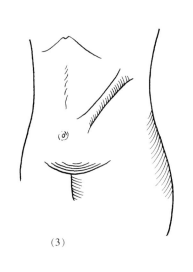

(3)

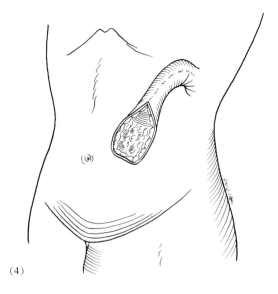

(4)

(3)、(4)将腹部皮管的一端切下,切开部分管状皮瓣,使其远端创面
形成一个与指部创面面积相似的扁平皮瓣

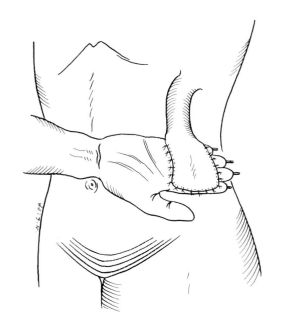

（5）将腹部皮管移植，修复指部侧面

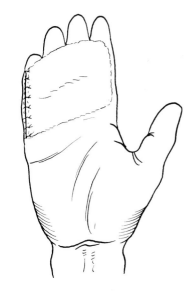

（6）术后 6 周皮管断蒂，拔除手指的克氏针

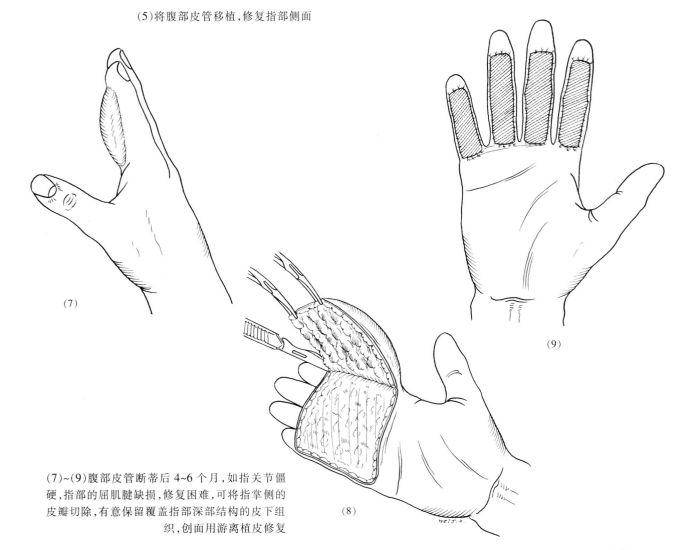

（7）

（8）

（9）

（7）~（9）腹部皮管断蒂后 4~6 个月，如指关节僵硬，指部的屈肌腱缺损，修复困难，可将指掌侧的皮瓣切除，有意保留覆盖指部深部结构的皮下组织，创面用游离植皮修复

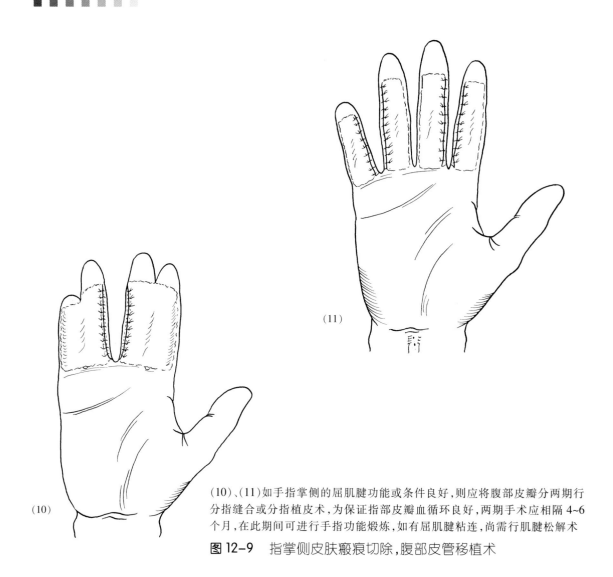

(11)

(10)

(10)、(11)如手指掌侧的屈肌腱功能或条件良好,则应将腹部皮瓣分两期行
分指缝合或分指植皮术,为保证指部皮瓣血循环良好,两期手术应相隔4~6
个月,在此期间可进行手指功能煅炼,如有屈肌腱粘连,尚需行肌腱松解术

图 12-9 指掌侧皮肤瘢痕切除,腹部皮管移植术

五、拇指内收畸形

　　轻度的拇指内收畸形常由虎口区皮肤挛缩所致,对于轻度的线性瘢痕挛缩可通过 Z 字成形术松解瘢痕开大虎口(参见第 6 章相关内容),对于片状的瘢痕挛缩可行瘢痕切除游离植皮术。严重的拇指内收畸形常有拇内收肌和第 1 背侧骨间肌的挛缩,此时应行拇内收肌切断并将第 1 背侧骨间肌从第 1 掌骨的附着点松解,以松解肌肉的拉力(参见第 11 章相关内容)。此时拇指内收畸形多可得到矫正,但长期的拇内收畸形可伴有拇指腕掌关节的内侧和背侧韧带的挛缩,影响第 1 掌骨的外展和对掌动作。因此,在彻底松解拇内收肌和第 1 背侧骨间肌后仍不能矫正拇指内收畸形时应对拇指腕掌关节内侧和背侧关节囊作松解。

拇指内收畸形松解后可与手背创面一起采用中厚皮片移植覆盖，但严重的手背瘢痕挛缩以及严重的拇指内收畸形时需行皮瓣或皮管修复。注意术后应采用支具牵引以维持并改善虎口挛缩。

需要注意一点的是，拇指内收畸形应以拇指外展的程度即第 1 掌骨头与第 2 掌骨头间的距离，而非拇指指尖与示指指尖之间的距离来衡量。有时，由于拇指不正常的强行拉开至桡偏的位置使拇指指尖与示指指尖距离增大，可造成虎口开大的假象，但此时拇指的实际活动仍然不佳。

六、手指残缺的虎口成形术

手部严重的烧伤可仅残留手掌而手指完全或大部缺失。此时可考虑行虎口成形术加深虎口，使手恢复一定的夹持能力。有时在条件允许的情况下可行个别手指的再造术以恢复拇指与其他手指的对指功能。

（一）第 2 掌骨残端移位虎口成形术

【适应证】

适用于所有手指缺损的严重畸形，而大鱼际肌功能尚完整者。

【手术步骤】

1、分别于第 1、2 掌骨和第 2、3 掌骨间的掌、背侧行如图所示切口。

2、修整第 1 掌骨远端并用钻头或小骨凿扩大第 1 掌骨的骨髓腔。然后在掌侧切口内游离并保护至示指基部的指动脉和神经束。

3、用小骨凿在第 2 掌骨中部呈台阶样截骨，然后将远端部分连同其背侧的皮肤，掌侧的血管神经束平移至第 1 掌骨，将其断端插入第 1 掌骨的骨髓腔内。根据是否能够维持稳定决定是否加用克氏针固定对合骨端。

4、相邻第 2、3 掌骨的侧方的皮缺损区用中厚或全厚皮片覆盖并打包固定(图 12-10)。

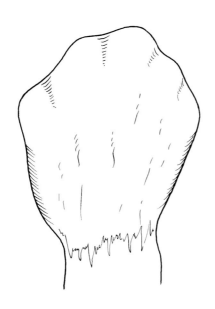

(1)伤手五指缺损，手背皮肤瘢痕

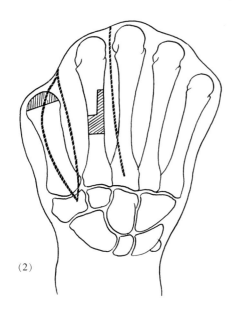

(2)

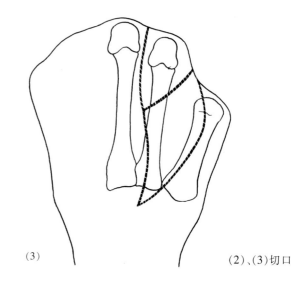

(3)

(2)、(3)切口

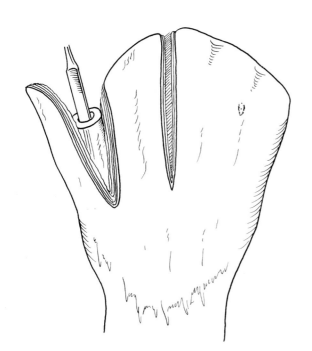

(4)扩大第 1 掌骨骨髓腔

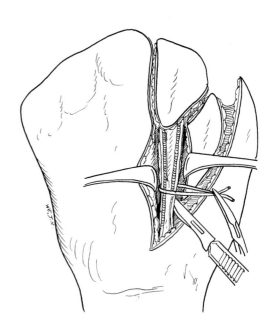

(5)在掌侧切口内游离至示指基部的指动脉与神经束

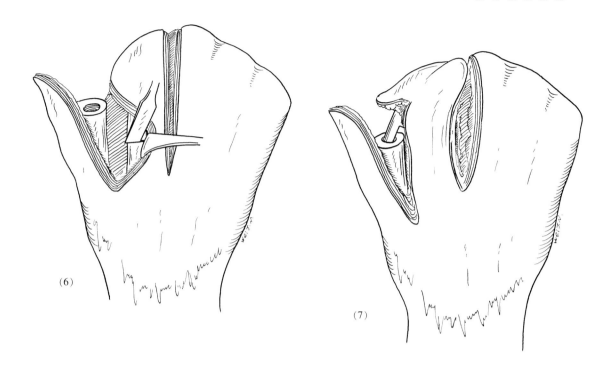

(6)于第 2 掌骨中部呈台阶形凿断掌骨;(7)将第 2 掌骨远端连同其背侧皮肤,
掌侧的神经血管束平移至第 1 掌骨,将其断端插入第 1 掌骨的髓腔内

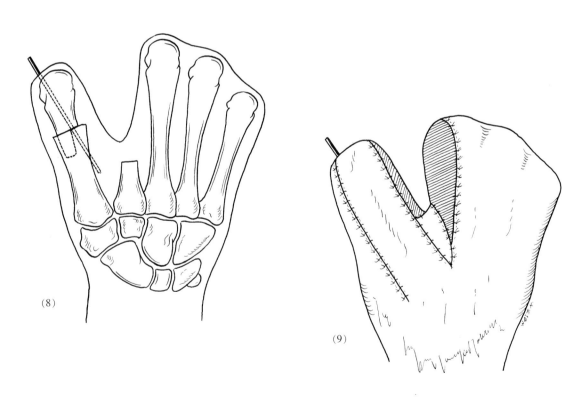

(8)用克氏针一枚固定接骨处,如第 2 掌骨远端插入第 1 掌骨内十分稳固则不需内固定;
(9)相邻第 2、3 掌骨侧方的皮肤缺损区,用中厚或全厚断层皮片修复

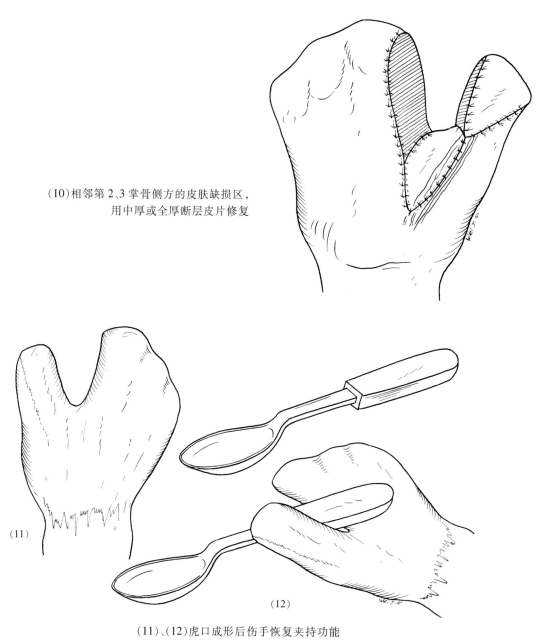

(10)相邻第 2、3 掌骨侧方的皮肤缺损区，
用中厚或全厚断层皮片修复

(11)

(12)

(11)、(12)虎口成形后伤手恢复夹持功能

图 12-10 第 2 掌骨残端移位虎口成形术

(二) 第 2 掌骨截骨虎口成形术

【适应证】

适用于拇指近节指骨尚有一定长度、其余手指缺损，而大鱼际肌功能完整者。

【手术步骤】

在第 1、2 掌骨间的掌、背侧分别行如图所示切口。将第 2 掌骨自近基底处切除，然后将皮瓣分别包裹第 1 和第 3 掌骨相对面，在近端所形成的皮瓣用以形成指蹼。如果有皮肤缺损，可以中厚或全厚皮片覆盖（图 12-11）。

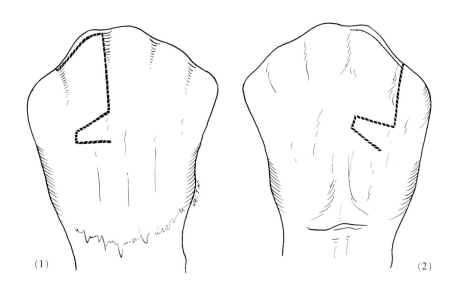

(1)、(2)切口

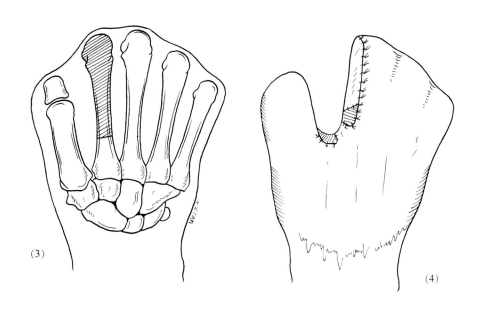

(3)截除第 2 掌骨至基底;(4)第 1、3 掌骨相对面直接缝合,如果有皮缺损则用皮片覆盖

图 12-11　第 2 掌骨截骨虎口成形术

■第二节　腕部电烧伤伴有动脉损伤的治疗

　　腕部电损伤的严重程度取决于受伤时的环境和电压的高低。严重的电烧伤通常是一侧上肢需要截肢,另一侧腕部烧伤伴有动脉栓塞,影响手的存活。为了保留有一定功能的伤手需制定正确和有效的治疗措施。

　　腕部电烧伤伴有动脉损伤的治疗原则是及时施行手术避免伤手缺血时间延长导致坏

死。手术的关键是彻底清创，切除一切失去活力的皮肤、肌肉、肌腱以及尺、桡动脉；争取保留正中神经、尺神经的完整性以及对手的运动功能有重要影响的深部肌肉，如指深屈肌和拇长屈肌。如果深部肌肉也严重受累，也应将其切除，将来在二期手术中应用肌腱移位或游离肌肉移植的方式修复功能。

术中应彻底切除被烧伤栓塞的尺、桡动脉，采用血管移植的方法尽快修复伤手的供血。关于创面的覆盖，最稳妥、迅速和有效的方法是采用腹部半埋藏皮瓣，一旦手术失败、发生肢体坏死，将伤手从腹壁取出，皮瓣缝回原处，不会给患者造成过多的损害。

【手术步骤】

1、正确判断软组织受累的范围，腕部电烧伤通常软组织受累的范围通常波及前臂远端2/3周径。

2、彻底清创，切除无生机的皮肤与肌肉组织，以及栓塞的尺、桡动脉。争取保留正中神经和尺神经的完整性，以及对手运动功能影响较大的指深屈肌和拇长屈肌。

3、彻底切除栓塞的尺、桡动脉，直至正常动脉。动脉近端应喷血良好，然后用稀释的肝素盐水冲洗手部远端的血管床。

4、根据缺损的长度于小腿部切取大隐静脉，如果尺、桡动脉缺损大，需从双侧小腿切取大隐静脉。注意应对静脉的远端（或近端）用缝线作标记。静脉切取后常有痉挛，需用肝素盐水作液压扩张。

5、将切取的大隐静脉移植至尺、桡动脉缺损处，注意将静脉倒置。8-0 或 9-0 无创线缝合血管。松血管夹后指端血运可逐渐恢复。如果出现血管痉挛，可使用罂粟碱或2%利多卡因局部应用。注意一定要保证血管吻合的质量。

6、用样布量取皮肤缺损的面积和形状，然后用该样布在同侧中、下腹标出皮瓣的位置、大小、本次手术需切开的皮瓣范围以及迟延术时的切口位置。注意皮瓣应比实际缺损略大。

7、掀起需将伤手创面半埋藏的皮瓣，在下次施行皮瓣迟延手术的切口位置用细线缝合标记。

8、彻底止血以防止术后血肿形成。将腹部皮瓣的边缘的皮下适当向中心拉紧缝合以缩小继发缺损的创面。然后先将伤手创面的尺侧缘与腹部皮瓣掀起后的创缘缝合，再将皮瓣覆盖腕部缺损并完成皮瓣缝合。伤口放置引流条。

9、术后4~5周，按照腹部原先用缝线标记的皮瓣延迟手术的切口切开皮肤、皮下直至腹壁筋膜浅层，彻底止血后作原位缝合完成皮瓣迟延手术。

10、皮瓣延迟术后2周将沿延迟手术的切口将腹壁另一端的皮瓣掀起，将伤手自腹壁内取出，由于此时腕部和前臂远端的掌侧多与腹壁的脂肪层形成瘢痕或是包埋于脂肪内，因此应注意小心分离以避免损伤吻合的血管。腹壁创面用游离植皮修复。

11、修薄皮瓣，将皮瓣覆盖原来埋藏于腹壁的腕与前臂下端的创面，并予缝合。

此外，也可采用双开门式的双蒂腹部皮瓣提供腕与前臂下端创面的覆盖。

【术后处理】

在血管移植、腹部皮瓣术后应常规应用解痉挛（如罂粟碱）和扩容药物（如低分子右旋糖酐），注意观察手指血运，并及时处理异常情况。术后 2~3 天拔除引流条，术后 2 周拆线（图 12-12）。

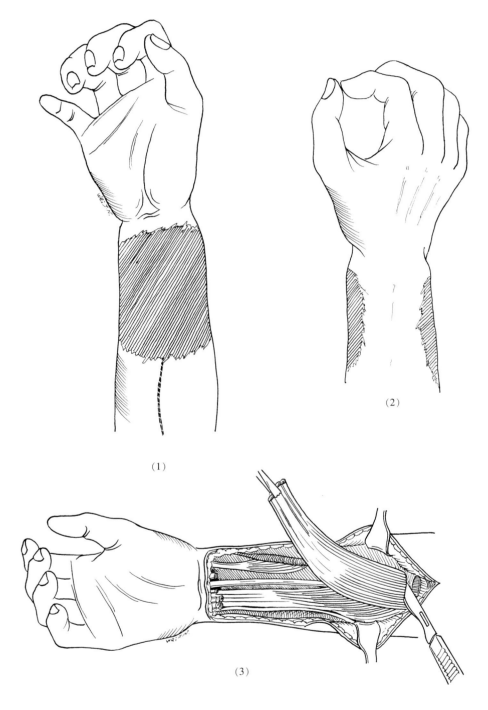

(1)

(2)

(3)

(1)、(2)腕部电烧伤通常软组织受累的范围波及前臂远端 2/3 周径；(3)彻底清创,去除坏死组织

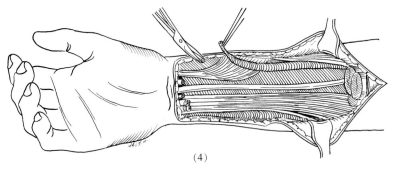

(4)

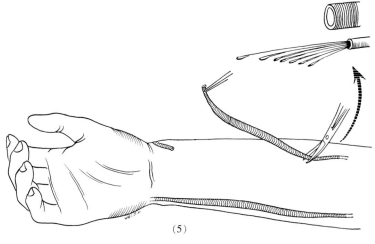

(5)

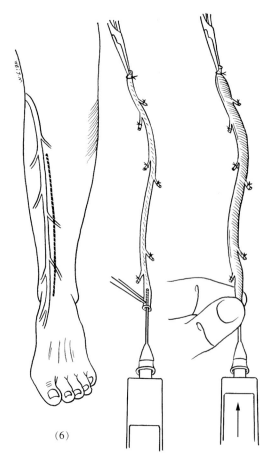

(6)

(4)、(5)彻底切除栓塞段的尺、桡动脉,直至正常动脉结构处,动脉近端应喷血良好,然后用稀释的肝素盐水冲洗手部远端的血管床;(6) 于小腿部切取大隐静脉,静脉切取后常有痉挛,需用肝素盐水作液压扩张,如尺、桡动脉缺损大,需从两侧小腿切取口径相仿的大隐静脉

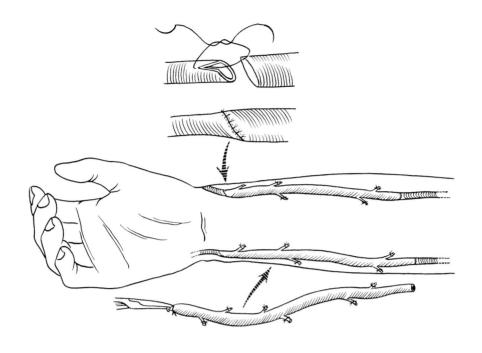

(7)将切取的大隐静脉移植至尺、桡动脉缺损处,请注意静脉的倒置

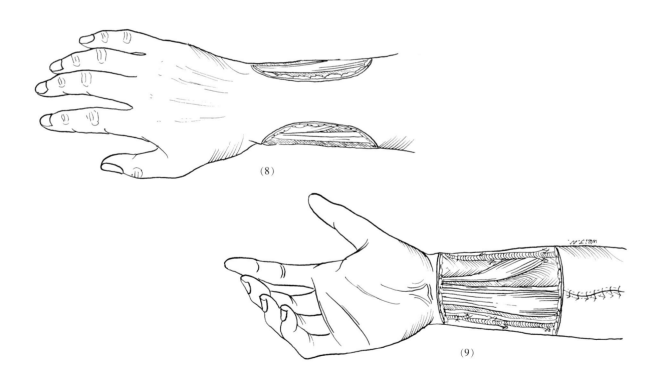

(8)、(9)腕部和前臂下端缺皮创面

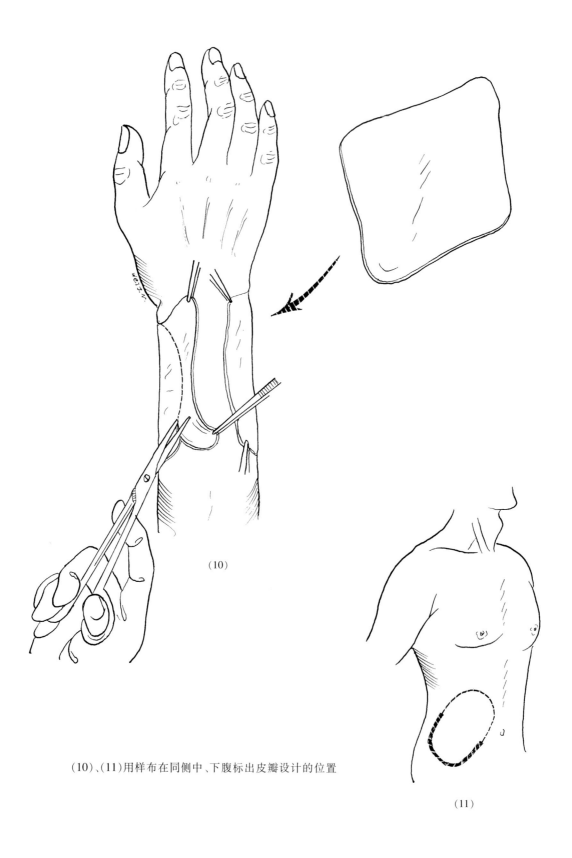

(10)

(10)、(11)用样布在同侧中、下腹标出皮瓣设计的位置

(11)

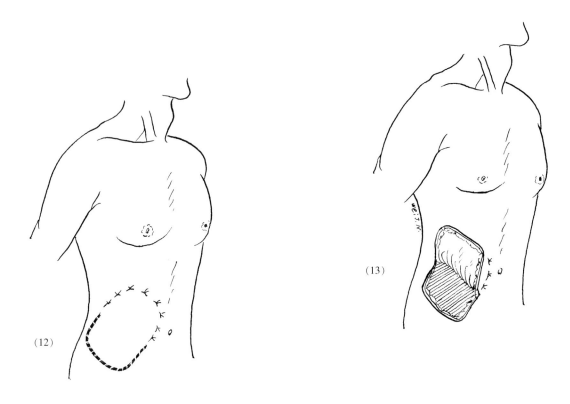

(12)

(13)

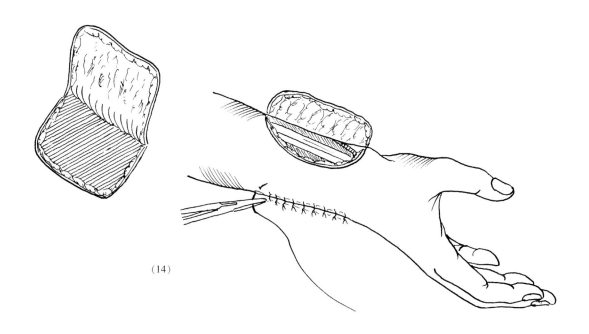

(14)

(12)、(13)掀起需将伤手创面施行半埋藏的皮瓣,用细线缝合标出下期施行皮瓣
迟延手术切口的位置;(14)将伤手创面的尺侧缘与腹壁皮瓣掀起后的创缘缝合

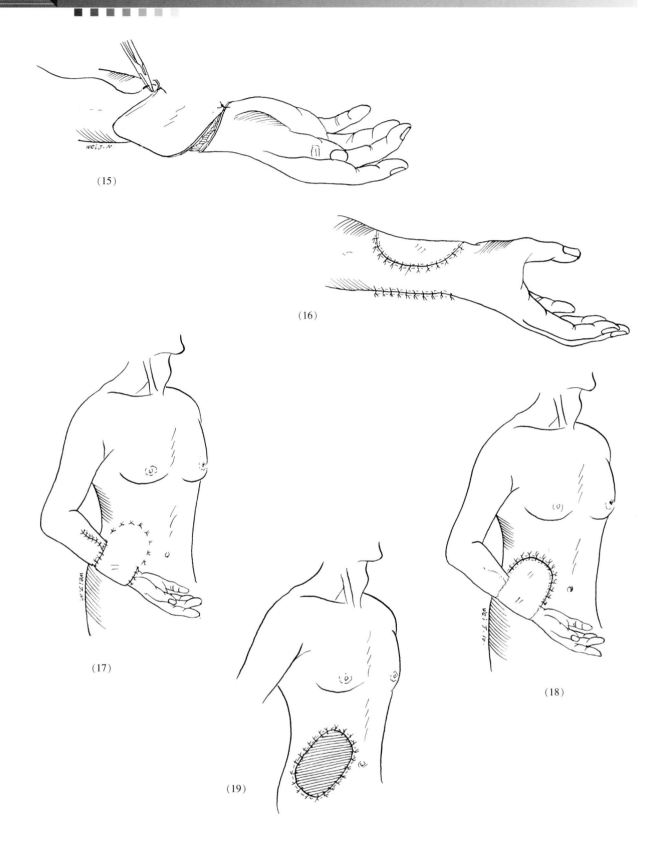

(15)

(16)

(17)

(18)

(19)

(15)~(17)完成半埋藏皮瓣的创面覆盖并予缝合;(18)术后 4~5 周,按照腹部原先用缝线缝合标出的皮瓣迟延手术的切口,切开皮肤、皮下直至腹壁筋膜浅层,然后作原位缝合,完成皮瓣迟延手术;(19)皮瓣迟延手术后 2 周将腹壁另一端的皮瓣掀起,将伤手自腹壁内取出,腹壁创面用游离植皮修复

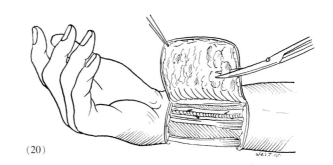

(20)

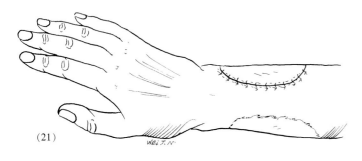

(21)

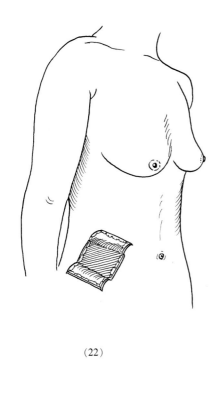

(22)

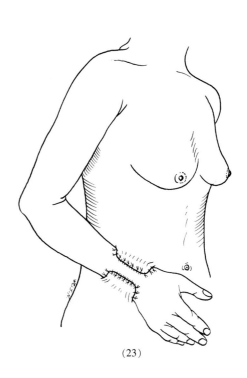

(23)

(20)、(21)修薄皮瓣,将皮瓣覆盖原来埋藏于腹壁的腕与前臂下端的创面,并予缝合;

(22)、(23)另一种用双开门的双蒂皮瓣提供腕与前臂下端创面覆盖的方法

图 12-12　腕部电烧伤伴有动脉损伤的治疗

■ 第三节　颈部和腋部放射性烧伤的手术治疗

颈部和腋部放射性烧伤通常发生于胸、腹腔肿瘤切除和乳癌根治术后的辅助放射治疗中，对于敏感的人群或放射剂量的加大容易发生因放疗导致肢体神经麻痹和静脉、淋巴回流障碍，直至肢体功能的完全丧失。肢体神经的损害主要是由于放射线照射后造成的神经血管周围的软组织缺血、纤维瘢痕化继而对神经和血管形成绞窄引起神经麻痹和肢体血流动力学的改变。神经麻痹的症状一般发生于放疗后的 3~4 个月，并呈渐进性加剧，开始时只是局限于手或前臂某一神经分布区的麻木、疼痛，继而发生运动肌不同程度的麻痹。肢体麻痹的严重程度取决于放射的剂量和时间，当肢体发生运动肌麻痹时如患者全身情况稳定，及时手术松解神经，其手术疗效较好。但许多临床医生以为是肿瘤复发的征兆，加大放疗剂量和延长放疗时间，使神经损害进一步加重。严重的病例表现为局部溃疡形成，肢体运动肌功能完全丧失，部分患者肢体发生静脉、淋巴回流障碍，水肿严重，形成一个严重肿大、有极大痛苦的赘生物。对于这种治疗无望的病例应根据情况行肩关节离断术。在施行瘢痕切除，神经血管松解手术中，术者及助手均应做到操作轻柔，任何的粗暴分离均会增加术后神经麻痹的程度。术中松解瘢痕如果不可避免的发生腋动脉或腋静脉损伤，需及时缝合、修补或作血管移植，修复肢体良好的动脉供血和静脉回流。部分患者术后会有暂时性的神经麻痹加重，可用神经营养药物和辅助康复治疗，数月后将逐渐恢复功能。

一、颈部臂丛神经放射性烧伤的手术治疗

【适应证】

如前所述，在放疗后 3~4 个月出现神经麻痹的症状说明神经功能损伤，经短时间观察没有缓解甚至加重，说明神经周围纤维瘢痕化严重，绞窄形成。此时如患者情况允许，应及早行神经松解术。

【手术步骤】

1、在颈部放射瘢痕与周围正常组织间行切口并切除瘢痕组织，分别向远端和近端延长以暴露正常的神经组织。

2、从附加切口处掀起三角形皮瓣，显露前斜角肌深层及锁骨下正常的臂丛神经根和神经干部分。

3、用尖的蚊式止血钳从正常的臂丛神经干向近端轻柔分离神经周围的瘢痕组织，并逐一予以切除，用雕刻式的方法将神经从瘢痕组织中分离出来。分离出来的臂丛神经，如其外膜纤维瘢痕化肥厚，需作纤维化神经外膜切除术。

4、彻底止血，瘢痕切除后的创面可通过局部旋转皮瓣覆盖，继发缺损可使用取自腹股沟的中厚断层皮片或厚断层皮片覆盖并打包固定。切口放置引流条。

【术后处理】

术后 2~3 天拔除引流条，1 周后拆线。常规应用神经营养药物，并辅以康复治疗以促进神经功能的恢复（图 12-13）。

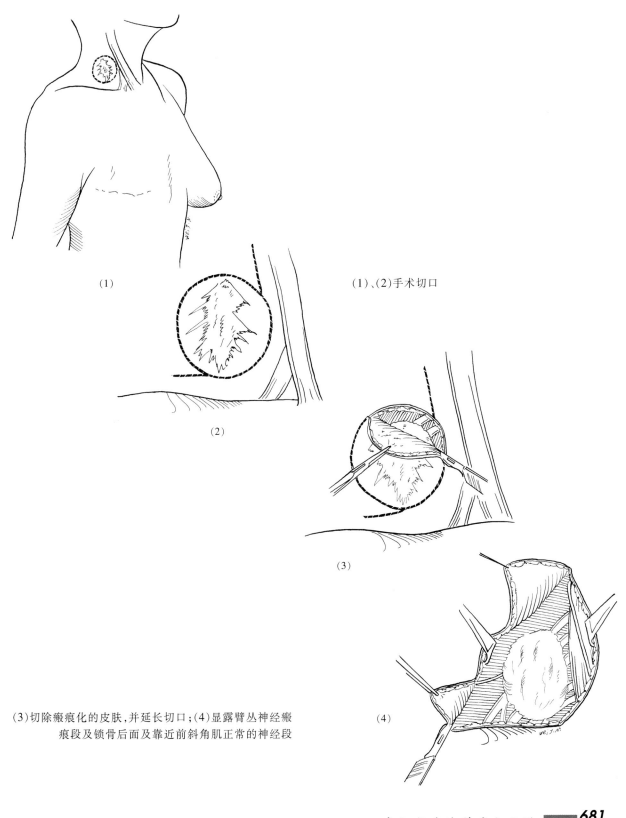

(1)

(2)

(1)、(2)手术切口

(3)

(3)切除瘢痕化的皮肤,并延长切口;(4)显露臂丛神经瘢痕段及锁骨后面及靠近前斜角肌正常的神经段

(4)

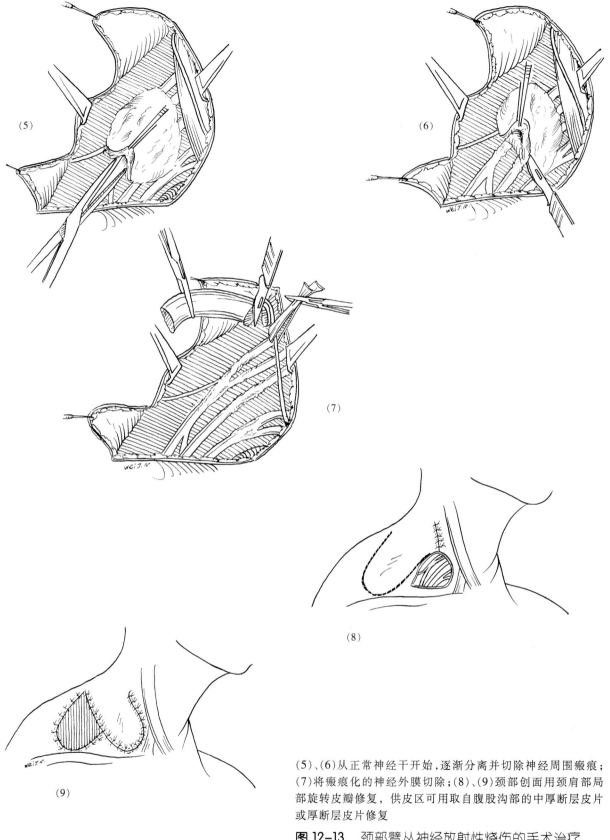

(5)、(6)从正常神经干开始,逐渐分离并切除神经周围瘢痕;
(7)将瘢痕化的神经外膜切除;(8)、(9)颈部创面用颈肩部局部旋转皮瓣修复,供皮区可用取自腹股沟部的中厚断层皮片或厚断层皮片修复

图 12-13 颈部臂丛神经放射性烧伤的手术治疗

二、腋部臂丛神经放射性烧伤的手术治疗

【适应证】

同"颈部臂丛神经放射性烧伤的手术治疗"。

【手术步骤】

1、沿瘢痕的边缘的切口皮肤并分别向远、近端延长。

2、切除瘢痕，沿肌间沟处的附加切口将远、近端正常的神经干显露出来，用尖头的蚊式血管钳沿神经干逐渐分离神经周围的瘢痕，并逐一切除。注意在分离切除神经、血管周围的瘢痕组织时操作必须轻柔、细致，避免损伤血管和加重神经损伤。

3、神经从周围瘢痕分离出来后如外膜呈纤维增厚，需轻柔地切除纤维化的神经外膜，彻底松解神经。如在操作中损伤了腋动脉或腋静脉，应及时缝合、修补血管，或施行血管移植修复，以恢复肢体的供血和静脉回流。

【术后处理】

同"颈部臂丛神经放射性烧伤的手术治疗"(图 12-14)。

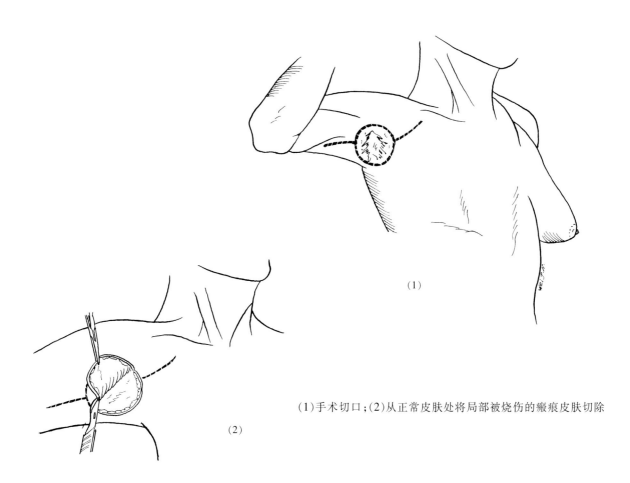

(1)

(2)

(1)手术切口；(2)从正常皮肤处将局部被烧伤的瘢痕皮肤切除

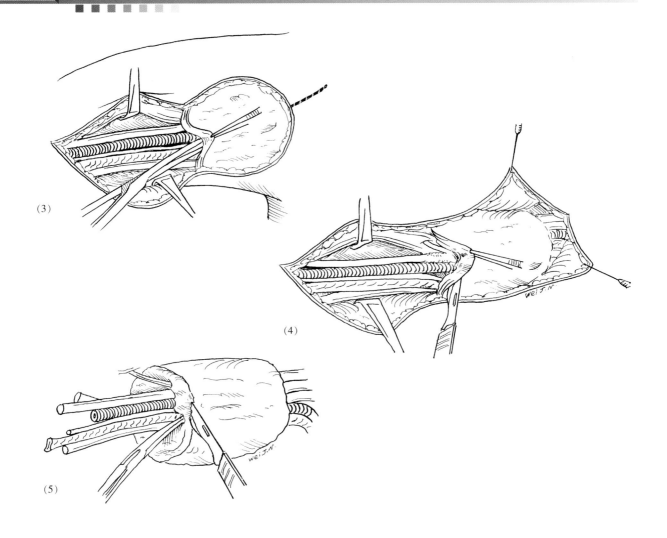

(3)

(4)

(5)

(3)~(5)从正常神经干开始逐渐将神经干从瘢痕中分离出来,切除瘢痕组织

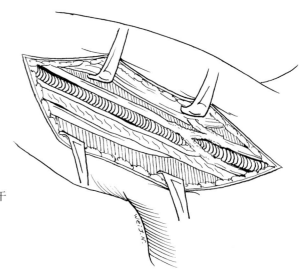

(6)切除瘢痕化的神经外膜,彻底松解神经干

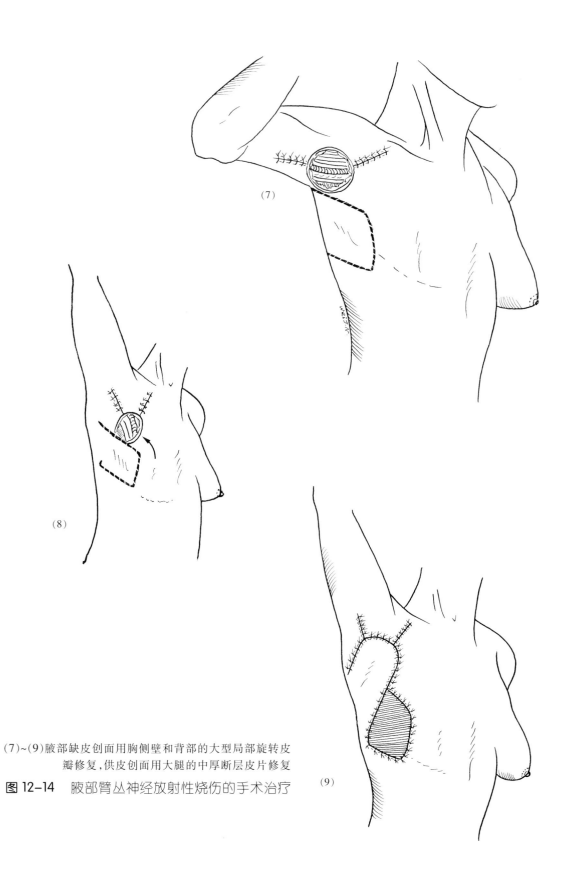

(7)

(8)

(7)~(9)腋部缺皮创面用胸侧壁和背部的大型局部旋转皮
　　　　瓣修复,供皮创面用大腿的中厚断层皮片修复

图 12-14　腋部臂丛神经放射性烧伤的手术治疗

(9)

CHAPTER **13**

断指、断肢再植术与血管损伤

第*13*章

　　断肢（指）再植术是创伤和血管外科知识和技术的综合利用，为了胜任这一工作，术者必需熟练掌握肢体各种组织损伤修复的原则和方法，同时还必需具有熟练的小血管吻合技术和血管外科的相关知识，其中包括断肢（指）术中、术后可能发生的血管危象的判断和处理方法。

　　在断肢（指）再植术中除遵循彻底清创、尽可能修复伤肢（指）各种组织的解剖连续性和妥善闭合伤口的原则外，最关键的手术步骤是血管的修复，换言之，血管的修复成功与否是断肢（指）再植成功的关键，因此要求术者在平时多做小血管吻合训练，以便获得娴熟的修复技巧。为了使伤肢（指）始终有充足的动脉供血和充分的静脉回流，静脉吻合的数量需较动脉多，如吻合静脉的数量遇到困难，则需设法修复口径较大的静脉，以满足静脉回流的需要。在修复动脉时，一定要在近端动脉喷血良好的情况下吻合动脉。如喷血不好，其近端可能有动脉痉挛、栓塞或动脉被筋膜压迫等，应设法解决。动、静脉的吻合一定在无张力下进行，如有张力或血管缺损，应采用静脉移植的方法来解决。

　　在断肢（指）再植术中，常发生血管危象，有时原因很难查明，术者应结合自己的临床经验和掌握的有关知识，做多方面的尝试，寻求解决的办法。断肢（指）再植的成功常常贯穿在术者的信心、毅力和再坚持一下的努力之中。

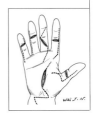

第一节 血管缝合法

血管吻合的质量是断肢、断指再植以及血管损伤修复成败的关键。因此，必须熟练地掌握血管缝合技术，用严格的无创操作进行精细的血管吻合，以求高质量地完成再植手术。为了提高血管吻合的通畅率，在血管吻合过程中，应严格遵守以下原则：①在正常的血管处吻合血管；②近端有充足的血流；③吻合口的血管口径必须基本一致。④吻合后血管无张力。⑤正确和稳妥的缝合技术。

一、小血管的端端缝合法

（一）两定点缝合法
【手术步骤】

1、严格的清创和分离血管 应去除血管周围的脂肪组织以及其他挫伤或污染组织；然后将待接血管作无创分离，远、近端各游离1cm左右，便于放置血管夹及缝合时的血管翻转。

2、修整血管断端 去除受损血管，并将断端修剪平整，然后清除距管口2~3mm范围内的血管外膜表面的疏松结缔组织（即常说的血管外膜）。此时应检查判断血流情况，动脉的近心端应呈搏动性喷射状出血。如果近端动脉出血压力较低，动脉吻合后易形成血栓。应进一步清理血管壁。血管的损伤可以从下列几种现象进行辨认：①血管的外膜和内膜被捻挫，不完整。②管壁内有血肿形成。③管腔内有血栓形成，血栓与血管内膜粘附较紧密，用血管镊子夹出血栓后，可以看见血管内膜有破损。④在冲洗血管时，如血管内膜有破损，冲洗液溢入血管壁，可形成血管外膜下积水，呈半透明状局限性膨隆。

3、冲洗断端管口 用血管夹夹住两血管断端，用肝素盐水（肝素12 500u加生理盐水200ml）冲洗，以便使管口张开，便于吻合。同时可将组织碎沫、残存的血液等从管口内冲洗掉。

4、血管吻合 在吻合口0°和180°各缝合一针作为固定牵引线，可用外膜进针法，也可用内膜进针法，注意保持管口的平整及内膜外翻。然后在该两针之间的中点进行缝合，并将其作为牵引线在其间等边距和等针距缝合。一般讲，缝合血管的边距应为管壁厚度的1~2倍，针距是边距的2~3倍。缝合的边距和针距应以缝合后不漏血为原则，但也不宜缝合过于密集，以免增加栓塞的机会。

缝合一侧血管后，翻转血管夹和血管，并交换牵引线的位置，将血管翻转至未缝合一侧。先用肝素盐水冲洗管口并直视下确认未缝及管壁，然后以同样的方法缝合血管（图13-1）。

5、松血管夹 血流可逐渐恢复，如果血管痉挛仍较明显，可局部应用2%利多卡因或罂粟碱稀释液湿敷吻合口。观察血管搏动情况、再植肢体断面出血以及再植肢体皮肤是否逐渐红润，毛细血管充盈良好。如果不能确认吻合口是否通畅，可使用勒血试验检查。其方法是用两把血管镊同时将邻近吻合口远侧的血管轻轻夹住，压瘪其管腔，把远侧的那把镊子向远端勒过 1~2cm，使两把镊子之间的那断管腔没有血液，然后放开近侧的血管镊，远侧那把仍然夹住，如血液不能经吻合口迅速充盈被压瘪的动脉段，即表示吻合口不通畅有血栓形成；反之，动脉血流经吻合口并迅速充盈被压瘪的血管段，即表示吻合口通畅良好，无血栓形成（图 13-2）。

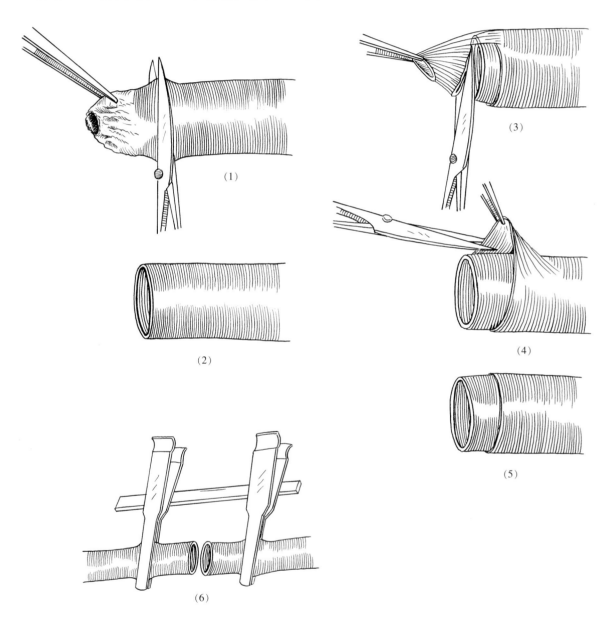

(1)、(2)去除受损血管,并将断端,修剪平整;(3)~(5)清除吻合口 2~3mm 范围内的血管外膜表面的
疏松结缔组织;(6)用血管夹夹住两断端,并使其相互靠近

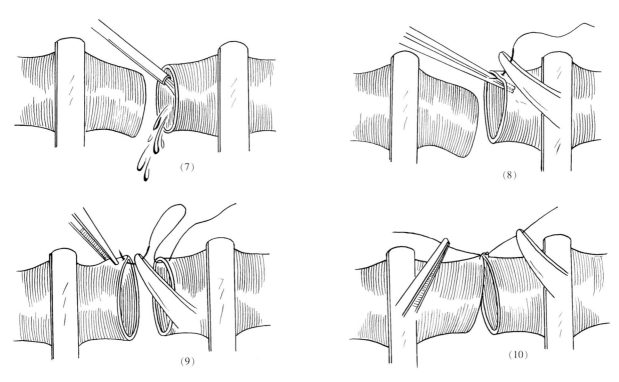

(7)用肝素盐水冲洗血管断端;(8)~(10)将血管摆放平整后,分别于 0°和 180°位缝合血管

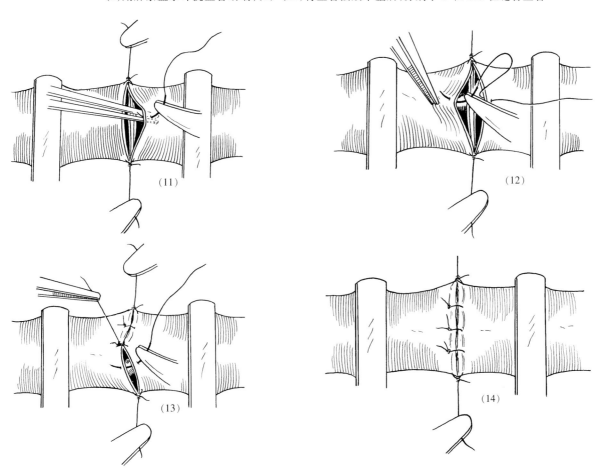

(11)~(14)以上述两针为牵引线,在其间以合适的边距和针距缝合血管的一侧

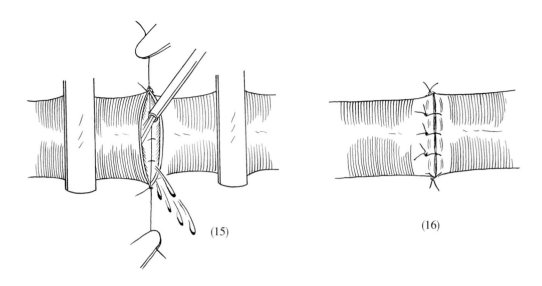

(15)、(16)翻转血管,以同样的方法缝合另一侧血管壁,缝合前用肝素盐水冲洗管口,并确认缝合质量

图 13-1　两定点缝合法

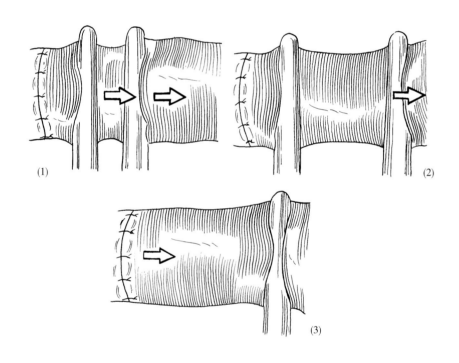

(1)用两把镊子夹住吻合口远端附近的血管壁;(2)将远端的那把镊子向远端勒过
1~2cm;(3)松开近端镊子,远端镊子仍夹住,观察压瘪血管段的充盈情况

图 13-2　勒血试验

(二)三定点缝合法

在血管周径上,每隔60°缝合一针,形成等距的三定点牵引,然后在三点之间做间断缝合。此法可避免缝合到对侧管壁,但却难以做到真正等距缝合,故会使针距不均匀(图13-3)。

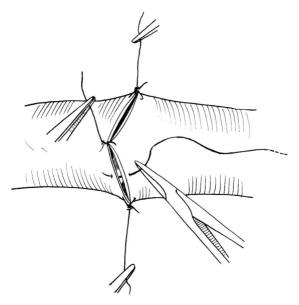

先在管壁上每60°作一针缝合，然后在三点间作间断缝合

图 13-3　三定点缝合法

（三）先缝合后壁法

适用于吻合口附近有血管分叉，血管不易翻转的情况。方法是先从血管后壁的一侧开始缝合，然后再向前缝合。这种缝合的优点是每一针都能看清管腔，避免缝合到对侧壁。缺点是针数不易掌握，针距、边距也难达到均匀一致（13-4）。

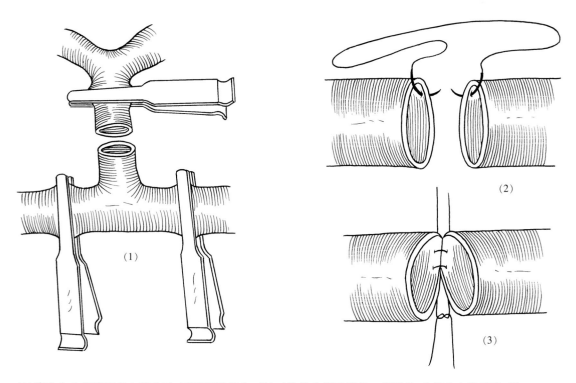

(1)待吻合血管附近有血管分叉,不易翻转缝合;(2)~(5)从血管后壁的一侧开始,先缝合血管后壁,再向前缝合血管前壁

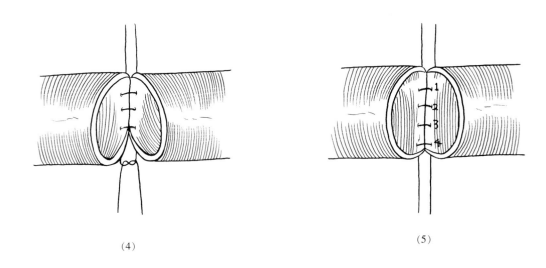

图 13-4 先缝合后壁法

(四) 异口径缝合法

当血管口径差异较大，直接端端缝合会造成口径大的一侧血管形成裂隙，容易导致漏血现象。可将口径较小的血管剪成斜口，必要时还可进一步将其斜口纵向剪开，然后将血管相互对合后缝合 (图 13-5)。

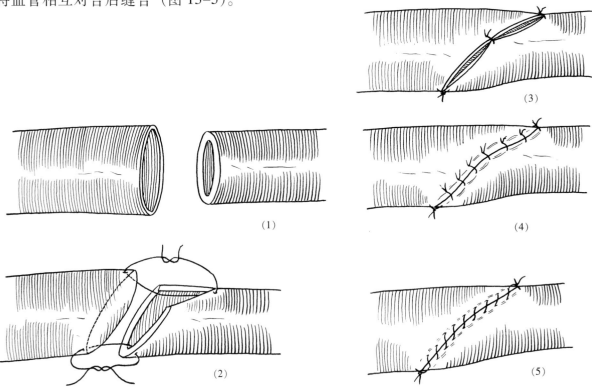

(1)口径差异较大的血管待吻合;(2)先将小口径血管剪成斜口,如果必要还可将血管进
一步纵向剪开;(3)~(5)缝合修整后的血管

图 13-5 异口径血管缝合法

二、　小血管端侧缝合法

该方法主要适用于血管两端口径差异较大，或近端血管为肢体的主要血管，不宜切断行端端吻合的情况。

先将要作侧壁切口的血管表层疏松结缔组织剥离，在计划开口处，先用尖刀片适当切开管壁，用弯剪剪除适量管壁，血管侧壁即形成椭圆形口。也可用 7-0 无创线按所要作切口的纵径穿过血管壁，稍加牵提后，剪除血管壁，获得椭圆形裂口。然后将端侧吻合的血管壁断端剪成斜面，斜面的角度应与侧壁切口的血管纵轴成 45°左右夹角。然后按端端缝合法缝合血管（图 13-6）。

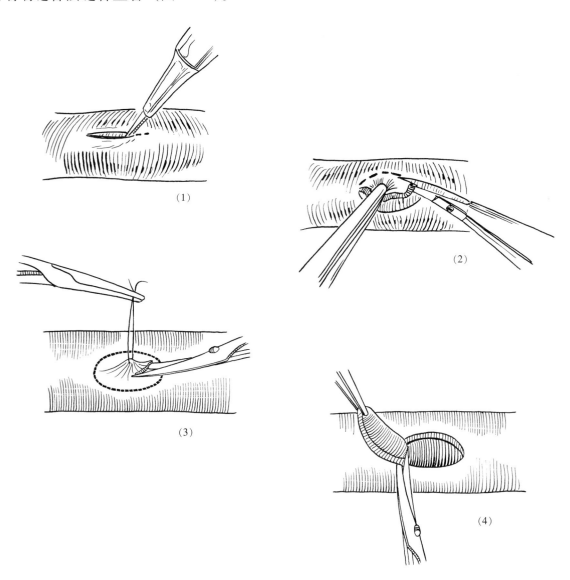

(1)

(2)

(3)

(4)

(1)、(2)先用尖刀片适当切开管壁,然后将血管挑起后剪成椭圆形口;(3)、(4)也可用无创线将待剪管壁处提起,用剪刀修出椭圆形口

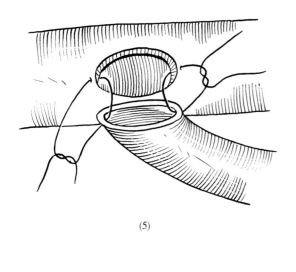

(5)

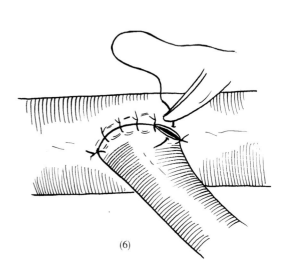

(6)

(5)~(6)按端端血管缝合法先缝合一侧管壁

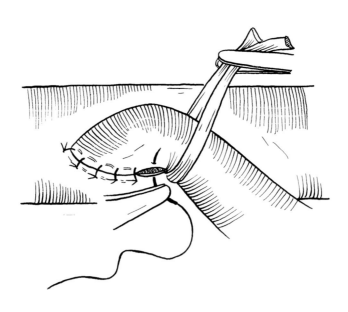

(7)翻转后缝合另一侧管壁

图 13-6 血管的端侧缝合法

三、大血管缝合法

大血管的缝合方法基本类似于小血管，所不同的是大、中血管往往位置深，连续缝合不但便于操作，节省缝合时间，而且吻合口很少发生漏血现象，但有缩窄吻合口的作用。断端的吻合先在 0°和 180°各缝合一针，保留缝合针线，然后用该两针线按适当的边距和针距进行连续缝合，分别与对侧缝线打结（图 13-7）。为增加缝合的可靠性，也可在 90°和 270°位各加一针，按上述方法连续缝合（图 13-8）。为减少管壁内翻的情况，还可采用褥式缝合法每隔 60°各缝合一针，然后在其间作连续缝合（图 13-9）。

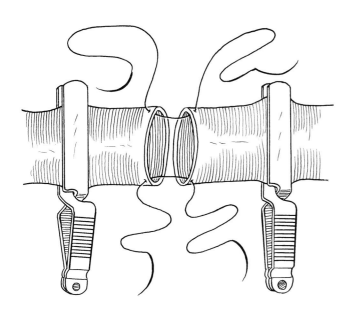

(1)先在 0°和 180°位各缝合一针,保留缝针、缝线和线尾

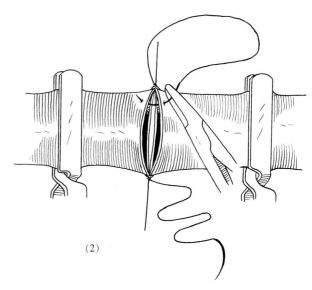

(2)

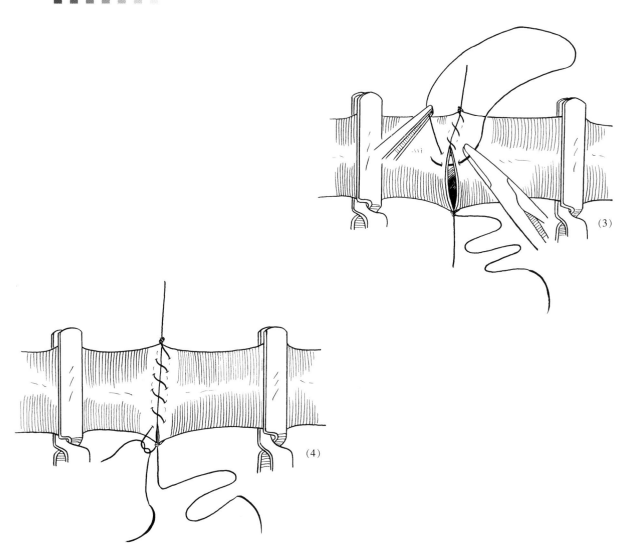

(3)

(4)

(2)~(4)先在一侧作连续缝合,与另一侧线尾打结

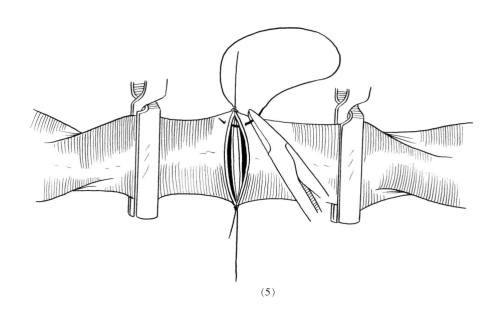

(5)

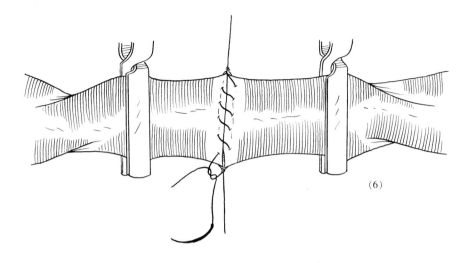

(6)

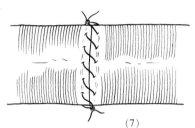

(7)

(5)~(7)翻转血管后在另一侧血管作连续缝合

图 13-7 两定点连续缝合法

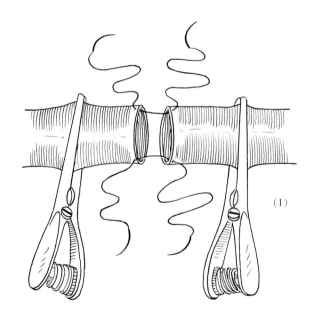

(1)

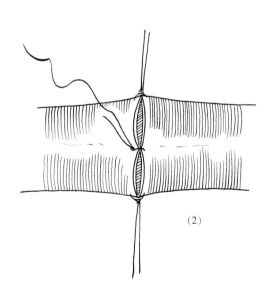

(2)

(1)先分别在0°和180°位各缝合一针,保留缝线、缝针和线尾;(2)再分别在90°和270°以相同方法各缝合一针,保留缝针、缝线和线尾

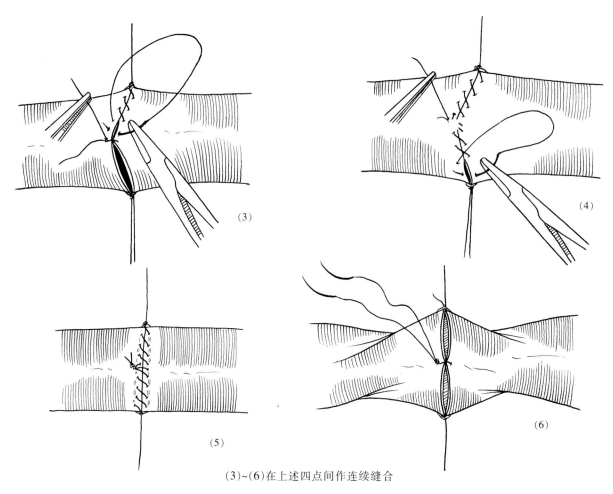

(3)~(6)在上述四点间作连续缝合

图 13-8 四定点连续缝合法

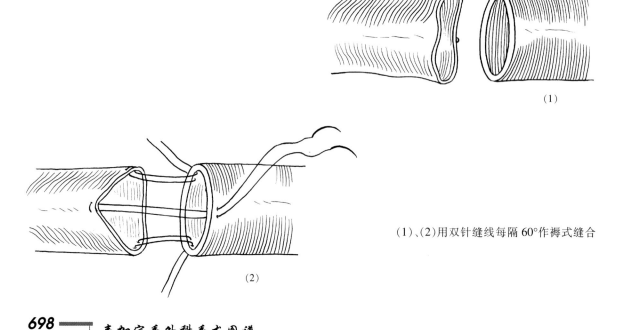

(1)、(2)用双针缝线每隔 60°作褥式缝合

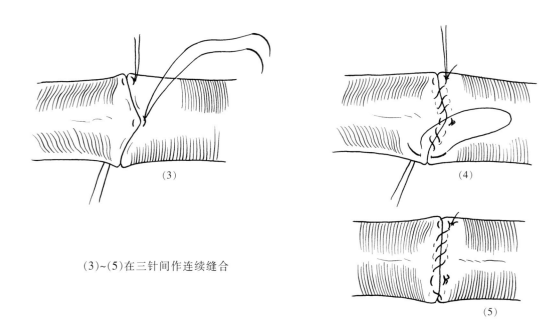

(3)

(4)

(3)～(5)在三针间作连续缝合

(5)

图 13-9　褥式连续缝合法

第二节　断指再植术

【适应证】

参照 1988 年全国显微外科会议和 1995 年全国断指再植专题研讨会议精神，断指再植的适应证可以概括为：

1、全身情况允许，血小板计数及出、凝血时间正常的青壮年患者。

2、一手多指离断，有再植条件者应力求全部再植，但应首先再植具有主要功能的手指。

3、末节断指，只要在显微镜下能找到适于吻合的动脉、静脉，且软组织无明显挫伤，应予再植。特别是拇、示、中指的末节离断。

4、单指离断中，拇指应努力再植，而环、小指可根据患者年龄、职业及意愿决定再植与否。

5、小儿断指只要条件允许，均应尽量再植。

在选择断指适应证时，遇到如下几种情况，一般可考虑不做再植：

1、患者有全身性疾病或年龄过大，不允许长时间进行手术或有严重的出血倾向者。

2、断指的远、近端手指有多发骨折及严重软组织挫伤，手指毛细血管床严重破坏者。

3、断指经强烈防腐、消毒液体或高、低渗液体长时间浸泡者。

4、断指发生于夏季，离断时间过长，且术前未经冷藏，创面污秽腐臭者。

5、多发性手指撕脱损伤造成血管神经肌腱从近或远端抽出较长，无条件作血管移植或移位吻合者。

6、精神不正常者。

7、本人无再植要求或经治医院的设备、技术达不到要求者。

总之，断指再植的适应证是相对的，随着时代的发展及医疗技术的进步会不断有新的变化和发展。

【断指的保存】

运输中的保存可参见第1章第一节。对于多指离断损伤，术中清创完毕后待再植的断指，用浸有生理盐水溶液的湿纱布包裹，再用数层无菌纱布包裹，置4℃冰箱内暂存。

【手术步骤】

1、断指的远、近端均应做彻底的清创。尤其是不全离断的情况下，不能因可能影响血管吻合而不作彻底清创，否则容易导致感染的发生。

2、清创后创面可用灭菌生理盐水、3%过氧化氢溶液和碘伏分别洗涤1~2遍，然后于断指远、近端的两侧方作纵行附加切口，将远、近端掌、背侧的软组织轻柔掀起，将皮缘用缝线在该位置作适当固定。显微镜下分离远、近端可供吻合的动、静脉。根据具体情况对指骨作适当短缩后将远、近端用软细钢丝或其他方式作适当内固定。也可分别在断端的掌、背侧的远、近端分别行斜行反向附加切口将皮瓣掀起，以暴露和分离相应结构。这样在缝合伤口时将皮瓣相互交叉，以Z字成形法缝合，可以有效缓解环形缝合口对静脉回流和动脉供血的影响。

3、缝合伸肌腱，11-0无创线吻合分离出的指背静脉，一般吻合2~3条为宜。如果可以找到远、近端的静脉弓，可将其切断后作吻合以增加血液的回流量。缝合指背伤口，注意皮缘不能内翻，尤其是血管吻合处，以避免压迫吻合血管。

4、缝合指深屈肌腱，11-0无创线吻合分离出的指动脉。拇指、示指和中指的尺侧指固有动脉，环、小指的桡侧指固有动脉为各指的优势动脉，在断指再植时应优先考虑吻合这些动脉。为保证断指的成活率，减少术后血管危象的发生机会，只要具备条件，应同时修复两侧的指动脉。如果清创后只有优势侧指固有动脉可直接吻合时即优先吻合，另一侧暂时旷置。如果只有非优势侧指固有动脉能吻合时，可根据吻合后手指血液循环重建的状况决定是否采用血管移植的方法来修复优势侧指固有动脉。如果手指两侧指固有动脉同时缺损，可切取前臂静脉或另一侧指动脉来修复优势侧指动脉。

5、9-0无创线缝合指神经外膜，根据神经粗细一般吻合2~4针。当指神经缺损时，可采用神经移植或神经移位吻合的方法。为使手指恢复满意的感觉功能，两侧的指神经应同时修复。如果一侧或两侧指神经缺损过多，可修复感觉功能重要一侧的指神经。拇指、小指的尺侧和示中环指的桡侧感觉功能较重要，应优先修复。

6、术中血管危象的处理 术中血管危象以动脉危象多见，尤其是吻合单侧动脉时。动脉危象的表现是已重建血循环的手指色泽由鲜红变为苍白，毛细血管反应消失，手指发凉、干瘪、张力减小，指端侧方切开后无出血现象。静脉危象表现为远端创面有暗紫色血液渗出，指腹张力较大，指端肤色变为暗红。应按不同情况，分别进行处理。

（1）术中血管缝合后发生血管痉挛，如果因局部疼痛所致可追加麻醉药物；可局部用温热盐水或温热的 2% 利多卡因或 3% 罂粟碱溶液湿敷，多可缓解痉挛，如遇顽固性痉挛，可对痉挛段血管的外膜做局部松解或切除或在血管外膜注入少量罂粟碱，并作持续湿热敷等综合处理，痉挛均可解除。如果指端血运仍未恢复，应考虑血管栓塞。

（2）动脉栓塞：术中栓塞一般都发生在吻合口附近，常是由于对血管损伤段未作彻底清创或吻合质量欠佳造成。处理方法为切除栓塞段，用肝素氯化钠溶液冲洗血管，清理管腔内的血凝块、纤维条，见血管吻合口光滑，无漂浮物后重新缝接血管。如果血管缺损，可取同侧腕掌侧口径相似的小静脉移植予以修复。

（3）静脉栓塞：常是由于清创不彻底或缝合质量差而引起。遇静脉栓塞时均需将栓塞段切除，重新缝合，或将静脉重新搭配后加以缝合。静脉如有缺损，也需作同口径的小静脉移植。

7、缝合伤口，如再植时采用侧方附加切口，在断指恢复血液循环后远端发生肿胀，侧方切口缝合有张力，常需要行减张性游离植皮。

8、伤口缝合完毕后应对伤手用温热盐水清洗，洗去血渍，创口覆盖凡士林纱布，外面敷以多层干纱布和绷带包扎，注意不可过紧。将手指远端外露以便观察皮肤颜色、肿胀情况、皮温和毛细血管充盈反应。外层再以棉垫包裹。手指至前臂中段用石膏托将手制动在功能位（图 13-10）。

【术后处理】

1、术后应适当抬高伤肢，以利静脉回流，防止和减少肢体的肿胀，禁止侧卧，以防肢体受压，影响动脉供血和静脉回流。

2、应用 60 或 100 瓦照明灯，距离 30~40cm 照射局部，使局部的血管扩张，以改善末梢血液循环。术后 3~4 天内进行持续照射，以后可以在早晨、夜间室温较低时照射，

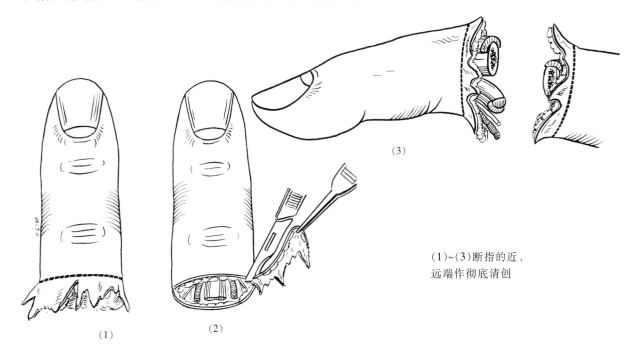

(1)

(2)

(3)

(1)~(3)断指的近、远端作彻底清创

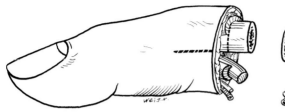
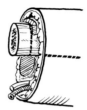

（4）短缩近、远端指骨，并在断指近、远端的侧方作一个纵形附加切口

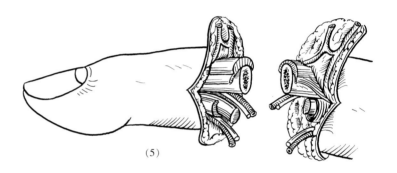

（5）

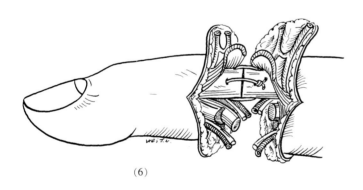

（6）

（5）将近、远端掌、背侧的软组织轻柔掀起，即可清晰显露断指近、远断端的解剖结构；
（6）用细软钢丝以环扎方式固定指骨

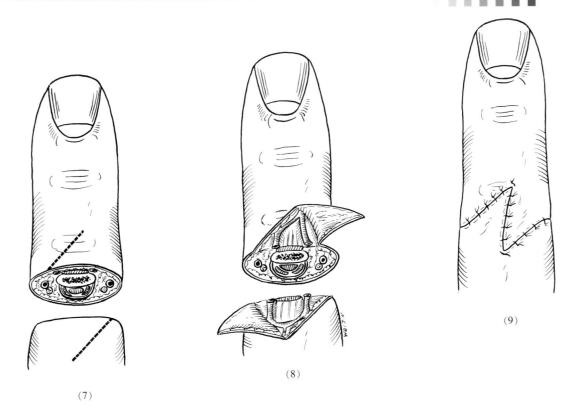

(7)~(9)背侧显露静脉和伸肌腱,也可用两个反向斜切口,将皮瓣掀起,在断指再植缝合伤口
时,用 Z 字成形法缝合,可以有效地缓解环形缝合口对静脉回流的影响

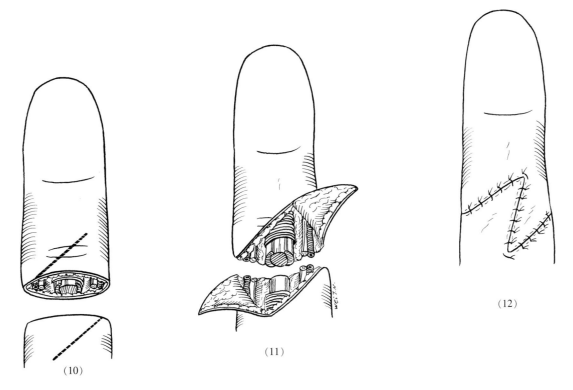

(10)~(12)断指掌侧也可以用两个反向斜切口显露其断端指动脉、指神经和指屈肌腱,在
伤口缝合时用 Z 字成形法缝合,可缓解环形缝合口对指动脉供血的影响

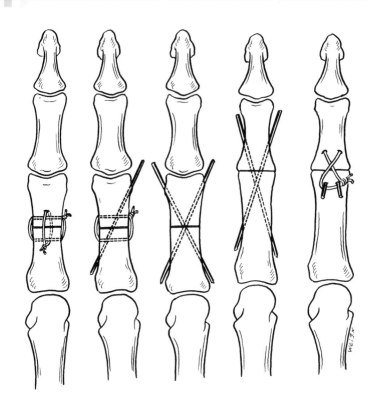

(13)各种断指骨支架修复的方法

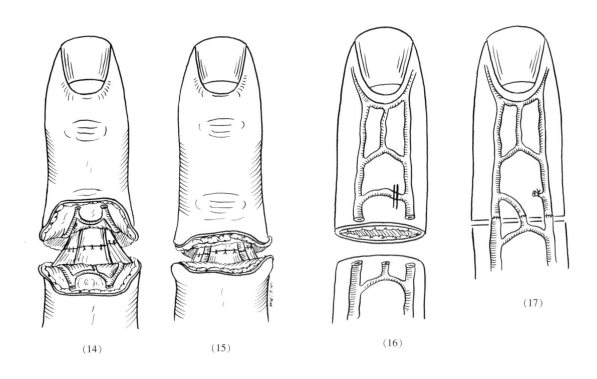

(14)　　　　　　　　(15)　　　　　　　　(16)　　　　　　　　(17)

(14)缝合断指背侧伸肌腱;(15)吻合断指背侧静脉;(16)、(17)可以将断指远端的静脉弓切断,
与近端的静脉弓分支吻合,可增加血液回流量

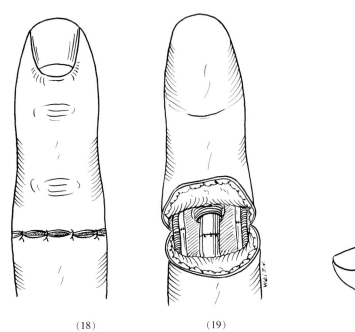
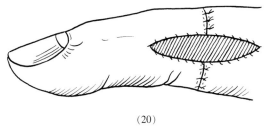

(18) (19) (20)

(18)缝合指背伤口,放置橡皮引流条;(19)缝合断指的指深屈肌腱、指神经、吻合指动脉;(20)如再植时采用断指近、远端侧方的附加切口显露断端的解剖结构,在断指恢复血循环后远端发生肿胀,侧方切口缝合有张力,常需要行减张性游离植皮

图 13-10 断指再植术

术后 1 周左右即可停用。在伤肢血液供应较差的情况下，则不宜使用烤灯，否则会增加局部组织的代谢。理想的室温应保持在 22~25℃，在室温接近 30℃时可免用烤灯。

3、应用抗痉挛药物　常用的药物为罂粟碱，成人剂量为 60mg，每 6 小时肌肉注射 1 次，一般应用 5~7 天，然后逐渐减量至术后 10 天左右。

4、应用抗凝药物，一般应用低分子右旋糖酐（平均分子量为 40 000），成人一般用量为每天 500~1 000ml，静脉滴注，应用 5~7 天。也可使用：①阿司匹林，每次 0.3g，每日 3 次，应用 2~3 周；②潘生丁，每次口服 25~50mg，每日 3 次，可与阿司匹林同用；③双香豆素，术后第 1 天口服 0.2~0.3g，分 2~3 次服，第 2 天后每日服 1 次，0.1~0.2g。肝素，虽有较强的抗凝作用，由于全身应用后出血的倾向性大，所以在一般情况下不主张使用，尤其是合并有广泛软组织损伤者，可以引起局部广泛出血和延长伤口愈合的时间。肝素一般多用于吻合直径 2mm 以下的小血管，均用静脉滴注，将肝素 12 500u 加入 5%葡萄糖注射液 1 000ml 内作静脉滴注，利用点滴速度将凝血时间延长到正常人的两倍左右，可维持此标准，持续给药 3~5 天后停药。使用肝素后，约 10 余分钟即可起抗凝作用，在头 1、2 天内一般不出现出血倾向。持续使用 3 天以上者，容易发生出血现象。如使用过量，可给等量鱼精蛋白。后者与肝素中和后，可使体内肝素迅速失效。

5、抗菌药物应用　抗菌药物的选择应根据污染的轻重、组织损伤的严重程度等酌情使用，但要避免使用对血管刺激性较大的抗生素，同时应注意对肝、肾功能的影响。

6、注重生活护理和心理护理 病人术后不能随意翻身，经常会出现腹胀、恶心、烦躁不安、便秘等，应及时给予处理。术后早期常因疼痛而诱发动脉痉挛，术后3天常规使用镇痛药是十分必要的。有的病人术后思想负担重，担心手指能否成活，而病人的精神状态常会影响再植手指血液循环。所以，对这类病例要十分注意心理护理，帮助他们消除精神负担。

7、严密观察血液循环情况 常观察以下指标：①指体色泽：指甲、指体色泽红润为正常；指体由红润变为苍白或由红润变为浅灰色，或呈花斑状，说明断指缺血，系有动脉危象发生；指体由鲜红变为暗红，继而变为暗紫色，说明静脉回流受阻，系有静脉危象发生。②指体温度：再植指体皮肤温度的高低变化是反映毛细血管床内血液循环好坏的重要指标。术后指温常低于健指1~2℃，如指温下降3~4℃，则说明断指供血障碍。③毛细血管回流充盈试验：正常供血手指毛细血管回流充盈时间约为1秒。如动脉供血不足，皮肤血色差，毛细血管回流充盈缓慢。如静脉回流不畅，毛细血管床淤血时，毛细血管回流充盈迅速。上述指标每小时观察一次，并作动态比较观察，发现异常情况，应及时做出相应的治疗对策。

8、物理治疗和康复功能锻炼 在治疗的不同阶段，根据具体情况作适当的物理治疗，以减轻水肿，促进血液循环，软化关节和减轻肌腱粘连。应早期进行再植手指的功能锻炼，以获得良好的功能。

此外，还有几种特殊类型的断指再植。

一、拇指撕脱离断伤的再植术

该类损伤是由高速旋转的机械缠绕和强力牵拉而造成的。由于抗暴力的程度不同，每种组织离断的水平各不相同。血管多在离断平面附近断裂，但多有长段内膜损伤，神经较血管抗张力强，常呈鼠尾状从近端抽出。肌腱坚韧结实，故常从腱腹交界处断裂，肌腱连同部分肌腹从前臂抽出。

【手术步骤】

1、离断拇指的远、近端做彻底的清创，将其伸、屈肌腱的近端肌腹完全切除，尽量保留肌腱部分。显微镜下分别找出远断端的指背静脉和指固有动脉清创至正常血管。

2、根据皮肤情况将指骨作适当的短缩。使用适当的方法对骨支架进行内固定，用示指固有伸肌移位修复拇长伸肌腱。于示指和中指间行切口找出静脉，根据拇指远断端的静脉位置在适当位置切断该静脉，并移位至拇指背侧用11-0无创线缝合两断端。

3、经手指Allen试验证实示指尺侧指固有动脉足以满足示指需要后，于示指近节基底掌侧行切口，根据需要在适当位置切断桡侧指动脉，结扎其远端，在适当水平切断示指浅肌腱。用示指的指浅屈肌腱修复拇长屈肌腱，将示指桡侧指动脉与拇指远端尺侧指动脉吻合。

4、如果指神经的近端尚可找出，可将神经直接缝合或取腓肠神经桥接于尺侧指神经缺损处。如果神经的近端无法找出，可选取桡神经浅支的一分支作为近端，取腓肠神经桥接后与尺侧指神经远端缝合。

5、确认血运后缝合伤口，伤口放置橡皮引流条。

【术后处理】

同前（图 13-11）。

(1)拇指撕脱性离断伤,拇长、短伸肌腱、拇长屈肌腱连同其肌腹从前臂内抽出,指神经血管束在不同平面从近端抽出;(2)离断拇指的近、远端作彻底的清创,将其伸、屈肌腱近端的肌腹完全切除

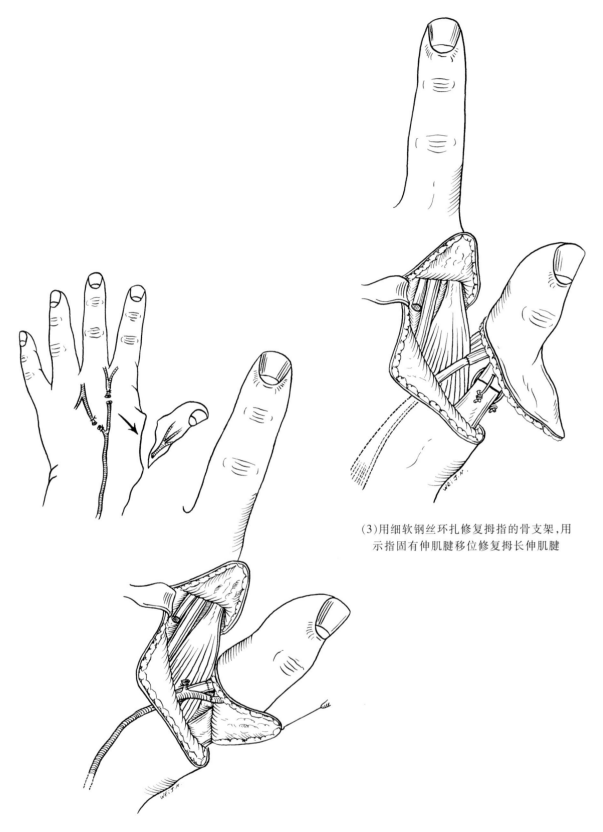

(3)用细软钢丝环扎修复拇指的骨支架,用
示指固有伸肌腱移位修复拇长伸肌腱

(4)将示、中指间背侧的静脉剪断,移位至拇指,
与离断拇指远端背侧的静脉吻合

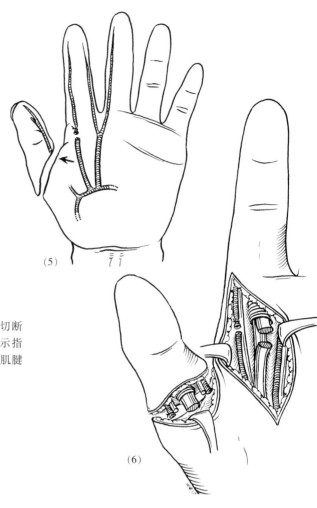

(5)

(6)

(5)、(6) 于示指近节基底部掌侧切断
其桡侧指动脉,结扎其远端,切断示指
指浅屈肌腱

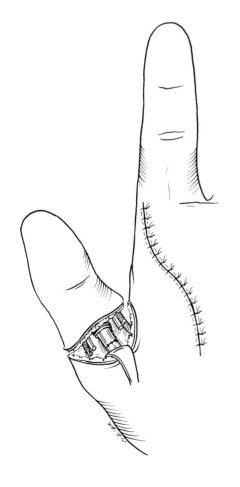

(7)用示指的指浅屈肌腱修复拇
长屈肌腱,将示指桡侧指动脉与
拇指远端尺侧指动脉吻合

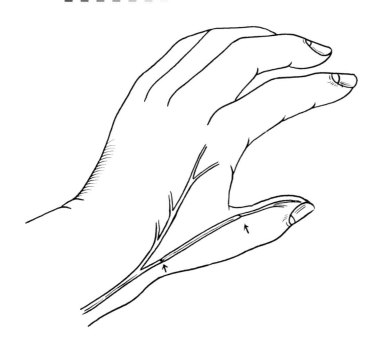

（8）于踝部切取腓肠神经作为移植神经，桥接于离断拇指近端的桡神经浅支断端与拇指远端尺侧指神经之间

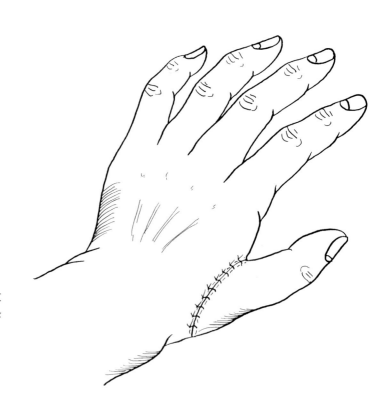

（9）缝合伤口，伤口放置橡皮引流条

图 13-11 拇指撕脱性离断伤的再植术

二、末节断指再植术

　　随着显微外科技术的不断提高，目前末节离断再植的成功率已高达 90% 以上，离断后再植的平面已达指甲 1/2 处。末节离断伤再植后常可获得满意的外形和功能。

　　末节手指的血管解剖恒定，两侧指固有动脉沿指深屈肌腱的腱鞘两侧向远端走行，在指深屈肌腱止点以远形成指远侧掌横弓。并由此血管弓发出 3~5 个终末支，相互吻合成网，分布于指腹和甲床终末支的血管外径为 0.1~0.3mm，可供再植吻合。末节指背静脉起于指甲两旁，经甲襞走向近侧，在甲根近侧汇成末端静脉。掌侧静脉常位于指腹中央或偏尺侧，外径为 0.2~0.4mm。

　　其手术步骤基本同前，由于损伤靠近关节，因此，常需将关节作融合，并用克氏针固定。分别吻合指背静脉、指动脉和指神经，有时指背静脉无法吻合，可采用指腹部静脉吻合（图 13-12）。

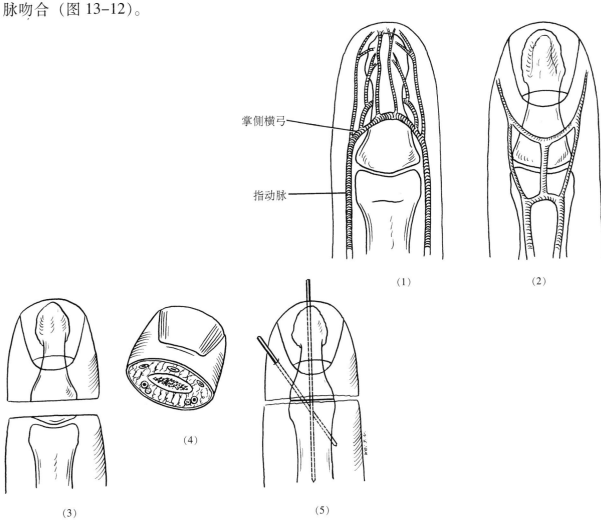

掌侧横弓

指动脉

(1)

(2)

(3)

(4)

(5)

(1)、(2)末节手指通常的动脉和静脉解剖示意图；(3)、(4)断指清创；(5)融合远侧指间
关节，并用克氏针固定

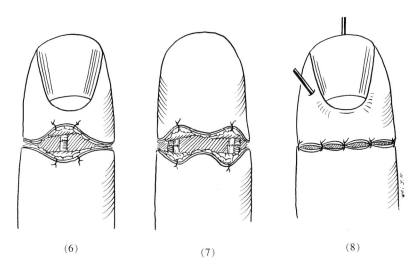

(6)　　　　　　　　(7)　　　　　　　　(8)

(6)吻合指背静脉；(7)缝合两侧指神经及指动脉；
(8)创口作疏松的缝合，留置裂隙以便引流

图 13-12 末节断指再植术

三、断指再植中的异位再植术

多个手指离断，可根据伤情、手功能和外观的需要进行移位再植术。如示、中指同时离断，示指不能再植，可将示指移植与中指的近端再植并根据示指近端情况做出处理，如果示指残端过短，可切除至掌骨头近端以获得更好的外形和功能。如果示、中、环指离断，环指伤情严重无法再植，可将中指移植到环指的近端上，再将示指移植到中指的近断端并将示指近端修短至掌骨头以近以获得良好的功能。如果多指离断，拇指由于伤情严重不能再植，可用示指移位到拇指的近端重建拇指功能，中指和环指作原位再植（图 13-13）。

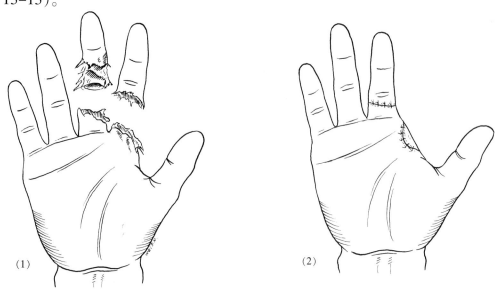

(1)　　　　　　　　　　　　　　　(2)

(1)、(2)中指损伤严重不能再植,可将示指移植到中指的近断端上

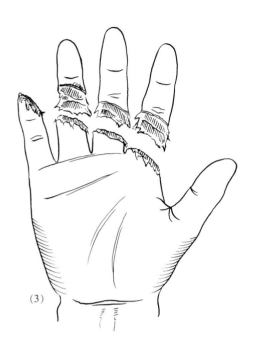

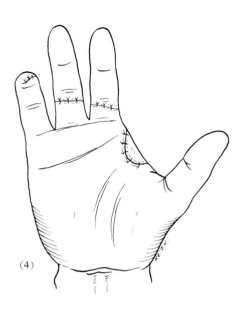

(3)

(4)

(3)、(4)环指伤情严重不能再植,可将中指移植到环指的近断端上,
将示指移植到中指的近断端上

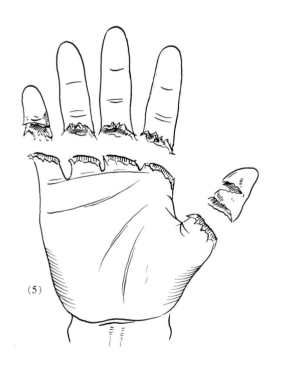

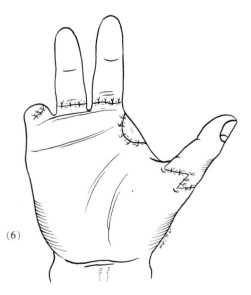

(5)

(6)

(5)、(6)如图所示的多指离断伤,拇指由于伤情严重不能再植,可用示指移植到拇
指的近侧断端上重建拇指功能。示指和中指作原位再植

图 13-13 断指再植中的异位移植术

■ 第三节 断臂再植术

【适应证】

上臂离断是上肢最严重的损伤之一，该水平的离断将造成严重的功能障碍，但对于再植应严格掌握适应证，否则轻者可导致再植失败，或再植肢体存活，但无功能；重者术后出现毒素吸收，发生急性肾功能衰竭，或是发生严重的化脓性感染，危及病人的生命。应充分考虑以下因素：①全身情况良好：确认没有合并其他重要脏器损伤或是已经治疗可以接受手术。休克纠正，生命体征平稳。儿童和老年人对长时间的断肢再植手术耐受力较差，手术前要慎重考虑，术中要密切注意。②肢体缺血的时间：组织能够耐受缺血的时限到目前为止，尚不能提出确切的数据，对临床上遇到的缺血时间较长的断肢，还没有可靠的方法测定其再植后能否成活，这还有待于临床实践和试验研究来进一步探讨。原则上讲，缺血的时间越短越好。③损伤的性质和组织损伤的程度：严重的压砸性、捻挫性、撕脱性离断的肢体，由于软组织损伤严重，清创后肢体短缩过大，再植很难成功，再植后很难获得有功能的肢体。只有再植后的肢体功能优于假肢者方有再植的价值。

【手术步骤】

1、严格彻底的清创 首先用软刷和肥皂水洗刷断肢的近、远断端2~3遍，然后用生理盐水洗净，擦干后常规皮肤消毒、铺单。术中需切除创缘及一切失去活力的软组织及清除异物，根据软组织条件对骨骼作相应短缩，然后用灭菌液（如3%双氧水等）及生理盐水冲洗创面，在近远端找出需要修复的神经、动脉和静脉的残端。

2、如果伤肢缺血时间长，已超过8~10小时，可以用硅胶管或塑料管暂时桥接远、近端的动脉和静脉，可以缓解和减少伤肢缺血的时间。

3、肱骨近端骨支架的修复，可以采用挖空头、颈部，将肱骨远端修尖，插入肱骨头颈部内，再用两枚螺丝固定的方法。肱骨中段骨支架的修复，可以用加压钢板作内固定或将骨折的远、近端修成台阶形，用普通钢板作内固定。肱骨上、中1/3的骨支架修复，可用髓内针固定。肱骨远端的骨支架修复可用Y形钢板固定。

4、缝合肱二、三头肌及桡神经，正中神经及尺神经。

5、吻合头静脉、贵要静脉和肱动脉，在吻合前应使用稀释的肝素盐水冲洗远近端血管床，在吻合动脉前应放松其近端的血管夹待近端喷血正常后才吻合，静脉吻合前也应挤压远、近端有明显回血后方可吻合。血管吻合需在无张力下进行，如有张力需取大隐静脉移植。松血管夹后应注意观察患者的生命体征，发现异常情况及时处理，必要时需将肢体解脱。

6、缝合伤口，放置橡皮引流条。用松软敷料包扎，石膏托制动。

【术后处理】

参见"断指再植"（图13-14）。

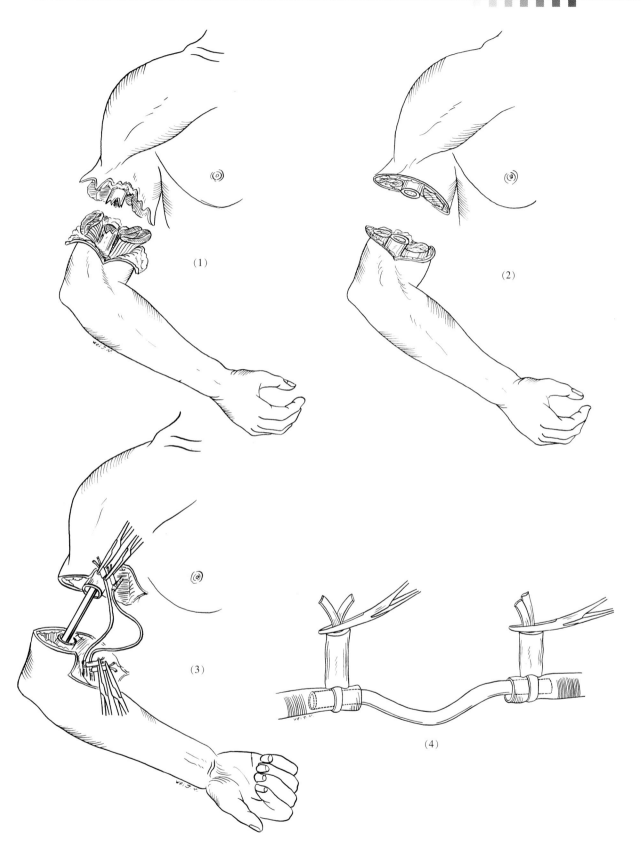

(1)上臂完全离断伤;(2)清创;(3)、(4)如果伤肢缺血时间长,已超过 8~10 小时,可以用硅胶管或塑料
管暂时桥接近、远端的动脉和静脉,可以缓解和减少伤肢缺血的时间

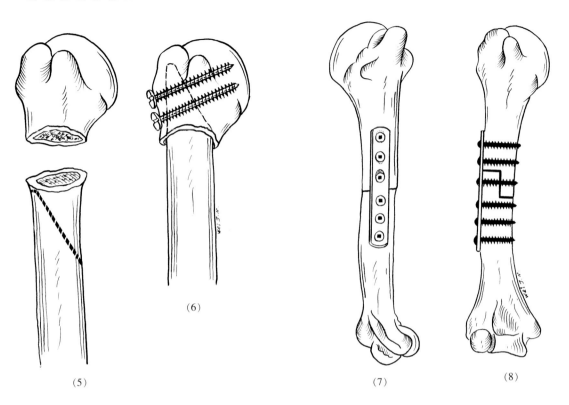

(5)

(6)

(7)

(8)

(5)、(6)肱骨上端骨支架的修复,可以挖空肱骨头颈部,将肱骨远端修尖,插入肱骨头颈部内,再用两枚螺丝钉固定;(7)、(8)肱骨干中段骨支架的修复,可以用加压钢板作内固定或将骨折的近、远端修成台阶形,用普通钢板作内固定

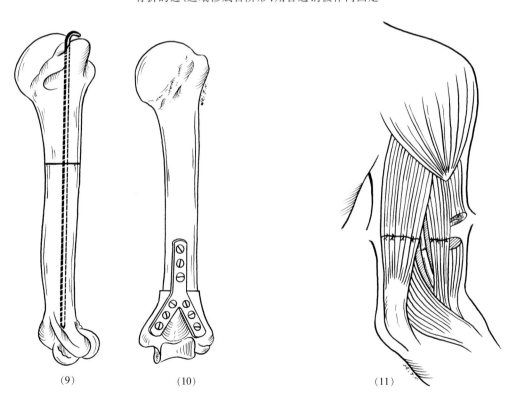

(9)　　　　　　　(10)　　　　　　　(11)

(9)肱骨干上中1/3的骨支架修复,可用髓内钉固定;(10)肱骨下端的骨支架修复,可用Y形钢板固定;(11)缝合肱二头肌、肱三头肌及桡神经

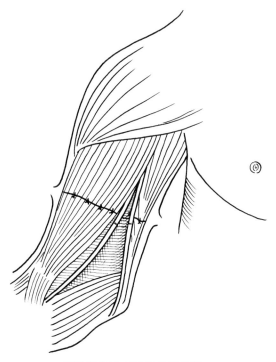

(12)缝合正中神经及尺神经

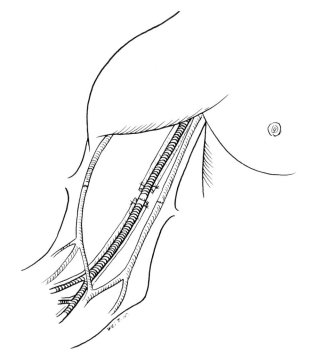

(13)吻合头静脉、贵要静脉和肱动脉

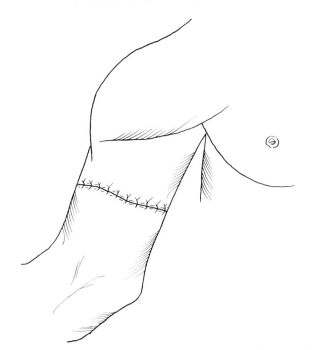

(14)缝合伤口,放置橡皮引流条,肢体包扎后石膏托制动

图 13-14 断臂再植术

【断肢再植后解脱的适应证】

1、特殊感染 再植肢体如并发气性坏疽,一旦患者临床症状明显,生命体征不平稳,并经细菌学的检查发现有梭状芽孢杆菌,应立即手术解脱再植的肢体。

2、严重的化脓感染 伤口感染严重,局部破坏广泛,估计愈合后再植肢体已无功能者；或局部感染已扩散为败血症，经过治疗而不能控制者，应考虑解脱再植的肢体。

3、毒血症 术后早期出现断肢严重肿胀，皮肤和软组织张力增大，皮肤出现淤血斑或水泡。同时血压下降，尿量减少（每日尿量少于 400ml）、酸中毒、肌红蛋白和氮质血症等急性肾功能衰竭的表现，经积极治疗不见好转，危及伤员生命者，应及早解脱再植的肢体。

4、再植肢体虽然成活，但因再植肢体无感觉而给患者心理、生理均造成很大的影响，甚至带来痛苦，且无进一步改进功能的条件，这种再置肢体应该截除。

■第四节 前臂和腕部离断伤的再植术

【适应证】
参见"断臂再植术"。
【手术步骤】
1、彻底清创 参见"断臂再植术"。
2、固定骨支架 前臂远端骨支架的修复，桡骨可用钢板固定，尺骨可用钢丝环扎和克氏针固定，也可用交叉克氏针固定。尺、桡骨中段骨支架修复可用加压钢板固定，也可做成台阶状，用普通钢板固定。

腕部离断伤可将近排腕骨切除，用克氏针暂时固定腕部，术后 6 周拔除克氏针，可以保存腕关节一定的活动范围。如果软组织缺损较多，尺、桡骨相对过长，为保留一定范围的腕关节活动，可将近排腕骨切除，截除尺骨下端，桡骨下端作截骨短缩，并用钢板固定桡骨。

3、分别缝合腕部的屈、伸肌腱 在前臂近、中段的断裂的部分为屈肌和伸肌的肌腹，应尽量一一对应缝合。

4、缝合正中神经、尺神经以及桡神经浅支。

5、于前臂远端或腕部用 9-0 无创线吻合头静脉和贵要静脉，在条件允许的情况下应尽量多的吻合静脉以保证再植部分的成活，减轻再植后肢体的肿胀。如果吻合处有静脉缺损，需施行血管移植。9-0 无创线吻合尺动脉和桡动脉。在吻合血管前需用肝素盐水冲洗远、近端血管床；在吻合动脉前需检查动脉近端喷血情况，见喷血良好才能吻合，吻合时血管不应有张力，如有张力或有动脉缺损，需施行血管移植。

6、缝合伤口，伤口应在无张力下缝合，如有小面积伤口不能直接缝合，且有深部组织裸露，可用局部转移皮瓣修复，供皮区用中厚断层皮片修复。如伤口缝合时因远、近端截面周径相差悬殊，缝合困难，可采用 Z 成形的方法在掌、背侧分别形成多个 Z 字形切口，交叉后缝合伤口。如前臂再植处皮肤呈环形缺损，深部组织裸露，可采用腹壁埋藏皮瓣的方式覆盖创面，术后 4 周行皮瓣迟延术，术后 6 周断蒂。

【术后处理】
同"断臂再植术"（图 13-15）。

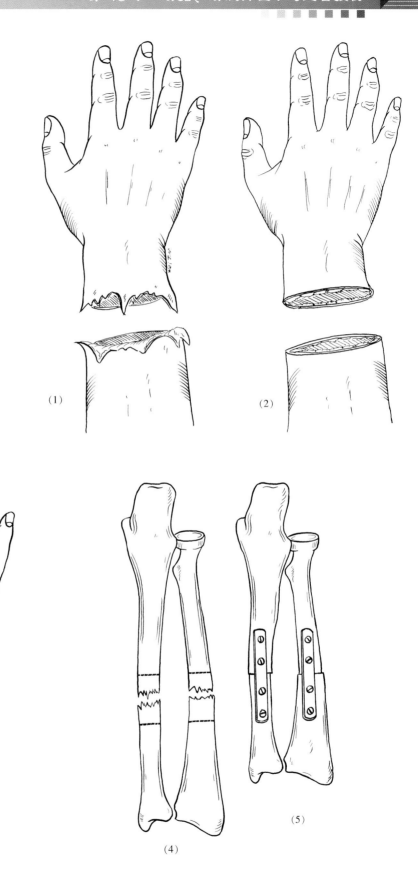

(1)前臂远端完全离断伤;(2)清创术后

(1)

(2)

(3)

(4)

(5)

(3)前臂远端骨支架的修复,桡骨可用钢板固定,尺骨可用钢丝环扎和克氏针固定;(4)、(5)尺、桡骨中
段骨支架修复,可用加压钢板固定

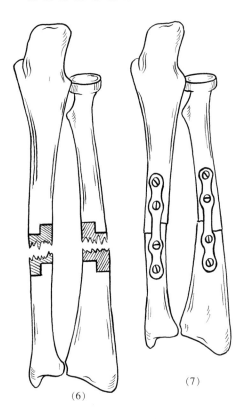

(6)

(7)

(6)、(7)尺、桡骨中段骨支架修复,可以作成台阶状,用普通钢板固定

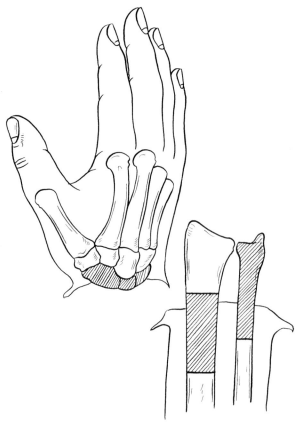

(8)腕部离断伤的骨支架修复,可将近排腕骨切除,用克氏针暂时固定腕部

(9)腕部离断伤,如果软组织缺损多,尺、桡骨相对过长,为保留一定范围的腕关节活动,可将近排腕骨切除,截除尺骨下端,桡骨下端作截骨短缩

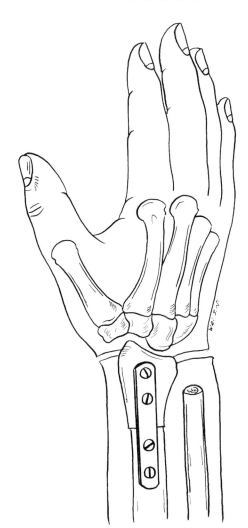

（10）截骨后用钢板螺钉固定桡骨

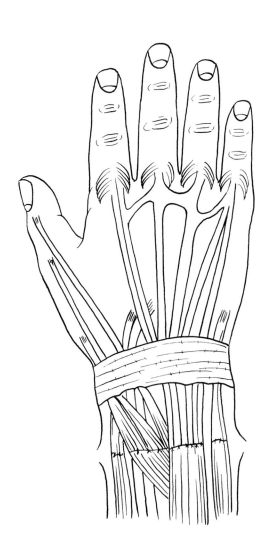

（11）缝合背侧伸肌腱

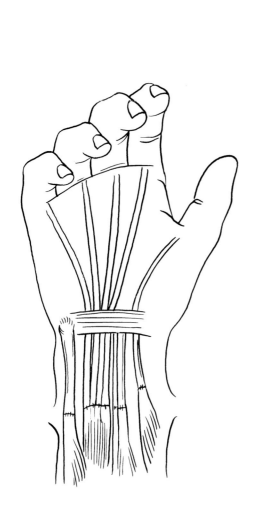

(12)缝合掌侧屈肌腱

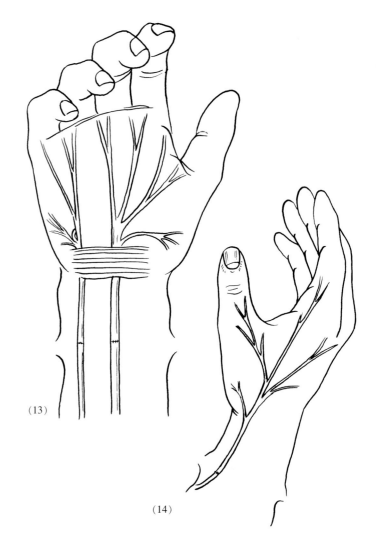

(13)

(14)

(13)缝合正中神经和尺神经;(14)缝合桡神经浅支

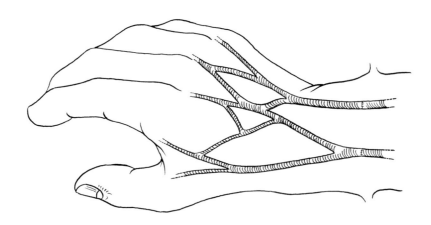

(15)吻合头静脉和贵要静脉,如吻合处有张力或有静脉缺损,需施行血管移植

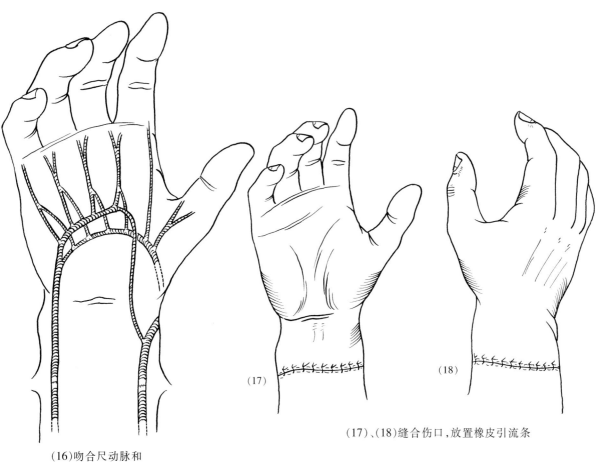

(16)吻合尺动脉和
桡动脉

(17)

(18)

(17)、(18)缝合伤口,放置橡皮引流条

(19)、(20) 伤口应在无张力下缝合,如
有小面积伤口不能直接缝合,且有深部
组织裸露,可用局部转移皮瓣修复,供
皮区用中厚断层皮片修复

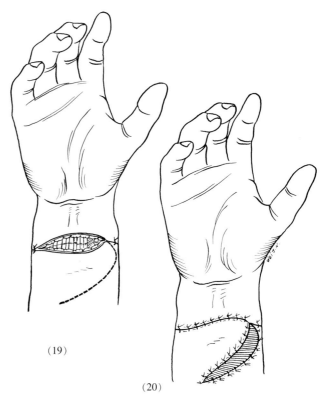

(19)

(20)

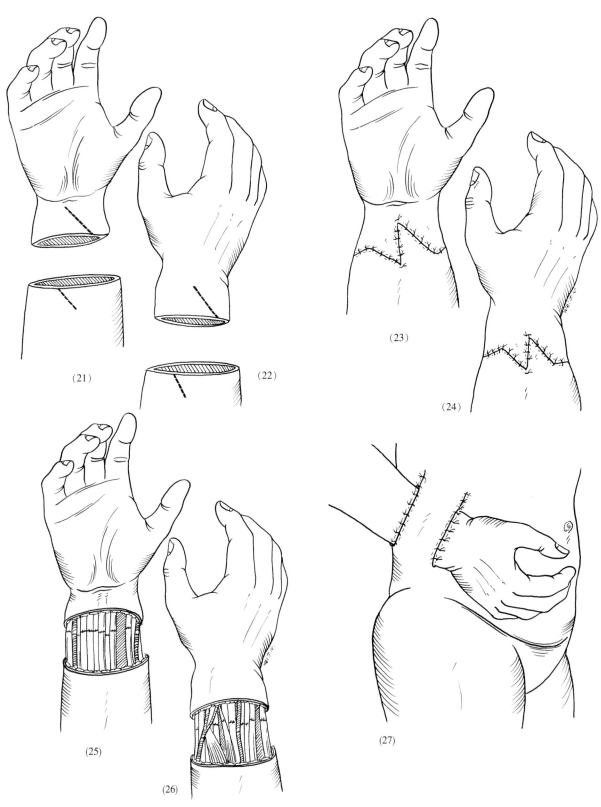

(21)

(22)

(23)

(24)

(25)

(26)

(27)

(21)~(24)如伤口缝合时因近、远端截面周径相差悬殊,缝合困难,可采用Z字成形的方法进行伤口缝合,伤口缝合后放置橡皮引流条;(25)~(27)如前臂再植处皮肤呈环形缺损,深部组织裸露,可采用腹壁埋藏皮瓣的方式覆盖创面

图 13-15 前臂和腕部离断伤的再植术

第五节　断掌再植术

【手术步骤】

1、彻底清创　去除坏死组织，将掌骨作适当短缩。分别找出掌、背侧需要缝合的肌腱、神经和血管。

2、掌骨支架的修复　可用软钢丝环扎并用克氏针固定，或用交叉克氏针固定。

3、缝合拇长、短伸肌腱，指总伸肌及示指、小指伸肌腱。缝合大、小鱼际肌，拇长屈肌腱，缝合所有指深屈肌腱；缝合所有指总神经。

4、缝合手背静脉　一定要保证每一个手指都有足够的静脉回流。吻合拇指~小指的指总动脉。

5、缝合伤口　伤口放置橡皮引流条。

【术后处理】

同"断指再植"术（图 13-16）。

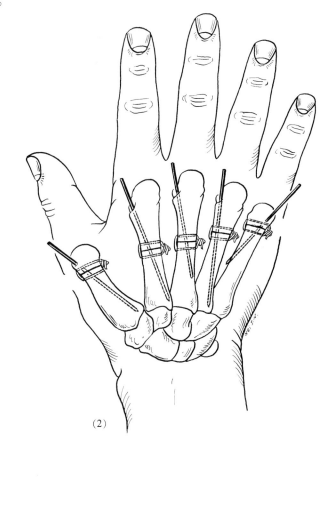

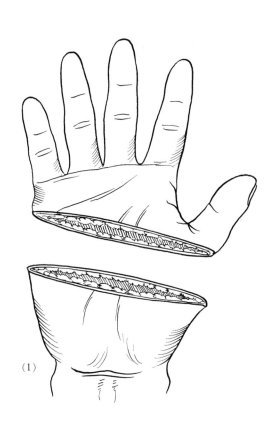

(1)掌部完全离断伤(清创后)；(2)掌骨骨支架的修复,可用软钢丝环扎并加用克氏针固定

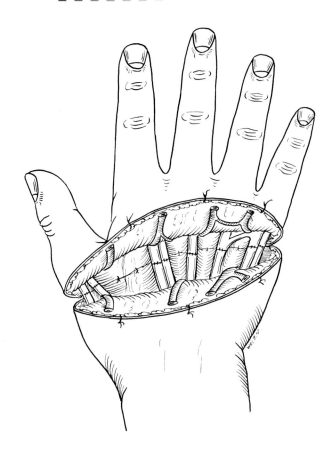

（3）缝合拇长、短伸肌腱，指总伸
肌腱及示指、小指的固有伸肌腱

（4）缝合大、小鱼际肌，拇长屈肌腱，
示指、中指、环指和小指的指深屈肌
腱。缝合拇、示指，中指、环指和小
指的指总神经

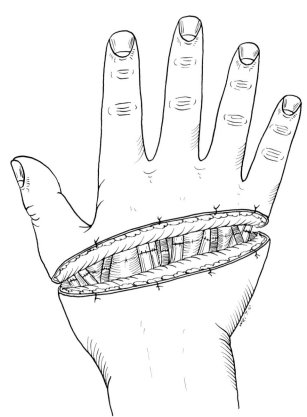

（5）吻合手背静脉

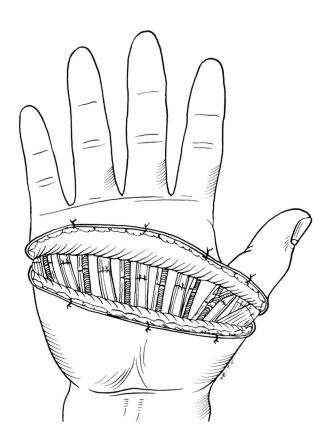

（6）吻合拇指~小指的指总动脉

（7）

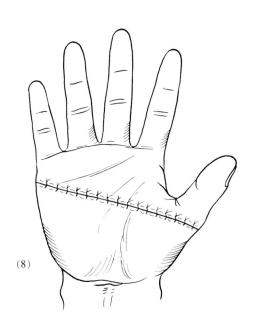

（8）

（7）、（8）缝合伤口，伤口放置橡皮引流条，术后处理与断臂再植相同

图 13-16 掌部离断伤的再植术

掌部撕脱性离断伤也是一种常见的掌部离断伤。由高速旋转的机械缠绕和强力牵拉而造成的。由于抗暴力的程度不同，手指的伸、屈肌腱连同肌腹从近端撕出，正中神经、尺神经以及动、静脉在不同的平面均从前臂或腕部抽出。如果离断的远端软组织和骨骼条件良好，均应争取再植离断肢体。

掌骨支架的修复与普通离断相似。由于肌肉多在腱腹交界处断裂，所以多不能够使用原有动力重建手指的屈伸功能。常选用桡侧腕短伸肌腱移位重建伸指功能，选择尺侧屈腕肌腱移位重建手指屈指功能。正中神经和尺神经尽量一期修复，如果不能修复或不能肯定损伤平面，可留待二期处理。静脉多不能直接吻合，可选用拇指背侧的静脉与断掌远端的静脉吻合，也取小隐静脉移植桥接头静脉与断掌远端的静脉。吻合尺动脉和掌浅弓，必要时行血管移植（图 13-17）。

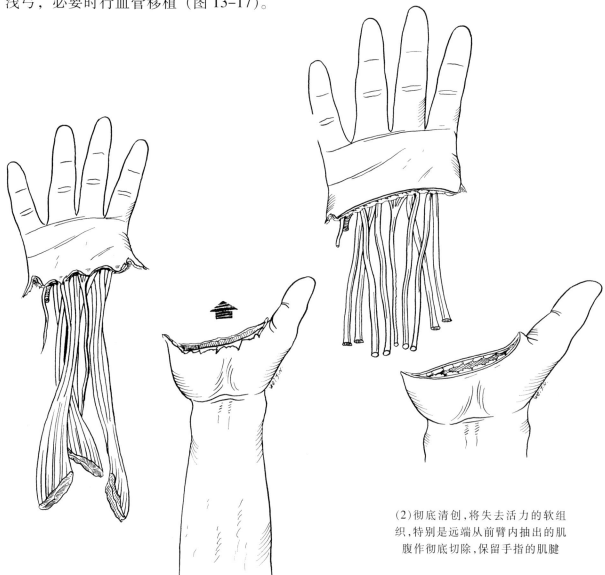

（1）掌部撕脱性离断伤，手指的伸、屈肌腱连同其肌腹，正中神经，尺神经以及动、静脉在不同的平面均从前臂或腕部抽出

（2）彻底清创，将失去活力的软组织，特别是远端从前臂内抽出的肌腹作彻底切除，保留手指的肌腱

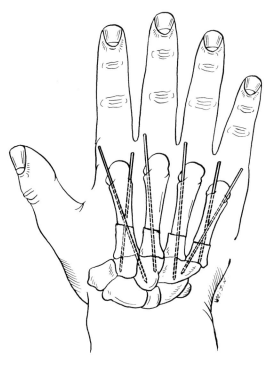

(3)掌骨骨支架的修复,可用克氏针固
　　定或用钢丝环扎加克氏针固定

(4)用桡侧腕短伸肌腱移位修复
　　示指~小指的指总伸肌腱

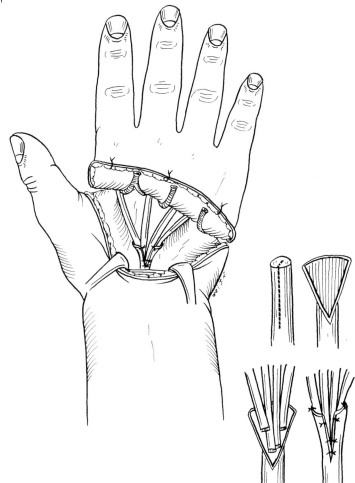

(5)用尺侧腕屈肌腱移位修复示指、中指、环指和小
　　指的指深屈肌腱,将尺神经的近端与正中神经的远
　　端缝接,如该两条神经均有缺损,或不能修复,或不
　　能肯定损伤平面,可留待二期修复

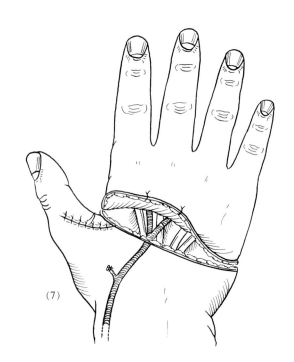

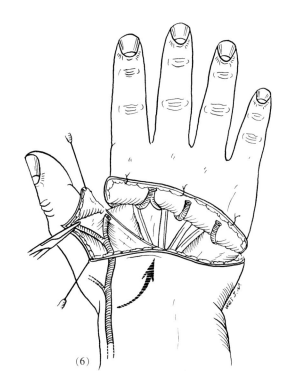

(6)

(6)手背静脉多数情况已不能作直接吻合,可切取拇
　　指背侧的静脉与断掌远端的静脉吻合

(7)

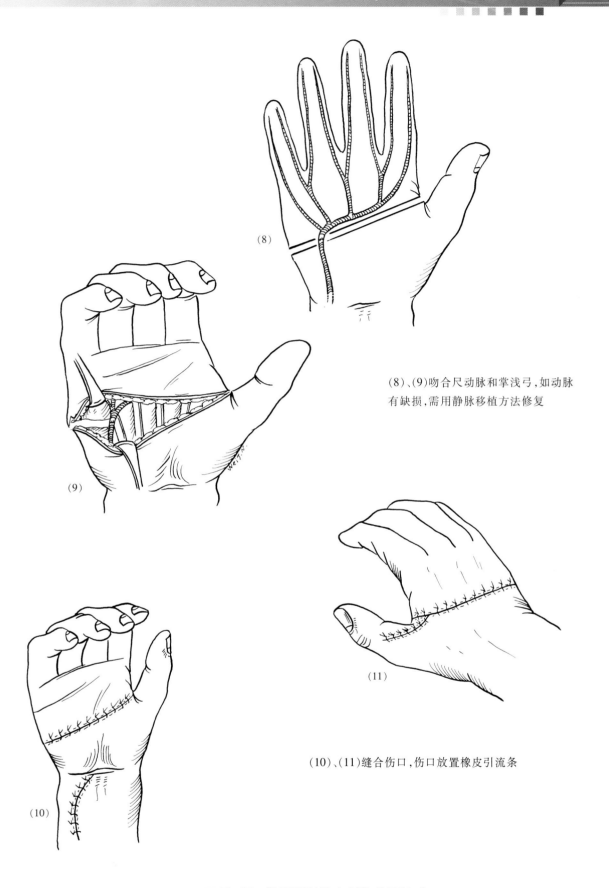

(8)、(9)吻合尺动脉和掌浅弓,如动脉
有缺损,需用静脉移植方法修复

(10)、(11)缝合伤口,伤口放置橡皮引流条

图 13-17　掌部撕脱性离断伤的再植术

■第六节　四肢大血管损伤的处理

　　四肢血管损伤很常见，肢体大的动脉损伤，可以造成肢体缺血和坏死，甚至威胁伤员的生命。近30年来，由于再植外科和显微外科的发展，使血管修复术的成功率有了很大的提高，挽救了不少损伤严重的肢体和伤员的生命。创伤外科医生必须掌握有关血管损伤的基本知识和修复技术，才能更好地胜任创伤外科的临床工作。

一、血管损伤的原因

　　造成肢体创伤的任何原因均可造成肢体血管不同类型和不同程度的损伤。除了在战争时期的火器伤外，常见于刀刺伤、切割伤、某些钝性损伤、开放或闭合性骨折、关节脱位、电击伤。在医源性损伤中，多见于手术误伤、血管切开或穿刺造影，或由于注射药物引起的血管痉挛和血管栓塞等。

二、临床分类和病理生理

　　血管损伤的临床分类，按其受伤机制和病理变化有以下几种：

(一) 新鲜损伤

　　1、血管痉挛　多由于肢体被挤压、牵拉，或在火器伤时，由于高速投射物的空腔效应致伤，或在施行手术时，血管被牵拉、挤压和被长时间暴露，或由于在血管内或血管外注射某些药物等原因，使血管壁受到机械性或化学性的刺激，引起血管平滑肌长时间持续性收缩，造成创伤性血管痉挛。轻者可以造成管腔狭窄，血流迟缓。重者血管腔完全闭塞，血流中断。血管痉挛可以发生于大血管，也可以波及其分支。血管痉挛可以持续数小时后缓解，也可以呈间歇性发作。如果肢体主要的动脉发生持续性痉挛，时间超过10小时以上，将引起肢体严重缺血甚至坏死。

　　2、血管挫伤　血管遭受钝性挫伤。血管内膜上的薄层内皮细胞遭到破坏，这层平滑的内皮细胞在正常状态下，具有保持血流畅通和半透膜的作用。损伤后，血管内膜变得粗糙不平，损伤处的基底组织暴露于管腔，容易使血小板聚集并粘附于其上，形成血栓，使管腔狭窄和堵塞。遭受挫伤的血管，其上、下段也因受到刺激而发生痉挛，影响血流。

　　3、血管裂伤　刀刺或切割伤引起血管壁裂伤或部分缺损，由于血管收缩使裂口增大，出血量常较血管完全断裂为多。轻的或小的血管裂伤，可因局部血栓形成暂时停止出血，但随时有再出血的可能。如血管裂伤发生在大血管，未能及时采取有效的止血措施，常可导致伤员发生出血性休克甚至死亡。

　　4、血管断裂　锐性的切割伤、刀刺伤或钝性损伤，均可造成血管完全断裂。断裂的血管向两端回缩、卷曲和痉挛，局部血栓形成，这种变化有助于止血。因此，血管完全断裂即使发生于肢体的大血管，发生出血性休克、血压下降、血流迟缓，也加速上述血管自身止血的机制，一般不会因出血造成死亡。

5、血管穿通伤 刀刺伤、枪弹伤或骨折片刺伤血管，可以造成血管的穿通性损伤，如软组织的伤口较小，出血不能向外流出体外，而流至肌肉与肌肉之间或肌肉与筋膜之间，形成血肿。若血管的裂口很小，血肿达到一定的压力，血液停止向外流出，而血管裂口处局部血栓形成，封闭裂口，血肿后来发生机化。如果动脉的裂口较大，血肿内的血液与动脉内的血流相通，则血肿出现传导性搏动，称为搏动性血肿（图 13-18）。

（二）陈旧性损伤

1、外伤性动脉瘤（假性动脉瘤） 常由于动脉的穿通伤引起，其损伤早期的表现形式为搏动性血肿，以后血肿外层发生机化，形成光滑的纤维组织囊壁。该囊仍与血管腔相通，形成外伤性动脉瘤（或称假性动脉瘤）。外伤性动脉瘤与搏动性血肿一样，触诊具

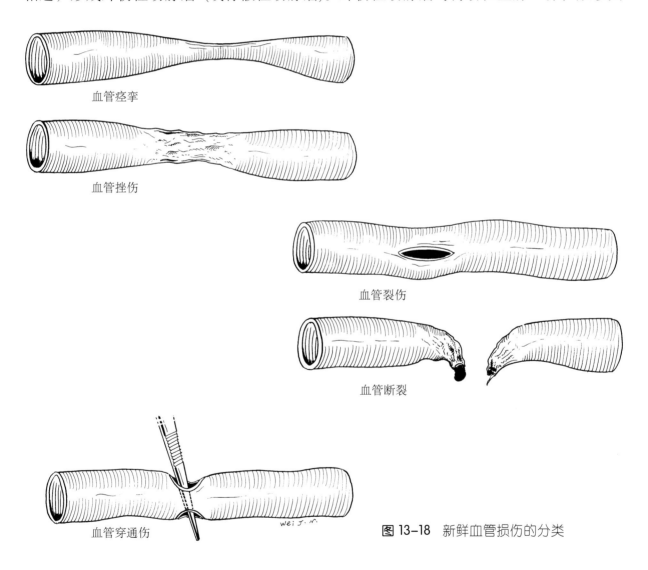

血管痉挛

血管挫伤

血管裂伤

血管断裂

血管穿通伤

图 13-18 新鲜血管损伤的分类

有传导性搏动，听诊时可听到收缩期杂音。

2、外伤性动静脉瘘 由于伴行的动、静脉同时被刀刺伤或枪弹伤、或被骨折片同时刺伤。动脉裂口的血流压力较大，血液可流向静脉裂口内，使动脉和静脉的血流互相沟通，并在动、静脉间形成一共同的交通鞘管，称为动静脉瘘 (图 13-19)。

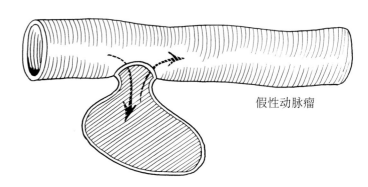

假性动脉瘤

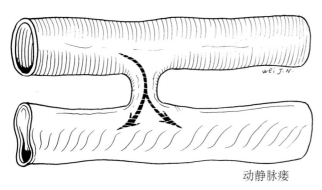

动静脉瘘

图 13-19 陈旧血管损伤的分类

三、血管损伤常见的部位

除战伤外，四肢血管损伤常见的部位是：腕部的尺、桡动脉，肱动脉、腋动脉，腹股沟部的股动脉，腘动脉及踝部的胫前和胫后动脉。动脉损伤常合并其伴行的静脉和其附近的神经损伤。

四、症状和诊断

肢体血管损伤的诊断，可以通过血管的解剖位置，局部出血的状态，肢体远端的血液循环障碍，局部血肿的渐进性增大以及伤员的血压下降或出现休克等症状，均能确诊血管损伤。肢体血管损伤后，多出现肢体远端血液循环障碍。如发生动脉损伤，肢体远端呈苍白或呈花斑状，温度降低，末梢动脉搏动消失或减弱，针刺肢端无血液外流或外流速度非常缓慢。如发生静脉损伤，肢体远端呈暗红色或发紫，肢体肿胀，针刺肢端有暗红色血液溢出。此外，尚出现肢体远端感觉减退或消失，以及运动肌功能障碍等缺血症状。

如在肢体血管损伤后发生假性动脉瘤，在损伤区可发现有高出皮面或能触及有搏动性的圆形肿块，其表面光滑有弹性，听诊时有收缩期杂音。如压迫假性动脉瘤近端的动脉，肿块的搏动和杂音均消失。压迫远端动脉，则动脉瘤的搏动和杂音增强。如假性动脉瘤的瘤体较大，可以压迫其邻近的神经，可造成神经的不全麻痹，出现肢体远端的感觉和运动肌功能障碍。

血管损伤后如发生动静脉瘘，局部肿块小、扪诊有持续性震颤，听诊时可听到持续性杂音，此杂音在心脏收缩期时增强，舒张期相连续。动静瘘远端动脉压下降，静脉压增高，肢体远端动脉变小、搏动减弱，浅静脉发生曲张、管壁变厚。由于肢体远端血循环障碍，常发生麻木、紫绀、水肿，甚至发生溃疡、运动肌功能障碍。动、静脉瘘发生在较大的血管，可发生心率加快，由于动脉血流迅速从动静脉瘘管回流至心脏，远端阻力减小，出现舒张压下降。又由于心脏回流量、搏出量增加，心率加快，使心脏负荷增大。导致心脏肥大，晚期可出现心力衰竭。

五、早 期 治 疗

(一) 急救

血管损伤在急救时应注意及时有效的止血，特别是大动脉损伤，可在短时间内引起大量失血，而且往往由于位置过高，出血猛烈，不宜用局部加压包扎和使用止血带止血。此时可用止血钳或无创阻血夹夹住血管残端止血，但需注意不应过多地钳夹血管，以免血管损伤过多，增加随后血管修复的困难。如伴有肢体的开放性骨折，应使用及时有效的制动，以便转运和避免加重组织损伤。此外，尚应观察伤员有无其他重要器官，如颅脑、胸、腹等其他部位的损伤或休克。伤员因血管损伤出血过多引起的休克，多为失血性，应及时大量输血以补充血容量，最好输入全血，或血浆、血浆代用品中分子或低分子右旋糖酐。不适当地应用升压药物，可以掩盖血容量的不足，造成血压平稳的假象，使体内重要器官较长时间地处于缺血状态，休克严重时可引起急性肾功能衰竭。

(二) 血管修复

损伤的血管，特别是对肢体血液循环有重大影响的动脉损伤，均应争取早期修复，不应采取简单结扎的方法处理。如髂总动脉、髂外动脉或腘动脉损伤，单纯作结扎或修复失败，肢体坏死的发生率很高。即使发生在前臂的尺、桡动脉或小腿的胫前、胫后动脉损伤，如周围伴有较广泛的软组织损伤，其侧支循环不能代偿，将会造成伤肢的严重缺血和坏死。腕部单纯的尺动脉或桡动脉断裂，结扎后虽不会引起手部明显的血液循环障碍，但手部温度将较健侧低1~2℃，患者常在冬天感到手部发凉、怕冻。如果伤员的全身情况不允许或伴有严重的合并损伤，血管损伤又发生于对肢体没有严重影响的部位,如在肱深动脉分支以下的肱动脉,或单纯的桡、尺动脉、胫前、胫后动脉、在确认结扎后不会造成伤肢坏死者,才可以考虑结扎。总之,在对待肢体的血管损伤,特别是大动脉损伤,应持积极的态度进行早期修复。如伤后当时全身情况不允许,也应争取时间改善全身情况,为早期修复这些损伤动脉创造条件,尽可能减少和避免发生肢体循环障碍和肢体坏死。

肢体血管损伤的修复方法常用的有以下几种:

1、血管痉挛的解痉方法　血管由于创伤或在血管缝合后发生血管痉挛,可用温热盐水或温热的2%利多卡因或罂粟碱溶液湿敷。如不能解除痉挛,最简单有效的方法是采用液压扩张。用细的皮试针头轻轻地插入痉挛段血管远端或近端正常的血管腔内 (静脉在远端,动脉在近、远端均可),然后术者用手指捏住针头上的血管,助手用两把平镊或用阻血夹夹住痉挛段血管两端正常的血管,随后将肝素的稀释溶液 (肝素 12 500u 加注射用生理盐水 200ml),或罂粟碱的稀释溶液 (罂粟碱 30mg 加注射用生理盐水 30ml),缓慢地加压注入,同时可看到血管从痉挛状态逐渐地被扩张开来 (图 13-20)。如果血管发生长段痉挛,可以作分段扩张。

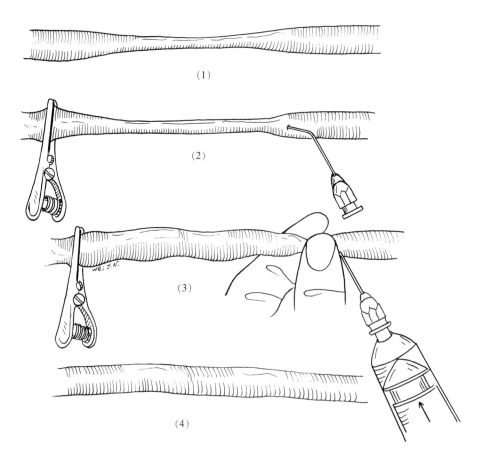

(1)痉挛的血管;(2)将细针头轻柔地插入痉挛血管远端正常的血管腔内;(3)缓慢地注入肝素的稀释溶液加压扩张痉挛的血管;(4)血管解除痉挛

图 13-20　用液压扩张法解除血管痉挛

2、血管修补术　适于大、中血管壁裂伤或部分缺损的修复，或用于血管切开取血栓后切口的修补或作假性动脉瘤和动静脉瘘管切除后血管裂口的修补。对于单纯整齐的血管裂伤，宜采用直接缝合。如裂口为横形，可用纵缝合法缝合，裂口为纵形，则用横缝合法缝合（图 13-21）。纵形裂伤横缝合易造成管腔狭窄，不宜用于小血管壁裂伤的修复。对于大、中血管管壁较大的裂伤或有部分缺损，不能采用直接缝合时，可采用补片法，该方法是采用自体的静脉或动脉壁或编织涤纶片，修剪成与血管缺损形状、大小相同的移植片，直接缝补于血管壁缺损处（图 13-22）。该方法可以避免直接缝合裂口造成管腔狭窄，或在缝合裂口时因有张力造成缝合口撕裂（图 13-23）。

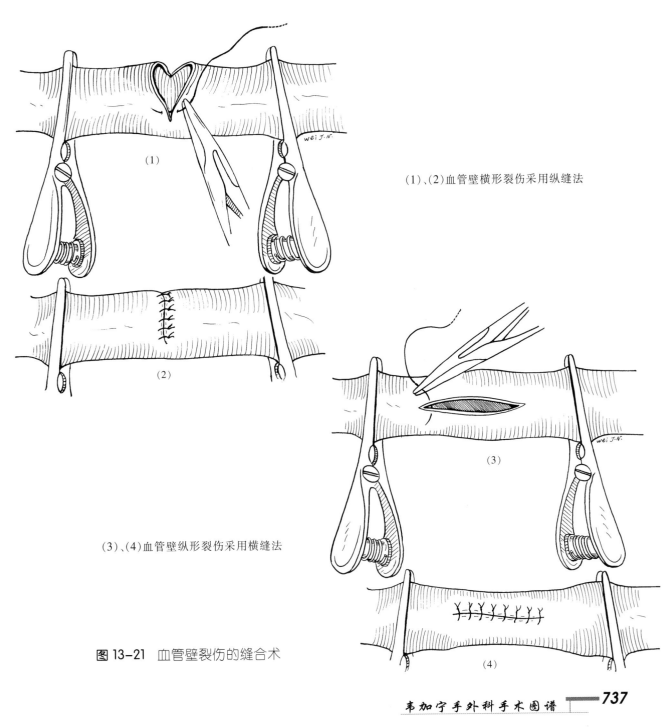

(1)、(2)血管壁横形裂伤采用纵缝法

(3)、(4)血管壁纵形裂伤采用横缝法

图 13-21　血管壁裂伤的缝合术

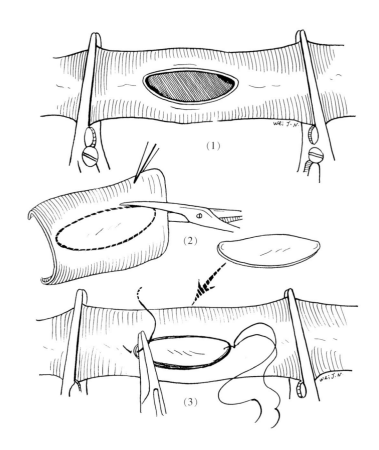

(1)血管壁部分缺损;(2)、(3)采用自体的血管壁或涤纶片,修整成血管缺损形状、大小相同的移植片,直接缝补于血管缺损处

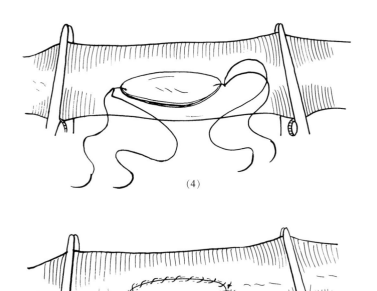

(4)、(5)补片采用连续缝合法

图13-22 血管壁缺损的补片修补法

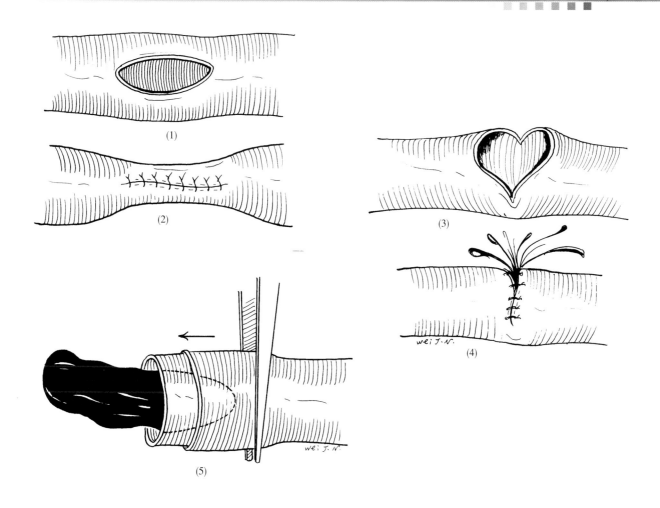

图 13-23　有张力下缝合血管壁裂伤的不良后果

(1)、(2)纵形裂伤缝合后可引起管腔狭窄;(3)、(4)横形裂伤缝合后可以引起血管壁崩裂;
(5)用血管镊轻柔挤出残存于血管断端腔内的血凝块,并检查血管内膜是否光滑

3、血管吻合术　参见第一节。

4、血管移植术　在肘、腕、膝、踝等关节部位,如血管缺损不超过 1~2cm 时,可以稍屈曲关节作直接吻合,如果缺损较多,应做血管移植,勿在有张力下勉强直接缝合。移植血管的来源,有自体静脉和用涤纶或丝、棉材料制成的人造血管。自体静脉中,上肢可取头静脉和贵要静脉,下肢用大隐静脉和小隐静脉。移植静脉的管径应与所要修复的血管相仿。在切取静脉时,应注意在切断和结扎其分支时不要距离主干过近,以免引起静脉主干狭窄。此外,在切取静脉过程中,常由于血管壁受到刺激,引起痉挛。因此,在切取静脉后,必须用注液加压法扩张 (图 13-24)。四肢静脉的管腔内有静脉瓣膜结构,因此,在移植到动脉时,必须将其倒置。移植血管时尚需注意张力,移植段不要过长和扭转,以免影响血液流速 (图 13-25)。

人造血管常用于大血管缺损的移植术,如髂总动脉、髂外动脉和股动脉。一般血管的口径不宜小于 6~8mm,否则会明显地影响血管的通畅率 (图 13-26)。

六、预 后

血管损伤的修复，其预后与许多因素有关，如损伤的部位、性质、有无复合损伤、血管损伤距手术修复的时间、患者年龄、健康状况，以及手术修复是否及时有效、术后处理是否得当和有无并发症等因素有关。特别是发生髂总动脉、髂外动脉和腘动脉损伤，在修复时须特别注意，一旦手术失败，导致肢体坏死的发生率很高。

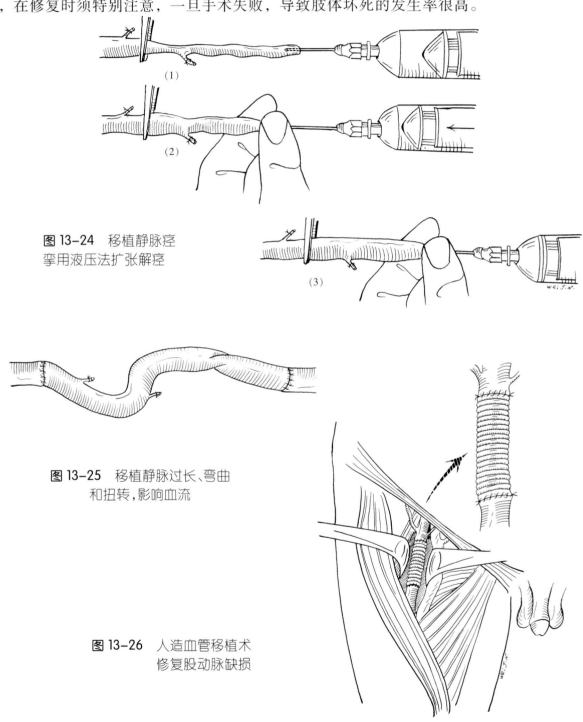

图 13-24 移植静脉痉
挛用液压法扩张解痉

(1)

(2)

(3)

图 13-25 移植静脉过长、弯曲
和扭转，影响血流

图 13-26 人造血管移植术
修复股动脉缺损

CHAPTER **14**

第*14*章

截肢（指）术

当肢体（手指）患有恶性肿瘤，或遭受严重创伤不能修复，或因创伤与疾患造成肢体（手指）严重残缺、丧失功能，成为患者心理和肉体上痛苦的赘生物，都会涉及到截肢（指）术这一问题。

随着近代高科技的发展，肌电假肢和康复工程技术在临床上的应用，为截肢（指）术后的患者提供了功能良好的假肢（指）和外形良好的装饰性假肢（指），大大方便了患者在生活和工作上的需要，减少了患者心理上的障碍。

当代的肌电假肢作用的原理是将肢体肌肉收缩时产生的生物电加以放大，以启动假肢各功能部件，完成假肢的各种动作。为了保证这种生物电的强度，要求截肢处的伸、屈肌群具有一定的收缩能力，换言之，应保存肌肉在一定张力状态。传统的截肢方式，残端肌肉自然回缩，肌肉在这种无张力状态下收缩产生的生物电强度很弱，不能启动假肢。因此，新的截肢方式在截肢术的同时将伸、屈肌群的肌肉或肌腱固定在肢体的残端上以保持其张力，有利于其收缩时产生较强的生物电。

当代假肢的接受腔是用性能良好的可塑性材料制成，其加工工艺水平较高，适用于各种平面的截肢（指）术后患者的应用。除非肢体（指）的残端存在严重的溃疡，或痛性假性神经瘤形成，或有过量的骨痂需要做残端修整外，一般无需处理。如有可能，在截肢（指）术前或修整肢体（指）残端前，最好

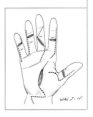

先征求康复工程和假肢（指）工程的有关技术人员的意见，争取施行合理的手术，为术后装配一个理想的假肢（指）做准备。此外，装配假肢（指）后功能的好坏依赖于康复工程技术人员的有效指导和患者在生活、工作中适应能力和在使用中的熟练程度。

■ 第一节　肩胛带离断术

该手术是在肩胛骨与胸壁间切除整个上肢和肩胛带。该手术失血量较大，术前应作好输血准备。

【手术步骤】

1、前方切口自胸锁乳突肌锁骨头开始,沿锁骨至锁骨中1/3,然后向下经胸大肌-三角肌间沟至腋前,然后横过腋横纹至腋后,另一切口自锁骨中1/3沿锁骨至肩峰,后面切口自肩峰横经肩胛骨上角折向下,沿肩胛骨脊柱缘外侧1~2cm向下至下角再折向腋后与该处切口汇合。

2、于前方切口处在胸大肌-三角肌间沟内显露、分离头静脉，将其切断结扎，注意近端血管采用结扎+缝扎。显露、分离锁骨，在保护下截除中段锁骨。

3、将胸大肌从其止点处切断，向内侧掀开，即可显示其深面所有的神经与动、静脉结构。再将胸小肌从其止点处切断，向内侧掀开。切断、结扎锁骨下动脉和锁骨下静脉，血管的近端必须采用缝扎+结扎，以防止结扎线滑脱导致大出血。切断并缝扎锁骨下肌，然后在锁骨上方分离，结扎+缝扎颈横动脉与肩胛背动脉。用0.5%普鲁卡因封闭臂丛神经各分支后，在切口的近端切断神经束。

4、于后面切口内在肩胛骨上缘对斜方肌止点作钝性分离，然后沿肩胛内侧缘切断斜方肌。在肩胛骨脊柱缘切断提肩胛肌，大、小菱形肌。然后将肩胛骨向上提起，将前锯肌和背阔肌切断。此时整个上肢连同肩胛骨、锁骨均被截除。

5、彻底止血，冲洗伤口，将肩部遗留的肌肉稍作缝合，覆盖遗留的腔隙后缝合伤口。伤口放置引流管或粗引流条。纱布、棉垫胸带包扎固定。

6、肢体离断术后，根据具体情况可装配索控假肢和装饰性假肢（美容假肢）以满足功能和外观的需要（图14-1）。

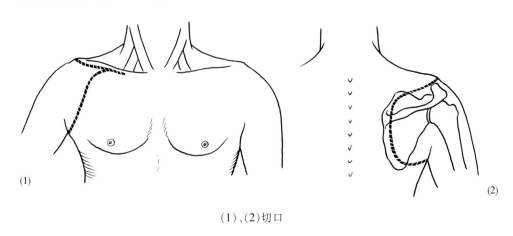

(1)
(2)

(1)、(2)切口

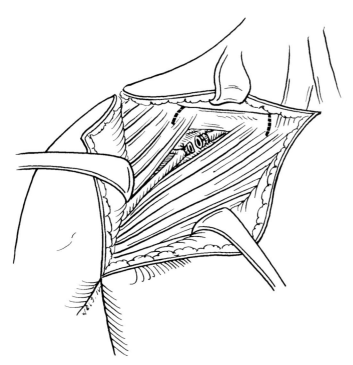

（3）于前面切口，在胸大肌-三角肌间沟内显露、分离头静脉，将其切断、结扎（近端结扎+缝扎），显露、分离锁骨，用线锯或电锯截除中段锁骨

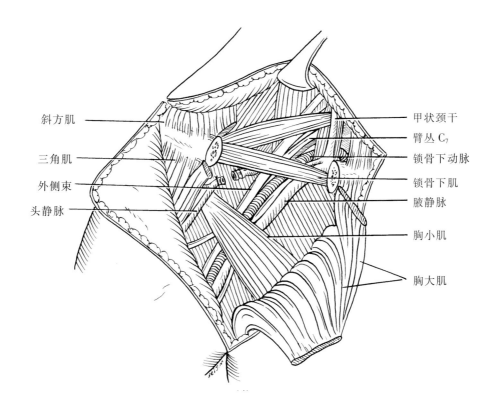

斜方肌

三角肌

外侧束

头静脉

甲状颈干

臂丛 C$_7$

锁骨下动脉

锁骨下肌

腋静脉

胸小肌

胸大肌

（4）将胸大肌从其止点处切断，向内侧掀开，即可显示其深面所有神经与动、静脉结构

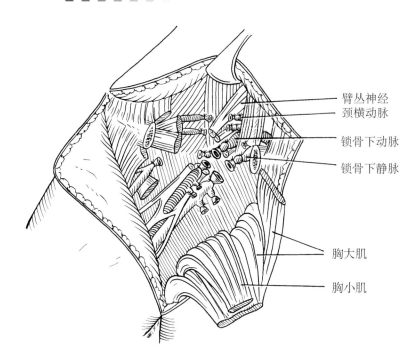

臂丛神经
颈横动脉
锁骨下动脉
锁骨下静脉

胸大肌
胸小肌

（5）将胸小肌从其止点处切断，向内侧掀开，切断、结扎锁骨下动脉和锁骨下静脉，其近端必需采用缝扎+结扎，以防结扎浅滑脱导致大出血，在锁骨上方切断、结扎、缝扎颈横动脉与肩胛背动脉

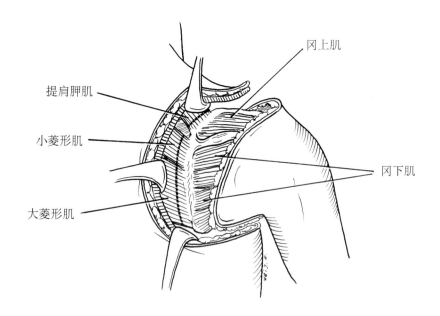

冈上肌
提肩胛肌
小菱形肌
大菱形肌
冈下肌

（6）在后面切口，在肩胛骨脊柱缘处切断提肩胛肌，大、小菱形肌，整个上肢连同肩胛骨、锁骨均被截除

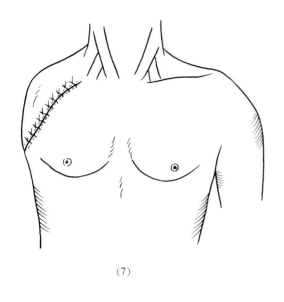

(7)

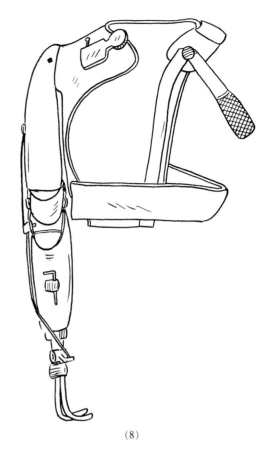

(8)

(7)将肩部遗留的肌肉稍作缝合,覆盖遗留的腔隙后缝合伤口,伤口放置引流管或粗引流条;

(8)肢体离断后,可以装配索控假肢和装饰假肢(美容假肢)

图 14-1 肩胛带离断术

第二节 肩关节离断术

【手术步骤】

1、沿三角肌前后缘与腋前、后线作两个弧形切口。

2、于三角肌–胸大肌间沟内显露、分离头静脉,将头静脉在近端切口内切断、结扎,近端缝扎+结扎。将胸大肌从其止点处切断,向内侧掀开,在喙肱肌和肱二头肌短头间即可显露其深部血管、神经及其他组织结构。

3、将肱二头肌短头和喙肱肌在喙突上的联合起点处切断。然后将各个神经干拉向远端,用0.5%的普鲁卡因封闭后切断神经干,让其回缩至近端肌肉内。分别切断并结扎+缝扎腋动脉和腋静脉。

4、此时即可显露背阔肌和大圆肌,将它们在靠近其止点处切断。进一步外旋肩关节即可暴露肩胛下肌,切断其肌腱。弧形切开肩关节前关节囊,切断肱二头肌长头腱。

5、在肩关节后侧,靠近止点处切断冈下肌、小圆肌、大圆肌和肱三头肌长头腱。

然后将上肢远端内旋，弧形切开肩关节后关节囊，此时上肢自肱骨头处完全与近端分离。

6、将胸大肌与背阔肌或肩部其他肌肉的残端缝合填补肱骨头去除后的空隙，或者将三角肌向下翻转填补空隙，并将皮瓣修整后与下缘缝合。如果肩峰和喙突突出明显可作修整使其圆润。

7、彻底止血，缝合伤口，放置引流条或引流管，纱布、棉垫及胸带包扎固定。

8、肢体离断后可装配索控假肢或装饰性假肢（美容假肢）(图 14-2)。

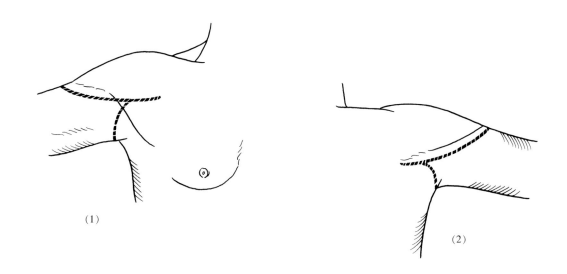

(1)

(2)

(1)、(2)切口

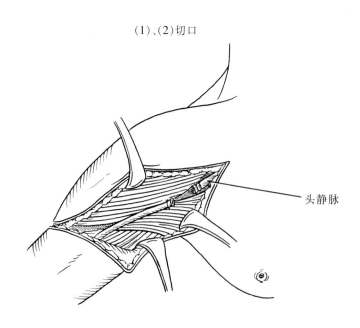

头静脉

(3)于三角肌-胸大肌间沟内显露、分离头静脉，将头
静脉切断，结扎其远端，结扎+缝扎其近端

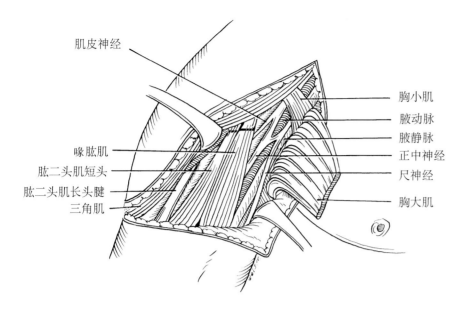

肌皮神经

喙肱肌
肱二头肌短头
肱二头肌长头腱
三角肌

胸小肌
腋动脉
腋静脉
正中神经
尺神经
胸大肌

（4）将胸大肌从其止点处切断，向内侧掀开，显
露其深部血管、神经及其他组织结构

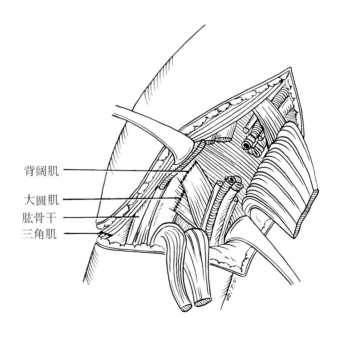

背阔肌
大圆肌
肱骨干
三角肌

（5）切断肱二头肌短头及喙肱肌，切
断腋部的神经干，切断、结扎和缝扎
腋动脉和腋静脉

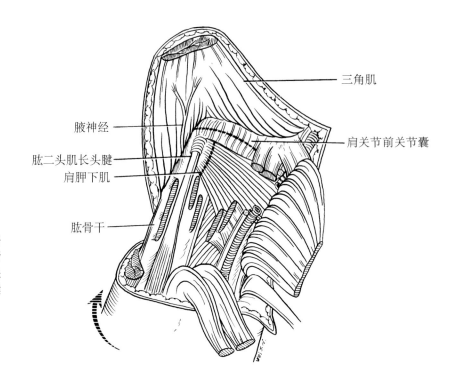

三角肌

腋神经

肱二头肌长头腱

肩胛下肌

肱骨干

肩关节前关节囊

（6）切断背阔肌及大圆肌肌腱，将上肢远端外旋，在靠近止点处切断肩胛下肌，弧形切开肩关节的前关节囊及切断肱二头肌长头腱

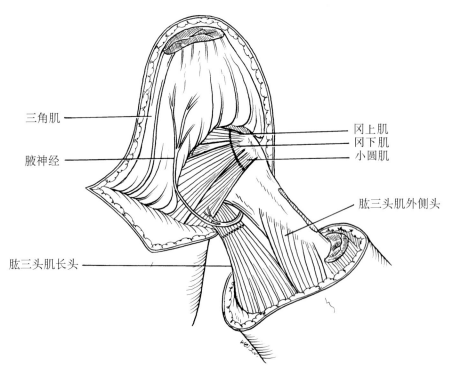

三角肌

腋神经

肱三头肌长头

冈上肌

冈下肌

小圆肌

肱三头肌外侧头

（7）在肩后侧，靠近止点处切断冈下肌、小圆肌、大圆肌和肱三头肌长头

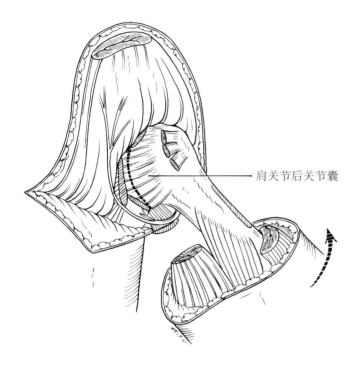

肩关节后关节囊

(8)将上肢远端内旋,弧形切开肩关节后关节囊

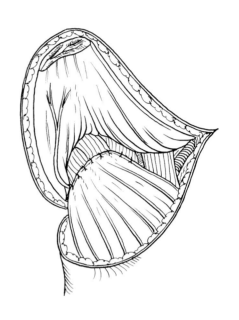

(9)将胸大肌与肩部某些肌肉残端缝合

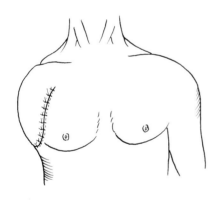

(10)缝合创口,放置引流管或引流条

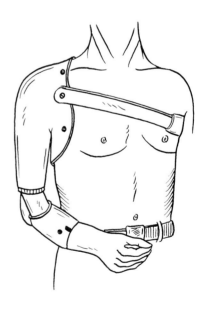

(11)肢体离断后,可以装配索控假肢
和装饰假肢(美容假肢)

图 14-2　肩关节离断术

■第三节　上臂近端截肢术

从装配假肢的角度而言，该手术相对于肩关节离断术无本质的区别，因为所剩余的肱骨头仍然缺乏主动的运动。但是该手术保留了肩关节的外形，而且剩余的残端对假肢的固定也有一定的辅助作用，还避免了肩关节离断后肩峰和喙突相对突出的缺点，减少了假肢装配后的压迫性疼痛。

【手术步骤】

1、切口与肩关节离断相同。

2、于三角肌–胸大肌间沟内显露、分离头静脉，将头静脉在近端切口内切断、结扎，近端缝扎+结扎。将胸大肌从其止点处切断，向内侧掀开，即可显露其深部血管、神经及其他结构。在止点切断三角肌并向近端翻起，注意保护腋神经。

3、切断肱二头肌短头和喙肱肌，切断肱二头肌长头腱，切断和结扎+缝扎腋动脉和腋静脉，将神经干拉向远端后切断。

4、在后方切口内切断肱三头肌长头和外侧头，然后在胸大肌止点的稍近端截断肱骨干，此时，上肢远端完全离断。

5、将肱骨残端修整圆润，彻底止血后将肱三头肌长头与喙肱肌近侧残端包裹肱骨近端的截骨面，并予缝合。然后将胸大肌缝合于三角肌前缘。

6、缝合切口，并术后切口放置引流管或引流条，纱布、棉垫覆盖，用胸带包裹。

7、术后可装配索控假肢和装饰性假肢(参见第二节)(图14-3)。

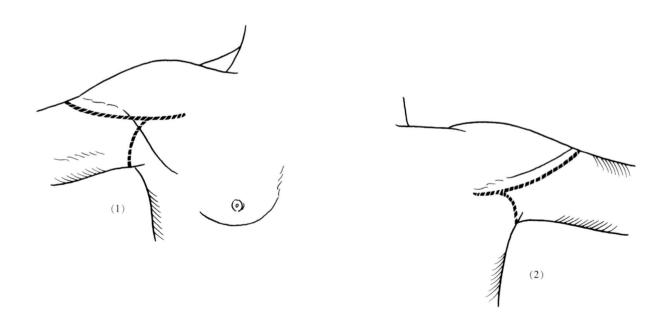

(1)、(2)切口

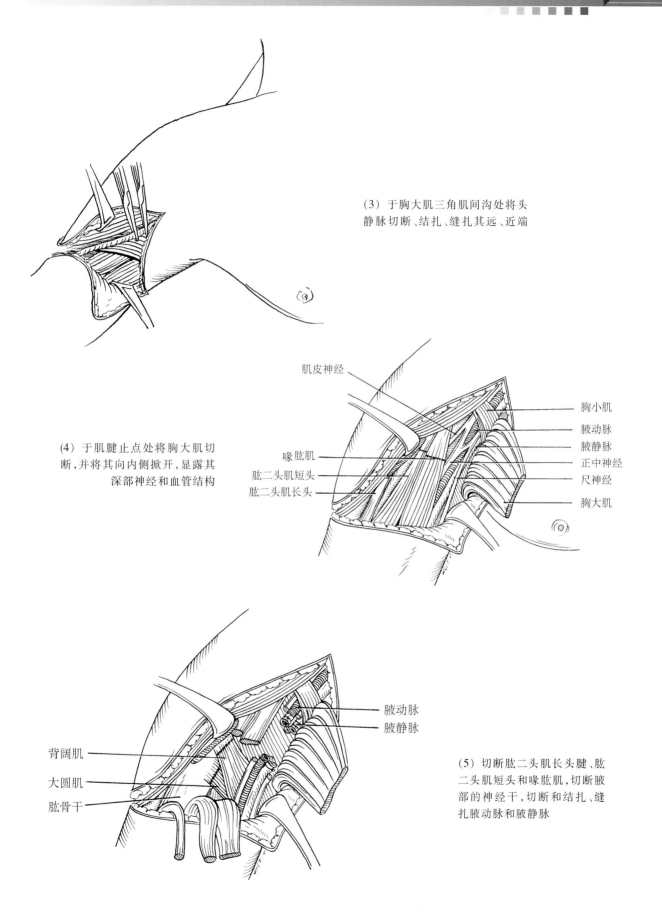

（3）于胸大肌三角肌间沟处将头静脉切断、结扎、缝扎其远、近端

（4）于肌腱止点处将胸大肌切断，并将其向内侧掀开，显露其深部神经和血管结构

肌皮神经

喙肱肌
肱二头肌短头
肱二头肌长头

胸小肌
腋动脉
腋静脉
正中神经
尺神经
胸大肌

腋动脉
腋静脉

背阔肌
大圆肌
肱骨干

（5）切断肱二头肌长头腱、肱二头肌短头和喙肱肌，切断腋部的神经干，切断和结扎、缝扎腋动脉和腋静脉

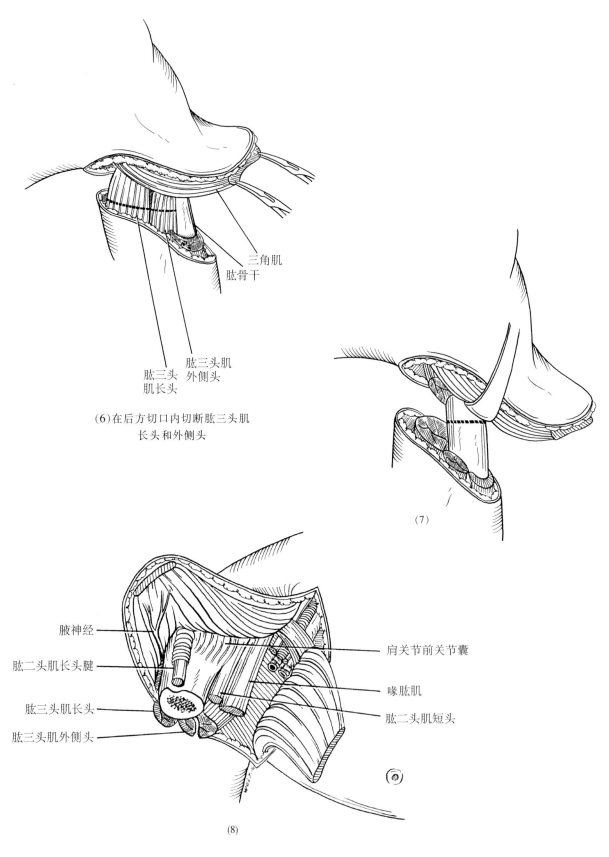

三角肌
肱骨干

肱三头肌
外侧头
肱三头
肌长头

（6）在后方切口内切断肱三头肌
长头和外侧头

（7）

腋神经

肱二头肌长头腱

肱三头肌长头

肱三头肌外侧头

肩关节前关节囊

喙肱肌

肱二头肌短头

（8）

（7）、（8）截断肱骨干

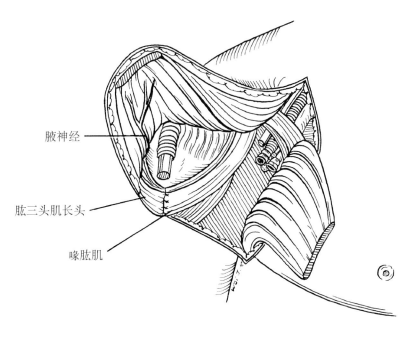

腋神经

肱三头肌长头

喙肱肌

(9)将肱三头肌长头与喙肱肌近
侧残端包裹肱骨近端的截骨面，
并予缝合

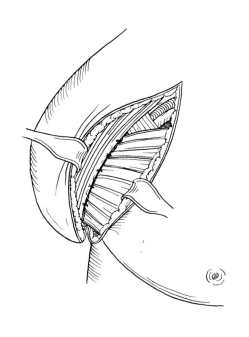

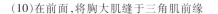

(10)在前面,将胸大肌缝于三角肌前缘

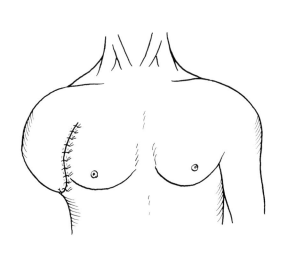

(11)缝合切口

图 14-3 上臂近端截肢术

■ 第四节　上臂截肢术

上臂的截肢应尽可能保留肢体的长度。在创伤性截肢的情况下，应避免使用进一步截骨的方法以满足皮肤直接缝合的需要，即使是使用游离植皮覆盖缺损，尤其在靠近腋窝的部位。因为保留肩关节的内收外展功能对于假肢的装配十分有益。上臂的截肢常规有三个水平，以下 1/3 截肢为例。

【手术步骤】

1、在上臂所需截骨平面的稍远端的前后方行等长的弧形切口，将近端皮瓣连同筋膜瓣一起掀向近端。

2、在掌侧切口内切断肱二头肌腱，将其向近端掀起以显露其深部的解剖结构，分离并切断桡神经、正中神经和尺神经。切断并结扎+缝扎肱动脉、贵要静脉和头静脉。然后切断掌侧和背侧的其余肌肉。

3、将软组织向近端拉开，截断肱骨，并用骨锉修整骨端的锐利边缘。

4、彻底止血后将肱二头肌腱与肱三头肌腱缝合在上臂截肢的残端，以保持其肌肉张力。

5、冲洗伤口后缝合切口。切口放置橡皮引流条。纱布、棉垫加压包扎。

6、截肢后，根据具体情况可以装配肌电假肢、索控假肢或装饰性假肢，以辅助对侧上肢完成日常生活和工作（图 14-4）。

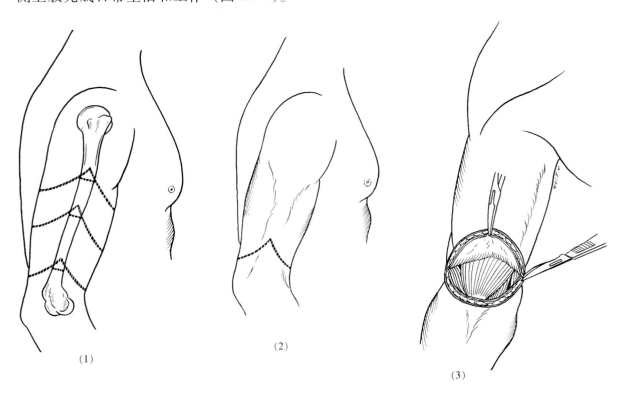

(1)上臂截肢常规的三个水平;(2)上臂下 1/3 截肢的切口;(3)将近端皮瓣连同筋膜瓣一起掀开

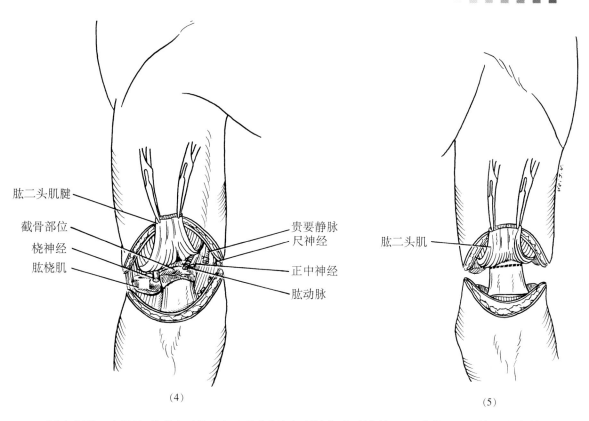

肱二头肌腱
截骨部位
桡神经
肱桡肌
贵要静脉
尺神经
正中神经
肱动脉
肱二头肌

(4)

(5)

(4)切断肱二头肌腱，将其向近端掀起显露其深部解剖结构，切断桡神经、正中神经和尺神经，切断结扎、缝扎肱动脉、贵要静脉和头静脉；(5)截断肱骨

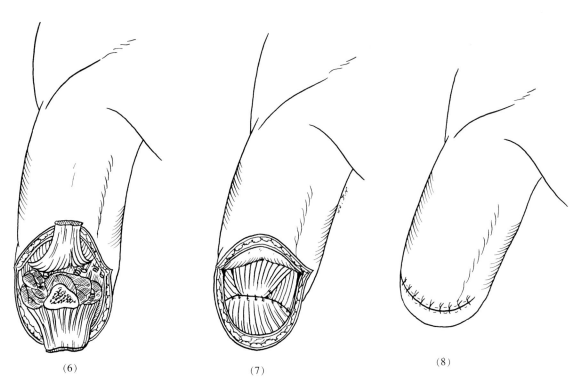

(6)

(7)

(8)

(6)、(7)将肱二头肌腱与肱三头肌腱缝合在上臂截肢的残端上，以保持其肌肉张力；
(8)缝合切口，切口放置橡皮引流条

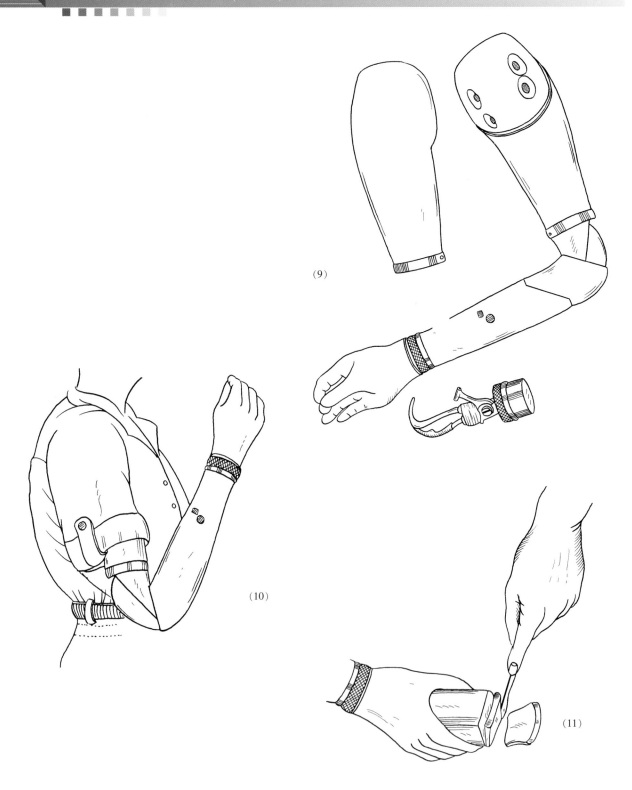

(9)

(10)

(11)

(9)~(11)截肢后,可以装配索控假肢,肌电假肢和装饰假肢(美容假肢)

图 14-4 上臂截肢术

■ 第五节　前臂截肢术

前臂截肢常规有三个截肢平面，截肢应尽量保留肢体长度，以保留前臂的旋转功能。在前臂近端 1/3 截肢，即使保留 3~5cm 肘下残端也优于经肘部或肘上截肢，如果保留了肘关节以及其屈曲功能，该残端即可装配功能稍理想的假肢。以前臂中 1/3 截肢为例。

【手术步骤】

1、在前臂所需截骨平面的稍远端的前后方行等长的弧形切口，将近端皮瓣连同筋膜瓣一起掀向近端，注意结扎浅静脉，并将皮神经拉向远端后靠近端切断。

2、切断正中神经、尺神经和桡神经浅支。分离、切断及结扎尺动脉和桡动脉以及伴行的静脉，在预定截骨平面的稍远端切断掌侧的前臂屈肌和屈肌腱。分离并结扎切断骨间掌侧动脉及其伴行静脉，切断骨间背侧神经。

3、将前臂背侧近端的皮瓣连同筋膜瓣一起掀开，切断背侧的肌肉和肌腱。然后分离、切断并结扎前臂背侧的骨间背侧动脉及其伴行静脉，切断骨间背侧神经。

4、在前臂屈、伸肌回缩的平面截断桡骨和尺骨，用骨锉修整骨端。

5、冲洗，残端彻底止血。然后将前臂屈、伸肌肌腹或肌腱缝合在截肢残端上，以保持其肌张力。

6、分层缝合切口。放置橡皮引流条。纱布、棉垫加压包扎。

7、截肢后可装配肌电假肢和装饰性假肢（美容假肢），以辅助对侧上肢完成日常生活和工作（图 14-5）。

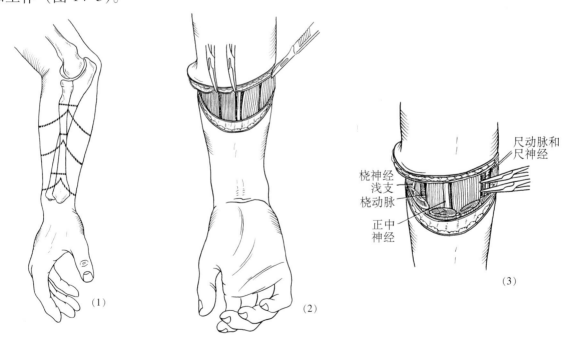

(1)前臂截肢常规的三个水平;(2)将近端皮瓣连同筋膜瓣一起掀开;(3)切断正中神经、尺神经和桡神经浅支,切断、结扎尺动脉和桡动脉切断掌侧的前臂屈肌和屈肌腱

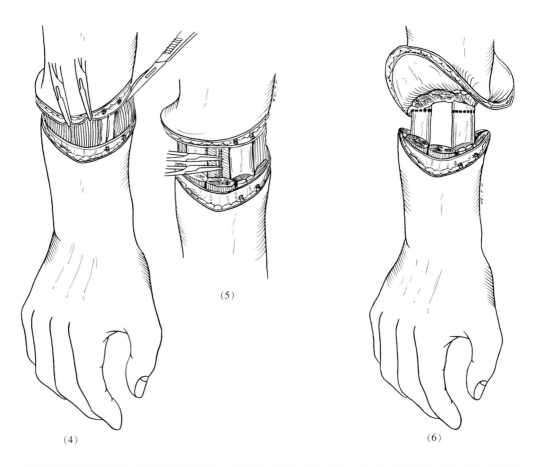

(5)

(4)   (6)

(4)将前臂背侧近端的皮瓣连同筋膜瓣一起掀开,切断伸侧的肌肉和肌腱;(5)切断、结扎前臂背侧的骨间背侧动脉及其伴行静脉,切断骨间背侧神经;(6)在前臂屈、伸肌回缩的平面截断桡骨和尺骨

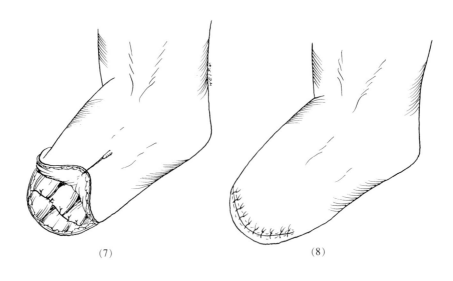

(7)   (8)

(7)残端彻底止血后,将前臂屈、伸肌或肌腱缝合在截肢残端上,以保持其肌张力;(8)缝合切口,放置橡皮引流条

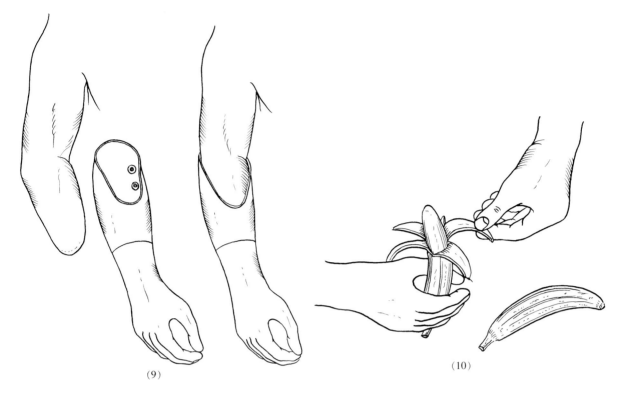

(9)、(10)截肢后，可装配肌电假肢和装饰假肢（美容假肢）

图 14-5 前臂截肢术

第六节 经掌指关节截肢指后残端的处理

手指经掌指关节离断是一种常见损伤，最好的方法就是再植离断部分。但很多情况下离断部分无法再植，此时应尽量保留肢体长度以实现与拇指对捏夹物功能，禁忌采用短缩掌骨以达到直接缝合伤口的方法。

一、游离植皮术

【适应证】

适用于残端经修整后有腱周组织深筋膜或皮下组织存在，无肌腱和骨与关节外露的情况。多见为掌侧皮肤残留较多而背侧皮肤缺损的情况。

【手术步骤】

1、清创后将外露的伸肌腱切除，任其残端缩回近端皮下。保留腱周组织和深层的筋膜。修整骨残端、用咬骨钳去除关节软骨面。

2、将掌侧的皮肤翻向背侧，将掌侧皮肤的皮下组织缝合于背侧的腱周组织和深层筋膜上。

3、彻底止血后用中厚游离皮片修复缺损，压力敷料打包固定（图 14-6）。

4、截指后可应用装饰性手套，或装配功能性支具或动力型支具以改善手功能（图 14-7）。

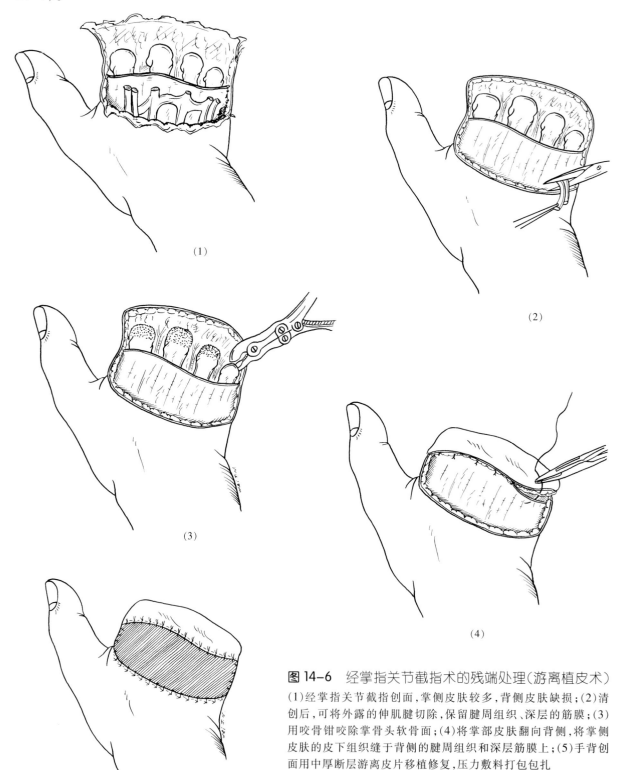

（1）

（2）

（3）

（4）

（5）

图 14-6 经掌指关节截指术的残端处理（游离植皮术）

（1）经掌指关节截指创面，掌侧皮肤较多，背侧皮肤缺损；（2）清创后，可将外露的伸肌腱切除，保留腱周组织、深层的筋膜；（3）用咬骨钳咬除掌骨头软骨面；（4）将掌部皮肤翻向背侧，将掌侧皮肤的皮下组织缝于背侧的腱周组织和深层筋膜上；（5）手背创面用中厚断层游离皮片移植修复，压力敷料打包包扎

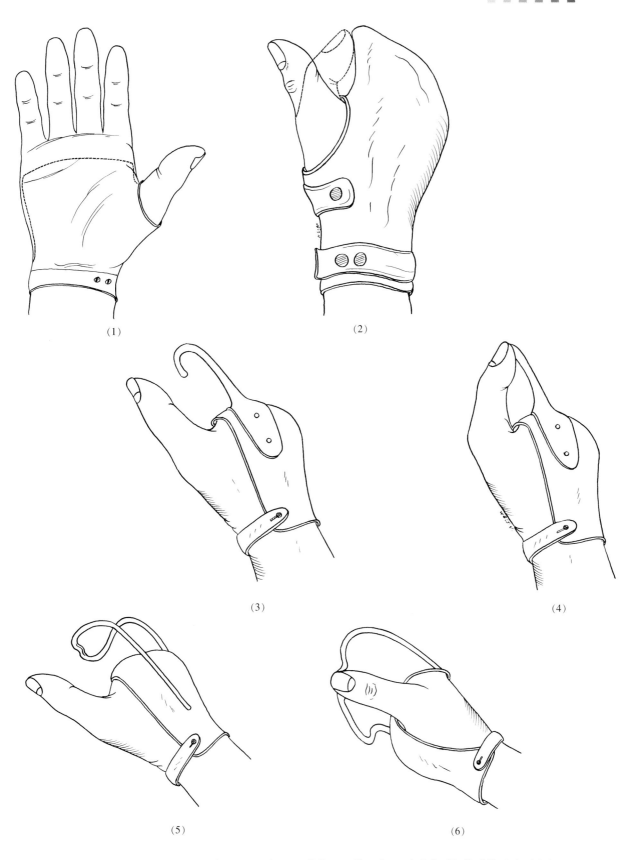

(1)   (2)

(3)   (4)

(5)   (6)

(1)截指后可应用装饰手套(美容手套);(2)截指后可装配支具,改进伤手捏物功能;(3)~(6)介
绍两种简易的功能支具,改进伤手的捏物功能

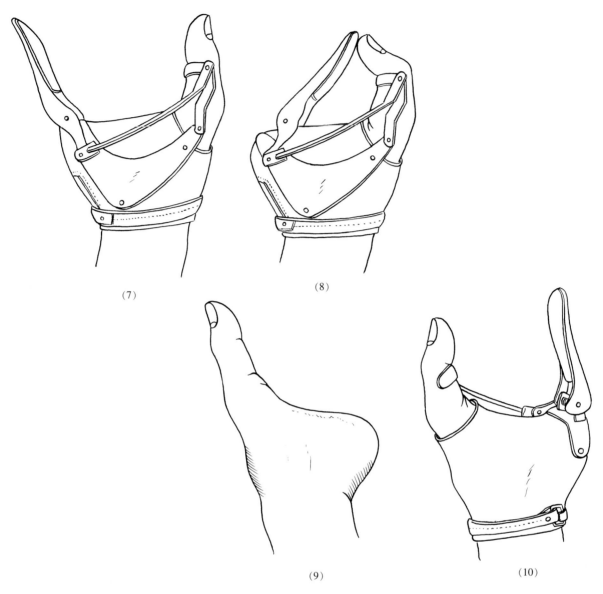

(7)   (8)

(9)   (10)

(7)~(10)介绍一种动力型的功能支具,这种支具通过拇指屈伸和对掌功能通过连杆驱动另一假指部件,能解决伤手捏物和握物的功能

图 14-7　经掌指关节离断后支具的应用

二、腹部皮瓣术

【适应证】

适用于掌侧皮肤较多,背侧掌骨外露,无软组织基床可利用的情况。

【手术步骤】

1、彻底清创,去除坏死组织,修整残端骨质或用咬骨钳去除关节软骨面。

2、根据残端皮肤缺损的创面大小和形状设计腹部皮瓣的切口（设计原则和方法可参见第 3 章相关内容）。

　　3、掀起腹部皮瓣并用腹部皮瓣覆盖手背缺损。继发缺损多可直接缝合，否则采用游离植皮覆盖并打包固定。注意创面彻底止血。

　　4、术后处理及断蒂请参见第 3 章相关内容（图 14-8）。

　　5、截指后可应用装饰性手套，或装配功能性支具或动力型支具以改善手功能（见图 14-7）。

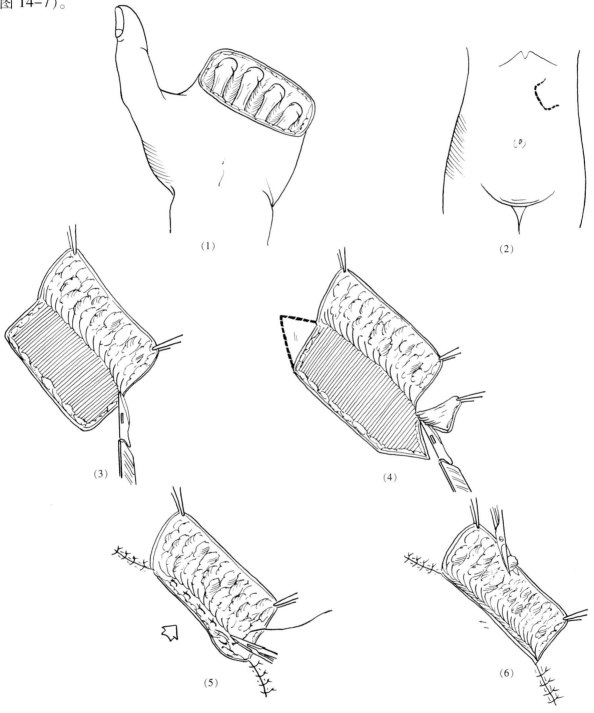

(1)经掌指关节截指，掌侧皮肤较多，背侧掌骨外露，没有软组织基床可利用；(2)根据伤手皮肤缺损的创面大小和形状，设计腹部皮瓣的切口；(3)~(6)用腹部皮瓣修复创面

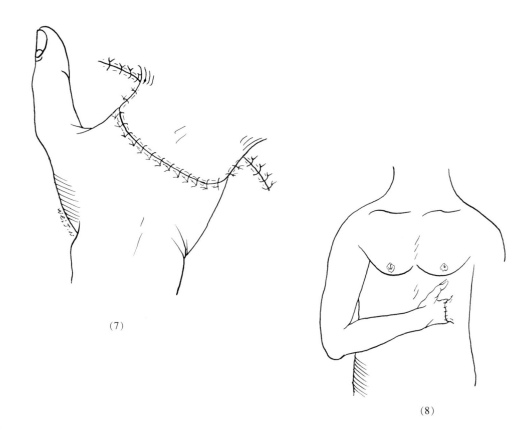

(7)

(8)

(7)、(8)用腹部皮瓣修复创面

图14-8 经掌指关节截指术的残端处理(腹部皮瓣移植术)

三、腹部皮管术

【适应证】

适用于经掌指关节截指后掌骨外露较多,掌侧及背侧均无软组织覆盖的情况。

【手术步骤】

1、残端彻底清创并修整骨端,去除关节软骨面。

2、根据残端皮缺损的大小和形状,于对侧下腹部设计皮管,尽量将腹壁下动脉包含其中。

3、掀起皮瓣,修去过多的脂肪。然后将皮瓣的远端缝合成罩状以适应残端的形状。

4、于伤手残端的尺侧掀起一三角形皮瓣以便与皮管的蒂部缝合。彻底止血后将皮管远端覆盖手部残端并缝合。切取皮管的继发缺损直接缝合。

5、术后处理及断蒂请参见第3章相关内容 (图14-9)。

6、截指后可应用装饰性手套,或装配功能性支具或动力型支具以改善手功能(见图14-7)。

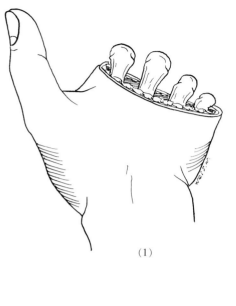

(1)经掌指关节截指,掌骨外露较多,掌侧及背侧无软组织覆盖;(2)~(4)设计对侧下腹部皮管,将皮管远端缝成一罩状

(1)

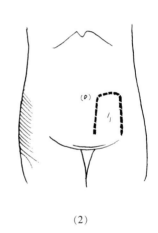

(2)

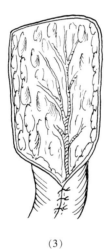

(3)

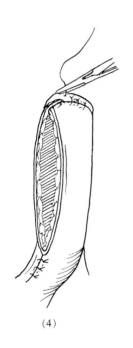

(4)

(5)、(6)于伤手尺侧掀起一三角形皮瓣,以便与皮管蒂缝合

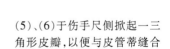

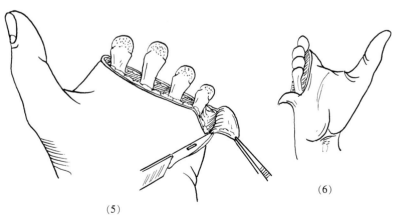

(5)

(6)

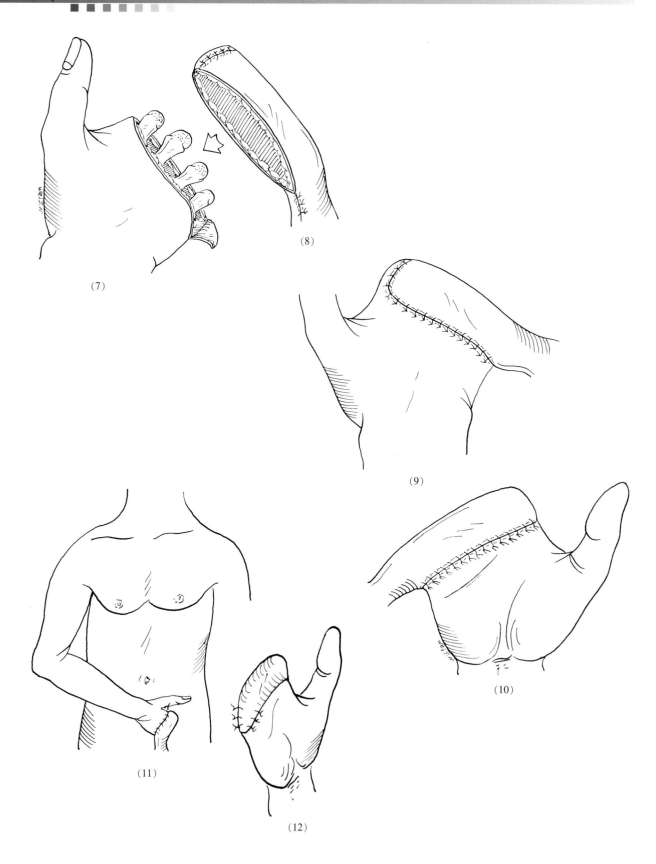

(7)

(8)

(9)

(10)

(11)

(12)

(7)~(11)将腹部皮管远端、覆盖掌骨并予缝合；(12)术后 6 周皮管断蒂

图 14-9　经掌指关节截指术的残端处理（腹部皮管移植术）

四、前臂逆行皮瓣移植术

【适应证】

适用于经掌指关节截指后，掌侧皮肤较多，手背掌骨外露，无软组织基床可利用的情况。

【手术步骤】

1、残端彻底清创并修整骨端，去除掌骨关节软骨面。

2、将掌侧皮肤翻向背侧覆盖掌骨头并尽量闭合创面。

3、根据创面形状和大小于前臂桡侧以桡动、静脉为蒂切取皮瓣（具体切取方法请参见第三章相关内容）。

4、用大血管钳自前臂切口的远端向手背皮缺损处作一宽松的皮下隧道，再用血管钳将皮瓣经隧道拉至手背覆盖创面并作缝合（图14-10）。

5、截指后可应用装饰性手套，或装配功能性支具或动力型支具以改善手功能（见图14-7）。

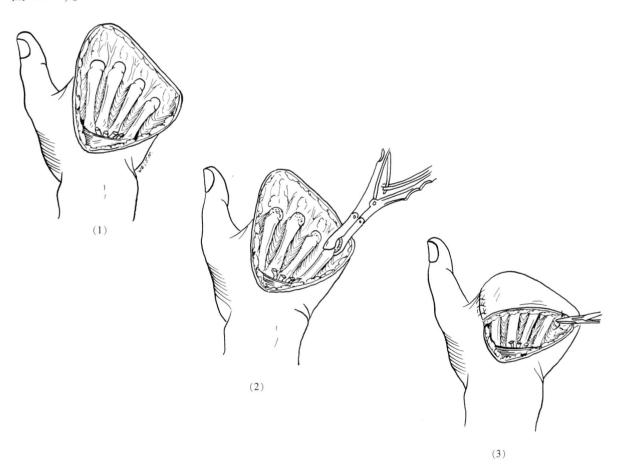

(1)

(2)

(3)

(1)经掌指关节截指,掌侧有较多的皮肤,手背掌骨外露;(2)用骨咬钳咬除掌骨的软骨面;(3)将掌侧皮肤翻向背侧,覆盖掌骨头并作缝合

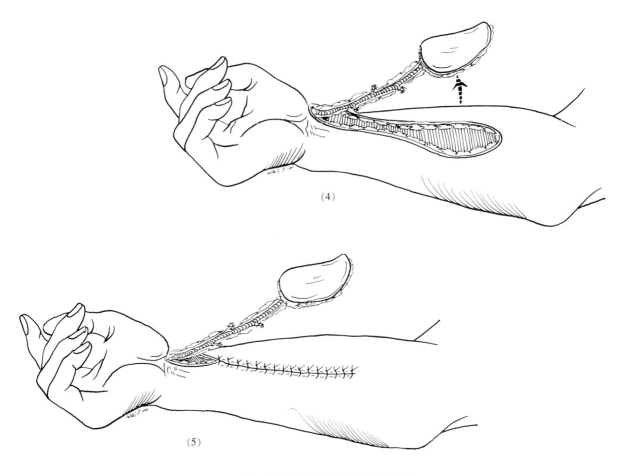

（4）

（5）

（4）、（5）切取前臂桡动脉逆行皮瓣

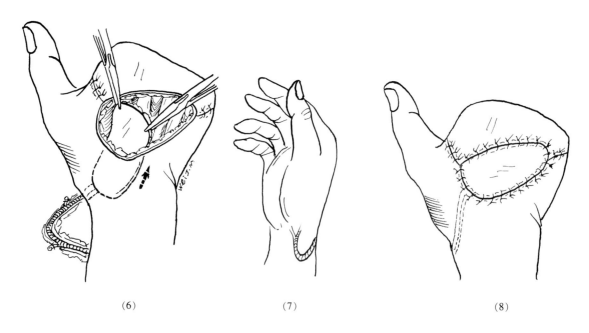

（6）　　　　　　　　　（7）　　　　　　　　　（8）

（6）～（8）于腕桡侧作一宽松的皮下隧道,将皮瓣拉至手背,覆盖手背创面并作缝合

图 14-10　经掌指关节截指术的残端处理（前臂逆行皮瓣移植术）

▌第七节 截指术

远侧指间关节以远的手指离断，尤其是残端尚有 1/3~1/4 指甲残留的损伤，应考虑尽量保留手指长度（参见第 2 章）。在其他手指正常的情况下，远侧指间关节以近的缺损的手指（如示指）的捏物功能会通过另一手指（如中指）来完成，而不会造成过多的功能缺损和外形障碍。因此，除非多个手指同时创伤性截指或患者有特殊要求，一般不考虑行局部皮瓣或其他方法保留长度，而是考虑采取短缩指骨的办法直接缝合伤口。

中节水平手指截指常采用掌、背侧弧形切口，如果可能的话，应使掌侧的切口较背侧稍长。应注意将指神经牵拉向远端然后靠近近端切断，使其残端回缩至近端正常的组织内，避免在缝合口瘢痕处形成痛性假性神经瘤。用咬骨钳修圆残端的指骨以避免术后形成尖锐的痛性突起。如果屈指浅肌腱的止点尚保留的话，手指残端还可有效地参与捏握物体，因此如果可能的话应尽量保留该止点（图 14-11）。

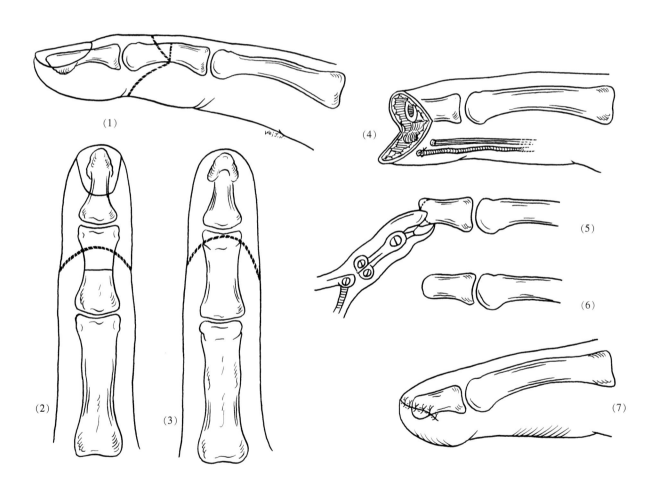

图 14-11 手指中节水平截指术

(1)~(3)弧形切口，掌侧较背侧稍长；(4)切断、结扎指动脉，切断指神经，应使其残端回缩至近端正常的组织内，避免在缝合口瘢痕处形成有疼痛的假性神经瘤；(5)、(6)用咬骨钳修圆残端的指骨；(7)缝合切口近侧指间关节水平的截指方法与中节指骨水平的截指方法类似，注意应修整指骨髁，以使残端的外形轮廓类似正常手指指端（图 14-12）。

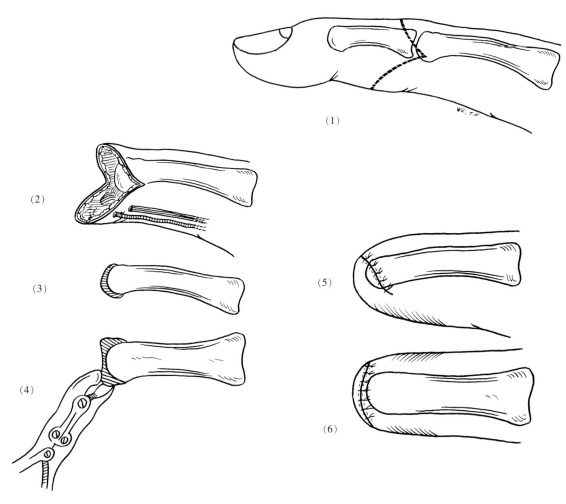

图 14-12　经近侧指间关节截指术
(1)切口；(2)结扎指动脉，切断指神经；(3)、(4)用咬骨钳咬除近节指骨头关节面，并将骨残端修圆；(5)、(6)缝合切口

近节指骨水平的截指如果可以保留内在肌和伸肌腱的止点，尚可有 45°左右的屈伸活动，此时应考虑保留长度以增强对物体的捏握作用。如果截指水平邻近掌指关节不能保留上述止点，而且术后将造成外形上的不美观；中、环指在该水平的离断，术后当抓细小物体时物体容易从截指裂隙中漏出，此时应考虑在掌骨头近端截指（示、小指）或系列截指（中、环指）（请参见第 5 章相关内容）。

拇指在手功能中占据十分重要的位置，因此外伤后的拇指尽量不作骨的短缩，一般采用皮瓣、皮管等方法修复，以便保留拇指的长度。拇指的功能长度在指间关节水平，保留住此长度即便以后不作延长，拇指的残端与其他手指的对指功能也能完成。若拇指残端达不到功能长度，可一期或二期采用拇指再造的方法修复（参见第 10 章）。

■ 第八节 手指残端整形术与残端神经瘤切除术

示指和小指经近节指骨的截指如果不能保留内在肌和伸肌的止点，或经掌指关节水平的截指严重影响手的美观，此时应考虑行残端修整、经掌骨颈截指以获得更好的外形（图），而不至影响手功能。中、环指在经掌指关节或近节近端 1/3 水平的缺损，在抓细小物体时，物件容易从指缝间漏出，此时应考虑行系列截指（图 14-13，14，15）。

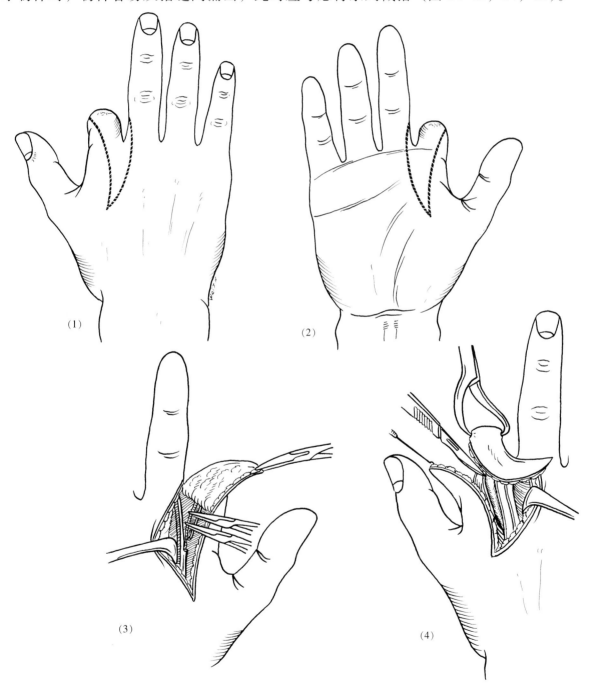

(1)、(2)切口；(3)切断示指指神经，切断、结扎指动脉；(4)于肌腱部切断第1骨间背侧肌

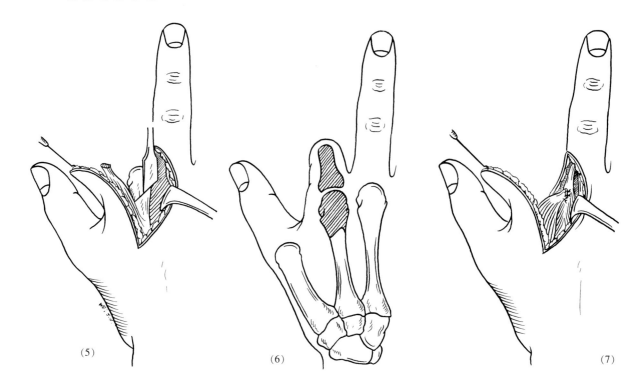

(5)   (6)   (7)

(5)、(6)于第 2 掌骨颈稍近端斜形凿断掌骨；(7)将第 1 骨间背侧肌
腱缝于中指桡侧第 2 骨间背侧肌的肌腱上

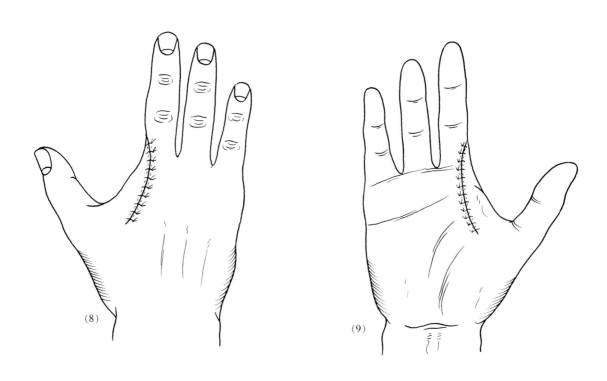

(8)   (9)

(8)、(9)缝合切口，术后手部外形及功能将获得改善

图 14-13 示指残端修整术

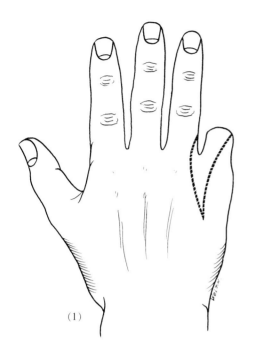

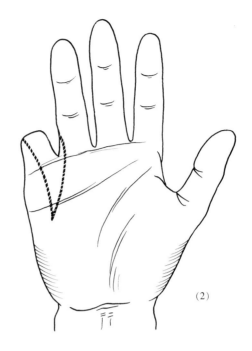

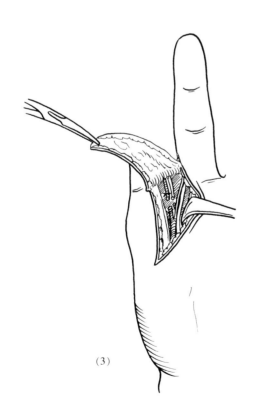

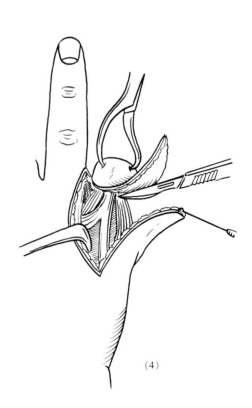

（1）、（2）切口；（3）切断小指指神经，切断、结扎指动脉；（4）于肌腱部切断小指展肌

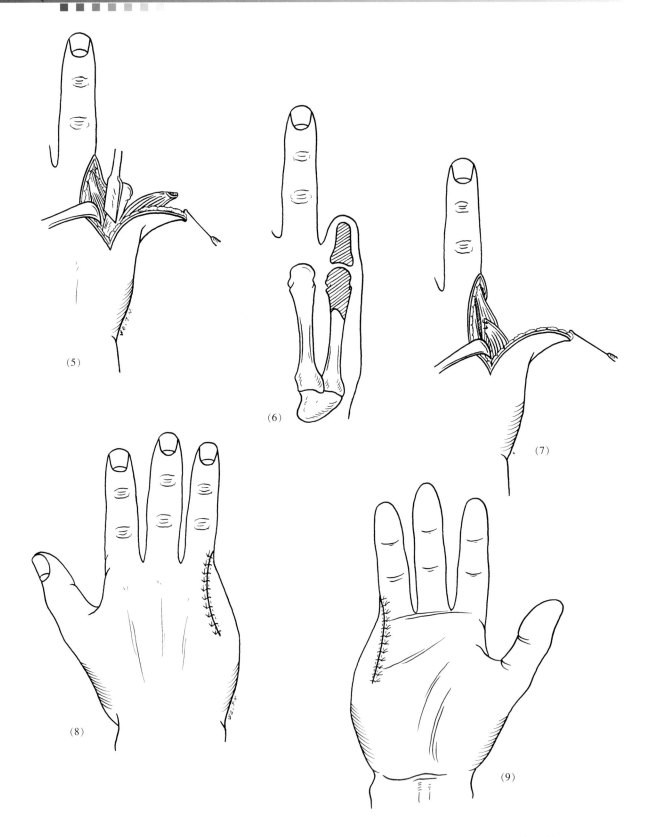

(5)

(6)

(7)

(8)

(9)

(5)、(6)于第 5 掌颈斜形凿断掌骨,并将残端修圆钝;(7)将小指展肌腱缝于无名指尺侧的第 4
骨间背侧肌腱上;(8)、(9)缝合切口,术后将改进手的外形及功能

图 14-14 小指残端修整术

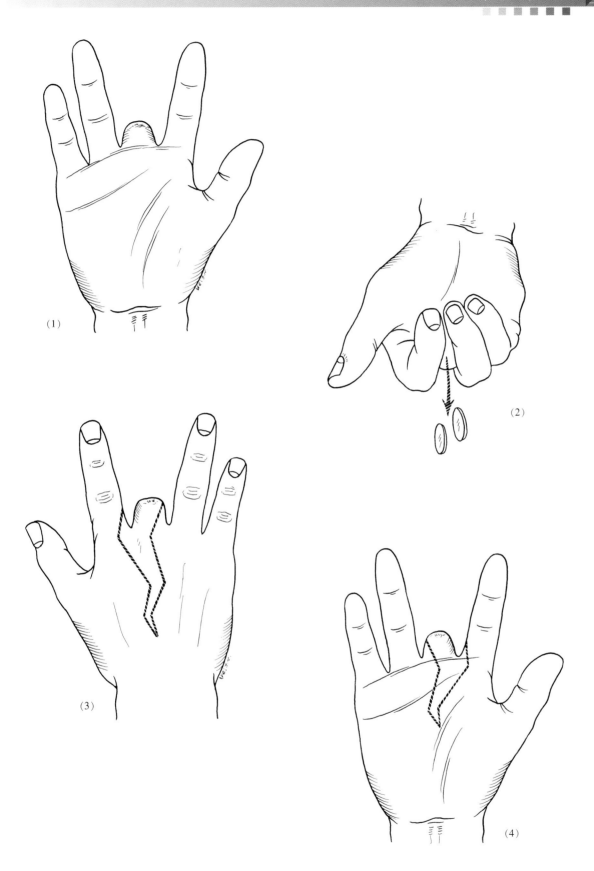

(1)、(2)中指残端过短，当手握拿细小物体时，物件容易从指缝间漏出；(3)、(4)切口

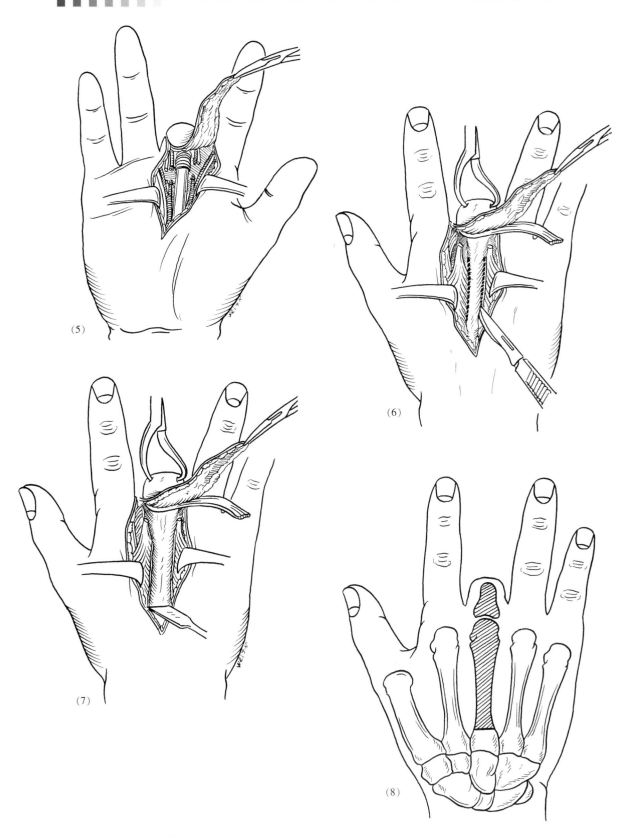

(5)

(6)

(7)

(8)

(5)切断中指残端两侧指神经,切断、结扎两侧指动脉,切断屈肌腱;(6)切断伸肌腱,于肌腱部切断中指两侧的第2、3骨间背侧肌,于第3掌骨背侧平行切开其骨膜并予切除;(7)、(8)于第3掌骨基底部凿断掌骨

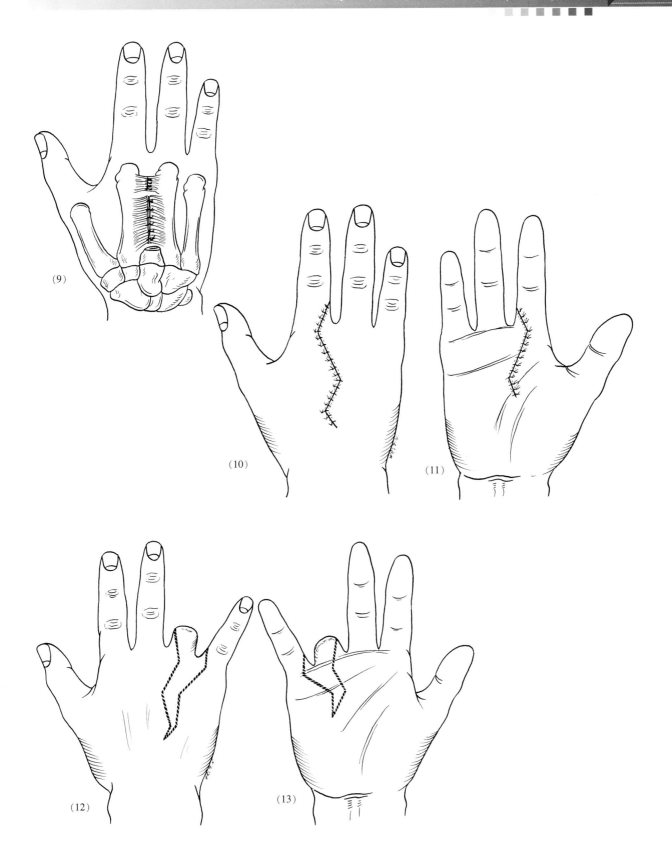

(9)将示指与环指靠拢,缝合掌骨头颈部背侧关节囊及骨间背侧肌肌膜;(10)、(11)缝合切

口,术后手的外形及功能将获得改善;(12)、(13)环指残端修整术切口

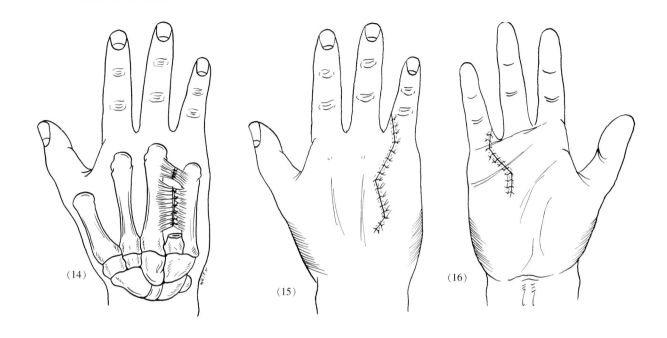

(14)环指残端修整术与上述中指残端修整术的手术方式相同,截指后将中指与小指拉拢缝合背侧相
邻的掌指关节囊及骨间肌肌膜;(15)、(16)缝合切口,术后手外形及功能将获得改善

图 14-15 中、环指残端修整术

当周围神经受到各种损伤发生断裂而且断端未能缝接时,断端就不可避免的形成神经瘤。多数神经瘤无症状,勿需处理。对于有不能忍受的疼痛的神经瘤均可考虑手术治疗。目前,在国内外有多种手术方法,但均有再次复发,产生疼痛的可能性,目前仍以残端神经瘤切除最为常用 (图 14-16)。

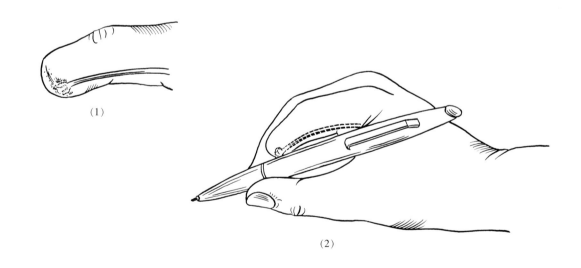

(1)外伤性神经纤维瘤;(2)触碰伴有严重疼痛

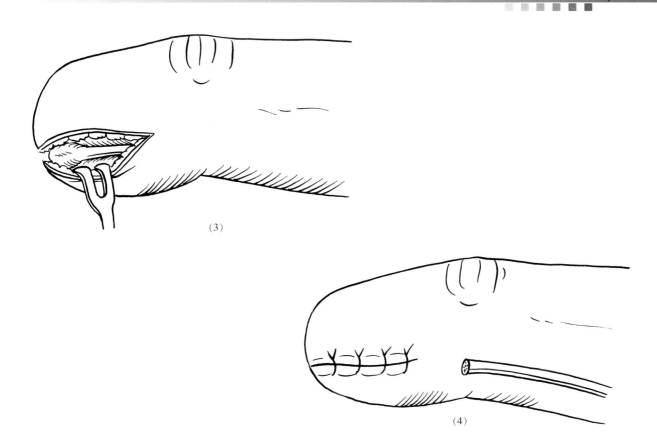

（3）

（4）

（3）、（4）手术切开切除瘤体，使指神经回缩至正常的组织中，避免瘢痕绞窄

图 14-16 指端的外伤性神经纤维瘤切除术

第九节 前臂分叉术

前臂分叉术是由 Hermann Krukenberg 于 1917 年首次报道。是为前臂远端或中远 1/3 水平截肢的患者重建前臂夹持功能的一种手术。其解剖学基础是将前臂的桡、尺骨连同其周围的肌肉分为两个组成部分，并形成叉状。其夹持功能是利用肱二头肌、肱桡肌和桡侧腕长、短伸肌的收缩，将桡骨拉离尺骨，使之分叉张开。利用旋前圆肌、桡侧腕屈肌等前臂屈肌的旋前动作，使桡、尺两骨接近，使之完成夹持动作。由于分叉的前臂仍保留原有的皮神经，所以感觉功能良好。尽管分叉的前臂外形较差，患者常不愿接受施行该手术，但分叉的前臂却能为伤肢提供有良好感觉的夹持功能。如手术理想，术后康复训练及时有效，其功能将较无感觉的假肢好。同时，分叉后的前臂也不影响佩戴假肢。Swanson 曾为一位双前臂远端截肢的儿童施行右侧前臂分叉术，获得叉口张开达 $2\frac{3}{4}$ 吋，夹持力量达 6 磅的良好效果。

【适应证】

前臂分叉术适用于双侧前臂远端、或前臂中远 1/3 水平截肢，特别是双目失明者。

或双侧前臂截肢，一侧施行前臂分叉术，另一侧前臂装配假肢。前臂残端应有足够的长度，成人不应短于 15cm，过短的前臂残端，由于只保留有屈、伸肌肌腹，缺乏肌腱，不能重建其止点，作用在桡、尺骨上的肌力已基本消失。同时前臂近端全为肌腹，无法进行分叉。此外，前臂及其残端的皮肤条件良好，无明显瘢痕。肘关节、肱桡关节及上尺桡关节功能正常并具有良好的肌肉力量者。

【手术步骤】

1、于前臂桡、尺骨间作纵切口，在掌侧略靠近桡骨，在背侧略靠近尺骨，另于纵切口的近端掌侧或背侧作一三角形皮瓣，以覆盖桡、尺骨分叉后的蹼部，此蹼部的位置相当于旋前圆肌与骨间膜的交叉处。

2、切开前臂筋膜，将前臂肌肉以桡、尺骨为中心分为两组；桡骨组为示指和中指的指浅屈肌及其指伸肌，桡侧腕屈肌，桡侧腕长、短伸肌，肱桡肌，掌长肌，旋前圆肌，拇指的外在肌和正中神经等。尺骨组为无名指和小指的指浅屈肌及其伸指肌，尺侧腕屈肌，尺侧腕伸肌和尺神经等。为了获得无张力缝合，旋前方肌和指深屈肌应作切除。如肌肉过多，妨碍桡、尺骨的接触相夹持功能，尚可将拇长展肌、拇长屈肌、拇短伸肌切除。但需注意保留桡、尺骨周围有足够的肌肉包绕。否则会影响分叉的夹持力量，同时还将影响残端的血液循环。前臂的正中神经、尺神经和桡神经浅支的残端，如已形成疼痛性的假性神经瘤，或残端神经瘤过于膨大，应将其切除。切开骨间膜，直至旋前圆肌下缘。如叉口张开尚未达到要求。尚可向近端切开少许。切开骨间膜时，需注意避免损伤支配旋前圆肌的神经分支，注意保护骨间血管和神经，如在切开骨间膜时损伤骨间血管，导致出血，应小心缝扎止血。骨间膜切开后，应争取叉口被动开大 10~12cm。

3、桡、尺骨残端在前臂分叉后应有良好的接触，如术中发现两骨接触不良，需截骨矫正。被分离的桡、尺侧两组肌肉的肌腱，分别缝于骨间膜上，并将其肌腱残端牢固地缝于桡、尺骨远端的钻孔或残端上。肌肉与肌腱的缝合，应力求平整，以便使两骨在夹持时能紧密接触。

4、缝合皮肤　皮肤应在无张力下缝合，但不宜过松，以免影响夹物的稳定程度，叉口近端的蹼部用三角形皮瓣覆盖。分叉的尺骨侧面皮肤缺损区，可用中厚断层皮片游离移植修复，压力敷料打包包扎。

【术后处理】

术后使用松软的敷料包扎，并填塞叉口，保持桡、尺骨于张开的位置，用长臂石膏后托制动。术后 2 周拆线，4 周去石膏托进行前臂分叉的夹持功能锻炼，辅助物理康复治疗，并逐步克服前臂旋转动作。如分叉张口过小，可辅助弹性支具牵引。在功能训练过程中，应耐心指导患者利用分叉前臂的夹持功能从事日常生活的各种活动，如穿衣解带、洗脸刷牙、持勺进食和执笔写字等。同时还可以设计和制作各种适合前臂分叉佩戴的各种工具。以增加前臂分叉的功能范围 (图 14-17)。

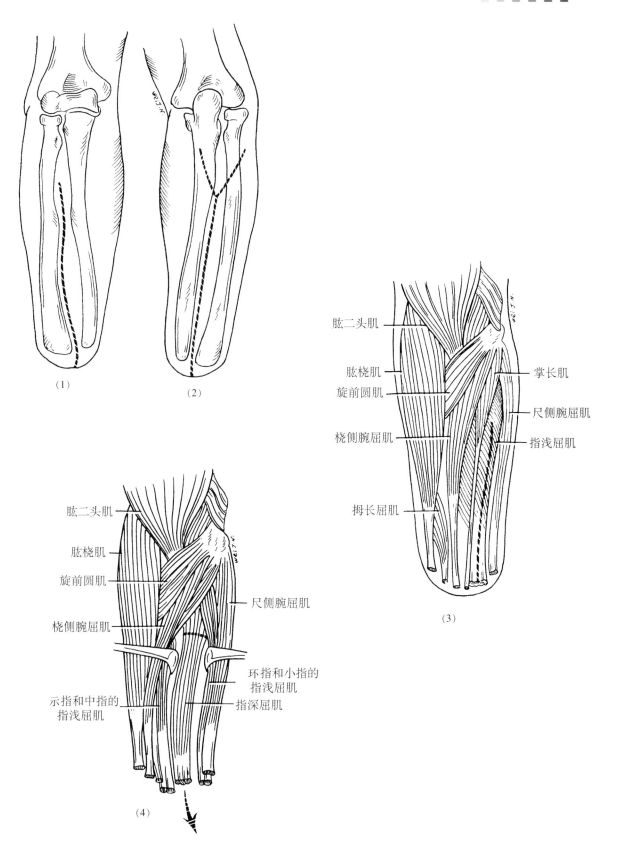

（1）

（2）

肱二头肌
肱桡肌
旋前圆肌
桡侧腕屈肌
拇长屈肌
掌长肌
尺侧腕屈肌
指浅屈肌

（3）

肱二头肌
肱桡肌
旋前圆肌
桡侧腕屈肌
尺侧腕屈肌
环指和小指的指浅屈肌
指深屈肌
示指和中指的指浅屈肌

（4）

（1）、（2）切口设计；（3）在前臂掌侧，于示指、中指和无名指、小指之间切开指浅屈肌；（4）在前臂掌侧将指浅屈肌分离成桡、尺侧两半，将指深屈肌切除

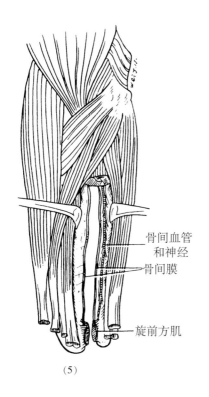

骨间血管和神经

骨间膜

旋前方肌

(5)

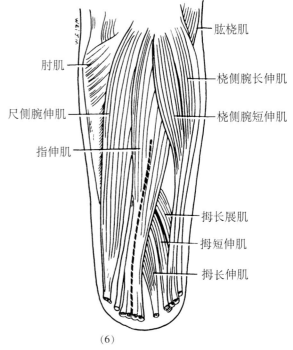

肘肌

尺侧腕伸肌

指伸肌

肱桡肌

桡侧腕长伸肌

桡侧腕短伸肌

拇长展肌

拇短伸肌

拇长伸肌

(6)

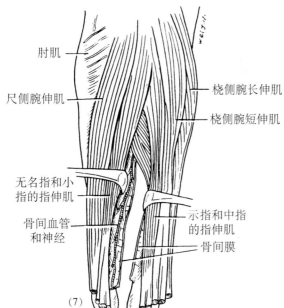

肘肌

尺侧腕伸肌

无名指和小指的指伸肌

骨间血管和神经

桡侧腕长伸肌

桡侧腕短伸肌

示指和中指的指伸肌

骨间膜

(7)

(5)切开旋前方肌及纵切开骨间膜;(6)在前臂背侧，于示指、中指和环指、小指的指伸肌之间纵行切开;(7)将指伸肌分离成桡、尺侧两半

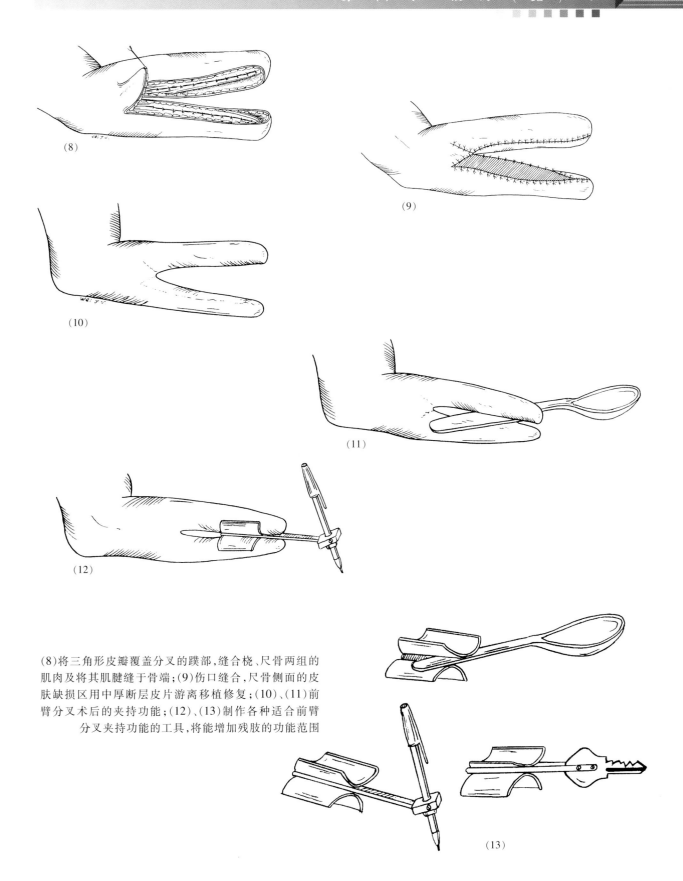

(8)将三角形皮瓣覆盖分叉的蹼部,缝合桡、尺骨两组的肌肉及将其肌腱缝于骨端;(9)伤口缝合,尺骨侧面的皮肤缺损区用中厚断层皮片游离移植修复;(10)、(11)前臂分叉术后的夹持功能;(12)、(13)制作各种适合前臂分叉夹持功能的工具,将能增加残肢的功能范围

图 14-17　前臂分叉术

CHAPTER 15

第15章

手部化脓性感染

手部化脓性感染是手外科常见疾患之一，如果不及早做出诊断，并给予及时有效的治疗，可造成手功能不同程度的丧失。大多数化脓性感染均需采用手术治疗，行切开、引流和清创术，抗生素治疗只能作为术前、术后的一种辅助治疗。脓肿一旦形成，即应行切开引流。

一、甲沟炎和甲下脓肿

指甲的三边均与皮肤皱褶相接，连接部形成沟状，称为甲沟。该处发生的感染即为甲沟炎。甲下脓肿为指甲与甲床间的感染。

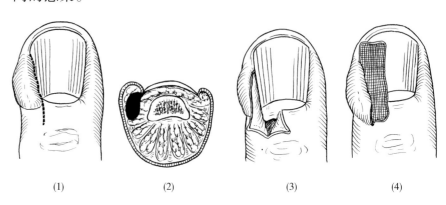

(1)　　　　　　(2)　　　　　　(3)　　　　　　(4)

(1)切口；(2)积脓部位；(3)切开引流，脓腔用小刮匙搔刮干净后，用生理盐水及灭菌液冲洗创口；(4)用凡士林纱布片引流

图 15-1　单侧甲沟炎的切开引流术

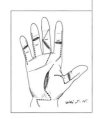

一旦有明确的脓肿形成即应行切开引流，根据脓肿形成的部位和范围采用不同的切开引流方式。单侧甲沟炎可于病变侧切开甲侧襞直至甲体基部后充分清洗引流并用凡士林纱布填塞引流（图 15-1）。单侧甲沟炎伴甲下脓肿还需同时拔除部分指甲以充分清洗引流（图 15-2）。双侧甲沟炎伴甲下脓肿需切开双侧的甲后皱襞，剪除甲板的后半部分或全部，彻底刮净脓腔后充分引流（图 15-3）。

(1)单侧甲沟炎伴有甲下积脓；(2)切开一侧甲后皱襞，拔除部份指甲，刮净脓腔，用灭菌生理盐水及灭菌液，冲净创口；(3)用凡士林纱布片引流

图 15-2　单侧甲沟炎伴有甲下积脓的切开引流术

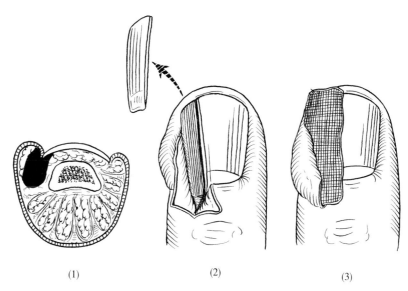

(1)　　　　　　(2)　　　　　　(3)

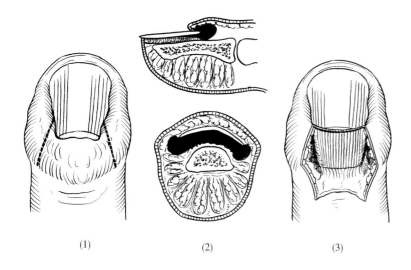

(1)　　　　　　(2)　　　　　　(3)

(1)、(2) 双侧甲沟炎伴有甲下积脓；(3)将两侧的甲后皱襞切开，剪除甲板的后半部分，刮净脓腔，用盐水及灭菌液冲净创口

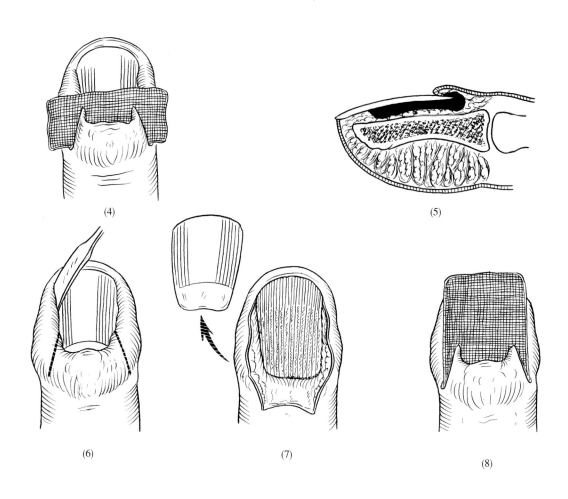

(4)用凡士林纱布片引流;(5)~(8)也可以将整个甲板拔除引流

图 15-3　双侧甲沟炎伴有甲下积脓的切开引流术

二、脓性指头炎

脓性指头炎，又名瘭疽，是手指远节指腹深部的皮下感染。由于此处神经感受器丰富，皮肤厚，皮下组织硬韧，缺乏弹性，因此一旦发生感染，指腹张力明显增高，症状较为明显。皮下组织直接与末节指骨相衔接，因此，脓性指头炎易发展为末节指骨化脓性骨髓炎。

一旦脓肿形成，症状明显，应立即切开引流。应在侧方作纵向切口引流，切口可适当大些，并切除膨出的脂肪以利引流。两侧对口切口引流，也可使用，但应尽可能避免。应禁忌使用鱼口状切口切开引流，该切口虽然操作方便，引流通畅，但在创口愈合后可形成阶梯状畸形，或因上皮卷入伤口内，形成永久性的鱼口状畸形（图 15-4）。

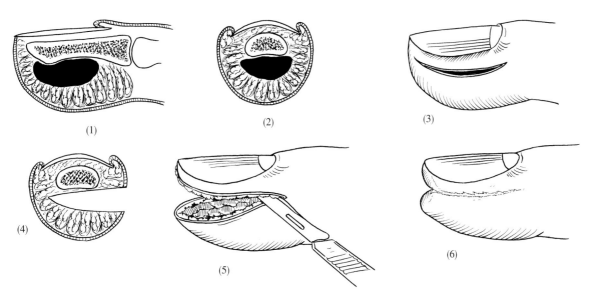

(1)、(2)脓性指头炎的积脓部位；(3)、(4)切口，切开引流后，刮净脓腔，用生理盐水及灭菌液冲净创口，凡士林纱布片引流；(5)、(6)禁用鱼口状切口切开引流，该切口虽然操作方便、引流通畅，但在创口愈合后由于瘢痕挛缩，造成永久性的指端鱼口状畸形

图 15-4 脓性指头炎的切开引流术

三、虎口和手指指蹼感染

该感染实际上是指蹼间皮下感染，常起于劳动中手掌部磨泡后的继发感染，感染部位在虎口和手指指蹼掌侧皮下，但由于掌侧皮肤厚韧；而手背皮肤松薄，故背侧红肿却表现明显，常易误诊为背侧皮下感染。可通过压痛点的定位而鉴别。

一旦确诊有脓肿形成，均应行切开引流。虎口区的感染常于指蹼背侧作切口切开引流（图 15-5）。而手指指蹼脓肿一般于掌侧行切口切开引流；对于感染波及手背，形成哑铃状脓腔，需于手掌和手背指蹼的部位切开引流（图 15-6）。

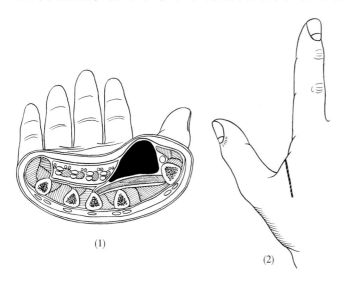

(1)虎口指蹼感染积脓；(2)可于虎口指蹼背侧作切口切开引流，刮净脓腔，用生理盐水及灭菌液冲净创口，用凡士林纱布片引流

图 15-5 虎口指蹼感染的切开引流术

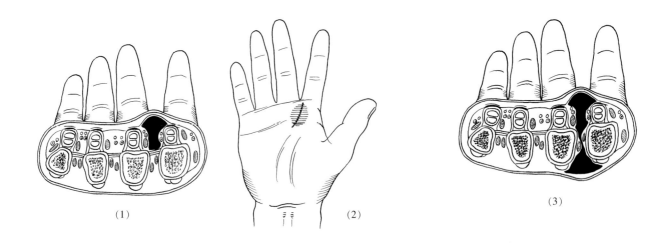

(1)   (2)   (3)

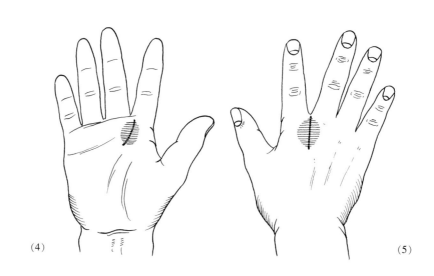

(4)   (5)

(1)指蹼感染和积脓部位；(2)切口；(3)~(5)如指蹼感染波及手背，形成哑铃状脓腔，

需于手掌、手背指蹼的部位作切开引流

图 15-6   指蹼感染的切开引流术

四、化脓性腱鞘炎及桡、尺侧滑囊感染

化脓性腱鞘炎及桡、尺侧滑囊感染都属于手的深部感染。化脓性腱鞘炎是手部一种严重的感染，其发病迅猛，当鞘管内尚未形成脓液时，即可出现明显的全身症状。其典型的局部表现为患指均匀红、肿，类似腊肠样；手指呈半屈曲状态；手指的主、被动活动伸直可引起剧烈的疼痛；沿整个鞘管均有明显的压痛。化脓性滑囊感染多并发于化脓性腱鞘炎，表现为手掌部的红、肿、热、痛，压痛的范围与滑囊的部位相同。

上述诊断一旦确立，应立即切开，清除脓液后放置引流条，甚至在脓腔处置管引流，并持续点滴灭菌液或灭菌盐水（图 15-7）。

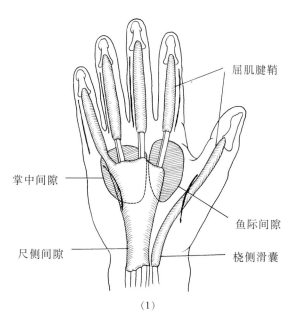

屈肌腱鞘

掌中间隙

鱼际间隙

尺侧间隙

桡侧滑囊

(1)

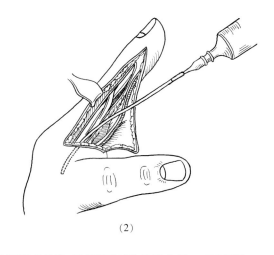

(2)

(1)化脓性腱鞘炎及桡、尺侧滑囊感染的手术切口;(2)切开引流后,用大量生理盐水及灭菌液冲洗创口,疏疏缝合切口,用薄橡皮片引流

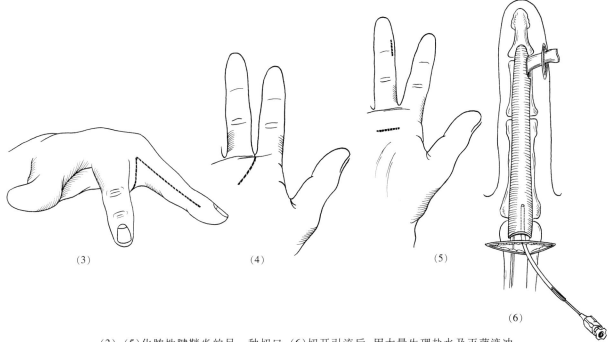

(3)　　　　　　　　(4)　　　　　　　　(5)

(6)

(3)~(5)化脓性腱鞘炎的另一种切口;(6)切开引流后,用大量生理盐水及灭菌液冲洗脓腔,在腱鞘远端置入一条薄的橡皮片,近端通入细的乳胶管或塑料管,用灭菌液或灭菌生理盐水持续点滴引流 3 天

图 15-7　化脓性腱鞘炎及桡、尺侧滑囊感染的切开引流术

五、掌中间隙和鱼际间隙感染

手部间隙感染可由直接刺伤引起,但大多是继发于局部的皮下脓肿、手指化脓性腱鞘炎,或相邻滑囊感染破溃后的继发感染。脓肿一旦形成均应切开引流(图 15-8)。

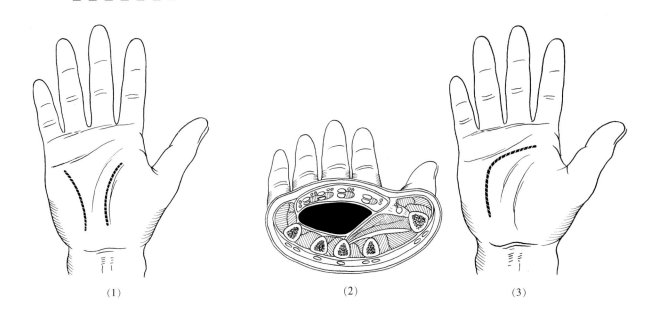

(1) (2) (3)

(1)掌中间隙与鱼际间隙感染的切开引流切口；(2)、(3)如掌中间隙
感染范围大、积脓多，可采用该切口

图 15-8　手部间隙感染的切开引流术

六、手部骨与关节感染

　　手部骨与关节血源性感染极为少见，大多继发于邻近软组织的感染，也可由外伤直接引起或出现于植骨术后。继发于软组织感染的骨与关节感染一般较为局限，骨质呈虫蚀样改变，并有骨膜反应，死骨往往是碎块状或小片状。感染的控制应在全身性抗生素应用的同时，局部行切开，彻底刮除死骨后用凡士林纱布引流或置管引流。对于植骨后发生的感染可在刮除死骨后作对口置管持续引流。如果感染仍无法控制，应考虑摘除植骨（图 15-9，10）。

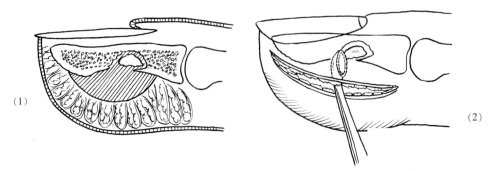

(1) (2)

(1)末节指骨化脓性骨髓炎伴有死骨形成；(2)作一侧纵切口切开引流，刮出死骨，刮净脓腔，用生理盐
水及灭菌液冲净创口，用凡士林纱布片引流

图 15-9　末节指骨化脓性骨髓炎的切开引流和死骨摘除术

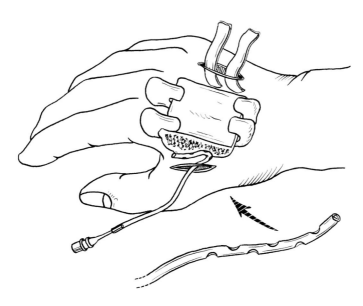

手部植骨术后发生化脓性感染不易愈合,可作两个对口引流切口,用大量生理盐水灭菌液冲净,采用持续性点滴方式,用灭菌液点滴 3~5 天

图 15-10 骨化脓性感染的处理

CHAPTER **16**

第16章

掌腱膜挛缩症的手术治疗

掌腱膜挛缩症是手部掌腱膜增殖性纤维变性，病变处的掌腱膜呈条索状或结节样改变，并累及表层皮肤，导致掌指关节和指间关节屈曲挛缩的疾病。

掌腱膜挛缩症在手掌部容易发病的部位为手掌侧的纵向纤维和指蹼间的纤维。因此，在远侧掌横纹处容易形成纵向的索条，使掌指关节发生屈曲畸形。掌侧浅横韧带的桡侧直到拇指掌指关节横纹的部分横向纤维，偶尔也发生病变。当其发生病变后则影响拇指指蹼的开大，以及拇指的掌指关节不能伸直。手指容易发生病变处为中央索及两侧的螺旋索，使手指近侧指间关节屈曲。由于螺旋索绕过指神经血管束，挛缩后使指神经血管束的位置发生改变，向手指的中央移动，手术时容易损伤。

掌腱膜挛缩症常见于中年以上的男性。在发病的早期，常在远侧掌横纹与环指轴线相交处，或环指近侧指间关节皮下出现小结节，皮肤稍变厚。偶尔有轻度疼痛、不适或麻木感。触之皮肤及结节结合较紧，皮肤固定在掌腱膜上。手指伸直时掌侧皮肤紧张，颜色变白。以后结节逐渐变大，皮肤变厚、变硬，在结节表面出现横行皱褶，形成沟或凹陷。最终掌腱膜上的结节逐渐消失，代之以类似肌腱一样的坚韧皮下索条，并与皮肤紧密结合。掌指关节、指间关节发生屈曲挛缩，被动不能伸直，但疼痛、麻木等症状消失。

对于掌腱膜挛缩病程较长，但症状较轻微，或仅有轻度

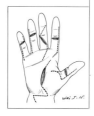

挛缩而无明显功能障碍者，可不必手术。定期复查，根据病情发展再决定是否手术。

对于掌指关节或指间关节出现挛缩，有功能障碍，且病变还在继续发展，则应及早采用手术治疗。

按照病变的范围、严重程度以及皮肤受累程度可有皮下掌腱膜切断术、部分掌腱膜切除术、掌腱膜完全切除术、掌腱膜切除游离植皮术、掌腱膜切除旷置术以及截指术。其中以掌腱膜部分切除和掌腱膜切除游离植皮术最为常用。

【手术步骤】

1、根据掌腱膜挛缩的程度、关节屈曲的程度以及皮肤受累的情况设计切口，常采用手掌和手指部多个 Z 字切口。

2、从相对正常的部位开始显露和分离指神经血管束，并加以保护，然后逐渐分离并彻底切除发生挛缩的组织，包括中央索和螺旋索，松解挛缩的关节。在手掌，应全部切除病变的纵向纤维和指蹼间的纤维，尽可能切除掌腱膜向深部发出的垂直纤维，彻底松解掌指关节挛缩。

3、松止血带观察各皮瓣的血液循环情况，并彻底止血。Z 字成形法缝合切口。切口内放置引流条，在适当压力下包扎伤口。

4、如果彻底松解，切除血运不佳的皮肤后手部有皮肤缺损，则应切取中厚皮片覆盖并打包固定。

【术后处理】

如果切除病变组织后直接缝合，术后 2~3 天拔除引流条，然后开始手指屈伸功能锻炼，并辅以物理治疗。如果行植皮术，则应使用石膏或克氏针将掌指关节和指间关节制动于伸直位，术后两周拆线，拔除克氏针并去除石膏，开始手指的屈伸功能锻炼（图16-1）。

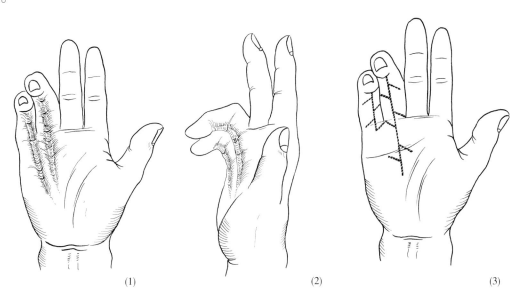

(1)　　　　　　　　　　(2)　　　　　　　　　　(3)

(1)、(2)掌腱膜挛缩;(3)切口;

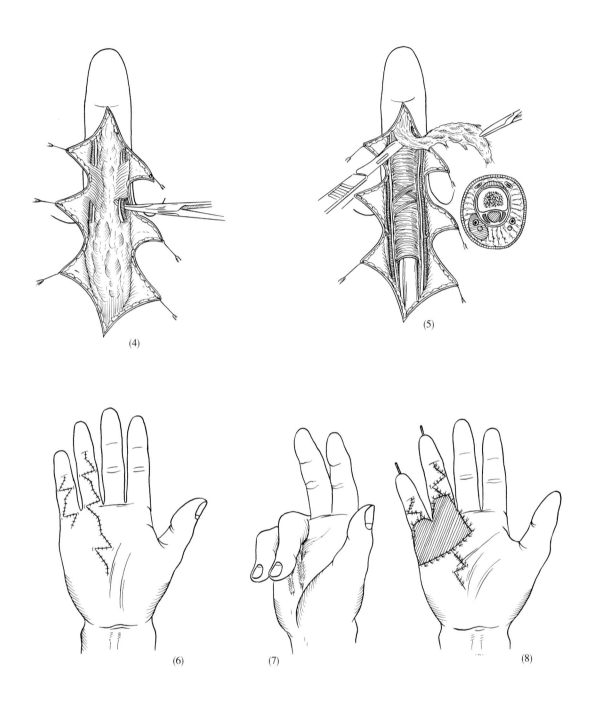

(4)、(5)分离显露指神经血管束并加以保护,将挛缩的掌腱膜彻底切除;(6)切口作 Z 字成形缝合;(7)、(8)如皮肤有缺损应使用中厚断层皮片游离移植

图 16-1　掌腱膜挛缩的手术治疗

CHAPTER 17

第17章

手部先天性畸形的手术治疗

手部先天性畸形的种类繁杂，这些畸形的精确分类尚存在一定的困难，目前被大多数学者所接受的分类法是根据美国手外科学会和国际手外科协会制定的，但该分类法仍不能完全包括所有的畸形。常见的单纯畸形，通常是根据畸形的特征命名，如多生的手指称为多指畸形，两指或多指相连不能分开，称为并指畸形，手指过度生长粗大，称为巨指畸形等。

手部先天性畸形和人体其他部位的畸形一样，其发病原因多与遗传因素和胚胎发育时期受到外界因素，如营养、药物、放射线、内分泌、疾病和创伤等因素的影响有关。

在施行手部先天性畸形的手术治疗前，外科医生应对畸形的构成及其发展趋势有所了解，根据临床和X线检查，结合畸形的病理解剖特点进行全面的计划，选择适宜的手术时机。矫形手术应以改进手的功能为主，其次再考虑改进外观。如果只为改进美观，一定不要因施行手术而丧失手部原有的功能。一般来说，妨碍发育的畸形应尽可能早做手术，例如不等长的先天性并指畸形，指关节不在同一水平，或内翻手畸形，或先天性关节挛缩症等，这些畸形会随着生长发育逐渐加重，因此需要及早治疗。对那些不妨碍发育而又需手术治疗的畸形，如某些类型的多指畸形，可在学龄前施行手术，以免患者上学后造成较大的心理障碍，同时还可以尽早获得功能上的适应。对那些有可能损伤骨骺板的手术，应推迟到十几岁或成年以后，待骨骺发育基本停止或停止后再施行。此外，对那些畸形严重，手术时年龄较大的患者，因为长期习惯在畸形状态使用患手，一旦手术矫正畸形，反而感到在功能上有诸多不便。外科医生应对患者手部功能锻炼进行长期耐心的指导和训练，才能收到理想的效果。

第一节　多指畸形

多指畸形中，多生的手指多发生在拇指的桡侧和小指的尺侧，在示指、中指和环指两侧者较少见，多生手指常与正常手指的指骨或掌骨相连，或附于掌指关节、指间关节的一侧。多生手指的外形和结构差异很大，有的形如球形肉赘，仅以狭小的线状皮蒂与正常手指相连，有的具有正常手指那样的外形，具有指甲、骨关节、肌腱和神经血管束，并具有正常手指的活动和感觉功能，以致造成手术决定留舍方面的困难。

【手术治疗原则】

1、多指畸形需根据多生手指的外形、位置、结构以及和正常手指的关系，结合 X 线检查进行全面的考虑，决定多生手指切除的部位和方式。

2、在手术时机方面，如多生手指仅以狭长的皮蒂与正常手指相连，在出生后任何时期均可施行手术切除。如多生手指有骨关节、肌腱和神经血管束与正常手指相连，需施行关节囊、肌腱等较复杂的手术，可推迟到学龄前期施行手术。如需施行骨关节等手术，可待骨骺发育接近停止或成年后施行。

3、如多生手指发生在拇指侧，主要的神经、血管和肌腱偏于多生手指内，手术时应注意保留，避免损伤。

4、正常拇指的肌腱或内在肌，如果其止点在多生手指上，在切除多生手指时，应将肌腱或内在肌止点移位至正常拇指上。

5、多生手指的基底如位于正常拇指的掌指关节或指间关节囊内，切除多生手指时，应保留附着在多生手指上的关节囊和韧带，在切除多生手指后，应重新修复关节囊和韧带，以保持拇指关节的稳定性。

6、如果拇指的关节过于偏斜，可同时施行楔形截骨矫正，或留待以后施行关节融合术矫正畸形。

7、拇指末节分叉畸形，虽对功能影响不大，但有碍美观，从改进外观出发，可将分叉的中央部分，包括指甲和指骨作楔形切除，然后将两侧部分向中央并拢，用钢丝或克氏针固定指骨，皮肤和指甲作单层缝合（图 17-1，2，3，4）。

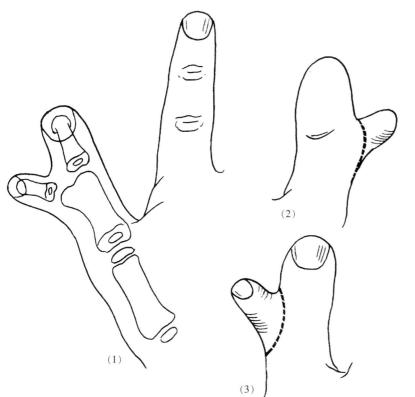

(1)拇指末节重复、桡侧发育小的
多生形;(2)、(3)切口

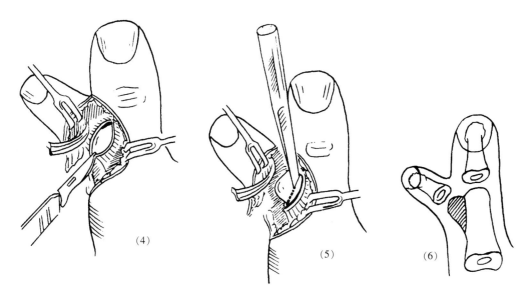

(4)~(6)切除发育小的多生指,切开关节囊,凿除
近节指骨桡侧膨隆骨质

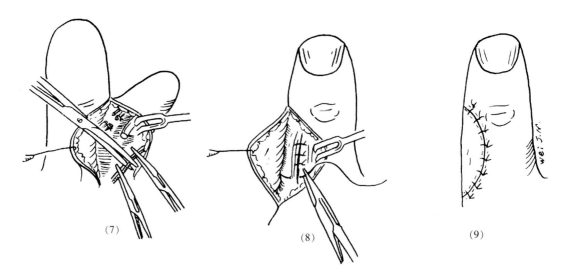

(7)　　　　　　　　(8)　　　　　　　　(9)

(7)切断结扎多生手指的指动脉;(8)、(9)缝合
关节囊及皮肤

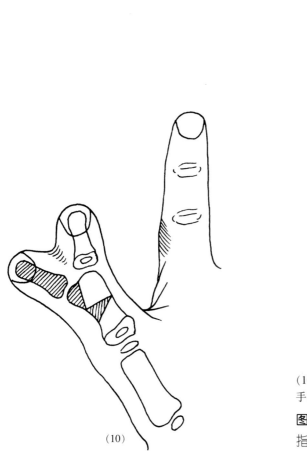

(10)

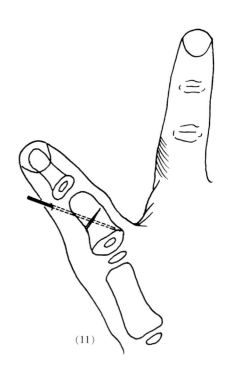

(11)

(10)、(11)如主要拇指有尺侧偏斜畸形,切除多生
手指后,可于近节指骨作楔形截骨矫正畸形

图 17-1　拇指末节重复桡侧发育小的多生
指切除术

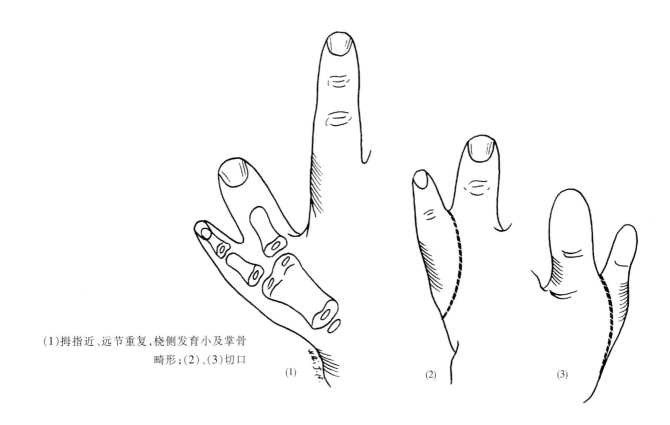

(1)拇指近、远节重复,桡侧发育小及掌骨
　　畸形;(2)、(3)切口

(1)　　　　　　　　　　(2)　　　　　　　　(3)

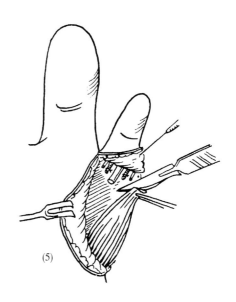

(5)

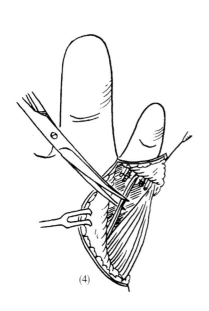

(4)

(4)切断多生指的指屈肌腱,切断结扎指动脉;
(5)在多生指基底桡侧切断拇展短肌腱

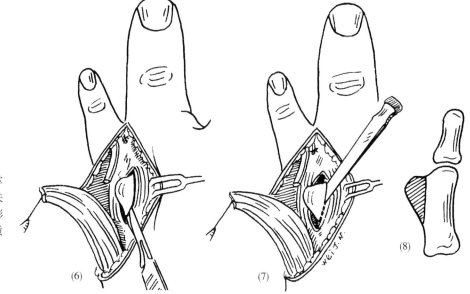

(6)~(8)切开多生手指的掌
指关节囊,将多生手指作关
节离断并截除掌侧桡侧膨
隆的骨质

(6)

(7)

(8)

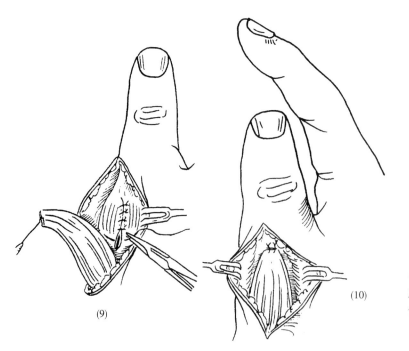

(9)

(10)

(9)缝合关节囊;(10)将拇展短肌
腱缝合于主要拇指掌指关节的桡
侧关节囊

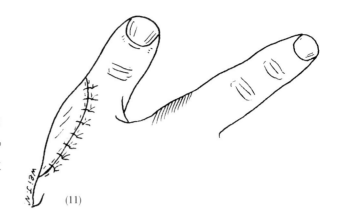

(11)缝合皮肤,术后用石膏托将拇指制动于外展位 4 周

图 17-2　拇指近、远节重复桡侧发育小及掌骨
　　　　　　　畸形的多生指切除术

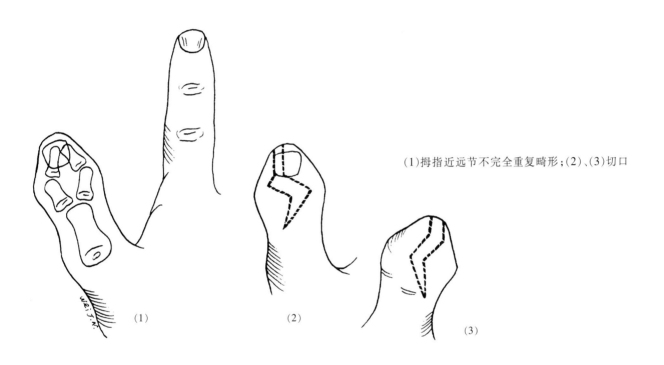

(1)拇指近远节不完全重复畸形;(2)、(3)切口

(1)　　　　　　(2)　　　　　　(3)

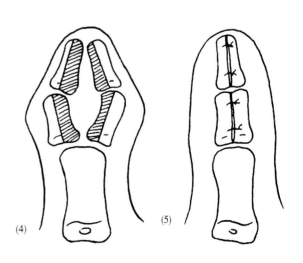

(4)、(5)将近远节指骨的相邻部作纵行截除
　　　1/2 指骨并将指骨拉拢用钢丝固定

(4)　　　　　(5)

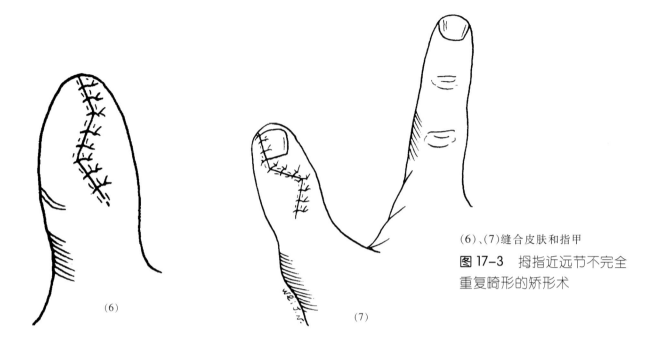

(6)、(7)缝合皮肤和指甲

图 17-3　拇指近远节不完全重复畸形的矫形术

(6)

(7)

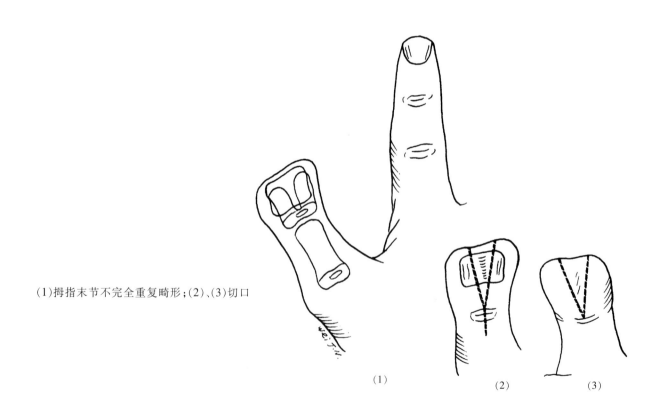

(1)拇指末节不完全重复畸形；(2)、(3)切口

(1)

(2)

(3)

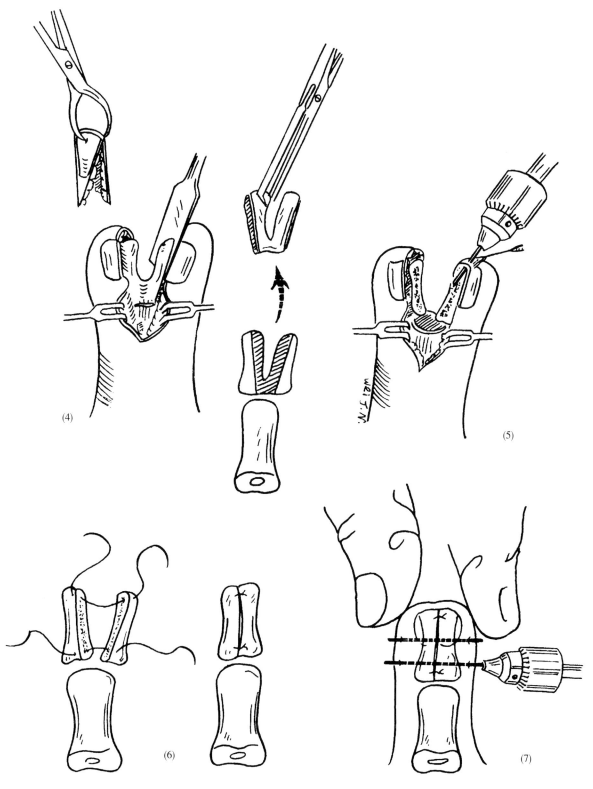

(4)将拇指末节重复指骨作楔形切除；(5)于残留末节两侧
的指骨钻孔；(6)、(7)将残留末节两侧的指骨捏拢缝扎及
用克氏针固定

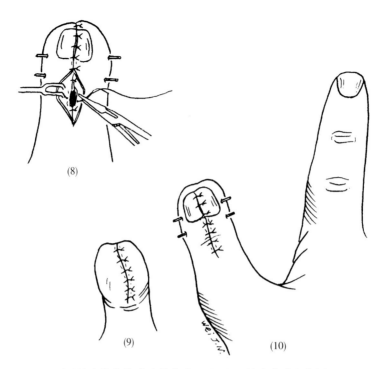

(8)缝合指背筋膜及关节囊；(9)、(10)缝合皮肤和指甲

图 17-4　拇指末节不完全重复畸形的矫形术

■第二节　并指畸形

　　先天性并指畸形较常见。畸形的类型较多，多为两指并连在一起，常见于中指和环指相并连，也有 3 个手指或 4 个手指并连在一起。并指表现的形式和程度多种多样，在形式上有的表现为皮肤软组织并指，有的为骨骼融合在一起的骨性并指。这些并指可以作为单独的形式出现，也可以作为复合的形式合并于手的其他畸形，如尖头并指、裂手畸形和短指畸形中出现。在程度上，有的仅表现为指蹼较长，有的为部分并指，有的则表现为全指并连。

【手术治疗原则】

　　1、先天性并指畸形分指手术的时机，需根据并指畸形的形式和程度而定，一般可于学龄前后施行，年龄太小的婴幼儿时期，手指的结构太小，操作困难，一旦手术设计不当，导致手指的瘢痕挛缩，反而影响发育和加重畸形。对于那些只表现为指蹼稍长的并指，或关节不在同一水平的并指，影响手指的屈伸活动，以及末节指骨融合在一起的并指，如不及时分开将会影响手指的发育和功能，可以提前于 3~4 岁时施行手术。

　　2、对于 3 个或 4 个手指的并指，应分期施行分指术，先将中间相连的手指分开，以后再将邻近的另一指分开，施行并指的分指术，应将并连的手指完全分离至正常的指蹼处。

　　3、分指时必需重建指蹼，一般采用并指基底部背侧和掌侧的两个等腰三角形皮瓣或用矩形皮瓣重建指蹼。掌侧皮瓣的基底应位于近节手指的1/3处，或与相邻正常指蹼的游离缘相平齐，背侧皮瓣的基底，应位于接近掌指关节处。皮瓣基底的宽度，成人约为lcm，在儿童可参考邻指正常指蹼或健侧指蹼掌侧的宽度。皮瓣的长度约为基底宽度的两倍，将两皮瓣交叉缝合形成新的指蹼。

4、切开并连两指的皮肤切口，应做成锯齿状，避免作直线切口，否则，会形成皮肤瘢痕挛缩。在设计锯齿状的皮瓣时，皮瓣的部位需根据不同的情况设计。一般来说，设计的三角形皮瓣应尽可能覆盖于关节的部位。并指分指后的创面，或多或少都有皮肤缺损，需用全厚皮片移植，如强行直接缝合伤口，将因缝合有张力导致瘢痕增加，或局部皮肤坏死，甚至造成全指发生坏死。植皮皮片可以散在应用，也可以集中使用在一个手指，另一手指完全用皮瓣覆盖，植皮皮片需加压打包包扎，以使植皮皮片完全成活。

5、末节指骨相融合的并指，在分离末节时，需同时在指腹局部切取一个皮瓣和一个皮下组织瓣，分别覆盖两个骨质外露的创面，然后在皮下组织瓣上施行游离植皮。

6、并指中的血管神经束常有变异，在分指时，应将指神经尽可能保留于示指、中指和环指的桡侧及小指的尺侧，以便在手指对指捏物时有较好的感觉功能（图17-5，6）。

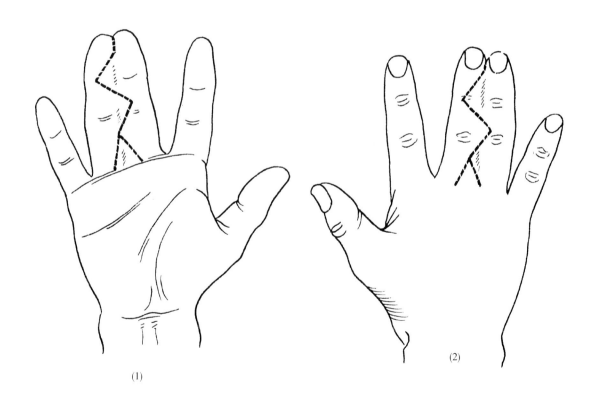

(1)　　　　　　　　　　　(2)

（1）、（2）切口设计，用两个三角形皮瓣形成指蹼

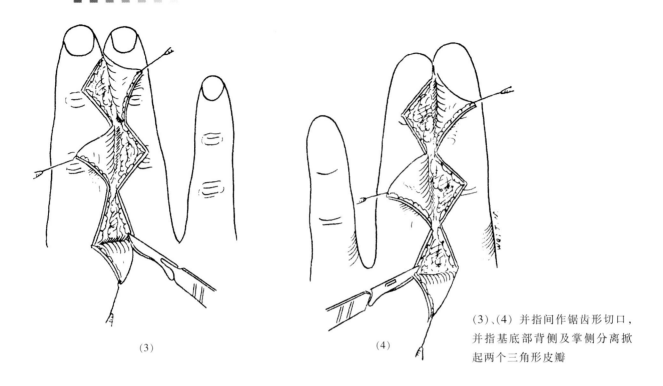

(3)

(4)

(3)、(4) 并指间作锯齿形切口，并指基底部背侧及掌侧分离掀起两个三角形皮瓣

(5)、(6)分指时应将并连的手指完全分离至指蹼处

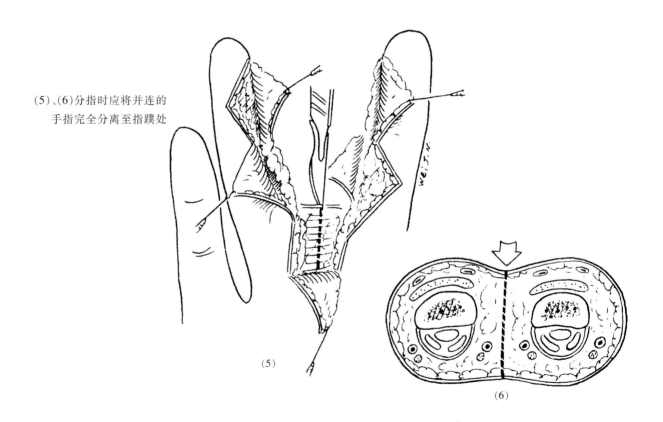

(5)

(6)

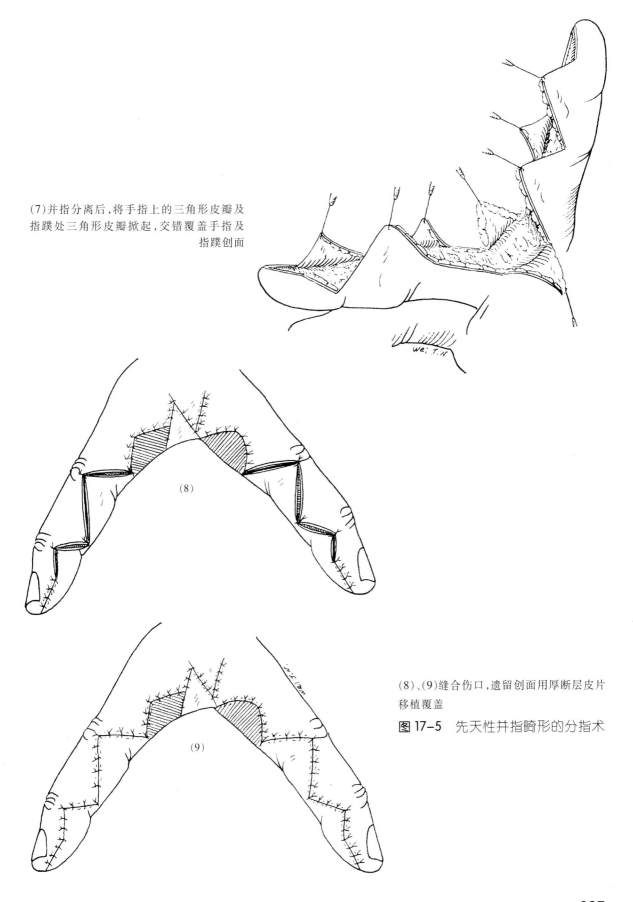

(7)并指分离后,将手指上的三角形皮瓣及
指蹼处三角形皮瓣掀起,交错覆盖手指及
指蹼创面

(8)

(8)、(9)缝合伤口,遗留创面用厚断层皮片
移植覆盖

图 17-5　先天性并指畸形的分指术

(9)

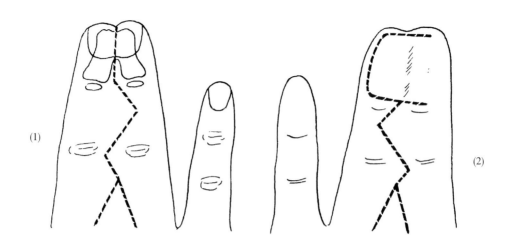

（1）、（2）切口设计

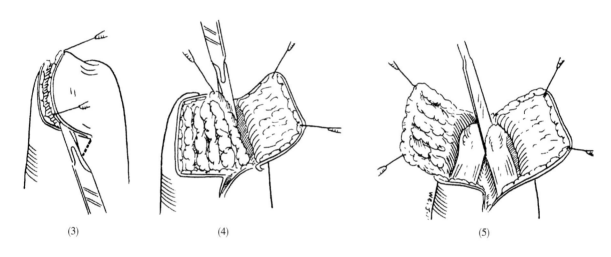

（3）、（4）于指腹部形成一个皮瓣和一个皮下组织瓣；
（5）凿断末节指骨连接部

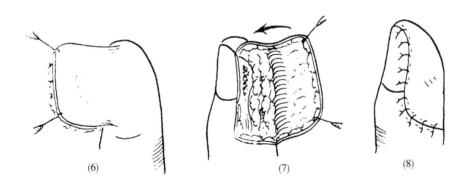

（6）~（8）用皮瓣覆盖一个手指骨质外露的创面

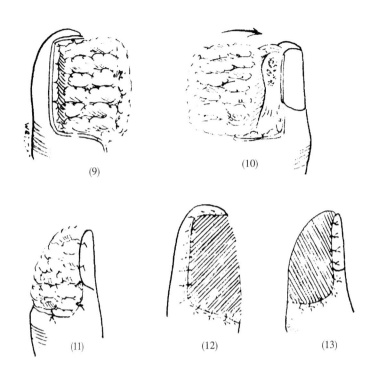

(9)~(13)用皮下组织瓣覆盖另一个手指有骨质外露
的创面,然后在皮下组织瓣上施行游离植皮

图 17-6　末节指骨相连的并指分指术

■第三节　先天性桡骨缺损

先天性桡骨发育不良或发育不全,一般多涉及桡侧列成分的部分或全部缺损,使手向桡侧偏斜,同时常伴有腕骨、掌骨、拇指、示指和中指的发育不良或缺如。因此,先天性桡骨发育不良或发育不全又称为桡侧列缺如或桡侧拐棒手。此外,先天性桡侧拐棒手常合并有其他部位的畸形或综合征;最常见的心血管缺陷是心脏间隔缺损(Holt-Oram 综合征),胃肠系统缺陷如肛门闭锁,造血系统功能障碍、导致严重再生障碍性贫血的 Fanconi 综合征等。

【病理解剖】

先天性桡骨发育不良或发育不全,在病理解剖方面涉及骨骼、肌肉和神经血管等方面的缺陷。根据桡骨发育异常和缺损的程度,可分为四种类型:

Ⅰ型:桡骨远端短缩,桡骨远端的骨骺存在,只是生长发育迟延,手的畸形轻微、无明显弯曲,桡骨近端发育正常,无肘关节功能障碍。拇指常出现发育不全和桡侧列腕骨发育不全或缺如。该种畸形的治疗仅局限于治疗拇指发育不全。

Ⅱ型:桡骨发育不全,桡骨近远端骨骺生长发育不良,使桡骨变短、变小,前臂短缩,尺骨变粗并向桡侧弯曲。此类畸形,如将手置于尺骨远端,将获得较好的功能和外形。

Ⅲ型：桡骨远端部分缺损，常发生于桡骨中 1/3 或远端 1/3。如发生于近端 1/3，尚可对肘关节提供一定的稳定性。由于腕部缺乏支持，腕的稳定性丧失，手向桡侧偏斜，尺骨通常变粗变短，并向桡侧弯曲。该类畸形常需将尺骨远端置于腕骨中心，以改进手指的功能和矫正腕部畸形。

Ⅳ型：桡骨全部缺损，手完全缺乏支持并明显地向桡侧偏斜，在年长的患者，可以看到尺骨远端桡侧与腕骨之间形成假关节，尺骨向桡侧弯曲。该类畸形需将尺骨远端置于腕骨中心、如尺骨弯曲过多，同时需将尺骨作截骨矫形。

肌肉的缺陷与骨骼缺陷相一致，起于肱骨内上髁的肌肉，如旋前圆肌、桡侧腕屈肌和尺侧腕屈肌等肌肉常发生变异，形成一个异常的止点，充当手桡偏肌肉的动力作用。起于肱骨外上髁的肌肉，如肱桡肌，其止点常在手的桡侧，形成强大的牵制力量；桡侧腕长、短伸肌通常均有缺如，或仅提供微弱的伸腕功能。如合并有拇指缺如，其相应的大鱼际肌群亦缺损。

神经血管缺陷方面，通常桡动脉出现缺如，神经血管的分布亦发生变异，起源于尺动脉的骨间掌侧动脉，通过前臂时分支供应前臂桡侧区域，尺动脉一般不受影响。桡神经浅支通常在外上髁水平发生缺如，其分布区的感觉常由正中神经在前臂上端发出的背侧皮神经支配。正中神经和尺神经主干在前臂及手部一般不受影响。

【手术治疗原则】

先天性桡骨缺损的治疗原则应根据病人的年龄、畸形的严重程度和功能的障碍程度、全身情况等方面进行综合的考虑：

1、对于年龄较大或成年患者，可以接受手的畸形，并适应在畸形的状态下从事日常生活活动的患者；或畸形轻微、桡骨长度短缩不多、可以支持手的稳定的患者；或患者合并有严重的心血管及其他方面的畸形，生命维持的时间长短未卜者；或软组织挛缩严重、神经血管变异，妨碍手术矫形取得疗效者。或患者的肘关节屈曲功能丧失，估计手部矫形后，其手部反而不能触及嘴和面部者。对于上述几种情况，不应施行手术治疗。

2、对于畸形轻微，腕部不稳定的程度较轻，软组织挛缩不重的患者，可采用弹性支具和矫形器矫形，直至骨骼发育成熟。

3、对于畸形严重、手的桡侧缺乏满意的支撑，或伴有拇指和手指的畸形，或手的桡偏畸形不能用弹性支具和矫形器治疗者，可以采用手术矫形。

【治疗时机】

对于先天性桡骨发育不良或发育不全的桡侧拐棒手的治疗，应从出生后就开始。可用石膏夹板或矫形器将手置于中央位置 3~6 个月，以达到矫正畸形或控制畸形的发展。通过多次使用石膏夹板或矫形器，使手的畸形获得完全的被动矫正后，即可改用夜间定形夹板固定。此后根据婴幼儿的手部畸形程度和全身情况，再考虑手术矫形问题。一般来说，畸形严重的患者，可于 2~3 岁时施行手术，矫正畸形后，手的功能也将能获得较大的改进。对于畸形较轻，容易达到被动矫正的患者，或伴有拇指缺如，需施行示指拇化术的患者，可于学龄前期 4~6 岁时施行手术。如需施行示指拇化术，在术前应先矫正拐棒手畸形，待腕关节稳定后再施行该手术。

【手术步骤】

1、切口　于尺骨远端作一小的楔形切口，以便切除腕部尺侧多余的皮肤，在矫正腕部畸形后，将获得外观上的改善。另于前臂远端桡侧面作 Z 字成形切口，以便使腕部桡侧被拉紧的皮肤获得额外皮肤的补充，同时也便于充分显露腕部桡侧的屈肌。如术前已矫正了腕桡偏畸形，则不必采用 Z 字形切口，根据需要改用腕和前臂远端背侧 S 形切口。注意保护腕背侧的主要静脉，避免损伤，防止手部在术后出现血液循环障碍和水肿。

2、先从尺骨远端切开其背侧的腕背筋膜，显露尺骨远端和尺侧腕伸肌腱。术中需注意勿损伤尺骨远端骨骺的血液供应，为此，应避免作环形游离尺骨远端，应尽可能保留尺骨远端掌侧或尺侧的软组织联系。

3、在小指的固有伸肌腱尺侧开始，向桡侧将所有伸肌腱从其深面作整块游离，并向桡侧牵开，不必分别切开伸肌腱鞘和损伤伸肌腱的腱周组织，以免术后引起肌腱粘连。尺侧腕伸肌、尺侧腕屈肌和尺神经背支分离后向尺侧牵开。

4、横形切开尺骨远端与腕骨间背侧和掌侧的关节囊与韧带。

5、被动屈曲腕关节，将腕骨复位至尺骨远端上，如果由于止于腕部桡侧的桡侧腕屈肌和肱桡肌的强力牵拉，造成复位困难，可将其肌腱从止点附近切断。

6、切除尺骨远端软骨面和尺骨茎突，切除部分腕骨，最好用半圆凿和圆头挫将腕骨修整成一个适合放入尺骨远端的半圆形的穴。然后将尺骨远端放入腕骨的穴内，用一枚相应大小的克氏针。采用逆行穿针法自第 3 掌骨向近端、经腕骨及尺骨远端中央穿入尺骨，以维持腕骨复位的位置，克氏针尾部可留置手背皮外 1cm，亦可剪短留在皮下。

7、缝合尺腕关节囊，并将松弛的尺侧腕伸肌腱作紧缩重叠缝合或短缩缝合，将尺侧腕屈肌腱切断，将肌腱缝于尺侧腕伸肌腱最远端的背侧，以减少肌肉的不平衡。

8、如拐棒手畸形的尺骨过度弯曲，可于尺骨干中下 1/3 或中上 1/3 处作楔形截骨矫正。

9、洗涤伤口，充分止血后缝合皮肤，伤口放置橡皮引流条，包扎。

【术后处理】

术后应用长臂石膏管型固定肘关节、前臂和腕部于功能位，允许手指自由活动。术后 3 天拔除橡皮引流条。2 周拆线，术后 6~8 周拆除长臂石膏管型、拔除克氏针，并改用短臂石膏管型固定腕关节 4~6 周，在固定期间应鼓励患者多进行手指屈伸的功能锻炼。去短臂石膏管型后，采用矫形器和夜间夹板保护腕关节至 6 岁，甚至需保护至骨骼发育成熟为止，以防止畸形复发。如合并有拇指缺如，可在拐棒手畸形矫正、效果稳定后施行示指拇化术（图 17-7）。

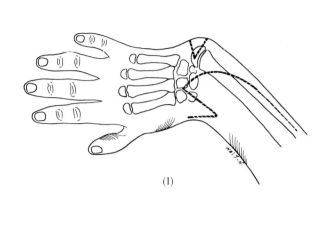

(1)

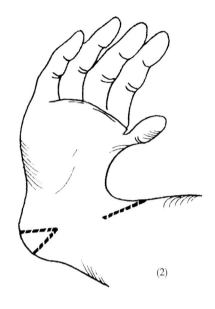

(2)

(1)、(2)切口

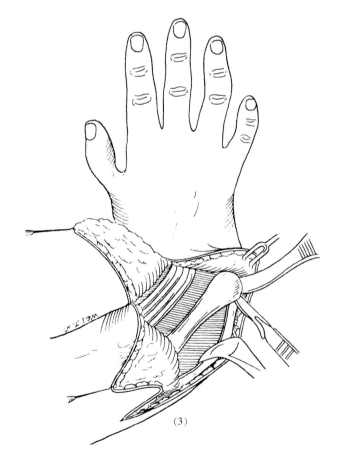

(3)

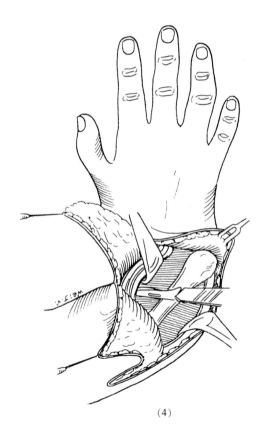

(4)

(3)显露和分离尺骨远端及尺侧腕伸肌腱;(4)在小指伸肌腱尺侧开始,向桡侧将所有伸肌腱从其深面作整块游离,并向桡侧牵开

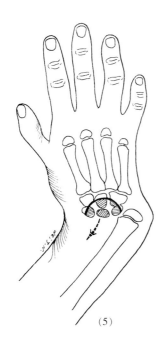

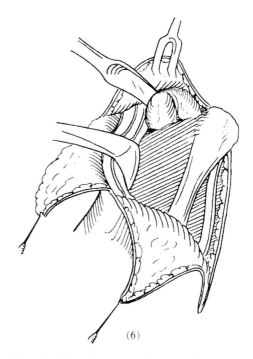

(5)

(6)

(5)、(6)切除尺骨远端软骨面和尺骨茎突,用半圆凿将腕骨修整成一个适合放入尺骨远
端的半圆形的穴

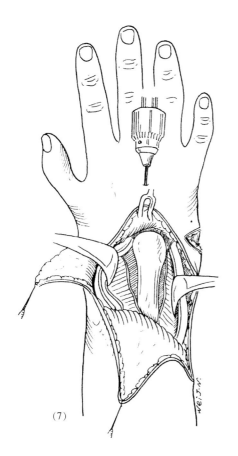

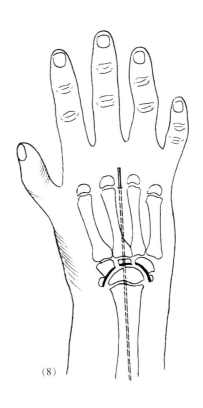

(7)

(8)

(7)、(8)将尺骨远端放入腕骨半圆形的穴内,用克氏针自第
3 掌骨向近端、经腕骨及尺骨远端中央穿入尺骨

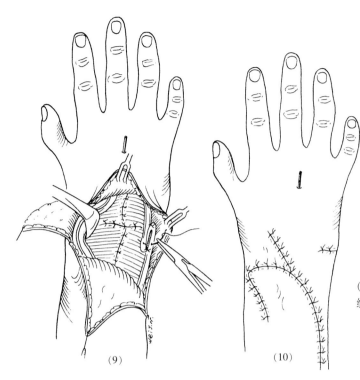

(9)

(10)

(9)缝合关节囊,将松弛的尺侧腕伸肌腱作紧缩重叠缝合;(10)缝合伤口

(11)、(12)如拐棒手的尺骨过度弯曲,可于尺骨干中上
1/3 或中下 1/3 作楔形截骨矫正

图 17-7　桡侧拐棒手的矫形术

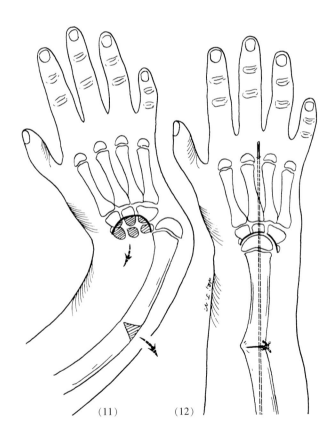

(11)　　(12)

第四节 先天性巨指畸形

先天性巨指畸形一般有两种类型。一种类型是手指的所有成分，包括骨骼、肌腱、神经血管等结构均成比例地增大；另一种类型的巨指畸形是并发于神经纤维瘤病、淋巴管瘤或血管瘤等疾患中。

先天性巨指畸形多发生于示指和中指，其次为拇指，极少发生于环指和小指。典型的巨指畸形，常因手指半侧过度肥大使手指呈弧形向侧方偏斜，形成典型的楔形肥大。在手指这种偏位生长中，受累手指一侧相应的指掌侧总神经或指掌侧神经发生肥大、变粗变长，并以脂肪浸润的方式弯曲行走，受累神经的神经成分通常相应增加，但其髓鞘则发生退行性变化。神经干的这种病理变化有时波及前臂或上臂的正中神经。受累的手指及手掌的皮下脂肪发生过度增殖，脂肪小叶变大并被邻近的结缔组织牢固地固定。此外，受累手指的指骨成骨发育受到影响，骨成熟加速，常发生骨软化和钙化，导致指骨和掌骨变粗、变长，有时甚至出现软骨赘疣，影响关节的发育和屈伸功能。

先天性巨指畸形一般在婴幼儿时期即可发现受累的手指较正常手指粗大，此后随着患儿的生长发育逐渐发展，但其生长速度各患儿之间差异颇大，一般生长最迅速在12~16岁，到青春期或成年时通常即停止生长。由于手指进行性的巨大畸形、患指的感觉和运动功能受限或完全丧失，常给患者造成严重的心理障碍，要求治疗的愿望十分迫切。然而，在畸形轻微的婴幼儿时期，外科手术治疗很少能被患儿家长接受，直至手指已明显增大，严重影响手指的外观和功能时才就医。此时，对于已明显粗大畸形的手指，无论采用何种手术方式，均很难在外观和功能上获得满意的效果。有时需要多次手术修整和矫形才能在外观和功能上获得改善。

【手术治疗原则】

先天性巨指畸形的手术治疗，应根据患者年龄、手指畸形的严重程度来考虑：

1、对于手指单纯增粗，畸形轻微的婴幼儿患者，可以施行软组织切除术，将增殖的皮下脂肪及过多的皮肤切除。同时将受累增粗的指掌侧总神经或指掌侧神经切除，或作大部分切除，但保留一小部分神经组织的连续性，以便使残留的神经仍保留有较好的感觉支配，同时可以阻止手指的过度生长。

2、对于年长的患者，手指不仅出现较明显的增粗、变长，同时还向侧方偏斜。可以采用上述软组织手术的同时，或分期施行，将手指末节短缩、切除部分巨大的指甲，并根据情况施行短缩截骨或楔形截骨矫形。如手指长度增加不多，只是向侧方偏斜生长迅速，在施行软组织手术的同时，在骨骼过度生长一侧的指骨骨骺和指骨的干骺端上。钉入 U 形的金属钉，以阻止该侧骨骺的发育。

3、如果巨指太大，不但外形难看、感觉和运动功能丧失，同时还影响邻指的功能和全手的功能，应考虑施行部分或全部截指（图 17-8，9，10，11）。

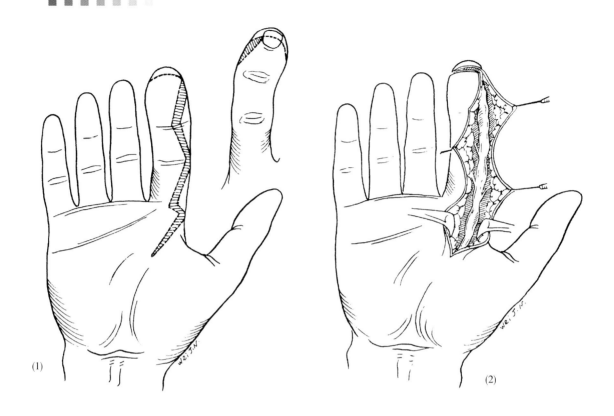

(1)切口;(2)切除多余皮肤、皮下脂肪及肥大的指神经

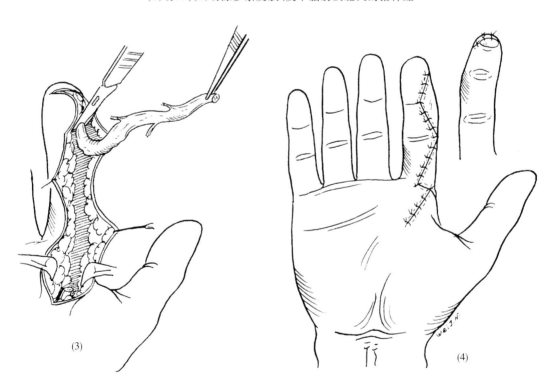

(3)切除多余皮肤、皮下脂肪及肥大的指神经;
(4)缝合伤口

图 17-8 先天性巨指畸形软组织切除术

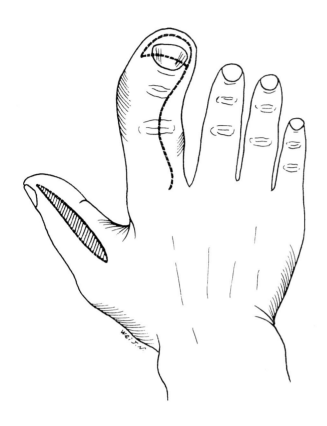

（1）切口：拇指软组织切除切口，示指软组织切除，短缩末节及中节指骨截骨矫形切口

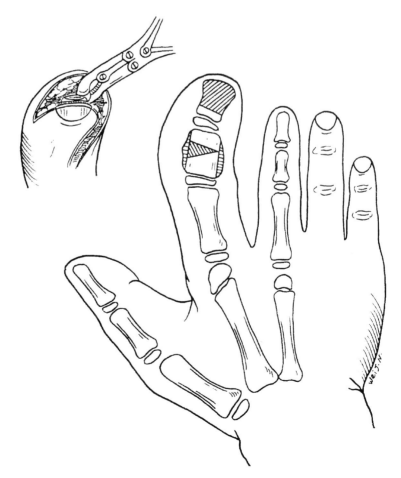

（2）截骨位置

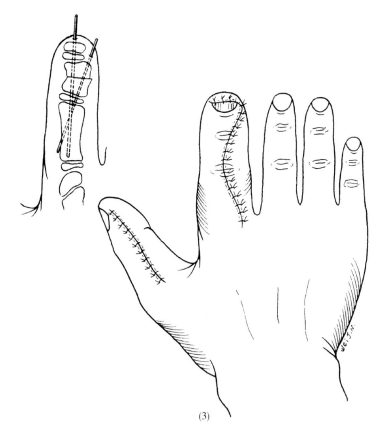

（3）截骨后用克氏针内固定和缝合伤口

图 17-9　先天性巨指畸形截骨矫形术

(3)

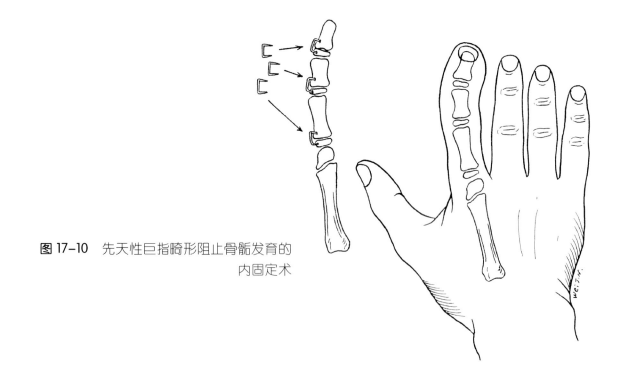

图 17-10　先天性巨指畸形阻止骨骺发育的
内固定术

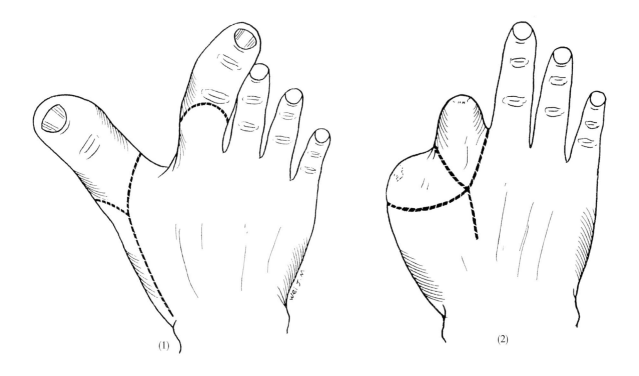

(1)拇指全指截指和示指部分截指切口

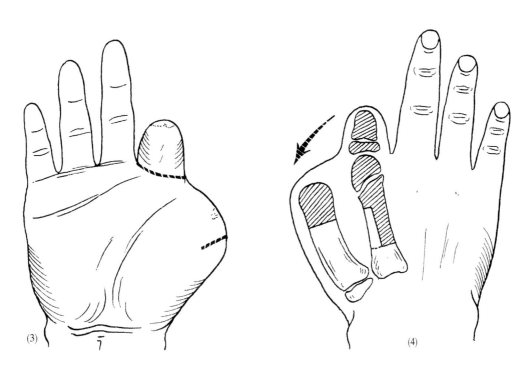

(2)、(3)截指术后二期行示指残端拇化手术切口;(4)、(5)将
带第 2 掌骨的示指残端移位至第 1 掌骨上

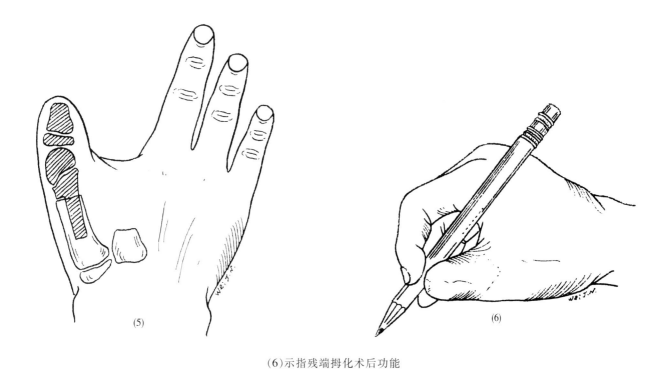

(5)

(6)

（6）示指残端拇化术后功能

(7)

(8)

（7）、（8）经掌骨截除过于肥大的拇指和示指

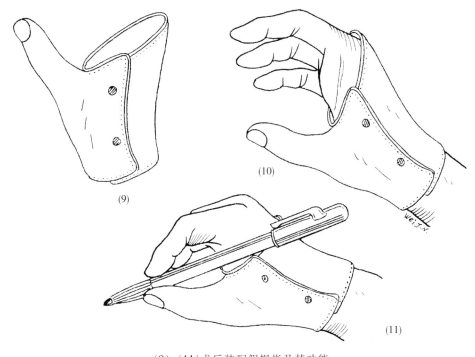

(9)~(11)术后装配假拇指及其功能

图 17-11　先天性巨指畸形截指术

第五节　先天性拇指扳机指

先天性拇指扳机指多由于拇指两籽骨处屈肌腱鞘的 A_1 滑车发生肥厚、变窄。局部肌腱也在滑车的近端形成一小硬结，造成拇指指间关节被绞锁于屈曲的位置而不能伸直。在早期，当用力伸直拇指末节或被动伸直拇指末节时，会发生卡嗒声。拇长屈肌腱上的小硬结也可以出现于 A_1 滑车的远端，使拇指末节被交锁于伸直位。

先天性拇指扳机指多发生于单侧，也可发生于双侧，较少合并其他手指的扳机指。临床检查除拇指末节发生屈曲挛缩外，掌指关节掌侧有组织增生并可扪及硬结。部分患儿家长不恰当地搓揉局部，导致屈肌腱鞘进一步的增生、肥厚和狭窄。到晚期，甚至被动伸直拇指末节亦相当困难，甚至造成固定性的屈曲畸形。随着拇指指间关节绞锁时间的延长和年龄的增长，到学龄后期，拇指指间关节将发生不同程度的皮肤和关节囊的继发挛缩，甚至使拇指末节发生尺偏畸形。此时即使施行手术治疗，拇指末节的屈伸活动范围常受到一定程度的影响。先天性拇指扳机指很少能获得自愈，在婴幼儿时期用可的松加普鲁卡因作鞘内注射，常会发生较重的药物反应。采用钩针经皮下切开腱鞘的方法十分不安全，不宜提倡。盲目地钩切腱鞘，容易损伤腱鞘旁的神经血管束和拇长屈肌腱。先天性拇指扳机指如经过理疗、牵引等保守治疗无效，应争取在 3~4 岁前施行局部腱鞘切除术。

【手术步骤】

1、在拇指掌指横纹近端做一横切口，切开皮肤、皮下组织后，即可用血管钳作钝性分离，充分显露拇长屈肌腱鞘的 A_1 滑车及屈肌腱在 A_1 滑车入口处的硬结。如锐性切开和显露屈肌腱鞘，很容易损伤紧靠健鞘两旁的指神经血管束。

2、于屈肌腱鞘 A_1 滑车的侧方纵行切开腱鞘，然后将屈肌腱鞘狭窄的部分彻底切除，被动伸直拇指指间关节，即可看到绞锁解除。拇长屈肌腱鞘上的硬结在被动伸直和过伸拇指末节时，应完全暴露在残余屈肌腱鞘之外的皮下。

3、将拇长屈肌腱用肌腱拉钩轻柔地提起，检查肌腱近端及腱鞘 A_1 滑车周围是否有粘连，如有粘连，需同时松解、切除粘连的组织。拇长屈肌腱上的硬结，虽呈梭形肿胀，但直接置于皮下，不会影响其活动范围，不应用手术刀或小剪刀削平硬结，否则容易造成肌腱的反应性水肿和粘连形成。

4、伤口洗涤，彻底止血后缝合皮肤，包扎。

【术后处理】

术后包扎伤口时应将拇指指间关节外露于敷料之外，并应在术后 24~48 小时开始进行拇指末节屈伸功能锻炼，术后 2 周伤口拆线。如局部组织水肿未消退，可辅助物理治疗。术后不恰当地将拇指末节完全包裹在敷料内，和没有注意早期进行拇指末节的屈伸功能锻炼，将容易引起拇长屈肌腱的粘连，严重影响拇指扳机指的治疗效果（图 17-12）。

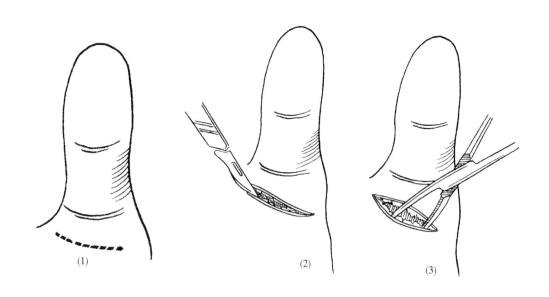

(1)切口;(2)、(3)切开皮肤后用止血钳钝性分离皮下组织

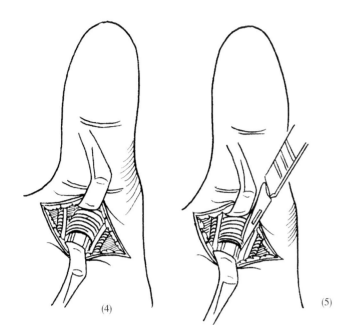

(4) 充分显露屈肌腱鞘 A_1 滑车及拇长屈肌
腱在 A_1 滑车入口的硬结;(5) 在 A_1 滑车的
侧方纵切开屈肌腱鞘

(6)、(7)将狭窄的 A_1 滑车腱鞘切除;(8)伸
直拇指末节、拇长屈肌腱上的硬结完全暴
露于腱鞘外皮下

图 17-12　先天性拇指扳机指的部分
　　　　　　腱鞘切除术

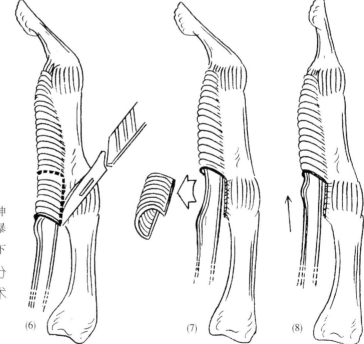

第六节　分裂手

分裂手在肢体形成障碍中属中央纵裂缺如。中央的骨质和相关的软组织成分或两者均受到抑制和发育的改变，其表现从不合并手指缺如的简单软组织分裂到手的所有骨质成分的抑制。一般为中间 3 个手指缺如，有时包括部分腕骨缺如。大部分分裂手中常合并其他畸形，常有部分或完全并指，也有近侧指间关节屈曲挛缩或偏斜，以及指骨和掌骨的融合，或者两个掌骨共有一个手指及掌指关节。分裂手畸形中常见有一横行骨，是相当典型而不是特有的。分裂手一般发生在双侧，双足也可同样受累，有遗传因素。

Barsky (1964) 将分裂手分成典型和非典型两种。典型者的特点是中央缺如，而边缘手指尚属正常。非典型者则表现为中央发育不良和边缘组织的退化。Blauth　(1976) 将分裂手畸形也分成两型：①中心型：由近中心轴线的缺陷所组成，一般第Ⅲ列发育的抑制最严重，分裂可延伸至掌骨和腕骨；②中间偏桡侧型：Ⅴ 型顶点指向第 1 掌骨，主要累及第Ⅲ列或第Ⅰ列的骨骼结构。而 Manske (1995) 根据拇指蹼的连续性缩窄和中央缺损的严重程度，将分裂手畸形分为五型，即正常型指蹼（Ⅰ型）、狭窄型指蹼（Ⅱ型）、并指型指蹼（Ⅲ型）、融合型指蹼（Ⅳ型）以及缺如型指蹼（Ⅴ型）。

对分裂手的治疗主要是对分裂间隙的合并，以改善外观，增进功能。包括皮肤软组织的重新分配，多余骨性成分的切除，掌骨的截骨和移位，以及并指的分指，指蹼的重建等。

【适应证】

对各型分裂手影响功能及外观者。

【麻醉与体位】

采用臂丛阻滞麻醉。小儿采用全身麻醉或基础麻醉加臂丛阻滞麻醉。患肢外展置于侧方手术台上。

一、合并拇指指蹼狭窄的分裂手矫正术

【手术步骤】

1、分别在拇指与示指，示指与环指之间按图 17-13 所示行切口。

2、将示指和环指间指蹼皮瓣自背侧向掌侧掀起，并暴露示指双侧的指血管神经束。分离示指和拇指之间的指总动脉，确认不致影响拇指血运后切断并结扎到拇指的指动脉，在示指背侧注意保护背侧的指静脉的完整性。

3、在第 2 掌骨的基底横行截骨，然后充分分离暴露第 3 掌骨残端，将其在适当位置横行截断后去除，注意保护示指的指背静脉和掌侧的血管神经束。再将第 2 掌骨远端向尺侧移至第 3 掌骨基底残端，分别在第 2 和第 4 掌骨颈附近钻孔，并用细钢丝或粗尼龙线将二者尽量拉拢后固定，然后用交叉克氏针固定第 2 掌骨远端和第 3 掌骨基底。缝

合两掌骨间掌深横韧带。

4、然后将自示指和环指指蹼间掀起的皮肤覆盖于拇指和示指间指蹼。

5、冲洗，松止血带彻底止血，并确定各手指血运无碍后缝合切口。

【术后处理】

术后石膏掌托制动。术后 2~3 天拔除引流条，术后 2 周拆线。术后 4~6 周经拍片确认骨折愈合后去除石膏，拔除克氏针开始功能锻炼，并辅以物理治疗（图 17-13）。

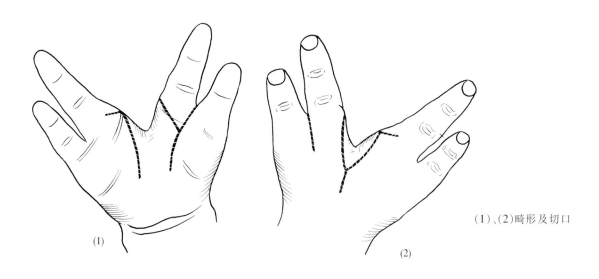

（1）、（2）畸形及切口

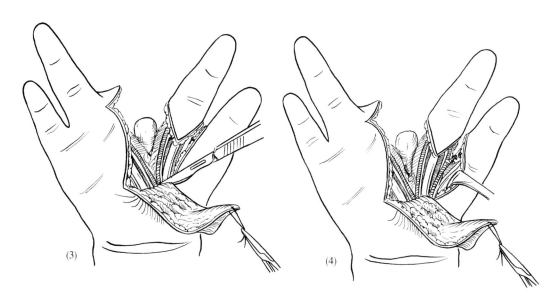

（3）、（4）按切口将示、环指指蹼间皮瓣向掌侧掀起，结扎
拇示指间"指总动脉"至拇指分支，切断拇示指间其他组
织。暴露并截除第 3 掌骨基底以远的部分

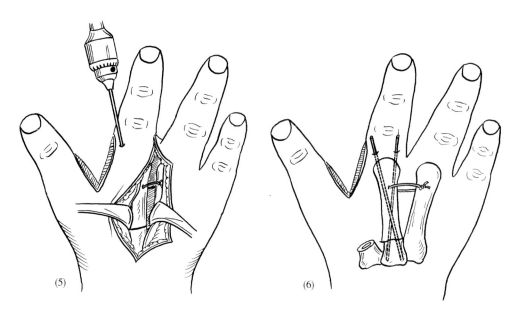

(5)　　　　　　　　　　　　　　　　　　　(6)

(5)、(6)将第 2 掌骨截断并移至第 3 掌骨残端基底并用交叉克
氏针固定,在第 2、4 掌骨颈部钻孔并用粗尼龙线或细钢丝固定

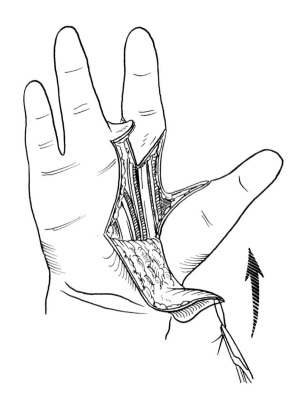

(7)将示、环指指蹼间皮瓣转移至拇指示指间
以加大虎口区

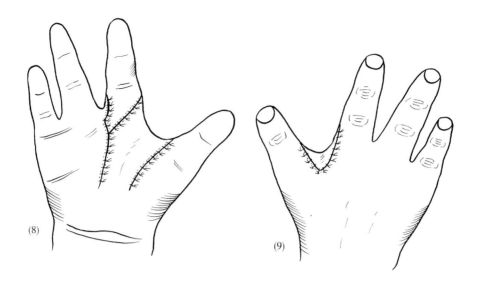

(8)、(9)缝合切口

图 17-13　拇指指蹼狭窄的分裂手矫正术

二、无指蹼狭窄的分裂手矫正术

【手术步骤】

　　无指蹼狭窄的分裂手畸形较有狭窄畸形的矫正简单，主要为多余软组织的切除和分裂间隙的合并，对于有多余骨性成分如横行掌骨的情况也应一并矫正（图 17-14）。

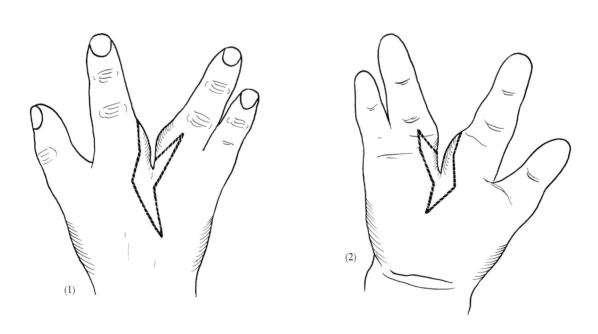

(1)、(2)畸形及切口

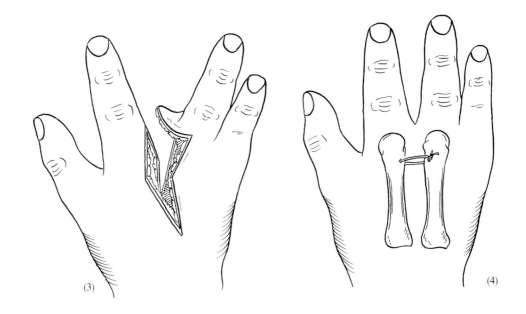

(3)　　　　　　　　　　　　　　　　　　　　　(4)

(3)、(4)切除多余的软组织和骨质成分，将示、环指靠拢，并
在掌骨颈部穿孔用钢丝或粗丝线固定，缝合掌深横韧带

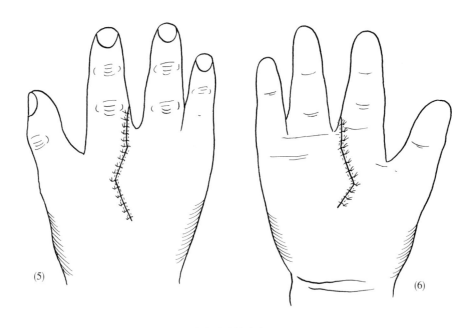

(5)　　　　　　　　　　　　　　　　　　　　　(6)

(5)、(6)缝合切口

图 17-14　无指蹼狭窄的分裂手矫正术

■ 第七节　镜影手

　　镜影手为一种少见的先天性畸形，没有尺桡侧之分，手及前臂是对称性的。前臂无桡骨，而只有两个尺骨。镜影手手指数目不等，但无拇指。由于没有桡骨，所以参照身体中线将手处在解剖位，此时可将前臂分为内侧和外侧。由于镜影手无拇指，也可将手

指简单的由外侧向内侧命名为第 1 指、第 2 指……依此类推。

在治疗上主要是切除多余手指并再造拇指。如果单侧的手指总数不少，可将最外侧的第 1 指作旋转截骨再造一个新拇指。如总数为 6 个手指，可将最外侧的两个细小手指融合成一个较粗的手指来代替拇指。此外，还需用多余指切除，皮肤成形，截骨矫正，小肌肉重新调整、肌腱移位等方法重建手功能和外形。

【手术步骤】

1、在将切除的外侧第 1~3 指和保留的第 4 指的掌背侧行切口，第 1 指舌形皮瓣与第 4 指的外侧适应，第 3 指背侧多保留部分皮肤以重建虎口，第 4 指掌背侧行 V 形切口。

2、在掌侧切口内分离准备切除的第 1~3 指的指神经和指动脉，分别将神经拉向远端后切断，结扎切断指动脉，切断相应的屈肌腱。然后在背侧切断伸肌腱。

3、显露第 1~4 掌骨，将第 1、2 掌骨从掌骨基底离断，第 3 掌骨中 1/3 水平离断，将第 1~3 指切除。第 4 掌骨在掌骨中段作 Z 字形截骨，第 4 指连同掌骨旋前 20° 至第 3 指掌骨残端并将掌骨插入第 3 掌骨残端骨髓腔内，用 1 枚克氏针固定使新形成的拇指处在对掌位。

4、用切断的伸指肌腱移位代重建的拇指的伸肌腱上以加强伸拇指的力量。用部分切断的骨间肌缝合在重建的拇指掌指关节外侧关节囊上，重建拇指的外展功能。

【术后处理】

术后 U 形石膏固定。术后 2~3 天拔除引流条。术后 2 周拆线。术后 4~6 周拍片示骨折愈合后拆除石膏开始功能锻炼，并辅以物理治疗（图 17-15）。

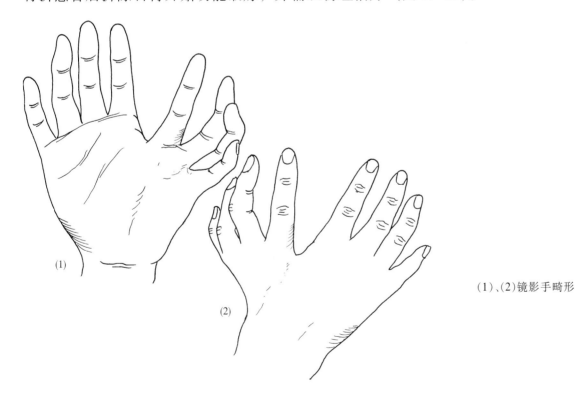

(1)

(2)

(1)、(2)镜影手畸形

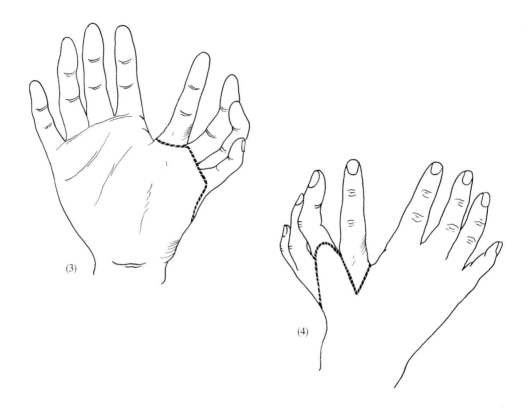

(3)、(4)切口

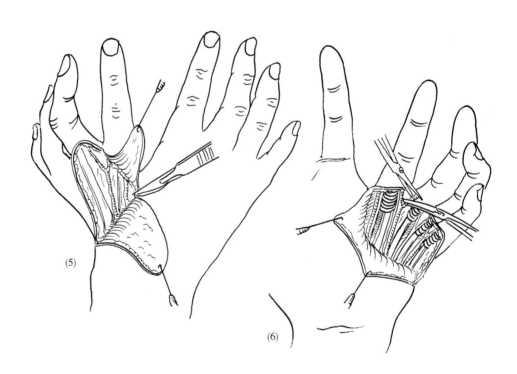

(5)将第3指背侧皮瓣掀起,注意保留第4指背侧肌腱及静脉;
(6)分离切断第1~3指掌侧的动脉、神经、肌腱

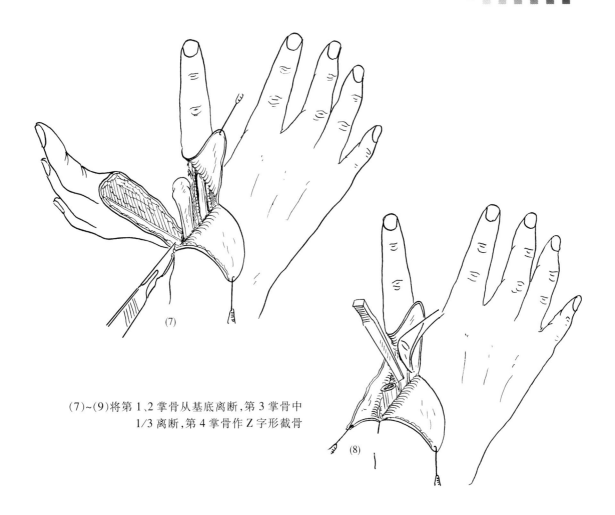

(7)

(8)

(7)~(9)将第 1、2 掌骨从基底离断,第 3 掌骨中
1/3 离断,第 4 掌骨作 Z 字形截骨

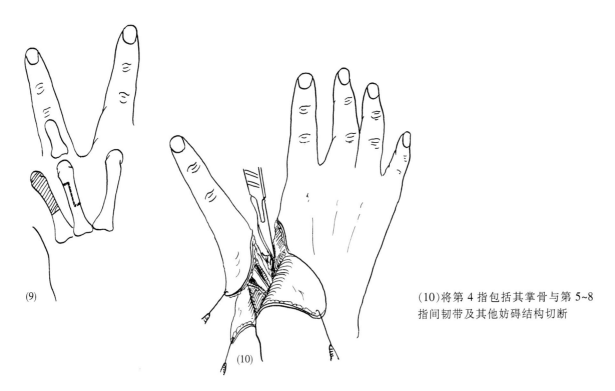

(9)

(10)

(10)将第 4 指包括其掌骨与第 5~8
指间韧带及其他妨碍结构切断

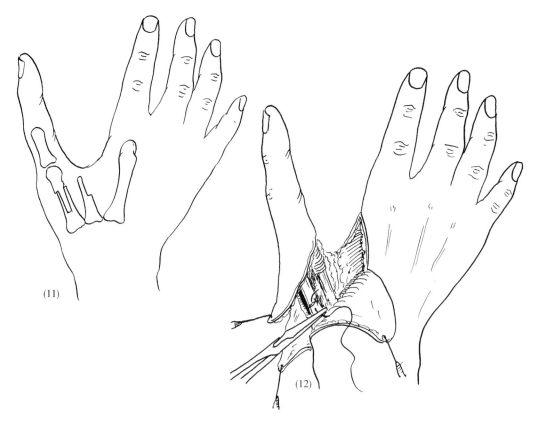

(11)

(12)

(11)将第 4 掌骨远端插入第 3 掌骨骨髓腔内；(12)用切断的屈伸肌腱移位加强
屈伸指力量，将骨间肌残端缝合于掌指关节关节囊作为外展的动力

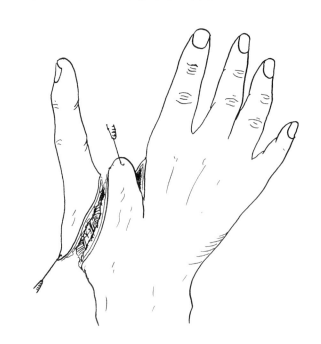

(13)将原第 3 指背侧皮瓣移位至第
4、5 指间重建虎口区

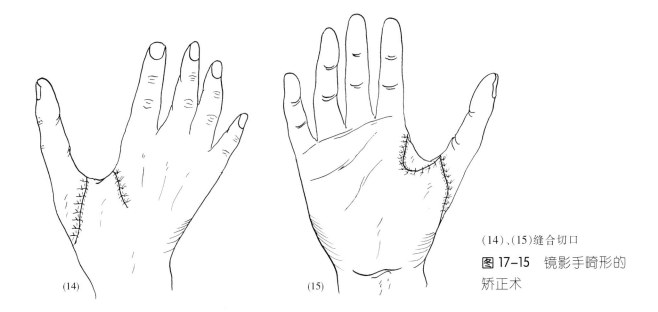

(14)、(15)缝合切口

图 17-15　镜影手畸形的矫正术

(14)　　(15)

■ 第八节　先天性手指偏斜畸形

先天性的手指尺偏或桡偏是由于手部短管状骨成角畸形所致。该指骨（很少时候是掌骨）呈梯形或三角形，在其基底有 C 形或) 形的骨骺该骨骺造成偏斜畸形。骨的形状类似大写罗马字母的 A （α）而得名。

手指偏斜最常见的部位是小指的中节指骨，这可能与该骨是手部最后骨化的骨骼有关。其他的指骨和掌骨也可见到该畸形，而且多发的 α 骨可形成复杂的畸形。

轻度的小指偏斜多在正常的代偿范围内，也很少造成严重的功能障碍，就诊的目的多是外形上的需要。发育期或骨骼成熟前期严重的偏斜不能由佩带支具而矫正，该时期的截骨治疗可影响手指的生长，甚至造成手指更大的短缩。

有人尝试在发育期切除该 C 形骨骺，但并不能排除晚期截骨的可能性。治疗主要是手术截骨矫正。由于开放性截骨需要同时行皮肤的 Z 字延长，术后仍不免遗留瘢痕，可造成更严重的美观问题，而反向截骨也不能增加多少长度，因此，主要以闭合截骨更为有效（图 17-16）。

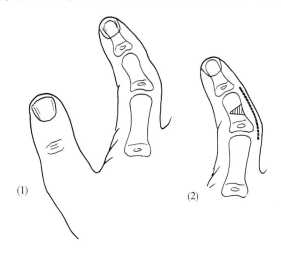

(1)示指偏斜畸形；(2)切口常取一侧的侧正中线

(1)　　　(2)

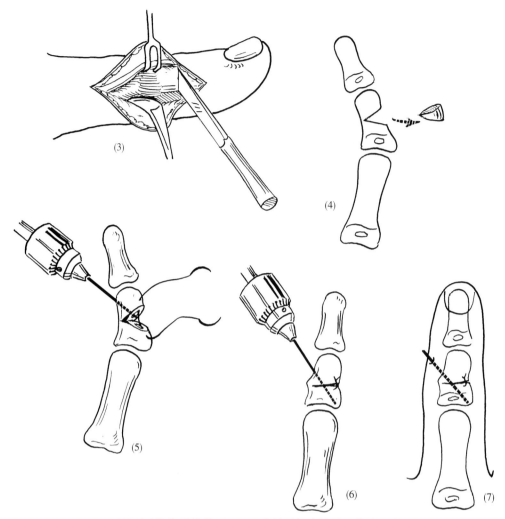

(3)、(4)作楔形截骨;(5)~(7)截骨后闭合骨端后作内固定

图 17-16　先天性手指偏斜畸形的矫正术

■ 第九节　先天性关节挛缩的手部畸形

先天性关节挛缩是一种累及全身多个关节的遗传性疾病。手部的畸形可有各种程度的屈曲,多表现为近侧指间关节和掌指关节的屈曲畸形,严重者手指所有关节均明显屈曲并向尺侧偏斜,拇指屈曲内收于手掌内。

早期主要考虑支具矫正畸形,虽然不易佩带,但如能够坚持佩带支具效果多较满意。超过 6 个月的畸形逐渐明显,因此 6 个月即可考虑手术矫正。

对于皮肤缺损不明显的情况,可行 Z 字成形闭合皮肤。但多数情况下需要行植皮术。松解时 U 形切开掌侧关节囊,然后可逐渐伸直手指,如遇伸指困难,可将掌侧关节囊向两侧切开,然后,用克氏针斜穿关节将其固定于伸指位,如伸直位手指远端出现血循环障碍,可将关节置于稍屈曲位(可参见第 8 章关于近侧指间关节掌侧关节囊挛缩的关节松解术)(图 17-17)。

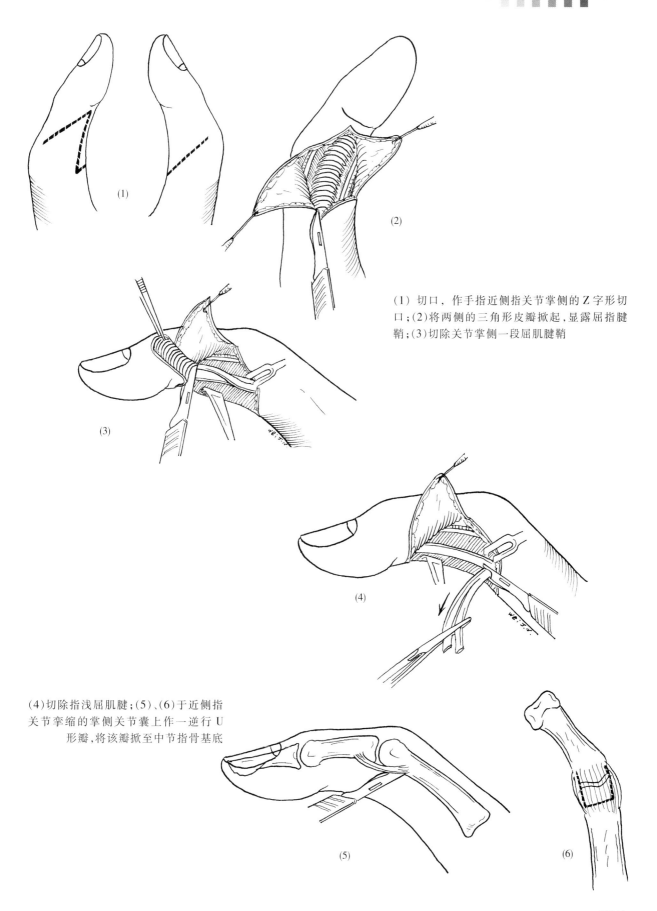

(1)

(2)

(3)

(1) 切口，作手指近侧指关节掌侧的 Z 字形切口；(2)将两侧的三角形皮瓣掀起，显露屈指腱鞘；(3)切除关节掌侧一段屈肌腱鞘

(4)

(4)切除指浅屈肌腱；(5)、(6)于近侧指关节挛缩的掌侧关节囊上作一逆行 U 形瓣，将该瓣掀至中节指骨基底

(5)

(6)

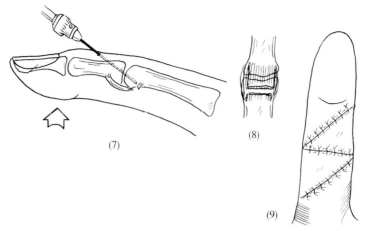

(7)

(8)

(9)

(7)、(8)将手指中、末节被动伸直,如伸直困难,可将掌侧关节囊向两侧切开用克氏针斜穿关节,固定关节于伸直位,如伸直位置手指远端出现血循环障碍,可将关节于稍屈曲位固定,可改善远端血循环;(9)切口用Z字成形法缝合

图 17-17　先天性指关节挛缩症的手术治疗

第十节　先天性束带综合征

先天性束带综合征又称绞扼轮综合征、环状沟等,是在肢体上有索状环行凹陷,犹如扎带的压痕,可以仅位于皮肤、皮下组织,也有深达筋膜和骨膜者。畸形可以是单侧,也可以是双侧。一个肢体上可有一个或多个环状沟,有时可伴有并指、短指等畸形。

【适应证】

畸形形明显,需改善功能与外观者。部分性的环状沟可一次手术完成,全周性较深的环状沟,为了避免影响肢体血循环,应分期手术,每次处理环状沟周径的一半。两次手术间隔半年时间。

【手术步骤】

沿环状沟作多个 Z 形切口。较深的环行沟需切除环行沟皮肤,再作 Z 字切开。掀起各个三角形皮瓣,作皮下软组织松解。修整皮瓣,冲洗伤口,彻底止血后放松止血带,将三角形皮瓣相互旋转后缝合。

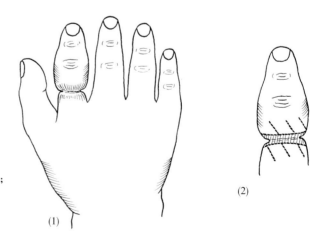

(1)、(2)手指先天性束带及切口;

(2)

(1)

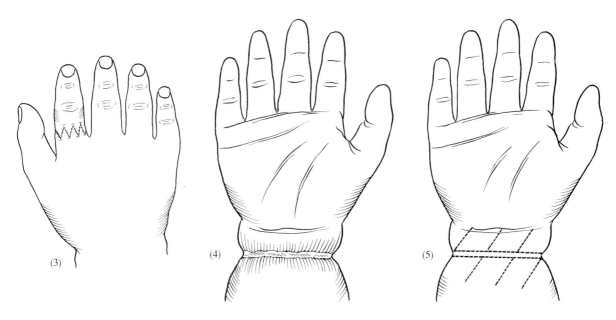

（3）切除环形带后旋转 Z 字形皮瓣并缝合；（4）、（5）腕部先天性束带及切口

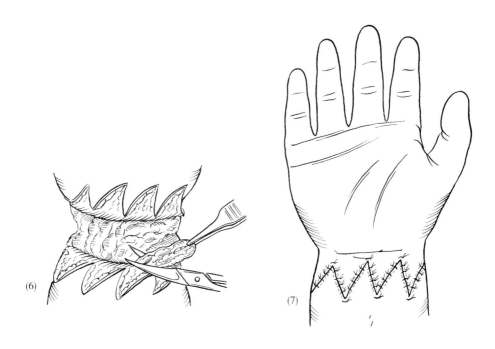

（6）、（7）切除束带，将 Z 字形皮瓣旋转后缝合

图 17-18　先天性束带切除 Z 字成形术

CHAPTER 18

第 *18* 章

常见的手部肿瘤和类肿瘤

■第一节　表皮样囊肿

又称包涵囊肿、植入表皮样囊肿、外伤后表皮样囊肿等。多数人认为是由于外伤将上皮组织带入深部造成。

囊肿多位于手掌或手指的掌侧，肿物生长缓慢，除局部发现肿物外，多无明显自觉症状，有时有轻度胀痛及压痛。多数患者在数月或数年前有过病变局部的外伤史。有时囊肿生长在指骨内，X线片可见指骨上有圆形或椭圆形边缘锐利的透明区。

治疗为手术切除，复发机会较少（图18-1）。

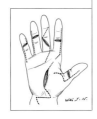

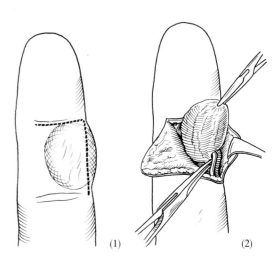

（1）切口；（2）将表皮样囊肿连同其包囊整个切除，术中注意避免损伤指神经血管束

图 18-1　表皮样囊肿切除术

(1)　　　　(2)

第二节 粘液囊肿

粘液囊肿为一种真皮或皮下组织的粘液样退行性变造成。可能与局部创伤有关。中年或老年人多见，多表现为远侧指间关节背侧的圆形或椭圆形肿物。囊肿压迫甲根时指甲可发生纵行凹沟。如伸肌腱近止点处合并退行性变，可发生垂状指。

治疗应彻底切除囊肿，如果覆盖的皮肤过薄，无法分离时，需将皮肤一起切除，否则容易复发，遗留创面如不能直接缝合，可行局部转移皮瓣或游离植皮修复。如果合并有骨性关节炎，疼痛明显，可在切除囊肿的同时作指间关节融合（图18-2）。

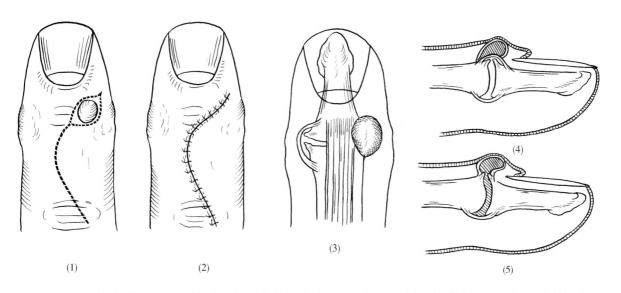

(1)
(2)
(3)
(4)
(5)

(1)、(2)粘液囊肿切除,可采用指背大的弧形切口将囊肿切除,切除后皮肤可获得直接缝合;(3)~(5)粘液囊肿如合并有骨性关节炎症状明显,应在囊肿切除后作指关节融合,以消除疼痛和避免囊肿复发

图18-2 粘液囊肿切除术

第三节 腱鞘囊肿

腱鞘囊肿是手部一种最常见的肿物，多见于青年和中年，女性多于男性。手部有三个常见部位，最常见于腕背，起自腕舟骨和月骨关节的背侧，位于拇长伸肌腱和指伸肌腱之间；其次多见于腕掌面偏桡侧，在桡侧屈腕肌腱与拇长展肌腱之间；再次为发生在手掌远端及手指近节掌侧的指屈肌腱腱鞘上如米粒大小，硬如骨质。除出现肿物外，多数人有局部胀痛，腕力减弱。囊肿的生长可突然发现，也可由小到大，缓慢发展。可自行消失，也可复发。在神经附近的囊肿可压迫神经产生相应症状。

囊肿多需手术切除。手术应在止血带控制下进行，直至将囊肿基底起源处的韧带或腱鞘暴露，然后将囊肿壁连同其基底处的病变组织，以及周围部分正常的腱鞘及韧带彻底切除（图18-3）。

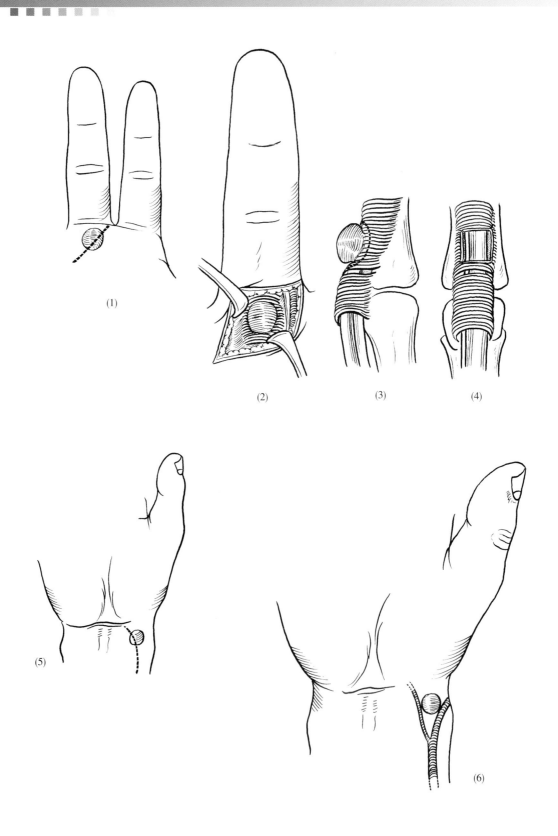

(1)指部腱鞘囊肿切口;(2)切开皮肤、皮下,钝性分离显露并牵开两侧指神经血管束,显露囊肿;
(3)、(4)将囊肿连同腱鞘壁一起切下;(5)、(6)腕掌侧腱鞘囊肿切除术,术中应避免损伤动脉

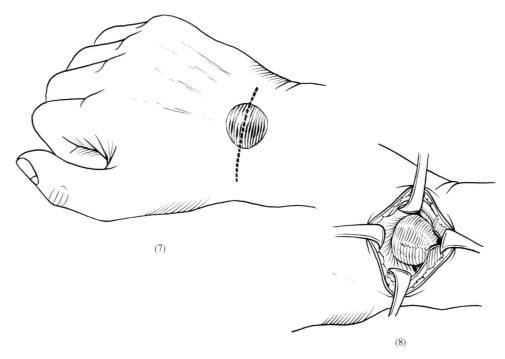

(7)、(8)腕背腱鞘囊肿宜采用大的横切口,切开皮肤、皮下,
钝性分离进入,牵开伸肌腱,完善切除囊肿

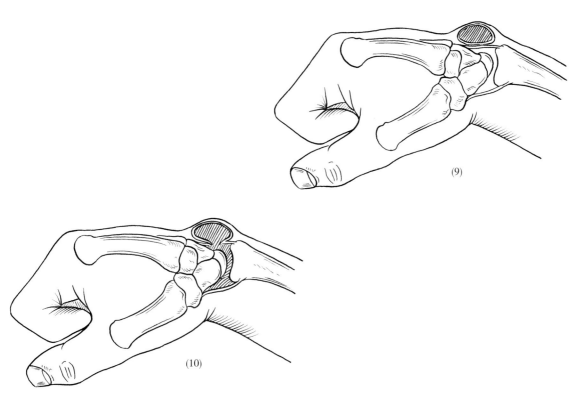

(9)不通腕关节的腕背腱鞘囊肿;(10)通腕关节的腕背腱鞘囊肿,切除囊肿后如其
蒂部关节囊有缺损不能缝合,可以不缝合关节囊

图 18-3　腱鞘囊肿切除术

■第四节　腕背隆凸综合征

是一种以第 2 或第 3 腕掌关节背侧缘增生为主要病理变化的病症。病因不明。主要表现为第 2 或 3 腕掌关节背侧有局限性骨性隆起，局部有疼痛和压痛，腕关节无力，高强度劳动时，疼痛明显加剧。拍摄第 2、3 腕掌关节背侧切线位可见第 2 或 3 掌骨基底背侧、小多角骨或头状骨远端背侧有唇样骨质增生，关节间隙狭窄、不平整，并可有局限性硬化。

治疗以凿除增生的骨隆凸即可，有人建议作相应腕掌关节的融合术（图 18-4）。

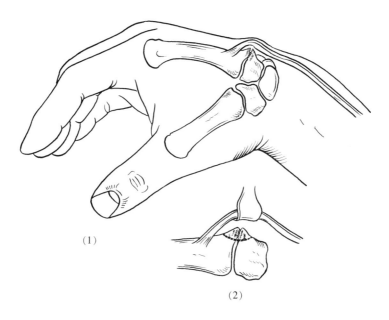

(1)

(2)

(1)、(2)腕背隆突综合征发生于第 2、3 腕掌关节背侧，只需将腕伸肌腱分离、牵开，凿除增生的骨隆突即可

图 18-4　腕背隆突综合征的手术治疗

■第五节　腱鞘巨细胞瘤

又称黄色素瘤，是手部常见的肿瘤之一，多发生于手指，瘤体多分叶状，质地较韧，无压痛，多围绕腱鞘、腱周组织生长，可压迫或侵蚀指骨及关节，早期多不影响手功能。

治疗为手术切除，术后容易复发。如肿瘤侵及鞘管，需彻底切除，可一期重建滑车；如果生长在指骨内，彻底刮除后可行植骨；如果侵及关节，需清除关节内肿瘤后行关节融合术（图 18-5）。

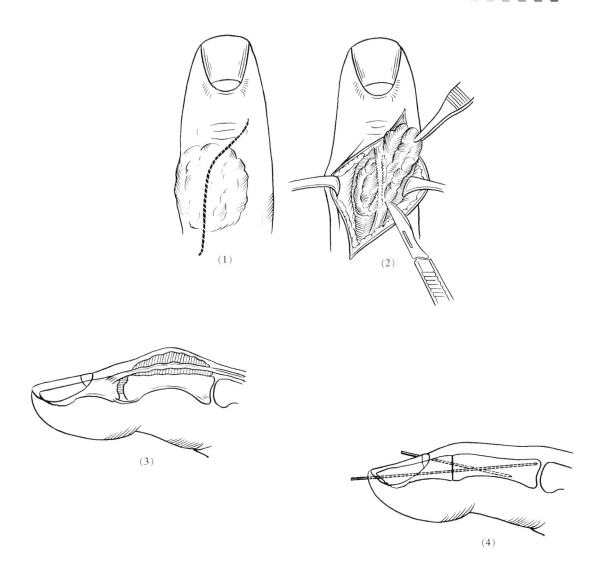

(1)切口;(2)将腱鞘巨细胞瘤从肌腱周围彻底切除;(3)、(4)如腱鞘巨细胞瘤侵犯关节,需清除关节内肿瘤后作关节融合,可避免术后复发

图 18-5　腱鞘巨细胞瘤切除术

■ 第六节　血管球瘤

　　是源于正常血管球的一种肿瘤。血管球瘤可发生在身体任何部位,但最多见于手指的甲床。主要表现为疼痛,呈刺痛或烧灼样痛,有时为间歇性,有时为持续性,多局限于患处,但个别病例可向近端放射至肘部或肩部。局部触碰,或温度的改变及吃刺激性食物,均可加重疼痛。甲下血管球瘤在指甲部呈蓝色或紫色,局部指甲可略高起或整个指甲的弧度有改变,局限性压痛明显。X 线片有时可见到末节指骨有肿瘤的压痕。

　　治疗应彻底切除肿物,否则容易复发(图 18-6)。

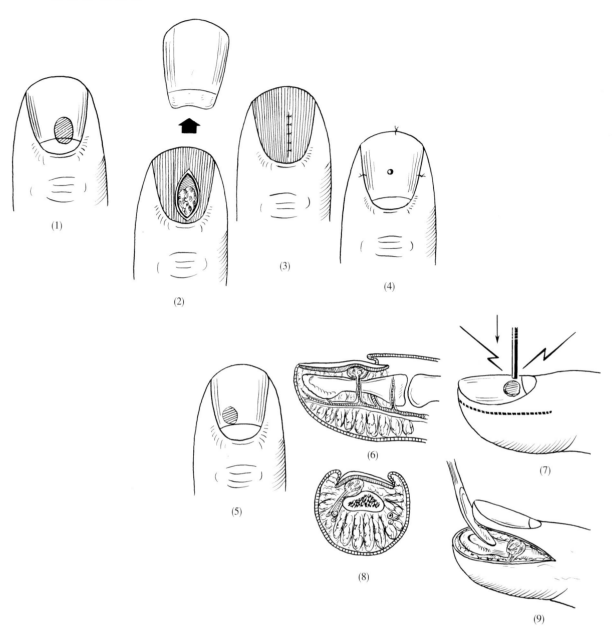

(1)甲下血管球瘤发生部位；(2)将甲板拔除，切开甲床显露血管球瘤；(3)、(4)切除或刮除血管球瘤后，用7/0或8/0无创尼龙针线缝合甲床，将甲板中间钻孔引流并缝合固定；(5)~(8)如甲下血管球瘤触痛广泛、定位不清，或多次手术复发，可采用(9)图切口进行广泛显露；(9)在上述情况下采用该切口，可广泛、清晰地显露血管球瘤的位置并可作彻底切除

图18-6　甲下血管球瘤切除术

■第七节　海绵状血管瘤

　　可分为先天性和后天性血管瘤，相当一部分病人出生时即发现有肿瘤存在。随着年龄增长肿瘤逐渐增大，多在儿童时期就诊。海绵样血管瘤可发生于上肢的任何部位、任何组织。浅表病变表现为柔软团块突出体表，体积大小不一，界限不清。浅在的病变表

面可呈紫蓝色，有的将患肢抬高或压迫肿瘤后瘤体可缩小。一般多无疼痛，有时肿瘤压迫神经、骨膜等组织，可产生疼痛。肿瘤过大可妨碍手的功能及影响外观。

病变仅侵犯皮肤及皮下组织的，较小的海绵状血管瘤，可以手术彻底切除，范围较大的，用皮片植皮覆盖创面（图 18-7）。

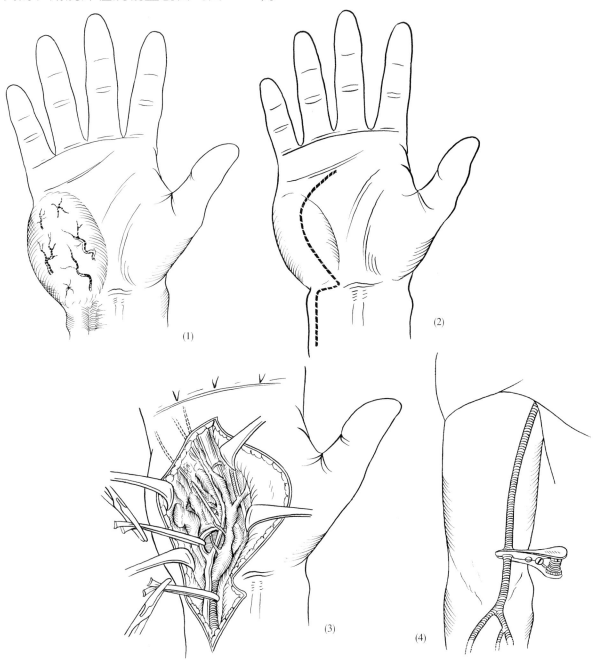

(1)小鱼际部海绵状血管瘤；(2)切口；(3)钝性分离进入，显露尺动脉、尺神经及尺神经深支，并将其保护牵开，切断、缝扎、电烧所有进入肿瘤的血管窦及血管，将肿瘤切除；(4)如松止血带后创面出血不能制止，则在肘上显露肱动脉管以血管夹夹住，即能有效止血，如手部血循环良好，可将肱动脉结扎；如手部血循环不好，可在血管夹控制下做有效地止血处理

图 18-7 海绵状血管瘤切除术

如果病变广泛，无法局部完全切除，即使部分切除，复发率也较高。如果试图完全切除可能造成肢体功能严重丧失，或影响肢体的血供，导致肢体坏死。对于这种病变，或者放弃手术治疗或者行截指(肢)术。但对于肿瘤大出血危及生命，且无法局部切除的应行截肢(指)术(图 18-8)。

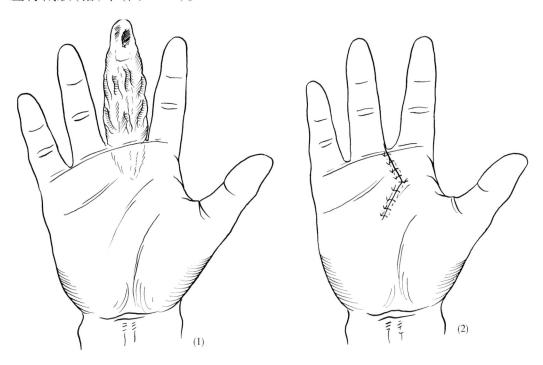

(1)　　　　　　　　　　　　　　　　　　　(2)

(1)、(2)如手指海绵状血管瘤严重影响功能和外形,则行截指;(3)、(4)如果拇指海绵状血管瘤严重不能彻底切除,严重影响外形及功能,则行截指

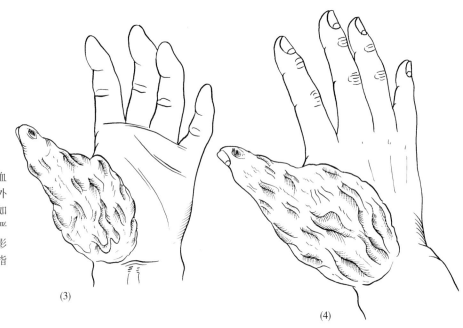

(3)　　　　　　　　　　　　　　　　　　　(4)

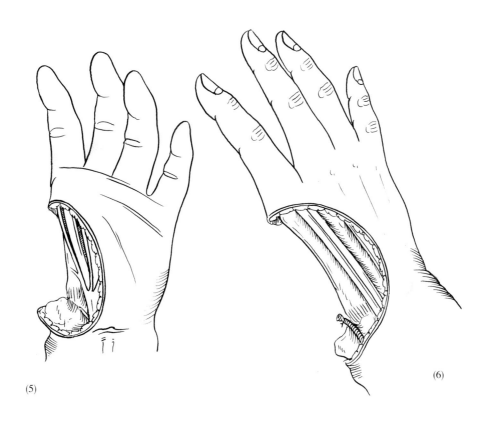

(5)

(6)

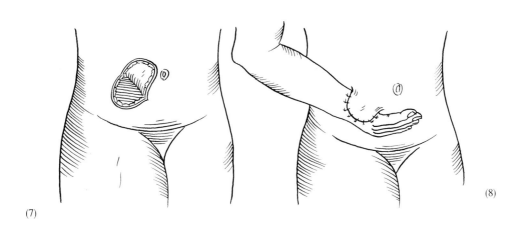

(7)

(8)

(5)~(8)截指后遗留的创面用腹部皮瓣修复

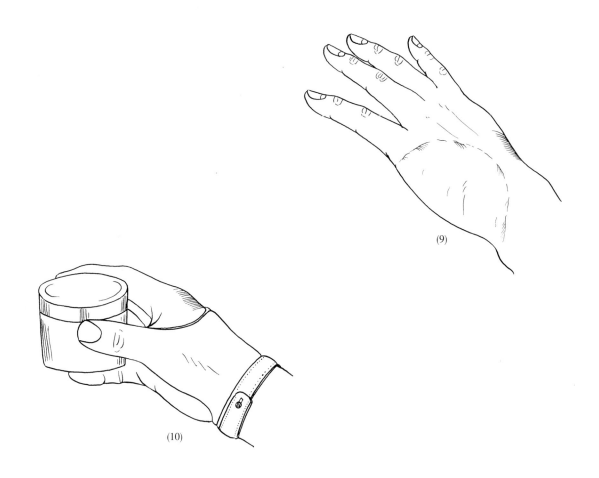

（9）、（10）拇指缺损可以用假拇指代偿其功能

图 18-8　海绵状血管瘤截指术

■第八节　内生软骨瘤

病因不明，多发生在青年，以指骨特别是近节指骨多见。可为单发或多发。指骨呈梭形膨大，无痛或轻痛。病理性骨折发生率较高。X 线片显示指骨中央有密度减低区，或呈磨砂玻璃状，有散在的砂粒样钙化点。

病变范围较小、生长缓慢而无症状的内生软骨瘤可暂时不手术，定期观察其变化，如有增大趋势再行手术治疗。肿瘤的范围较大、畸形明显、骨皮质膨胀变薄者均需手术治疗。有病理性骨折者待骨折愈合后再作刮除植骨。

病灶应开窗作彻底刮除，注意尽量保留关节的完整性。病灶刮除后，如果条件允许，应尽量术中摄片确认刮除完全。然后以 95% 酒精注入刮除后的空腔作用 30 分钟，用生理盐水彻底冲洗后以自体松质骨填塞骨腔（图 18-9）。

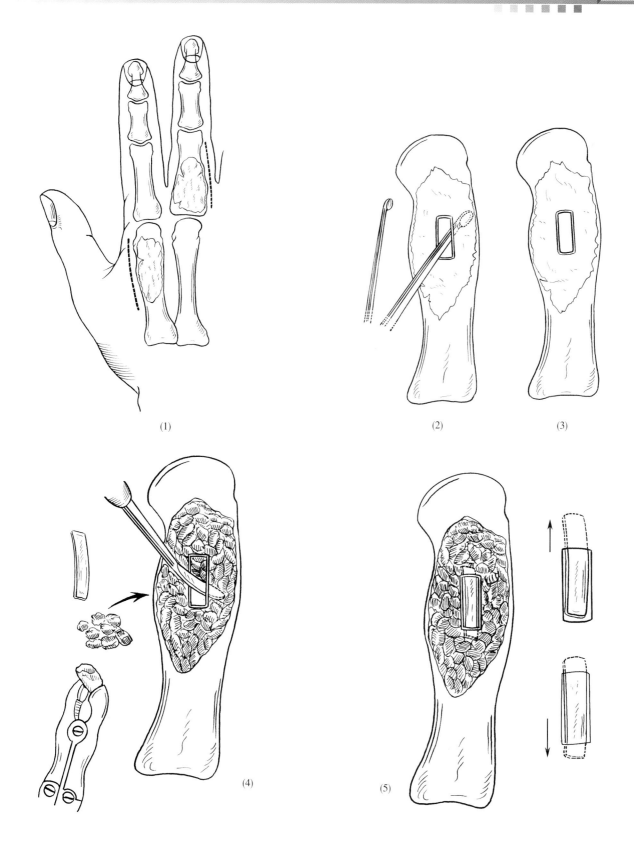

(1)掌、指骨内生软骨瘤及其切口；(2)、(3)开窗彻底刮除肿瘤,用灭菌生理盐水冲洗骨腔；
(4)以自体松质骨填塞骨腔；(5)用一片皮质骨做栓子栓住"窗门"

图 18-9　内生软骨瘤的刮除植骨术

对于病变侵及大部分或整个指骨，或病变段畸形明显者，可考虑行病变段截除，大块植骨。如果关节损伤无法保留的可同时行关节融合（图 18-10）。

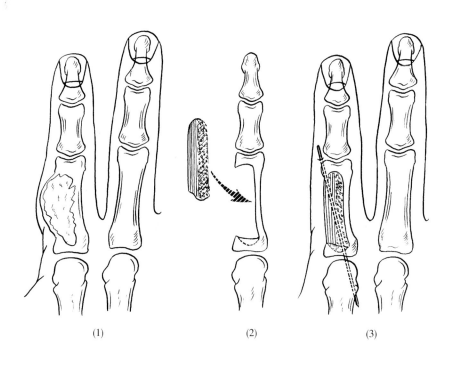

(1)　　　　　　　　　　(2)　　　　　　　　　　(3)

（1）偏旁的内生软骨瘤，凿除肿瘤后，用植骨条植入可以消除畸形；
（4）～（6）指骨内生软骨瘤严重变形者可以用骨柱的办法消除畸形

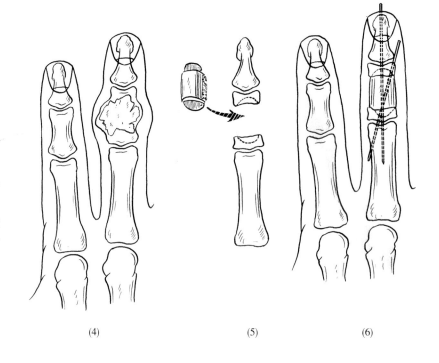

(4)　　　　　　　　　　(5)　　　　　　　　　　(6)

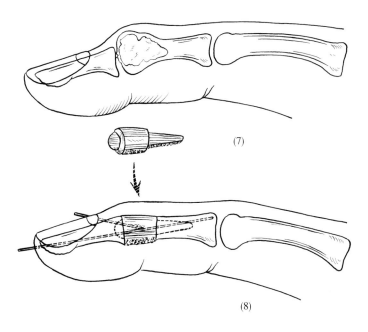

(7)、(8) 波及关节伴有严重畸形的指骨内生软骨
　　　瘤，可以用骨栓的方法融合关节

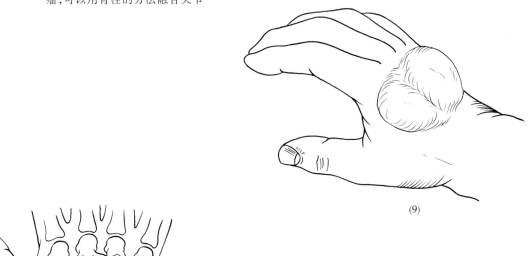

(9)~(11) 多发掌骨内生
　　　软骨瘤伴有严重畸形的，
　　　可以在切除肿瘤骨后，用
　　　大块髂骨作成骨栓的方
　　　法植入

图 18-10　内生软骨瘤病灶截除植骨术

第九节　骨巨细胞瘤

肿瘤多起自骨骺，呈膨胀性生长。少数病例可穿破菲薄的骨皮质，进入软组织中。该肿瘤从病理上讲属于良性肿瘤，但却在局部表现出侵袭性行为，并可发生肺部转移。根据间质细胞量的多少、分化程度和分裂象数目，将肿瘤分为Ⅰ、Ⅱ、Ⅲ级。

Ⅰ和Ⅱ级骨巨细胞瘤在病灶较小、桡骨下端膨胀较轻者可采用局部彻底刮除，植骨的方法（图 18-11）。病灶较大者，截除肿瘤后可用对侧腓骨头连同软骨面作半关节移植，由于腓骨的外形及关节面的方向均类似桡骨下端，移植后可保留一定的腕关节活动度（18-12）。

为保持术后腕关节的稳定，或患者对腕关节稳定有特殊需要，可选用吻合血管的游离腓骨移植。移植腓骨近端与桡骨用螺丝钉固定，远端与舟月骨开窗后的创面融合，用克氏针固定，然后吻合桡动、静脉与腓动、静脉（图 18-13）。

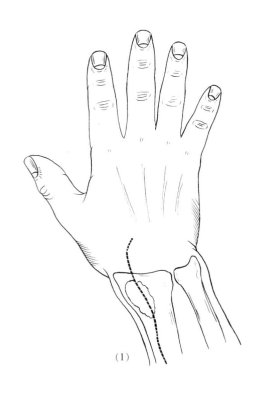

(1)

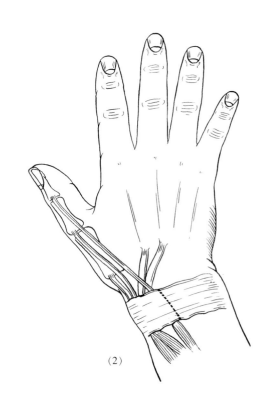

(2)

(1)切口；(2)在拇长伸肌腱处切开腕背伸肌支持带

(3)在肱桡肌腱、拇长伸肌腱、拇短
　　伸肌腱间进入肿瘤处开窗

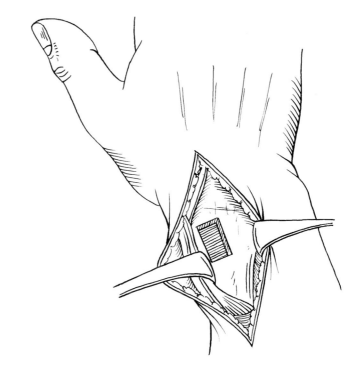

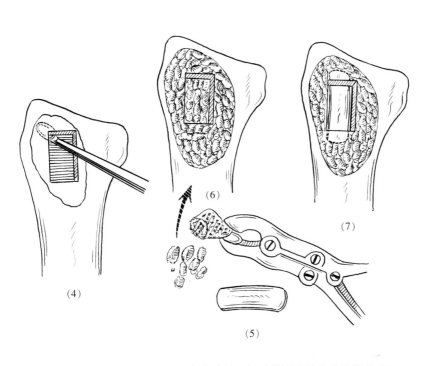

(4)彻底刮除肿瘤;(5)~(7)取自体髂骨以松质骨颗粒填充骨缺损处,用
　　　　　皮质骨做栓子栓于窗门处

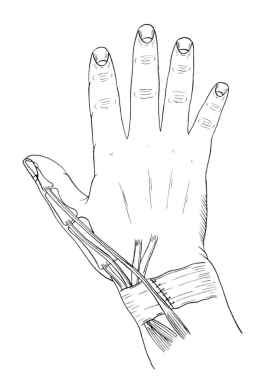

（8）把拇长伸肌腱留于皮下，缝合
腕背侧伸肌支持带

图 18-11　桡骨下端骨巨细胞瘤的刮除植骨术

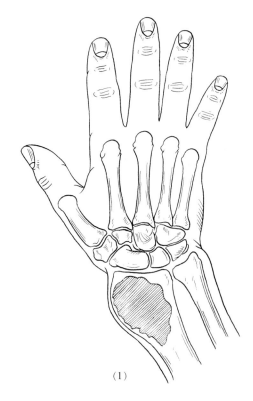

(1)

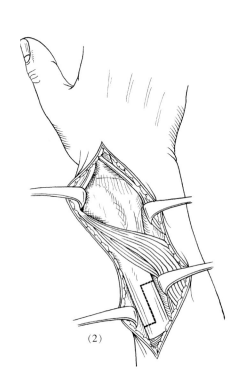

(2)

(1)桡骨下端骨巨细胞瘤；(2)在肱桡肌与拇长展肌腱之间进入截除桡骨下端肿瘤段

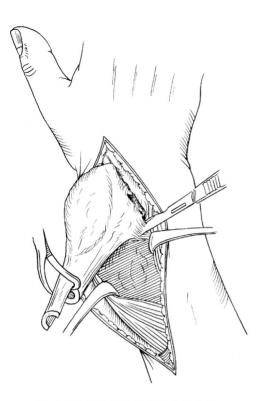

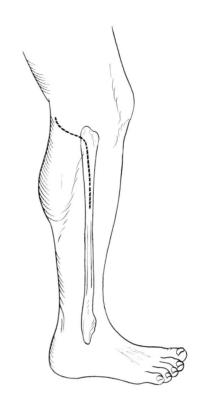

(3)在肱桡肌与拇长展肌腱之间进入
截除桡骨下端肿瘤段

(4)取对侧小腿腓骨切口

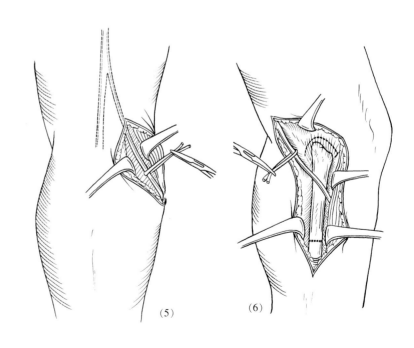

(5)在切取腓骨前先显露腓总神
经,将其保护牵开;(6)切取腓骨
上端包括腓骨头

(5)

(6)

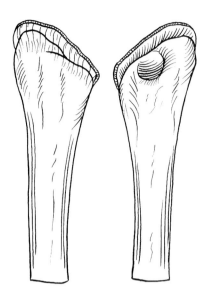

（7）对侧腓骨头与桡骨关节面对比基本类似

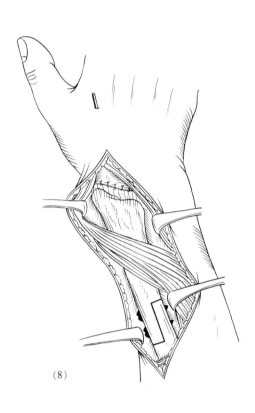

（8）

（8）、（9）将腓骨上段固定在桡骨与腕关节之间

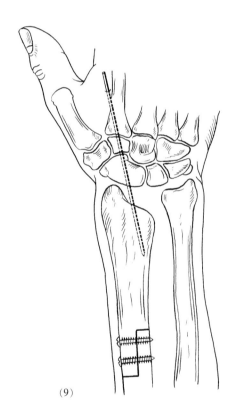

（9）

图 18-12　桡骨下端骨巨细胞瘤瘤段截除游离腓骨移植术

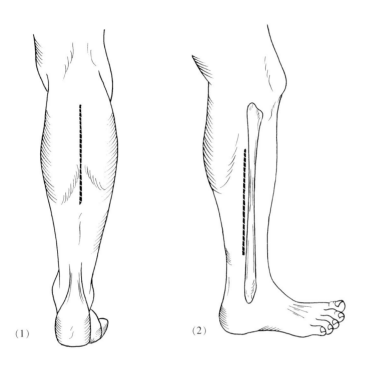

(1)　　　　　　　　　　　　　　　(2)

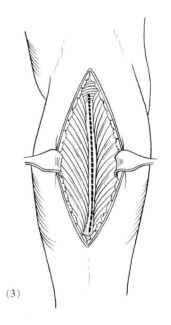

(3)

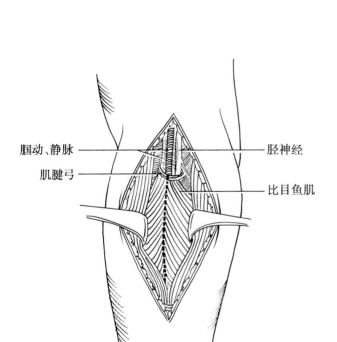

腘动、静脉 ——　　　　　　　—— 胫神经

肌腱弓 ——　　　　　　　—— 比目鱼肌

(4)

(1)、(2)切取腓骨中段切口；(3)在腓肠肌两头之间分离切开进入；(4) 显露胫神经及腘动、静脉，切开比目鱼肌腱弓

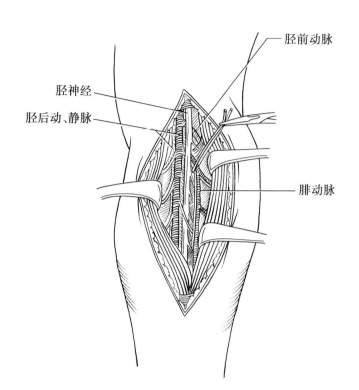

胫前动脉

胫神经

胫后动、静脉

腓动脉

（5）显露胫后动、静脉及腓动脉

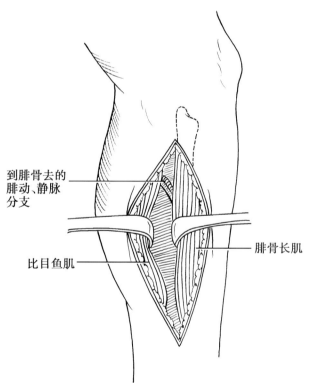

到腓骨去的腓动、静脉分支

比目鱼肌

腓骨长肌

腘动、静脉

胫前动、静脉

腓动、静脉

胫后动、静脉

（6）在腓骨中段的切口内,在腓骨长肌与比目鱼肌之间分离显露到腓骨去的腓动、静脉分支

（7）截除包含有腓动、静脉的腓骨中段,保留其周围5~8mm 的肌肉袖以有效保护进入腓骨的营养血管

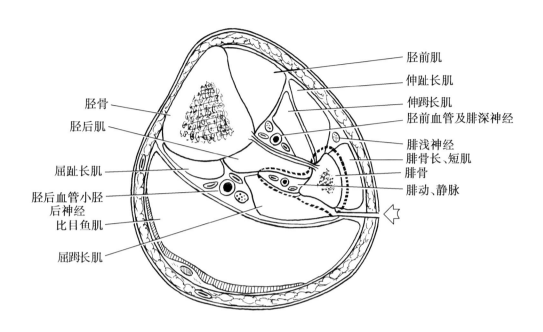

胫前肌

伸趾长肌

伸𧿹长肌

胫前血管及腓深神经

腓浅神经

腓骨长、短肌

腓骨

腓动、静脉

胫骨

胫后肌

屈趾长肌

胫后血管小腿后神经

比目鱼肌

屈𧿹长肌

(8)切取范围示意图

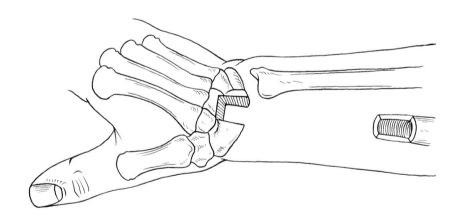

(9)将腕骨开槽,桡骨下端做成台阶状

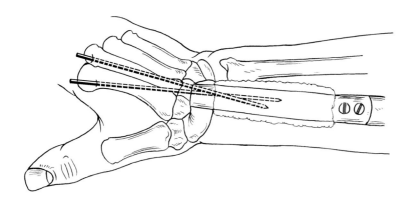

(10)将腓骨植入桡骨下端与腕骨之间并进行固定

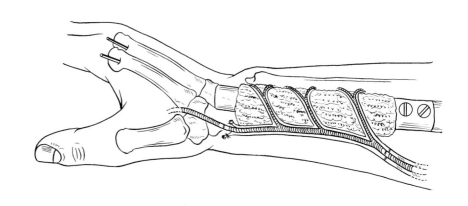

(11)将腓动静脉与桡动静脉进行吻合

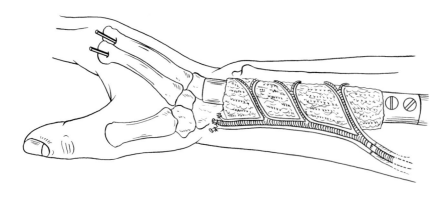

(12)将腓动静脉与桡动静脉进行吻合

图 18-13　桡骨远端骨巨细胞瘤段截,吻合血管的游离腓
骨移植、腕关节融合术

第十节　周围神经肿瘤

周围神经的构造主要为神经轴索（又称神经纤维）和神经鞘膜，不同组织来源的神经肿瘤在临床上不易做到明确的诊断。

一、神经纤维瘤

可分为单发神经纤维瘤和多发神经纤维瘤，后者又称为神经纤维瘤病。单发神经纤维瘤来源于轴索或神经纤维，以 20~30 岁多见，可发生在任何部位，肿瘤生长较慢，无疼痛，可以不出现受累神经的症状。

手术切除是唯一治愈的方法，术中注意分离保护正常的神经纤维，把受肿瘤侵犯的神经纤维连同肿瘤一并切除，神经缺损处行游离神经移植（图 18-14）。

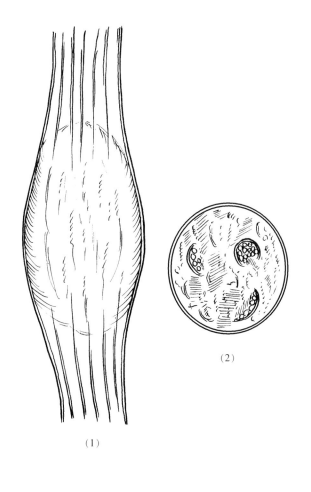

(1)

(2)

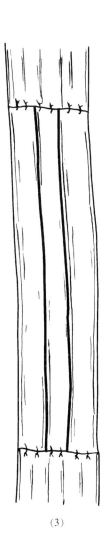

(1)、(2) 神经纤维瘤；
(3)神经纤维瘤切除后
行游离神经移植

(3)

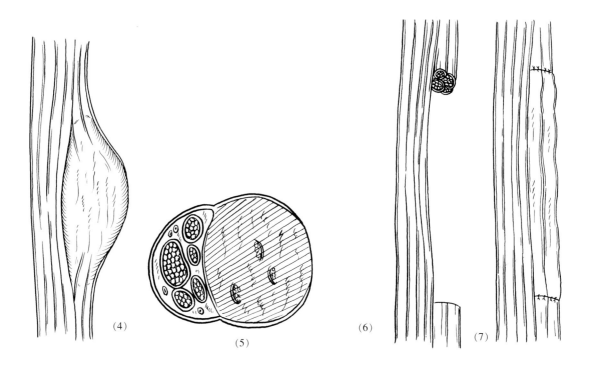

(4) 　(5)

(4)、(5)偏旁的神经纤维瘤;(6)、(7)把正常的神经纤维束分离出来,将受肿瘤
侵犯的神经纤维束连同肿瘤一并切除后,行游离神经移植

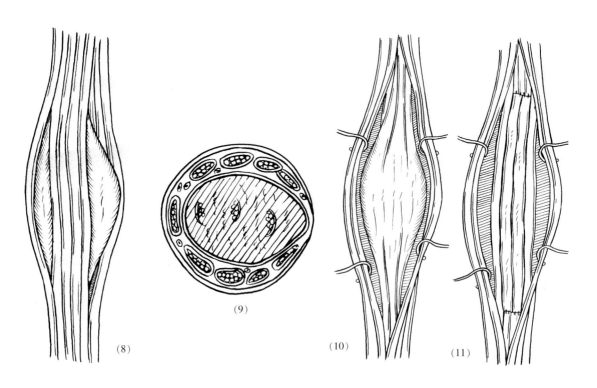

(8)、(9)中心型神经纤维瘤;(10)、(11)将正常的神经纤维分离出来,把受肿瘤侵
犯的神经纤维连同肿瘤一并切除后,行游离神经移植

图 18-14　神经纤维瘤切除术

二、神经鞘膜瘤

　　源自神经鞘膜内的施万细胞，20~50 岁多见，可分成分化完全型及分化不全型。肿瘤可与神经干关系密切或远离神经干，有完整的包膜。手术应尽量分离正常的神经纤维、彻底切除肿物，如肿瘤与神经纤维粘连紧密而不能分离，可将该神经纤维连同肿瘤一并切除，并行游离神经移植（图 18-15）。

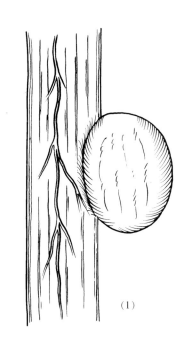

(1)

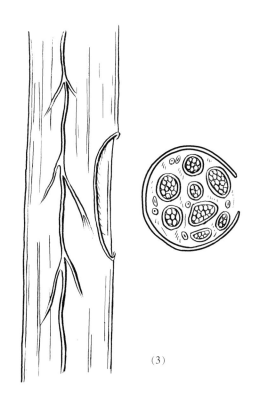

(3)

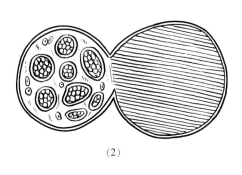

(2)

(1)、(2)神经鞘膜瘤;(3)将肿瘤连同神经外膜一并切除,可以不影响功能

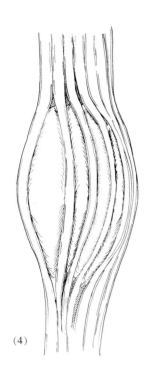

(4)

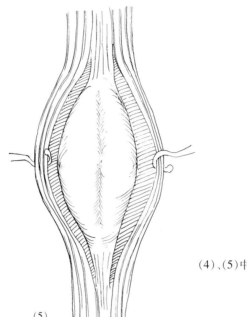

(4)、(5)中心型神经鞘膜瘤

(5)

(6)、(7) 将表面正常的神经纤维分
离,切除肿瘤;如肿瘤与神经纤维粘
连紧密,可以将该神经纤维与肿瘤
一并切除,尔后行游离神经移植

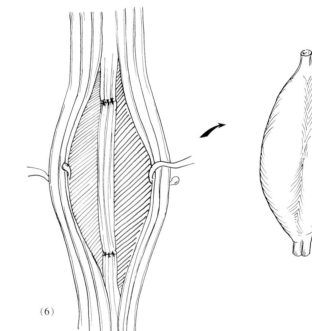

(7)

(6)

图 18-15　神经鞘膜瘤切除术

CHAPTER **19**

第 *19* 章

手外科绘图

一、重 要 性

由于手外科专业特点的需要，除了用于个案报告或搜集临床资料需要拍摄体位及幻灯外，在手外科病历书写中，有关患者手部急诊损伤的情况，或损伤后晚期的手部畸形、手部先天畸形，或手部疾患的外观情况，都需要用线条图加以描绘。在手术记录中，也要将关键的术中所见，损伤组织修复的方式和部位等准确地用线条图表示出来。线条图具有清晰简明、表现能力强、一目了然等特点。有些原始损伤严重的手外科患者，在晚期手部功能重建中，常需数期手术修复，如在各期手术记录中，不仅用文字叙述有关的手术情况，而且能用线条图精确地表示出各种组织，如皮肤、肌肉、肌腱、神经、血管和骨关节等损伤的真实情况和修复的方式、位置，将能为下期手术提供良好的参考。这些线条图尽管很简单，但它能形象地对病历或手术记录的内容进行说明和解释，便于读者理解和记忆，因此能起到用文字难以表达清楚的作用。如果病历和手术记录书写良好，又有绘制精美的插图，这份病历不仅仅是一份好的临床资料，而且对于书写病历的医生和读者，也别有一番艺术上的享受。此外，在绘制精细、准确的插图中，可以锻炼手外科医生精细、灵活的手部操作技巧和耐心。初学手外科绘图的医生，应先从正常手的画法和

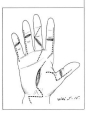

简单的手部示意图开始，同时在病历书写时，多作患者手部损伤或畸形的素描，只要在书写每一病历中都能做到认真绘图，严格要求，经过一段时间的练习，手外科绘图技术是不难掌握的。

二、方 法

绘制病历和手术记录中的线条图，为了使画图精确、美观和图面清洁，可以在一张废纸上用铅笔画出所需要表达的图样，进行修改，待图像达到要求后，再用绘图笔进行描绘，然后再将该图样拓在病历或手术记录纸上。如病历及手术记录纸较厚，拓画不清楚，可以用 X 线片或窗户玻璃，以光线作背景即能清楚地拓出。也可以用一小张透明的硫酸纸或白卡纸、铜版纸、胶版纸等直接从画稿上拓下来，然后将拓上图的纸片贴于病历或手术记录纸上。

三、工 具

绘制线条图所用的主要工具是钢笔、蘸水笔或蘸水绘图笔。后两种笔由于笔尖细软，可以画出粗细不等，变化多样的线条，用它绘出的线条图不仅可以增加图画的表现力，同时还可以达到清晰、细致的画面效果。如用钢笔作画，可将钢笔尖转过来，用笔尖的背面作画，也能画出纤细而均匀的线条来。关于作画用的墨水，普通自来水笔用的蓝墨水和蓝黑墨水，或碳素墨水和绘图墨水均可。但后者两者在墨水干后略带光泽，画面黑白分明，更能增强画面的表现能力。如果病历或手术记录中的插图需要拍摄成幻灯片和相片，或作为书稿上的插图供印刷用时，必须使用黑色的碳素墨水或绘图墨水才能达到要求。此外，由于碳素墨水和绘图墨水有一定的含胶量，在绘图时必须经常用柔软的废纸或潮湿的纱布擦净笔尖，才能保持绘画时线条的流畅。

四、手外科绘图需注意的事项

1、手的轮廓和画面应清洁，避免直接在正式的图画中作多次修改。

2、线条应清晰、流畅，在画手的轮廓及其他组织结构如肌肉、肌腱、神经、血管和骨关节等组织的轮廓线条必须连续。无论是平直排线或弧形排线，在画多次排线时，不应过多过密，要防止交线平行重叠，造成不美观的墨迹，如该插图用于制版，过密或平行重叠的线条，在绘制后将会形成一片漆黑。

3、绘图时应注意主题突出、明确。由于手部结构细致、复杂，如果不容易在一个画面中表达手部多种组织结构的损伤和修复情况，可以分 2~3 幅画加以表示。但插图的风格、画法、线条、画面的大小应尽可能取得一致。

4、插图中手部各种组织的名称，或各种组织损伤和修复的方式、部位，如需加以说明，可以用引线拉出图外，然后用文字加以说明，并在插图的下方或侧方注明插图的主题。

5、如插图需作为书稿的一部分交付印刷，除注意上述几方面外，插图绘制的大小可根据书籍开本大小而定，如果插图的内容繁杂，可作适当放大（一般不超过一倍，即放大 1/2），在制版时适当缩小，插图将收到更为清晰的效果。

五、手外科常用插图的画法

（一）如何画正常的手

初学绘制手部插图的医生，首先应熟悉正常手掌和手指的方位和他们的长度比例关系，根据这种关系画出手的大体轮廓，即拇指与其余四指在手掌远端不在同一水平。示、中、环、小指的掌指横纹的连线呈一弧形。在手的背面手指的长度与手背及腕的长度比例为 1:1，在手的掌面，手指的长度与手掌及腕的长度比例小于 1:1。从手指的侧面或背面观，近节手指的长度等于中、末节手指的长度的总和。在勾画出手的大体轮廓后，再进行多次修改，直至绘出理想的手部图像为止（图 19-1，2，3，4）。

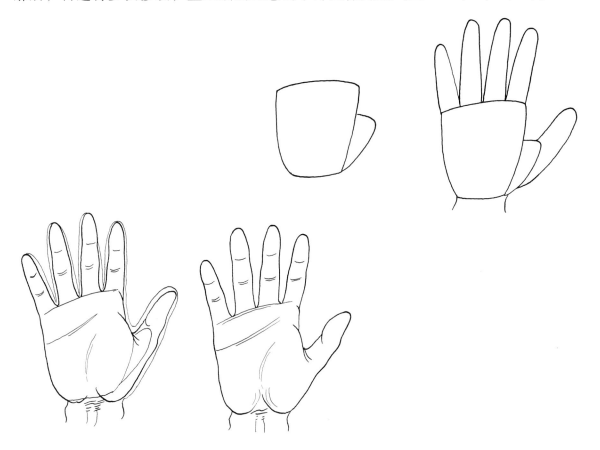

图 19-1 手掌的画法——先画出一个杯形的图样,然后根据手指与手掌的比例关系, 在适当的位置上画出五个手指,再进行修改

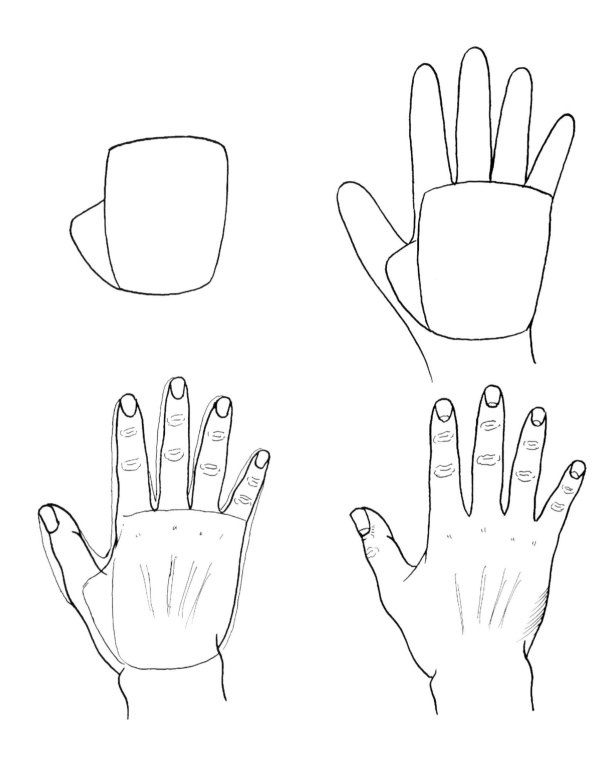

图 19-2　手背的画法——先画出一个略倾斜的杯形图样,然后根据手指与手背长度
的比例关系,在适当的位置上画出五个手指,再进行修改

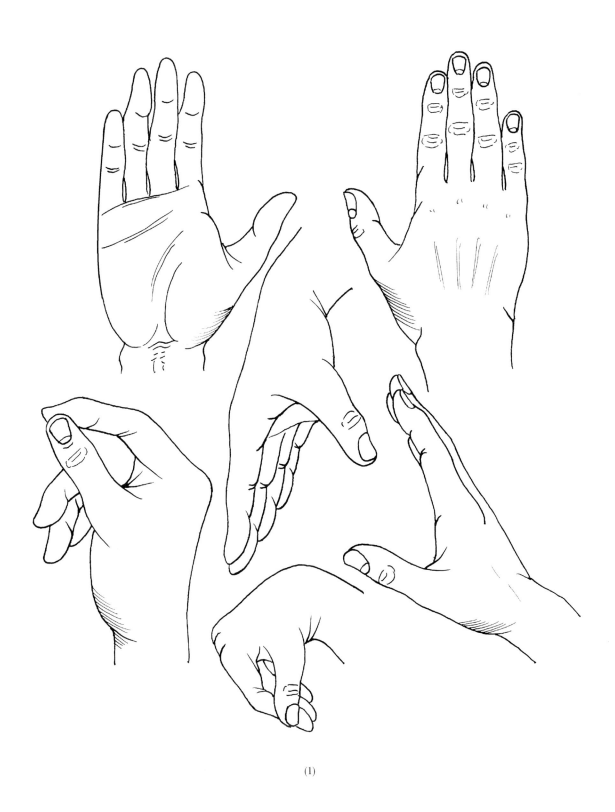

(1)

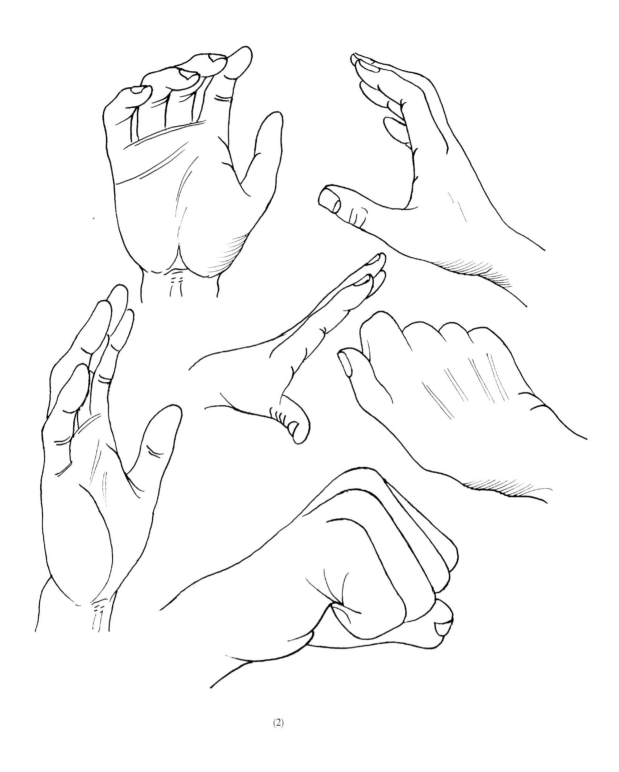

(2)

图 19-3 正常手的各种姿势

（二）手部急性损伤的画法

绘制手部急性损伤的插图，在术前不可能，也不应该在患者疼痛或流血时打开敷料进行素描。一般都是根据术者在术前检查及术中所见，追忆手部损伤情况进行绘图。在绘图时，可以在稿纸上先用铅笔画出一个正常的手指或手的轮廓，然后根据手指或手损伤的情况，勾画出伤口的位置、软组织损伤、挫灭的范围、手指或手部变形的情况。如果一个画面不能充分表示损伤的真实情况或损伤范围，可以从不同的角度，用 2~3 幅插图反映出来（图 19-4）。

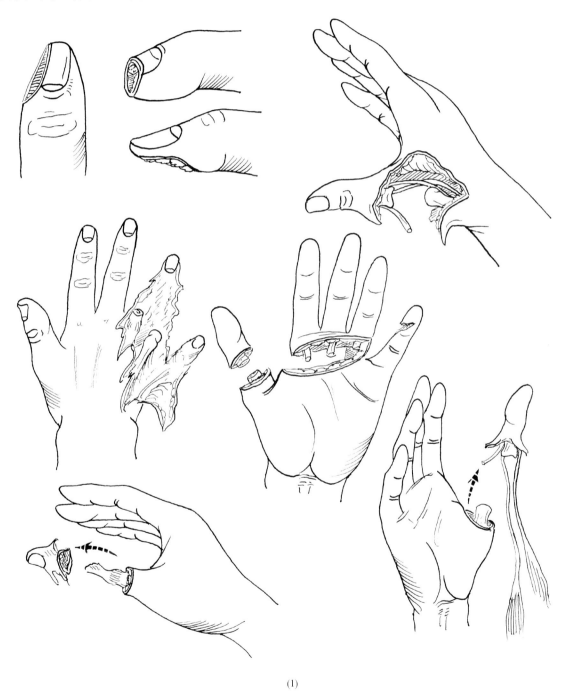

(1)

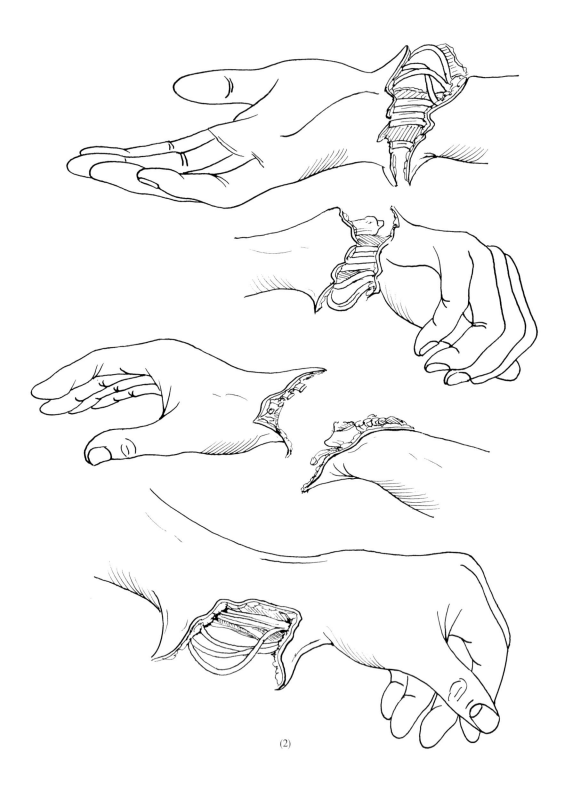

(2)

图 19-4 手部急性损伤的画法

（三）手部畸形的画法

　　手部外伤后的畸形，或手部疾患引起的畸形，或手部先天畸形，要用线条图勾画得准确是比较困难的，为了使图像尽可能反映出真实的畸形，要求医生尽可能利用患者畸形的手作写生。试将手放在某一个位置上，从那一个角度进行素描更能确切地反映出畸形的真实情况，就在此角度和位置上作素描。一般来说，从正面勾画手的畸形是很难表现出手的真实畸形，可以在手的侧面或斜面上进行写生，比较容易达到相似程度。在绘图时，先勾画出一个最接近绘画者的手指和手掌，然后以该手指和手掌为基础，根据他们与其他手指的位置关系，再勾画出手的其他部分（图19-5）。

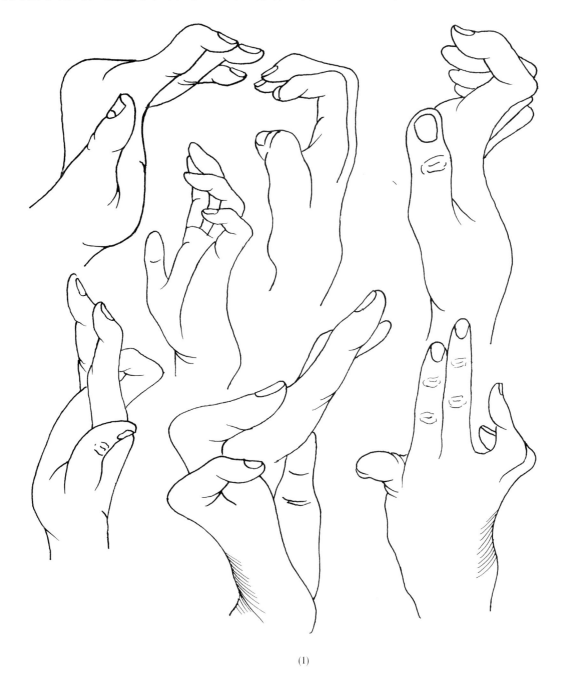

(1)

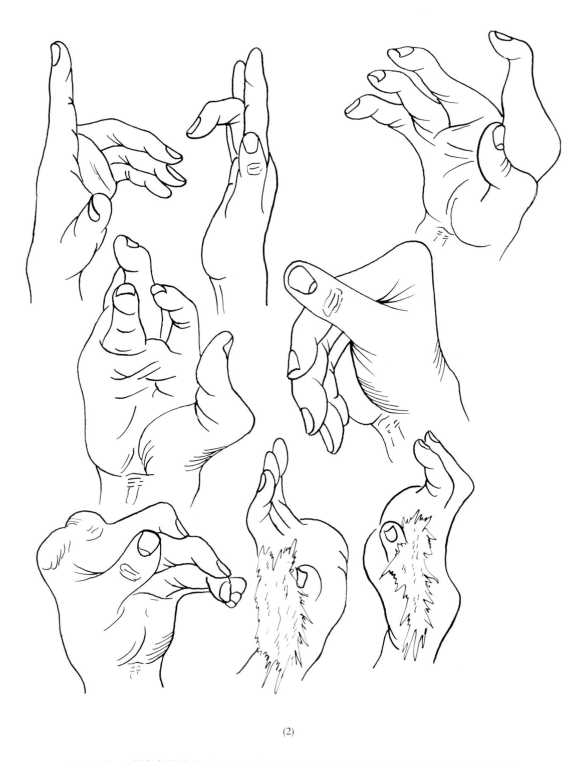

(2)

图 19-5　手部畸形的画法　采用侧位或斜位勾画,容易表达畸形的真实情况

（四）手术插图的画法

　　绘制手术插图有两种表现形式，一种是手术示意图，这种图主要用来说明、解释手术的关键性问题，如切除肿物的大小，肿物的位置和深度，手部各种组织结构损伤的情况和修复的方式、位置等。这种插图很简单，让读者一目了然，它只需用简单的线条图表示出手术的关键问题即可，无需交待周围组织的关系。这种插图是手术记录中最常用的。另一种是图谱式的插图，这种插图绘制较复杂，被显露的手术野内各种组织结构关系必须在图中交待清楚，即解剖层次、组织结构关系必须分明。这种插图多用介绍整个手术的步骤和方法，即可从切开设计、显露、修复，直至伤口闭合等各个手术步骤均用插图表示出来。绘制手术插图之前，应首先熟悉解剖教科书或四肢手术图谱中对手部各种组织用线条图表示的方式和方法，然后根据手术记录的需要，画出相应的插图（图19-6，7，8）。

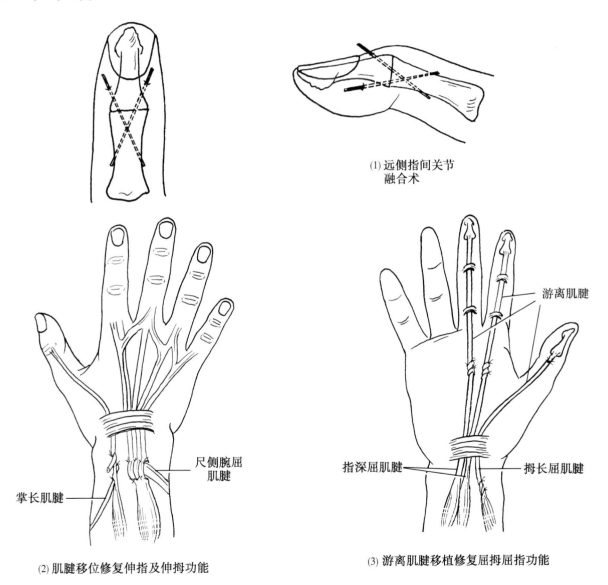

(1) 远侧指间关节
融合术

(2) 肌腱移位修复伸指及伸拇功能

掌长肌腱
尺侧腕屈肌腱

(3) 游离肌腱移植修复屈拇屈指功能

游离肌腱
指深屈肌腱
拇长屈肌腱

图 19-6　手外科插图的画法

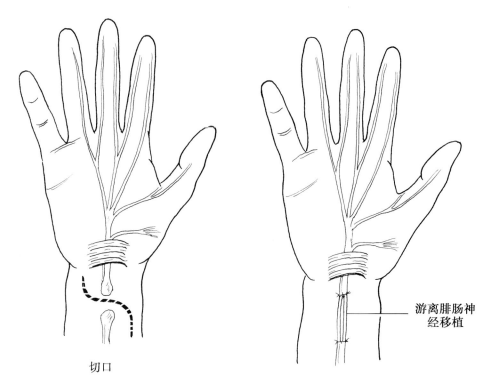

切口

图 19-7 手术示意图的画法

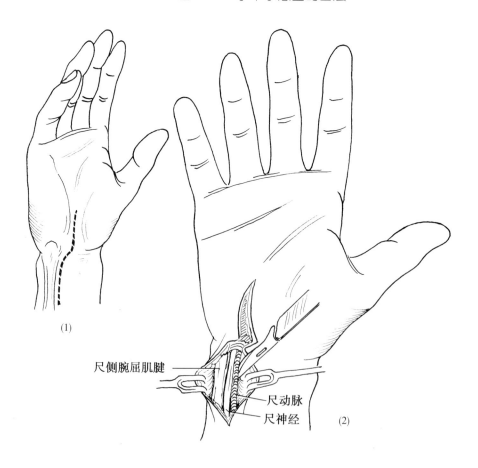

(1)

尺侧腕屈肌腱

尺动脉

尺神经

(2)

(1)切口;(2)在尺侧腕屈肌腱深面的桡侧分离显露尺动脉、尺神经

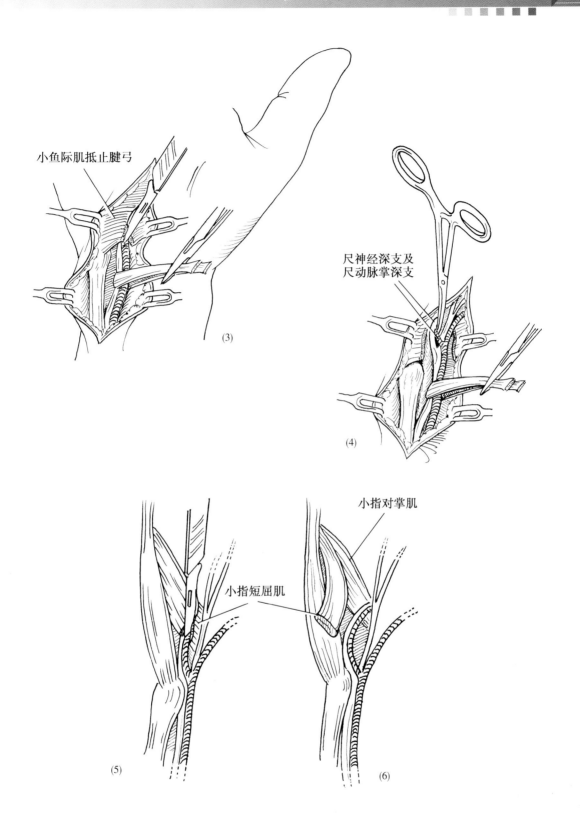

(3)、(4)切开小鱼际抵止腱弓,显露尺神经深支及尺动脉掌深支;(5)、(6)切断小指短屈肌起
始部即达到尺神经在尺管内完全减压

图 19-8 图谱式手术插图的画法——腕尺管综合征、尺管切开减压术

索　引

B

Bateman法斜方肌移位肩外展功能重建　463~465

Bennett 骨折

　　闭合复位、经皮克氏针固定术　290

　　切开复位克氏针固定术　290~291

背阔肌移位　466~468，472~477

臂丛神经损伤

　　膈神经移位术　431~433

　　解剖　422~424

　　肋间神经移位术　433~436

　　松解术　428

　　显露　424~427

　　游离神经移植　428~430

表皮样囊肿　838

并指畸形　804~809

C

残端神经瘤切除术　778~779

残端修整　771~772

尺侧屈腕肌移位伸指功能重建　247~250，490~493

尺侧腕屈肌移位屈肘功能重建　483~485

尺侧腕伸肌腱移位拇对掌外展功能重建　499~501

尺神经缺损游离神经移植　411~413

垂状指

　　闭合损伤 186~188

　　伸肌腱止点撕脱骨折　188~190

　　止点切割伤　184~185

D

大血管损伤　732~740

第 1 腕掌关节成形术　344~346

第 2 掌骨残端移位虎口成形术　667~670

第 2 掌骨截骨虎口成形术　670~671

第 2 足趾游离移植再造拇指

　　带趾蹼的第 2 足趾游离移植　553~555

　　带足背皮瓣的第 2 足趾游离移植　556~557

　　单纯第 2 足趾游离移植　536~553

　　吻合趾与指动、静脉的第 2 足趾游离移植 558~563

第 1 骨间背侧肌切断术　651

第 1 腕掌关节人工关节置换术　377~380

第 1 掌骨骨折　287~291

断臂再植术　714~718

断掌再植术　725~727

断指再植术　699~706

断指再植异位再植术　712~713

多指畸形　796~804

E

鹅颈畸形

　　指浅屈肌腱固定术　258~259

　　中央腱束延长、侧腱束及三角韧带松解术 254~257

F

分裂手　824~828

腹部袋状皮瓣术

全手套状撕脱伤　131~137

手指撕脱伤　126~128

腹部皮瓣互换术　160~162,

腹部皮瓣移植术 69~73,160~162,656~658,675~

678,762~763

腹部皮管移植术 74~80,107~109,593~598,663~

666,764~766

G

膈神经移位术　431~433

肱骨肌管卡压综合征 442~444

骨骼短缩术治疗前臂缺血性肌挛缩 641~642

骨间背侧神经卡压综合征　449~452

骨间肌滑移松解术 648~649

骨间肌挛缩

Littler 手部内在肌松解术　648~649

骨间肌滑移松解术　648~649

骨间肌切断术　648~650

骨间肌切断术　648~650

骨间掌侧神经卡压综合征　448~449

骨巨细胞瘤　852~860

骨延长法再造拇指　602~603

关节融合术

近侧指间关节融合术　358~365

拇指腕掌关节融合术　366~367

拇指掌指关节融合术　365~366

腕关节融合术 311~315

舟大小多角骨融合术　368

硅胶人工肌腱　224~227

H

海绵状血管瘤　844~848

虎口成形术

第 2 掌骨残端移位虎口成形术　667~670

第 2 掌骨截骨虎口成形术　670~671

虎口皮肤缺损

腹部皮管移植　107~109

交臂皮瓣移植术　104~106

局部皮瓣转移术　102~103

前臂桡侧逆行皮瓣术　113~114

游离植皮术 129

跗蹼皮瓣游离移植术　110~112

滑车重建　228~230

滑囊感染　788~789

化脓性腱鞘炎　788~789

环指移位术再造拇指　528~531

环指指浅屈肌腱移位拇对掌外展功能重建 496~499

J

肌腱缝合法　169~173

肌腱松解术　232~241

肌腱延长术治疗前臂缺血性肌挛缩 640~641

肌腱移位术　241~254

肌腱移位术治疗前臂缺血性肌挛缩 636~640

甲沟炎　784~786

甲下脓肿　784~786

肩关节固定术　466~472

肩关节离断术　745~749

肩胛带离断术　742~745

肩外展功能重建

背阔肌移位　466~468

肩关节固定术　466~472

斜方肌移位　460~465

腱鞘巨细胞瘤　842~843

腱鞘囊肿　839~841

腱鞘切除术

拇长屈肌腱狭窄性腱鞘炎　262~264

屈肌腱狭窄性腱鞘炎　265~266

桡骨茎突狭窄性腱鞘炎　260~262

交臂皮瓣术　62~67, 104~106, 581~586

截肢术

肩关节离断术　745~749

肩胛带离断术　742~745

前臂截肢术　757~759

上臂截肢术　754~756

上臂近端截肢术　750~753

截指术　769~770

近侧指间关节的掌侧关节囊松解术 338~341

近侧指间关节人工关节置换术　370~373

近侧指间关节融合术　358~365

近节指骨骨折　297~298

近排腕骨切除术

　　经舟骨月骨周围脱位　286~287

　　舟骨骨折不愈合　311

经掌指关节截指后残端处理

　　腹部皮瓣术　762~764

　　腹部皮管术　764~766

　　前臂桡侧逆行皮瓣术　767~768

　　游离植皮术　759~762

经舟骨月骨周围脱位

　　近排腕骨切除术　286~287

　　切开复位术　283~286

颈部臂丛神经放射性烧伤　680~682

镜影手　828~833

局部皮瓣转运术　59~60，102~103

巨指畸形　815~821

K

Kienböck 病

　　月骨切除、Swanson 人工月骨置换术　390~395

　　月骨切除、肌腱填塞术　317~319

开放性损伤

　　闭合伤口 11~15

　　局部制动 3

　　清创术 10

　　伤口包扎　2

　　手术治疗 10

　　药物应用 3

　　止血　3

　　治疗原则　8~10

　　转运 3

　　组织损伤的判断　3~8

L

Littler 手部内在肌松解术　648~649

Mayer 法斜方肌移位肩外展功能重建　460~463

肋间神经移位术　433~436

邻指皮瓣

　　拇指指端缺损 40~42

　　手部瘢痕　159

　　手指掌侧皮肤缺损 53~56

　　指端缺损　28~32

M

末节断指再植术　711~712

踇甲皮瓣游离移植再造拇指

　　带足背皮瓣的踇甲皮瓣游离移植　579~580

　　吻合指与趾动、静脉的拇踇甲皮瓣游离移植
573~578

　　吻合足背动脉与桡动脉、大隐静脉与头静脉的
踇甲皮瓣游离移植 120~125，566~573

拇长屈肌腱损伤的肌腱移位术　245~247

拇长屈肌腱狭窄性腱鞘炎　262~264

拇短屈肌移位拇对掌外展功能重建　504~505

拇对掌功能重建

　　尺侧腕伸肌腱移位　499~501

　　环指指浅屈肌腱移位　496~499

　　拇短屈肌移位　504~505

　　拇对掌位第 1、2 掌骨间植骨术　505~507

　　小指展肌移位　502~503

拇对掌位第 1、2 掌骨间植骨术拇对掌能重建
505~507

拇内收肌切断术 651~652

拇内收挛缩

　　第 1 骨间背侧肌切断术　651

　　拇内收肌切断术　651~652

拇指撕脱离断伤的再植术　706~710

拇指脱套伤

　　腹部皮管移植术　118~119

　　肩胸部皮管移植术　118~119

　　踇甲皮瓣游离移植术　120~125

　　上臂皮管移植术　116~118

拇指腕掌关节融合术 366~367

拇指再造

　　第 2 足趾游离移植　536~565

　　骨延长法　602~603

踇甲皮瓣游离移植　566~580

　　皮管植骨术 593~601

　　掌骨拇化术 590~592

　　指端提升术　581~590

　　指移位术　518~536

拇指掌指关节融合术 365~366

拇指掌指关节脱位　300~302

拇指指端缺损 40~49

　　带神经的邻指皮瓣 42~44

　　邻指皮瓣术 40~42

　　示指背侧岛状皮瓣术 46~49

　　掌侧皮肤推进皮瓣术 44~45

拇指赘指畸形 796~804

N

内固定材料及方法 268~276

内生软骨瘤 848~851

钮孔畸形

　　发生机制 191

　　治疗 192~197

脓性指头炎 786~787

P

皮管植骨术再造拇指 593~601

皮管植骨术再造手指 622~626

Q

前臂分叉术 779~783

前臂骨筋膜室综合征 627~647

前臂截肢术 757~759

前臂离断的再植术 718~724

前臂屈肌起点下移术 634~636

前臂缺血性肌挛缩

　　骨骼短缩术 641~642

　　肌腱延长术 640~641

　　肌腱移位术 636~640

　　前臂挛缩肌肉松解术 634

　　前臂屈肌起点下移术 634~636

前臂桡侧逆行皮瓣术

虎口皮肤缺损　113~114

　　经掌指关节截肢残端处理　767~768

　　拇指再造　599~600

　　手部皮肤缺损　81~87

前臂掌侧筋膜室切开术　631~633

鞘管内拇长屈肌腱缺损游离肌腱移植　215~218

鞘管内屈肌腱缺损游离肌腱移植　207~215

鞘管外屈肌腱缺损游离肌腱移植　219~220

鞘管外伸肌腱移植　221~224

清创术　10~11

屈肌腱松解术　232~239

屈肌腱损伤 174~183

屈肌腱狭窄性腱鞘炎　265~266

屈肌群起点上移屈肘功能重建　478~483

屈指功能重建

　　正中神经和尺神经损伤　494~495

　　正中神经损伤　494

屈指肌腱损伤的肌腱移位术　250~254

屈肘功能重建

　　背阔肌移位　472~477

　　尺侧腕屈肌移位　483~485

　　屈肌群止点上移　478~483

　　胸大肌移位　478~481

　　指浅屈肌移位　485~487

全手套状撕脱伤　131~137

R

桡侧拐棒手畸形　809~814

桡侧伸腕短肌腱移位骨间肌功能重建术 511~513

桡骨茎突狭窄性腱鞘炎 260~262

人工腕关节置换术 395~400

S

上臂截肢术　754~756

上臂近端截肢术 750~753

上肢神经卡压综合征

　　肱骨肌管卡压综合征　442~444

　　骨间背侧神经卡压综合征　449~452

　　骨间掌侧神经卡压综合征　448~449

腕尺管综合征 455~458

腕管综合征 452~455

胸腔出口综合征 437~442

肘管综合征 444~447

伸肌腱松解术 240~241

伸肌腱损伤

垂状指 184~190

伸肌腱滑脱 197~200

中央腱束损伤 191~197

伸肌腱损伤的肌腱移位术 247~250

伸肌腱止点撕脱骨折 188~190

伸肌支持带

解剖及作用 230~231

重建 231~232

伸拇功能重建 490~493

伸腕功能重建 487~490

伸指功能重建 490~493

神经缝合方法

神经束膜缝合 405

神经外膜缝合 404

神经鞘膜瘤 863~864

神经松解术

神经内松解术 420~421，643

神经外松解术 420，643

神经损伤

缝合方法 404~405

神经松解术 419~421

神经移植 406~419

修复时机 403

修复原则 401~403

神经纤维瘤 861~862

神经移植

带蒂神经移植 419

神经干移植 418

神经束间移植 418

游离神经移植 406~417

示指背侧岛状皮瓣术

拇指指端缺损 46~49

拇指掌侧的皮缺损 59

示指残端移位术再造拇指 523~527

示指移位术再造拇指 518~523

示指掌指关节脱位 302~304

手背瘢痕挛缩 654~658

手部瘢痕

腹部皮瓣互换术 160~162

邻指皮瓣移植术 159

皮肤扩张术 163~168

游离植皮术 158

Z字成形术 154~158

手部关节僵硬和强直

第1腕掌关节成形术 344~346

关节融合术 358~365

近侧指间关节的掌侧关节囊松解术 338~341

近侧指间关节人工关节置换术 370~373

游离跖趾关节移植重建掌指关节术 347~353

游离趾间关节移植重建指间关节术 354~357

掌指关节侧副韧带切除术 336~338

掌指关节成形术 341~343

掌指关节人工关节置换术 373~377

手部化脓性感染 784~791

手部及前臂的皮肤缺损

腹部皮瓣移植术 69~73

腹部皮管移植术 74~80

前臂桡侧逆行皮瓣术 81~87

游离植皮术 68~69

足背肌腱皮瓣游离移植术 96~98

足背游离皮瓣移植术 87~95

手部人工关节置换术

并发症 369

第1腕掌关节人工关节置换术 377~380

近侧指间关节人工关节置换术 370~373

人工腕关节置换术 395~400

适应证 369

腕大多角骨人工假体置换术 381~384

腕舟骨人工假体置换术 385~389

月骨人工假体置换术 390~395

掌指关节人工关节置换术 373~377

手内肌功能重建

桡侧伸腕短肌腱移位　511~513

掌指关节掌板固定术　513~516

指浅屈肌腱移位　508~511

手内在肌挛缩　647~652

手指残端翻转皮瓣植骨术再造手指　620~622

手指及拇指背侧的皮肤缺损

交臂皮瓣移植术　62~67

局部皮瓣转运术　59~60

邻指皮下组织移植术　61~62

游离植皮术　59

手指再造

手指残端翻转皮瓣植骨术　620~622

皮管植骨术　622~626

游离足趾移植　603~619

手指掌侧的皮肤缺损　51~59

带神经血管束的岛状皮瓣术　59

交臂皮瓣移植术　62~67

利用损伤手指的游离皮瓣移植术　57~59

邻指皮瓣移植术　53~56

游离植皮术　51~53

T

剔骨皮瓣术　99~101

W

腕背隆突综合征　842

腕部电烧伤伴动脉损伤　671~679

腕部离断的再植术　718~724

腕部切割伤　5，144~146

腕部伸肌支持带重建 231~232

腕尺管综合征　455~458

腕大多角骨人工假体置换术 381~384

腕关节融合术 311~315

腕管综合征　452~455

腕舟骨不愈合

近排腕骨切除术　311

桡骨茎突切除术　307~309

腕关节融合术　311~315

植骨术 304~307

舟骨切除、Swanson 人工舟骨置换术　385~389

舟骨切除肌腱填塞术　309~311

腕舟骨人工假体置换术　385~389

X

先天性关节挛缩症　834~836

先天性巨指畸形　815~821

先天性拇指扳机指　821~823

先天性桡骨缺损　809~814

先天性手指偏斜畸形　833~834

先天性束带综合征　836~837

小指展肌移位拇对掌外展功能重建　502~503

斜方肌移位肩外展功能重建术

Bateman 法斜方肌移位　463~465

Mayer 法斜方肌移位　460~463

胸大肌移位屈肘功能重建　478~481

胸腔出口综合征　437~442

旋前圆肌移位伸腕功能重建　487~490

血管缝合法　687~699

血管球瘤　843~844

血管修补术　737~738

血管移植术

Y

腋部臂丛神经放射性烧伤 683~685

游离腓骨移植　854~856

游离肌腱移植　203~224

游离神经移植

尺神经缺损　411~413

正中神经缺损　406~410

指神经缺损　414~417

指总神经缺损　414~417

游离植皮术

虎口皮肤缺损　102

经掌指关节截肢残端处理　759~760

手背瘢痕　655

手部瘢痕　158

手部及前臂皮肤缺损　68~69

手掌瘢痕挛缩 662
手掌皮肤撕脱伤 129~130
手指瘢痕挛缩 663
手指背侧的皮肤缺损 59
手指掌侧的皮肤缺损 51~53
指端缺损 23~26，27
指蹼瘢痕挛缩 661
游离跖趾关节移植重建掌指关节术 347~353
游离趾间关节移植重建指间关节术 354~357
游离足趾移植再造手指 603~619
远节指骨骨折 300
月骨切除术 283
月骨人工假体置换术 390~395
月骨脱位 281
月骨无菌性坏死
月骨切除、Swanson 人工月骨置换术 390~395
月骨切除、肌腱填塞术 317~319
月骨掌侧脱位切开复位术 281~283
粘液囊肿 839

Z

Z 字成形术 154~158
掌部撕脱离断伤的再植术 728~731
掌侧皮肤推进皮瓣术 44~45
掌长肌腱游离移植 203~205
掌长肌移位伸拇功能重建 490~493
掌骨骨折 292~296
掌骨骨折不连接 320~331
掌骨拇化术再造拇指 590~592
掌腱膜挛缩症 792~794
掌指关节侧副韧带 331~335，336~338
掌指关节侧副韧带切除术 336~338
掌指关节侧副韧带损伤
损伤原因、体征和检查方法 332
治疗 333~335
掌指关节成形术 341~343
掌指关节人工关节置换术 373~377
掌指关节掌板固定术 513~516
掌中间隙感染 789~790

正中神经和尺神经同时损伤的屈指功能重建 494~495
正中神经缺损游离神经移植 406~410
正中神经损伤的屈指功能重建 494
跖蹼皮瓣游离移植术 110~112
指端缺损 23~40
V-Y 推进皮瓣术 38~39
缝合神经的邻指皮瓣术 36~37
离断指端原位缝合术 28
邻指皮瓣术 28~32
游离植皮术 23~26，27
鱼际皮瓣术 33~35
直接缝合术 28
指端提升术再造拇指
残指局部皮瓣植骨法 581~586
残指帽状皮瓣植骨法 586~590
指骨骨折 297~300
指骨骨折不连接 320~331
指甲部损伤 16~23
甲床裂伤 17
甲床撕脱 19
甲床移植 21
甲床再植 21
甲床中部损伤 18
甲根翘出 20
甲下血肿 16
指间关节侧副韧带 332~335
指间关节侧副韧带 331~335
指蹼瘢痕挛缩 660~661
指蹼感染 787~788
指浅屈肌腱移位骨间肌功能重建术 508~511
指浅屈肌移位屈肘功能重建 485~487
指神经缺损游离神经移植 414~417
指移位术拇指再造
环指移位术 528~531
示指残端移位术 523~527
示指移位术 518~523
中指残端移位术 532~536
趾长伸肌腱游离移植 205~206

中节指骨骨折 298~299

中指残端移位术再造拇指　532~536

舟大小多角骨融合术　368

舟骨

　　供血解剖　277

　　舟骨骨折 277~280，304~316

舟骨骨折

　　不愈合 304~316

　　新鲜骨折　277~280

舟骨骨折不愈合

　　近排腕骨切除术　311

桡骨茎突切除术　307~309

腕关节融合术　311~315

植骨术　304~307

舟骨切除、Swanson 人工舟骨置换术、385~389

舟骨切除肌腱填塞术　309~311

舟骨人工假体置换术　385~389

肘管综合征　444~447

爪形手　508~516

自发性拇长伸肌腱断裂的肌腱移位术　242~244

足背游离皮瓣移植术　87~95

韦加宁技术履历

一、简 历

韦加宁　广西容县人　1938 年 4 月 5 日出生于广西南宁市

1961 年	毕业于武汉同济医科大学医学系
1961−1964 年	北京积水潭医院　创伤骨科　住院医师
1964−1971 年	北京积水潭医院　手外科　住院医师
1972−1985 年	北京积水潭医院　手外科　主治医师
1982 年 9 月	中共十二大代表
1982 年 11 月	中共北京市第五次党代表大会代表
1983 年 1~6 月	美国密执安州大学医学院 BMMC 医院手外科研究室客座研究员
1983 年 7~12 月	美国肯塔基州路易斯威尔手外科中心客座研究员
1986 年	破格晋升为主任医师
1987 年 12 月	中共北京市第六次党代表大会代表
1987−1989 年	兼任北京医科大学副教授
1990 年	兼任北京医科大学正教授
1990 年 11 月~1991 年 7 月	美国密执安州大学 BMMC 医院手外科研究室客座研究员
1993 年~	中华医学会医学美学与美容学会全国临床研究培训中心客座教授
1994−2000 年	北京军区"云梯计划"带徒专家 北京医科大学硕士研究生导师
1997 年~	武警北京一总队医院顾问
2000 年~	解放军 251 医院客座教授
2001 年~	解放军 153 中心医院全军创伤骨科中心顾问
2001 年~	沈阳医学院附属中心医院技术顾问

二、发明及获奖

1. 1972 年 1 月 10 日成功的进行了一次同体断足移植手术，此为世界第 1 例报道。1972 年 10 月 15 日人民日报头版头条报道了这一消息，发布了评论员文章并以整版篇幅报道了手术经过《新的脚印》。1977 年获北京市卫生科技成果奖（与北京同仁医院及本院李良平医生协作完成）。

2. 1975 年 12 月 28 日《同体拇指移植 1 例报告》为我国首创病例，获取 1977 年北京卫生科技成果奖。1978 年全国科技大会表扬并展出图片。

3. 1978 年《周围神经损伤的束间神经移植》获 1979 年北京市科技成果三等奖。

4. 1978 年《前臂与腕部深部电灼伤伴有动脉损伤的治疗》获 1979 年北京市科技成果二等奖及卫生部甲级奖（与我院烧伤科孙永华，王学威合作完成）。

5. 1980，1983 年《手部支具的临床研究》分别获 1981 年和 1983 年卫生部科技成果二等奖。

6. 1988 年《深度烧伤修复新技术的研究及应用》获 1988 年北京市科技进步一等奖（与我院烧伤科沈祖尧医师协作完成）。

7. 《瘢痕皮片与腹部带皮瓣互换的修复方法》获北京市卫生局 1990 年科技成果一等奖（与手外科赵俊会医师协作完成）。

8. 《特深度烧伤修复新技术的研究与应用》获 1991 年国家科技成果奖（与我院烧伤科合作完成）。

9. 《游离末节拇指及末节拇甲皮瓣移植再造拇指》获北京市卫生局 1993 年技术改进一等奖（与手外科赵俊会医师协作完成）。

10. 《软组织扩张术在手外科的临床应用》获北京市卫生局 1994 年技术改进一等奖（与手外科田文医生合作完成）。

11. 《指浅屈肌移位重建屈肘功能》 获北京市 2000 年科技成果三等奖（与手外科赵俊会医生合作完成）。

三、论文，著作，译作

1. 同体断足移植 1 例报告.全国断肢再植经验交流会汇编，1972
2. 谈谈小血管外科的问题.创伤骨科参考资料，1974，第 4 期
3. 介绍一种植骨延长再造拇指的方法.创伤骨科参考资料，1974，第 4 期
4. 手部硅胶人工关节 10 例小结.创伤骨科参考资料，1974，第 4 期

5. 介绍几种显微外科的手术器械.创伤骨科参考资料，1974，第4期

6. 手部功能解剖.黄家驷外科学.北京：人民卫生出版社，1979，604-611

7. 断肢再植.手外科学.王澍寰主编．北京：人民卫生出版社，1979，349-372

8. 同体拇指移植术1例报告（1977年北京市科技大会发表，1978年全国科技大会发表．中华外科杂志，1980，18（3）：266

9. 介绍几种手指残端拇化的手术方法.中华医学杂志，1978，58（7）：396；中华医学杂志（英文版），1992，（4）：253-259，19

10. 周围神经损伤的束间神经移植.全国第九届外科学会汇编，1978；北京医学，1979，1（2）：125

11. 早期血管移植防止上肢电灼伤坏死.中华外科杂志，1979，17（6）：426-430；BURNS 8:302-312（英文版）

12. 小型钢板和金属栓在治疗掌指骨骨折的应用.第一届全国骨科学术会议论文汇编，1980，309；创伤骨科参考资料，1980，第2期

13. 上肢神经修复87例临床分析.中华外科杂志，1981，19（1）：3-6

14. 手部支具的临床应用（第一届全国骨科学术会议论文汇编.1980，139).创伤骨科参考资料，1980，第2期

15. 手部损伤.实用外科杂志，1983，3（1）：49-51

16. 静脉动脉化治疗血栓闭塞性脉管炎1例报告.创伤骨科学报，1983，第1期

17. 上肢严重电灼伤的早期手术治疗.中华外科杂志（英文版），1982，95（10）：717-720

18. 上肢电灼伤后早期血管移植防止肢体坏死.BURNS 1982，8（5）

19. 介绍美国两个手外科中心的近况.第一届全国手外科学术研讨会论文汇编，1984，75-78

20. 介绍几种常用的手部支具.第一届全国手外科学术研讨会论文汇编，1984，261

21. 几种常用的拇指再造方法的选择.中华医学会骨科分会第二届全国学术会议论文汇编，1985，117-118

22. Reconstruction of the Thumb. International Symposium on Orthopaedic Surgery (Abstracts), 1985, 52; Clinical Orthopaedics, 1987, 251:24-31

23. 手部严重损伤后的功能训练和功能支具的应用.中华医学会第二次全国手外科会议论文汇编，1986，111

24. 伴有皮肤挛缩的近侧指关节掌侧关节囊挛缩治疗方法的改进.中华医学会第二次全国手外科会议论文汇编，1986，140

25. 拇指对掌功能重建的手术图解.手外科杂志，1986，2（1）：45-48

26. 手部硅胶人工关节置换.青岛全国手外科学习班讲义，1986

27. 手指腱鞘内肌腱损伤的修复方法.创伤杂志，1987，3（2）：90-91

28. 支具在手部损伤康复治疗中的应用.创伤骨科学报，1986，4：308-311

29. 手部支具的制作及应用.手外科杂志，1987，3

30. 对桡神经损伤临床表现概念的商榷.中华外科杂志，1987，25（5）：313

31. 手部复杂骨折合并严重的软组织损伤的治疗.第三届全国手外科学术会议论文汇编，1988，220-221

32. 上肢外固定不当致前臂缺血挛缩93例分析.中华外科杂志，1988，26（6）：340-341（获1988年中华医学会优秀论文奖）；Kleinert Society Sixth Clinical Reunion June，1990，54

33. 手部错误切口引起的不良后果，伴有指甲剥脱的指端损伤处理中的失误，带蒂皮瓣设计上的两种常见失误，手部皮肤剥脱伤处理中的失误.《手术失误及处理》李鸿儒主编.昆明：云南出版社，1989，139-146

34. 游离足趾移植和拇甲皮瓣再造拇指.《显微外科进展》朱家恺主编.合肥：安徽科技出版社，1989，181-188（获取1989年华东地区科技出版社优秀科技图书二等奖）；Kleinert Society Sixth Clinical Reunion June，1990，138

35. 手外科绘图浅谈.创伤骨科学报，1990，4：312-320；手外科杂志，1992，第1~3期

36. 周围神经损伤分类及常见损伤原因.《周围神经显微修复学》.朱盛修主编.北京：科学出版社，1991，129-134

37. 前臂缺血性神经伤及其显微外科治疗.《周围神经显微修复学》.朱盛修主编.北京：科学出版社，1991，287-295

38. 陈旧性第1腕掌关节脱位的手术治疗.第五届全国手外科学术会议论文汇编，1992

39. 翻译著作：《显微血管再造外科》（O'Brien著），手术显微镜，游离足趾移植，血管再造外科.北京：人民卫生出版社，1980

40. 开展新技术研究新问题发展手外科专业.中华外科杂志，1994，32（2）：67-68

41. 治疗儿童手外伤几个值得注意的问题.第六届全国手外科学术会议论文汇编，1994

42. 手部损伤，四肢软组织损伤的处理.《创伤早期处理》王亦璁主编.北京：人民卫生出版社，1994，290-414

43. The election of the arterial blood supply system for thumb reconstruction with free toe to hand transfer and the great toe wrap around flap transfer.青岛国际骨科学术会议论文汇编，1995，41-42（大会发言）

44. 手指移位再造拇指术.《现代手外科显微手术学》.范启申主编.北京：人民军医出版社，1996，186-196

45. 勇于探索修复周围神经缺损的新疗法.《中华骨科杂志》评论，1996，16（3）：141

46. 手部人工关节（简介）.《中国人工关节杂志》创刊号，1996，1（1）：63-64

47. 提高手部肌腱粘连松解手术疗效的若干问题.《中华手外科杂志》专论，1996，12（2）：65-67

48. 手部人工关节置换.全国手部骨关节损伤研讨会论文汇编，1996，113-116

49. 掌指关节人工关节置换术.中国人工关节杂志，1997，2（1）：202-206

50. 手部创伤的修复.《现代骨科手术学》.朱盛修主编.北京：科学出版社，1997，915-1091

51. 吻合血管的手指再造术.《显微外科手术图解》.顾玉东，洪光祥主编.上海：上海医科大学出版社，1997，312-379

52. 断肢再植.《手部创伤的修复》.王澍寰主编.北京：北京出版社，1997，491-519

53. 显微外科技术.《实用中西医结合外科学》.李乃卿主编.北京：中国中医药出版社，1997，174-189

54. 近侧指间关节人工关节置换术.中国关节外科杂志，1997，2（2）:287-289

55. 人工手部关节置换术.《人工关节外科学》.吕厚山主编.北京：科学出版社，1998，485-510

56. 手部手术.《骨科手术学》.朱通伯，戴尅戎主编.北京：人民卫生出版社，1998，807-1081

57. 断肢再植.《手外科学》.第二版.王澍寰主编.北京：人民卫生出版社，1999，480-506

58. 伸腕、伸指和伸拇功能重建的手术图解.中国实用手外科杂志，1999，13（1）：36-39

59. 背阔肌移位重建屈肘功能术.中国实用手外科杂志，1999，13（2）：101-103

60. Mayer 法斜方肌移位重建肩外展功能术.中国实用手外科杂志，1999，13（3）：160-162

61. 手部骨间肌功能重建术.中国实用手外科杂志，1999，13（4）：228-230

62. 手部神经不可逆损伤的功能重建.《手外科手术学》.顾玉东主编.上海：上海医科大学出版社，1999，537-569

63. 电烧伤截肢后假肢与功能性支具的应用.《电烧伤的治疗与研究》.常致德主编.山东：山东科学技术出版社，2000,157-165

64. 维护医德的纯洁与神圣.《人民日报》，2001，6月2日（获人民日报《医德医风大家谈》征文一等奖）

65. 上肢神经伤.《周围神经伤学》.朱盛修主编.北京：人民军医出版社，2002，292-333

66. 第 1 腕掌关节成形术，第 1 腕掌关节置换术，舟骨人工假体置换术，月骨人工假体置换术，人工全腕关节置换术.《腕关节外科》.于胜吉，锦方主编.北京：人民卫生出版社，2002，494-519

67. 手外科绘图.《手外科检查》.李庆泰主编.北京：北京科学技术出版社，2002，32-47,

1992

68. 脊髓灰质炎后遗症.《手外科学》.顾玉东，王澍寰主编.上海：上海科技出版社，
2003，767-799

四、社 会 奖 励

1964	北京积水潭医院	技术革新标兵
1977	北京市科技大会	先进工作者
1977	北京市卫生系统	先进工作者
1978	北京市？	白求恩式医务工作者 （共六名）
1979	北京积水潭医院	先进工作者
1980	北京积水潭医院	先进工作者
1981	北京积水潭医院	先进工作者
1984	北京积水潭医院	先进工作者
1986	北京积水潭医院	先进工作者
1987	北京积水潭医院	先进工作者
1981	医院及卫生局系统	模范党员
1987	医院及卫生局系统	模范党员
1988	医院及卫生局系统	模范党员
1989	北京市及卫生局系统	劳动模范
1990	北京市级	有突出贡献的中青年科学，技术专家
1990	国家级（国务院批准)	有突出贡献的中青年 科学、技术专家
1992	北京市卫生局及医院	模范党员
2000	北京积水潭医院	模范党员 有突出贡献专家奖
2001	北京市卫生局	优秀共产党员
2002	北京市委和北京市委共青团	学习雷锋志愿服务先进个人
2002	中国医师协会	"您是我们的骄傲和学习的榜样"
2003	人事部和卫生部	医务界最高奖 "人民好医生"荣誉称号
2003	中国医学基金会	医德风范特别奖
2003	全国总工会	全国五一劳动奖章
2003	北京市工会	首都五一劳动奖章

五、社 会 职 务

中华医学会手外科学会常委

中华医学会显微外科学会副主任委员

中华医学会会员

世界创伤骨科学会（SICOT）会员

《中华手外科杂志》副主编

《中国实用手外科杂志》副主编

《中国创伤骨科杂志》常务编辑

《中华显微外科杂志》编辑

《中国人工关节杂志》编辑

中国残疾人基金会康复协会会员

北京市第四届青年联合会常委

中国共产党全国十二大代表

中国共产党北京市第五、第六次党代会代表

北京博爱博心体健康咨询台医疗健康咨询专家

北京九华山庄国际保健俱乐部医学专家

北京远程医疗会诊咨询中心特约医学专家

北京市公费医疗专家委员会委员

北京市劳动鉴定委员会医疗专家

中央保健会诊专家

后　记

这本精美的手术图谱是我的同学、同事和爱人——韦加宁教授在他生命的最后一段时期趴在肿瘤医院和积水潭医院病房的小餐桌上艰难地画完的。其中几乎每一幅画都是代表他自己做过的手术。所以可以说，这是他一生的经验总结。也可以说，这是一部用生命谱写的技艺作品。

在42年的从医生涯中，他曾把上万幅精细的手术图谱留在了病人的手术记录中，给像父亲般培育他成长的北京积水潭医院留作纪念，也为一代又一代的学生留作学习的资料。

他真的很了不起，他是那样从容不迫地走过了一生，那样平静快活地做完了自己该做的事。让我怀着崇敬与惜别的心情向我的爱人道一声——"你的心血没有白费，你留下了这本手术图谱就是留下了技术与经验。在我的心里也将永远留下对你美好的回忆。"

2003年4月5日是加宁65岁生日，他躺在病榻上，眼睛和皮肤已呈金黄色，我真真切切地感到了死神的脚步正在急速地一步步逼近、逼近。

最后的107张手术图谱是我和儿子韦峰替他贴好的。我们准备了一个记者用的数码录音笔想请他口述，由我们帮他注上文字说明。但他说："我用不上你们那个东西，我要自己写。"

又过了两天，黄疸更重了，开始大口呕血了。加宁竭尽全力总算"画完"了，但已经来不及注上文字。病情进展得太快，有些始料不及。只好口述，由儿子韦峰代写。

其实，图是永远也画不完的。加宁他总能不断地派生出许多新的手术设计方案来。尤其是他擅长的手部支具，还没有来得及去画。这部分只能留给学生们去发挥才思、去填补空缺，并由那些专司支具设计制造的工厂企业来完成了。好在支具并不包括在手术之列，这本手术图谱缺了它也就罢了。

妻子　李景英

2003年4月9日

图书在版编目（CIP）数据

韦加宁手外科手术图谱 / 韦加宁编著 . —北京：
人民卫生出版社，2003.5
ISBN 978-7-117-05495-9

Ⅰ. 韦…　Ⅱ. 韦…　Ⅲ. 外科手术 – 图谱
Ⅳ. R61–64

中国版本图书馆 CIP 数据核字（2003）第 033791 号

门户网：www.pmph.com	出版物查询、网上书店
卫人网：www.ipmph.com	护士、医师、药师、中医
	师、卫生资格考试培训

韦加宁手外科手术图谱

编　　著：韦加宁
出版发行：人民卫生出版社（中继线 010-59780011）
地　　址：北京市朝阳区潘家园南里 19 号
邮　　编：100021
E - mail：pmph @ pmph.com
购书热线：010-67605754　010-65264830
　　　　　010-59787586　010-59787592
印　　刷：三河市宏达印刷有限公司
经　　销：新华书店
开　　本：889×1194　1/16　印张：57　插页：6
字　　数：1224 千字
版　　次：2003 年 5 月第 1 版　2024 年 5 月第 1 版第 21 次印刷
标准书号：ISBN 978-7-117-05495-9/R・5496
定　　价：190.00 元
打击盗版举报电话：010-59787491　**E-mail：WQ @ pmph.com**
（凡属印装质量问题请与本社销售中心联系退换）

韦 加 宁
手 外 科 手 术 图 谱